Claudia Dellas

Kurzlehrbuch Pharmakologie

Claudia Dellas

Kurzlehrbuch Pharmakologie

1. Auflage

Mit 90 Abbildungen

ELSEVIER

ELSEVIER
Hackerbrücke 6, 80335 München, Deutschland

ISBN Print 978-3-437-43284-2
ISBN e-Book 978-3-437-18278-5

Ist bereits erschienen unter ISBN Print 978-3437-43285-9

Wichtiger Hinweis für den Benutzer
Die Erkenntnisse in der Medizin unterliegen laufendem Wandel durch Forschung und klinische Erfahrungen. Die Autorin dieses Werkes hat große Sorgfalt darauf verwendet, dass die in diesem Werk gemachten therapeutischen Angaben (insbesondere hinsichtlich Indikation, Dosierung und unerwünschter Wirkungen) dem derzeitigen Wissensstand entsprechen. Das entbindet den Nutzer dieses Werkes aber nicht von der Verpflichtung, anhand weiterer schriftlicher Informationsquellen zu überprüfen, ob die dort gemachten Angaben von denen in diesem Werk abweichen und seine Verordnung in eigener Verantwortung zu treffen.
Für die Vollständigkeit und Auswahl der aufgeführten Medikamente übernimmt der Verlag keine Gewähr.
Geschützte Warennamen (Warenzeichen) werden in der Regel besonders kenntlich gemacht (®). Aus dem Fehlen eines solchen Hinweises kann jedoch nicht automatisch geschlossen werden, dass es sich um einen freien Warennamen handelt.

Bibliografische Information der Deutschen Nationalbibliothek
Die Deutsche Nationalbibliothek verzeichnet diese Publikation in der Deutschen Nationalbibliografie; detaillierte bibliografische Daten sind im Internet über http://www.d-nb.de/ abrufbar.

17 18 19 20 5 4 3 2 1

Um den Textfluss nicht zu stören, wurde bei Patienten und Berufsbezeichnungen die grammatikalisch maskuline Form gewählt. Selbstverständlich sind in diesen Fällen immer Frauen und Männer gemeint.

Planung: Karolin Dospil
Lektorat: Sabine Hennhöfer
Redaktion: Dr. Julia Bender
Zeichnungen: Stefan Dangl
Herstellung: Cornelia von Saint Paul
Satz: abavo GmbH, Buchloe/Deutschland; TnQ, Chennai/Indien
Druck und Bindung: Printer Trento, Trento/Italien
Umschlaggestaltung: SpieszDesign, Neu-Ulm

Aktuelle Informationen finden Sie im Internet unter **www.elsevier.de** und **www.elsevier.com.**

Inhaltsverzeichnis

I **Allgemeine Pharmakologie** 1
1 Grundlagen der Pharmakologie ... 3
2 Arzneimittel im vegetativen Nervensystem ... 17
3 Pharmakologische Beeinflussung des Renin-Angiotensin-Aldosteron-Systems ... 45
4 Gefäßwirksame Pharmaka ... 55
5 Antiarrhythmika ... 71
6 Arzneimittel im Gerinnungssystem 85
7 Diuretika ... 105
8 Hypothalamische und hypophysäre Hormone ... 115
9 Steroidhormone ... 125
10 Gewebehormone ... 143
11 Pankreashormone und orale Antidiabetika ... 153
12 Pharmaka zur Beeinflussung der Schilddrüsenfunktion und des Kalzium- und Knochenstoffwechsels ... 167
13 Pharmaka zur Senkung erhöhter Lipid- und Harnsäurewerte ... 181
14 Pharmaka zur Behandlung von Lungenerkrankungen ... 195
15 Pharmaka zur Beeinflussung der Magen- und Darmfunktion ... 205
16 Analgetika und nichtsteroidale Antiphlogistika ... 219
17 Anästhetika und Muskelrelaxanzien ... 239
18 Benzodiazepine und Hypnotika ... 255
19 Neuroleptika („Antipsychotika") ... 265
20 Antidepressiva und Antidementiva .. 275
21 Antikonvulsiva ... 285
22 Antiparkinsonmittel ... 297
23 Antimikrobielle Substanzen ... 305
24 Zytostatika ... 357
25 Pharmakologische Beeinflussung des Immunsystems ... 375

II **Spezielle Pharmakologie** ... 387
26 Blutdrucktherapie ... 389
27 Therapie der Herzinsuffizienz ... 403
28 Therapie der koronaren Herzkrankheit ... 413
29 Antithrombotische und thrombolytische Therapie ... 425
30 Therapie von Herzrhythmusstörungen ... 439
31 Therapie von Störungen des Wasser-, Elektrolyt- und Säure-Basen-Haushalts ... 447
32 Therapie von Anämien ... 457
33 Therapie von Atemwegserkrankungen ... 461
34 Therapie von Erkrankungen des Gastrointestinaltrakts ... 471
35 Therapie von Schilddrüsenerkrankungen ... 487
36 Therapie der Osteoporose ... 493
37 Therapie des Diabetes mellitus ... 497
38 Therapie von Hyperlipoproteinämien und der Gicht ... 507
39 Praktische Schmerztherapie ... 513
40 Therapie rheumatischer Erkrankungen ... 521
41 Antimikrobielle Therapie ... 527
42 Therapie neurologischer Erkrankungen ... 545
43 Therapie psychiatrischer Erkrankungen ... 559
44 Therapie von Haut- und Augenerkrankungen ... 567
45 Klinischer Einsatz von Pharmaka in Gynäkologie, Urologie und Anästhesie ... 577
46 Therapie von Vergiftungen ... 585

Register ... 597

Vorwort

596 Seiten für ein Kurzlehrbuch Pharmakologie? Manch einer von Ihnen wird das vielleicht zunächst als abschreckend empfinden. Was viele dabei nicht bedenken: Pharmakologie ist für das Examen eines der wichtigsten Fächer! Wenn Sie die Pharmakologie gut verstanden haben, können Sie viele Fragen aus der Inneren Medizin und anderen großen Fächern mühelos beantworten. Und auch nach dem Examen verliert die Pharmakologie nicht an Bedeutung: Als Arzt *können* Sie Wirkung und Risiken von Medikamenten kennen. Und damit Sie sicher an dieses Ziel kommen, soll dieses Kurzlehrbuch Sie durch Ihr ganzes Studium begleiten:

- In der **Allgemeinen Pharmakologie** vermittelt es in ➤ Kap. 1 bis 25 leicht verständlich und einprägsam die Grundlagen der verschiedenen Medikamentengruppen.
- In der **Klinischen Pharmakologie** können Sie es gleich wieder einsetzen und Ihr theoretisches Grundlagenwissen in den ➤ Kap. 26 bis 46 des Speziellen Teils im klinischen Kontext anwenden.

Die beiden Teile des Buches nehmen dabei immer wieder Bezug aufeinander, sodass für die modulare Lehre ganz einfach zueinander gehörende Kapitel aus beiden Bereichen miteinander kombiniert werden können. So können Sie immer wieder genau die Inhalte lernen, die Sie gerade interessieren.

Während der **Examensvorbereitung** sieht Ihr Buch vermutlich nicht mehr so taufrisch aus wie am heutigen Tag, sondern Sie haben sich bis dahin hoffentlich mit eigenen Notizen ein personalisiertes, lieb gewonnenes Exemplar geschaffen. Jetzt können Sie nochmals ausgewählte Kapitel wiederholen oder gezielt die vielen Lerntipps, Merke-Käste und IMPP-Hits durchgehen, die Ihnen die pharmakologischen Fallstricke und Tricks des IMPP präsentieren. So können Sie sich sowohl auf die schriftliche als auch auf die mündliche Prüfung optimal vorbereiten.

Wenn Sie ein bisschen in den Text hineingelesen haben, werden Sie merken, dass dies **kein Pharma-Buch wie jedes andere** ist: Sie sollen die umfangreiche Pharmakologie nicht nur stupide auswendig lernen, sondern die **zugrunde liegenden Prinzipien wirklich verstehen** und sich auf diese Weise viele Wirkungen und Nebenwirkungen herleiten können, die andernfalls im Kurzzeitgedächtnis schnell wieder verloren gehen. Der „Stoff" wurde Ihnen daher einfach lesbar und kurzweilig aufbereitet und mit vielen Abbildungen zum besseren Verständnis und vor allem visuellen Einprägen versehen.

Und noch eine Besonderheit hat dieses Buch: Sie können sofort erkennen, was wichtig ist. Prüfungsrelevante Fakten sind mit einem grünen Randbalken gekennzeichnet und zusätzlich werden am Anfang eines jeden Kapitels die absoluten IMPP-Dauerbrenner aufgelistet. Diese Kennzeichnungen beruhen auf der gründlichen Durchsicht aller Pharmakologiefragen der schriftlichen Examina der letzten zehn Jahre, um die Relevanz bestimmter Themen repräsentativ einordnen zu können. Welche Themen dabei insgesamt gesehen die größte Prüfungsrelevanz hatten, können Sie aus dem im Anschluss des Vorworts abgebildeten Diagramm entnehmen.

An der Erstehung eines solchen Werkes sind natürlich viele Mitarbeiter beteiligt. Da muss an dieser Stelle der besondere Dank an die Lektorinnen Frau Karolin Dospil und Frau Sabine Hennhöfer gerichtet sein. Aber dieser „Allrounder" wäre gar nichts geworden, wenn Frau Dr. med. Julia Bender nicht vom Anfang bis zum Ende dabei gewesen wäre. Vielen Dank dafür. Wir alle wünschen Ihnen viel Spaß mit diesem Buch, Freude am Lernen und ein erfolgreiches Abschneiden in Klausuren, Staatsexamen und mündlichen Prüfungen. Wenn Sie dann irgendwann einmal etwas Zeit finden – wir freuen uns über Ihre Rückmeldungen und Anregungen!

Ihre Claudia Dellas
Im Frühjahr 2014

Prozentuale Häufigkeit der Fragen eines Kapitels bezogen auf alle IMPP-Pharmakologiefragen seit 2001

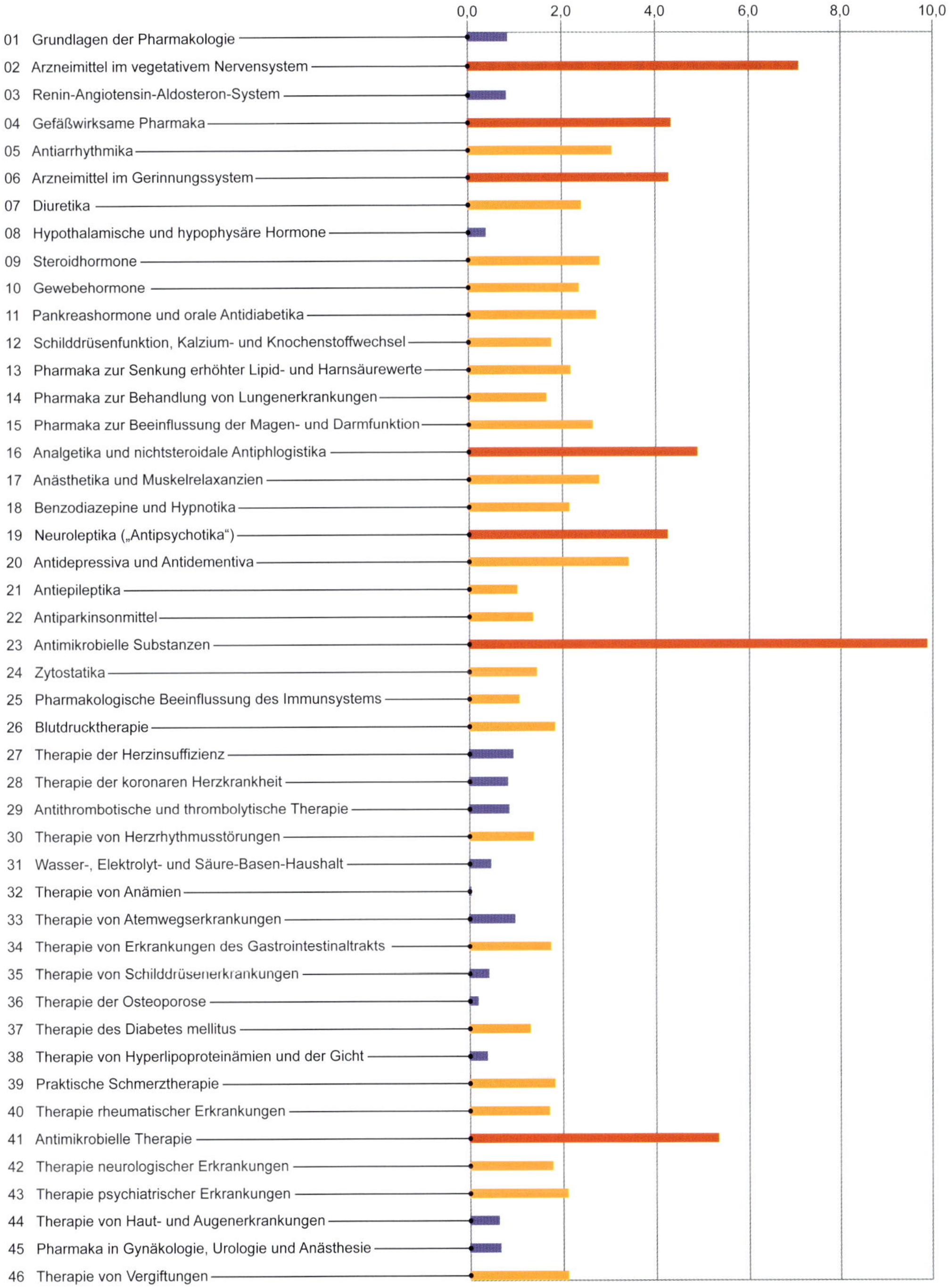

Lesen, verstehen, bestehen – die Kurzlehrbücher

Auf die Frage, was ein perfektes Kurzlehrbuch ausmacht, nennen Studenten immer wieder die gleichen Stichworte:

- effektive Vorbereitung auf Semesterprüfungen und Staatsexamen
- Beschränkung auf das Wesentliche, klare Trennung von Wichtigem und Unwichtigem
- didaktisch klar aufbereitetes Wissen und gut strukturierte Texte von Autoren, die verständlich erklären können.

Die neue Kurzlehrbuchreihe ist genau auf diese Bedürfnisse zugeschnitten. Autoren mit viel Erfahrung in der Lehre setzen sich im Vorfeld intensiv mit den bisherigen Examensfragen des IMPP auseinander und gestalten ihre Texte anschließend so, dass sie den Studierenden optimal semesterbegleitend und prüfungsvorbereitend durch den Stoff leiten. Die Texte setzen sinnvolle Schwerpunkte, Prüfungsrelevantes ist deutlich gekennzeichnet, Lerntipps helfen bei der Prüfungsvorbereitung.

Darüber hinaus bietet dieses Kurzlehrbuch zeitlich einen begrenzten Online-Zugang zu **allen IMPP-Fragen zum Fach.**

Die didaktischen Elemente im Überblick

Auf einen Blick relevantes Wissen filtern dank hervorgehobener Textpassagen. Die Kennzeichnungen im Einzelnen:

Prüfungsrelevanz auf einen Blick: Für die Prüfung besonders wichtige Absätze sind – wie dieser Abschnitt – mit einem Balken am linken Rand markiert. Ermittelt wurde die Prüfungsrelevanz aufgrund der Häufigkeit der zu dem jeweiligen Thema gestellten Fragen der letzten zehn Examina. Wer diesen Stoff lernt, kann optimal punkten.

IMPP-Hits

Wo liegen die Schwerpunkte und was bringt Punkte im schriftlichen Examen? Diese Kästen zu Beginn jedes Kapitels geben einen Überblick über die bisherigen „Lieblingsthemen" des IMPP.

Merke

In den Merke-Kästen finden Sie für das Verständnis, die Prüfung oder die Klinik besonders wichtige Zusammenhänge, die es sich einzuprägen lohnt.

Cave

Vorsicht, so können Fehler vermieden werden: Die Cave-Kästen machen auf typische Stolperfallen in der Klinik oder in der Prüfungssituation aufmerksam.

Praxistipp

Und wie sieht der klinische Alltag aus? Diese speziellen Kästen enthalten praxisrelevantes Wissen, verraten z. B. Tricks und Kniffe bei der Untersuchung u. v. m.

Klinischer Fall

Anhand von kurzen Fallbeispielen mit charakteristischer Symptomatik können Sie das Gelernte wiederholen und Wissen überprüfen. Diese Kästen weisen dabei u. a. gezielt auf typische Signalwörter des IMPP hin, die auf das jeweilige Krankheitsbild schließen lassen.

Wirkstoffe

In diesem Kasten sind alle Wirkstoffe der entsprechenden Gruppe gesammelt – so sehen Sie auf den ersten Blick, was zusammen gehört und können sich die verschiedenen Medikamentenklassen optimal einprägen.

Lerntipp

Insider-Know-How von Prüfern für Studenten: Hier finden sich Eselsbrücken, Merkhilfen, Tipps und Tricks. So sind Sie bestens gewappnet für typische IMPP-Formulierungen und mündliche Prüfungen.

I Allgemeine Pharmakologie

1 Grundlagen der Pharmakologie 3

2 Arzneimittel im vegetativen Nervensystem 17

3 Pharmakologische Beeinflussung des Renin-Angiotensin-Aldosteron-Systems 45

4 Gefäßwirksame Pharmaka 55

5 Antiarrhythmika 71

6 Arzneimittel im Gerinnungssystem 85

7 Diuretika 105

8 Hypothalamische und hypophysäre Hormone 115

9 Steroidhormone 125

10 Gewebehormone 143

11 Pankreashormone und orale Antidiabetika 153

12 Pharmaka zur Beeinflussung der Schilddrüsenfunktion und des Kalzium- und Knochenstoffwechsels 167

13 Pharmaka zur Senkung erhöhter Lipid- und Harnsäurewerte 181

14 Pharmaka zur Behandlung von Lungenerkrankungen 195

15 Pharmaka zur Beeinflussung der Magen- und Darmfunktion 205

16 Analgetika und nichtsteroidale Antiphlogistika 219

17 Anästhetika und Muskelrelaxanzien 239

18 Benzodiazepine und Hypnotika 255

19 Neuroleptika („Antipsychotika") 265

20 Antidepressiva und Antidementiva 275

21 Antikonvulsiva 285

22 Antiparkinsonmittel 297

23 Antimikrobielle Substanzen 305

24 Zytostatika 357

25 Pharmakologische Beeinflussung des Immunsystems 375

01 Grundlagen der Pharmakologie

1.1	**Wegweiser**	3
1.2	**Pharmakokinetik**	4
1.2.1	Resorption	4
1.2.2	Verteilung	5
1.2.3	Elimination	6
1.2.4	Wichtige pharmakokinetische Begriffe	7
1.2.5	Eliminationskinetik	8
1.3	**Pharmakodynamik**	10
1.3.1	Wichtige pharmakodynamische Begriffe	10
1.4	**Pharmakogenetik**	11
1.4.1	Unterschiede in der Metabolisierung (Pharmakokinetik)	12
1.4.2	Unterschiede in der Enzymexpression	12
1.4.3	Unterschiede in der Wirkung (Pharmakodynamik)	13
1.5	**Neuzulassung von Arzneimitteln**	13
1.5.1	Phasen der Arzneimittelentwicklung	13
1.5.2	Generika und Homöopathika	14
1.6	**Arzneiformen**	14
1.7	**Rezeptieren**	15
1.7.1	Grundregeln des Rezeptierens	15
1.7.2	Sonderfall: Betäubungsmittel-Rezept (BtM-Rezept)	15

IMPP-Hits

In den älteren Examina (2001–2006) wurden vom IMPP gern folgende Themen abgefragt:

- Definitionen für pharmakokinetische Parameter inkl. Formeln
- Definitionen für pharmakodynamische Parameter
- Phasen der Arzneimittelprüfung
- Arzneiformen

Seit 2006 liegt der Fokus eher auf Fragen zu Cytochrom-P450-Enzymen und den Phasen der Arzneimittelprüfung. Weiterhin wurden Fragen gestellt zum Rezeptieren (BtM-Rezept) und zur Berechnung der Number Needed to Treat.

1.1 Wegweiser

Die Pharmakologie ist die Lehre von den Wechselwirkungen zwischen Stoffen und Lebewesen oder enger gefasst: die Wechselwirkung eines Pharmakons mit einem gesunden oder kranken Organismus.

In diesem Kapitel werden wichtige Grundlagenbegriffe der Pharmakologie erläutert:

- **Pharmakokinetik** (► Kap. 1.2): Aufnahme, Verteilung und Ausscheidung eines Pharmakons
- **Pharmakodynamik** (► Kap. 1.3): Wirkmechanismus, Wirkqualität und Wirkstärke eines Pharmakons
- **Pharmakogenetik** (► Kap. 1.4): Einfluss der genetischen Veranlagung auf die individuelle Reaktion eines Menschen auf bestimmte Arzneimittel

Des Weiteren werden die Arzneimittelentwicklung (► Kap. 1.5) abgehandelt, einige Arzneiformen (► Kap. 1.6) beschrieben und das Rezeptieren (► Kap. 1.7) erläutert.

1.2 Pharmakokinetik

Nach dem „In-Kontakt-Bringen“ von Pharmakon und Organismus (= **Applikation**) beginnt die Pharmakokinetik (► Abb. 1.1).

Merke

Die Pharmakokinetik beschreibt **Resorption, Verteilung** und **Elimination** eines Pharmakons: „Was macht der Organismus mit dem Pharmakon?“

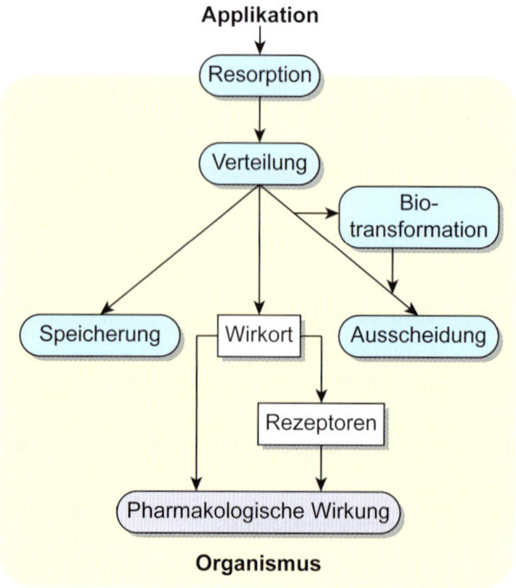

Abb. 1.1 Übersicht über die Pharmakokinetik *(blau)* und Pharmakodynamik *(lila)*

1.2.1 Resorption

Damit ein Pharmakon wirken kann, muss es zunächst von seinem Applikationsort (z. B. Haut, Konjunktiva, Mund-, Magen- oder Darmschleimhaut, Bronchien, Muskelgewebe) in das Blut oder das Lymphsystem aufgenommen werden. Dieser Schritt entfällt bei direkter intravasaler Injektion des Pharmakons, z. B. ins Blut (intravenös) oder in den Liquorraum (intrathekal).
Bei der Resorption muss das Pharmakon als wichtigste Barriere die Zellmembran überwinden. Es bestehen folgende Transportmechanismen:

- Diffusion (einfache Diffusion sowie carriervermittelter Transport)
- aktiver Transport
- vesikulärer Transport

1.2.1.1 Diffusion

Eine Substanz diffundiert entlang des Konzentrationsgradienten vom Ort höherer Konzentration zum Ort geringerer Konzentration durch die Zellmembran. Es handelt sich also um einen passiven, nicht-energieverbrauchenden Transport. Die Diffusion ist u. a. abhängig von:

- der **Lipophilie** des Pharmakons: Je lipophiler, umso besser ist die Resorption.
- dem **Konzentrationsgefälle für die Substanz:** Je stärker die Durchblutung, umso schneller wird das Pharmakon abtransportiert und umso größer ist der Konzentrationsgradient. Deshalb ist die Resorption nach i. m.-Injektion (gute Durchblutung der Muskulatur) schneller als nach s. c.-Injektion (schlechtere Durchblutung im subkutanen Fettgewebe).
- dem **Ionisationsgrad:** Ionisierte Substanzen sind polar und können die Lipidmembran nicht überwinden. Der Ionisationsgrad ist abhängig vom pH-Wert und der Dissoziationskonstante pK_a (► Abb. 1.2).

Man unterteilt die Diffusion in:

- **einfache Diffusion** direkt durch die Membran, z. B. bei Wasser und einigen lipophilen Substanzen. Diese Art der Resorption kann pharmakologisch nicht beeinflusst werden.
- **carriervermittelte Diffusion** (= erleichterte Diffusion) über Transporter und Kanäle, aber ebenfalls passiv entlang dem Konzentrationsgradienten, z. B. bei hydrophilen Substanzen, deren einfache Diffusion viel zu lange dauern würde (z. B. Fruktose). Das Transportsystem weist eine Sättigung auf und kann pharmakologisch beeinflusst werden, z. B. durch Kanalblocker.

1.2.1.2 Aktiver Transport

Beim aktiven Transport gelangt eine Substanz **unter Energieverbrauch entgegen dem Konzentrationsgefälle** durch die Membran. Dieser Mechanismus kann pharmakologisch beeinflusst werden. Es wird unterschieden zwischen:

a

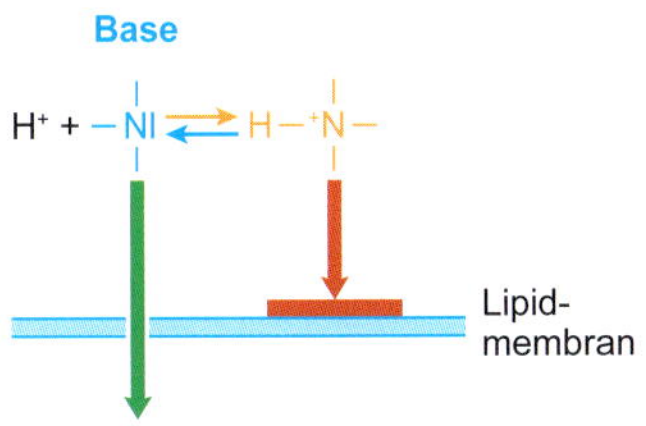

Base:

Bei einem niedrigen pH-Wert (H^+-Konzentration hoch) wie im Magen liegt das Gleichgewicht der Reaktion auf der rechten Seite (orange) Das bedeutet, die Base ist geladen → schlechte Diffusion.

Bei einem höheren pH-Wert (H^+-Konzentration niedrig), z.B. nach Alkalisieren des Harns, liegt das Gleichgewicht der Reaktion auf der linken Seite (blau). Das bedeutet, die Base ist ungeladen → gute Diffusion

b

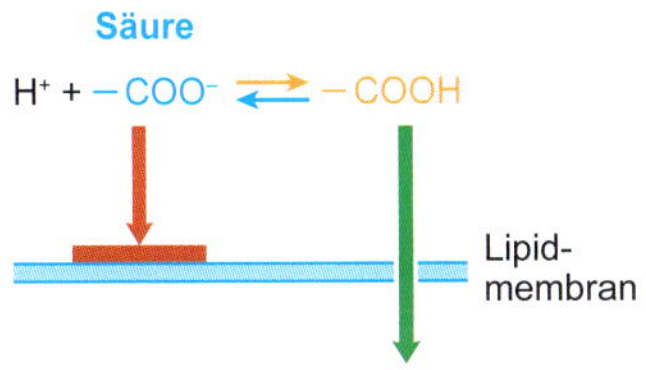

Säure:

Bei einem niedrigen pH-Wert (H^+-Konzentration hoch) wie im Magen liegt das Gleichgewicht der Reaktion auf der rechten Seite (orange). Das bedeutet, die Säure ist ungeladen → gute Diffusion.

Bei einem höheren pH-Wert (H^+-Konzentration niedrig), z.B. nach Alkalisieren des Harns, liegt das Gleichgewicht der Reaktion auf der linken Seite (blau). Das bedeutet, die Säure ist geladen → schlechte Diffusion.

Abb. 1.2 Ionisationsgrad und Grad der Diffusion einer Base (a) und einer Säure (b) in Abhängigkeit vom pH-Wert

- **primär aktivem** Transport: Die Energie wird direkt aus der Hydrolyse von ATP gewonnen, z. B. über die Na^+-K^+-Pumpe.
- **sekundär aktivem** Transport: Die Aufnahme, z. B. von Zuckern oder Aminosäuren, ist mit dem passiven Transport von Na^+-Ionen gekoppelt, deren Gradient die treibende Kraft für den Transport liefert. Die Aufrechterhaltung des Konzentrationsgradienten für Na^+ ist dabei der energieverbrauchende Prozess.

1.2.1.3 Vesikulärer Transport

Hierbei wird eine Substanz durch Vesikelbildung in die Zelle aufgenommen. Es handelt sich ebenfalls um einen **energieverbrauchenden** Transportmechanismus. Dieser Prozess kann spezifisch über bestimmte Rezeptoren vermittelt werden **(rezeptorvermittelte Endozytose).**

Tab. 1.1 Verteilungsräume (KG = Körpergewicht)

Gesamtkörpermasse	Verteilung des Gesamtkörperwassers	
Gesamtkörperwasser: ⅔ des KG (Männer 65 %, Frauen 55 %)	extrazellulär: ca. 20 % des KG (⅓ des Gesamtwassers)	transzellulär: 1 % des KG
		Plasma: 5 % des KG
		Interstitium: 15 % des KG
	intrazellulär: ca. 40 % des KG (⅔ des Gesamtwassers)	
Trockenmasse: ⅓ des KG		

1.2.2 Verteilung

Nach der Aufnahme des Pharmakons in die Blutbahn verteilt es sich in Abhängigkeit von den Verteilungsparametern in den verschiedenen Stoffwechselräumen **(Kompartments)** des Körpers (► Tab. 1.1).
Die Verteilung einer Substanz im Körper ist abhängig von:

- **physikochemischen Eigenschaften:** Lipophilie versus Hydrophilie:
  - Lipophile Substanzen reichern sich im Fettgewebe an.
  - Kleine hydrophile Moleküle (z. B. Ethanol) verteilen sich im Gesamtkörperwasser.
  - Große hydrophile Moleküle (z. B. Mannit) verteilen sich nur extrazellulär.
- **Durchblutung** des Gewebes: Je intensiver die Durchblutung eines Organs, umso stärker die initiale Verteilung. Bsp.: Injektionsnarkotika reichern sich zuerst im gut durchblutetem ZNS an (► Kap. 17.2.3). Nach Erreichen des Verteilungsgleichgewichts ist die Verteilung unabhängig von der Durchblutung. Bsp.: Injektionsnarkotika werden später in andere Gewebe umverteilt (► Kap. 17.2.3).
- **Durchlässigkeit der Barriere** Gefäßwand-Endothel: Je dichter die Barriere, umso geringer die Durchlässigkeit für hydrophile Substanzen. Eine

hohe Abdichtung besteht bei der Blut-Hirn-Schranke (dichte Gliazellschicht und lückenloses Endothel).

- **Plasmaeiweißbindung:** Das wichtigste Plasmaeiweiß ist Albumin. Nur die freien, nicht gebundenen Pharmaka sind pharmakologisch wirksam. Je lipophiler ein Pharmakon, desto höher die Plasmaeiweißbindung.

1.2.3 Elimination

Ziel der Elimination ist es, Substanzen in weniger toxische Stoffwechselprodukte zu überführen **(Metabolismus)** und ihre **Ausscheidung** zu verbessern.

1.2.3.1 Metabolismus

Die Metabolisierung einer Fremdsubstanz nennt man **Biotransformation.** Sie verläuft in zwei Phasen, wobei die Einführung funktioneller Gruppen (Phase-I-Reaktion) häufig die Voraussetzung für die nachfolgende Konjugation (Phase-II-Reaktion) ist:

- **Phase-I-Reaktion:** Biotransformation des Pharmakons durch Oxidation, Reduktion (seltener), Hydrolyse, Hydratisierung
- **Phase-II-Reaktion:** Konjugation des Pharmakons u.a. mit Glukuronsäure, Sulfat, Glycin, Glutathion. Ziel: Steigerung der Hydrophilie und Verbesserung der Ausscheidung sowie Inaktivierung der Substanzen.

Cytochrom-P450-Enzyme

Cytochrom-P450-Enzyme sind mischfunktionelle Monooxygenasen und häufig an der Biotransformation beteiligt. Es handelt sich dabei um Enzyme der Membran des endoplasmatischen Retikulums. Es gibt viele Subfamilien, die überwiegend in der Leber vorkommen und von denen viele am Arzneimittelstoffwechsel beteiligt sind. Die häufigste Isoform, die für den Metabolismus von 60 % aller Arzneistoffe verantwortlich ist, ist CYP3A4. Die Enzyme unterliegen einem großen genetischen Polymorphismus, der für die interindividuelle Varianz bei der Metabolisierung von Medikamenten (► Kap. 1.4) verantwortlich ist.

Merke

Cytochrom-P450-Enzyme sind:

- **induzierbar** durch Barbiturate, Carbamazepin, Phenytoin, Rifampicin, Griseofulvin, Zigarettenbestandteile
- **hemmbar** durch Makrolidantibiotika, Chloramphenicol, Cimetidin, Azolderivate, Grapefruitsaft.

Lerntipp

Für den Arzneistoffwechsel sind zwölf Cytochrom-Isoformen relevant (► Abb. 1.3). Es ist sicherlich schwierig, für jede Isoform die entsprechenden pharmakologischen Substrate zu lernen. Das IMPP hat in der Vergangenheit gezielt nach den folgenden Substanzen gefragt:

- **Ciclosporin und Simvastatin:** Abbau über CYP3A4.
  - Dieser Abbau kann gehemmt werden (der Wirkstoffspiegel steigt also) bei gleichzeitiger Einnahme von **Inhibitoren wie Itraconazol** (ein Azolderivat und Antimykotikum) oder **Erythromycin** (einem Makrolidantibiotikum).
  - Der Abbau wird beschleunigt (der Spiegel sinkt also) durch den **Induktor Rifampicin** (Antibiotikum). Ein weiterer **Induktor ist Carbamazepin** (Antikonvulsivum).
- Phenprocoumon (Antikoagulanz) und hormonale Kontrazeptiva werden über Cytochrom P450 abgebaut. Unter Rifampicin (Induktor) nimmt deren Wirkung ab.
- **Haloperidol:** Abbau über verschiedene Cytochromisoformen (CYP3A4, CYP1A2, CYP2D6), wobei die Abbaugeschwindigkeit genetisch unterschiedlich ist, sodass die Dosierung individuell sehr verschieden sein kann, um wirksame Haloperidolspiegel zu erreichen.

Effekte der Biotransformation

- Ein **Prodrug** ist ein Pharmakon, das als Ausgangssubstanz unwirksam ist und erst durch die Metabolisierung in die aktive Form umgewandelt wird (z.B. zahlreiche ACE-Hemmer).
- Im Rahmen der Biotransformation kann es zur **Bildung aktiver Metabolite** kommen:
  - Phenacetin (wirksam) → Paracetamol (wirksam)
  - Parathion (E 605, nicht wirksam) → Paraoxon (wirksam).
- Es können sich aber auch durch die Biotransformation **toxische Substanzen** bilden, sog. „Giftung". So entsteht z.B. bei der Metabolisierung von Paracetamol ein toxisches Zwischenprodukt, das dann erst durch Konjugation entgiftet wird (► Kap. 16.3.3.1).

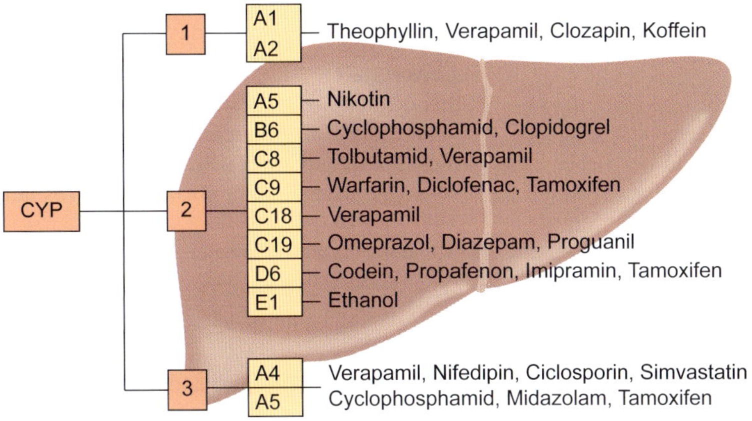

Abb. 1.3 Arzneistoff-relevante Cytochrom-P450-Enzyme

1.2.3.2 Ausscheidung

Die meisten Pharmaka werden über die **Niere** (renal), die **Leber** (biliär) und den **Darm** (fäkal) ausgeschieden, seltener über die Lunge (z. B. Inhalationsnarkotika) und durch die Haut.

Die **renale Elimination** wird bestimmt durch:

- **glomeruläre Filtration:** gut bei kleinmolekularen Substanzen und geringer Bindung an Plasmaproteine
- **tubuläre Sekretion:** z. B. über den Säuresekretionsmechanismus bei Penicillin
- **tubuläre Rückresorption:** Lipophile Substanzen werden passiv rückresorbiert und daher kaum renal eliminiert. Bei Säuren und Basen ist die Ausscheidung pH-abhängig. Im alkalischen Harn liegen Säuren wie ASS protoniert vor und werden dann verstärkt ausgeschieden, da protonierte Substanzen schlecht rückresorbiert werden können (▸ Abb. 1.2). Im sauren Harn liegen Basen wie Morphin protoniert vor und werden verstärkt ausgeschieden.

1.2.4 Wichtige pharmakokinetische Begriffe

Bioverfügbarkeit

Unter der Bioverfügbarkeit versteht man die Verfügbarkeit eines extravasal applizierten Medikaments für seine Wirkung; also **den Anteil der applizierten Dosis, der den systemischen Kreislauf** und damit den Wirkort erreicht.

- Bei oraler Gabe liegt die sog. orale Bioverfügbarkeit meist bei < 100 % in Abhängigkeit von der Galenik (= Art der Arzneiform), der Resorption oder dem First-Pass-Effekt.
- Bei i. v.-Gabe ist die Bioverfügbarkeit 100 %.

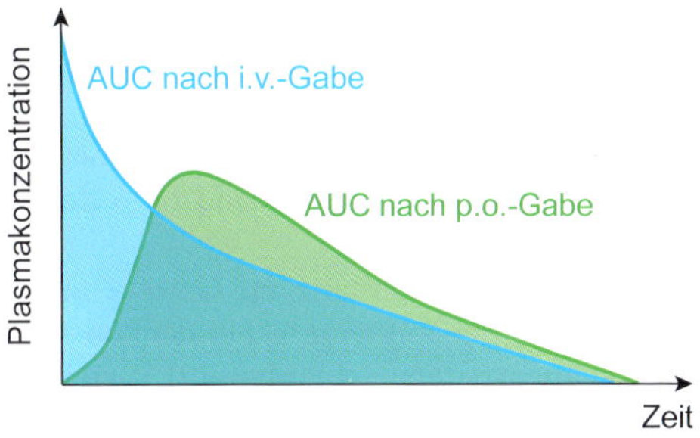

Abb. 1.4 Area under the curve (AUC) nach i. v.- und p. o.-Gabe eines Medikaments. Bei 100 % oraler Bioverfügbarkeit sind beide AUC gleich groß.

Area under the curve (AUC)

Dabei handelt es sich um die Fläche unter der Konzentrations-Zeit-Kurve (▸ Abb. 1.4), die die bioverfügbare Menge eines Arzneistoffs zeitlich widerspiegelt. Sie ist:

- proportional der ins systemische Blut gelangten Menge des Pharmakons und damit proportional der bioverfügbaren Menge
- umgekehrt proportional zur Clearance (je höher die Clearance [s. u.], umso kleiner die AUC)

Es gilt somit der Zusammenhang: AUC = in den Kreislauf gelangte Dosis ÷ Clearance

Die orale Bioverfügbarkeit ist also dann 100 %, wenn die AUC nach oraler Gabe einer bestimmten Menge einer Substanz genauso groß ist wie die

AUC nach i. v.-Gabe der gleichen Menge dieser Substanz (► Abb. 1.4).

First-Pass-Effekt

So bezeichnet man die präsystemische Eliminierung eines Pharmakons durch die Metabolisierung der Substanz in der **Darmmukosa** und der **Leber** bei der ersten Leberpassage. Die Folge ist eine Reduktion der oralen Bioverfügbarkeit (oBV) auf < 100 %.

Verteilungsvolumen

Als **reales Verteilungsvolumen** (V_D) bezeichnet man das Volumen, in dem sich das Pharmakon verteilt (Verteilungsräume ► Tab. 1.1).

Es entspricht dem Verhältnis zwischen Menge (M in g) eines Pharmakons im Körper zu seiner Plasmakonzentration (c in g/l) bezogen auf das Körpergewicht: V_D (l/kg) $= M \div c$ je kg KG

Demnach gilt:

- verteilt sich ein Pharmakon nur im Plasma → V_D = 0,05 l/kg KG (entsprechend 5 % des Körpergewichts)
- verteilt es sich im Gesamtkörperwasser → V_D = 0,6 l/kg KG (entsprechend 60 % des Körpergewichts).

Reichert sich eine Substanz im Gewebe an oder wird sie an Plasmaproteine gebunden, so spricht man von **apparentem (scheinbarem) Verteilungsvolumen** (V_{Da}):

- $V_{Da} > V_D$: Das Pharmakon wird im Gewebe angereichert → nur ein geringer Anteil der Substanz ist im Plasma vorhanden ($V_{Da} = M \div c$ ist hoch).
- $V_{Da} < V_D$: Das Pharmakon ist an Plasmaproteine gebunden.

Clearance

Die Clearance entspricht dem Plasmavolumen, das pro Zeiteinheit von einer Substanz befreit wird (in ml/min).

Sättigungsdosis

Die Sättigungsdosis ist die Dosis, die zum **Erzielen** einer initialen therapeutischen Konzentration notwendig ist. Sie ist:

- abhängig vom Verteilungsvolumen
- unabhängig von der Elimination

Sättigungsdosis = $V_D \times C_0$
(C_0 = initiale Plasmakonzentration)

Erhaltungsdosis

Die Erhaltungsdosis ist die Dosis, die zum **Aufrechterhalten** einer therapeutisch wirksamen Konzentration notwendig ist. Sie ist:

- abhängig von der Elimination
- unabhängig vom Verteilungsvolumen

Halbwertszeit

Unter der Halbwertszeit ($t_{1/2}$) versteht man die Zeit, in der die **Plasmakonzentration** einer Substanz **auf die Hälfte reduziert** wird. Sie ist:

- abhängig von der Elimination: hohe Elimination = kurze $t_{1/2}$
- abhängig vom Verteilungsvolumen: kleines V_D = kurze $t_{1/2}$

$$t_{1/2} = \ln 2 \times V_D \div \text{Clearance}$$

Drug monitoring

Bei Medikamenten mit einer geringen therapeutischen Breite (► Kap. 1.3.1) können bereits bei leichten Überschreitungen des therapeutischen Plasmaspiegels schwere unerwünschte Wirkungen auftreten. Deshalb wird im Rahmen des Drug monitoring der Plasmaspiegel der Substanz regelmäßig bestimmt, um die individuelle Pharmakokinetik zu kontrollieren und die Dosis darauf abstimmen zu können. Beispiele sind Antiepileptika, Vancomycin, Aminoglykoside oder Theophyllin.

1.2.5 Eliminationskinetik

1.2.5.1 Kinetik 1. Ordnung

Die **meisten Pharmaka** werden nach einer Kinetik 1. Ordnung eliminiert. D. h. pro Zeiteinheit wird immer ein **gleicher Anteil der Ausgangskonzentration** ausgeschieden (sog. **lineare Kinetik**).

Bsp.: Bei einer $t_{1/2}$ von 3 h und einer aktuellen Konzentration der Substanz X von 100 mg/dl liegen nach 3 h noch 50 mg/dl vor, nach weiteren 3 h noch 25 mg/dl, nach weiteren 3 h noch 12,5 mg/dl usw. (► Abb. 1.5a). Das bedeutet:

- Die absolute Menge, die ausgeschieden wird, ist abhängig von der aktuellen Plasmakonzentration.
- $t_{1/2}$ ist konstant und dosisunabhängig.

Praxistipp

Nach 4–5 Halbwertszeiten ist eine Substanz praktisch vollständig eliminiert. Diese Regel ist z. B. wichtig, wenn man wissen will, wie lange es dauert, bis die (toxische) Wirkung eines überdosierten Medikaments verschwindet, bzw. wie lange in diesem Fall Gegenmaßnahmen zu ergreifen sind.

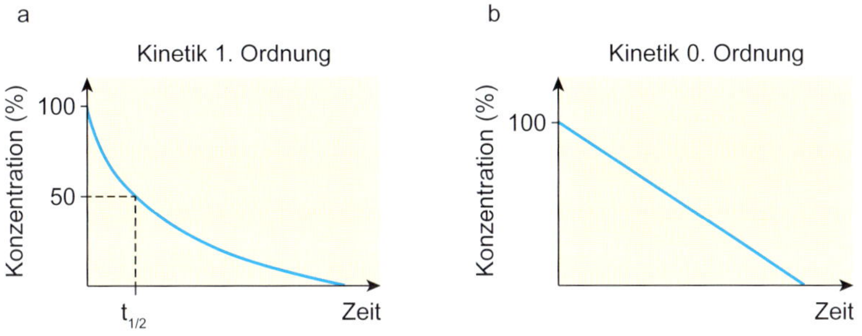

Abb. 1.5 Schematische Darstellung der Eliminationskinetik. (a) Kinetik 1. Ordnung, (b) Kinetik 0. Ordnung

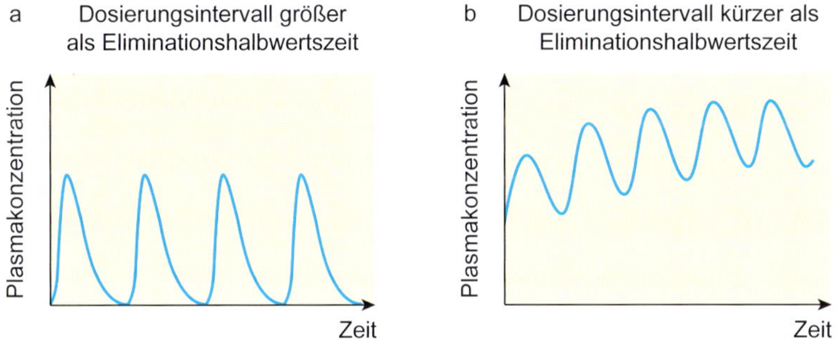

Abb. 1.6 Kinetik nach wiederholter Medikamenteneinnahme. (a) Stark schwankender Plasmaspiegel, (b) Kumulation

1.2.5.2 Kinetik 0. Ordnung

Man spricht von einer Kinetik 0. Ordnung (sog. nicht-lineare Kinetik), wenn pro Zeiteinheit immer die **gleiche Menge der Substanz eliminiert** wird. Bsp.: Bei Ethanol werden pro Stunde ca. 0,15 ‰ eliminiert, egal wie hoch der Ausgangsspiegel war (▸ Abb. 1.5b). Grund ist die Sättigung des abbauenden Enzyms (Alkoholdehydrogenase). Die Kinetik 0. Ordnung ist **bei Medikamenten die Ausnahme!** Man findet sie bei hoher Dosierung von Phenytoin und ASS, auch hier wegen Sättigung der abbauenden Enzyme. Es gilt:

- $t_{1/2}$ ist nicht konstant, sondern dosisabhängig.
- Die nichtlineare Kinetik erschwert eine korrekte Dosierung.

1.2.5.3 Kinetik bei wiederholter Gabe

Die oben beschriebene Kinetik (1. Ordnung) berücksichtigte nur die Einmalgabe eines Medikaments. Üblicherweise werden Pharmaka jedoch wiederholt angewandt. Die Plasmakonzentration ist dann abhängig von Dosis, Dosierungsintervall und Eliminationshalbwertszeit:

- Ist das **Dosierungsintervall größer als die Halbwertszeit,** wird die Substanz im Intervall immer wieder vollständig eliminiert. Der Plasmaspiegel weist große Schwankungen auf (▸ Abb. 1.6a).
- Ist das **Dosierungsintervall kleiner als die Halbwertszeit,** ist immer noch Restsubstanz vorhanden, bevor die nächste Dosis eingenommen wird. Es kommt zur **Kumulation.** Der Plasmaspiegel steigt, aber auch die eliminierte Menge, sodass sich ein Gleichgewichtszustand einstellt, der dann durch die Erhaltungsdosis aufrechterhalten werden kann (▸ Abb. 1.6b). Um den Gleichgewichtszustand schneller zu erreichen, wird häufig initial die Sättigungsdosis gegeben und dann mit der Erhaltungsdosis fortgefahren.

Praxistipp

Nach 4–5 Halbwertszeiten stellt sich ein Gleichgewichtszustand bei wiederholter Einnahme eines Medikaments ein, wenn das Dosierungsintervall kürzer als die Eliminationshalbwertszeit ist.

1.3 Pharmakodynamik

Merke

Die Pharmakodynamik beschreibt den **Wirkungsmechanismus,** die **Wirkqualität** und die **Wirkstärke** eines Arzneimittels: „Was macht das Pharmakon mit dem Organismus?"

1.3.1 Wichtige pharmakodynamische Begriffe

ED_{50} (Effektivdosis$_{50}$ bzw. EC_{50} für effective concentration)

Die Effektivdosis 50 ist die Dosis, bei der 50 % der Individuen eine bestimmte Wirkung zeigen.

LD_{50} (Letaldosis$_{50}$)

Analog dazu ist die Letaldosis 50 die Dosis, bei der 50 % der Versuchstiere sterben.

Therapeutische Breite

Die therapeutische Breite ist eine Maßzahl für die **Sicherheit** eines Pharmakons und entspricht dem Quotienten aus $\mathbf{LD_{50}/ED_{50}}$.

Merke

Je größer die therapeutische Breite, umso sicherer ist ein Pharmakon (▸ Abb. 1.7).

Number Needed to Treat (NNT)

Die Number Needed to Treat drückt den Erfolg einer Therapie aus und entspricht dem Kehrwert der absoluten Risikoreduktion (ARR).

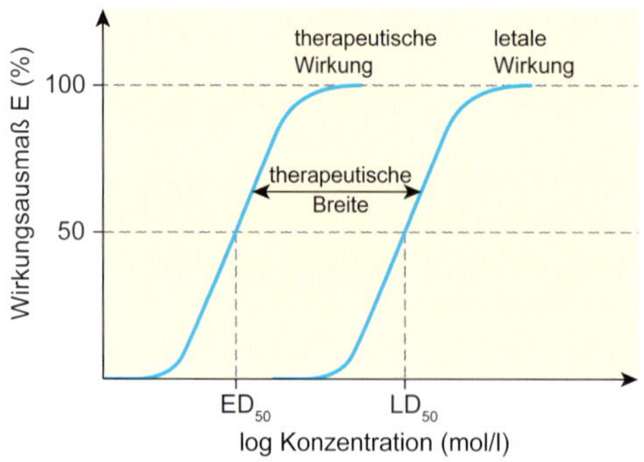

Abb. 1.7 Die therapeutische Breite eines Pharmakons: Zusammenhang zwischen der erwünschten (therapeutischen) Wirkung und der letalen Wirkung

$$NNT = 100/ARR$$

Idealerweise hat die NNT den Wert 1, denn dann würde jeder Patient von der Behandlung profitieren.

Praxistipp

Reduziert ein Medikament das absolute Risiko, an einer bestimmten Erkrankung zu versterben von 8 % auf 5 %, so entspricht dies einer absoluten Risikoreduktion von 3 %. Die NNT beträgt 33 (100/3). Man muss also 33 Patienten behandeln, um ein Leben zu retten.

Analog wird gelegentlich auch von einer Number Needed to Harm (NNH) gesprochen, die angibt, wie viele Patienten mit einem Medikament behandelt werden müssen, um einem Patienten zu schaden.

Potenz

Die Potenz entspricht der Wirkstärke und ist ein Maß für die Dosis eines Wirkstoffs, die einen definierten pharmakologischen Effekt erzeugt. Je kleiner die EC_{50}, umso größer die Potenz (▸ Abb. 1.8).

Intrinsische Aktivität

Als intrinsische Aktivität bezeichnet man die Fähigkeit eines Pharmakons, nach der Bindung an den Rezeptor eine bestimmte Wirkung auszulösen. Je höher die intrinsische Aktivität, umso größer die Wirksamkeit (▸ Abb. 1.8).

Affinität

Die Affinität eines Pharmakons zum Rezeptor wird durch die Dissoziationskonstante K_D beschrieben. Je kleiner der K_D-Wert, umso höher die Affinität.

Agonist

Als Agonisten bezeichnet man ein Pharmakon, das einen Rezeptor stimuliert und eine Wirkung erzielt. Es besitzt eine Affinität und intrinsische Aktivität. Man unterscheidet:

- **voller Agonist:** volle Wirksamkeit (Substanz B und C in ▸ Abb. 1.8)
- **partieller Agonist:** geringe Wirksamkeit: sowohl agonistisch als auch antagonistisch wirksam (Substanz A in ▸ Abb. 1.8), z. B. einzelne β-Blocker (▸ Kap. 2.4.3.2). Ein partieller Agonist schwächt die maximale Wirkung eines vollen Agonisten ab.

Synergisten sind verschiedene Agonisten mit:

- additiver Wirkung: Gesamtwirkung = Summe der Einzelwirkungen oder sogar

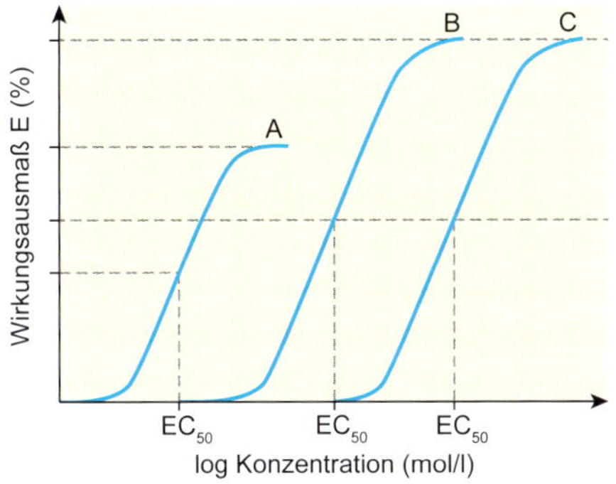

maximale Wirkung, intrinsische Aktivität	A < B = C
EC_{50}	A < B < C
relative Potenz, Affinität	A > B > C

Abb. 1.8 Vergleich verschiedener Pharmaka bezüglich ihrer Potenz und intrinsischen Aktivität

- überadditiver Wirkung (Potenzierung): Gesamtwirkung > Summe der Einzelwirkungen.

Antagonist

Der Antagonist bindet an den Rezeptor, **ohne** eine **Wirkung** zu erzielen. Er besitzt eine Affinität, aber keine intrinsische Aktivität. Man unterscheidet **kompetitive und nichtkompetitive** Antagonisten (▸ Tab. 1.2)

Als **funktionelle Antagonisten** bezeichnet man Agonisten, die über unterschiedliche Rezeptoren entgegengesetzte Wirkungen auslösen. Bsp.: Histamin löst als Agonist über H_1-Rezeptoren eine Bronchokonstriktion aus und Salbutamol als Agonist über β_2-Rezeptoren eine Bronchodilatation. Ihr Antagonismus bezieht sich daher nicht auf ihre „Tätigkeit" am Rezeptor, sondern auf ihre Wirkung.

Toleranz

Unter Toleranz versteht man die **Gewöhnung** an ein Pharmakon bei **wiederholter Applikation:** Um die gleiche Wirkung zu erreichen, muss die Dosis immer wieder erhöht werden. Nach einer Pause ist die Empfindlichkeit wieder normal (die Gewöhnung ist also **reversibel).** Ursache:

- **pharmakokinetische Toleranz:** beschleunigter Abbau des Pharmakons durch Enzyminduktion (z. B. Barbiturate, ▸ Kap. 17.2.3.1)
- **pharmakodynamische Toleranz:** Abnahme der Bindungsstellen für den Agonisten (z. B. Benzodiazepine, ▸ Kap. 18.2) oder Down-Regulation der Rezeptoren

Tab. 1.2 Vergleich zwischen kompetitiven und nichtkompetitiven Antagonisten

Kompetitiver Antagonist	Nichtkompetitiver Antagonist
verdrängt den Agonisten vom Rezeptor (Konkurrenz)	wirkt allosterisch am Rezeptor, z. B. kann durch eine Konformationsänderung des Rezeptors der Agonist nicht mehr wirksam werden (kein Konkurrenzprinzip)
bewirkt eine Parallelverschiebung der Dosis-Wirkungs-Kurve des Agonisten nach rechts (▸ Abb. 1.9)	bewirkt eine Abflachung der Dosis-Wirkungs-Kurve des Agonisten (▸ Abb. 1.10)
hat keinen Einfluss auf die maximale Wirkung des Agonisten (E_{max} bleibt gleich, ▸ Abb. 1.9)	bewirkt eine Verminderung der maximalen Wirkung des Agonisten (E_{max} ↓, ▸ Abb. 1.10)
erhöht die EC_{50} des Agonisten (▸ Abb. 1.9)	die EC_{50} des Agonisten bleibt gleich (▸ Abb. 1.10)
Wirkung des Antagonisten lässt sich durch eine höhere Dosis des Agonisten wieder aufheben	Agonist kann nicht die Wirkung des Antagonisten aufheben

Tachyphylaxie

Die Tachyphylaxie beschreibt eine **Schnellgewöhnung** an ein Pharmakon. Die Empfindlichkeit des Organismus gegenüber dem Wirkstoff nimmt dabei innerhalb von Minuten bis Stunden ab (z. B. durch rasche Entleerung der Noradrenalinvesikel bei indirekten Sympathomimetika, ▸ Kap. 2.4.2).

Rebound-Effekt

Beim Rebound-Effekt tritt nach plötzlichem Absetzen eines Pharmakons eine **Entzugssymptomatik** auf (z. B. durch Up-Regulation der Rezeptoren während der Therapie mit β-Blockern, ▸ Kap. 2.4.3.2)

1.4 Pharmakogenetik

Genetische Veranlagung kann die Pharmakokinetik und Pharmakodynamik von Arzneistoffen beeinflussen, sodass Medikamente interindividuell unterschiedlich stark wirken oder verstärkt Neben-

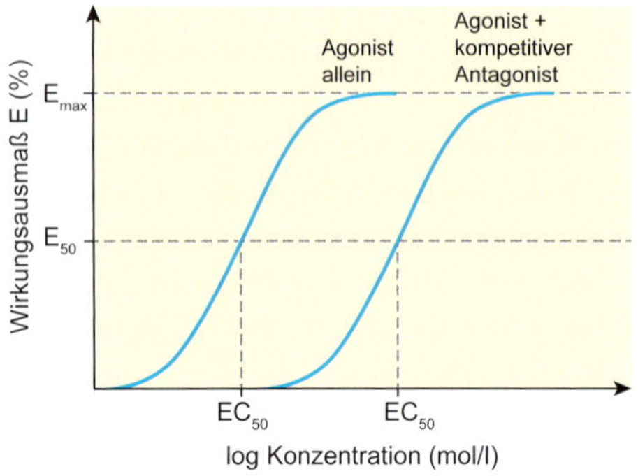

Abb. 1.9 Wirkung eines kompetitiven Antagonisten auf die Dosis-Wirkungs-Kurve des Agonisten

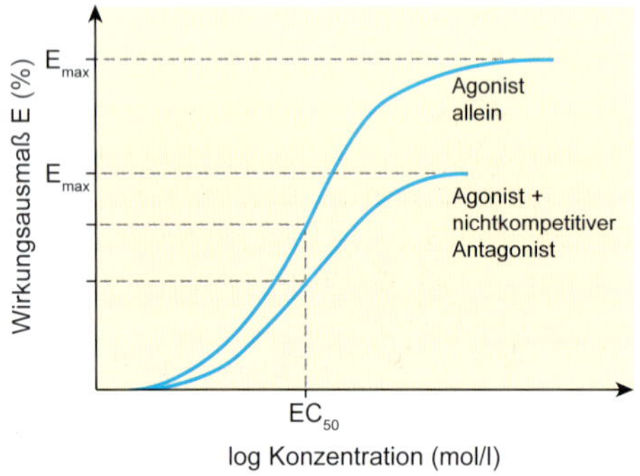

Abb. 1.10 Wirkung eines nichtkompetitiven Antagonisten auf die Dosis-Wirkungs-Kurve des Agonisten

wirkungen auftreten können. Dies kann durch unterschiedliche Metabolisierung, Enzymexpression oder Wirkung bedingt sein.

1.4.1 Unterschiede in der Metabolisierung (Pharmakokinetik)

Man unterscheidet **„Schnell-Metabolisierer"** und **„Langsam-Metabolisierer"**, in Abhängigkeit davon, wie schnell ein Pharmakon biotransformiert wird. Inwiefern das pharmakologisch von Bedeutung ist, hängt von der therapeutischen Breite des Arzneistoffs und vom Umfang der Metabolisierung (z. B. Bildung aktiver Metaboliten) ab. Beispiele:

- **CYP2D6-Polymorphismus:** Mutationen in den Allelen führen zu unterschiedlichen Varianten des Enzyms (bisher mehr als 50 bekannt). Die Folge können Funktionsverlust, Funktionseinschränkung aber auch Funktionssteigerung bei Duplikation des Gens sein:
  - Beispiel 1: Bei „Langsam-Metabolisierern" wird aus dem Prodrug Codein der wenige aktive Metabolit Morphin gebildet: der analgetische Effekt ist geringer.
  - Beispiel 2: Da das Antiarrhythmikum Propafenon über CYP2D6 abgebaut wird, kumuliert es bei „Langsam-Metabolisierern" (→ mehr Nebenwirkungen).
- **CYP3A4-Expression:** Unterschiedliche Expressionsraten, aber auch Polymorphismen sind bei dieser Isoform, die für den Metabolismus von Medikamenten eine so wichtige Rolle spielt, für die interindividuelle Variabilität verantwortlich.
- **Acetylierung:** Polymorphismus in der N-Acetyltransferase führt zu „Schnell-Acetylierern" und „Langsam-Acetylierern". Bsp: Das Antituberkulosemittel Isoniazid kumuliert bei „Langsam-Acetylierern" (→ mehr Nebenwirkungen).

1.4.2 Unterschiede in der Enzymexpression

Betroffen sind hier Enzyme, die nicht direkt an der Metabolisierung des Arzneistoffs beteiligt sind. Wichtige klinische Beispiele:

- Ein genetisch bedingter **Mangel an Glukose-6-Phosphat-Dehydrogenase** (G6PDH) bewirkt eine verminderte NADPH-Bildung, welches zur Regeneration von reduziertem Glutathion benötigt wird, das für die Stabilität der Erythrozytenmembran notwendig ist. Bei einigen Medikamenten (Chloroquin, Metamizol), aber auch beim Verzehr grüner Bohnen (Favismus) steigt der Glutathionverbrauch. Bei G6PDH-Mangel steht nicht mehr ausreichend reduziertes Glutathion zur Verfügung und die Proteine der Erythrozytenmembran bilden vermehrt Disulfidbrücken aus: Es kommt zur Hämolyse. Der Defekt tritt gehäuft bei Schwarzafrikanern und im Mittelmeergebiet auf und wird X-chromosomal vererbt. Die Erkrankung tritt daher nur bei Männern und homozygoten Frauen auf.
- **Maligne Hyperthermie:** Hier handelt es sich um eine genetisch bedingte Störung des Ca^{2+}-Kanals im sarkoplasmatischem Retikulum mit gesteigerter Kalziumfreisetzung bei Gabe von Inhalatationsnarkotika (Halothan) oder Muskelrelaxanzien (Suxamethonium). Infolge der Störung kommt es zu einer Hyperthermie und metabolischen Azidose (▸ Kap. 17.4.2).

1.4.3 Unterschiede in der Wirkung (Pharmakodynamik)

Einige Substanzen wirken nur bei einem Teil der Patienten, die bestimmte Rezeptoren exprimieren. Damit kann eine **individualisierte Arzneimitteltherapie** durchgeführt werden. Bsp.: Der Antikörper Trastuzumab (▸ Kap. 24.13) ist gegen den Wachstumsfaktorrezeptor HER2/neu gerichtet, der nur bei etwa 25 % der Mamma-Karzinome nachweisbar ist und nur dann therapeutisch angewandt werden darf.

1.5 Neuzulassung von Arzneimitteln

In Deutschland müssen alle Arzneimittel vom Bundesinstitut für Arzneimittel und Medizinprodukte (BfArM) oder von der europäischen Zulassungsbehörde EMA (European Medicines Agency) zugelassen werden. Impfstoffe und Sera erhalten die Zulassung vom Paul-Ehrlich-Institut.
In den letzten 20 Jahren wurden jährlich ca. 30 neue Substanzen in Deutschland zugelassen; im Jahr 2012 waren es genau 24; allerdings waren nur vier davon echte Neuheiten (also Substanzen mit neuartigem Wirkmechanismus); bei den Übrigen handelt es sich um neue Wirkstoffe aus bereits bekannten Wirkstoffklassen.
Bevor ein Arzneimittel zugelassen wird, müssen vom Hersteller **Qualität, Wirksamkeit** und **Unbedenklichkeit** nachgewiesen werden. In Deutschland werden die gesetzlichen Rahmenbedingungen durch das Arzneimittelgesetz (AMG) geregelt.

1.5.1 Phasen der Arzneimittelentwicklung

Lerntipp

Vom IMPP werden gern Ziele der einzelnen Phasen der Arzneimittelprüfung abgefragt.

Präklinische Phase

Diese Phase beträgt bis zu 6 Jahre. Die Substanzen werden u. a. bezüglich ihrer Toxizität inkl. Mutagenität und Teratogenität, Pharmakodynamik und Pharmakokinetik an Zellkulturen und Tieren getestet. Die anschließende klinische Prüfung des Pharmakons setzt die Zustimmung der Ethikkommission voraus.

Klinische Phase

Als Nächstes werden neue Wirkstoffe beim Menschen (Probanden) angewandt. Dies kann wieder bis zu 10 Jahre dauern und untergliedert sich in vier Phasen (▸ Tab. 1.3). Ziel der klinischen Phase ist das Sammeln von Informationen über:

- Langzeittoxikologie
- pharmakokinetische und pharmakodynamische Parameter am Menschen
- Dosierungen
- Verträglichkeit

Wichtige Begriffe im Zusammenhang mit Arzneimittelstudien

- **Multizentrische randomisierte kontrollierte Doppelblindstudie:**

Tab. 1.3 Klinische Phasen der Arzneimittelprüfung

Phase	Anwendung	Ziel der Anwendung
I	erste Anwendung an wenigen gesunden Probanden (10–50); Ausnahme: keine Prüfung von gefährlichen Arzneimitteln wie Zytostatika an Gesunden	Informationen über Verträglichkeit, Dosis-Wirkungs-Kurve, Pharmakokinetik etc.
II	erste Anwendung an kleiner homogener Patientengruppe (bis 300)	Nachweis der therapeutischen Wirkung, Ungefährlichkeit, Bestimmung der therapeutischen Dosis
III	Anwendung an großer Patientengruppe (> 1.000) meist in multizentrischen randomisierten Doppelblindstudien bei längerer Behandlungsdauer	Bestimmung der Wirksamkeit, Sicherheit und Überlegenheit gegenüber bisherigen Therapien, Erfassung von unerwünschten Wirkungen
Zulassung zunächst für 5 Jahre, Verschreibungspflicht für die Substanz		
IV	Nachbeobachtungsphase bei allen Patienten, die das Medikament einnehmen	wissenschaftliche Langzeitbetreuung, breite Erfassung unerwünschter Wirkungen, Einfluss auf Lebensdauer, Prüfung zusätzlicher Indikationen

- multizentrisch: mehrere Zentren sind an der Studiendurchführung beteiligt
- randomisiert: die Zuordnung zu den Studiengruppen erfolgt nach dem Zufallsprinzip
- kontrolliert: die Studiengruppe (auch Prüfgruppe oder Verumgruppe genannt) erhält die Prüfsubstanz und wird mit einer Kontrollgruppe verglichen, die entweder die Standardtherapie oder ein Placebo erhält
- doppelblind: weder Patient noch Prüfarzt wissen, welche Behandlung der Patient erhält (Prüfpräparat oder Vergleichsubstanz bzw. Placebo).

- **Placebo:** Scheinmedikament, das keinen pharmakodynamisch wirksamen Stoff enthält
- **Placeboeffekte:** positive physiologische oder psychische Effekte nach Einnahme eines Placebos (z. B. Abnahme des Blutdrucks in der Placebogruppe in einer Studie für ein neues Antihypertensivum)
- **Noceboeffekte:** negative physiologische oder psychische Effekte nach Einnahme eines Placebos (z. B. Auftreten von Diarrhö in der Placebogruppe in einer Studie für ein neues Antihypertensivum)
- **Orphan Drug:** Medikamente gegen seltene Erkrankungen (Orphan Disease). In Europa spricht man von einer seltenen Erkrankung, wenn weniger als 2.000 EU-Bürger daran leiden.

1.5.2 Generika und Homöopathika

Generika

Wirkstoffe mit **gleichem Wirkungsprofil wie die Originalsubstanz** nennt man Generika. Sie müssen nicht die Phasen der Arzneimittelprüfung durchlaufen, sondern werden im **Bioäquivalenztest** geprüft.

Merke

Bioäquivalenztest = Test zum Nachweis, dass eine Dosis des Generikums die gleiche Wirkung wie eine Dosis der Originalsubstanz am gesunden Probanden besitzt und damit die gleichen Nebenwirkungen aufweist. Die AUC und der Zeitverlauf der Blutkonzentration sind bei Bioäquivalenz praktisch identisch.

Homöopathika

In der Homöopathie werden nach der Theorie von Samuel Hahnemann Substanzen eingesetzt, die beim Gesunden einen bestimmten Symptomkomplex hervorrufen. Beim Kranken sollen sie den entsprechenden Symptomkomplex nach **starker Verdünnung** durch Verschüttelung oder Verreibung (= Potenzieren) behandeln (similia similibus curentur). Sie benötigen **keine Zulassung,** da für sie eine bestimmte **Wirksamkeit** wissenschaftlich **nicht nachgewiesen** werden kann. Sie werden registriert.

1.6 Arzneiformen

Wir unterscheiden feste, halbfeste und flüssige Arzneiformen (▸ Tab. 1.4).

Lerntipp

Vom IMPP wurden bisher halbfeste Arzneiformen, Puder und Suspensionen abgefragt.

Feste Arzneiformen	Tabletten	
	Kapseln	Wirkstoff in Kapsel, deren Hülle aus Gelatine besteht
	Dragees	Tablette mit Zuckerschicht überzogen zum besseren Schlucken und Überdecken eines evtl. unangenehmen Geschmacks
	Filmtabletten	Tablette mit dünnen Lackschichten aus Polymeren überzogen, um den Ort und die Geschwindigkeit der Freisetzung zu beeinflussen; z. B. bei magensaftresistenten oder retardierten Präparaten
	Puder	pulverisierte streufähige Feststoffe, die frei von tastbaren Partikeln sind, hauptsächlich zur kutanen Anwendung
Halbfeste Arzneiformen	Salben	einphasige Mischungen aus lipophilen Grundlagen (z. B. Vaseline), in welche die Arzneistoffe eingearbeitet wurden
	Cremes	zweiphasige oder mehrphasige Emulsionen entweder als Öl-in-Wasser- oder als Wasser-in-Öl-Emulsion
	Pasten	Salben, in denen pulverförmige Bestandteile verteilt sind; Pasten sind relativ konsistent, aber noch streichfähig (z. B. weiche Zinkpaste)

Flüssige Arnzeifor-men	Lösung	Wirkstoff in Flüssigkeit (z. B. Wasser, Alkohol) gelöst
	Sirup	süße, konzentrierte Lösung
	Tinktur	Auszüge aus getrockneten Pflanzenteilen, meist in Alkohol gelöst
	Schüttel-mixtur	Suspension von Feststoffen als Puder (das selbst nicht löslich ist) in Flüssigkeit
	Klistier	Flüssigkeiten zur rektalen Anwendung
Sonstiges	transdermale therapeutische Systeme (TTS, Pflaster): mit Wirkstoff in der Pflastermembran	

1.7 Rezeptieren

Verschreibungspflichtige Medikamente dürfen Apotheker nur gegen ein gültiges Rezept ausgeben. Nichtverschreibungspflichtige Mittel dürfen sie auch ohne Rezept verkaufen („over the counter"). Wenn alle u. g. Angaben notiert sind, darf ein Rezept prinzipiell auf ein formloses Stück Papier geschrieben werden. Allerdings akzeptiert die gesetzliche Krankenkasse in Deutschland zur Abrechnung nur Rezepte auf dem „rosa" Vordruck (▸ Abb. 1.11). Für Privatpatienten werden häufig Formulare verwendet, die sich daran orientieren.

1.7.1 Grundregeln des Rezeptierens

Wer darf rezeptieren?

Arzt, Zahnarzt, Tierarzt in ihrem jeweiligen Tätigkeitsbereich. Fachärzte sind allerdings nicht an ihren Fachbereich gebunden.

Was muss auf einem Rezept stehen?

- Name, Anschrift und Berufsbezeichnung des Arztes
- Ausstellungsdatum
- Name des Arzneimittels, Arzneiform (z. B. Kapseln, Tropfen etc.) und Wirkstoffmenge pro Einheit (z. B. Tablette, Ampulle etc.)
- Stückzahl oder Packungsgröße
- Vorname, Zuname und Geburtsdatum des Patienten
- Gültigkeitsdauer (Kassenrezepte sind 30 Tage gültig, Privatrezepte ohne weiteren Vermerk 3 Monate)
- Unterschrift (Signatur) des Arztes

Zusätzliche mögliche Angaben

- **Rp** (recipe; Latein für „nimm") als einleitende Formel auf dem Rezept.
- **Aut idem** (Latein für „oder ein Gleiches"): wird es nicht angekreuzt, so darf der Apotheker ein wirkstoffgleiches Medikament abgeben, also z. B. ein günstigeres Generikum, statt des Originalpräparats. Bei Rezepten der gesetzlichen Krankenkasse muss der Apotheker sogar ein Präparat von der Firma auswählen, mit dem die Krankenkasse des Patienten Rabattverträge ausgehandelt hat. Will man als Arzt verhindern, dass ein anderes (wirkstoffgleiches) Präparat abgegeben wird, als rezeptiert wurde, muss man in Deutschland aut idem ankreuzen (oder durchstreichen).
- **Aut simile** (Latein für „o. Ä."): von Ärzten eher selten verwendet; der Apotheker darf ein wirkungsähnliches Medikament abgeben (z. B. anderer β-Blocker als notiert).
- **S** (signa, Latein für „bezeichne"): Einnahmeverordnung durch den Arzt (z. B. 2-mal täglich); diese Angabe ist für Rezepturen, die der Apotheker anmischt, unbedingt zu machen; bei Fertigarzneimitteln ist es nicht zwingend erforderlich.
- **Noctu** (Latein für „nachts"): Der Patient wird von der Nachttaxe befreit, da er das Medikament sofort benötigt.

1.7.2 Sonderfall: Betäubungsmittel-Rezept (BtM-Rezept)

Rezepte für Betäubungsmittel dürfen nur von Ärzten ausgestellt werden, die bei der Bundesopiumstelle registriert sind. Die Rezepte sind personenbezogen für den jeweiligen Arzt und dürfen nur im Vertretungsfall durch den Vertreter mit dem Vermerk „in Vertretung" ausgestellt werden. Betäubungsmittel-Rezepte sind nur 8 Tage gültig. Ab 2013 werden in Deutschland neue Formulare verwendet, die in der Form dem Standardrezept ähnlich sind (▸ Abb. 1.12). Sie sind jedoch 3-teilig (Teil I wird beim Apotheker für 3 Jahre aufbewahrt, Teil II geht an die Krankenkasse, Teil III wird vom Arzt 3 Jahre aufbewahrt). Prinzipiell **müssen die gleichen Angaben wie beim Standardrezept** gemacht werden. Weiterhin ist zu beachten:

- Die Arzneimittelbezeichnung muss eindeutig mit genauer Menge und Dosis angegeben sein.
- Angabe einer Einnahmeverordnung (oder Vermerk mit „laut schriftlicher Anordnung", welche dem Patienten mitgegeben werden muss).

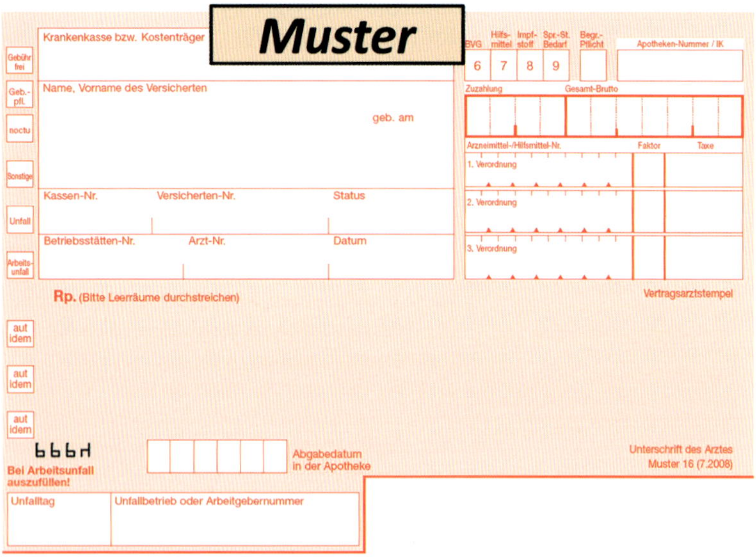

Muster

Gebühr frei | Geb.-pfl. | noctu | Sonstige | Unfall | Arbeits-unfall

Krankenkasse bzw. Kostenträger

Name, Vorname des Versicherten — geb. am

Kassen-Nr. | Versicherten-Nr. | Status

Betriebsstätten-Nr. | Arzt-Nr. | Datum

BVG | Hilfs-mittel | Impf-stoff | Spr.-St. Bedarf | Begr.-Pflicht | Apotheken-Nummer / IK

6 | 7 | 8 | 9

Zuzahlung | Gesamt-Brutto

Arzneimittel-/Hilfsmittel-Nr. | Faktor | Taxe

1. Verordnung

2. Verordnung

3. Verordnung

Rp. (Bitte Leerräume durchstreichen)

Vertragsarztstempel

aut idem

aut idem

aut idem

6 6 6 4

Bei Arbeitsunfall auszufüllen!

Abgabedatum in der Apotheke

Unterschrift des Arztes Muster 16 (7.2008)

Unfalltag | Unfallbetrieb oder Arbeitgebernummer

Abb. 1.11 Rezeptformular der gesetzlichen Krankenkasse in Deutschland (sogenanntes Muster-16-Formular)

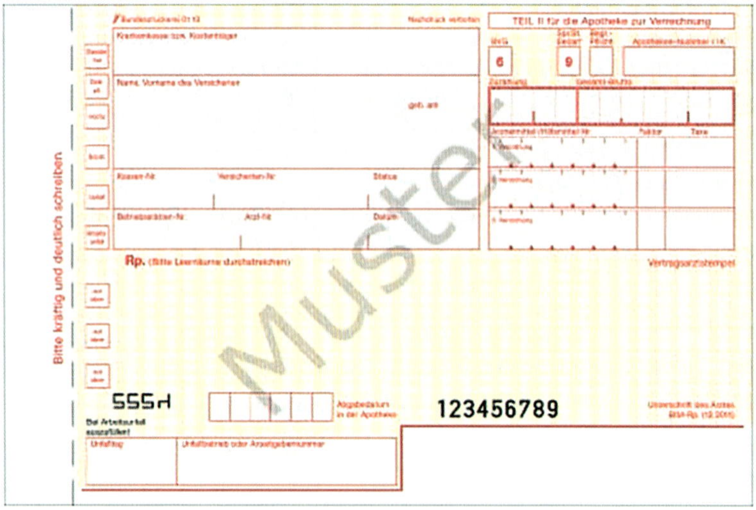

Abb. 1.12 Betäubungsmittel-Rezeptformular in Deutschland (ab 2013)

- Ein Arzt darf **maximal zwei Betäubungsmittel bis zur Höchstmenge für 30 Tage verordnen.** Bei Überschreiten muss ein Vermerk (A, für Ausnahme) gemacht werden.
- Neben dem Namen, Anschrift und Berufsbezeichnung des Arztes muss die Telefonnummer des Arztes angegeben sein.
- Im Notfall darf ein Arzt ein Betäubungsmittel auf einem Normalrezept mit dem **Vermerk N (für Notfall)** ausstellen, muss aber ein Betäubungsmittel-Rezept nachreichen.
- Auch bei BtM-Rezepten darf die Aut-idem-Regelung angewandt werden. Bei opioidhaltigen Pflastern müssen aber die gleiche Freisetzungsrate, Applikationsdauer, Beladungsmenge etc. beachtet werden.
- Zu den BtM-rezeptpflichtigen Medikamenten zählen u. a.: Opioidanalgetika (► Kap. 16.2) und Methylphenidat (Amphetamin zur Behandlung des ADHS, ► Kap. 2.4.2.2).

02 Arzneimittel im vegetativen Nervensystem

2.1 Wegweiser 17
2.2 Transmitter und Funktionen des vegetativen Nervensystems 17
2.3 Parasympathisches Nervensystem 18
2.3.1 Grundlagen 18
2.3.2 Parasympathomimetika 23
2.3.3 Alkylphosphatvergiftung 26
2.3.4 Parasympatholytika (Muskarinrezeptorantagonisten) 26
2.3.5 Atropinvergiftung 28
2.3.6 Gegenüberstellung cholinerge – anticholinerge Effekte 28
2.4 Sympathisches Nervensystem . . . 29
2.4.1 Grundlagen 29
2.4.2 Direkte Sympathomimetika (Adrenozeptoragonisten) 30
2.4.3 Indirekte Sympathomimetika 35
2.4.4 Sympatholytika (Adrenozeptorantagonisten) 37
2.4.5 Antisympathotonika 42
2.5 Zu guter Letzt 44

IMPP-Hits

In absteigender Häufigkeit wurden vom IMPP Fragen zu folgenden Themenkomplexen gestellt, wobei über die Hälfte der Fragen auf die ersten drei Plätze entfallen:

1. β-Blocker (absoluter Gewinner: ¼ aller Fragen)
2. Parasympathomimetika
3. α-Blocker
4. Parasympatholytika
5. β-Mimetika
6. Transmitter und Rezeptoren im vegetativen Nervensystem
7. indirekte Sympathomimetika
8. Antisympathotonika
9. α-Mimetika

2.1 Wegweiser

Das vegetative (autonome) Nervensystem steuert die nicht dem Bewusstsein unterliegenden Funktionen, wie z. B. Atmung, Kreislauf, Peristaltik des Verdauungstrakts und Sekretion verschiedener Drüsen. Die betreffenden Organe sind häufig doppelt innerviert von den beiden Gegenspielern **Sympathikus** („Kampf- und Überlebensfunktion") und **Parasympathikus** („Ruhefunktion"). Aus pharmakologischer Sicht kann das vegetative Nervensystem auf **Rezeptorebene** oder über die **Transmitter** beeinflusst werden. ► Abb. 2.1 soll einen systematischen Überblick darüber geben. Sie müssen die Abbildung nicht auswendig lernen, sie soll nur als Gedankenstütze dienen, wo diese und jene Wirkstoffklasse hingehört. Nachfolgend werden die Wirkstoffklassen so oft wiederholt, dass sie sich von selbst einprägen.

2.2 Transmitter und Funktionen des vegetativen Nervensystems

Im sympathischen und parasympathischen Nervensystem dient **Acetylcholin** als Transmitter zwischen dem **1.** und **2. Neuron.** Es bindet dort an **nikotinerge** Rezeptoren (► Abb. 2.2). Danach unterscheidet sich die Signalübertragung:

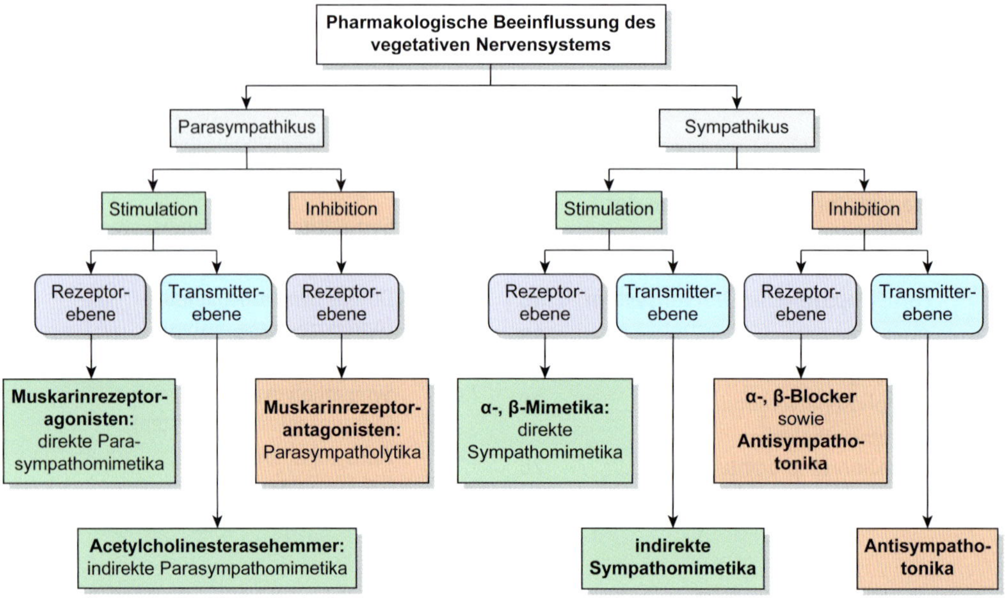

Abb. 2.1 Pharmakologische Beeinflussung des vegetativen Nervensystems (Anmerkung: Antisympathotonika wirken sowohl über Adrenorezeptoren als auch über die Transmitter)

- Im **parasympathischen Nervensystem** wird vom 2. Neuron wieder **Acetylcholin** freigesetzt, das am Erfolgsorgan **muskarinerge** Rezeptoren stimuliert.
- Im **sympathischen Nervensystem** wird vom 2. Neuron **Noradrenalin** freigesetzt, das am Erfolgsorgan an **α- und β-adrenerge** Rezeptoren bindet.

Merke

Eine Besonderheit stellt das **Nebennierenmark** dar, das man mit einem sympathischen Ganglion vergleichen kann: es wird also von sympathischen präganglionären cholinergen Neuronen innerviert (Transmitter: Acetylcholin; nikotinerge Rezeptoren), setzt dann aber Adrenalin und Noradrenalin direkt ins Blut frei, die an allen Organen mit Adrenozeptoren wirken können.

Acetylcholin wird übrigens auch vom **Motoneuron** freigesetzt und dient als Transmitter an **nikotinergen** Rezeptoren der motorischen Endplatte.
Die Wirkungen des Parasympathikus und Sympathikus auf verschiedene Organe sind in ► Tab. 2.1 aufgelistet.

Lerntipp

Es lohnt sich, sich ► Tab. 2.1 gut einzuprägen, da man daraus leicht Wirkungen, aber auch Nebenwirkungen von Arzneimitteln des vegetativen Nervensystems ableiten kann und man sich so das mühevolle Lernen für jeden einzelnen Wirkstoff erspart.

2.3 Parasympathisches Nervensystem

2.3.1 Grundlagen

2.3.1.1 Transmitter

Der Transmitter des parasympathischen Nervensystems ist Acetylcholin.

Merke

Cholinerge Neurone (also Neurone, die Acetylcholin als Transmitter freisetzen) sind:

- **postganglionäre parasympathische Neurone** (Ziel: Muskarinrezeptoren)
- **alle präganglionären vegetativen Neurone** (sowohl parasympathische als auch sympathische; Ziel: Nikotinrezeptoren des postganglionären Neurons)

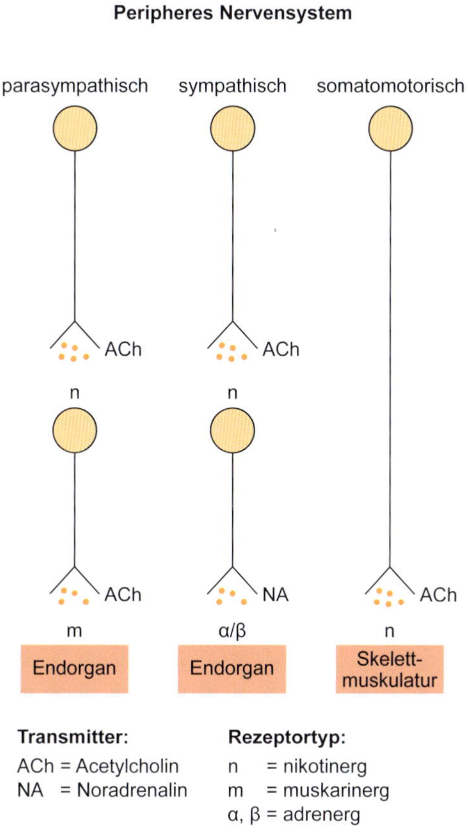

Abb. 2.2 Peripheres Nervensystem: Transmitter und Rezeptortypen

- **somatomotorische Neurone zur quergestreiften Muskulatur** (Ziel: Nikotinrezeptoren der motorischen Endplatte)
- zahlreiche Neurone des Darmnervensystems
- postganglionäre sympathische Neurone zu den Schweißdrüsen (dies ist eine Ausnahme im sympathischen Nervensystem)
- Interneurone im Corpus striatum, die durch nigrostriatale Dopaminneurone gehemmt werden. Bei Degeneration dieser Dopaminneurone bei Morbus Parkinson sind die cholinergen Interneurone in ihrer Aktivität gesteigert.
- Cholinerge Neurone sind zudem im Großhirn und Hippokampus an Lern- und Gedächtnisprozessen beteiligt und degenerieren bei Morbus Alzheimer.

2.3.1.2 Rezeptoren

Es gibt zwei Rezeptortypen für Acetylcholin: Nikotinrezeptoren und Muskarinrezeptoren.

Nikotinrezeptoren

Nikotinrezeptoren finden sich auf **postganglionären Neuronen** des Parasympathikus und Sympathikus sowie an der **motorischen Endplatte** der quergestreiften Muskulatur (► Abb. 2.2). Agonisten sind Acetylcholin, Nikotin (Alkaloid der Tabakpflanze) und aus pharmakologischer Sicht das Muskelrelaxans Suxamethonium (► Kap. 17.4.2).

Tab. 2.1 Wirkungen, die sich aus einer Aktivierung des Parasympathikus oder Sympathikus an verschiedenen Organen ergeben

Organ		Parasympathikus	Sympathikus [Rezeptor]
Auge	M. sphincter pupillae	Kontraktion (Miosis)	Ø
	M. ciliaris	Kontraktion (Nahsicht)	Ø
	M. dilatator pupillae	Ø	Kontraktion (Mydriasis) $[\alpha_1]$
Herz	Sinusknoten (Herzfrequenz)	↓ (negativ chronotrop)	↑ (positiv chronotrop) $[\beta_1]$
	AV-Knoten (Überleitungsgeschwindigkeit)	↓ (negativ dromotrop)	↑ (positiv dromotrop) $[\beta_1]$
	Kontraktionskraft der Vorhofmuskulatur	↓ (negativ inotrop)	↑ (positiv inotrop) $[\beta_1]$
	Kontraktionskraft der Kammermuskulatur	Ø	↑ (positiv inotrop) $[\beta_1]$

Tab. 2.1 Wirkungen, die sich aus einer Aktivierung des Parasympathikus oder Sympathikus an verschiedenen Organen ergeben *(Forts.)*

Organ		Parasympathikus	Sympathikus [Rezeptor]
Gefäße		nur Wirkung auf Genitalgefäße (Vasodilatation)	Vasokonstriktion [α_1], Vasodilatation in Gefäßen der Skelettmuskulatur und des Herzen [β_2]
exokrine Drüsen	Schweißdrüsen	Ø	Sekretion (cholinerg)
	Speicheldrüsen	seröse Sekretion	visköse Sekretion [α_1]
	Tränendrüsen	Sekretionssteigerung	Ø
	Verdauungsdrüsen	Sekretionssteigerung	Sekretionsabnahme [α]
	Bronchialdrüsen	Sekretionssteigerung	Ø (?)
Lunge	glatte Bronchialmuskulatur	Kontraktion (Bronchokonstriktion)	Erschlaffung [β_2] (Bronchodilatation)
Gastrointestinaltrakt	Motilität	Zunahme	Abnahme [α_2, β_2]
	Gallenwege	Kontraktion	Erschlaffung [β_2]
	Sphinkteren	Erschlaffung	Kontraktion [α_1]
Harnblase	M. detrusor vesicae	Miktionsreflex: Kontraktion	Erschlaffung [β_2]
	M. sphincter vesicae internus	Erschlaffung	Kontraktion [α_1]
Stoffwechsel	Leber	Ø	Glykogenolyse, Glukoneogenese [β_2]
	Pankreas	Ø	Insulinsekretion: ↑ [β_2]; ↓ [α_2]
	Fettgewebe	Ø	Lipolyse [β_2]
	Skelettmuskulatur	Ø	Glykogenolyse [β_2]
Nebennierenmark		Ø	Freisetzung von Adrenalin und Noradrenalin (cholinerg)
Niere		Ø	Reninfreisetzung [β_1]
Geschlechtsorgane	Uterus	Ø	Erschlaffung [β_2], Kontraktion [α_1]
	Penis	Erektion (Vasokongestion)	Ø

Im parasympathischen System werden die Effekte am Endorgan durch Muskarinrezeptoren vermittelt, im sympathischen System durch Adrenozeptoren, deren Subtypen in eckigen Klammern angegeben sind. Eine Ausnahme besteht bei der Haut, in der Muskarinrezeptoren durch sympathische postganglionäre Fasern innerviert werden (Schweißdrüsen, M. erectores pili).
Ø = keine Wirkung

Nikotinrezeptoren sind **Kationenkanäle,** die sich öffnen, nachdem zwei Moleküle Acetylcholin daran gebunden haben. Die Folge ist insbesondere ein starker Na^+-Einstrom, der schließlich zur Depolarisation der Membran führt.

Lerntipp

Die Nikotinrezeptoren interessieren das IMPP und mit deren Worten kann man auch sagen: Nikotinrezeptoren sind nicht G-Protein-gekoppelt – anders als die Muskarin- und Adrenozeptoren. Und sie bewirken eine direkte Öffnung eines Kationenkanals.

Muskarinrezeptoren

Muskarinrezeptoren finden sich am **Endorgan des Parasympathikus,** wobei die Verteilung je nach Rezeptorsubtyp variiert:

- M_1 im ZNS und in den Ganglien (Funktion: Gedächtnis und Lernvorgänge)
- M_2 überwiegend am Herzen (Funktion: negativ chrono-, dromo-, inotrop)
- M_3 an der glatten Muskulatur (Funktion: Kontraktion) und exokrine Drüsen (Funktion: Sekretion)
- M_4 im ZNS insbesondere Vorderhirn, Hippokampus, Striatum (Funktion: unklar)
- M_5 im ZNS (Funktion: Vasodilatation, Dopaminfreisetzung im Striatum)

Agonisten für den Muskarinrezeptor sind Acetylcholin und Muskarin (Alkaloid des Fliegenpilzes). Muskarinrezeptoren sind **G-Protein-gekoppelte Rezeptoren,** die nach Aktivierung u. a. die Leitfähigkeit von Kanälen beeinflussen können (z. B. Öffnung von K^+-Kanälen am Herzen).

2.3.1.3 Cholinerge Synapse

Bei Eintreffen eines Aktionspotenzials öffnen sich Kalziumkanäle im präsynaptischen Neuron (► Abb. 2.3). Kalzium strömt ein und bewirkt eine Fusion der Acetylcholin-gefüllten Vesikel mit der Membran. Acetylcholin wird in den synaptischen Spalt freigesetzt. Es bindet dann an **postsynaptische Nikotin-** oder **Muskarinrezeptoren** und vermittelt dort seine Wirkungen.

Acetylcholin-Abbau: Acetylcholinesterase

Acetylcholin wird schnell wieder über die spezifische **Acetylcholinesterase** abgebaut. Es handelt sich dabei um eines der „schnellsten" Enzyme. Das Enzym ist an der prä- und postsynaptischen Membran lokalisiert und spaltet im Extrazellulärraum Acetylcholin in Cholin und Acetat. Cholin wird wieder in das Axon aufgenommen, Acetat wird über das Blut abtransportiert.

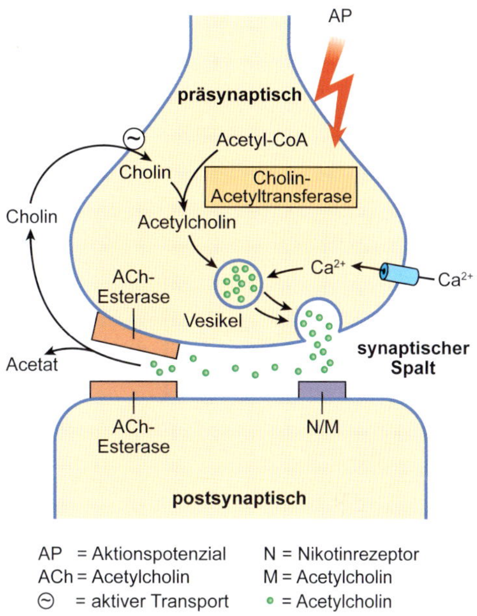

Abb. 2.3 Cholinerge Synapse

Die **Acetylcholinesterase** besteht aus einem **anionischen** und einem **esteratischen** Zentrum (► Abb. 2.4). Bei der Reaktion mit Acetylcholin lagert sich das quartäre Amin von Acetylcholin an das anionische Zentrum, die Acetylgruppe an das esteratische Zentrum, wo die chemische Reaktion in 2 Schritten stattfindet:

1. **Acetylierung** der Aminosäure Serin im esteratischen Zentrum des Enzyms: Übertragung der Acetylgruppe von Acetylcholin auf Serin unter Ausbildung einer Esterbindung. Bei dieser Reaktion wird Cholin aus Acetylcholin abgespalten.
2. Regeneration des esteratischen Zentrums durch **Hydrolyse:** Spaltung des Serinesters mit H_2O. Dabei wird Acetat freigesetzt.

Merke

Neben der spezifischen Acetylcholinesterase gibt es noch die **„Pseudocholinesterase"** (auch Butyrylcholinesterase oder unspezifische Cholinesterase genannt), die in der Leber und im Blut vorkommt und neben Acetylcholin auch andere Cholinester spaltet. Dieses Enzym verhindert die systemische Wirkung von Acetylcholin

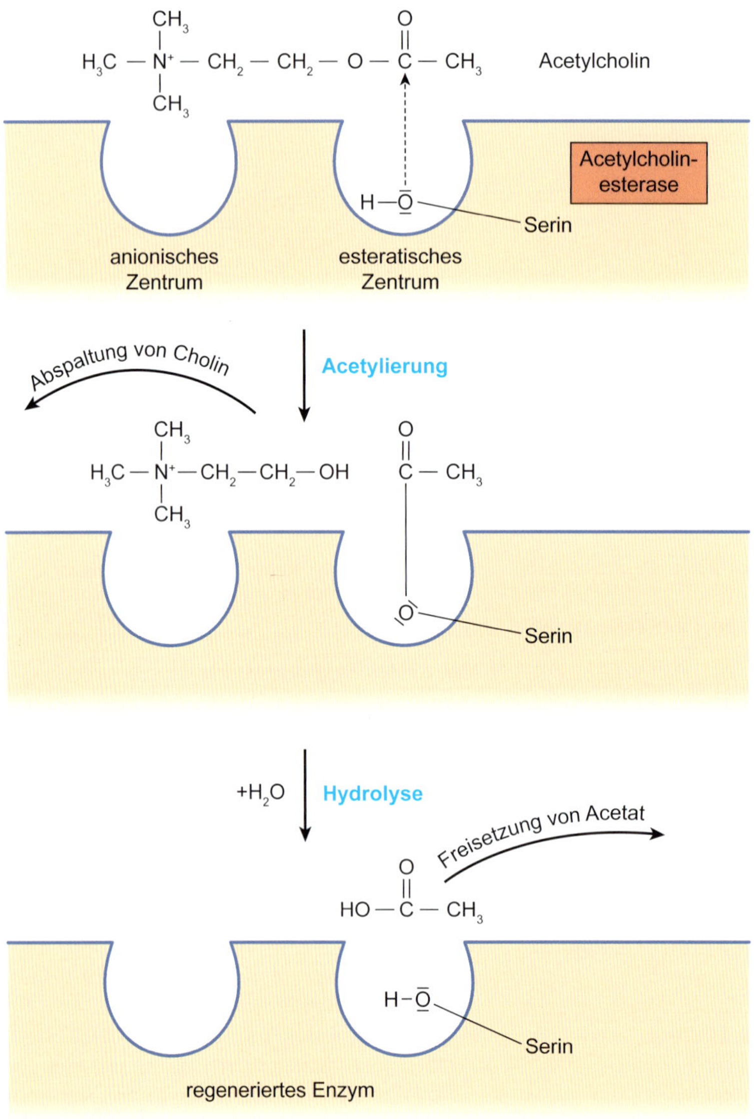

Abb. 2.4 Spaltung von Acetylcholin durch die Acetylcholinesterase

und somit auch seine pharmakologische Nutzung durch schnelle Inaktivierung im Blut. Zudem spaltet das Enyzm die Muskelrelaxanzien Suxamethonium und Mivacurium, woraus die sehr kurze Wirkdauer der Substanzen resultiert (► Kap. 17.4.1, ► Kap. 17.4.2).

Acetylcholin-Wiederaufbau: Cholin-Acetyltransferase

Nachdem Cholin wieder ins präsynaptische Axon aufgenommen wurde, wird Acetylcholin aus Cholin und Acetyl-Coenzym A unter Einwirkung der Cholin-Acetyltransferase synthetisiert und in Vesikel aufgenommen. Die Verfügbarkeit von Cholin stellt den limitierenden Faktor dar, da es von den Neuronen nicht selbst synthetisiert werden kann und aus dem Extrazellulärraum aufgenommen werden muss.

2.3.1.4 Pharmakologische Angriffspunkte im parasympathischen Nervensystem

Wie können Acetylcholinrezeptoren und cholinerge Synapsen pharmakologisch genutzt werden?

Rezeptoren

- **Parasympathische Wirkungen** können gezielt über **Muskarinrezeptoragonisten** (▸ Kap. 2.3.2, ▸ Abb. 2.1) hervorgerufen werden; man nennt diese Substanzen direkte Parasympathomimetika. Das Gegenteil bewirken **Muskarinrezeptorantagonisten, die auch Parasympatholytika** genannt werden (▸ Kap. 2.3.4).
- Die **Nikotinrezeptoren** der motorischen Endplatte nutzt man zur **Muskelrelaxation** (nichtdepolarisierende Muskelrelaxanzien [Nikotinrezeptorantagonisten] und depolarisierende Muskelrelaxanzien [Nikotinrezeptoragonisten]; ▸ Kap. 17.4.1, ▸ Kap. 17.4.2).

Cholinerge Synapse

- Die Hemmung der Acetylcholinesterase führt zur Verlängerung der Wirkdauer von Acetylcholin und verstärkt damit **parasympathische Effekte.** Diese **Acetylcholinesterasehemmer** nennt man auch indirekte Parasympathomimetika (▸ Kap. 2.3.2).
- **Botulinusneurotoxine** hemmen die Vesikelfusion und Transmitterfreisetzung aus peripheren cholinergen Neuronen an der motorischen Endplatte, sodass die **neuromuskuläre Übertragung** gehemmt wird (schlaffe Lähmung; ▸ Kap. 42.6, ▸ Kap. 46.10.1).

2.3.2 Parasympathomimetika

Wirkstoffe

- **direkte Parasympathomimetika (Muskarinrezeptoragonisten):** Acetylcholin · Carbachol · Pilocarpin
- **indirekte Parasympathomimetika (Acetylcholinesterasehemmer):**
  - Nichtveresternd: Edrophonium · Donepezil
  - Carbaminsäureester: „Stigmine" (Di-, Neo-, Physo-, Pyrido-, Rivastigmin)
  - (Phosphorsäureester)

Wirkmechanismus

Es gibt zwei Möglichkeiten, wie die Effekte des Parasympathikus pharmakologisch hervorgerufen werden können:

1. durch Stimulation von Muskarinrezeptoren (**direkte Parasympathomimetika).**
2. durch Hemmung der Acetylcholinesterase und damit Erhöhung der Acetylcholinkonzentration am Endorgan des Parasympathikus **(indirekte Parasympathomimetika).**

Die einzelnen Acetylcholinesterasehemmer unterscheiden sich hinsichtlich der Art der Enzymhemmung:

- **nichtveresternde Inhibitoren:** Sie bilden einen Komplex mit dem Enzym, sodass Acetylcholin nicht gespalten bzw. hydrolysiert werden kann, werden aber selbst nicht vom Enzym verstoffwechselt. Die Wirkung ist somit reversibel.
- **carbamylierende Inhibitoren („Stigmine"):** Sie gehen eine chemische Verbindung mit dem Enzym ein (Carbamylierung). Die Bindung zwischen der Carbaminsäure und dem Serin im esteratischen Zentrum des Enzyms ist fester als zwischen Acetylcholin und Enzym. Die Hydrolyse und Regeneration des Enzyms dauert länger, sodass das Enzym länger blockiert ist und Acetylcholin angereichert wird. Da sich das Enzym im Gegensatz zu den phosphorylierenden Inhibitoren wieder regeneriert, spricht man auch hier von einer reversiblen Hemmung (obwohl aus molekularer Sicht aufgrund der Carbamylierung eine nichtreversible Reaktion eingetreten ist).
- **phosphorylierende Inhibitoren:** Sie gehen eine chemische Verbindung mit dem Enzym ein (Phosphorylierung). Die Bindung zwischen der Phosphorsäure und dem Serin im esteratischen Zentrum des Enzyms ist sehr fest. Die Hydrolyse und Regeneration des Enzyms erfolgt langsamer, als die Neusynthese des Enzyms dauert, sodass es sich praktisch um eine irreversible Enzymhemmung handelt.

Cholinerge Wirkungen

Die durch Parasympathomimetika hervorgerufenen Effekte werden als **cholinerge Wirkungen** bezeichnet (▸ Tab. 2.2).

Eigenschaften verschiedener Parasympathomimetika

Zusammenfassend sollen bestimmte Eigenschaften der direkten (▸ Tab. 2.3) und indirekten (▸ Tab. 2.4) Parasympathomimetika dargestellt werden.

Tab. 2.2 Cholinerge Wirkungen und klinische Anwendung

Organ	Wirkungen	Klinische Anwendung
Auge	• Kontraktion des M. sphincter pupillae (**Miosis,** Verbesserung des Kammerwasserabflusses) • Kontraktion des M. ciliaris (Sehverschlechterung durch Nahakkommodation)	Glaukomtherapie
Herz	• Kammern: negativ chronotrop (HF ↓), negativ dromotrop (Erregungsleitung ↓) • Vorhof: negativ inotrop (Kontraktionskraft ↓), positiv bathmotrop (Erregbarkeit ↑ durch Herabsetzen der Reizschwelle) Der Parasympathikus selbst hat keine positiv bathmotrope Wirkung. Muskarinrezeptoragonisten können jedoch durch die Aktivierung von K^+-Kanälen die Gefahr von Vorhofflimmern, z. B. bei bestehender Hyperthyreose, erhöhen.	
Lunge	Bronchokonstriktion, gesteigerte Sekretion (Gefahr eines Asthmaanfalls)	
Exokrine Drüsen	gesteigerte Sekretion in Speichel-, Tränen-, Verdauungs-, Bronchialdrüsen	Sjögren-Syndrom
Magen/Darm	gesteigerte Motilität und Sekretion (Gefahr der Diarrhö), Kontraktion der Gallenwege, Erschlaffung der Sphinkter	Darmatonie
Harnblase	**Kontraktion des M. detrusor vesicae,** Erschlaffung des M. sphincter vesicae internus (gesteigerter Harndrang)	Blasenatonie
Blutgefäße	Acetylcholin bewirkt am Endothel über Muskarinrezeptoren die Freisetzung von Stickstoffmonoxid (NO) und führt dadurch zu einer Relaxation der glatten Gefäßmuskulatur. Der periphere Widerstand und der Blutdruck sinken. Diese muskarinergen Rezeptoren auf dem Endothel werden nicht parasympathisch innerviert; Muskarinrezeptoragonisten führen jedoch zu einer Stimulation.	

Tab. 2.3 Charakterisierung verschiedener Muskarinrezeptoragonisten

Merkmal	Acetylcholin	Carbachol	Pilocarpin
Chemische Eigenschaften	quartäres Amin	quartäres Amin	tertiäres Amin
Resorption	schlecht	schlecht	gut
ZNS-gängig	gering	gering	gut
Abbau	schnell	langsam	langsam
Selektivität (nikotinerg/muskarinerg)	unspezifisch (n/m)	unspezifisch (n/m)	spezifisch (m)

Merke

Quartäre Amine penetrieren nicht bzw. nur schlecht die Blut-Hirn-Schranke und verursachen somit auch keine zentralen Wirkungen/Nebenwirkungen.

Indikationen

Direkte Parasympathomimetika

Für die direkten Parasympathomimetika bestehen folgende Indikationen:

- **Acetylcholin** hat aufgrund der schnellen Inaktivierung praktisch keine therapeutische Anwen-

Tab. 2.4 Charakterisierung verschiedener Acetylcholinesterasehemmstoffe

Inhibitoren	Nichtveresternd	Carbamylierend (Carbaminsäureester)	Phophorylierend (Phosphorsäureester)
Wirkstoffe	Edrophonium, Donepezil	„Stigmine" (Di-, Neo-, Physo-, Pyrido-, Rivastigmin)	= Alkylphosphate, E605 (= Parathion, Nitrostigmin, Dichlorvos, Paraoxon)
ZNS-gängig	• nein: Edrophonium (quartärer Stickstoff) • ja: Donepezil (tertiärer Stickstoff)	• nein: Di-, Neo-, Pyridostigmin (quartärer Stickstoff) • ja: Physo-, Rivastigmin (tertiärer Stickstoff)	ja
Enzymhemmung*	reversibel	reversibel	irreversibel
Chemische Bindung mit Enzym	nein	ja (Carbamylierung)	ja (Phosphorylierung)

* Bezüglich der Enzymhemmung sind nur nichtveresternde Substanzen aus molekularer Sicht wirklich reversibel. Carbaminsäureester und Phosphorsäureester gehen eine nichtreversible chemische Bindung mit dem Enzym ein; allerdings kann sich bei den Carbaminsäureestern das Enzym rechtzeitig regenerieren, weshalb man auch von reversibler Wirkung spricht. Dies ist bei Phosphorsäureestern nicht der Fall.

dung. Ausnahme: **intraokulare Injektion bei Operationen** am vorderen Augenabschnitt zur schnellen (Wirkung innerhalb von Sekunden; Dauer 10 min) und kompletten Miosis ohne systemische Nebenwirkungen.

- **Carbachol** wird als Augentropfen zur **Glaukomtherapie** verwendet. Das Carbachol-Derivat Bethanechol kann bei **postoperativer Blasenatonie** eingesetzt werden.
- **Pilocarpin** dient ebenfalls als Augentropfen zur **Glaukomtherapie.** Als Tablette kann es bei Mundtrockenheit oder Augentrockenheit, z. B. beim **Sjögren-Syndrom,** verwendet werden.

Praxistipp

Eine weitere Anwendung von Pilocarpin dient der Diagnose der Mukoviszidose mittels **Pilocarpin-Iontophorese-Schweißtest.** Bei der Mukoviszidose ist der Natriumchloridgehalt im Schweiß erhöht. Unter standardisierten Bedingungen wird unter geringem Stromfluss Pilocarpin gezielt an bestimmte Hautregionen gebracht. Pilocarpin stimuliert in den Schweißdrüsen muskarinerge Rezeptoren zur Schweißsekretion. Im gesammelten Schweiß wird dann die Chloridkonzentration bestimmt, die bei Mukoviszidosepatienten erhöht ist.

Tab. 2.5 Indikationen verschiedener indirekter Parasympathomimetika

Wirkstoff	Indikation
Edrophonium	Edrophonium hat keine therapeutische Bedeutung, wird aber zur Diagnostik der Myasthenia gravis verwendet (Tensilon®-Test): Nach der Gabe von Edrophonium kommt es zur passageren Besserung der Muskelschwäche, da die vorübergehende Anreicherung von Acetylcholin kompetitiv die Antikörper, die bei dieser Erkrankung gegen die Acetylcholin-Rezeptoren an der motorischen Endplatte gerichtet sind, verdrängt. Die Wirkung hält nur kurzfristig an.
Donepezil, Rivastigmin	Alzheimerdemenz (► Kap. 43.4)
Neo-, Pyrido-, Distigmin	• Darm-, Blasenatonie • Glaukomtherapie (► Kap. 44.3.1) • Myasthenia gravis (► Kap. 42.5) • **Decurarisierung** (= Aufhebung der Wirkung von nichtdepolarisierenden Muskelrelaxanzien, ► Kap. 17.4.1)
Physostigmin	**Antidot bei Vergiftungen mit Muskarinrezeptorantagonisten wie Atropin** (► Kap. 2.3.5), wobei es auch zentrale Wirkungen aufheben kann **(ZNS-gängig)**

Indirekte Parasympathomimetika
Die Anwendungsgebiete der indirekten Parasympathomimetika sind in ► Tab. 2.5 zusammengefasst.

Unerwünschte Wirkungen/Kontraindikationen

Die unerwünschten Wirkungen lassen sich aus dem Wirkungsspektrum (► Tab. 2.2) ableiten.

Unerwünschte Wirkungen	Kontraindikationen
• **lokale Anwendung** als Augentropfen: **Sehverschlechterung** insbesondere im Dunkeln durch Miosis und Nahakkommodation, gesteigerte Tränensekretion • **systemische Anwendung:** Übelkeit, Erbrechen, Diarrhö, **gastrointestinale Ulzera,** Schwitzen, **Salivation, Bronchokonstriktion** und Asthmaanfall, Harndrang, Hypotonie, Bradykardie • Da Acetylcholinesterasehemmer auch die Acetylcholinkonzentration an nikotinergen Rezeptoren der motorischen Endplatte stimulieren, können auch **Muskelzuckungen** auftreten – nicht jedoch bei Muskarinrezeptoragonisten.	• Herzinsuffizienz • Angina pectoris • Asthma bronchiale • Hyperthyreose (Gefahr von Herzrhythmusstörungen)

2.3.3 Alkylphosphatvergiftung

Lerntipp

Das ist wieder so ein absolutes Lieblingsthema des IMPP. Über die Hälfte der Fragen zu den Parasympathomimetika fragte eigentlich die Intoxikation ab. Es lohnt sich, sich die Symptome zu merken, denn das IMPP schiebt gerne ein falsches Symptom dazwischen (z. B. Mydriasis), das man dann erkennen muss. Bei anderen Fragen muss man anhand der Symptome Rückschlüsse auf die Art der Vergiftung ziehen können. Neben den Symptomen sollte man natürlich auch die Therapie der Vergiftung kennen.

Symptome

Bei einer Vergiftung mit **Phosphorsäureester (Insektizide)** reichert sich Acetylcholin stark an. Die cholinergen Symptome resultieren aus einer Überstimulation von:

- **muskarinergen Rezeptoren:** Erbrechen, Diarrhö, Koliken, Miosis, Salivation, Schwitzen, Dyspnoe, Hypotonie, Bradykardie (parasympathische Effekte)
- **nikotinergen Rezeptoren:**
  - Wirkungen an der Skelettmuskulatur: Muskellähmung
  - Wirkungen im ZNS: Sprachstörung, Verwirrtheit, Krämpfe
- **Todesursache** ist meist eine zentrale Atemlähmung.

Die Diagnose kann durch die Bestimmung der Cholinesteraseaktivität erhärtet werden, die bei einer Alkylphosphatvergiftung vermindert ist. Darüber kann auch der Therapieerfolg kontrolliert werden.

Therapie

Neben Magenspülung, Gabe von Aktivkohle und Behandlung der o. g. Symptome als Allgemeinmaßnahmen können folgende **Antidote** zur spezifischen Therapie verwendet werden:

- **Atropin:** hebt als Muskarinrezeptorantagonist (► Kap. 2.3.4) nur die Wirkungen auf, die über muskarinerge Rezeptoren verursacht werden.
- **Oxime** (Pralidoxim, Obidoxim): können eine schnellere Regeneration des Enzyms bewirken, jedoch nur, wenn sie rechtzeitig gegeben werden. Tritt die sog. „Alterung" des Enzyms ein (= Verstärkung der Phosphorsäurebindung mit Serin), so sind auch Oxime unwirksam.

2.3.4 Parasympatholytika (Muskarinrezeptorantagonisten)

Wirkstoffe

Atropin · Scopolamin · Tropicamid · Ipratropium · Tiotropium · N-Butylscopolamin (Buscopan®) · Pirenzepin · Biperiden · Oxybutynin

Wirkmechanismus

Durch einen **kompetitiven Antagonismus** mit Acetylcholin an **Muskarinrezeptoren** heben Parasympatholytika die parasympathischen Wirkungen auf; sie bewirken also das Gegenteil der Parasympathomimetika:

- **Auge:** Mydriasis (Lähmung des M. sphincter pupillae), Akkommodationslähmung (Lähmung des M. ciliaris)

- **Herz:** Sinusknoten: positiv chronotrop, AV-Knoten: positiv dromotrop
- **Drüsen:** Hemmung der Speichel-, Schweiß-, Schleimsekretion
- **Lunge:** Relaxation der Bronchialmuskulatur, Abnahme der Schleimproduktion
- **Magen/Darm:** Relaxation der glatten Muskulatur und Abnahme der Sekretion (Obstipation)
- **Blase:** Lähmung des M. detrusor vesicae (Harnverhalt)

Lerntipp

Eselsbrücke: Atropin macht Tellerminen (gemeint sind damit große Pupillen). Früher wurde atropinhaltiger Saft aufgrund seiner pupillenvergrößernden Wirkung für Schönheitszwecke von Frauen verwendet: Belladonna.

Indikationen

Die Indikationen ergeben sich aus den genannten Wirkungen; die Anwendung ist jedoch von Substanz zu Substanz unterschiedlich in Abhängigkeit von der Resorption, ZNS-Gängigkeit und Spezifität der Wirkungen (▸ Tab. 2.6).

Unerwünschte Wirkungen/Kontraindikationen

Lerntipp

Zur Vereinfachung des Lernens sei für die unerwünschten Wirkungen auf den nachfolgenden Merke-Kasten zu den **anticholinergen Symptomen** verwiesen (▸ Kap. 2.3.5). Wenn Sie diese kennen, dann wissen Sie auch die unerwünschten Wirkungen der Parasympatholytika.

Tab. 2.6 Indikation sowie Eigenschaften einzelner Parasympatholytika

Wirkstoff	Eigenschaften	Indikation
Atropin	• pflanzliches Alkaloid, tertiäres Amin • gute Resorption • in therapeutischer Dosierung nicht ZNS-gängig, da es im Blut zu 99 % protoniert vorliegt. Bei Überdosierung kann es jedoch die Blut-Hirn-Schranke passieren und wirkt **zentral-erregend.**	• **bradykarde Rhythmusstörungen, AV-Block, Asystolie** • **Prämedikation** und **Decurarisierung** in der Anästhesie • **Antidot** bei Vergiftungen mit **Alkylphosphaten** • **Mydriatikum** (lang anhaltende Wirkung über 10 Tage)
Scopolamin	• tertiäres Amin, besser ZNS-gängig als Atropin • **zentral-dämpfend,** in höheren Dosen zentral-erregend	• Antiemetikum zur Prophylaxe von **Kinetosen** (als transdermales Pflaster) • Mydriatikum (Wirkdauer 3–7 Tage)
Ipratropium, Tiotropium, Butylscopolamin	• quartäre Amine • schlechte Resorption, daher nur geringe systemische und keine zentralen Wirkungen	• **obstruktive Atemwegserkrankungen** (Ipratropium, Tiotropium) • **gastrointestinale Spasmen/Koliken** (Buscopan® = Spasmolytikum) • **bradykarde Herzrhythmusstörungen, AV-Block** (Ipratropium)
Pirenzepin	hemmt die parasympathisch innervierte Salzsäuresekretion im Magen **(Selektivität gegenüber den ganglionären M_1-Rezeptoren)**	(Ulkustherapie: untergeordnete Rolle wegen besser verträglicher Substanzen heutzutage)
Biperiden	gut ZNS-gängig	**Parkinsontherapie**
Oxybutynin	tertiäres Amin mit bevorzugter Wirkung auf die glatte Muskulatur, u. a. der Harnblase	**Dranginkontinenz**
Tropicamid	tertiäres Amin	**Mydriatikum** (wenige Stunden wirksam, daher Anwendung in der Diagnostik)

Unerwünschte Wirkungen	Kontraindikationen
• Mundtrockenheit • Erhöhung des intraokulären Drucks • Mydriasis • Tachykardie • Harnverhalt	• Engwinkelglaukom • Prostatahyperplasie

2.3.5 Atropinvergiftung

Lerntipp

Auch die Atropinvergiftung wird gern geprüft.

Symptome

Eine Vergiftung kann durch den Verzehr von Tollkirschen (lat. Atropa belladonna, enthalten Atropin und Scopolamin), Bilsenkraut (enthält Scopolamin), Stechapfelsamen (enthalten Scopolamin) oder durch eine medikamentöse Überdosierung entstehen.

Merke

Anticholinerge Symptome treten in folgender typischer Reihenfolge durch Wirkung in den verschiedenen Organen auf:

1. Speicheldrüsen: Mundtrockenheit
2. Haut: trockene, rote Haut, Hyperämie
3. Auge: Mydriasis, Photophobie, Akkommodationslähmung, Gefahr eines Glaukomanfalls (Erhöhung des intraokulären Drucks)
4. Herz: Tachykardie, Arrhythmie, Angina-pectoris-Anfall aufgrund des erhöhten O_2-Verbrauchs
5. Harnblase: Harnverhalt
6. Gastrointestinaltrakt: Obstipation
7. ZNS: Halluzination, Erregungszustände, Krämpfe, Tod durch zentrale Atemlähmung

Therapie

Neben dem Durchführen einer Magenspülung und symptomatischer Behandlung mittels β-Blockern und Diazepam als Allgemeinmaßnahmen, kann **Physostigmin als Antidot** zur spezifischen Therapie verwendet werden. Physostigmin hebt sowohl **periphere und als auch zentrale** Atropinwirkungen auf.

Cave

Wichtige Differenzialdiagnose ist das sympathomimetische Syndrom. Hierbei bestehen jedoch eine Schweißneigung, aber keine Harnretention und keine Darmträgheit.

2.3.6 Gegenüberstellung cholinerge – anticholinerge Effekte

Lerntipp

Das Abfragen von cholinergen und anticholinergen Effekten und deren Ursachen ist ein absolutes IMPP-Lieblingsthema. Deshalb wurden in ► Tab. 2.7 alle zu diesem Gebiet relevanten Aspekte aus den letzten Prüfungen zusammengestellt. Alles, was in dieser Tabelle steht, wurde bereits weiter oben ausführlicher erläutert – Sie finden hier kein neues Wissen. Wer also fit ist, übergeht die Tabelle. Wenn Sie dagegen verwirrende Dinge besser lernen können, wenn sie direkt gegenübergestellt sind, ist die Tabelle für Sie gedacht.

Tab. 2.7 IMPP-relevantes Wissen zum Thema cholinerge und anticholinerge Effekte

	Cholinerge Effekte	Anticholinerge Effekte
„Verursacher"	• direkte Parasympathomimetika • indirekte Parasympathomimetika	Parasympatholytika
Wichtige (IMPP-) „Vertreter"	• Pilocarpin • Neostigmin, Physostigmin, Pyridostigmin, Alkylphosphate (Paraoxon)	Atropin, Scopolamin, Buscopan, Ipratropium, Pirenzepin, Oxybutynin
Wirkmechanismus	• Muskarinrezeptoragonismus • Acetylcholinesterasehemmung	Muskarinrezeptor*antagonismus* („*Anti*cholinerge Effekte enstehen durch *Anta*gonisten.")

Tab. 2.7 IMPP-relevantes Wissen zum Thema cholinerge und anticholinerge Effekte *(Forts.)*

	Cholinerge Effekte	Anticholinerge Effekte
Wirkungen	• Hypersalivation • Miosis, Sehverschlechterung durch Nahakkommodation, gesteigerter Tränenfluss • Bradykardie • gesteigerter Harndrang (Kontraktion M. detrusor vesicae), Diarrhö • Bronchokonstriktion	• Mundtrockenheit und trockene, rote Haut • Mydriasis, Photophobie, Akkommodationslähmung, Gefahr eines Glaukomanfalls • Tachykardie, Arrhythmie, Angina-pectoris-Anfall • Harnverhalt, Obstipation
Vergiftung durch	Alkylphosphate (Paraoxon)	Atropin, Scopolamin
Symptome	wie unter Wirkungen plus Muskellähmung, Atemlähmung	wie unter Wirkungen plus Halluzination, Erregungszustände, Krämpfe, Tod durch zentrale Atemlähmung
Antidot	Atropin, Oxime	Physostigmin (ZNS-gängig)

2.4 Sympathisches Nervensystem

2.4.1 Grundlagen

Im Gegensatz zum parasympathischen Nervensystem spielen im sympathischen Nervensystem mehrere Transmitter eine Rolle (▸ Abb. 2.2):

- Acetylcholin (vom präganglionärem sympathischen Neuron freigesetzt): bei der pharmakologischen Beeinflussung der sympathisch-vegetativen Funktionen ohne Bedeutung.
- **Noradrenalin**
- **Adrenalin**

Noradrenalin und Adrenalin werden zusammen mit Dopamin als **Katecholamine** bezeichnet. Der Name leitet sich übrigens von der chemischen Struktur ab (engl. Catechol für Brenzcatechin bzw. ortho-Dihydroxybenzol).

2.4.1.1 Synthese der Katecholamine

Die Katecholaminsynthese (▸ Abb. 2.5) beginnt mit Tyrosin, das durch die **Tyrosinhydroxylase** zu Dopa (3,4-**D**ihydr**o**xy**p**henyl**a**lanin) hydroxyliert wird. Dieses Enzym kommt nur in Katecholaminneuronen und im Nebennierenmark vor und bestimmt die Geschwindigkeit der Katecholaminsynthese.

Nachfolgend decarboxyliert die **Dopadecarboxylase** Dopa zu Dopamin. Je nach Ausstattung der Zellen mit Enzymen bricht die Synthese hier ab (Dopaminneurone) oder wird über eine weitere Hydroxylierung zu Noradrenalin (Noradrenalinneurone, Nebennierenmark) und ggf. über eine Methylierung zu Adrenalin (Adrenalinneurone, Nebennierenmark) fortgeführt.

2.4.1.2 Vorkommen der Katecholamine

- **Noradrenalin** kommt in den **postganglionären - sympathischen Neuronen,** im **Nebennierenmark** und in den **noradrenergen Neuronen im ZNS** vor. Im ZNS liegen die Zellkörper in Pons (insbes. im Locus coeruleus) und Medulla oblangata und ziehen in weite Bereiche von Großhirn, Kleinhirn und Rückenmark. Sie steuern die Schlaf-Wach-Phasen, die Nahrungsaufnahme und den Kreislauf.
- **Adrenalin** kommt hauptsächlich im **Nebennierenmark** vor und zwar im Vergleich zum Noradrenalin im Verhältnis 4:1. Zudem gibt es einige Adrenalinneurone im ZNS in der Medulla oblongata.
- **Dopamin** ist die Vorstufe zum Noradrenalin, aber auch selbst ein Transmitter im ZNS. Es gibt drei wichtige Bahnen (**nigro-striatale, mesolimbische** und **tubero-infundibuläre Dopaminsysteme**), die beim idiopathischen Parkinson-Syndrom und bei der Schizophrenie von Bedeutung sind und im Detail dort besprochen werden (▸ Kap. 19.2, ▸ Kap. 22.1).

2.4.1.3 Inaktivierung der Katecholamine

Im Gegensatz zum Acetylcholin erfolgt die Inaktivierung der Katecholamine überwiegend durch Wiederaufnahme in die Zellen.

Re-uptake

Das Re-uptake ist der wichtigste Inaktivierungsschritt. Vom synaptischen Spalt werden die Katecholamine durch schnelles Re-uptake über spezifische neuronale Carrier in die Axone wieder aufge-

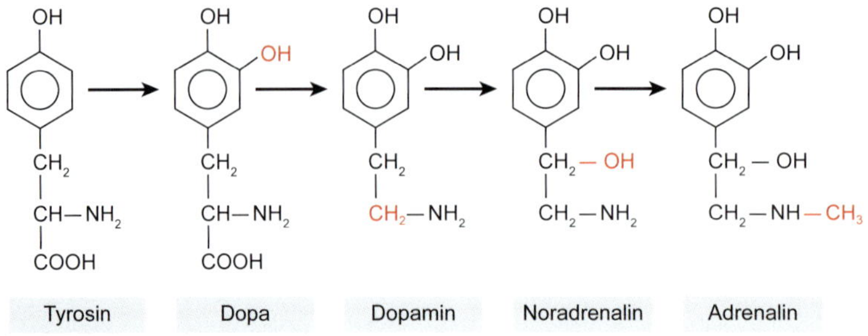

Abb. 2.5 Synthese der Katecholamine

nommen. Wiederaufgenommene Transmitter werden entweder in den Vesikeln der Neurone gespeichert und wiederverwendet („Recycling") oder enzymatisch abgebaut.

Enzymatischer Abbau

Zwei Enzyme spielen beim Abbau der Katecholamine eine wichtige Rolle:

- **MAO:** Monoaminoxidase; sie ist neuronal und peripher an den Mitochondrien lokalisiert. Von MAO gibt es zwei Isoformen, A und B. In den katecholaminergen Axonendigungen kommt nur MAO-A vor.
- **COMT:** Katecholamin-O-Methyl-Transferase; sie ist nur peripher lokalisiert.

Eines der Hauptabbauprodukte von Noradrenalin und Adrenalin ist die **Vanillinmandelsäure,** die im Harn nachgewiesen werden kann.

2.4.1.4 Rezeptoren

Adrenalin und Noradrenalin binden an transmembranös lokalisierte **Adrenozeptoren,** die ihre Wirkung über **G-Proteine** vermitteln. Die Rezeptoren unterscheiden sich in ihrer Verteilung und ihrer Wirkung (▸ Tab. 2.8) sowie in ihrer Affinität für Adrenalin und Noradrenalin (▸ Kap. 2.4.2).

2.4.1.5 Pharmakologische Angriffspunkte im sympathischen Nervensystem

Wie können Adrenozeptoren und Transmitter des sympathischen Nervensystems pharmakologisch beeinflusst werden?

Rezeptoren

- Sympathische Funktionen können gezielt über **Adrenozeptoragonisten** (▸ Kap. 2.4.2, ▸ Abb. 2.1) hervorgerufen werden; man nennt diese Substanzen **direkte Sympathomimetika.** Sie unterscheiden sich in der Selektivität für α- und β-Rezeptoren.
- Das Gegenteil bewirken **Adrenozeptorantagonisten,** die auch **Sympatholytika** genannt werden (▸ Kap. 2.4.4). Auch diese Substanzen besitzen eine unterschiedliche Selektivität für Adrenozeptoren.

Transmitter

- **Indirekte Sympathomimetika** fördern die Freisetzung von Noradrenalin aus den Speichern bzw. verhindern seine Wiederaufnahme aus dem synaptischen Spalt ins Axoplasma. Die Noradrenalinkonzentration steigt also und Effekte des Sympathikus treten auf.
- Durch Hemmung des Abbaus der Katecholamine wird die Wirkung der Transmitter verstärkt. Pharmakologisch wird das bei der Parkinsontherapie und der antidepressiven Therapie durch **MAO- oder COMT-Hemmstoffe** genutzt (▸ Kap. 20.2.4, ▸ Kap. 22.5).
- **Antisympathotonika** haben ganz unterschiedliche Wirkmechanismen, durch die sie die Sympathikusaktivität reduzieren können. Einige wirken über zentrale Adrenozeptoren und senken die Transmitterkonzentration (▸ Kap. 2.4.5).

2.4.2 Direkte Sympathomimetika (Adrenozeptoragonisten)

2.4.2.1 α- und β-Mimetika

Wirkstoffe

Adrenalin · Noradrenalin · Dopamin · Dobutamin

Wirkmechanismus

Die Adrenozeptoragonisten Dopamin, Noradrenalin (= Norepinephrin), Adrenalin (= Epinephrin) und Dobutamin stimulieren α- und β-Rezeptoren, jedoch in unterschiedlichem Ausmaß.

Tab. 2.8 Verteilung und Wirkung bei Stimulation verschiedener Adrenozeptoren

Rezeptor	Verteilung	Wirkung
α_1	Gefäße (Haut, Schleimhaut, Skelettmuskulatur, Niere, Splanchnikus)	Vasokonstriktion → Blutdruck ↑
	Auge	Kontraktion des M. dilatator pupillae → Mydriasis
	Speicheldrüsen	(schwache) visköse Sekretion
	Sphinkter (Blase, Gastrointestinaltrakt)	Kontraktion
	Uterusmuskulatur	Kontraktion
	ZNS	Sympathikusaktivität ↑
α_2	präsynaptisch	Noradrenalinfreisetzung ↓
	Pankreas	Insulinsekretion ↓
	ZNS	Sympathikusaktivität ↓, Aktivität der kardialen N.-vagus-Äste ↑, Analgesie, Sedierung
β_1	Herz	positiv chrono-, dromo-, bathmo-, inotrop → O_2-Bedarf ↑
	Niere	Reninsekretion ↑ → Aktivierung des RAAS
β_2	Pankreas	Insulinsekretion ↑
	Leber	Glykogenolyse, Glukoneogenese
	Fettgewebe	Lipolyse
	Skelettmuskulatur	Glykogenolyse, Förderung der K^+-Aufnahme → Gefahr der Hypokaliämie, Tremor
	Bronchien (glatte Muskulatur)	Relaxation → Atemwegswiderstand ↓
	Uterus	Relaxation → Wehenhemmung
	Gastrointestinaltrakt	Motilität ↓
	Gefäße (Skelettmuskulatur, Herz)	Vasodilatation → Blutdruck ↓, Verbesserung der Koronardurchblutung
	Auge	Kammerwasserproduktion ↑

Adrenalin

Adrenalin (▸ Abb. 2.6) wirkt in niedriger (physiologischer) Konzentration stärker auf die β-Rezeptoren und erst in höherer Dosierung überwiegend α-sympathomimetisch:

- **β_1-Wirkung:** Am Herzen wirkt es über β_1-Rezeptoren **positiv inotrop** (Schlagkraft des Herzens ↑), **positiv chronotrop** (Herzfrequenz ↑) und **positiv bathmotrop** (Herzrhythmusstörungen begünstigt). Der **systolische Blutdruck steigt** durch Zunahme des Herzzeitvolumens. Der kardiale Sauerstoffverbrauch wird erhöht.
- **β_2-Wirkung:** Der **periphere Widerstand sinkt** durch die vasodilatatorische Wirkung auf die Gefäße der Skelettmuskulatur, die viele β_2-Rezeptoren besitzen → der **diastolische Blutdruck sinkt.**
Im Stoffwechsel wird über β_2-Rezeptoren die Glykogenolyse gefördert und der **Blutzuckerspiegel steigt,** während von der Skelettmuskulatur vermehrt **Laktat freigesetzt** wird. Zudem kommt es zur Lipolyse und zum Anstieg der freien Fettsäuren. Die **glatte Muskulatur von Darm und Lunge relaxieren.**

- **α-Wirkung:** In der Haut kommt es zur Vasokonstriktion, da dort α-Rezeptoren dominieren.

Merke

Als **Adrenalinumkehr** bezeichnet man den Effekt von Adrenalin auf den Blutdruck unter gleichzeitiger Gabe eines α-Blockers: der Blutdruck fällt ab! Unter Blockade der α-Rezeptoren wirkt Adrenalin in den Gefäßen nun nur noch über vasodilatatorische β_2-Rezeptoren.

Noradrenalin

Noradrenalin (► Abb. 2.6) wirkt in niedriger (physiologischer) Konzentration stärker auf die α-Rezeptoren und erst in höherer Dosierung zunächst an β_1- und dann an β_2-Rezeptoren.

Im Gegensatz zu Adrenalin ist Noradrenalin deshalb stärker **vasokonstriktorisch** (α-Rezeptoren). Somit **steigen systolischer und diastolischer Blutdruck.** Durch Barorezeptoren wird reflektorisch über den N. vagus die **Herzfrequenz gesenkt.** Die Wirkungen auf die glatte Muskulatur von Darm, Lunge und auf den Stoffwechsel sind geringer ausgeprägt als bei Adrenalin.

Merke

Würde man Atropin gleichzeitig zum Noradrenalin geben, so würde durch Ausschalten des Barorezeptorreflexes auch unter Noradrenalin die Herzfrequenz ansteigen.

Dopamin

Beim Dopamin gibt es drei Konzentrationsbereiche, in denen es unterschiedlich stark die Rezeptoren stimuliert und dadurch unterschiedliche Wirkungen hervorruft:

- **Sehr niedrige Dosierungen** führen zu einer Stimulation von Dopaminrezeptoren, die eine **Vasodilatation von Mesenterial- und Nierengefäßen** bewirken, sodass der periphere Widerstand leicht abnimmt.
- Bei **mittleren Dosierungen steigen** zusätzlich das **Herzzeitvolumen** und die **Herzfrequenz** durch Stimulation von β_1-Rezeptoren im Herzen.
- Bei **hohen Dosierungen** tritt eine **periphere Vasokonstriktion** durch Stimulation von α-Rezeptoren auf.

Dobutamin

Dobutamin ist ein Racemat, wobei ein Enantiomer die β-Rezeptoren und das andere die α_1-Rezeptoren stimuliert. Es resultiert eine gewisse **selektive Herzwirkung** mit überwiegend **positiv inotropem und chronotropem Effekt** (**β_1**), während sich die vasodilatatorische (β_2) und vasokonstriktorische (α_1) Wirkung gegenseitig aufheben.

Lerntipp

Auch wenn es sich so ähnlich anhört, Dobutamin stimuliert nicht Dopaminrezeptoren!

Merke

Zum besseren Lernen sind telegrammstilartig noch einmal wichtige Wirkungen der Katecholamine zusammengefasst:

- **Adrenalin:** $\beta > \alpha$: HZV ↑, HF ↑, R_{periph} ↑, RR_{sys} ↑, RR_{dia} ↓, kardialer O_2-Verbrauch ↑, Blutzucker ↑, Bronchorelaxation
- **Noradrenalin:** $\alpha > \beta_1 > \beta_2$: R_{periph} ↑, RR_{sys} ↑, RR_{dia} ↑, HF ↓
- **Dopamin:** Dopaminrezeptor > β_1 > α: im mittleren Dosisbereich (Kombination aus Dopamin- und β_1-Rezeptorwirkung): renale und mesenterale Vasodilatation, R_{periph} ↓, HZV ↑, HF ↑, RR_{sys} ↑, RR_{dia} ↓, kardialer O_2-Verbrauch ↑
- **Dobutamin:** $\beta > \alpha_1$: HZV ↑, HF ↑, RR_{sys} ↑

Indikationen

Es handelt sich um Medikamente der Intensiv- und Notfallmedizin.

Noradrenalin

- Anwendung bei verschiedenen **Schockformen** (insbes. neurogener, septischer, kardiogener Schock).
- Außerdem als **Zusatz zu Lokalanästhetika:** Durch die lokale Vasokonstriktion über α_1-Rezeptoren wird die Resorption des Lokalanästhetikums vermindert, wodurch weniger systemische unerwünschte Wirkungen und eine längere lokale Wirkdauer resultieren.

Adrenalin

- Wird ebenfalls bei **verschiedenen Schockformen** angewandt (insbes. anaphylaktischer, septischer Schock).

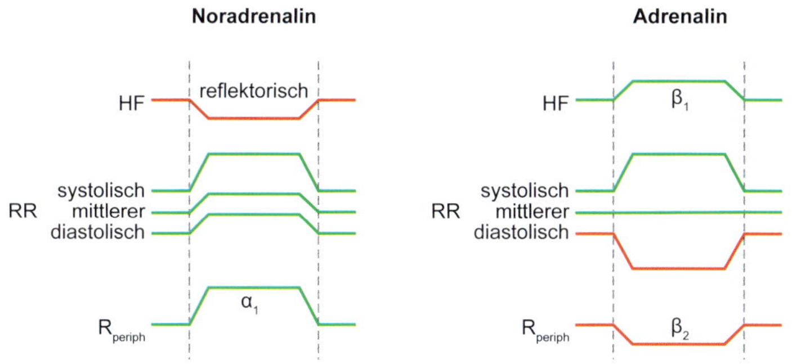

Noradrenalin:

- Widerstandshochdruck durch periphere Vasokonstriktion über α_1-Rezeptoren
- RR_{sys} ↑, RR_{dia} ↑, mittlerer RR ↑
- HF ↓: reflektorisch über Barorezeptoren (parasympathische Gegenregulation aufgrund des erhöhten peripheren Widerstands), wodurch die positive Chronotropie von Noradrenalin überspielt wird
- nach Gabe von Atropin: HF ↑ (Ausschalten des Barorefexes)

Adrenalin:

- RR_{sys} ↑, wegen erhöhter HZV (β_1), RR_{dia} ↓, wegen erniedrigter R_{periph} (β_2), dadurch mittlerer RR wenig verändert
- HF ↑: durch direkte positive Chronotropie (keine reflektorische Gegenregulation, da mittlerer RR nicht erhöht ist)
- in hoher Dosis zeigt Adrenalin gleiche Wirkung wie Noradrenalin (s. links): RR ↑, R_{periph} ↑, HF ↓

Abb. 2.6 Wirkungen von Noradrenalin und Adrenalin auf die Herzfrequenz (HF), den Blutdruck (RR) und den peripheren Widerstand (R_{periph})

- Zudem ist es essenzielles Medikament während einer **Reanimation:** 1 mg i. v. alle 3–5 min.
- Außerdem Zusatz zu Lokalanästhetika, lokale Anwendung zur Blutstillung, **intratracheale Anwendung bei akuter Atemnot und allergischen Reaktionen.**

Dopamin

Dopamin wurde früher bei Schockpatienten gern angewandt, insbesondere um in der „Nierendosis", d. h. in der niedrigen Dosierung mit Verbesserung der renalen Durchblutung und ohne vasokonstriktorische Effekte, eine protektive Wirkung auf die Nierenfunktion zu erreichen. In der Praxis hat sich dieses Vorgehen aber nicht bewährt.

Dobutamin

Dobutamin wird beim kardiogenen Schock eingesetzt.

Pharmakokinetik

Die Substanzen besitzen eine **geringe orale Bioverfügbarkeit:**

- schlechte Resorption aufgrund der Hydrophilie und Vasokonstriktion im Splanchnikusbereich, die über α_1-Rezeptoren bewirkt wird
- hoher First-Pass-Effekt in der Leber über COMT und MAO.

Die Anwendung erfolgt deshalb i. v.

Unerwünschte Wirkungen

Wichtige unerwünschte Wirkungen sind Angstzustände, Tremor, Tachykardie, Arrhythmie und Angina-pectoris-Anfälle.

2.4.2.2 α-Mimetika

Wirkstoffe

Midodrin · Etilefrin · Phenylephrin · Oxymetazolin · Xylometazolin

Wirkmechanismus und Indikationen

α-Mimetika wirken vasokonstriktorisch, weshalb systemisch wirksame Substanzen bei der Behandlung der **Hypotonie** verwendet werden. Die lokale Wirkung nutzt man zur **Schleimhautabschwellung bei Nasentropfen.** Die Wirkung auf den M. dilatator pupillae führt zur Anwendung als **Mydriatikum,** wobei im Gegensatz zu Muskarinrezeptorantagonisten keine Akkommodationslähmung auftritt.

Lerntipp

α-Mimetika stellen für das IMPP eher ein untergeordnetes Thema dar; aber wenn, dann wird hauptsächlich nach der Indikation für die lokale Anwendung von Etilefrin (→ **Priapismus**) gefragt.

In ► Tab. 2.9 sind noch einmal die Indikationen und wichtige Eigenschaften substanzspezifisch aufgelistet.

Praxistipp

Vorsicht bei der chronischen Anwendung von Nasentropfen! Nach Abklingen der vasokonstriktorischen Wirkung kommt es zur reaktiven Dilatation der Schleimhautgefäße mit erneuter Schwellung → die Nasentropfen werden erneut eingesetzt. Die chronische Anwendung kann zur Schleimhautnekrose führen.

Unerwünschte Wirkungen und Kontraindikationen

Die unerwünschten Wirkungen lassen sich aus dem Wirkungsspektrum ableiten.

Unerwünschte Wirkungen	Kontraindikationen
• systemische unerwünschte Wirkungen: Arrhythmie, Angina-pectoris-Anfall, Miktionsstörung • bei Nasentropfen: Schleimhautatrophie	• Hypertonie, KHK • Hyperthyreose, Phäochromozytom • Engwinkelglaukom • Rhinitis sicca • benigne Prostatahyperplasie (Verschlechterung des Harnflusses durch Kontraktion des Blasensphinkters über α_1-Rezeptoren)

Cave

Oxymetazolin und Xylometazolin dürfen bei Säuglingen und Kleinkindern nur stark verdünnt verwendet werden, da wegen der Resorption zentrale Wirkungen mit Atemdepression, Kreislaufstörungen und komatösen Zuständen auftreten können (ähnlich wie bei Clonidin, ► Kap. 2.4.5).

Tab. 2.9 Indikation und Eigenschaften von α-Mimetika

Wirkstoff	Eigenschaft	Indikation
Midodrin	systemisch wirksam	neurogene Hypotonie
Etilefrin	• systemisch wirksam • wirkt zusätzlich auch als β-Mimetikum	• Hypotonie • Priapismus (intrakavernöse Injektion)
Phenylephrin	lokal wirksam	• Mydriatikum • Zusatz zu Lokalanästhetika zur lokalen Vasokonstriktion
Oxymetazolin Xylometazolin	• Imidazolinderivate • lokal wirksam	Nasentropfen

2.4.2.3 β-Mimetika

Wirkstoffe

- **β_1-und β_2-Agonisten:** Isoprenalin · Orciprenalin
- **selektive β_2-Agonisten:** Clenbuterol · Fenoterol · Formoterol · Reproterol · Salbutamol · Salmeterol · Terbutalin

Wirkmechanismus und Indikationen

Durch zunehmende N-Substitution am Noradrenalin verstärkt sich die β-mimetische Wirkung: Noradrenalin < Adrenalin < Etilefrin < Isoprenalin/Orciprenalin. Die Folgen sind:

- an den β_1-Rezeptoren: Steigerung der Herzfrequenz, der Erregungsleitung und der Herzkontraktilität
- an den β_2-Rezeptoren: broncholytische Wirkung, tokolytische Wirkung, Vasodilatation

Die β-Mimetika unterscheiden sich in der Selektivität zu den β-Rezeptoren und dementsprechend im Wirkungsspektrum und der Indikation (► Tab. 2.10).

Lerntipp

β_2-Mimetika enden typischerweise auf -erol. Keine Regel ohne Ausnahme: Terbutalin und Salbutamol gehören auch zu dieser Substanzklasse.

Tab. 2.10 Indikationen und Eigenschaften von β-Mimetika

Wirkstoff	Eigenschaft	Indikation
Isoprenalin Orciprenalin	β_1- und β_2-Agonisten	bradykarde Herzrhythmusstörungen, AV-Block
Clenbuterol Fenoterol Formoterol Reproterol Salbutamol Salmeterol Terbutalin	β_2-selektive Agonisten	• **Asthma bronchiale,** COPD: Einsatz verschiedener Substanzen, je nach benötigter Wirkdauer (► Kap. 33.2, ► Kap. 33.4) • **Tokolyse:** Fenoterol • **Hyperkaliämie:** Fenoterol, Salbutamol

Praxistipp

Clenbuterol ist den Sportinteressierten sicherlich bekannt, denn es wird immer wieder beim Doping eingesetzt. Bekanntester Fall in Deutschland war der Nachweis von Clenbuterol bei der Leichtathletin Katrin Krabbe 1992. Aber auch heute noch findet sich Clenbuterol im „Einsatz"; so wurde Tour-de-France-Sieger Alberto Contador 2010 positiv darauf getestet. Clenbuterol hat neben seiner β_2-mimetischen Effekte eine anabole Wirkung auf die Skelettmuskulatur und zählt deshalb zu den Dopingmitteln. Von den übrigen β_2-Mimetika dürfen Formoterol, Salbutamol und Salmeterol von Sportlern inhalativ bei entsprechender Erkrankung bis zu einer angegebenen Maximaldosis angewandt werden.

Unerwünschte Wirkungen und Kontraindikationen

Die unerwünschten Wirkungen treten aufgrund der Stimulation von β_1-Rezeptoren auf, also bevorzugt bei den unselektiven Substanzen. Da die Selektivität der β_2-Mimetika nur relativ ist und nicht absolut, werden bei höherer Dosierung, z. B. bei systemischer Anwendung als Tokolytika oder bei Hyperkaliämie, dann aber auch β_1-Rezeptoren stimuliert, mit der Folge kardialer unerwünschter Wirkungen.

Unerwünschte Wirkungen	Kontraindikationen
• Arrhythmie • Angina-pectoris-Anfall • Schwäche, **Tremor** • **Hypokaliämie** (Stimulation der zellulären K^+-Aufnahme)	• Tachyarrhythmie • KHK • Hyperthyreose • Hypertonie

2.4.3 Indirekte Sympathomimetika

Wirkstoffe

Tyramin · Amphetamine (Methylphenidat, Dexamfetamin) · Ephedrin · Atomoxetin

Lerntipp

Der absolute IMPP-Renner unter diesen Substanzen ist Methylphenidat und machte 80 % der Fragen bei den indirekten Sympathomimetika aus. Dabei wurde alles abgefragt von Indikation, Wirkmechanismus bis zu den Nebenwirkungen und Alternativen dieser Substanz.

Wirkmechanismus

Merke

Indirekte Sympathomimetika erhöhen die Noradrenalinkonzentration im synaptischen Spalt und dadurch die **Sympathikusaktivität.** Sie sind also keine Agonisten an den Adrenozeptoren!

Genauer genommen wirken indirekte Sympathomimetika über mehrere Mechanismen auf die Noradrenalinkonzentration ein (► Abb. 2.7):

1. Sie werden selbst über den neuronalen Carrier ins Axon aufgenommen – dadurch blockieren sie gleichzeitig die Wiederaufnahme von Noradrenalin ins Axoplasma.
2. Im Axoplasma hemmen sie die mitochondrial lokalisierte Monoaminooxidase (MAO) und somit den Abbau von Noradrenalin. Zudem wird die Aufnahme von Noradrenalin in die intrazellulären Speichervesikel gehemmt. Im Axoplasma steigt also die Noradrenalinkonzentration stark an. Noradrenalin wird dann im Antiport mit dem indirekten Sympathomimetikum über den neuronalen Carrier in den synaptischen Spalt transportiert.

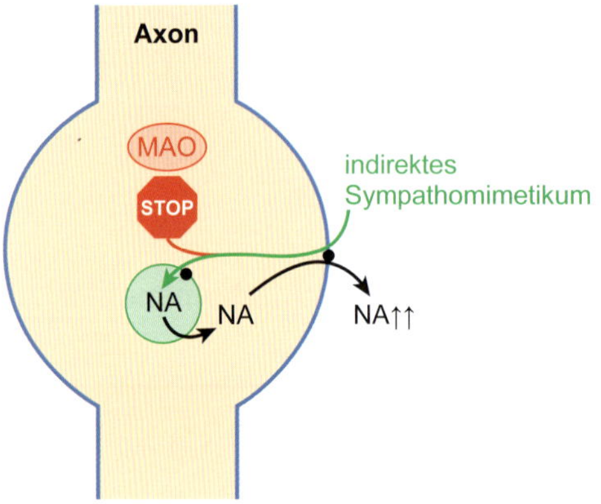

MAO = Monoaminoxidase
NA = Noradrenalin

Abb. 2.7 Wirkmechanismus indirekter Sympathomimetika

Merke

Bei wiederholter Gabe besteht die Gefahr der **Tachyphylaxie** („Schnellgewöhnung"), da die indirekten Sympathomimetika bei entleerten Vesikeln ihre Wirkung nicht mehr erzielen können.

2.4.3.1 Tyramin

Tyramin ist eine natürliche Substanz mit Vorkommen in Rotwein und Käse ohne therapeutische Bedeutung. Es ist nur **peripher** wirksam. Tyramin wirkt nicht nur über MAO in den adrenergen Nervenendigungen, sondern wird selbst nach Resorption von MAO im Magen-Darm-Trakt und der Leber abgebaut.

Cave

Bei Verzehr tyraminhaltiger Nahrung und gleichzeitiger Therapie mit MAO-Hemmern (Antidepressiva, ► Kap. 20.2.4) wird Tyramin nicht abgebaut und kann als indirektes Sympathomimetikum eine hypertensive Krise auslösen.

2.4.3.2 Amphetamine

Amphetamine sind lipophil, haben eine gute orale Bioverfügbarkeit und **penetrieren die Blut-Hirn-Schranke.**

- Amphetamine unterdrücken das Hungergefühl (Missbrauch als **Appetitzügler**) und die Müdigkeit.
- Sie **steigern die Aufmerksamkeit, Leistungsbereitschaft** und das **subjektive Kraftgefühl** (Missbrauch zum Doping) und führen zu **euphorischer Stimmung.** Sie werden deshalb auch als **Psychoanaleptika** oder Weckamine bezeichnet.

Merke

Die synthetisch hergestellten **Designerdrogen** Speed (α-Methylphenethylamin), Crystal (N-Methylamphetamin) und Ecstasy (MDMA, 3,4-Methylendioxy-N-Methylamphetamin) gehören zu den Amphetaminderivaten und werden aufgrund der **antriebssteigernden Wirkung,** des **verminderten Schlafbedürfnisses** und der verbesserten und **enthemmten Denkabläufe** missbräuchlich verwendet. Sie führen zu psychischer Abhängigkeit.

Amphetamine werden nur selten therapeutisch angewandt:

- **Methylphenidat** unterliegt wegen des Abhängigkeitspotenzials der **Betäubungsmittelverordnung** und ist indiziert
  - als Psychostimulans bei der **Narkolepsie**
  - bei Kindern mit **ADHS** (Aufmerksamkeitsdefizit-Hyperaktivitätsstörung).
- **Dexamfetamin** unterliegt ebenfalls der Betäubungsmittelverordnung und wird zur Therapie des **ADHS** verwendet, wenn andere Medikamente versagen.

Praxistipp

Unter einer Therapie mit Methylphenidat müssen regelmäßig Wachstum, Gewicht und Appetit überprüft werden, da es wie andere Amphetamine auch als Appetitzügler wirken kann.

Merke

Eine Intoxikation mit Amphetaminen aber auch Kokain und Theophyllin (► Kap. 14.2.3) bewirkt das **sympathomimetische Syndrom** mit Hypertonie und peripherer Vasokonstriktion, Tachykardie, Fieber, Schwitzen, Tremor, Mundtrockenheit, Krampfanfällen.

2.4.3.3 Ephedrin

Ephedrin ist eine natürliche Substanz und Bestandteil mancher Kombinationspräparate zur Therapie von **Schnupfen, Erkältungskrankheiten** oder **Asthma bronchiale.** Da es ZNS-gängig ist, sollte es wegen seines **Abhängigkeitspotenzials** sehr restriktiv eingesetzt werden. Ephedrin ist übrigens einer von vier Wirkstoffen im rezeptfreien Wick-MediNait-Erkältungssirup®.

2.4.3.4 Atomoxetin

Atomoxetin ist ein zentral wirksames Sympathomimetikum und unterscheidet sich im Wirkmechanismus von den anderen Substanzen, denn es erhöht die Noradrenalinkonzentration im synaptischen Spalt durch selektive Hemmung des präsynaptischen Noradrenalintransporters. Damit wirkt es eigentlich wie Antidepressiva (► Kap. 20.2.1), hat jedoch keine antidepressiven Effekte. Seine Indikation ist das **ADHS.** Im Gegensatz zu Methylphenidat ist Atomoxetin kein Psychostimulanz, **kein Amphetamin** und unterliegt nicht der Betäubungsmittelverordnung.

2.4.3.5 Amezinium

Amezinium ist eine synthetische Substanz und wirkt als indirektes Sympathomimetikum blutdrucksteigernd. Da es weniger ausgeprägt eine Entleerung der Noradrenalin-Speichervesikel bewirkt, kommt es nicht zu einer Tachyphylaxie. Indikation ist die **orthostatische Hypotonie** und damit eine Alternative zum α-Mimetikum Etilefrin (► Kap. 2.4.2.2).

2.4.4 Sympatholytika (Adrenozeptorantagonisten)

Sympatholytika heben durch Antagonismus an adrenergen Rezeptoren die Wirkungen des Sympathikus auf. Sie bewirken also das Gegenteil der Sympathomimetika. Da sich die Substanzen hinsichtlich ihrer Selektivität für die α- und β-Rezeptoren unterscheiden und sehr unterschiedliche Wirkungen erzielen und Indikationen besitzen, werden die Wirkstoffe in den nachfolgenden zwei Kapiteln über α- und β-Blocker getrennt besprochen.

2.4.4.1 α-Blocker

Wirkstoffe

- **nichtselektive α-Blocker:** Phenoxybenzamin
- **selektive α_1-Blocker:** Prazosin · Doxazosin · Alfuzosin · Tamsulosin · Urapidil · Carvedilol
- **selektiver α_2-Blocker:** Yohimbin

Wirkmechanismus

Selbst in der Wirkstoffklasse der α-Blocker gibt es deutliche Unterschiede im Wirkungsspektrum.

α_1-Blockade

Zunächst bewirkt die Blockade der α_1-Rezeptoren in den Gefäßen eine Aufhebung der vasokonstriktorischen Wirkung von Noradrenalin (► Abb. 2.8). Noradrenalin bindet nur noch an β-Rezeptoren mit folgenden Wirkungen:

- **Vasodilatation** (β_2) → Blutdruck ↓
- verminderter venöser Rückstrom (bedingt durch die Vasodilatation) → **orthostatische Hypotonie**
- Steigerung der Reninfreisetzung (β_1) → **Na^+-/H_2O-Retention**
- reflektorische Steigerung der Sympahikusaktivität durch Abnahme des peripheren Widerstandes → Noradrenalinfreisetzung ↑ → **Reflextachykardie** (β_1)

α_2-Blockade

Durch die Blockade präsynaptischer α_2-Rezeptoren wird das negative Feedback von Noradrenalin auf die eigene Freisetzung aufgehoben, so dass die Noradrenalinfreisetzung verstärkt wird und damit auch die o. g. Mechanismen auf den Kreislauf.

α_1- und α_2-Blocker

Bei den **unselektiven α-Blockern** treten die soeben beschriebenen Effekte in ihrer Gesamtheit auf.

Alle α-Blocker sind kompetitive Antagonisten außer **Phenoxybenzamin,** das kovalent und damit **irreversibel** an die Rezeptoren bindet und deshalb eine lange Wirkdauer besitzt.

Merke

Nichtselektive α-Blocker bewirken eine effiziente Blutdrucksenkung begleitet von ausgeprägten unerwünschten Wirkungen, weshalb sie sich nicht zur Dauertherapie eignen. Aus diesem Grund wurden nachfolgende selektivere Substanzen entwickelt.

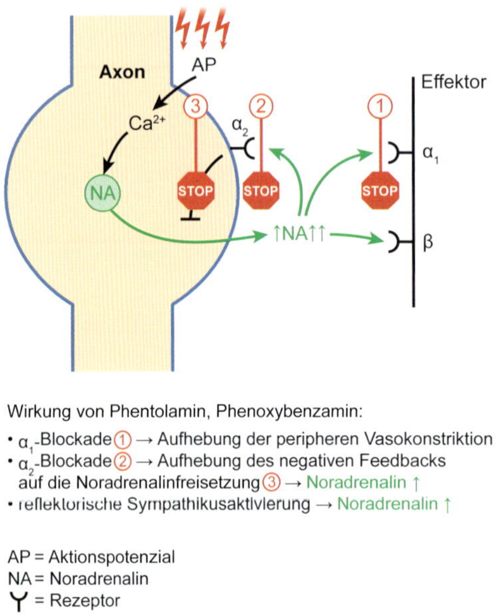

Abb. 2.8 Wirkmechanismus der nicht-selektiven α-Blocker

Selektive α_1-Blocker

- Die **selektiven α_1-Blocker Prazosin und Doxazosin** wirken nicht mehr über die präsynaptischen α_2-Rezeptoren, sodass das negative Feedback erhalten bleibt und die **Reflextachykardie** und die **Na^+-/H_2O-Retention geringer** ausgeprägt sind.
- **Alfuzosin und Tamsulosin** werden bei benigner Prostatahyperplasie angewandt. Sie sind auch selektive α_1-Blocker, jedoch mit bevorzugter Wirkung auf den insbesondere in Prostata und Urethra vorkommenden **Subtyp α_{1A}.** Sie wirken somit eher „lokal" und führen zu einer Erschlaffung der glatten Muskulatur von Blasenhals, proximaler Urethra und Prostata. Dadurch treten weniger systemische unerwünschte Wirkungen auf.
  - **Urapidil ist ein selektiver α_1-Blocker** und zusätzlich ein **Serotoninrezeptoragonist (Subtyp 5-HT_{1A})** (► Kap. 10.3.3.2). Über die Wirkung an den Serotoninrezeptoren hat Urapidil eine zusätzliche zentrale blutdrucksenkende Wirkung und **hemmt** den **Barorezeptorreflex** (kaum Reflextachykardie).
- **Carvedilol** ist ein Antagonist an **α_1-, β_{1+2}-Rezeptoren** und bewirkt über die α_1-Rezeptoren eine Vasodilatation. Über die β_1-Blockade wirkt es negativ inotrop, chronotrop, dromotrop und reduziert den kardialen Sauerstoffverbrauch. Die blutdrucksenkende Wirkung ist somit die Kombination aus α_1-Blockade (Vasodilatation) und β_1-Blockade (negative Inotropie). Durch die negativ chronotrope Wirkung über die β_1-Blockade tritt keine Reflextachykardie auf.

Selektive α_2-Blocker

Yohimbin ist ein natürliches Alkaloid der Yohimbeherinde in Westafrika und ein **zentral wirksamer α_2-Blocker.** Durch die zentrale α_2-Blockade hebt die Substanz das negative Feedback auf die Noradrenalinfreisetzung auf, sodass die Noradrenalinkonzentration steigt. Der genaue Wirkmechanismus bei erektiler Dysfunktion ist jedoch nicht ganz geklärt: in hoher Dosierung wirkt Yohimbin direkt auf das erektile Gewebe, bewirkt eine Erweiterung der Penisgefäße und Erhöhung der Blutzufuhr in den Beckenorganen.

Indikationen

Aufgrund des Wirkmechanismus kann man sich von den α-Blockern folgende Indikationen ableiten:

- Vasodilatation: **arterielle Hypertonie,** Morbus Raynaud
  - Erschlaffung der glatten Muskulatur von Blasenhals, Urethra und Prostata: **benigne Prostatahyperplasie,** neurogene Blasenentleerungsstörung. Besonders **Alfuzosin** und **Tamsulosin** werden für die medikamentöse Behandlung der benignen Prostatahyperplasie eingesetzt.
  - **Yohimbin:** Wirkung auf erektiles Gewebe: erektile Dysfunktion
- Carvedilol: hat zusätzlich noch Indikationen wie andere β-Blocker (► Kap. 2.4.4.2)

In der nachfolgenden Tabelle (► Tab. 2.11) sind noch einmal die Wirkmechanismen sowie die substanzspezifischen Indikationen zusammengefasst.

Lerntipp

Gern werden vom IMPP Besonderheiten der einzelnen α-Blocker bei der Anwendung als Antihypertensiva abgefragt.

- **Doxazosin und Prazosin sind nur Mittel der zweiten Wahl** und werden **nicht in der Monotherapie** verwendet, da sie im Gegensatz zu anderen Antihypertensiva keine so prognostisch günstigen Effekte besitzen. Gut geeignet sind sie aber bei gleichzeitig bestehender **benigner Prostatahyperplasie. Kontraindiziert** sind sie bei einer **Herzinsuffizienz.**

Tab. 2.11 Wirkmechanismus und Indikationen der α-Blocker

Wirkstoff	Wirkmechanismus	Indikationen
Phenoxybenzamin	nichtselektiver α-Blocker	• Phäochromozytom (präoperativ bzw. bei Inoperabilität) • neurogene Blasenentleerungsstörungen
Prazosin, Doxazosin	selektive α_1-Blocker	• arterielle Hypertonie (zweite Wahl) • Morbus Raynaud • benigne Prostatahyperplasie
Alfuzosin, Tamsulosin	selektive α_1-Blocker (Subtyp α_{1A})	• benigne Prostatahyperplasie • prävesikale Harnleitersteine (Schmerzlinderung, besserer Steinabgang; off-label)
Urapidil	selektiver α_1-Blocker + 5-HT_{1A}-Rezeptoragonist	arterielle Hypertonie (i. v. bei hypertensiver Krise)
Carvedilol	α_1-, β_{1+2}-Blocker	• arterielle Hypertonie • stabile Angina pectoris, KHK • chronische Herzinsuffizienz
Yohimbin	zentraler α_2-Blocker	psychogene erektile Dysfunktion, insgesamt eher schwache Wirkung

- Beim **Phäochromozytom** wird **Phenoxybenzamin** präoperativ verwendet in Kombination mit einem β-Blocker. Der α-Blocker muss aber immer zuerst gegeben werden, da sonst in Anwesenheit von nur einem β-Blocker die Katecholamine über die freien α-Rezeptoren eine Vasokonstriktion bewirken und den Blutdruck weiter erhöhen. Wie im Alphabet: erst alpha, dann beta.
- **Urapidil** kann **i. v.** angewandt werden, wirkt schnell in 2–5 min und eignet sich deshalb zur Behandlung der **hypertensiven Krise.**

Unerwünschte Wirkungen

Nichtselektive α-Blocker	Aufgrund der α-Blockade und der Vasodilatation kommt es zu: • orthostatischer Hypotonie, Reflextachykardie • Na^+-/H_2O-Retention • Kopfschmerzen • verstopfter Nase • Priapismus
Selektive α_1-Blocker	Nebenwirkungsspektrum s. nichtselektive Blocker, aber selteneres Auftreten
Carvedilol	aufgrund der β-Blockade: • Bradykardie und AV-Block • Verschlechterung einer Herzinsuffizienz • Bronchospasmus
Yohimbin	Steigerung der Noradrenalinkonzentration: Hypertonie und Tachykardie

2.4.4.2 β-Blocker

Wirkstoffe

- **nichtselektiv:** Carvedilol · Propranolol · Sotalol · Timolol · Pindolol*
- **β_1-selektiv:** Atenolol · Bisoprolol · Esmolol · Metoprolol · Nebivolol · Acebutolol* · Celiprolol*
- **vasodilatativ:** Carvedilol · Nebivolol · Celiprolol · Acebutolol

Die mit * markierten Substanzen besitzen eine partielle intrinsische Aktivität (weitere Details siehe Text).

Lerntipp

β-Blocker enden typischerweise auf -olol. Keine Regel ohne Ausnahme: Carvedilol, Sotalol.
Beim Carve*dil*ol kann man sich durch das Kürzel „dil" gut merken, dass es ein vaso*dil*atatativer β-Blocker ist.

Wirkmechanismus

β-Blocker sind kompetitive Antagonisten an β-Rezeptoren. Sie werden entsprechend ihrer Selektivität zu den β-Rezeptoren unterschieden in:

- **nichtselektive** β-Blocker: Antagonismus an β_1- und β_2-Rezeptoren
- **kardioselektive** β-Blocker: Antagonismus nur an β_1-Rezeptoren

Merke

Die Selektivität ist nur relativ. Bei höheren Dosierungen wirken also auch „kardioselektive" β-Blocker auf β_2-Rezeptoren. So gilt z. B. für Metoprolol, einem kardioselektiven β-Blocker, folgende Affinität zu den Adrenozeptoren: $\beta_1 > \beta_2 >> \alpha$.

Die meisten erwünschten Wirkungen der β-Blocker kommen über die β_1-Rezeptoren im Herzen zustande. Viele unerwünschte Wirkungen hingegen lassen sich auf den Antagonismus an β_2-Rezeptoren zurückführen.
Zusätzlich gibt es β-Blocker, die eine **partielle intrinsische Aktivität** besitzen, d. h., sie sind sowohl Antagonisten als auch Agonisten. Ein eindeutiger Vorteil dieser Eigenschaft hat sich klinisch noch nicht gezeigt.

Vasodilatative Wirkung

Einige β-Blocker haben zusätzlich eine vasodilatative Wirkung. Normalerweise führt eine β-Blockade eher zu einer Vasokonstriktion, da die endogenen Katecholamine nun vermehrt über α_1-Rezeptoren wirken. Einige Substanzen besitzen aber zusätzliche Effekte:

- **Carvedilol** blockiert neben β_1- und β_2-Rezeptoren als **nichtselektiver** β-Blocker auch α_1-Rezeptoren und ist darüber vasodilatatorisch.
- **Celiprolol** und **Acebutolol** sind partielle β-Agonisten, d. h. selektive Antagonisten an β_1-Rezeptoren sowie Agonisten an β_2-Rezeptoren. Über die Stimulation der β_2-Rezeptoren erreichen sie eine Vasodilatation.
- **Nebivolol** ist nicht nur ein hochselektiver β_1-Antagonist, sondern fördert auch die NO-Synthese in den Blutgefäßendothelien. NO wirkt vasodilatativ.

β_1-Blockade

Durch den Antagonismus an β_1-Rezeptoren des Herzens treten folgende Wirkungen auf: negative Chronotropie, Dromotropie, Inotropie, Bathmotropie. Es kommt zur:

- **Senkung des Blutdrucks:**
  - negative Inotropie (β_1) → Herzzeitvolumen ↓
  - Reninfreisetzung ↓ (β_1) → peripherer Widerstand ↓
- **Verminderung des kardialen Sauerstoff-Bedarfs:** negative Chrono-, Inotropie (β_1)
- **Senkung der Herzfrequenz und Erregungsleitung (β_1)**

Cave

Initial ändert sich der Blutdruck kaum, da der **periphere Widerstand** durch die β_2-Blockade **zunächst erhöht ist** (verstärkte Wirkung des Sympathikus an nicht blockierten α-Rezeptoren der Gefäße). Erst langfristig nehmen der periphere Widerstand und der Blutdruck über verschiedene Mechanismen ab. Dabei ist vermutlich der Einfluss der β-Blocker auf die Reninfreisetzung von größter Bedeutung für die antihypertensive Wirkung.

Indikationen

Das größte Anwendungsgebiet der β-Blocker liegt in der Kardiologie. Dort haben sie vier klassische Indikationsfelder, die sich aus ihren Wirkungen auf den Blutdruck, die Herzfrequenz und den kardioprotektiven Effekten ergeben: Hypertonie, KHK, Herzinsuffizienz, tachykarde Herzrhythmusstörungen.

- **arterielle Hypertonie:** β-Blocker dürfen auch in der Schwangerschaft angewandt werden; kardioselektive sind zu bevorzugen. Meist wird Metoprolol verwendet.
- **KHK:** β-Blocker ohne intrinsische Aktivität (z. B. Metoprolol, Bisoprolol):
  - Angina pectoris
  - frischer Myokardinfarkt
  - Reinfarktprophylaxe.
- **chronische Herzinsuffizienz:** Früher waren β-Blocker bei einer Herzinsuffizienz kontraindiziert, heute werden sie in Kombination mit einem ACE-Hemmer aufgrund der prognoseverbessernden Wirkung eingesetzt (► Kap. 27.2.3). Es ist aber wegen der Gefahr einer Dekompensation auf eine einschleichende Dosierung bei bestehender Herzinsuffizienz zu achten.
- **tachykarde Rhythmusstörungen:** β-Blocker werden auch als Klasse-II-Antiarrhythmika bezeichnet (► Kap. 5.3). Ausnahme: **Sotalol** ist zusätzlich ein Kaliumkanalblocker (Klasse-III-Antiarrhythmikum).

- insbesondere bei Sinustachykardie bei Hyperthyreose
- behandlungsbedürftige ventrikuläre Extrasystolen
- Frequenzkontrolle bei Vorhofflimmern, AV-Reentry-Tachykardien.

Weitere Indikationen für β-Blocker sind:
- hyperkinetisches Herzsyndrom
- Angstsyndrome
- **Tremor** z. B. bei Hyperthyreose, Morbus Parkinson, essenzieller Tremor: bevorzugt wird Propranolol verwendet als unselektiver β-Blocker, da Tremor vorwiegend durch β_2-Rezeptoren vermittelt wird. Propranolol besitzt zudem bei der Hyperthyreose den Vorteil, dass es die Konversion von freiem T_4 zu freiem T_3 in der Peripherie hemmt.
- **Glaukom** (Reduktion der Kammerwasserproduktion, Senkung des Augeninnendrucks): Pindolol, Timolol
- **Ösopohagusvarizenblutung und Pfortaderhochdruck** (Drucksenkung im Pfortaderkreislauf): Propranolol
- **Migräneprophylaxe:** Propranolol, Metoprolol; β-Blocker eignen sich zur Migräneprophylaxe – nicht jedoch zur Migränetherapie.

Cave

Nicht nur β-Mimetika sind als Dopingmittel verboten (▸ Kap. 2.4.2.3), sondern auch β-Blocker bei bestimmten Sportarten, nämlich immer dann, wenn der Antitremoreffekt der β-Blocker Vorteile bringen könnte, wie beim Schießsport, Billard, Golf.

Pharmakokinetik

Die einzelnen β-Blocker weisen große Unterschiede bezüglich der Pharmakokinetik auf:
- **hydrophile β-Blocker:** Atenolol, Nadolol, Sotalol:
  - niedrige Resorptionsquote
  - kein/geringer First-Pass-Effekt in der Leber
  - orale Bioverfügbarkeit 30–40 %
  - renale Elimination (Cave: Niereninsuffizienz)
- **lipophile β-Blocker mit hohem First-Pass-Effekt:** Propranolol, Metoprolol: orale Bioverfügbarkeit 30–40 % (Cave: Leberinsuffizienz)
- **lipophile β-Blocker mit niedrigem First-Pass-Effekt:** Bisoprolol, Pindolol: orale Bioverfügbarkeit 90 %
- **ultrakurz wirksame β-Blocker:** Esmolol:
  - nur zur i. v.-Anwendung in der Intensivmedizin indiziert
  - rascher Abbau durch Esterasen der Erythrozyten
  - kurze Halbwertszeit von 9 min
- **unterschiedliche Plasmaeiweißbindung:** hoch (Propranolol), niedrig (Sotalol)
- **unterschiedliche Halbwertszeiten:**
  - 3–4 h (Propranolol, Metoprolol)
  - bis 22 h (Nebivolol: genetisch determinierte Metabolisierungsrate)

Merke

Neben Esmolol ist Metoprolol ein weiterer β-Blocker zur i. v.-Anwendung – jedoch mit längerer Halbwertszeit.

Unerwünschte Wirkungen/Kontraindikationen

Die meisten Nebenwirkungen treten entweder infolge einer „Überdosierung" über β_1-Rezeptoren auf **(Dekompensation einer bestehenden Herzinsuffizienz, Bradykardie)** oder infolge mangelhafter Selektivität der Substanzen über β_2-Rezeptoren:

Unerwünschte Wirkungen	Kontraindikationen
• **Erhöhung des Atemwegswiderstands (β_2)** • **Hypoglykämie bei** medikamentös behandelten **Diabetikern** (Hemmung der Glykogenolyse, Unterdrückung der hypoglykämischen Warnsymptome und Gegenregulation; β_1 und β_2) • **periphere Durchblutungsstörungen (β_2)** • **Fettstoffwechselstörungen** (Triglyzeride ↑, HDL ↓; β_2) • **Impotenz, Erektionsstörung** • **Verschlechterung einer Psoriasis**	• obstruktive Ventilationsstörung • AV-Block II – III°, Bradykardie, Sick-Sinus-Syndrom, SA-Block • Hypotonie • fortgeschrittene pAVK • dekompensierte Herzinsuffizienz

Cave

- **Rebound-Effekt:** Kein abruptes Absetzen von β-Blockern, sondern ausschleichende Dosisreduktion! Aufgrund der zunehmenden Empfindlichkeit der β-Rezeptoren unter der Therapie können beim abrupten Absetzen Arrhythmien oder Angina-pectoris-Anfälle auftreten.
- Niemals β-Blocker mit den **Kalziumantagonisten** Verapamil oder Diltiazem kombinieren: alle wirken negativ chrono- und dromotrop, sodass die Herzfrequenz drastisch sinken kann bzw. Reizleitungsstörungen auftreten können.

Merke

Asthma bronchiale ist eine absolute Kontraindikation. Es besteht die Gefahr, einen schweren Asthmaanfall auszulösen, sogar bei der Anwendung von β-Blocker-haltigen Augentropfen. Hingegen dürfen β-Blocker bei der COPD mit Vorsicht (!) verwendet werden.

Anwendung nur mit besonderer Vorsicht

Bei folgenden **Komorbiditäten** dürfen β-Blocker zwar angewandt werden, jedoch sollten gewisse Dinge beachtet werden:

- **Diabetes mellitus:** Insbesondere bei Diabetikern sollten β_1-selektive Blocker verwendet werden, da viele Nebenwirkungen wie die Hypoglykämie über die Blockade von β_2-Rezeptoren entstehen.
- **Phäochromozytom:** Vorbehandlung mit einem α-Blocker notwendig, sonst drohen hypertensive Krisen
- **AV-Block I°:** Übergang in höheren AV-Block möglich
- **pAVK:** Da Katecholamine nach der Blockade der β-Rezeptoren mehr über α-Rezeptoren wirken, wird eine periphere Vasokonstriktion verstärkt. Substanzen mit vasodilatativer Komponente, z. B. Carvedilol, sollten dann bevorzugt werden.
- **Psoriasis:** Verschlechterung durch β-Blocker möglich
- **Herzinsuffizienz:** Einschleichend dosieren.

2.4.5 Antisympathotonika

Wirkstoffe

Clonidin · Moxonidin · α-Methyl-Dopa · Guanethidin · Reserpin

Wirkmechanismus

Antisympathotonika senken die Noradrenalinkonzentration an sympathisch innervierten Zielzellen über unterschiedliche Mechanismen. In der Folge **nehmen der periphere Gefäßwiderstand, die Herzfrequenz und das Herzzeitvolumen ab.**

Substanzen

Clonidin und Moxonidin

Clonidin und Moxonidin sind lipophile und ZNS-gängige Substanzen. Sie wirken als Agonisten an **zentralen und peripheren α_2-Rezeptoren** sowie insbesondere Moxonidin auch an **Imidazolinrezeptoren.**

- Die Stimulation **zentraler postsynaptischer** α_2-Rezeptoren im Nucleus tractus solitarii bewirkt eine Senkung der Sympathikusaktivität.
- Die Stimulation **peripherer präsynaptischer** α_2-Rezeptoren verstärkt das negative Feedback auf die Noradrenalinfreisetzung (► Tab. 2.8), sodass die Noradrenalinkonzentration abnimmt.
- Diskutiert wird außerdem eine Senkung der Sympathikusaktivität durch die Stimulation von **Imidazolinrezeptoren** in der Medulla oblongata durch Moxonidin.

Folge: **Blutdruck** ↓, **Herzfrequenz** ↓, **Herzzeitvolumen** ↓

Cave

- Da Clonidin auch Agonist an α_1-Rezeptoren ist ($\alpha_2 > \alpha_1$) steigt bei hoher Dosierung vorübergehend der Blutdruck über die Stimulation peripherer α_1-Rezeptoren.
- Bei plötzlichem Absetzen kann der Blutdruck aufgrund eines **Rebound-Effekts** bedrohlich ansteigen. Deshalb ausschleichend absetzen.

α-Methyl-Dopa

α-Methyl-Dopa ist ein Prodrug. Trotz seiner Hydrophilie gelangt es in das ZNS, und zwar über den Aminosäurecarrier. Dort wird die Substanz zu **α-Methyl-Noradrenalin** metabolisiert. α-Methyl-Noradrenalin wird dann als „falscher Transmitter" in den Vesikeln gespeichert und ist der eigentliche Wirkstoff. Wie Clonidin stimuliert er zentrale α_2-Rezeptoren und bewirkt eine Senkung der Sympathikusaktivität.

Folge: **Blutdruck** ↓, **Herzfrequenz** ↓, **Herzzeitvolumen** ↓

Guanethidin

Guanethidin ist ein **peripher** wirksames Antisympathotonikum. Sein Wirkmechanismus ist ähnlich wie bei den Lokalanästhetika, nämlich eine **Hemmung** spannungsabhängiger **Na^+-Kanäle.** Jedoch wirkt Guanethidin „Sympathikus-spezifisch", da es über den neuronalen Re-uptake-Carrier ins Axoplasma peripherer noradrenerger Neurone aufgenommen wird. Durch die Inhibition spannungsabhängiger Na^+-Kanäle wird das Aktionspotenzial gehemmt und dadurch **nimmt** die **Noradrenalinfreisetzung ab.**

Folge: **Blutdruck ↓**, **Herzfrequenz ↓**, **Herzzeitvolumen ↓**

Reserpin

Reserpin ist ein lipophiles, zentral und peripher wirksames Antisympathotonikum. Es diffundiert zunächst ins Axoplasma noradrenerger Neurone. Dort hemmt es die Aufnahme von Noradrenalin in die Vesikel. Es kommt zu einer **langsamen Entleerung der Noradrenalinvesikel.** Noradrenalin wird dann durch MAO im Zytoplasma abgebaut. Dadurch wird die Konzentration an Noradrenalin gesenkt. Zudem führt Reserpin zu einer Entspeicherung von Adrenalin, Dopamin und Serotonin im ZNS, was für die Nebenwirkungen verantwortlich ist.

Folge: **Blutdruck ↓**, **Herzfrequenz ↓**, **Herzzeitvolumen ↓**

Cave

Im Gegensatz zu Reserpin führen indirekte Sympathomimetika zu einer stoßartigen Freisetzung von Noradrenalin aus den Vesikeln (▸ Kap. 2.4.3; Wirkmechanismus). Würde man mit Reserpin vorbehandeln, so wären die Noradrenalinvesikel entleert und die indirekten Sympathomimetika können keine Wirkung mehr erzielen. Im Gegensatz dazu ist die Wirkung von direkten Sympathomimetika unabhängig von Reserpin, da sie direkt am adrenergen Rezeptor angreifen.

Indikationen

Antisympathotonika werden aufgrund ihrer Nebenwirkungen nur als **Mittel der zweiten Wahl** zur **Blutdrucksenkung** eingesetzt und immer in Kombination mit anderen Antihypertensiva. Insbesondere Reserpin wird heutzutage wegen erheblicher Nebenwirkungen praktisch nicht mehr verwendet.

Lerntipp

Hier die IMPP-Hits der Antisympathotonika:

- α-Methyl-Dopa ist Mittel der ersten Wahl zur oralen „Langzeittherapie" eines Hypertonus in der Schwangerschaft.
- Clonidin wird gern zur Behandlung einer Entzugssymptomatik verwendet, da es gut die sympathoadrenerge Hyperaktivität senken kann. Die Anwendung kann i. v. erfolgen.
- Guanethidin: Durch die Blockade der Na^+-Kanäle noradrenerger Neurone kann eine Regionalanalgesie bewirkt werden.

Weitere Indikationen sind in ▸ Tab. 2.12 aufgelistet.

Tab. 2.12 Indikationen von Antisympathotonika

Indikation	Wirkstoff/Besonderheiten
Arterielle Hypertonie	• **Moxonidin** weist weniger Nebenwirkungen auf als andere Antisympathotonika und wird häufiger in der antihypertensiven **Kombinationstherapie** verwendet. • **Clonidin** eignet sich zur **i. v.**-Anwendung. • **α-Methyl-Dopa (Schwangerschaft)**
Glaukom	**Clonidin und Guanethidin** als Augentropfen
Opiatentzug, Alkoholentzugsdelir	**Clonidin**
Adjuvante Schmerztherapie bei neuropathischen Schmerzen	**Clonidin:** hat analgetische Wirkungen, die auch über α_2-Rezeptoren vermittelt werden. Anwendung systemisch oder epidural/intrathekal.
Intravenöse Sympathikusblockade	**Guanethidin (Regionalanalgesie)**

Unerwünschte Wirkungen

Antisympathotonikum	Unerwünsche Wirkung
Alle	• Orthostasestörung und Na^+-/H_2O-Retention • Sedierung, Müdigkeit, Mundtrockenheit CAVE: eine Reflextachykardie wie bei den α-Blockern tritt bei den Antisympathotonika nicht auf; ganz im Gegenteil, sie senken die Herzfrequenz.
Clonidin, Moxonidin	Rebound-Effekt beim abrupten Absetzen. Die o. g. Nebenwirkungen, insbesondere Müdigkeit und Mundtrockenheit, treten unter Moxonidin seltener auf als beim Clonidin, da Moxonidin vermutlich eine stärkere Affinität zu Imidazolinrezeptoren hat, über die es den Blutdruck senkt, als zu α_2-Rezeptoren, die auch für die Nebenwirkungen zuständig sind.
α-Methyl-Dopa	• parkinsonähnliche Symptome (α-Methyl-Noradrenalin verdrängt als falscher Transmitter Dopamin aus den Vesikeln) • Leber-, Blutbildschädigung
Reserpin	• parkinsonähnliche Symptome (Reserpin bewirkt auch eine Entleerung der Dopaminspeichervesikel) • Depression, Minderung der kognitiven Leistung (Entleerung der Noradrenalin- und Serotoninspeichervesikel) • Steigerung der Magensäuresekretion (Ulzera)

Cave

Wechselwirkungen:
- α-Blocker und trizyklische Antidepressiva schwächen die Wirkung von Clonidin ab.
- Alkohol oder Hypnotika verstärken die zentral dämpfende Wirkung von Clonidin.

2.5 Zu guter Letzt

Klinischer Fall

Ein neuer Patient mit bekanntem Diabetes mellitus kommt in Ihre Praxis, um sich ein Rezept für seine ausgegangenen Blutdrucktabletten geben zu lassen. Unter anderem nimmt er Propranolol ein.

1. Mit welchen typischen Nebenwirkungen muss man bei Propranolol rechnen?
2. Inwiefern beeinflusst die Diagnose Diabetes mellitus die Therapie mit Propranolol?

Antworten:

1. Dekompensation einer bestehenden Herzinsuffizienz, Bradykardie, Asthmaanfall, Hypoglykämie bei medikamentös behandelten Diabetikern, periphere Durchblutungsstörungen, Fettstoffwechselstörungen, Impotenz, Erektionsstörung, Verschlechterung einer Psoriasis.
2. β_1-selektive Blocker sollen bei Diabetikern bevorzugt werden. Bei dem Patienten sollte deshalb Propranolol z. B. durch Metoprolol ersetzt werden.

Lerntipp

Wenn Sie jetzt den klinischen Einsatz der in diesem Kapitel besprochenen Wirkstoffe lernen möchten, lesen Sie bitte weiter in

- ► Kap. 17.4.1, ► Kap. 45.4.2: Decurarisierung (indirekte Parasympathomimetika, Parasympatholytika)
- ► Kap. 26.2: arterielle Hypertonie (α- und β-Blocker, Antisympathotonika)
- ► Kap. 27.2: chronische Herzinsuffizienz (β-Blocker)
- ► Kap. 27.3.2.3, ► Kap. 26.5: akute Herzinsuffizienz und Hypotonie (Sympathomimetika)
- ► Kap. 28.2, ► Kap. 28.3: KHK (β-Blocker)
- ► Kap. 29.3.2: Migräneprophylaxe (β-Blocker)
- ► Kap. 30.2, ► Kap. 30.3: Herzrhythmusstörungen (Parasympatholytika, Sympathomimetika, β-Blocker)
- ► Kap. 31.3.2: Hyperkaliämie (Sympathomimetika)
- ► Kap. 33.2, ► Kap. 33.4: obstruktive Atemwegserkrankungen (Parasympatholytika, Sympathomimetika)
- ► Kap. 34.4.2, ► Kap. 34.8.2: Kinetose, Gallenkolik (Parasympatholytika)
- ► Kap. 42.3.2: idiopathisches Parkinson-Syndrom (Parasympatholytika)
- ► Kap. 42.5: Myasthenia gravis (Parasympathomimetika)
- ► Kap. 43.4: Demenz (Parasympathomimetika)
- ► Kap. 44.3.1: Glaukom (Parasympathomimetika, β-Blocker, Antisympathotonika)
- ► Kap. 45.4.1: Prämedikation (Parasympatholytika)
- ► Kap. 45.2.2: Tokolyse (Sympathomimetika)

03

Pharmakologische Beeinflussung des Renin-Angiotensin-Aldosteron-Systems

3.1 Wegweiser 45

3.2 Bildung und Funktion der RAAS-Komponenten 46

3.2.1 Renin 46

3.2.2 Angiotensin II 46

3.2.3 Rezeptoren für Angiotensin II 47

3.2.4 Folgen der Inhibition der RAAS-Komponenten 47

3.3 ACE-Hemmer 47

3.4 Angiotensin-II-Rezeptorantagonisten (AT_1-Rezeptorantagonisten, „Sartane") 50

3.5 Renin-Inhibitor 51

3.6 Zusammenfassung: Hemmstoffe im RAAS 52

3.7 Zu guter Letzt 53

IMPP-Hits

Vom IMPP wurden bislang fast ausschließlich Fragen zu den ACE-Hemmern gestellt. Wenn man die absolute Anzahl an Fragen zu ACE-Hemmern im Vergleich zu den Wirkstoffen aus ► Kap. 2 sieht, dann sind jedoch ACE-Hemmer nur „halb" so interessant für das IMPP wie β-Blocker.

Bevorzugte IMPP-Schwerpunkte bei den ACE-Hemmern sind: ⅓ der Fragen zur Nicht-Anwendbarkeit der ACE-Hemmer in der Schwangerschaft und ebenfalls ⅓ zu den Nebenwirkungen; der Rest verteilt sich auf Indikationen und Kontraindikationen.

3.1 Wegweiser

Das Renin-Angiotensin-Aldosteron-System (RAAS) ist wie das katecholaminerge System wichtig für die Blutdruckregulation. Pharmakologisch lässt sich das RAAS auf verschiedenen Ebenen hemmen (► Abb. 3.1):

- Hemmung von **Renin** (Renin Inhibitor)
- Hemmung der *Bildung* von **Angiotensin II** (ACE-Hemmer)
- Hemmung der *Bindung* von Angiotensin II an den Rezeptor AT_1 (Angiontensin-II-Rezeptor-Antagonisten)

Die drei genannten Wirkstoffklassen werden in diesem Kapitel besprochen. Bereits in ► Kap. 2.4.4.2 wurde beschrieben, dass β-Blocker die Renin-Freisetzung hemmen, was vermutlich die wichtigste Komponente der antihypertensiven Wirkung dieser Substanzen darstellt.

Die Aktivierung des RAAS führt zur Freisetzung weiterer Hormone (Katecholamine, Aldosteron, ADH), sodass pharmakologisch auch darüber die RAAS-Funktion beeinflusst werden kann:

- Die Wirkung von **Aldosteron** kann durch Aldosteronrezeptorantagonisten gehemmt werden. Diese Substanzen werden auch zu den Diuretika gezählt und deshalb in ► Kap. 7.6.1 näher erläutert.
- Die Wirkung des RAAS auf die **ADH**-Freisetzung kann durch ADH-Agonisten bzw. -Antagonisten beeinflusst werden. Diese Substanzen werden in ► Kap. 8.3.4 besprochen.

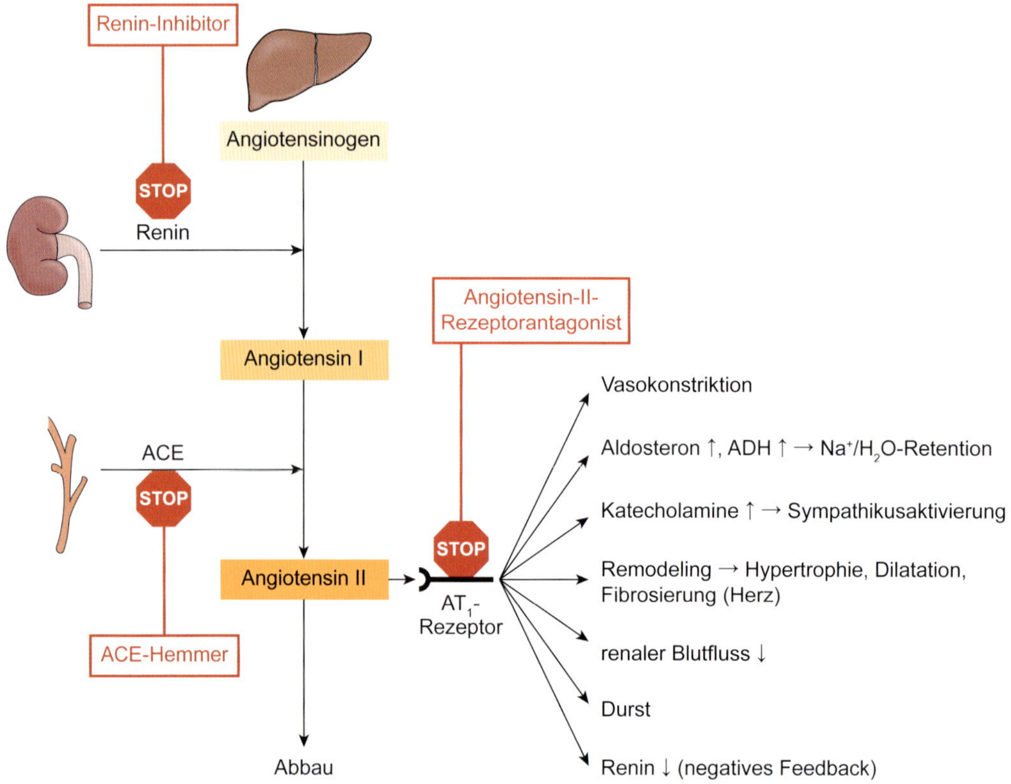

Abb. 3.1 Renin-Angiotensin-Aldosteron-System: Synthese und Wirkungen. Anmerkung: Es ist zu beachten, dass die aufgelisteten Effekte durch Angiotensin II hervorgerufen werden; ein Inhibitor hebt somit die genannten Wirkungen auf.

3.2 Bildung und Funktion der RAAS-Komponenten

3.2.1 Renin

Renin wird in den juxtaglomerulären Zellen des Glomerulums gebildet. Die Reninsynthese wird beeinflusst durch:

- den **Sympathikus** (β_1-Rezeptoren auf den juxtaglomerulären Zellen): Reninfreisetzung ↑ (▸ Kap. 2.2, ▸ Tab. 2.1)
- den **Perfusionsdruck** im Vas afferens des Glomerulums (niedriger Druck → Renin ↑)
- die NaCl-Konzentration im distalen Tubulus (niedriges NaCl → Renin ↑)

Renin ist eine Protease und spaltet aus dem von der Leber gebildetem **Angiotensinogen** das weitgehend inaktive **Angiotensin I** ab (▸ Abb. 3.1).

Merke

Renin selbst hat keine Wirkung auf die Gefäße.

3.2.2 Angiotensin II

Aus Angiotensin I wird durch das Angiotensin-Converting-Enzym (ACE) Angiotensin II abgespalten. ACE ist also wie Renin eine Protease, die aber bevorzugt in Endothelzellen lokalisiert ist und im Plasma vorkommt. **Angiotensin II ist einer der stärksten Vasokonstriktoren** überhaupt (10–40× stärker wirksam als Noradrenalin). Der Abbau von Angiotensin II erfolgt über das schwächer wirksame Angiotensin III in inaktive Peptide.

Die **Wirkungen** von Angiotensin II sind:

- **Vasokonstriktion** → peripherer Widerstand ↑, Blutdruck ↑
- Abnahme der Nierendurchblutung

- Steigerung der Resorption von Na^+ und Sekretion von H^+ im proximalem Tubulus
- Hemmung der Reninfreisetzung
- **Erhöhung der Aldosteronfreisetzung** aus der Nebennierenrinde. Aldosteron fördert die Na^+-/H_2O-Resorption und führt zur Myokardfibrose.
- **Erhöhung der Adrenalinfreisetzung** aus dem Nebennierenmark und der **Noradrenalinfreisetzung** aus den sympathischen Nervenendigungen
- **Hypertrophie der Herzmuskulatur**
- **Erhöhung der Freisetzung von Vasopressin (= ADH)** aus dem Hypophysenhinterlappen
- Durst

Zudem gibt es lokale Renin-Angiotensin-Systeme in Myokard, Gehirn und den Gefäßwänden, die lokal Angiotensin II bilden können und somit auch lokale Wirkungen – unabhängig vom systemischen RAAS – ausüben. Ein Beispiel ist das vom Myokard gebildete Angiotensin II, das die Hypertrophie und Fibrosierung des Herzens fördert.

3.2.3 Rezeptoren für Angiotensin II

Es gibt mindestens zwei Rezeptoren für Angiotensin II, die sich in ihrer Verteilung und Wirkung unterscheiden. Die o. g. Wirkungen werden durch die **prädominanten AT_1-Rezeptoren** vermittelt. AT_2-Rezeptoren sind hauptsächlich in der Fetalperiode bedeutsam, danach nimmt die Expression ab. Die Wirkungen der beiden Rezeptoren sind z. T. gegensätzlich, wobei aber berücksichtigt werden muss, dass die AT_2-Rezeptoren (außerhalb der Fetalzeit) vermutlich nur eine untergeordnete Rolle spielen.

- AT_1-Rezeptoren: Wachstumsstimulation, Vasokonstriktion
- AT_2-Rezeptoren: Wachstumshemmung, Vasodilatation

Merke

Zusammenfassend führt Angiotensin II zur Vasokonstriktion und Blutdrucksteigerung, Flüssigkeitsretention und Myokardhypertrophie/-hyperplasie. Diese Wirkungen werden hauptsächlich über AT_1-Rezeptoren ausgelöst.

3.2.4 Folgen der Inhibition der RAAS-Komponenten

Egal auf welcher Ebene im RAAS eingegriffen wird, sind die folgenden Wirkungen von Renin-Inhibitoren, ACE-Hemmern und Angiotensin-II-Antagonisten identisch:

- Aufhebung der Angiotensin-II-vermittelten Vasokonstriktion → **peripherer Widerstand** ↓, **Blutdruck** ↓
- Nierendurchblutung ↑ durch Dilatation der efferenten Arteriolen
- Aldosteron ↓ → leichte Diurese, **Abnahme der Na^+- und H_2O-Retention, Hemmung** der aldosteroninduzierten **Myokardfibrose**
- **Hemmung** des Angiotensin-II-induzierten **Remodelings am Myokard** → Vermeidung einer Myokardhypertrophie und Ventrikeldilatation, Verbesserung der Pumpfunktion
- Hemmung der ADH-Freisetzung → **Diurese**
- Hemmung der Angiotensin-II-induzierten Katecholaminfreisetzung → **Senkung des Sympathikotonus**

Merke

Bei ACE-Hemmern und Angiotensin-II-Antagonisten kommt es kompensatorisch zu einer Erhöhung der Plasmareninaktivität. Beim Renininhibitor ist die Plasmareninaktivität erniedrigt.

3.3 ACE-Hemmer

Wirkstoffe

Die Liste der verfügbaren ACE-Hemmer ist lang. Es sind deshalb hier nur einige aufgeführt: Captopril · Enalapril · Lisinopril · Fosinopril · Ramipril

Lerntipp

ACE-Hemmer enden auf -pril.

Wirkmechanismus

Wie der Name sagt, inhibieren ACE-Hemmer das Angiotensin-Converting-Enzym (ACE; ▸ Abb. 3.1). Dadurch wird die Umwandlung von Angiotensin I in II gehemmt. Es kommt zur:

- Vasodilatation → **peripherer Widerstand** ↓, **Blutdruck** ↓
- **Steigerung der Nierendurchblutung** durch Dilatation der efferenten Arteriolen
- Abnahme der Aldosteronkonzentration und somit zur Diurese, **Abnahme der Na^+-** und

H_2O-Retention und **Hemmung** der aldosteroninduzierten **Myokardfibrose**
- **Hemmung** des **Remodelings am Myokard**
- Hemmung der ADH-Freisetzung (Förderung der Diurese)
- Abnahme der Katecholaminfreisetzung

Nur bei den ACE-Hemmern besteht zudem eine Wirkung auf Kinine und Substanz P. ACE ist nämlich nicht spezifisch für Angiotensin I. Als sog. **Kininase II spaltet und inaktiviert** es auch **Bradykinin** (▶ Abb. 3.2), Kallidin und die Substanz P. Diese Substanzen bewirken über eine Freisetzung von Prostaglandinen und NO eine **Vasodilatation,** die die blutdrucksenkende Wirkung der ACE-Hemmer verstärkt. Zudem hemmen sie die Thrombozytenaggregation und vermindern das Remodeling am Herzen.

Kardio-/Nephroprotektion

Merke

ACE-Hemmer haben eine **protektive Wirkung am Herzen.** In vielen großen Studien konnte eine **Senkung der Mortalität** bei Herzinsuffizienz, Hypertonie und KHK durch ACE-Hemmer überzeugend nachgewiesen werden.

Unter anderem sind folgende Mechanismen der ACE-Hemmer an der Kardioprotektion beteiligt:
- Abnahme der Katecholaminfreisetzung und Sympathikusaktivität.
- Diurese und Na^+-Ausscheidung: dadurch reduzieren sich das Blutvolumen und die Vorlast am Herzen. Die Abnahme des peripheren Widerstands senkt die Nachlast.
- Hemmung von Aldosteron und Angiotensin II: Dadurch wird das sog. Remodeling, also Hypertrophie und Fibrosierung am Herzen, vermindert.

Darüber hinaus besteht ein **nephroprotektiver Effekt:** die Progression einer Proteinurie/Albuminurie bei diabetischer und nichtdiabetischer Nephropathie und das Fortschreiten einer Niereninsuffizienz werden vermindert.

Indikationen

Lerntipp

Die Indikationen werden gern vom IMPP abgefragt, meist in Fälle eingebaut, wie z. B.: Patient mit Hypertonus – welches der genannten Medikamente eignet sich zur Therapie der ersten Wahl?

Es gibt drei klassische kardiologische Indikationen, die sich aus den soeben genannten Wirkungen –

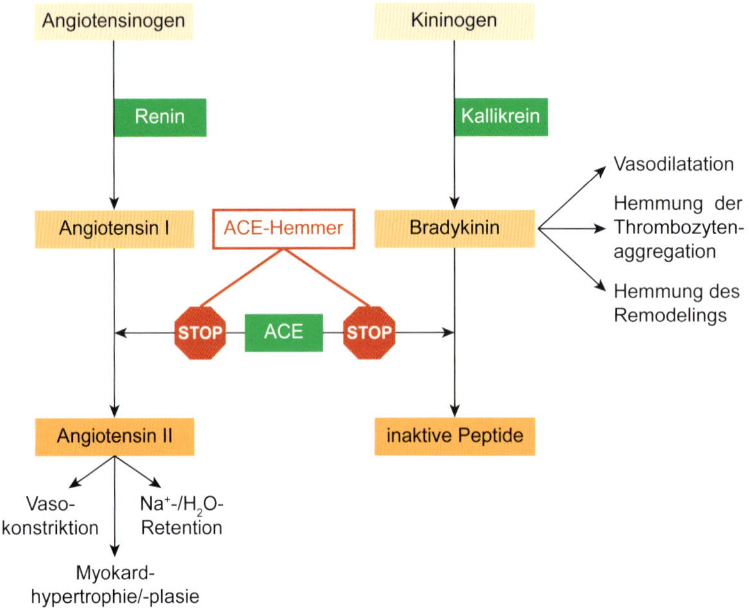

Abb. 3.2 Wirkmechanismus der ACE-Hemmer. Es sind die Haupteffekte für Angiotensin II und Bradykinin aufgeführt sowie der Angriffspunkt der ACE-Hemmer. Die ACE-Hemmer reduzieren die Wirkungen von Angiotensin II und verstärken die von Bradykinin. Für weitere Details zum Angiotensin II wird auf ▶ Abb. 3.1 verwiesen.

Blutdrucksenkung und Kardioprotektion – ableiten lassen:

- **arterielle Hypertonie** (geeignet zur Mono- und Kombinationstherapie; Mittel der ersten Wahl)
- **KHK:** frühzeitig bei akutem Myokardinfarkt
- **Herzinsuffizienz**

Zudem wird der **nephroprotektive Effekt** bei der Behandlung der **diabetischen und nichtdiabetischen Nephropathie mit Proteinurie/Albuminurie** genutzt.

Pharmakokinetik

Die meisten ACE-Hemmer sind **Prodrugs** und werden in der Leber durch **Esterspaltung** aktiviert; Ausnahmen sind Captopril und Lisinopril, die direkt wirksam sind. Die **Elimination** der ACE-Hemmer erfolgt **renal;** Ausnahme bildet Fosinopril, das zusätzlich biliär ausgeschieden wird. Captopril wirkt schnell (15 min) und „relativ" kurz (8–12 h), die anderen Substanzen weisen eine längere Wirkdauer von 12–24 h auf; Ramipril wirkt sogar bis zu 48 h. In ▶ Tab. 3.1 sind noch einmal wichtige pharmakokinetische Daten zu ausgewählten ACE-Hemmern aufgeführt.

Unerwünschte Wirkungen/Kontraindikationen

ACE-Hemmer werden von den meisten Patienten sehr gut vertragen. Dennoch gibt es fünf wichtige Nebenwirkungen, auf die man während und insbesondere zu Beginn einer Therapie achten muss.

Unerwünschte Wirkungen	Kontraindikationen
• Hypotonie • Verschlechterung der Nierenfunktion • Hyperkaliämie • Reizhusten • angioneurotisches Ödem	• beidseitige Nierenarterienstenose bzw. Nierenarterienstenose bei Einzelniere • Niereninsuffizienz (Kreatinin > 3 mg/dl) • Z. n. Nierentransplantation • Schwangerschaft und Stillzeit

Lerntipp

Die wichtigsten Nebenwirkungen der ACE-Hemmer sind ein absoluter IMPP-Hit:

- Die **Hypotonie** ergibt sich aus der blutdrucksenkenden Wirkung der ACE-Hemmer. Sie tritt aber insbesondere bei Patienten mit sekundär aktiviertem RAAS auf, die z. B. gleichzeitig an einer Herzinsuffizienz leiden oder unter einer Diuretikatherapie stehen. Deshalb muss die Dosierung langsam einschleichend begonnen werden.
- Es klingt paradox: ACE-Hemmer sind nephroprotektiv, dennoch können sie die **Nierenfunktion verschlechtern.** Insbesondere initial kann es zu einem leichten, meist passageren und klinisch nicht relevanten Anstieg des Kreatininwerts kommen. Deshalb muss der Kreatininwert unter einer Therapie kontrolliert werden. Langfristig sollte aber der nephroprotektive Effekt im Vordergrund stehen. Bei schwer eingeschränkter Nierenfunktion ist allerdings die Anwendung der ACE-Hemmer kontraindiziert.
- Die **Hyperkaliämie** ist zumeist nur dann ein Problem, wenn die Patienten gleichzeitig mit anderen kaliumretinierenden Medikamenten behandelt werden oder eine Niereninsuffizienz besteht. Deshalb muss auch der Kaliumwert kontrolliert werden.
- Das Auftreten von **Reizhusten** wird von bis zu 10 % der Patienten beschrieben und ist wahrscheinlich Folge der verstärkten Bradykininbildung. In diesen Fällen wird der ACE-Hemmer durch einen Angiotensin-II-Antagonisten ersetzt.
- Ein **angioneurotisches Ödem** ist zum Glück selten (< 0,1 %) und ebenfalls eine Folge der Wirkung auf das Kininsystem. Es kommt zu Schwellungen im Bereich von Gesicht, Lippen und

Tab. 3.1 Pharmakokinetik verschiedener ACE-Hemmer

Wirkstoff	Prodrug	Wirkdauer	Elimination
Captopril	kein Prodrug, direkt wirksam	schnell & kurz	renal
Enalapril	Prodrug	verzögert & lang	renal
Fosinopril	Prodrug	verzögert & lang	renal & biliär
Lisinopril	kein Prodrug, direkt wirksam	verzögert & lang	renal
Ramipril	Prodrug	verzögert & besonders lang	renal

Zunge. Bei Beteiligung des Kehlkopfs kann es tödlich verlaufen. Prinzipiell kann ein angioneurotisches Ödem zu jedem Zeitpunkt der Therapie auftreten, meist tritt es aber in den ersten Therapiewochen auf.

- ACE-Hemmer sind **fetotoxisch:** sie führen zu einer verminderten Nierenfunktion des Fetus, Oligohydramnion, Anurie, verzögerter Schädelossifikation. Sie dürfen deshalb nicht in der Schwangerschaft verwendet werden. Gleiches gilt wegen ihres neonatal-toxischen Effekts für die Stillzeit (Nierenversagen, Hypotonie, Hyperkaliämie). Das trifft übrigens auch für Angiotensin-II-Hemmstoffe und den Renin-Inhibitor zu.

Merke

Hemmstoffe des RAAS dürfen nicht in der Schwangerschaft und Stillzeit verwendet werden.

Wechselwirkungen

Eine Hyperkaliämie verstärkt sich bei Kombination mit **kaliumsparenden Diuretika.**

Nichtsteroidale Antiphlogistika (NSAID, ▸ Kap. 16.3.3.3) schwächen die antihypertensive Wirkung von ACE-Hemmern ab. Dies kann man sich vom Wirkmechanismus ableiten: ACE-Hemmer steigern über Bradykinin die Prostaglandinsynthese und bewirken u. a. darüber eine Vasodilatation. Bei gleichzeitiger Hemmung der Prostaglandinsynthese durch NSAID wird zumindest ein Teil der antihypertensiven ACE-Hemmerwirkung aufgehoben. Zudem können sowohl NSAIDs als auch ACE-Hemmer die Nierenfunktion verschlechtern, sodass eine Kombination beider Substanzen nicht empfohlen werden kann. Dies trifft nicht auf niedrig dosiertes ASS (zählt auch zu den NSAID) zu, welches üblicherweise in Kombination mit ACE-Hemmern bei KHK-Patienten verwendet wird.

3.4 Angiotensin-II-Rezeptorantagonisten (AT_1-Rezeptorantagonisten, „Sartane")

Wirkstoffe

Die Liste der verfügbaren Angiotensin-II-Rezeptorantagonisten ist zwar etwas kürzer als die der ACE-Hemmer. Es seien aber zur Vereinfachung nur drei Vertreter genannt: Candesartan · Losartan · Valsartan.

Lerntipp

Angiotensin-II-Rezeptorantagonisten enden auf -sartan. Sie werden deshalb im Klinikjargon auch gern als „Sartane" bezeichnet.

Wirkmechanismus

Angiotensin-II-Rezeptorantagonisten wirken eine Ebene „tiefer" als ACE-Hemmer. Sie wurden ursprünglich entwickelt, um die Hemmung im RAAS effektiver zu gestalten, da bei ACE-Hemmern ein sog. „Angiotensin-Escape-Phänomen" besteht: Angiotensin I kann nämlich auch unabhängig von ACE über andere Proteasen, z. B. der Chymase, in Angiotensin II umgewandelt werden. Diese Proteasen werden jedoch nicht von ACE-Hemmern erreicht, sodass unter einer Therapie mit ACE-Hemmern der Angiotensin-II-Spiegel im Verlauf wieder ansteigen kann. Durch Blockade der Endstrecke am Rezeptor wird dieser Effekt eliminiert.

Wie bereits erwähnt, gibt es für Angiotensin II mindestens zwei Rezeptorsubtypen, über die es seine Wirkungen ausüben kann. Angiotensin-II-Rezeptorantagonisten weisen einen **selektiven Antagonismus am AT_1-Rezeptor** auf, weshalb sie auch als AT_1-Rezeptorantagonisten bezeichnet werden können (▸ Abb. 3.3).

Lerntipp

Diese Begrifflichkeiten sind schon etwas verwirrend: mit AT_1 ist der Rezeptor gemeint und nicht Angiotensin I, das die Vorstufe zum Angiotensin II ist, aber quasi keine biologische Aktivität besitzt. Es bleibt zu merken: Sartane hemmen am AT_1-Rezeptor die Wirkung von Angiotensin II.

Damit heben Angiotensin-II-Rezeptorantagonisten (nur) die **Wirkungen** von Angiotensin II **am AT_1-Rezeptor auf.** Theoretisch bleibt die Wirkung von Angiotensin II am AT_2-Rezeptor erhalten, weshalb die vasodilatative Wirkung unterstützt und das Zellwachstum sowie das Remodeling am Herzen gehemmt werden (▸ Abb. 3.3). Klinisch hat sich jedoch daraus kein Vorteil ergeben, vermutlich aufgrund der untergeordneten Bedeutung dieses Rezeptors.

Im Prinzip kann man sich merken, dass die Wirkungen der Angiotensin-II-Rezeptorantagonisten denen der ACE-Hemmer entsprechen. Es kommt also zur Hemmung der Vasokonstriktion und Blutdruckabnahme, Steigerung der Nierendurchblutung, Diurese und Hemmung des Remodelings am Myokard.
Allerdings haben Angiotensin-II-Rezeptorantagonisten im Gegensatz zu ACE-Hemmern (▸ Abb. 3.2) keine Wirkung auf das Kininsystem, was den Vorteil hat, dass die Bradykinin-vermittelten Nebenwirkungen (Reizhusten und angioneurotisches Ödem) ausbleiben.

Cave

Rein theoretisch bietet die Kombination von ACE-Hemmern und Angiotensin-II-Rezeptorantagonisten die Möglichkeit, das RAAS vollständig auszuschalten, allerdings auf Kosten vermehrter unerwünschter Wirkungen – insbesondere Nierenfunktionsstörungen und Hyperkaliämien. Die Kombination wird deshalb nicht mehr empfohlen.

Indikationen

Die Indikationen der Angiotensin-II-Rezeptorantagonisten sind dieselben wie bei den ACE-Hemmern:

- **arterielle Hypertonie** (gleichwertig gute antihypertensive Wirkung wie ACE-Hemmer)
- **KHK, Herzinsuffizienz, diabetische und nichtdiabetische Nephropathie mit Proteinurie/Albuminurie** (bei Kontraindikation oder Unverträglichkeit von ACE-Hemmern)

Lerntipp

Zu den Angiotensin-II-Rezeptorantagonisten kann man sich der Einfachheit merken, dass sie dieselben Indikationen wie die ACE-Hemmer besitzen, jedoch bevorzugt dann angewandt werden, wenn ACE-Hemmer nicht verträglich sind. Denn die typische ACE-Hemmer-Nebenwirkung „Reizhusten" ist unter den Angiotensin-II-Rezeptorantagonisten deutlich seltener.

Pharmakokinetik

Angiotensin-II-Rezeptorantagonisten sind direkt wirksam (keine Prodrugs). Sie haben eine ausreichend lange Wirkdauer von ca. 24 h, sodass die einmal tägliche Gabe ausreichend ist. Sie werden hepatisch metabolisiert in z. T. noch aktive Metaboliten (bei Valsartan gering ausgeprägt).

Unerwünschte Wirkungen/Kontraindikationen

Abgesehen von den bradykininvermittelten Effekten treten die gleichen Nebenwirkungen **wie** bei den **ACE-Hemmern** auf. Somit sind Reizhusten und angioneurotisches Ödem deutlich seltener unter einer Therapie mit Angiotensin-II-Rezeptorantagonisten. Die Kontraindikationen und Wechselwirkungen entsprechen denen der ACE-Hemmer.

3.5 Renin-Inhibitor

Wirkstoffe

Aliskiren

Wirkmechanismus/Indikation

Aliskiren ist ein relativ neuer Wirkstoff, der erst seit 2007 in der Pharmakotherapie der arteriellen Hypertonie verfügbar ist. Es wirkt im RAAS ganz am Anfang.

Aliskiren ist ein direkter Hemmstoff der Protease Renin (▸ Abb. 3.1).

Somit wird weniger Angiostensinogen in Angiotensin I umgewandelt. Dementsprechend entsteht

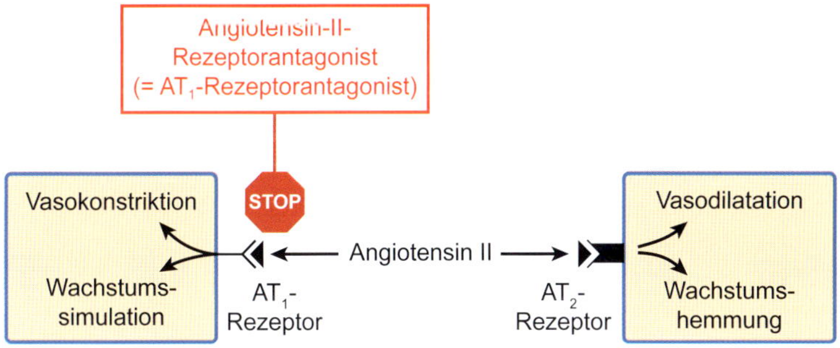

Abb. 3.3 Wirkmechanismus der Angiotensin-II-Rezeptorantagonisten

auch weniger Angiotensin II. Die Folgen sind dieselben wie bei ACE-Hemmern und Angiotensin-II-Rezeptorantagonisten:
- Hemmung der Vasokonstriktion und Blutdruckabnahme
- Steigerung der Nierendurchblutung
- Diurese und Hemmung des Remodelings am Myokard.

Allerdings ist im Gegensatz zu den ACE-Hemmern und Angiotensin-II-Rezeptorantagonisten die **Plasmareninaktivität unter Aliskiren erniedrigt** (darin liegt schließlich der Wirkmechanismus). Zudem hat Aliskiren keinen Einfluss auf das Kininsystem, sodass die Bradykinin-vermittelten Nebenwirkungen der ACE-Hemmer (Reizhusten und angioneurotisches Ödem) deutlich seltener auftreten. Auch spielt das Angiotensin-Escape-Phänomen keine Rolle.

Cave

Aliskiren ist ein neues Antihypertensivum, das aufgrund seiner langen Wirkdauer gewisse Vorteile bei der Blutdruckeinstellung aufweist (anhaltende Wirkung bis in die frühen Morgenstunden). Ob es auch die umfangreichen positiven Effekte der ACE-Hemmer besitzt (Nephroprotektion, prognostische Effekte bei der KHK und Herzinsuffizienz) bleibt abzuwarten.

Bislang hat Aliskiren lediglich eine Zulassung zur Behandlung der **arteriellen Hypertonie.**

Pharmakokinetik/Unerwünschte Wirkungen

Aliskiren hat eine sehr niedrige orale Bioverfügbarkeit von nur 3 %, die jedoch anscheinend ausreichend für die antihypertensive Wirkung ist. Es ist direkt wirksam (kein Prodrug) und besitzt eine sehr lange Wirkdauer von 40 h. Die Ausscheidung erfolgt überwiegend unverändert über den Darm. Wie die anderen Substanzen im RAAS ist Aliskiren gut verträglich. Diarrhö ist die häufigste Nebenwirkung. Ansonsten treten dieselben unerwünschten Wirkungen wie bei den ACE-Hemmern auf, allerdings sind Reizhusten und angioneurotisches Ödem deutlich seltener. Auch Kontraindikationen und Wechselwirkungen sind wie bei den ACE-Hemmern. Es sei noch einmal darauf hingewiesen, dass eine Kombination von Aliskiren mit ACE-Hemmern oder Angiotensin-II-Antagonisten wegen gehäufter Nebenwirkungen nicht zu empfehlen ist.

3.6 Zusammenfassung: Hemmstoffe im RAAS

Zur besseren Übersicht sind die wichtigsten Aspekte der Renin-Inhibitoren, ACE-Hemmer und Angiotensin-II-Rezeptorantagonisten in ▸ Tab. 3.2 zusammengefasst. Sie werden dort keine neuen Inhalte finden, sodass Sie die Tabelle auch überspringen können, wenn Sie bereits genug zu den genannten Wirkstoffklassen gelernt haben.

Tab. 3.2 Hemmstoffe im RAAS

Wirkstoffklasse	ACE-Hemmer	Angiotensin-II-Rezeptorantagonist	Renin-Inhibitor
Wirkstoff	Captopril, Enalapril, Fosinopril, Lisinoprol, Ramipril und andere „-prile"	Candesartan, Losartan, Valsartan und andere „Sartane"	Aliskiren
Wirkmechanismus	Hemmung des Angiotensin-Converting-Enzyms (ACE), sodass weniger Angiotensin II aus Angiotensin I gebildet wird	Antagonismus am AT_1-Rezeptor, über den Angiotensin II seine meisten Wirkungen vermittelt	direkte Hemmung der Serinprotease Renin, sodass weniger Angiotensin I aus Angiotensinogen gebildet wird. Folge: Angiotensin II ↓
Wirkungen	• Vasodilatation → peripherer Widerstand ↓, Blutdruck ↓ • Nierendurchblutung ↑ (Dilatation der efferenten Arteriolen) • Aldosteronkonzentration ↓: Diurese ↑, Na^+-/H_2O-Retention ↓, K^+-Retention ↑ • Hemmung des Remodelings am Myokard • ADH-Freisetzung ↓ • Sympathikotonus ↓		
	Plasmareninaktivität ↑ (kompensatorisch)		Plasmareninaktivität ↓

Tab. 3.2 Hemmstoffe im RAAS *(Forts.)*

Wirkstoffklasse	ACE-Hemmer	Angiotensin-II-Rezeptorantagonist	Renin-Inhibitor
Indikationen	arterielle Hypertonie		
	• KHK • Herzinsuffizienz • diabetische und nichtdiabetische Nephropathie mit Proteinurie/Albuminurie		
Pharmakokinetik	• Prodrugs (Aktivierung durch Esterspaltung); außer Captopril, Lisinopril • lang wirksam; außer Captopril (kurz)	• direkt wirksam • lang wirksam	• direkt wirksam • sehr lang wirksam
Unerwünschte Wirkungen	• Hypotonie • Verschlechterung der Nierenfunktion • Hyperkaliämie		
	• Reizhusten • angioneurotisches Ödem		Diarrhö
Kontraindikationen	• beidseitige Nierenarterienstenose, Nierenarterienstenose bei Einzelniere • Niereninsuffizienz (Kreatinin > 3 mg/dl) • Z. n. Nierentransplantation • Schwangerschaft, Stillzeit		
Wechselwirkungen	• Hyperkaliämie verstärkt durch kaliumsparende Diuretika • antihypertensive Wirkung abgeschwächt durch NSAID • keine Kombination der drei Substanzklassen miteinander, da dabei vermehrt unerwünschte Wirkungen auftreten		

3.7 Zu guter Letzt

Klinischer Fall

Einer Ihrer Patienten hat seit Längerem erhöhte Blutdruckwerte und Sie entschließen sich, eine Monotherapie mit einem ACE-Hemmer einzuleiten und erklären dem Patienten, dass es sich dabei um sehr gut verträgliche Präparate handelt.

1. Dennoch möchte der Patient wissen, ob und was für Nebenwirkungen auftreten können?
   Tatsächlich kommt der Patient nach 4 Wochen wieder in die Praxis, nachdem er bereits die Dosis verdoppelt hatte, und klagt über trockenen Husten.
2. Was machen Sie?

Antworten:

1. Sehr selten können folgende Nebenwirkungen auftreten: Hypotonie, Verschlechterung der Nierenfunktion, Hyperkaliämie, Reizhusten, angioneurotisches Ödem
2. Man stellt auf ein anderes Antihypertensivum um, z. B. einen Angiotensin-II-Rezeptorantagonisten.

Lerntipp

Wenn Sie jetzt den klinischen Einsatz der in diesem Kapitel vorgestellten Wirkstoffe lernen möchten, lesen Sie bitte weiter in:

- ► Kap. 26.2: arterielle Hypertonie
- ► Kap. 27.2: chronische Herzinsuffizienz
- ► Kap. 28.2.2.5, ► Kap. 28.3.1: KHK

04 Gefäßwirksame Pharmaka

4.1	**Wegweiser**	55
4.2	**Bedeutung und Beeinflussung der intrazellulären Kalziumkonzentration in glatten Muskelzellen der Gefäßwand**	56
4.2.1	Kontraktion der glatten Muskelzelle	56
4.2.2	Relaxation der glatten Muskelzelle	57
4.3	**Kalziumkanalblocker**	58
4.3.1	Dihydropyridine	58
4.3.2	Verapamil-Typ (Phenylalkylamine) und Diltiazem-Typ (Benzothiazepine)	59
4.3.3	Zusammenfassung Kalziumkanalblocker	60
4.4	**Kaliumkanalöffner**	61
4.5	**Vasodilatatorische Substanzen mit unbekanntem Wirkmechanismus**	62
4.6	**NO-Donatoren**	62
4.6.1	Das endogene Stickstoffmonoxidsystem	63
4.6.2	Nitrate	63
4.6.3	Molsidomin	65
4.6.4	Nitroprussidnatrium	65
4.7	**Phosphodiesterase-5-Hemmstoffe**	66
4.8	**Endothelinrezeptorantagonisten**	67
4.8.1	Das endogene Endothelinsystem	67
4.8.2	Endothelinrezeptorantagonisten	68
4.9	**Inodilatatoren**	68
4.10	**Zu guter Letzt**	69

IMPP-Hits

In absteigender Häufigkeit wurden vom IMPP Fragen zu folgenden Themenkomplexen gestellt, wobei der Schwerpunkt auf den ersten beiden aufgelisteten Themen liegt, die ¾ der Fragen ausmachen:

1. NO-Donatoren
2. Kalziumkanalblocker
3. Phosphodiesterase-5-Hemmstoffe
4. vasodilatatorische Substanzen mit unbekanntem Wirkmechanismus
5. Kaliumkanalöffner
6. Endothelinrezeptorantagonisten

4.1 Wegweiser

Der Begriff gefäßwirksame Pharmaka ist ein weitgefasster Bereich, denn es gibt viele Wirkstoffe, die direkt oder indirekt auf den Gefäßtonus einwirken. Bislang haben Sie in den Kapiteln 2 und 3 folgende Wirkstoffklassen kennengelernt, die den Gefäßtonus beeinflussen:

- α-Blocker (► Kap. 2.4.4.1)
- β-Blocker (► Kap. 2.4.4.2)
- Antisympathotonika (► Kap. 2.4.5)
- Hemmstoffe des RAAS (► Kap. 3.3 bis ► Kap. 3.5)

Rückblick

- **α-Blocker** heben durch die Blockade der α_1-Rezeptoren in den Gefäßen den vasokonstrikto-

rischen Effekt von Noradrenalin auf, sodass Noradrenalin dann verstärkt über vasodilatatorische β_2-Rezeptoren wirkt.
- **β-Blocker** fördern dementsprechend zunächst den vasokonstriktorischen Effekt von Noradrenalin. Jedoch hemmen sie u. a. über β_1-Rezeptoren der Niere die Reninfreisetzung, beeinflussen also das RAAS und hemmen damit die Angiotensin-II-vermittelte Vasokonstriktion, sodass der periphere Widerstand im Verlauf abnimmt.
- **Antisympathotonika** senken über zentrale Angriffspunkte den Sympathikotonus und führen darüber zur Vasodilatation.
- **Hemmstoffe des RAAS** bewirken entweder durch eine direkte Reninhemmung oder über eine Inhibition der Angiotensin-II-Bildung bzw. -Rezeptorbindung eine Abnahme der vasokonstriktorischen Wirkung von Angiotensin II.

Ausblick

Es verbleiben damit folgende direkt in den Gefäßen wirksame Substanzklassen, die in diesem Kapitel besprochen werden:
- Kalziumkanalblocker (► Kap. 4.3)
- Kaliumkanalöffner (► Kap. 4.4)
- vasodilatatorische Substanzen mit unbekanntem Wirkmechanismus (► Kap. 4.5)
- NO-Donatoren (► Kap. 4.6)
- Phosphodiesterase-5-Hemmstoffe (► Kap. 4.7)
- Endothelinrezeptorantagonisten (► Kap. 4.8)
- Inodilatatoren (► Kap. 4.9)

4.2 Bedeutung und Beeinflussung der intrazellulären Kalziumkonzentration in glatten Muskelzellen der Gefäßwand

4.2.1 Kontraktion der glatten Muskelzelle

Eine entscheidende Rolle bei der Kontraktion der glatten Muskelzelle spielt Kalzium. Nach Anstieg der intrazellulären Kalziumkonzentration bindet Kalzium an Calmodulin (► Abb. 4.1). Der Kalzium/Calmodulin-Komplex aktiviert die Myosin-Leichtketten-Kinase (MLKK). Wie der Name sagt, kann dieses Enzym die leichte Kette des Myosins phosphorylieren und dadurch die Kontraktion auslösen.

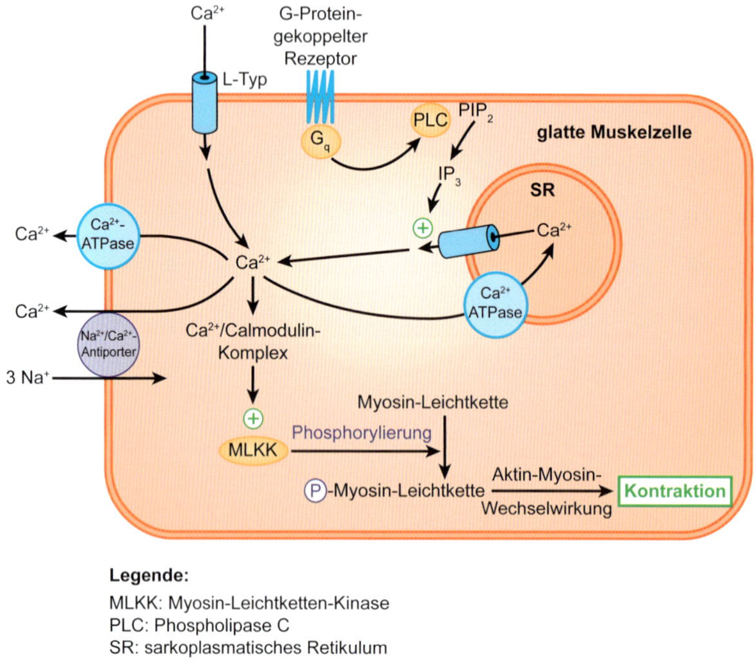

Abb. 4.1 Regulation der Kalziumkonzentration für die Kontraktion der glatten Muskelzelle der Gefäßwand. Es handelt sich um eine stark vereinfachte Darstellung, die nur die Mechanismen beinhaltet, die für die Erklärung der Wirkprinzipien der gefäßaktiven Pharmaka von Bedeutung sind.

Die Kalziumkonzentration im Zytosol wird durch folgende Mechanismen gesteigert – und damit eine Kontraktion der glatten Muskelzelle ausgelöst (▸ Abb. 4.1):

- **Einstrom von Kalzium aus dem Extrazellulärraum** über den spannungsabhängigen L-Typ-Kalziumkanal. Dieser Kanal öffnet sich durch Depolarisation der Zelle.
- **Freisetzung von Kalzium aus dem sarkoplasmatischen Retikulum.** Dieser Mechanismus wird durch IP_3 (Inositol-1,4,5-trisphosphat) gefördert und von vielen G-Protein-gekoppelten Rezeptoren genutzt. Nach Rezeptorbindung stimuliert das G_q-Protein die Phospholipase C, die aus der Plasmamembran aus PIP_2 (Phosphatidylinositol-4,5-bisphosphat) IP_3 bildet.
- **Hemmung des Kalziumtransports aus dem Zytosol** über den Na^+/Ca^{2+}-Antiporter und die Ca^{2+}-ATPase in den Extrazellulärraum bzw. ins sarkoplasmatische Retikulum.

Folgende **endogene Vasokonstriktoren** vermitteln ihre Wirkung über ein **G_q-Protein** (erhöhen also über die IP_3-Bildung die Kalziumfreisetzung aus dem sarkoplasmatischem Retikulum):

- **Noradrenalin** über α_1-Rezeptoren
- **Angiotensin II** über den AT_1-Rezeptor
- **Endothelin 1** über den ET_A-Rezeptor

4.2.2 Relaxation der glatten Muskelzelle

Eine Relaxation der glatten Muskulatur kann durch eine **Absenkung der intrazellulären Kalziumkonzentration** erreicht werden. Folgende Prinzipien stehen zur Verfügung:

- Hemmung des Kalziumeinstroms von extra- nach intrazellulär durch die L-Typ-Kalziumkanäle
- Hemmung der Kalziumfreisetzung aus dem endoplasmatischen Retikulum
- Förderung des Kalziumtransports nach extrazellulär oder ins endoplasmatische Retikulum.

Pharmakologisch werden bei den gefäßwirksamen Pharmaka folgende Mechanismen verwendet (▸ Abb. 4.2):

1. „direkte" Hemmung des Kalziumeinstroms von extra- nach intrazellulär durch Inhibition der langsamen, spannungsabhängigen L-Typ-Kalziumkanäle → Prinzip der **Kalziumkanalblocker**

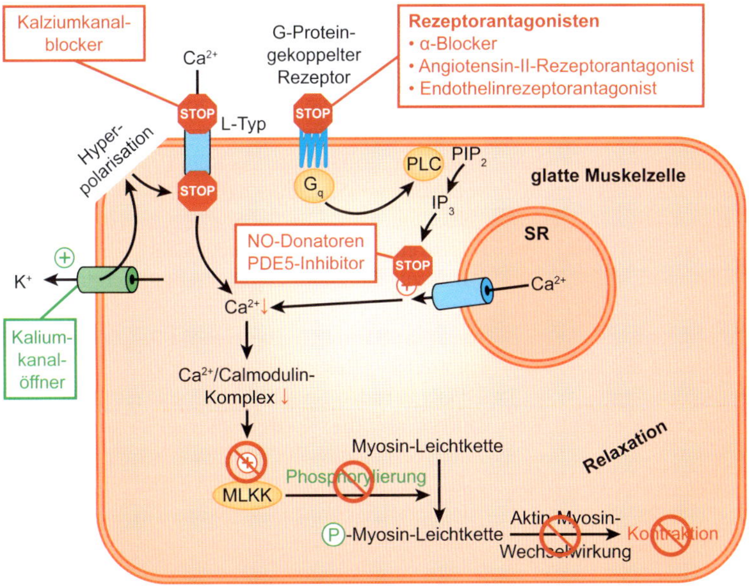

Legende:
MLKK: Myosin-Leichtketten-Kinase
PLC: Phospholipase C
SR: sarkoplasmatisches Retikulum

Abb. 4.2 Angriffspunkte der gefäßwirksamen Pharmaka. Die Abbildung leitet sich aus Abb. 4.1 ab und wurde weiter vereinfacht, um die Wirkmechanismen der vasoaktiven Substanzen darzustellen.

2. „indirekte" Hemmung des Kalziumeinstroms von extra- nach intrazellulär durch Hyperpolarisation der Muskelzelle und damit verminderte Öffnung des spannungsabhängigen L-Typ-Kalziumkanals → Prinzip der **Kaliumkanalöffner**
3. Hemmung der Kalziumfreisetzung aus dem endoplasmatischen Retikulum. Das kann mit zwei Mechanismen erreicht werden:
   - Rezeptorblocker, die quasi von „außen" auf die Zelle wirken und die Stimulation durch die endogenen Agonisten auf die Synthese von IP_3 wegnehmen. Das betrifft die G_q-proteinvermittelten Rezeptoren für Noradrenalin (α_1-Rezeptoren), Angiotensin II (AT_1-Rezeptor) und Endothelin 1 (ET_A-Rezeptor) → Prinzip der **α-Blocker, Angiotensin-II-Rezeptorantagonisten, Endothelinrezeptorantagonisten.**
   - Hemmung der IP_3-vermittelten Kalziumfreisetzung von „innen", indem über die Bildung bestimmter Second-Messengers IP_3 gehemmt wird → Prinzip der **NO-Donatoren** und **Phosphodiesterase-5-Hemmstoffe.**

4.3 Kalziumkanalblocker

Wirkmechanismus

Kalziumkanalblocker werden auch gern als Kalziumantagonisten bezeichnet. Sie sind jedoch keine Antagonisten vom Kalzium, sondern **hemmen den langsamen, spannungsabhängigen L-Typ-Kalziumkanal.** Dieser Kanal kommt im Myokard und in der glatten Gefäßmuskulatur vor und ist für den Einwärtsstrom von Kalzium in die Zelle verantwortlich (► Abb. 4.1). Dadurch wird in den glatten Muskelzellen die Kontraktion ausgelöst. In den Schrittmacherzellen von Sinus- und AV-Knoten wird das Aktionspotenzial im Wesentlichen durch Kalzium getragen. Durch die Blockade des Kanals wird der Einstrom von Kalzium in die Zelle gehemmt. Die Folgen sind:

- an den Gefäßen (auch Koronargefäße) eine **Vasodilatation**
- am Herzen eine **negative Ino-, Chrono-, Dromotropie.**

Kalziumkanalblocker werden je nach Selektivität zu den Kalziumkanälen eingeteilt in:

- nur in den Gefäßen wirksam: Dihydropyridine
- an den Gefäßen und am Herzen wirksam: Verapamil-Typ (Phenylalkylamine), Diltiazem-Typ (Benzothiazepine).

4.3.1 Dihydropyridine

Wirkstoffe

Nifedipin · Nimodipin · Nitrendipin · Amlodipin · Felodipin

Lerntipp

Dihydropyridine enden typischerweise auf -dipin.

Wirkmechanismus

Dihydropyridine **hemmen in den glatten Gefäßmuskelzellen die L-Typ-Kalziumkanäle** und wirken besonders in Arterien und Arteriolen inkl. den Koronarien. Es kommt zur **Senkung des peripheren Widerstands** und damit zur Abnahme des erhöhten Blutdrucks.

Reflektorisch wird jedoch der Sympathikus aktiviert, sodass die **Herzfrequenz ansteigt.** Dadurch **erhöht sich der kardiale Sauerstoffverbrauch** mit der Gefahr des Auftretens von Angina-pectoris-Anfällen. Besonders ausgeprägt ist dieser Effekt bei den älteren, schnell anflutenden Substanzen, wozu Nifedipin zählt.

Indikationen

Das Hauptanwendungsgebiet für Dihydropyridine ist die **arterielle Hypertonie.** Sie eignen sich zur Mono- und Kombinationstherapie. Bevorzugt werden die langsam anflutenden neueren Substanzen (Nitrendipin, Amlodipin, Felodipin) verwendet, da sie eine längere Wirkdauer haben. Das schnell wirksame Nifedipin wird zur Behandlung der **hypertensiven Krise** eingesetzt, jedoch wegen der Nebenwirkungen nicht zur Langzeittherapie des Bluthochdrucks. Nifedipin und Amlodipin werden auch bei Patienten mit einer **pulmonalen Hypertonie** angewandt, jedoch nur bei sog. Respondern (► Kap. 26.3).
Weitere Indikationen, bei denen der vasodilatative Effekt auf die Koronararterien ausgenutzt wird, sind **vasospastische Angina** (Prinzmetal-Angina) und die **chronische stabile Angina pectoris.** Darüber hinaus können sie beim **Raynaud-Syndrom** verwendet werden. Eine besondere Indikation besteht für Nimodipin, das aufgrund seiner hohen Lipophilie ZNS-gängig ist und zur Prophylaxe und Therapie ischämiebedingter neurologischer Ausfallserscheinungen infolge zerebraler Vasospasmen bei Subarachnoidalblutungen eingesetzt wird. Eine

Zusammenfassung von Indikationen und Weiterem finden Sie in ▸ Tab. 4.1.

Cave

Lang wirksame Substanzen (Nitrendipin, Amlodipin, Felodipin) sollen bei der Dauertherapie bevorzugt werden. Kurz wirksames Nifedipin weist eine erhöhte Mortalität bei Patienten mit einem akuten Koronarsyndrom auf.

Pharmakokinetik

Die meisten Substanzen werden zwar gut resorbiert, unterliegen aber einer deutlichen hepatischen Metabolisierung **(First-Pass-Effekt),** sodass die orale Bioverfügbarkeit meist nur 10–20 % beträgt. Ausnahmen: Nifedipin und insbesondere Amlodipin haben eine deutlich höhere orale Bioverfügbarkeit. Die Metabolisierung erfolgt über CYP3A4.

Das schnell anflutende Nifedipin hat eine Halbwertszeit von 3 h, die anderen Substanzen wirken länger (Nitrendipin 12 h, Amlodipin 40 h).

Unerwünschte Wirkungen/Kontraindikationen

Unerwünschte Wirkungen	Kontraindikationen
• **orthostatische Hypotonie** • **reflektorische Tachykardie** • Angina-pectoris-Anfall • bedingt durch die Vasodilatation: **Kopfschmerzen, Flush, Knöchelödeme** • Nifedipin: **Zahnfleischhypertrophie**	• instabile Angina pectoris • akuter Myokardinfarkt • Tachykardie • hochgradige Aortenstenose • hypertrophe obstruktive Kardiomyopathie (HOCM)

Merke

- Unter Nifedipin besteht eine **erhöhte Mortalität für KHK-Patienten.** Vermutlich steht das im Zusammenhang mit der schnell eintretenden Wirkung von Nifedipin und dem Auslösen der Reflextachykardie.
- Wegen dem Risiko für **Fetopathien** dürfen Dihydropyridine nicht in der Schwangerschaft verwendet werden. Ausnahme: Nifedipin (Medikament der zweiten Wahl bei Hypertonie in der Schwangerschaft).

Lerntipp

Es ist ein gern gefragtes IMPP-Thema, wann Nifedipin nicht angewandt werden darf. Sie sollten sich daher die in der Tabelle aufgeführten Kontraindikationen gut merken!

Wechselwirkungen

Die Kombination von Dihydropyridinen mit β-Blockern vermeidet die Reflextachykardie und ist deshalb günstig.

4.3.2 Verapamil-Typ (Phenylalkylamine) und Diltiazem-Typ (Benzothiazepine)

Wirkstoffe

- Verapamil-Typ (Phenylalkylamine): Verapamil · Gallopamil
- Diltiazem-Typ (Benzothiazine): Diltiazem

Lerntipp

Verapamil ist ein beliebtes Zielobjekt des IMPP. Es wurde quasi alles abgefragt, vom genauen Wirkmechanismus über Indikationen, Kontraindikationen, Nebenwirkungen und sogar Pharmakokinetik.

Wirkmechanismus

Verapamil, Gallopamil und Diltiazem **hemmen die L-Typ-Kalziumkanäle in den glatten Gefäßmuskelzellen und den Herzmuskelzellen.**

- Gefäße: Es kommt zur **Senkung des peripheren Widerstands** und damit zur Abnahme des erhöhten Blutdrucks.
- Herz: Im Schrittmachergewebe von Sinus- und AV-Knoten wird das Aktionspotenzial durch Kalzium getragen, sodass die Kalziumkanalblocker insbesondere auf diese Zellen wirksam werden; sie wirken **negativ chronotrop** und **negativ dromotrop.** Eine gewisse Wirkung auch auf das Arbeitsmyokard bewirkt eine **negative Inotropie.**

Merke

Bei Dihydropyridinen steigt die Herzfrequenz (Reflextachykardie) – nicht jedoch bei Verapamil, Gallopamil und Diltiazem.

Indikationen

Die Substanzen können sowohl zur **Blutdrucksenkung** als auch zur **Frequenzsenkung** verwendet werden, sind jedoch eher Medikamente der zweiten Wahl. Es bestehen konkret folgende Indikationen:

- arterielle Hypertonie
- pulmonale Hypertonie (nur bei sog. Respondern; Diltiazem ▸ Kap. 26.3)
- supraventrikuläre Tachykardie, Tachyarrhythmia absoluta: die Überleitung der schnellen Vorhoffrequenz auf die Ventrikel wird gehemmt
- KHK (chronisch stabile Angina pectoris, Prinzmetal-Angina)

Cave

Kalziumkanalblocker vom Verapamil- und Diltiazem-Typ sollten bei instabiler Angina erst dann verwendet werden, wenn die prognosebessernden β-Blocker (= erste Wahl) unverträglich sind.

Praxistipp

Verapamil ist für den Kliniker insbesondere dann von Interesse, wenn andere Medikamente bei entsprechender Indikation nicht verwendet werden dürfen. Ein Beispiel ist eine schwere obstruktive Atemwegserkrankung und gleichzeitige supraventrikuläre Tachykardie. Wegen der Lungenerkrankung darf kein β-Blocker eingesetzt werden. Verapamil ist dann eine gute Alternative.

Pharmakokinetik

Alle drei Substanzen werden gut resorbiert, unterliegen aber einem **starken First-Pass-Effekt.**

Die Metabolisierung erfolgt durch CYP3A4. Verapamil wird zusätzlich über CYP1A2 metabolisiert. Die Halbwertszeit für Verapamil beträgt 5 h, für Diltiazem 8 h.

Unerwünschte Wirkungen/Kontraindikationen

Die meisten Nebenwirkungen lassen sich vom Wirkprinzip ableiten.

Unerwünschte Wirkungen	Kontraindikationen
• **bradykarde Herzrhythmusstörungen** • **AV-Block** • Verschlechterung einer **Herzinsuffizienz** • **Hypotonie** • Verapamil: **Obstipation**	• AV-Block • Bradykardie • Herzinsuffizienz • Sick-Sinus-Syndrom • **WPW-Syndrom mit Vorhofflimmern**

Die Anwendung beim WPW-Syndrom mit Vorhofflimmern ist kontraindiziert, da durch die Hemmung im AV-Knoten die Gefahr besteht, dass die Vorhoftachykardie über die akzessorische Leitungsbahn 1:1 auf die Kammer übergeleitet wird und so eine Kammertachykardie ausgelöst werden kann.

Wechselwirkungen

Cave

Durch die Metabolisierung von Verapamil über CYP1A2 kommt es zur Interaktion mit dem Stoffwechsel von Theophyllin (▸ Abb. 1.3), das eine enge therapeutische Breite besitzt. Bei gleichzeitiger Therapie mit beiden Substanzen kann der Theophyllinspiegel in toxische Bereiche ansteigen.

Kalziumkanalblocker vom Verapamil- und Diltiazem-Typ dürfen NICHT mit β-Blockern kombiniert werden wegen synergistischer Effekte mit der Gefahr von höhergradigem AV-Block, Bradykardie, akuter Herzinsuffizienz.

Merke

- Dihydropyridine – Reflextachykardie – Kombination mit β-Blockern gut!
- Verapamil, Gallopamil, Diltiazem – keine Reflextachykardie – keine Kombination mit β-Blockern!

4.3.3 Zusammenfassung Kalziumkanalblocker

Zur besseren Anschaulichkeit sind die verschiedenen Kalziumkanalblocker in ▸ Tab. 4.1 zusammengefasst.

Tab. 4.1 Eigenschaften der Kalziumkanalblocker

	Dihydropyridine	Verapamil-Typ	Diltiazem-Typ
Wirkstoffe	Nifedipin, Nimodipin, Nitrendipin, Amlodipin, Felodipin	Verapamil, Gallopamil	Diltiazem
Wirkmechanismus	Hemmung der langsamen, spannungsabhängigen L-Typ-Kalziumkanäle		
	nur in Gefäßen	in Gefäßen und Myokard	
Wirkung	Vasodilatation → Blutdruck ↓		
	Reflextachykardie (Herzfrequenz ↑)	• negativ chronotrop (Herzfrequenz ↓) • negativ dromotrop (AV-Zeit ↑) • negativ inotrop	
Indikationen	• arterielle Hypertonie • pulmonale Hypertonie (nur bei Respondern) • KHK (chronisch stabile Angina, Prinzmetal-Angina)		
	• hypertensiver Notfall (Nifedipin) • Raynaud-Syndrom	• supraventrikuläre Tachykardie • Tachyarrhythmia absoluta	
Pharmakokinetik	Metabolisierung über CYP3A4, meist starker First-Pass-Effekt		
	• Nifedipin: flutet schnell an, wirkt kurz • andere Substanzen wirken länger		
Unerwünschte Wirkungen	Hypotonie		
	• Reflextachykardie • Angina-pectoris-Anfall • Kopfschmerzen • Flush • Knöchelödeme • Zahnfleischhypertrophie	• AV-Block • Bradykardie • Herzinsuffizienz • Obstipation	
Kontraindikationen	• akutes Koronarsyndrom (instabile Angina pectoris, akuter Myokardinfarkt) • Tachykardie	• AV-Block • Bradykardie • Sick-Sinus-Syndrom • Herzinsuffizienz • WPW-Syndrom mit Vorhofflimmern	
Wechselwirkungen	Kombination mit β-Blockern günstig	keine Kombination mit β-Blockern	

4.4 Kaliumkanalöffner

Wirkstoffe

Minoxidil · Diazoxid

Wirkmechanismus

Kaliumkanalöffner binden an den ATP-abhängigen Kaliumkanal und erhöhen dessen Öffnungswahrscheinlichkeit. Durch den **verstärkten Kaliumausstrom** aus der Zelle kommt es zur Hyperpolarisation (▸ Abb. 4.2). Dadurch können die spannungsabhängigen Kalziumkanäle nicht mehr öffnen und der **Kalziumeinstrom in die Zelle nimmt ab.** In den Arteriolen kommt es zur Relaxation der glatten Gefäßmuskelzellen mit der Folge: **Vasodilatation** und Blutdrucksenkung. **Reflektorisch** werden der Sympathikus und das

RAAS aktiviert. Es **steigen** die **Herzfrequenz,** das **HZV** und es kommt zur **Na^+-/H_2O-Retention.**

Indikationen

Minoxidil ist ein potenter Blutdrucksenker und wird als Reservemedikament bei medikamentös schwer zu behandelnder Hypertonie in Kombination mit Furosemid und einem β-Blocker eingesetzt.

> **Cave**
>
> Im Rahmen einer Dauertherapie muss eine Kombination mit einem Diuretikum und einem β-Blocker zur Aufhebung der reflektorischen Wirkungen erfolgen.

Beim **Diazoxid** nutzt man den Effekt auf den Kaliumkanal der B-Zellen des Pankreas (► Kap. 11.4.2, ► Abb. 11.1). Durch die Hyperpolarisation wird die Insulinfreisetzung gehemmt, sodass Diazoxid zur Behandlung von **Hypoglykämien bei Insulinomen** verwendet wird.

Unerwünschte Wirkungen

Wie bereits erwähnt kommt es zur **Reflextachykardie, Na^+-und H_2O-Retention.** Wegen der Vasodilatation von Hirngefäßen können Kopfschmerzen auftreten. Minoxidil bewirkt zudem eine **Hypertrichose** und wird deshalb topisch als Haarwuchsmittel angewandt.

4.5 Vasodilatatorische Substanzen mit unbekanntem Wirkmechanismus

> **Wirkstoffe**
>
> Hydralazin · Dihydralazin

Wirkmechanismus

Die Substanzen bewirken über einen noch unbekannten Mechanismus eine **Relaxation der Arteriolen.** Die Venen werden nicht dilatiert. Es kommt zur **Abnahme des peripheren Widerstands und des Blutdrucks.**

Reflektorisch steigen Herzfrequenz und HZV und es kommt zur **Na^+- und H_2O-Retention.**

Indikation

Hydralazin und Dihydralazin werden als **Antihypertensiva nur für die Kombinationstherapie** der arteriellen Hypertonie verwendet.

> **Cave**
>
> Aufgrund der reflektorischen Gegenregulation dürfen die Substanzen nicht zur Monotherapie eingesetzt werden. Ideal: Kombination mit β-Blocker und Diuretikum.

> **Merke**
>
> Dihydralazin darf in der Schwangerschaft bei hypertensiven Zuständen zur Blutdrucksenkung angewandt werden. Es ist allerdings in der Bedeutung gesunken, da erhebliche Risiken für Mutter und Kind drohen (u. a. vorzeitige Plazentaablösung).

Pharmakokinetik

Es besteht durch Acetylierung ein ausgeprägter First-Pass-Effekt.

Die orale Bioverfügbarkeit von Dihydralazin ist abhängig von der Metabolisierungsrate, die genetisch determiniert ist:

- Bei Schnellacetylierern liegt sie bei ca. 15–20 %.
- Bei Langsamacetylierern liegt sie bei ca. 30–40 %.

Bei Langsamacetylierern können deshalb vermehrt unerwünschte Wirkungen auftreten.

Unerwünschte Wirkungen

Aufgrund der Vasodilatation und reflektorischen Gegenregulation kommt es zur Tachykardie, Na^+-/H_2O-Retention, zu Ödemen und Kopfschmerzen.

Bei länger dauernder Anwendung können eine rheumatoide Arthritis und ein medikamentöser Lupus erythematodes auftreten.

4.6 NO-Donatoren

Als NO-Donatoren bezeichnet man Substanzen, die enzymatisch oder nichtenzymatisch NO freisetzen. Da sie eine Vasodilatation bewirken, werden sie auch als Nitrovasodilatatoren bezeichnet.

> **Wirkstoffe**
>
> Nitrate · Molsidomin · Nitroprussidnatrium

4.6.1 Das endogene Stickstoffmonoxidsystem

Das Gefäßendothel bildet aus L-Arginin unter Einwirkung der endothelialen NO-Synthase Stickstoffmonoxid (NO) und setzt NO kontinuierlich frei. NO diffundiert vom Endothel in die Gefäßwand und stimuliert im Zytosol der glatten Gefäßmuskelzellen die Guanylatzyklase (► Abb. 4.3). Dadurch wird die Synthese von cGMP aus GTP gesteigert. Über weitere Kinasen wird letztendlich die fördernde Wirkung von IP_3 (► Abb. 4.1 und ► Abb. 4.2) auf die Kalziumfreisetzung aus dem sarkoplasmatischen Retikulum ins Zytosol gehemmt. Der intrazelluläre Kalziumspiegel fällt also ab und es kommt zur Relaxation der Muskelzelle und somit zur Vasodilatation. NO diffundiert auch ins Gefäßlumen und kann dort die Aggregation und Adhäsion von Thrombozyten hemmen.

4.6.2 Nitrate

Wirkstoffe

Glyzeroltrinitrat (GTN) · Isosorbiddinitrat (ISDN) · Isosorbidmononitrat (ISMN)

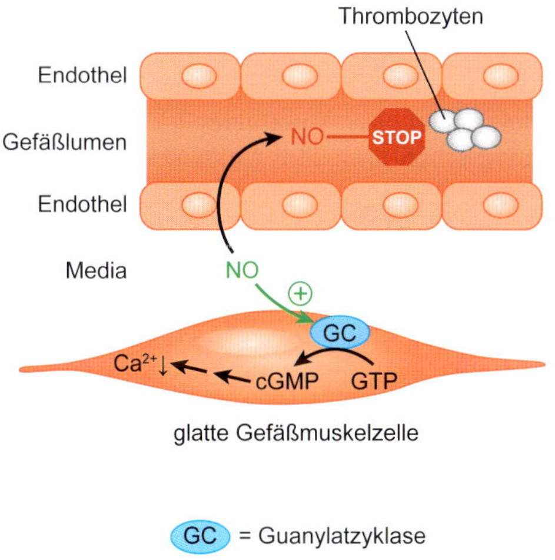

Abb. 4.3 Wirkmechanismus von vaskulärem NO

Wirkmechanismus

Organische Nitrate werden **in der glatten Gefäßmuskelzelle** metabolisiert, wobei der genaue Mechanismus immer noch nicht ganz klar ist. Jedenfalls wird **enzymatisch NO freigesetzt.** Danach kommt es zu oben beschriebenen Mechanismus: Stimulation der zytosolischen Guanylatzyklase → cGMP-Bildung ↑ → Kalziumkonzentration im Zytosol der glatten Muskelzelle ↓ → Relaxation. Die Nitratwirkung ist besonders effektiv in den großen Gefäßen, insbesondere im venösen System.

- Durch die Dilatation der venösen Kapazitätsgefäße wird der venöse Rückstrom zum Herzen vermindert und dadurch die Vorlast gesenkt.
- Durch die Dilatation der großen arteriellen Gefäße nehmen der periphere Widerstand und die Nachlast ab – der Effekt ist jedoch nicht so ausgeprägt und nur kurzfristig.
- Nitrate dilatieren effektiv die Koronararterien und heben Koronarspasmen auf. Sie wirken **antianginös.**
- Trotz dieser positiven Effekte haben Nitrate **keine prognosebessernde Wirkung** bei Patienten mit einer KHK.

Merke

Durch Senkung der Vor- und Nachlast sowie durch die Koronardilatation werden die Wandspannung im Ventrikel gesenkt, der Sauerstoffverbrauch vermindert und die koronare Durchblutung verbessert. Die pektanginösen Schmerzen lassen nach.

Indikationen

Nitrate sind in erster Linie Koronartherapeutika. Bei Patienten mit einer KHK werden sie zur **Akuttherapie eines pektanginösen Anfalls** (GTN sublingual) und zur **Dauertherapie bei stabiler Angina pectoris** (ISDN, ISMN) eingesetzt (► Tab. 4.2).

Merke

Kein Medikament kann so schnell einen Angina-pectoris-Anfall durchbrechen wie Glyzeroltrinitrat (GTN) sublingual.

Tab. 4.2 Indikationen der Nitrate

Wirkstoff	Indikation
GTN	• **Akuttherapie** eines pektanginösen Anfalls (sublingual) • hypertensive Krise, Lungenödem bei dekompensierter Herzinsuffizienz (i. v.)
ISDN	• **Akuttherapie** eines pektanginösen Anfalls (sublingual): Wirkung aber etwas langsamer als bei GTN • **Prophylaxe** eines pektanginösen Anfalls in Kombination mit einem β-Blocker oder Kalziumkanalblocker (p. o.)
ISMN	**Prophylaxe** eines pektanginösen Anfalls in Kombination mit einem β-Blocker oder Kalziumkanalblocker (p. o.)

Ansonsten kann GTN i. v. aufgrund der blutdrucksenkenden Wirkung bei **hypertensiver Entgleisung** verwendet werden und zur Vorlastsenkung **beim Lungenödem** infolge einer akut dekompensierten Herzinsuffizienz (insofern keine Hypotonie besteht).

Pharmakokinetik

Nitrate sind Prodrugs, aus denen NO enzymatisch abgespalten wird. Sie werden sehr gut über Mundschleimhaut, Haut und intestinal resorbiert. Allerdings besteht eine rasche hepatische Inaktivierung. Erst durch Veränderungen der Pharmakokinetik konnte bei ISDN und ISMN eine längere Wirkdauer erzielt werden.

GTN (Glyzeroltrinitrat, Nitroglyzerin)
- Wirkt sehr schnell und kurz (▸ Tab. 4.3).
- Es wird **sublingual** als Spray oder Zerbeißkapsel zur **Anfallstherapie** von pektanginösen Beschwerden verwendet. Bei der sublingualen Anwendung wird GTN gut über die Mundschleimhaut resorbiert und umgeht die hepatische Metabolisierung. Bei Tabletten würde die orale Bioverfügbarkeit aufgrund der schnellen hepatischen Inaktivierung nur 2 % betragen.

ISDN (Isosorbiddinitrat)
- Wirkt **sublingual** etwas langsamer aber länger als GTN und kann zur **Anfallstherapie** verwendet werden.
- Bevorzugte Anwendung ist jedoch **oral (Retardtablette) zur Prophylaxe.**

Tab. 4.3 Vergleich pharmakokinetischer Parameter verschiedener Nitrate

Nitrat	Wirkungseintritt	Wirkdauer
GTN sublingual	1 min	0,5 h
ISDN sublingual	1–2 min	1 h
ISDN Tabl. ret.	30 min	8–12 h
ISMN Tabl.	30 min	4–6 h

- ISDN hat eine niedrige orale Bioverfügbarkeit (20 %). Es wird hepatisch in aktive Metaboliten, u. a. in ISMN, metabolisiert.

ISMN (Isosorbidmononitrat)
- Wirkt langsam und lange.
- Es wird oral zur **Prophylaxe** von Angina-pectoris-Anfällen eingesetzt.
- ISMN wird gut enteral resorbiert. Es besteht eine geringe hepatische Inaktivierung.

Unerwünschte Wirkungen/Kontraindikationen

Unerwünschte Wirkungen	Kontraindikationen
Durch die Vasodilatation treten folgende Nebenwirkungen auf: • vasomotorischer Kopfschmerz und Flush • Hypotonie, Schwindel, orthostatische Dysregulation	• Hypotonie (RR_{sys} < 100 mmHg) • hypertrophe obstruktive Kardiomyopathie
• bei hoher Dosierung: Reflextachykardie, wodurch pektanginöse Beschwerden evtl. verstärkt werden. • Toleranzentwicklung	• schwere Aortenklappenstenose

Nitrattoleranz

Bei wiederholter Anwendung von Nitraten tritt meist schon nach 24 h ein Wirkungsverlust ein (Tachyphylaxie).

Dies ist multifaktoriell bedingt, u. a. spielen nachfolgend genannte Mechanismen eine Rolle:
- Enzymerschöpfung
- Bildung von Sauerstoffradikalen, die NO inaktivieren
- Aktivierung des RAAS und des Sympathikus

Cave

Aufgrund der Toleranzbildung sollte eine **Nitratpause von 8–12 h** eingehalten werden. Am besten erfolgt die Pause **nachts,** da in der Ruhephase seltener pektanginöse Beschwerden auftreten. Sollten auch nachts Beschwerden bestehen, so kann zur Überbrückung der Nitratpause z. B. Molsidomin verwendet werden.

Wechselwirkungen

Cave

Nitrate dürfen nicht mit Phosphodiesterase-5-Hemmern (z. B. Sildenafil, Viagra®) kombiniert werden, da beide Substanzklassen den cGMP-Spiegel erhöhen. Dadurch kann ein starker Blutdruckabfall hervorgerufen werden (▸ Kap. 4.7).

4.6.3 Molsidomin

Wirkmechanismus

Der einzige Unterschied im Wirkmechanismus zu den Nitraten ist die Art der NO-Freisetzung: Bei Molsidomin wird **NO nichtenzymatisch** freigesetzt. Danach treten die gleichen Effekte wie bei den Nitraten auf: Stimulation der zytosolischen Guanylatzyklase in den glatten Gefäßmuskelzellen → cGMP-Bildung ↑ → Kalziumkonzentration im Zytosol der glatten Muskelzelle ↓ → Relaxation (▸ Abb. 4.1 und ▸ Abb. 4.2). Die Folgen sind somit wie bei den Nitraten:

- Senkung von Vor- und Nachlast
- Dilatation der Koronararterien **(antianginöse Wirkung)**

Indikation

Wegen des verzögerten Wirkungseintritts eignet sich Molsidomin nur zur **Anfallsprophylaxe** bei stabiler Angina pectoris und wird gern zur Überbrückung der Nitratpause, z. B. bei nächtlichen pektanginösen Beschwerden, verwendet (▸ Kap. 28.3.2). Der Stellenwert der Substanz ist jedoch wegen anderer guter antianginös-wirkender Pharmaka zurückgegangen.

Pharmakokinetik

Molsidomin weist eine gute intestinale Resorption auf. Es ist ein Prodrug und wird in der Leber zum aktiven Metaboliten umgewandelt, aus dem dann NO nichtenzymatisch freigesetzt wird. Für Molsidomin ist **keine Toleranzentwicklung** beschrieben, da die NO-Freisetzung nichtenzymatisch erfolgt (keine Enzymerschöpfung wie bei GTN möglich). Der Wirkungseintritt ist **langsamer** als bei den Nitraten (20 min), weshalb es nicht zur Akuttherapie geeignet ist.

Unerwünschte Wirkungen/Kontraindikationen

Unerwünschte Wirkungen	Kontraindikationen
Wie bei den Nitraten: • Kopfschmerz, Flush • Hypotonie, Schwindel, orthostatische Dysregulation • bei hoher Dosierung Reflextachykardie und Verstärkung der pektanginösen Beschwerden	• Hypotonie (RR_{sys} < 100 mmHg) • hypertrophe obstruktive Kardiomyopathie • schwere Aortenklappenstenose • akuter Angina-pectoris-Anfall, instabile Angina pectoris und akuter Myokardinfarkt • Schwangerschaft und Stillzeit (Ausnahme: Nitroglyzerin darf i. v. in Akutsituationen verwendet werden)

In hohen Dosen erwies sich Molsidomin in Tierversuchen als karzinogen (maligne Nasentumoren). Die Ergebnisse scheinen jedoch nicht auf den Menschen übertragbar zu sein. Dennoch wurde die Anwendung von Molsidomin eingeschränkt als Mittel zweiter Wahl, wenn andere Antianginosa nicht wirken bzw. nicht vertragen werden bzw. bei älteren Patienten.

4.6.4 Nitroprussidnatrium

Wirkmechanismus

Aus Nitroprussidnatrium wird **nichtenzymatisch NO freigesetzt.** Danach treten die gleichen Effekte wie bei den Nitraten auf, wobei allerdings Arteriolen und Venolen gleichermaßen dilatiert werden: Stimulation der zytosolischen Guanylatzyklase in den glatten Gefäßmuskelzellen → cGMP-Bildung ↑ → Kalziumkonzentration im Zytosol der glatten Muskelzelle ↓ → Relaxation.

- Es werden **Vor- und Nachlast des Herzens vermindert** und die Koronararterien erweitert.
- Die Dilatation der Arteriolen ist deutlich stärker als bei den Nitraten ausgeprägt, sodass der periphere Widerstand stark abnimmt. Es kann daher zu einer ausgeprägten **Reflextachykardie** kommen.

Cave

Nitroprussidnatrium ist lichtempfindlich und eine sehr instabile Substanz (nur i.v.-Gabe möglich). Es kann praktisch jeder Blutdruckwert „titriert" werden, da es sehr schnell und nur sehr kurz wirkt (Halbwertszeit 3 min). Nitroprussidnatrium ist damit einer der stärksten Nachlastsenker.

Indikationen

Nitroprussidnatrium kann nur bei Patienten angewandt werden, bei denen eine engmaschige oder kontinuierliche Überwachung der Herz-Kreislauf-Parameter erfolgt. Zudem ist es nicht zur Dauertherapie geeignet. Es wird angewandt:

- bei **hypertensiven Krisen/Notfällen**
- **zur kontrollierten Hypotension bei Operationen,** z. B. bei gefäßchirurgischen Eingriffen, um einen bestimmten Blutdruckwert einstellen zu können.

Unerwünschte Wirkungen

Bei hoher Dosierung und mehrtägiger Gabe kann eine **Zyanidvergiftung** auftreten (► Kap. 46.4.1). Grund dafür ist, dass neben NO auch Zyanid aus Nitroprussidnatrium freigesetzt wird. Zyanid wird durch das Enzym Rhodanese mit Schwefel in der Leber zum weniger toxischen Rhodanid (Thiozyanat) umgewandelt. Limitierender Faktor ist die begrenzte Verfügbarkeit von Schwefel.

Symptome einer Zyanidvergiftung sind: hellrotes venöses Blut, Hypoventilation, Laktatanstieg, verminderte Sauerstoffaufnahme, Herzklopfen, Kopfschmerzen, metabolische Azidose, Koma, Herzrhythmusstörungen, Atemlähmung und Krämpfe.

Merke

Durch die prophylaktische Gabe von **Natriumthiosulfat** gleichzeitig zu Nitroprussidnatrium wird Schwefel für die „Entgiftung" der Zyanidionen zur Verfügung gestellt. Eine Zyanidvergiftung kann dadurch verhindert werden. Praktisch heißt das, dass der Patient zwei Infusionen gleichzeitig erhält: einmal Nitroprussidnatrium und dann über einen getrennten venösen Zugang Natriumthiosulfat.

4.7 Phosphodiesterase-5-Hemmstoffe

Wirkstoffe

Sildenafil · Tadalafil · Vardenafil

Lerntipp

Zu den Phosphodiesterase-5-Hemmstoffen wurden vom IMPP bislang folgende Fragen gestellt: genauer Wirkmechanismus und Wirkungen, Indikationen und Kontraindikationen (insbesondere die gleichzeitige Therapie mit Nitraten).

Wirkmechanismus

Phosphodiesterasehemmstoffe greifen in das vaskuläre Stickstoffmonoxidsystem ein. Wie in ► Abb. 4.3 erkennbar ist, bewirkt zyklisches GMP (cGMP) eine Abnahme der intrazellulären Kalziumkonzentration und damit eine Relaxation der glatten Muskelzelle. cGMP wird durch die Phosphodiesterase 5 abgebaut. Eine **Hemmung der Phosphodiesterase Typ 5** (PDE5) führt somit zum Anstieg von cGMP und zu einer weiteren Abnahme der intrazellulären Kalziumkonzentration und Relaxation.

PDE5 kommt in den Lungengefäßen und im Corpus cavernosum des Penis vor. Phosphodiesterase-5-Hemmstoffe bewirken somit:

- **in den Lungengefäßen** eine Vasodilatation und Senkung des mittleren Pulmonalarteriendrucks bei nur geringer Wirkung im systemischen Kreislauf
- **im Penis** eine Verstärkung der Erektion.

Merke

Das Corpus cavernosum wird durch nitrerge Neurone innerviert, die bei sexueller Stimulation (lokal) NO freisetzen. NO stimuliert die Guanylatzyklase (► Abb. 4.3), der cGMP-Spiegel steigt, die intrazelluläre Kalziumkonzentration sinkt → Relaxation. Durch die Relaxation der glatten Muskelzellen im Corpus cavernosum kommt es zu einem erhöhten Bluteinstrom und zur Erektion. Es ist also verständlich, dass PDE5-Hemmstoffe die Erektion fördern, indem sie die relaxierende Wirkung von NO verstärken, aber keinen direkten Effekt auf das Corpus cavernosum besitzen. Daher ist eine sexuelle Stimulation notwendig, damit PDE5-Hemmstoffe wirksam werden können.

Lerntipp

Wie man es sich von der Nummerierung her denken kann, gibt es mehrere Phosphodiesterasen. Pharmakologisch werden PDE3, PDE4 und PDE5 genutzt:

- **Hemmung von PDE3 im Herz und in Gefäßen** durch Milrinon und Enoximon hat eine positiv inotrope und vasodilatatorische Wirkung und wird bei der akuten Herzinsuffizienz angewandt (► Kap. 4.9, ► Kap. 27.3.2.3).
- **Hemmung von PDE3 in Gefäßen und Thrombozyten** durch Cilostazol führt zur Vasodilatation und Hemmung der Thrombozytenaggregation und wird bei pAVK-Patienten angewandt (► Kap. 6.7.3, ► Kap. 29.6.4).
- **Hemmung von PDE4 in inflammatorischen Zellen** der Lunge hat eine antiphlogistische Wirkung, die bei der Therapie der COPD ausgenutzt wird (► Kap. 14.3.5, ► Kap. 33.4.5.2).
- **Hemmung von PDE5** in den Lungengefäßen und im Corpus cavernosum durch Sildenafil, Tadalafil und Vardenafil führt zur Vasodilatation und antiproliferativen Effekten in der Lungenstrombahn bei der pulmonalen Hypertonie (► Kap. 26.3) und Förderung der Erektion bei erektiler Dysfunktion.

Indikationen

Alle drei genannten Substanzen können bei **erektiler Dysfunktion** eingesetzt werden – sozusagen als Bedarfsmedikation ca. 30–60 min vor dem Geschlechtsverkehr.
Sildenafil und Tadalafil werden außerdem zur Dauertherapie bei der **pulmonalen Hypertonie** angewandt.

Pharmakokinetik

PDE5-Hemmstoffe werden schnell intestinal resorbiert. Der relativ schnelle Wirkungseintritt nach ca. 30 min ist im Wesentlichen für die Anwendung bei erektiler Dysfunktion bedeutend. Die Elimination erfolgt durch hepatische Metabolisierung. Alle drei Substanzen werden über **CYP3A4** biotransformiert, Sildenafil zusätzlich über CYP2C9.

Unerwünschte Wirkungen/Kontraindikationen

Unerwünschte Wirkungen	Kontraindikationen
• als Folge der Vasodilatation: **Kopfschmerzen, Flush, Hypotonie und verstopfte Nase**	• Einnahme von **Nitraten** oder **Molsidomin**
• **Sehstörungen** (Farbsehstörung im Blau-Grün-Bereich), wahrscheinlich durch Hemmung der Phosphodiesterase-6 der Retina bedingt (weniger unter Tadalafil) • **Herzinfarkt, instabile Angina pectoris, Arrhythmie, TIA, zerebrale Blutung**	• Z. n. Herzinfarkt und Apoplex in den letzten 3–6 Monaten, instabile Angina pectoris, schwere Herzinsuffizienz, Hypotonie • schwere Leber- und Niereninsuffizienz • Retinaerkrankungen

Wechselwirkungen

Merke

- Da PDE5-Inhibitoren die Wirkung von NO-Donatoren verstärken, dürfen Patienten, die mit Nitraten oder Molsidomin behandelt werden, keine PDE5-Hemmstoffe anwenden.
- Bei gleichzeitiger Anwendung von CYP3A4-Inhibitoren (z. B. Erythromycin, Ketoconazol, Cimetidin) steigt der Plasmaspiegel der PDE5-Hemmstoffe.

4.8 Endothelinrezeptorantagonisten

4.8.1 Das endogene Endothelinsystem

Von den drei bekannten Endothelinen, ist Endothelin-1 (ET-1) vermutlich das wichtigste für die Regulation des Gefäßtonus. Endothelin-1 wird vom Endothel gebildet und ist stärkster physiologischer Vasokonstriktor. Es ist zehnmal stärker wirksam als Angiotensin II; und selbst Angiotensin II ist einer der stärksten Vasokonstriktoren und zehn- bis 40-mal stärker wirksam als Noradrenalin (► Kap. 3.2).

Rezeptoren für Endothelin-1

Es gibt zwei Endothelinrezeptoren: ET_A- und ET_B-Rezeptoren.

- Der **ET_A-Rezeptor** befindet sich auf glatten Gefäßmuskelzellen und bindet hauptsächlich ET-1. Die Stimulation von ET_A-Rezeptoren führt zu einem Anstieg der intrazellulären Kalziumkonzentration und Kontraktion der glatten Muskelzelle → Vasokonstriktion (► Abb. 4.1, ► Abb. 4.2). Außerdem wird über ET_A ein ungünstiger bindegewebiger Umbau der Gefäßwand vermittelt (Remodeling).
- **ET_B-Rezeptoren** binden alle drei Endotheline und finden sich auf glatten Gefäßmuskelzellen

und auf Endothelzellen. Die Stimulation von ET_B-Rezeptoren führt ebenfalls zum Anstieg der intrazellulären Kalziumkonzentration. In der glatten Gefäßmuskelzelle kommt es zur Kontraktion und Vasokonstriktion. In Endothelzellen wird die Freisetzung von NO und Prostazyklin hervorgerufen, die vasodilatatorisch wirken.

4.8.2 Endothelinrezeptorantagonisten

Wirkstoffe

Bosentan · Ambrisentan

Wirkmechanismus

Durch die Blockade von ET_A-Rezeptoren wird eine Vasodilatation ausgelöst und somit der Blutdruck gesenkt. Dennoch haben sich wegen der unerwünschten Wirkungen und besser verträglicher Alternativen die Endothelinrezeptorantagonisten nicht als Antihypertensiva bewährt.

Therapeutisch genutzt werden die Effekte bei der **pulmonalen Hypertonie,** da bei dieser Erkrankung eine Aktivierung des Endothelinsystems besteht. Antagonisten am ET_A-Rezeptor bewirken eine Vasodilatation der Lungengefäße und **Senkung des pulmonal-arteriellen Drucks** und eine **Entlastung des rechten Ventrikels.** Zudem besitzen sie antiinflammatorische, antifibrotische und antihypertrophe Effekte in den Lungengefäßen.

Die Wirkstoffe unterscheiden sich bezüglich der Selektivität für die Endothelinrezeptoren.

- **Bosentan:** ET_A- und ET_B-Rezeptorantagonist
- **Ambrisentan:** selektiver ET_A-Rezeptorantagonist. Durch die selektive Wirkung auf den ET_A-Rezeptor bleibt die Wirkung von Endothelin auf den ET_B-Rezeptor erhalten, sodass durch die NO-Freisetzung die Vasodilatation noch gefördert wird.

Indikation

Endothelinrezeptorantagonisten werden fast ausschließlich bei der **pulmonalen Hypertonie** angewandt. Bosentan besitzt noch eine Indikation zur Therapie digitaler Ulzerationen bei Sklerodermiepatienten.

Pharmakokinetik

Die **komplexe hepatische Metabolisierung** ist für zahlreiche Medikamenteninteraktionen und die schwierige Anwendbarkeit dieser Substanzen verantwortlich.

Cave

Bosentan induziert CYP3A4 und CYP2C9. Daraus ergeben sich folgende Konsequenzen:

- Vitamin-K-Antagonisten werden stärker metabolisiert, die Blutgerinnung muss unter einer solchen Therapie engmaschig kontrolliert werden. Hormonale Kontrazeptiva wirken vermindert.
- Inhibitoren der genannten Cytochrome sollten nicht verwendet werden, da die Bosentankonzentration dann stark ansteigen kann (z. B. Azolderivate, Ciclosporin).

Unerwünschte Wirkungen

Das Auftreten von **Kopfschmerzen und Flush** ergibt sich aus der Vasodilatation. Ansonsten ist eine relevante Nebenwirkung das Auftreten von **Leberschädigungen.** Dies führte dazu, dass andere Endothelinrezeptorantagonisten (z. B. Sitaxentan) wieder vom Markt genommen wurden. Unter einer Therapie mit Bosentan oder Ambrisentan ist deshalb die regelmäßige Kontrolle der Leberenzyme notwendig.

4.9 Inodilatatoren

Wirkstoffe

- Phosphodiesterase-3-Hemmstoffe: Enoximon, Milrinon
- Kalziumsensitizer: Levosimendan

Wirkmechanismus

Inodilatatoren sind Substanzen, die eine **positive inotrope** und **gefäßerweiternde** Wirkung haben. Damit eignen sie sich für die Behandlung des kardiogenen Schocks. Denn bei einer akuten, schweren Herzinsuffizienz mit kardialem Pumpversagen kommt es regulatorisch zu einer Vasokonstriktion, um den Blutdruck aufrechtzuerhalten. Dadurch erhöht sich jedoch die Nachlast, sodass die Belastung des Herzens weiter zunimmt. An dieser Stelle greifen die Inodilatatoren ein.

Über zwei unterschiedliche Wirkmechanismen werden die positive Inotropie und Vasodilatation erreicht:

1. Durch **Inhibition der Phosphodiesterase 3** im Herzen und in den Gefäßzellen wird der **Abbau von cAMP gehemmt** (Wirkprinzip von Enoximon und Milrinon). In der Herzmuskelzelle steigt cAMP-vermittelt die intrazelluläre Kalziumkonzentration an, so dass die Kontraktionskraft und die Herzfrequenz zunehmen; die Überleitungszeit wird verkürzt. Das Schlagvolumen und das HZV steigen. In glatten Gefäßmuskelzellen hingegen wird cAMP-vermittelt die intrazelluläre Kalziumkonzentration vermindert, sodass es zu einer Relaxation und Vasodilatation kommt. Der periphere Widerstand sinkt.
2. **Erhöhung der Kalziumsensitivität** (Wirkprinzip von Levosimendan). Levosimendan bindet kalziumabhängig an Troponin C und erhöht dessen Sensitivität für Kalzium. Dadurch steigert sich die Kontraktionskraft. Vermutlich durch Öffnung von ATP-sensitiven Kaliumkanälen wird die Vasodilatation erreicht. Zudem hat Levosimendan eine hemmende Wirkung auf die Phosphodiesterase 3. Unter Levosimendan erhöhen sich die intrazelluläre Kalziumkonzentration, der myokardiale Sauerstoffverbrauch und die proarrhythmische Wirkung nur geringfügig.

Indikation

Die Anwendung erfolgt nur kurzfristig bei akuter bzw. dekompensierter Herzinsuffizienz.

Unerwünschte Wirkungen

Merke

Phosphodiesterase-3-Hemmstoffe weisen häufig schwere Nebenwirkungen auf (Arrhythmie, insbes. ventrikuläre Tachyarrhythmie und Hypotonie) und führen zu einer Verkürzung der Überlebenszeit, weshalb sie sich nicht zur chronischen Anwendung eignen. Levosimendan ist zwar besser verträglich, jedoch sind die Effektivität und die Sicherheit noch nicht ausreichend belegt.

4.10 Zu guter Letzt

Klinischer Fall

Seit Jahren haben Sie einen Patienten in Behandlung, bei dem Sie sich jedes Mal fragen, warum er eigentlich eine so eigenartige Blutdruckmedikation hat. Der Patient hat bislang aber jeden Vorschlag zur Therapieoptimierung rigoros abgelehnt.

Bestehende Medikation: Nifedipin zur Blutdrucksenkung. Gelegentlich nimmt er von seiner Frau das Nitratspray, wenn der Blutdruck etwas hoch ist und auch ihr Bisoprolol (β-Blocker), wenn das Herz rast. Jetzt möchte er gern einmal Viagra® (Sildenafil) ausprobieren.

1. Warum müssen Sie nun doch intervenieren und welche Besserungsvorschläge können Sie bei der Gelegenheit gleich umsetzen?
2. Nennen Sie Nebenwirkungen von Nifedipin und Sildenafil.

Antworten:

1. Keine Kombination von Nitraten mit PDE-5-Hemmstoffen wegen der synergistischen Wirkung. Zur gelegentlichen Blutdrucksenkung ist Nitratspray auch nicht das Mittel der Wahl (Indikation: akuter Angina-pectoris-Anfall). Ebenso ist Nifedipin nicht zur Dauertherapie der Hypertonie geeignet. Deshalb Absetzen von Nifedipin und Nitrat. Blutdruckeinstellung z. B. mit dem Bisoprolol, das der Patient schon kennt.
2. Nifedipin: Hypotonie, Reflextachykardie, Angina-pectoris-Anfall, Kopfschmerzen, Flush, Knöchelödeme, Zahnfleischhypertrophie. Sildenafil: Kopfschmerzen, Flush, Hypotonie, verstopfte Nase, Farbsehstörung im Blau-Grün-Bereich, Herzinfarkt, instabile Angina pectoris, Arrhythmie, TIA, zerebrale Blutung.

Lerntipp

Wenn Sie dieses Buch von Kapitel 2 an gelesen haben, haben Sie mittlerweile viele Wirkstoffe kennengelernt, die eine Blutdrucksenkung bewirken. Zur besseren Übersicht sind nachfolgend noch einmal alle Antihypertensiva aufgelistet. Genaueres erfahren Sie in den jeweiligen Grundlagenkapiteln sowie im speziellen Pharmakologieteil dieses Lehrbuchs in ▸ Kap. 26.2.

Zu den Antihypertensiva zählen (aufgelistet entsprechend der Kapitelreihenfolge dieses Buches):

- α-Blocker ▸ Kap. 2.4.4.1
- β-Blocker ▸ Kap. 2.4.4.2
- Antisympathotonika ▸ Kap. 2.4.5
- ACE-Hemmer ▸ Kap. 3.3
- Angiotensin-II-Rezeptorantagonisten (= AT_1-Rezeptorantagonisten) ▸ Kap. 3.4
- Renin-Inhibitor ▸ Kap. 3.5
- Kalziumkanalblocker ▸ Kap. 4.3
- Kaliumkanalöffner (Minoxidil) ▸ Kap. 4.4
- NO-Donatoren ▸ Kap. 4.6

- Hydralazin, Dihydralazin ► Kap. 4.5
- Diuretika ► Kap. 7

Wenn Sie jetzt – abgesehen von der arteriellen Hypertonie – den übrigen klinischen Einsatz der in diesem Kapitel abgehandelten **gefäßwirksamen Pharmaka** lernen möchten, lesen Sie bitte weiter in:

- ► Kap. 30.2: Herzrhythmusstörungen zur Anwendung von Kalziumkanalblockern
- ► Kap. 26.3: pulmonale Hypertonie zur Anwendung von Kalziumkanalblockern, PDE5-Hemmstoffen und Endothelinrezeptorantagonisten
- ► Kap. 28.3.2: KHK zur Anwendung von Kalziumkanalblockern und der NO-Donatoren Nitrate und Molsidomin
- ► Kap. 27.3.2.3: akute Herzinsuffizienz zur Anwendung der Inodilatatoren

05 Antiarrhythmika

5.1 Wegweiser 71
5.2 Natriumkanalblocker (Klasse-I-Antiarrhythmika) 72
5.3 β-Blocker (Klasse-II-Antiarrhythmika) 75
5.4 Kaliumkanalblocker (Klasse-III-Antiarrhythmika) 75
5.5 Kalziumkanalblocker (Klasse-IV-Antiarrhythmika) 77
5.6 Weitere Antiarrhythmika 78
5.6.1 Digitalisglykoside 78
5.6.2 Atropin 82
5.6.3 Orciprenalin 82
5.6.4 Adenosin 82
5.6.5 Vernakalant 83
5.6.6 Ivabradin 83
5.6.7 Ranolazin 84
5.7 Zu guter Letzt 84

IMPP-Hits

In absteigender Häufigkeit wurden vom IMPP Fragen zu folgenden Themenkomplexen gestellt:

1. Digitalisglykoside (über die Hälfte der Fragen)
2. Amiodaron
3. Chinidin
4. Lidocain
5. Adenosin
6. Flecainid
7. Phenytoin

Nicht berücksichtigt wurden jedoch in dieser Auflistung β-Blocker und Kalziumkanalblocker, da diese bereits in ► Kap. 2 und ► Kap. 4 aufgeführt sind.

5.1 Wegweiser

Antiarrhythmika dienen dazu, den normalen Herzschlag wiederherzustellen. Als normal gilt eine Herzfrequenz zwischen 60 bis 100/min mit regelmäßigem Sinusrhythmus. Das bedeutet allerdings nicht, dass jede Abweichung davon gleich behandlungsbedürftig ist.

Antiarrhythmika können dazu dienen:

- die Herzfrequenz zu steigern oder zu senken,
- die Überleitungszeit zu steigern oder zu senken,
- ektope Erregungen zu unterdrücken.

Damit unterscheiden wir Antiarrhythmika zur Behandlung bradykarder Herzrhythmusstörungen und zur Behandlung tachykarder Herzrhythmusstörungen und Extrasystolien.

Zur Behandlung **bradykarder Herzrhythmusstörungen** werden angewandt:

- β-Mimetika (► Kap. 2.4.2.3)
- Parasympatholytika (► Kap. 2.3.4)

Diese sind bereits in vorangegangenen Kapiteln besprochen worden, sie werden in diesem Kapitel nur hinsichtlich der antiarrhythmischen Wirkungen kurz erwähnt (► Kap. 5.6.2 und ► Kap. 5.6.3).

Die Antiarrhythmika zur Behandlung **tachykarder Herzrhythmusstörungen** werden entsprechend ihres Wirkmechanismus weiter nach Vaughan-Williams in vier Klassen (► Abb. 5.1) eingeteilt:

- **Klasse I:** Natriumkanalblocker (► Kap. 5.2)
- **Klasse II:** β-Blocker (► Kap. 5.3)
- **Klasse III:** Kaliumkanalblocker (► Kap. 5.4)
- **Klasse IV:** Kalziumkanalblocker (► Kap. 5.5)

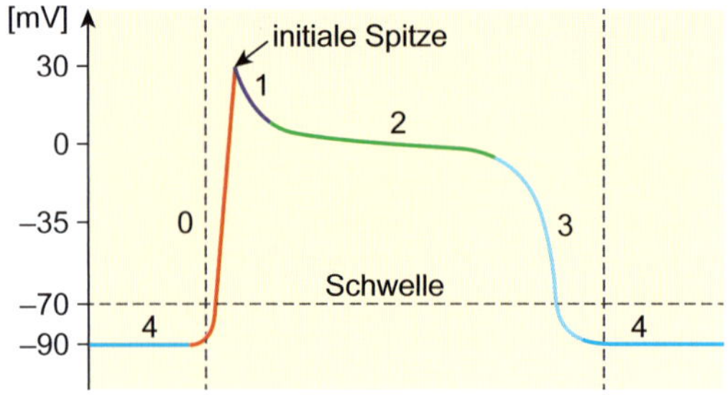

Phase	Ionenleitfähigkeit	Antiarrhythmikum Klasse I–IV
0 – rasche Depolarisation	schneller Na^+-Einstrom	Klasse I
1 – frühe Repolarisation	Inaktivierung Na^+-Kanäle, kurzer K^+-Ausstrom	
2 – Plateauphase	langsamer Ca^{2+}-Einstrom	Klasse IV
3 – Repolarisation	K^+-Ausstrom, Inaktivierung Ca^{2+}-Kanäle	Klasse III
4 – diastolische Depolarisation	langsam abnehmender K^+-Ausstrom, zunehmender Ca^{2+}-Einstrom. Im Sinusknoten v.a. Kationeneinstrom über If-Kanal	Klasse II

Abb. 5.1 Kardiales Aktionspotenzial und Hauptangriffspunkte der Antiarrhythmika der Klasse I–IV

Darüber hinaus gibt es noch weitere nicht klassifizierte Antiarrhythmika. Dazu zählen neben Digitalisglykosiden (▶ Kap. 5.6.1), Adenosin (▶ Kap. 5.6.4) und Vernakalant (▶ Kap. 5.6.5) zwei Wirkstoffklassen, die zwar auch gewisse antiarrhythmische Effekte erzielen, jedoch hauptsächlich als Antianginosa bei einer chronischen KHK Verwendung finden: Ivabradin (▶ Kap. 5.6.6) und Ranolazin (▶ Kap. 5.6.7).

5.2 Natriumkanalblocker (Klasse-I-Antiarrhythmika)

Wirkstoffe

- **IA:** Chinidin · Disopyramid · Procainamid · Ajmalin · Prajmalin
- **IB:** Lidocain · Phenytoin
- **IC:** Propafenon · Flecainid

Wirkmechanismus

Klasse-I-Antiarrhythmika **hemmen die schnellen, spannungsabhängigen Natriumkanäle,** die für die Depolarisation (Phase 0; ▶ Abb. 5.1) verantwortlich sind. Durch Hemmung des Natriumeinstroms nimmt die Steilheit der Phase 0 ab (▶ Abb. 5.2) und die **relative Refraktärzeit verlängert sich.** Ektope Automatie wird unterdrückt, da die Wahrscheinlichkeit, auf wiedererregbares Myokard zu treffen, erniedrigt ist.

Die Natriumkanäle können in drei Funktionszuständen vorliegen, die nacheinander beim Durchlaufen eines Aktionspotenzials auftreten:

- Mit der Depolarisation der Membran geht der Natriumkanal vom (geschlossenen) Ruhezustand in den offenen, leitenden Zustand über.
- Nach kurzer Zeit schließt sich der Kanal und ist zunächst nicht aktivierbar (inaktiver Zustand; refraktär).
- Nach weiterer Repolarisation wird der Kanal wieder aktivierbar (geschlossener Ruhezustand).

Die Klasse-I-Antiarrhythmika werden entsprechend ihrer Wirkung auf das Aktionspotenzial und die Dauer der Bindung an die Natriumkanäle in drei Gruppen unterschieden: Klasse IA, IB und IC.

Lerntipp

Diese Unterteilung ist ziemlich schwieriger Lernstoff. Zur besseren Übersicht wurde deshalb in ▶ Tab. 5.1 das Wichtigste zusammengefasst.

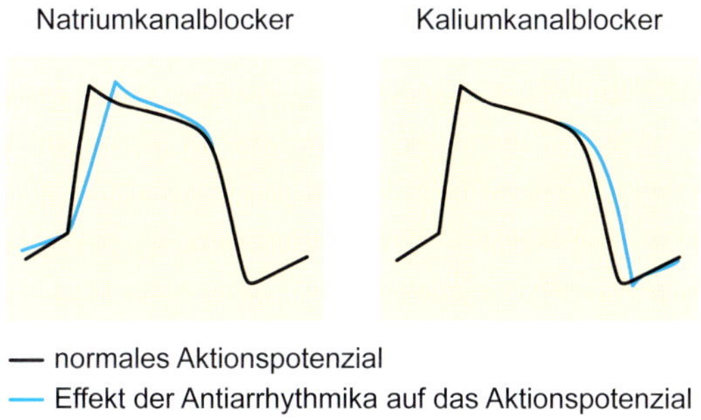

Abb. 5.2 Effekt eines Natriumkanalblockers und eines Kaliumkanalblockers auf das Aktionspotenzial. Durch die Blockade der Natriumkanäle verzögert sich die Depolarisation. Die Blockade der Kaliumkanäle verlängert die Dauer des Aktionspotenzials.

Tab. 5.1 Zusammenfassung der Wirkungen der Klasse-IA- bis -IC-Antiarrhythmika. Abkürzungen: RF-Zeit: Refraktärzeit, AP-Dauer: Aktionspotenzialdauer, ↑: verlängern, ↓: verkürzen, ↔: keine Veränderung

Klasse	Bindung an Natriumkanal	RF-Zeit	AP-Dauer	Anticholinerge Wirkungen	Negative Inotropie
IA	langsam	↑	↑	+	mäßig
IB	schnell	↑	↓	–	gering
IC	sehr langsam	↑	↔	–	stark

Klasse IA

Wirkstoffe

Chinidin · Disopyramid · Procainamid · Ajmalin · Prajmalin

Diese Substanzen binden an den Natriumkanal im offenen Zustand und hemmen wie oben beschrieben den Natriumeinstrom → Refraktärzeit ↑. Zusätzlich hemmen sie noch Kaliumkanäle, die für die Repolarisation verantwortlich sind → Aktionspotenzialdauer ↑. Im EKG verlängern sich somit QRS-Dauer und QT-Intervall. **Chinidin und Disopyramid** haben zusätzlich anticholinerge Wirkungen, d.h. die **Überleitung wird sogar beschleunigt.** Deshalb muss eine Kombination mit anderen Wirkstoffen erfolgen, die die Überleitung wieder bremsen (► Tab. 5.2). Zudem sind Klasse-IA-Antiarrhythmika negativ inotrop.

Lerntipp

IMPP-Tipp: Zum Chinidin wurde bislang fast ausschließlich die anticholinerge Wirkung mit Beschleunigung der AV-Überleitung abgefragt.

Klasse IB

Wirkstoffe

Lidocain · Phenytoin

Diese Substanzen **binden** nur **sehr kurz** an den Natriumkanal im inaktiven Zustand. Sie sind dadurch **nur bei einer sehr hohen Herzfrequenz effektiv** (die Wirkung ist „use-dependent“), denn bei niedrigen Frequenzen diffundieren sie rasch vom Natriumkanal. Vor dem nächsten Aktionspotenzial sind alle Natriumkanäle wieder im (aktivierbaren) Ruhezustand. Sie verkürzen die Aktionspotenzialdauer geringfügig. Sie wirken zudem überwiegend im Ventrikel. Dort sind sie auch gering negativ inotrop.

Klasse Ic

Wirkstoffe

Propafenon · Flecainid

Diese Substanzen binden langsam an die Natriumkanäle im offenen und inaktiven Zustand und lösen sich verzögert. Sie sind somit **auch bei Ruhefrequenzen wirksam.** Sie sind stark antiarrhythmisch, gleichzeitig werden aber auch durch die Senkung der Leitungsgeschwindigkeit (negative Dromotropie) **Arrhythmien begünstigt,** weil die Wahrscheinlichkeit, auf wiedererregbares Myokard zu treffen, erhöht wird. Diese proarrhythmischen Effekte treten insbesondere bei vorgeschädigtem Herzen, z. B. bei Fibrosierungen infolge eines Herzinfarkts, auf, sodass sie bei solchen Erkrankungen nicht angewandt werden dürfen. Die Dauer des Aktionspotenzials wird kaum beeinflusst. Anticholinerge Wirkungen bestehen nicht. Die negative Inotropie ist besonders stark ausgeprägt.

Merke

Was Sie auf alle Fälle über die Natriumkanalblocker wissen sollten: Es handelt sich um sehr wirkungsvolle Antiarrhythmika, die sowohl bei supraventrikulären als auch ventrikulären Tachykardien angewandt werden. Sie haben aber ein starkes proarrhythmisches Potenzial und können selbst schwere Arrhythmien auslösen und die Prognose verschlechtern.

Pharmakodynamische Besonderheiten

Für einige Antiarrhythmika der Klasse I bestehen pharmakodynamische Besonderheiten, die in ▸ Tab. 5.2 zusammengefasst sind.

Tab. 5.2 Pharmakodynamische Besonderheiten einiger Klasse-I-Antiarrhythmika

Wirkstoff	Pharmakodynamische Besonderheiten
Chinidin, Disopyramid, Procainamid (IA)	• sind selbst **negativ dromotrop** • *aber:* Bei therapeutischer Dosierung besteht eine **anticholinerge** Wirkung, also **positive Dromo-** und **Chronotropie.** Folge: verbesserte Überleitung am AV-Knoten → Gefahr der schnellen Überleitung von Vorhoftachykardien auf die Ventrikel. Um das zu verhindern, ist bei der Anwendung bei Vorhofflimmern eine Vormedikation, z. B. mit einem Digitalisglykosid oder Kalziumkanalblocker, notwendig. • **in hoher Dosierung:** Überwiegen der **negativ dromotropen** Wirkung, Gefahr der Ausbildung eines AV-Blocks
Propafenon (IC)	hat chinidinartige Wirkung, ist auch β-Blocker und Kalziumkanalblocker

Indikationen

Zur Vereinfachung kann man sich folgende Indikationen für die Klassen IA–IC merken:

- **Klasse IA: supraventrikuläre und ventrikuläre Tachykardie.** Erwähnenswert sind **Ajmalin** (i. v.) und Prajmalin (p. o.), die insbesondere zur Therapie beim **WPW-Syndrom** und zur Diagnostik des Brugada-Syndroms eingesetzt werden.
- **Klasse IB: ventrikuläre Tachykardie.** Erwähnenswert ist die zusätzliche Anwendung von **Lidocain** als **Lokalanästhetikum** (▸ Kap. 17.3). **Phenytoin** wird heute gar nicht mehr als Antiarrhythmikum eingesetzt sondern nur noch als **Antikonvulsivum** (▸ Kap. 21.3.5.4).
- **Klasse IC: supraventrikuläre und ventrikuläre Tachykardie.** Erwähnenswert ist insbesondere die Anwendung von **Flecainid** zur Rhythmisierung von **Vorhofflimmern.**

Pharmakokinetik

Nennenswert sind hinsichtlich der Pharmakokinetik folgende Aspekte:

- Ajmalin (IA): geringe Resorption, Anwendung i. v.
- Prajmalin (IA): gute orale Bioverfügbarkeit, Anwendung p.o.
- Lidocain (IB): geringe orale Bioverfügbarkeit, deshalb parenterale Anwendung, schneller Wirkungseintritt, gute Steuerbarkeit

Unerwünschte Wirkungen/Kontraindikationen

Merke

Es klingt paradox – aber Klasse-I-Antiarrhythmika haben ein hohes proarrhythmisches Potenzial, d. h. sie können selbst Herzrhythmusstörungen bis hin zum tödlichen Kammerflimmern hervorrufen. Das Risiko ist besonders hoch bei Patienten mit einem frischen Herzinfarkt, einer Herzinsuffizienz und bei einer QT-Zeit-Verlängerung im EKG.

Unerwünschte Wirkungen	Kontraindikationen
Weitere wichtige Nebenwirkungen sind: • Chinidin (IA): Hör-, Sehstörungen, Delirium, Psychose, Allergie • Lidocain (IB): Schwindel, Parästhesie, Delirium, Krampfanfall • Phenytoin (IB): Gingivahyperplasie (▸ Kap. 21.3.5.4)	**Flecainid verschlechterte die Prognose bei Postinfarktpatienten** (CAST-Studie: The Cardiac Arrhythmia Suppression Trial, 1991). Es sollte **nur bei „Herzgesunden"** angewandt werden. Kontraindikationen der Klasse-I-Antiarrhythmika: • **KHK,** insbesondere **frischer Herzinfarkt** • **Herzinsuffizienz,** insbesondere akute Dekompensation • **verlängerte QT-Zeit** • Propafenon: darf wegen seiner β-Blockerwirkung nicht bei Asthma bronchiale angewandt werden

Wechselwirkungen

Cave

Chinidin verstärkt die Wirkung von Digoxin – nicht Digitoxin – und von Cumarinen.

5.3 β-Blocker (Klasse-II-Antiarrhythmika)

β-Blocker sind im Detail bereits im ▸ Kap. 2.4.4.2 beschrieben. Es sollen hier deshalb nur die antiarrhythmischen Aspekte betrachtet werden.

Wirkmechanismus

β-Blocker heben die proarrhythmischen Wirkungen der Katecholamine am Herzen auf. Sie sind **negativ ino-, chrono-, dromo- und bathmotrop.** Bei Berücksichtigung der Kontraindikationen sind sie sehr gut wirksame und verträgliche Antiarrhythmika, die die **Prognose** bei Patienten **nach Myokardinfarkt** sogar **verbessern.**

Indikationen

Sollten keine Kontraindikationen gegen β-Blocker bestehen, so werden sie als **Mittel der ersten Wahl** eingesetzt:

- bei **Sinustachykardie** und **supraventrikulärer Tachykardie** insbesondere bei erhöhtem Sympathikotonus, Hyperthyreose, Phäochromozytom
- zur **Frequenzkontrolle bei Vorhofflimmern**
- bei supraventrikulären Reentry-Tachykardien
- bei ventrikulärer Extrasystolie
- zur Prophylaxe von **tachykarden Herzrhythmusstörungen bei akutem Myokardinfarkt:** Der frühzeitige Einsatz von β-Blockern bei Myokardinfarkt senkt das Auftreten ventrikulärer Tachykardien und verbessert die Überlebensrate.

Kontraindikationen

β-Blocker dürfen nicht angewandt werden bei:

- Asthma bronchiale
- höhergradigen AV-Blockierungen
- dekompensierter Herzinsuffizienz.

Für alles Weitere wird auf ▸ Kap. 2.4.4.2 verwiesen.

5.4 Kaliumkanalblocker (Klasse-III-Antiarrhythmika)

Wirkstoffe

Amiodaron · Dronedaron · Sotalol

Wirkmechanismus

Kaliumkanalblocker hemmen die Kaliumkanäle, die an der Repolarisation beteiligt sind (▸ Abb. 5.1). Die Dauer des **Aktionspotenzials** (▸ Abb. 5.2) verlängert sich, im EKG erkennbar an einer **Verlängerung der QT-Zeit.** Dadurch sind die Herzmuskelzellen durch vorzeitige Aktionen aus ektopen Zentren nicht erregbar. Zudem **verlängert** sich auch die **Refraktärzeit,** sodass sich Reentry-Mechanismen nicht mehr ausbreiten können.

Merke

Kaliumkanalblocker besitzen eine sehr gute antiarrhythmische Wirkung bei im Vergleich zu Klasse-I-Antiarrhythmika geringem eigenen proarrhythmischen Potenzial; jedoch besteht aufgrund der Verlängerung der QT-Zeit die Gefahr, dass Torsade-de-pointes-Tachykardien ausgelöst werden.

Amiodaron und Dronedaron hemmen außerdem auch Natrium- und Kalziumkanäle und können β-Rezeptoren blockieren. Sie **haben somit Effekte aus allen vier Klassen.**

Sotalol ist ein Racemat. Beide Isomere wirken als Kaliumkanalblocker, das L-Isomer zusätzlich als β_1- und β_2-Blocker.

Indikationen

Amiodaron

Amiodaron hat das breiteste Indikationsspektrum bei den Kaliumkanalblockern:

- **supraventrikuläre** und **ventrikuläre Tachykardie**
- **Reentry-Tachykardie** bei WPW-Syndrom
- **Vorhofflimmern:** Rhythmisierung und Frequenzkontrolle
- Reanimation bei **Kammerflimmern bei Versagen der primären Defibrillation**

> **Cave**
>
> **Amiodaron** ist ein gut wirksames Antiarrhythmikum bei supraventrikulären und ventrikulären Tachykardien. Es ist als Tablette und zur i.v.-Anwendung verfügbar und ist somit sowohl zur Langzeittherapie als auch in Notfällen einsetzbar. **Es wirkt nicht bzw. nur gering negativ inotrop.** Im Gegensatz dazu wirken Klasse-I-, -II- und -IV-Antiarrhythmika alle negativ inotrop. Amiodaron darf deshalb bei einer Herzinsuffizienz und bei einer KHK verwendet werden – wegen z. T. schwerer Nebenwirkungen aber erst bei Versagen von oder Kontraindikationen gegen andere Antiarrhythmika.
> Therapiebeginn: Aufsättigung über 6–10 Tage (unter Kontrolle der QT-Zeit im EKG), danach Erhaltungsdosis.

Dronedaron

Für Dronedaron wurden die Indikationen beschränkt auf den **Erhalt des Sinusrhythmus bei Vorhofflimmern** nach erfolgreicher Kardioversion.

Sotalol

Wird hauptsächlich zur **Rezidivprophylaxe von Vorhofflimmern** eingesetzt, nachdem dieses erfolgreich in den Sinusrhythmus kardiovertiert werden konnte. Außerdem kann Sotalol zur Behandlung symptomatischer **ventrikulärer Tachykardien** verwendet werden.

Pharmakokinetik

Amiodaron

Amiodaron ist im Prinzip „unberechenbar". Es hat eine stark schwankende **Halbwertszeit von 14–100 Tagen,** reichert sich stark im Gewebe an und ist schlecht steuerbar. **Die orale Bioverfügbarkeit schwankt zwischen 20–80 %.** Die Metabolisierung erfolgt über CYP3A4. Zudem ist Amiodaron ein Hemmstoff verschiedener Cytochrome (CYP1A2, CYP2C9, CYP2D6, CYP3A4), sodass viele Medikamenteninteraktionen auftreten können.

Dronedaron

Dronedaron wird ebenfalls über CYP3A4 metabolisiert. Es hemmt die Cytochrome CYP2D6 und CYP3A4, sodass wie beim Amiodaron viele Arzneimittelinteraktionen auftreten können. Es hat eine deutlich kürzere Halbwertszeit als Amiodaron (ca. 30 h).

Sotalol

Sotalol hat eine gute orale Bioverfügbarkeit, eine Halbwertszeit von 15 h und wird renal eliminiert.

Unerwünschte Wirkungen

Wie bereits erwähnt sind die Klasse III Antiarrhythmika mit schweren unerwünschten Wirkungen behaftet. Bei allen besteht aufgrund der **QT-Zeit-Verlängerung** ein erhöhtes Risiko für **Torsade-de-pointes-Tachykardien.**

> **Cave**
>
> Unter einer Therapie mit Klasse-III-Antiarrhythmika ist im EKG die QT-Zeit zu kontrollieren.

Weitere substanzspezifische Nebenwirkungen sind:

Amiodaron	• hat einen jodierten Phenolring und weist strukturelle Ähnlichkeiten mit den Schilddrüsenhormonen auf (► Abb. 5.3). Zur Information: eine 200-mg-Tablette Amiodaron enthält 75 mg Jod, also 40 % des Gewichts; bei Dauertherapie liegt die tägliche Jodidfreisetzung aus dem Amiodaron bis zu 100-fach über dem Bedarf. Amiodaron kann in Abhängigkeit von verschiedenen Faktoren (wie funktioneller Ausgangszustand der Schilddrüse, Jodversorgung und Geschlecht) sowohl eine **Hypo- als auch eine Hyperthyreose** auslösen. • reversible Ablagerung von Lipiden auf der Kornea (Keratopathie) • Lungenfibrose • Bradykardie

	• Photodermatose • ZNS-Störungen • Leberfunktionsstörungen
Dronedaron	• enthält keine Jod-Atome (► Abb. 5.3) und verursacht somit *keine* Schilddrüsenfunktionsstörung • häufige Nebenwirkungen: Übelkeit, Erbrechen und Diarrhö • schwere Leberschäden können auftreten
Sotalol	typische Nebenwirkungen der β-Blocker (► Kap. 2.4.4.2)

Kontraindikationen

Die Kontraindikationen ergeben sich aus dem Nebenwirkungsspektrum. Für alle drei Wirkstoffe gelten **Sinusbradykardie, AV-Block ≥ II° und QT-Zeit-Verlängerung** als Kontraindikationen. Weitere substanzspezifische Kontraindikationen sind:

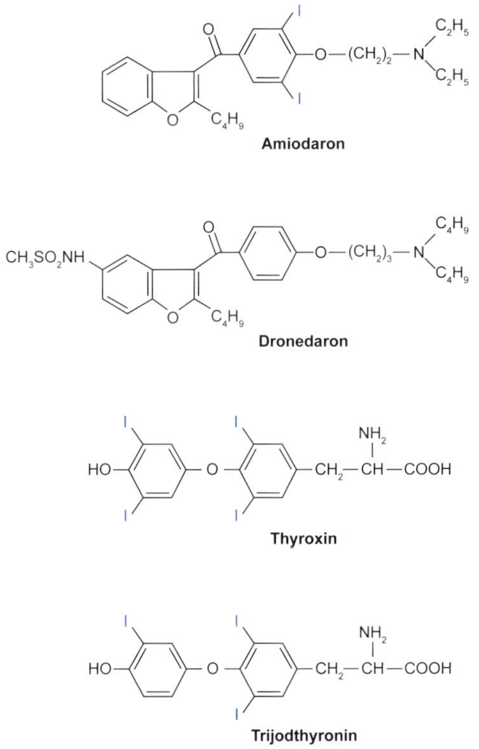

Abb. 5.3 Chemische Formeln für Amiodaron und Dronedaron. Amiodaron ist jodiert und weist strukturelle Ähnlichkeiten zu den Schilddrüsenhormonen T_3 (Trijodthyronin) und T_4 (Thyroxin) auf.

Amiodaron	• Schilddrüsenerkrankungen • Jodallergie
Dronedaron	• Herzinsuffizienz • gleichzeitige Therapie mit CYP3A4-Inhibitoren • schwere Leber- und Nierenfunktionsstörung
Sotalol	• dekompensierte Herzinsuffizienz • Asthma bronchiale

Wechselwirkungen

Cave

- Amiodaron **erhöht** den Spiegel von **Digoxin** und **Vitamin-K-Antagonisten.**
- Es besteht ein Synergismus bei Kombination mit β- und Kalziumkanalblockern.
- **Dronedaron** darf nicht mit CYP3A4-Inhibitoren (z. B. Azolderivate wie Ketoconazol und Makrolidantibiotika wie Clarithromycin) kombiniert werden. Auch Amiodaron erhöht die Plasmakonzentration anderer Wirkstoffe, die über CYP3A4 abgebaut werden.

5.5 Kalziumkanalblocker (Klasse-IV-Antiarrhythmika)

Wirkstoffe

Verapamil · Gallopamil · Diltiazem

Kalziumkanalblocker sind im Detail bereits im ► Kap. 4.3 beschrieben. Es sollen hier deshalb nur die antiarrhythmischen Aspekte betrachtet werden.

Wirkmechanismus

Die Klasse-IV-Antiarrhythmika hemmen den Kalziumeinstrom über die **langsamen, spannungsabhängigen Kalziumkanäle** und verzögern dadurch die Depolarisation und verlängern die Refraktärzeit. Sie bewirken eine Leitungsverzögerung in den Bereichen, in denen kalziumgetragene Aktionspotenziale von Bedeutung sind, also Sinus- und AV-Knoten. Klinisch nutzen lässt sich nur die Wirkung auf den AV-Knoten **(negative Dromotropie).** Da Kalziumkanalblocker auch eine Gefäßdilatation und einen Blutdruckabfall bewirken, kommt es zur reflektorischen Sympathikusaktivierung, wodurch die frequenzsenkende Wirkung auf den Sinusknoten wieder ausgeglichen wird.

Merke

Dihydropyridine (► Kap. 4.3.1), z. B. Nifedipin, können nicht als Antiarrhythmika verwendet werden, da sie nur in den Gefäßen wirken und durch die Vasodilatation und den Blutdruckabfall eine Reflextachykardie induzieren.

Indikationen

Wie bereits erwähnt, wird die Wirkung auf den AV-Knoten genutzt, d. h. die Hemmung der schnellen Überleitung von Vorhoftachykardien auf die Herzkammern. Die klassische Indikation ist damit die Frequenzkontrolle bei **tachykardem Vorhofflimmern/-flattern,** insbesondere wenn β-Blocker kontraindiziert sind. Bei ventrikulären Tachykardien sind Kalziumkanalblocker nicht wirksam.

Kontraindikationen

- **WPW-Syndrom** mit Vorhofflimmern: Die Leitung über die akzessorische Bahn wird gefördert und gefährliche Kammertachykardien können auftreten.
- Bei **Herzinsuffizienz** sind sie aufgrund der negativen inotropen Wirkung ebenfalls kontraindiziert.

Wechselwirkungen

Kalziumkanalblocker dürfen nicht mit Klasse-II-Antiarrhythmika, also β-Blockern, kombiniert werden.

Für alles Weitere wird auf ► Kap. 4.3.2 verwiesen.

5.6 Weitere Antiarrhythmika

In diesem Kapitel werden antiarrhythmisch wirksame Medikamente dargestellt, die aufgrund eines anderen Wirkmechanismus nicht zu den Antiarrhythmika der Klasse I–IV zählen.

Wirkstoffe

Digitalisglykoside · Atropin · Orciprenalin · Adenosin · Vernakalant · Ivabradin · Ranolazin

5.6.1 Digitalisglykoside

Wirkstoffe

Digitoxin · Digoxin und die halbsynthetischen Derivate β-Acetyldoxin und β-Methyldigoxin

Digitalisglykoside verlieren zunehmend an Bedeutung bei der Therapie der Herzinsuffizienz, da es dafür prognostisch besser wirksame Substanzen gibt. Gut geeignet sind sie aber zur Frequenzsenkung bei tachykardem Vorhofflimmern, insbesondere bei bestehender Herzinsuffizienz.

Wirkmechanismus

Digitalisglykoside sind **Antagonisten** der **Na^+-/K^+-ATPase** und hemmen die Kaliumaufnahme in die Zelle und den Natriumausstrom aus der Zelle (► Abb. 5.4). Dadurch steigt intrazellulär Natrium an. Somit wird auch weniger Natrium über den Na^+-/Ca^{2+}-Antiporter in die Zelle transportiert, was auch einen verminderten Kalziumtransport aus der Zelle zur Folge hat. Die **Kalziumkonzentration steigt intrazellulär** auch an.

Merke

Digitalisglykoside hemmen die **Na^+-/K^+-ATPase** und bewirken intrazellulär hinsichtlich der Elektrolyte:

- einen Anstieg von Natrium und Kalzium
- eine Abnahme von Kalium

Man kann sich nun zwei Effekte ableiten: einerseits eine Wirkung auf die Kontraktionskraft und andererseits auf die Leitungsgeschwindigkeit:

- Kalzium kann vermehrt ins sarkoplasmatische Retikulum (SR) aufgenommen werden, sodass beim nächsten Aktionspotenzial (AP) mehr Kalzium aus dem SR zur Verfügung steht. Trifft das nächste AP ein, öffnen sich spannungsabhängige Kalziumkanäle in der Zellmembran. Kalzium strömt in die Zelle und triggert die Kalziumkanäle des sarkoplasmatischen Retikulums, in dem mittlerweile viel Kalzium gespeichert ist. Die intrazelluläre Kalziumkonzentration steigt stark an. Kalzium bindet an Myofilamente und induziert die Muskelkontraktion. Die Folge ist eine **gesteigerte Kontraktilität = positive Inotropie.**
- Während die Na^{2+}- und K^+-Konzentration intrazellulär ansteigt, nimmt die Konzentration von K^+ in der Zelle ab. Das Membran-Ruhepotenzial verringert sich (wird positiver). Ein Teil der **spannungsabhängigen Natriumkanäle** bleibt im **inaktiv-geschlossenen** Zustand. Es stehen somit weniger Natriumkanäle für die schnelle Depolarisation zur Verfügung. Die Leitungsgeschwindigkeit nimmt ab: **negative Dromotropie.**

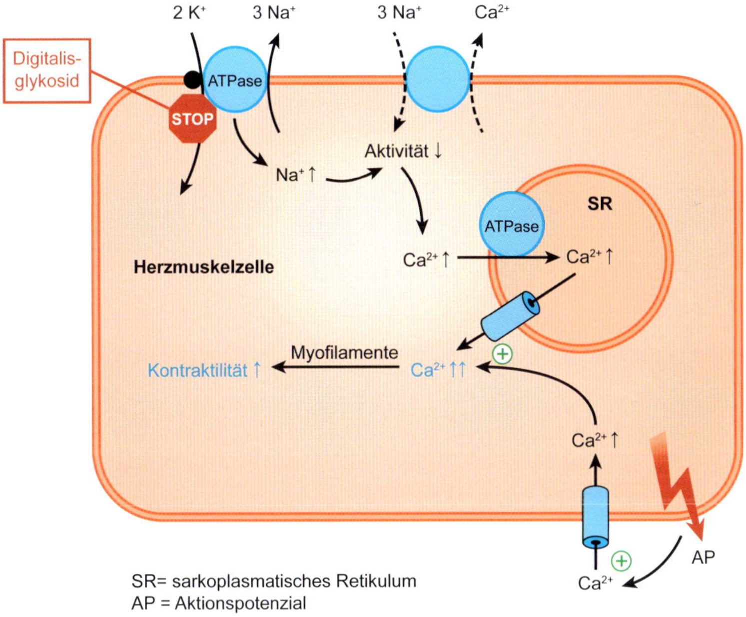

Abb. 5.4 Wirkmechanismus der Digitalisglykoside

Digitalisglykoside sind somit direkt **positiv inotrop** und **negativ dromotrop.** Reflektorisch nimmt die Herzfrequenz ab, es besteht also auch eine **negative Chronotropie.** Zudem werden Herzrhythmusstörungen begünstigt **(positive Bathmotropie).** In ▸ Tab. 5.3 sind diese Effekte noch einmal zusammengefasst.

Praxistipp

Digitalisglykoside haben keinen prognoseverbessernden Effekt, können aber die Symptomatik und Lebensqualität bei einer Herzinsuffizienz verbessern. Nach Einnahme von Digitalisglykosiden bemerkt der herzinsuffiziente Patient **zunächst** den **diuretischen Effekt,** es kommt zur Abnahme der Ödeme und Gewichtsreduktion. Im weiteren Verlauf bessert sich die Dyspnoe und schließlich steigt die Leistungsfähigkeit an.

Indikationen

Zur Therapie der **chronischen Herzinsuffizienz** sind Digitalisglykoside nur noch Reservemedikamente, da andere Substanzklassen prognostisch besser wirken. Bevorzugt sollten sie dann eingesetzt werden, wenn ein **herzinsuffizienter Patient tachykardes Vorhofflimmern** hat, das durch β-Blocker nicht ausreichend frequenzkontrolliert ist. Die Konversion in den Sinusrhythmus wird unter Digitalisglykosiden meist nicht erreicht.

Pharmakokinetik

Digitalisglykoside bestehen aus einem Steroidgerüst, einem Laktonring und Zuckerresten, die glykosidisch miteinander verbunden sind und die für die Pharmakokinetik (▸ Tab. 5.4) von Bedeutung sind.

Merke

Die verschiedenen Herzglykoside unterscheiden sich nicht in ihrer Wirkung, sondern in der Pharmakokinetik.

Entscheidend ist dabei die Lipidlöslichkeit, die von Digoxin über β-Acetyldigoxin, β-Methyldigoxin zum Digitoxin zunimmt. Folgende Parameter verändern sich mit zunehmender Lipophilie:

- Die enterale Resorption nimmt zu.
- Die Plasmaeiweißbindung nimmt zu.
- Das Verteilungsvolumen nimmt zu.
- Die ZNS-Gängigkeit nimmt zu.
- Der enterohepatische Kreislauf wird verstärkt.
- Aber die renale Ausscheidung nimmt ab.

Anwendung

Heutzutage werden niedrige Zielspiegel angestrebt, da höhere Spiegel mit einer erhöhten Mor-

Tab. 5.3 Kardiale Wirkungen von Digitalisglykosiden

Positive Inotropie	Durch die gesteigerte Kontraktilität kommt es zu folgenden Veränderungen: **Schlagvolumen** ↑, **HZV** ↑, Sympathikotonus ↓, Vagotonus ↑ mit der Folge: • Nierendurchblutung ↑, **Diurese** ↑ • venöse Stauung ↓, **Ödeme** ↓, **Gewicht** ↓
Negative Chronotropie	Durch Steigerung von Schlagvolumen und HZV und Abnahme des Sympathikotonus bzw. gesteigertem Vagotonus nimmt die Herzfrequenz ab → **myokardialer O_2-Bedarf** ↓
Negative Dromotropie	wie im Text beschrieben wird die Leitungsgeschwindigkeit herabgesetzt (EKG: PQ-Intervall verlängert)
Positive Bathmotropie	• In therapeutischer Dosierung öffnen sich kalziumabhängige Kaliumkanäle, wodurch die Repolarisation beschleunigt wird: Die Dauer des Aktionspotenzials verkürzt sich, die Refraktärzeit nimmt ab (EKG: **Abnahme QT-Zeit,** ST-Senkung, T-Abflachung). • Es besteht eine **erhöhte Automatie** durch die steilere diastolische Depolarisation aufgrund der hohen intrazellulären Natriumkonzentration. • In toxischer Dosierung ist das sarkoplasmatische Retikulum derart mit Kalzium gefüllt, dass Nachdepolarisationen auftreten können: → **Extrasystolen.** • Durch Begünstigung ektoper Zentren können **Arrhythmien** auftreten.

talität assoziiert sind. Deshalb wird meist nicht mehr wie früher aufgesättigt, sondern gleich mit der Erhaltungsdosis begonnen. Lediglich für die Akutanwendung zur Frequenzkontrolle bei tachykardem Vorhofflimmern ist eine mittelschnelle Aufsättigung notwendig: die ersten 3 Tage dreifache Tagesdosis beim Digitoxin bzw. zweifache Tagesdosis beim Digoxin, dann einfache Erhaltungsdosis.

Bei der Neueinstellung eines Patienten mit Digitalisglykosiden sollte initial ein EKG angefertigt werden, da es unter der Therapie zu EKG-Veränderungen kommen kann (PQ-Verlängerung, QT-Verkürzung, muldenförmige ST-Senkung, T-Abflachung, T-Negativierung).

Digoxin lässt sich aufgrund der kürzeren Halbwertszeit besser steuern als Digitoxin. Bei Niereninsuffizienz und älteren Patienten muss aber die Dosis reduziert oder Digitoxin verwendet werden.

Unerwünschte Wirkungen

Herzglykoside haben eine **enge therapeutische Breite** (therapeutische Dosis : toxische Dosis = 1 : 1,5). Zudem schwankt die Glykosidempfindlichkeit stark in Abhängigkeit von Elektrolythaushalt, Alter, Schilddrüsen- und Nierenfunktion und Zusatzmedikation. Somit können selbst bei therapeutischer Dosierung schnell Nebenwirkungen auftreten.

Merke

Nebenwirkungen unter einer Therapie mit Digitalisglykosiden:

- **70 % Rhythmusstörungen:** z. B. AV-Block (negative Dromotropie!), Bradykardie, Tachykardie, Extrasystolen, Vorhof-, Kammerflimmern, Herzstillstand
- **25 % gastrointestinale Beschwerden:** Appetit ↓, Erbrechen, Diarrhö
- **5 % neurologische Beschwerden:** Kopfschmerzen, Müdigkeit, Farbsehstörungen insbesondere im Grün-Gelb-Bereich
- **selten:** allergische Reaktionen, Gynäkomastie

Lerntipp

Gern gefragt vom IMPP werden die Rhythmusstörungen, die unter einer Digitalistherapie auftreten können. Im Prinzip ist alles möglich – aber keine Sinustachykardie (Digitalisglykoside senken die Herzfrequenz im Sinusknoten).

Wechselwirkungen

Cave

Kalium und Digitalisglykoside konkurrieren um die gleiche Bindungsstelle der Na^+-/K^+-ATPase:

- **Hypokaliämie:** mehr Digitalis kann binden, Digitaliswirkung wird verstärkt
- **Hyperkaliämie:** Digitaliswirkung nimmt ab

Tab. 5.4 Pharmakokinetische Parameter von Digitoxin und Digoxin

Parameter	Digitoxin (Lipophilie ↑)	Digoxin (Lipophilie ↓)
Resorption	90–100 % (zuverlässige Resorption)	60–90 % (schwankende Resorption)
Plasmaeiweißbindung	97 % (Kumulationsgefahr)	25 %
renale Ausscheidung	30 % (keine Kumulationsgefahr bei Niereninsuffizienz, da Metabolismus steigerbar ist)	> 60 % (Kumulationsgefahr bei Niereninsuffizienz) Dosisanpassung an Kreatininspiegel (oder Digitoxin bevorzugen): Kreatinin (mg/dl) – Anteil der Dosis 1,3–1,5 – ¾ 1,5–2,0 – ½ > 2,0 – ¼–⅓
hepatischer Metabolismus	hoch (enterohepatischer Kreislauf)	gering
Halbwertszeit	6,7 d	1,7 d
Abklingquote	7 %/d	20 %/d
Wirkungseintritt	120 min (i. v. 30 min)	60 min (i. v. 10 min)
Wirkungsdauer	20 d	6 d
Erhaltungsdosis (mittlere Dosis/d)	0,07–0,1 mg	0,2–0,3 mg
Elimination durch Colestyramin	steigerbar (Durchbrechen des enterohepatischen Kreislaufs)	nicht steigerbar (da überwiegend renale Elimination)

Da die Aktivität der Na^+-/K^+-ATPase von den Schilddrüsenhormonen T_3 und T_4 abhängig ist, ist die Wirkung von Digitalisglykosiden ebenfalls von der Schilddrüsenfunktion abhängig. Folge:

- **Hyperthyreose** → Na^+-/K^+-ATPase-Aktivität ↑ → Digitaliswirkung ↓ → Digitalisdosis muss erhöht werden
- **Hypothyreose** → Na^+-/K^+-ATPase-Aktivität ↓ → Digitaliswirkung ↑ → Digitalisdosis muss erniedrigt werden

Die Wirkung der Digitalisglykoside ist von vielen Faktoren abhängig, sodass auch eine Reihe von Medikamenten (▸ Tab. 5.5), die z. B. Veränderungen im Elektrolythaushalt bewirken, zu Wechselwirkungen führen können.

Die **Digitaliseffekte** werden **verstärkt,** d. h. die Toxizität nimmt zu durch:

- **Hypokaliämie,** z. B. verursacht durch Laxanzien, Diuretika, Diarrhö, Erbrechen, Glukokortikoide

Tab. 5.5 Wechselwirkungen verschiedener Medikamente mit Digitalisglykosiden

Verstärkung der Digitaliseffekte durch:	Verminderung der Digitaliseffekte durch:
• Diuretika, Laxanzien, Glukokortikoide, Insulin (induzieren K^+-Verluste) • Chinidin, Verapamil, Nifedipin, Amiodaron (erhöhen Digoxinspiegel) • Katecholamine, Theophyllin, Kalzium (haben selbst proarrhythmische Wirkungen) • β-Blocker (Verstärkung eines AV-Blocks)	• Antazida, Colestyramin (Resorptionshemmung von Digitoxin im enterohepatischen Kreislauf) • Barbiturate, Rifampicin, Phenytoin (Enzyminduktion: betrifft die hepatische Metabolisierung von Digitoxin)

- **Hyperkalzämie:** Kalzium hat synergistische Digitaliseffekte und verstärkt daher die Arrhythmiegefahr
- **Hypoxie,** z. B. bei Lungenerkrankungen, Myokardinfarkt: erhöhte Arrhythmiegefahr
- **Abnahme der Muskelmasse,** z. B. bei älteren Patienten: Abnahme des Verteilungsvolumens → Digitaliswirkung ↑
- **Niereninsuffizienz:** Kumulation von Digoxin!

Kontraindikationen

Zu den Kontraindikationen zählen:

- **Rhythmus- und Erregungsleitungsstörungen:** Bradykardie, Sinusknoten- und Karotissinussyndrom, ventrikuläre Tachykardie, **AV-Block > I°, WPW-Syndrom** (da unter Digitalisglykosiden die Leitung beim WPW-Syndrom über die akzessorische Bahn gefördert wird und gefährliche Kammertachykardien entstehen können)
- kardiale Erkrankung mit **Einengung der Auswurfbahn,** die durch eine Steigerung der Kontraktilität nicht überwunden werden kann (z. B. **hypertrophische obstruktive Kardiomyopathie**): Gabe von Digitalisglykosiden nutzlos und gefährlich
- **hypoxische Zustände:** frischer Herzinfarkt
- Digitalisintoxikation
- **Elektrolytstörungen:** Hyperkalzämie, Hypokaliämie

Digitalisintoxikation

Eine Digitalisintoxikation entsteht durch Nichtbeachten von Kontraindikationen und von Faktoren, die die Glykosidempfindlichkeit erhöhen sowie durch Wechselwirkungen mit anderen Medikamenten. Häufigste Symptome sind Herzrhythmusstörungen (AV-Block, Bradykardie, Kammertachykardie) und gastrointestinale und neurotoxische Störungen.

Merke

Therapie der Digitalisintoxikation:

- Absetzen des Digitalispräparats
- Beschleunigung der Elimination:
  - Erbrechen provozieren, Magenspülung, Aktivkohle
  - Colestyramin: unterbricht den enterohepatischen Kreislauf von Digitoxin; verhindert die Resorption bei noch frischer Intoxikation auch vom Digoxin
  - Digitalis-Antitoxin (Fab-Antikörperfragmente)
  - bei schweren Intoxikationen: Hämoperfusion bei Digitoxin (wirkt nicht bei Digoxin; eine Hämodialyse ist übrigens ungeeignet)
- Kaliumgabe auf hochnormalen Kaliumserumspiegel (kontraindiziert bei Hyperkaliämie und AV-Block)
- bei Bradykardie: Atropin, temp. Herzschrittmacher
- bei ventrikulärer Tachykardie: Lidocain

5.6.2 Atropin

Wirkmechanismus

Atropin ist ein Muskarinrezeptorantagonist (▶ Kap. 2.3.4), der die parasympathischen Wirkungen am Sinus- und AV-Knoten aufhebt: **positiv chrono-** und **dromotrop.** Es besteht keine Wirkung auf ventrikulärer Ebene.

Indikationen

Atropin wird bei **bradykarden Herzrhythmusstörungen** angewandt: Sinusbradykardie, Asystolie und digitalisinduziertem AV-Block.

Im Übrigen wird auf ▶ Kap. 2.3.4 verwiesen.

5.6.3 Orciprenalin

Wirkmechanismus

Orciprenalin ist ein β-Mimetikum (▶ Kap. 2.4.2.3), das sowohl an β_1- als auch β_2-Rezeptoren agonistisch wirksam ist. Über die kardialen β_1-Rezeptoren steigert es die Herzfrequenz, die Erregungsleitung und die Herzkontraktilität: **positiv ino-, chrono-** und **dromotrop.**

Indikationen

Orciprenalin wird bei bradykarden Herzrhythmusstörungen angewandt: Sinusbradykardie, AV-Block und digitalisinduzierte Bradykardie. Im Vergleich zu Atropin ist die Gefahr des Auslösens tachykarder ventrikulärer Arrhythmien größer, weshalb es eher ein **Mittel der zweiten Wahl** darstellt.

Im Übrigen wird auf ▶ Kap. 2.4.2.3 verwiesen.

5.6.4 Adenosin

Wirkmechanismus

Über den A_1-Adenosinrezeptor aktiviert Adenosin Kaliumkanäle, die bei der spontanen diastolischen Depolarisation im Sinus- und AV-Knoten eine Rolle spielen. Im Sinusknoten bewirkt Adenosin eine Abnahme der Frequenz und im AV-Knoten eine Verlängerung der Überleitungszeit: **negativ chrono- und dromotrop.** Im Ventrikel gibt es keine adenosinabhängigen Kaliumkanäle.

Indikationen

Da Adenosin nur auf den Vorhof wirkt, kann es auch nur bei atrialen Herzrhythmusstörungen eingesetzt werden und zwar bei **paroxysmalen supraventrikulären Tachykardien,** insbesondere bei AV-Knoten-Reentry-Tachykardien, wenn andere Antiarrhythmika nicht wirken oder nicht angewandt werden können. Es induziert einen kurzfristigen AV-Block, danach tritt bei erfolgreicher Wirkung der Sinusrhythmus ein.

Pharmakokinetik

Wichtigster Parameter ist die extrem kurze **Halbwertszeit von < 10 s.** Um eine ausreichende Wirkung zu erreichen, muss Adenosin schnell i. v. injiziert werden.

Unerwünschte Wirkungen/Kontraindikationen

Unerwünschte Wirkungen	Kontraindikationen
• Flush und Bronchospasmus • selten: lebensbedrohliche Asystolien und Kammertachykardien	• Asthma bronchiale • **nicht bei vorbestehendem AV-Block > I°** • nicht bei WPW-Syndrom, da eine schnelle Überleitung auf die Ventrikel via akzessorischer Bahn möglich ist, auf die Adenosin nicht wirksam ist

5.6.5 Vernakalant

Wirkmechanismus

Der genaue Wirkmechanismus zum Beenden von Vorhofflimmern (Konversion in den Sinusrhythmus) durch Vernakalant ist nicht bekannt. Allerdings blockiert Vernakalant verschiedene Kationenkanäle, insbesondere den Ultrarapid- und Rapid-Kaliumkanal, die für die Repolarisation eine Rolle spielen, und spannungsabhängige Natriumkanäle. Insgesamt verlängert Vernakalant die Dauer des Aktionspotenzials und die Refraktärzeit im Vorhof sowie frequenzabhängig die Überleitungsgeschwindigkeit. Die Wirkung ist auf die Vorhöfe beschränkt.

Indikation

Vernakalant wird ausschließlich zur medikamentösen Kardioversion **von kürzlich aufgetretenem Vorhofflimmern** eingesetzt (< 7 Tage).

Pharmakokinetik

Vernakalant wirkt schnell; d. h. es kann innerhalb von Minuten den Sinusrhythmus wiederherstellen. Zudem ist es erfolgreicher als andere Antiarrhythmika, was die Rate an Kardioversionen in den Sinusrhythmus anbelangt. Die Halbwertszeit liegt bei 3–5 h. Es wird über CYP2D6 metabolisiert. Slow metaboliser weisen eine deutlich verlängerte Halbwertszeit auf.

Unerwünschte Wirkungen/Kontraindikationen

Vernakalant bewirkt eine Verlängerung der QT-Zeit. Schwere Herzrhythmusstörungen treten aber selten auf.

5.6.6 Ivabradin

Wirkmechanismus

Ivabradin ist ein selektiver und spezifischer I_f-Kanal-Blocker. Der I_f-Kanal ist ein Kanal für Kationen (Natrium, Kalium, Kalzium). Er kontrolliert die spontane Depolarisation am Sinusknoten und reguliert dadurch die Herzfrequenz. Er kommt am Herzen **nur am Sinusknoten** vor: somit resultiert keine Veränderung der Reizleitung am AV-Knoten, in den Vorhöfen und Ventrikeln.

Durch Hemmung des Kanals bewirkt Ivabradin eine Verlängerung der spontanen Depolarisation: die **Herzfrequenz nimmt ab.** Durch Abnahme der Herzfrequenz wird der myokardiale Sauerstoffverbrauch gesenkt. Somit wirkt Ivabradin **antianginös.** Zudem wird die Herzarbeit vermindert, woraus sich die prognostisch positiven Effekte bei einer Herzinsuffizienz ergeben.

Indikationen

Ivabradin dient der Senkung der Herzfrequenz bei einer **KHK** und **Herzinsuffizienz.** Es ist immer dann indiziert, wenn entweder β-Blocker nicht ausreichend wirken, also die Herzfrequenz nicht optimal gesenkt ist oder wenn β-Blocker kontraindiziert sind (z. B. Asthmatiker, schwere COPD).

Pharmakokinetik

Ivabradin weist eine schnelle und gute Resorption auf. Dennoch liegt die orale Bioverfügbarkeit bei nur 40 % aufgrund eines deutlichen First-Pass-Effekts. Die Metabolisierung in der Leber erfolgt über CYP3A4. Bei Induktoren von CYP3A4 wird die Wirkung von Ivabradin abgeschwächt. Die Halbwertszeit liegt bei 11 h. Die Eliminierung der Metaboliten erfolgt über Urin und Fäzes.

Unerwünschte Wirkungen/Kontraindikationen

Unerwünschte Wirkungen	Kontraindikationen
Ivabradin ist gut verträglich; folgende zwei Nebenwirkungen können auftreten: • Bradykardie	• schwere Leberinsuffizienz • Bradykardie (Herzfrequenz < 60 min)

Unerwünschte Wirkungen	Kontraindikationen
• Sehstörungen, die sich als lichtbedingte visuelle Symptome äußern (Phosphene = Blitzphänomene): treten meist am Anfang der Therapie auf und sind reversibel. Ursache sind Interaktionen von Ivabradin mit dem Kationenkanal der Netzhaut.	• kardiogener Schock, akuter Myokardinfarkt, dekompensierte Herzinsuffizienz • gleichzeitige Therapie mit CYP3A4-Inhibitoren (wie Ketoconazol, Erythromycin: Wirkungsverstärkung von Ivabradin)

5.6.7 Ranolazin

Ranolazin ist wie Ivabradin ein Koronartherapeutikum mit antianginöser Wirkung. Dafür besitzt es auch derzeit eine Zulassung. In den Studien fiel aber auch eine antiarrhythmische Wirkung auf, sodass es durchaus möglich ist, dass Ranolazin in Zukunft auch beim Vorhofflimmern angewandt wird. Wegen des Wirkmechanismus und des antiarrhythmischen Effekts wird Ranolazin in diesem Kapitel besprochen.

Wirkmechanismus

Der genaue Wirkmechanismus ist nicht ganz geklärt. Wahrscheinlich hemmt Ranolazin den späten Natriumeinstrom in die Herzmuskelzelle (sog. I_{Na}-late-inhibitor). Bei einer Myokardischämie ist der späte Natriumeinstrom verstärkt und triggert die Natrium-induzierte Kalziumfreisetzung in der Zelle. Ranolazin senkt somit intrazellulär die Konzentration von Natrium und Kalzium und vermindert dadurch eine Kalziumüberladung der Zelle. Es kommt zur myokardialen Relaxation und Besserung der Koronarperfusion, sodass die Angina-pectoris-Symptomatik abnimmt. Im Vergleich zu anderen Medikamenten zur Therapie der Angina pectoris senkt Ranolazin weder den Blutdruck noch die Herzfrequenz.

Indikation

Ranolazin ist zur **Anfallsprophylaxe der stabilen KHK** zugelassen, gilt dort aber noch als Medikament der zweiten Wahl, wenn β-Blocker oder Kalziumkanalblocker nicht ausreichend wirken oder kontraindiziert sind.
Eine Indikation als Antiarrhythmikum besteht (noch) nicht. Allerdings zeigte sich in einigen Studien, dass Ranolazin prophylaktisch vor Vorhofflimmern schützt.

Pharmakokinetik

Ranolazin unterliegt einer starken Metabolisierung über Cytochrom P450 (CYP3A4, CYP2D6) und hemmt CYP3A4, sodass viele Wechselwirkungen auftreten können. Die Ausscheidung erfolgt zu 25 % über den Fäzes und zu 75 % renal.

Unerwünschte Wirkungen/Kontraindikationen

Ranolazin wird bislang als gut verträglich beschrieben. Die Erfahrungen aber noch recht gering, da es erst seit 2008 in Deutschland zugelassen ist.

Unerwünschte Wirkungen	Kontraindikationen
Verlängerung der QT-Zeit	• schwere Leber- und Niereninsuffizienz • nicht in Kombination mit QT-Zeit-verlängernden Medikamenten (z. B. Klasse-III-Antiarrhythmika) • nicht in Kombination mit Induktoren oder Inhibitoren von CYP3A4 oder CYP2D6

5.7 Zu guter Letzt

Klinischer Fall

1. An welcher Erkrankung müsste ein Patient typischerweise leiden, damit Sie eine Therapie mit einem Digitalispräparat als indiziert erachten und für welches Präparat würden Sie sich entscheiden.
2. Warum sollen Sie die Verordnung von Amiodaron gut überlegen?

Antworten:

1. Tachykardes Vorhofflimmern bei Herzinsuffizienz trotz bislang optimaler medikamentöser Therapie. Die Anwendung der Digitalispräparate hängt von vielen Faktoren ab, sodass keine generelle Empfehlung gegeben werden kann. Bei Niereninsuffizienz oder älteren Patienten wählt man eher Digitoxin.
2. Viele Nebenwirkungen unter Amiodaron, z. B. Herzrhythmusstörungen, Schilddrüsenfunktionsstörungen, Photosensibilisierung; viele Medikamenteninteraktionen. Keine Anwendung bei AV-Blockierung, Sinusbradykardie, QT-Zeit-Verlängerung.

Lerntipp

Wenn Sie jetzt den klinischen Einsatz der in diesem Kapitel abgehandelten Antiarrhythmika lernen möchten, lesen Sie bitte weiter in:

- ► Kap. 30: Herzrhythmusstörungen
- ► Kap. 28.3.2: Anwendung von Ivabradin und Ranolazin bei KHK

Arzneimittel im Gerinnungssystem

06

6.1	**Wegweiser**	85
6.2	**Hämostase und Fibrinolyse**	86
6.2.1	Thrombozytenaktivierung	86
6.2.2	Plasmatische Gerinnung	87
6.2.3	Fibrinolyse	88
6.3	**Thrombozytenfunktionshemmer**	88
6.3.1	ASS (Acetylsalicylsäure)	89
6.3.2	ADP-Rezeptorantagonisten	90
6.3.3	GPIIb/IIIa-Inhibitoren	92
6.4	**Vitamin-K-Antagonisten (Cumarinderivate)**	92
6.5	**Heparine und Fondaparinux**	94
6.6	**Direkte Thrombin- und Faktor-Xa-Inhibitoren**	97
6.6.1	Parenterale direkte Thrombininhibitoren	97
6.6.2	Neue orale Antikoagulanzien	98
6.7	**Weitere gerinnungshemmende Substanzen**	100
6.7.1	Alprostadil	100
6.7.2	Pentoxifyllin	100
6.7.3	Cilostazol	100
6.7.4	Naftidrofuryl	101
6.7.5	Dipyridamol	101
6.7.6	Danaparoid	101
6.7.7	Aktiviertes Protein C (Drotrecogin-α)	101
6.8	**Fibrinolytika**	102
6.9	**Blutstillende Medikamente**	103
6.9.1	Antifibrinolytika	103
6.9.2	Vitamin K	103
6.9.3	Desmopressin	103
6.9.4	Faktorenkonzentrate	104
6.10	**Zu guter Letzt**	104

IMPP-Hits

In absteigender Häufigkeit wurden vom IMPP Fragen zu folgenden Themenkomplexen gestellt, wobei über 80 % der Fragen die ersten drei Plätze betreffen:

1. Thrombozytenfunktionshemmer
2. Vitamin-K-Antagonisten
3. Heparine
4. Fibrinolytika
5. parenterale direkte Thrombininhibitoren
6. Antifibrinolytika

6.1 Wegweiser

Ein Gleichgewicht zwischen Hämostase und Fibrinolyse ist notwendig, um einerseits bei Gefäßverletzungen eine schnelle Blutstillung zu erreichen, andererseits aber eine überschießende Gerinnung zu vermeiden oder ggf. Thromben auflösen zu können. Störungen einzelner Komponenten können somit entweder die Blutungsneigung erhöhen oder zur Entstehung von Thromben führen.

In ► Abb. 6.1 wurden wichtige Komponenten der plasmatischen Gerinnung, der Thrombozytenaktivierung und der Fibrinolyse dargestellt, die in

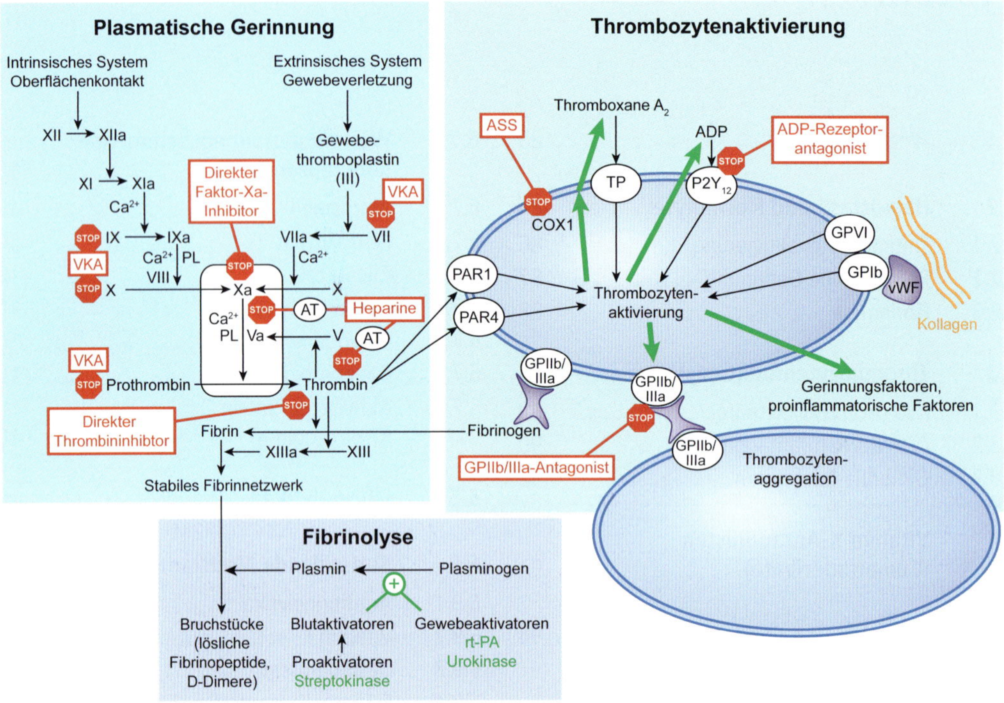

Abb. 6.1 Übersicht über plasmatische Gerinnung, Thrombozytenaktivierung und Fibrinolyse. Es handelt sich um ein vereinfachtes Schema, um insbesondere die Angriffspunkte der gerinnungshemmenden und fibrinolytischen Pharmaka darstellen zu können. Abkürzungen: AT = Antithrombin, COX = Cyclooxygenase, PL = Phospholipide, VKA = Vitamin-K-Antagonist. Details in ▸ Kap. 6.2.

▸ Kap. 6.2 näher erläutert werden. Zudem sind in ▸ Abb. 6.1 Pharmaka eingetragen, die die Blutgerinnung und Fibrinolyse beeinflussen. Die dargestellten **gerinnungshemmenden und fibrinolytischen Wirkstoffe** werden ausführlich in ▸ Kap. 6.3 bis ▸ Kap. 6.8 behandelt.

Demgegenüber stehen Medikamente, die die **Blutgerinnung fördern** können, aber nur sehr selten angewandt werden und abschließend in ▸ Kap. 6.9 vorgestellt werden.

6.2 Hämostase und Fibrinolyse

Die Gerinnung wird unterteilt in:

- **primäre Hämostase (Thrombozytenaktivierung)** und
- **sekundäre Hämostase (plasmatische Gerinnung).**

Beide Prozesse laufen gleichzeitig ab und interagieren miteinander. Die primäre Hämostase dient dem raschen Verschluss eines Gefäßes durch Ausbildung eines Thrombozytenpfropfs. Dieser ist jedoch nicht stabil. Erst unter Beteiligung der Gerinnungskaskade bildet sich ein festes Fibringerinnsel aus. Um eine überschießende Reaktion zu vermeiden, wird die Gerinnung durch das fibrinolytische System gebremst.

6.2.1 Thrombozytenaktivierung

Thrombozyten können durch verschiedene Agonisten aktiviert werden. Die Adhäsion an Kollagen und den Von-Willebrand-Faktor (vWF), die durch eine Gefäßverletzung freigelegt werden, zählen dazu. Aktivierte Thrombozyten setzen gespeicherte oder neu synthetisierte Mediatorstoffe frei und verstärken dadurch ihre eigene Aktivierung bzw. die Aktivierung anderer Thrombozyten. Wichtige Thrombozytenaktivatoren sind (▸ Abb. 6.1):

- **ADP:** ADP wird in den Thrombozyten gespeichert und kann nach Freisetzung u. a. an den thrombozytären ADP-Rezeptor P_2Y12 binden und darüber wiederum die Aktivierung steigern.

- **Thromboxan A_2:** Es wird im Rahmen der Aktivierung nach Freisetzung von Arachidonsäure aus der Zellmembran unter Einwirkung der Cyclooxygenase-1 (COX-1) gebildet und kann nach Freisetzung an den Thromboxan(TP)-Rezeptor binden und darüber die Aktivierung weiter verstärken.
- Einer der stärksten Thrombozytenaktivatoren ist **Thrombin,** das im Rahmen der plasmatischen Gerinnung (▸ Kap. 6.2.2) gebildet wird und die Thrombozyten nach Bindung an die Thrombinrezeptoren PAR-1 und PAR-4 aktiviert (sog. Protease-aktivierte Rezeptoren).

Am Ende der verschiedenen Aktivierungsprozesse wird das **Glykoprotein IIb/IIIa** (auch Integrin $\alpha_{IIb}\beta_3$ genannt) aktiviert. Daran kann dann Fibrinogen binden, das eine Brückenbildung zwischen den einzelnen Thrombozyten bewirkt. Dadurch bildet sich aus (lose) adhärenten Thrombozyten ein stabileres **Thrombozytenaggregat.** Dennoch reicht dies meist nicht für einen dauerhaften Gefäßverschluss aus. Dafür muss die plasmatische Gerinnung mitwirken. Thrombozyten fördern die plasmatische Gerinnung, indem sie prokoagulatorische Faktoren freisetzen. Dazu gehören u. a. Kalzium, Phospholipide, verschiedene Gerinnungsfaktoren.

Die Thrombozytenaktivierung spielt eine wichtige Rolle in atherosklerotisch veränderten Gefäßen. Durch die Ruptur eines Plaques werden Thrombozyten aktiviert, es bilden sich thrombozytenreiche Thromben und es kann zum Gefäßverschluss kommen. Klinische Manifestationen sind u. a. der akute Myokardinfarkt, die zerebrale Ischämie und der akute Verschluss peripherer Arterien bei einer pAVK. Bei der Therapie arterieller Gefäßerkrankungen spielen deshalb Thrombozytenfunktionshemmer eine besondere Rolle.

> **Merke**
>
> Thrombozytenfunktionshemmer sind ungeeignet zur Thromboseprophylaxe und Therapie venöser Thromben.

6.2.2 Plasmatische Gerinnung

Die plasmatische Gerinnung stabilisiert den Thrombozytenthrombus durch ein Fibringerinnsel und führt zum festen Verschluss der Gefäßverletzung. Die Aktivierung der Gerinnungskaskade kann auf extravaskulärem Weg (extrinsisch) oder intravaskulärem Weg (intrinsisch) erfolgen (▸ Abb. 6.1). Beide werden unmittelbar durch eine Gefäßverletzung ausgelöst:

- Beim **extrinsischen Weg** kommt es zur Interaktion von freigelegtem tissue factor (Gewebethromboplastin; Faktor III) der Adventitia mit dem im Blut zirkulierenden Faktor VII. Dieser Komplex aktiviert dann Faktor X.
- Beim **intrinsischen Weg** wird Faktor XII durch Kontakt mit der verletzten Oberfläche aktiviert und führt über weitere Gerinnungsfaktoren ebenfalls zur Aktivierung von Faktor X, über den Thrombin aus Prothrombin (Faktor II) gebildet wird.

Thrombin fördert nicht nur die Thrombozytenaktivierung (▸ Kap. 6.2.1), sondern spaltet aus Fibrinogen die Fibrinopeptide A und B ab. Die einzelnen Fibrinmonomere polymerisieren und werden durch Faktor XIII kovalent miteinander verknüpft. Durch diese Quervernetzung entsteht ein sehr stabiles Gerinnsel.

6.2.2.1 Pharmakologische Bedeutung

Die Synthese der Faktoren II, VII, IX und X, die in der Leber erfolgt, ist Vitamin-K-abhängig. **Vitamin-K-Antagonisten** vermitteln also ihre Wirkung über die genannten Faktoren der plasmatischen Gerinnung. Auch **Heparine,** direkte Faktor-Xa- und Thrombininhibitoren greifen in die plasmatische Gerinnung ein.

Im Gegensatz zu den thrombozytenreichen Thromben in atherosklerotisch veränderten Arterien spielen im venösen System bei der Entstehung von Thromben die Gerinnungsfaktoren eine größere Rolle als Thrombozyten.

> **Merke**
>
> Hemmstoffe der Gerinnungsfaktoren sind bei der Prophylaxe und Therapie venöser Thromboembolien von besonderer Bedeutung.

6.2.2.2 Physiologische Hemmstoffe der Gerinnung

Um eine unkontrollierte Gerinnung zu verhindern, gibt es einige endogene Hemmstoffe. Pharmakologisch sind Folgende wichtig:

- **Antithrombin:** früher Antithrombin III genannt, wird von der Leber gebildet und hemmt

durch Komplexbildung u. a. die Faktoren IIa und Xa. Heparine vermitteln über Antithrombin ihre Wirkung.
- **Protein C und S:** werden Vitamin-K-abhängig in der Leber gebildet. Protein C mit dem Kofaktor Protein S inaktiviert durch Proteolyse die Faktoren Va und VIIIa.

6.2.3 Fibrinolyse

Durch die Fibrinolyse werden Fibringerinnsel wieder abgebaut (► Abb. 6.1). Dafür spaltet Plasmin das Fibrinnetzwerk in Bruchstücke (D-Dimere). Außerdem hemmt es die Blutgerinnung durch Inaktivierung von Fibrinogen und der Faktoren Va und VIIIa. Damit Plasmin jedoch wirksam wird, muss es zunächst aus Plasminogen gebildet werden. Dies erfolgt durch:
- **Gewebeaktivatoren:** zu den natürlich vorkommenden Gewebeaktivatoren zählen der Gewebeplasminogenaktivator (t-PA = tissue plasminogen activator) und die Urokinase.
- **Blutaktivatoren:** das sind plasmatische Faktoren, die selbst erst durch Proaktivatoren aktiviert werden müssen. Proaktivatoren werden z. B. aus Leukozyten freigesetzt. Außerdem ist Faktor XII ein Proaktivator (der auch die intrinsische Gerinnungskaskade einleitet) und als körperfremde Substanz die von β-hämolysierenden Streptokokken gebildete Streptokinase.

6.3 Thrombozytenfunktionshemmer

Wirkstoffe
- **ASS** (Cyclooxygenasehemmer)
- **ADP-Rezeptorantagonist:** Clopidogrel · Prasugrel · Ticagrelor · Ticlopidin
- **GPIIb/IIIa-Inhibitor:** Abciximab · Eptifibatid · Tirofiban

Die Thrombozytenfunktion kann an verschiedenen Stellen gehemmt werden (► Abb. 6.2):
- irreversibler Block der **Cyclooxygenase** und Hemmung der Bildung von Thromboxan A_2, einem Vasokonstriktor und Aktivator der Thrombozytenaggregation **(ASS).**

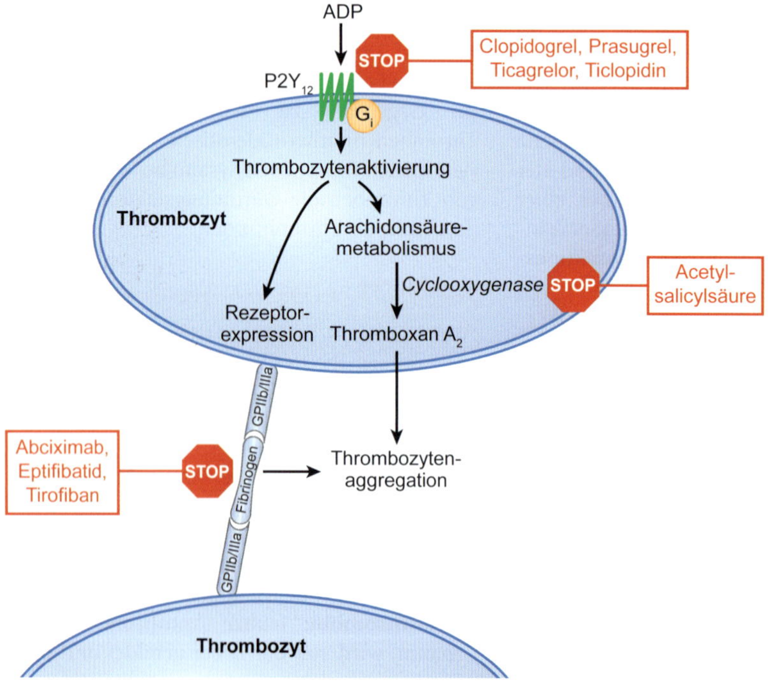

Abb. 6.2 Aktivierung der Thrombozytenaggregation und Angriffspunkte der Thrombozytenfunktionshemmer

- Hemmung der **ADP**-induzierten Aktivierung der Thrombozytenaggregation via $P2Y_{12}$-Rezeptor **(Clopidogrel, Prasugrel, Ticagrelor, Ticlopidin)**
- Verhinderung der Bindung von Fibrinogen und des Von-Willebrand-Faktors an den **GPIIb/IIIa-Rezeptor (Abciximab, Eptifibatid, Tirofiban).** Die Inhibitoren des GPIIb/IIIa-Rezeptors sind die stärksten Thrombozytenfunktionshemmer überhaupt.

Lerntipp

An dieser Stelle gleich noch einmal in den Worten des IMPP:

- ASS hemmt irreversibel die Thrombozytenfunktion und zwar wird dafür die Thromboxansynthese via Cyclooxygenase 1 (nicht Cyclooxygenase 2!) gehemmt.
- Clopidogrel und Ticlopidin hemmen irreversibel die ADP-abhängige Aktivierung von GPIIb/IIIa (die neueren Substanzen wurden bislang nicht abgefragt).
- Abciximab, Tirofiban und Eptifibatid blockieren GPIIb/IIIa (auch als Fibrinogenrezeptor bezeichnet).

Merke

Bei schweren Blutungskomplikationen unter den Thrombozytenfunktionshemmern kann die Wirkung nur über die Gabe von Thrombozytenkonzentraten aufgehoben werden. Es gibt kein spezifisches Antidot.

6.3.1 ASS (Acetylsalicylsäure)

Wirkmechanismus

ASS hemmt irreversibel die **Cyclooxygenase** (COX), indem es das aktive Zentrum des Enzyms acetyliert. Von diesem Enzym gibt es zwei Subtypen: COX-1 und COX-2, wobei ASS beide hemmen kann. In den Thrombozyten ist COX-1 an der Synthese von **Thromboxan A_2** aus Arachidonsäure beteiligt (► Abb. 10.1). Endothelzellen besitzen auch das Enzym, dort wird aber Prostazyklin synthetisiert. Thromboxan A_2 und Prostazyklin besitzen entgegengesetzte Wirkungen:

- **Thromboxan A_2** bewirkt: Vasokonstriktion, Förderung der Thrombozytenaggregation
- **Prostazyklin** bewirkt: Vasodilatation, Hemmung der Thrombozytenaggregation

Cave

Zur Aggregationshemmung ist nur der Effekt auf die Thrombozyten erwünscht, also eine **Hemmung der Thromboxan-A_2-Synthese via Cyclooxygenase 1 (COX-1)**, den man aufgrund der besonderen Pharmakokinetik von ASS mit einer **Low-dose-Therapie** erreichen kann (siehe Pharmakokinetik).

Indikationen

Als Hemmer der Thrombozytenfunktion wird ASS bei folgenden Erkrankungen angewandt:

- **akutes Koronarsyndrom**
- **Sekundärprophylaxe** nach Myokardinfarkt, TIA, ischämischem Apoplex, pAVK
- nach arteriellen gefäßchirurgischen oder interventionellen Eingriffen, z. B. ACVB-OP, PTCA

ASS zählt zu den nichtsteroidalen Antiphlogistika und wird in höherer Dosierung als Antiphlogistikum, Antipyretikum und Analgetikum angewandt (► Kap. 16.3.3.4)

Anwendung

ASS kann intravenös in Akutsituationen (z. B. bei Myokardinfarkt) eingesetzt werden, sonst erfolgt die Anwendung p. o. Nach Absetzen von ASS hält die Wirkung auf die Thrombozyten noch für ca. 5 d an. Zur Vermeidung verstärkter Blutungen bei großen Operationen wird 5–7 d präoperativ ein Absetzen empfohlen. In Einzelfällen, z. B. bei erhöhtem kardiovaskulären Risiko, muss dafür aber eine Nutzen-Risiko-Abwägung erfolgen.

Pharmakokinetik

ASS besitzt eigentlich eine kurze Halbwertszeit von nur 15 min und wird rasch bereits in der Magenschleimhaut und dann in der Leber zur Salicylsäure abgebaut. Somit ist ASS in niedriger Dosis nicht systemisch wirksam. Salicylsäure ist ein wirksamer Metabolit von ASS, wobei aber die Salicylsäure reversibel COX hemmt, ASS hingegen irreversibel. Salicylsäure unterliegt einer **Eliminationskinetik 0. Ordnung** (► Kap. 1.2.5.2): d. h. **die Halbwertszeit ist dosisabhängig** (niedrig dosiert 3 h, hoch dosiert bis 30 h).

Wie bereits erwähnt, ist unter einer ASS-Therapie die Inhibition der Thromboxansynthese erwünscht, um die Thrombozytenaktivierung zu hemmen, nicht jedoch die Wirkung in den Endothelzellen auf die Prostazyklinsynthese. Dies wird durch eine **Low-dose-Therapie** erreicht (75–325 mg/d, meist werden 100 mg/d angewandt):

- Der ASS-Spiegel im Pfortaderblut ist noch ausreichend hoch, um in den dort zirkulierenden Thrombozyten COX irreversibel zu hemmen. Da die Thrombozyten COX nicht neu synthetisieren können, hält die Wirkung so lange an, wie die Thrombozyten im Blut zirkulieren (5–7 d).
- ASS erreicht nicht den Systemkreislauf. In den Endothelzellen wird COX also nicht gehemmt. Erst bei höherer Dosierung kann ASS auch dort wirksam werden. Dann ist die Wirkung auf die Prostazyklinsynthese aber nur vorübergehend, da die Endothelzellen COX neu synthetisieren können.

Unerwünschte Wirkungen/Kontraindikationen

Die wichtigste Nebenwirkung liegt im Wirkmechanismus begründet: Durch die Hemmung der Thrombozytenfunktion wird die **Blutungszeit verlängert.**

> **Merke**
>
> Alle Thrombozytenfunktionshemmer verlängern die Blutungszeit.

Unerwünschte Wirkungen	Kontraindikationen
• Das Risiko für **Blutungskomplikationen** ist erhöht. • ASS kann „auf den Magen schlagen" und zur **Schädigung der Magen-Darm-Schleimhaut** führen. • ASS kann **Asthmaanfälle** auslösen, insbesondere bei höherer Dosierung.	Da ASS wie andere NSAID beim Fetus einen Verschluss des Ductus Botalli bewirkt, darf es **nicht in der Schwangerschaft,** insbesondere nicht im 3. Trimenon angewandt werden.

Dies und weitere unerwünschte Wirkungen und Kontraindikationen werden ausführlich beschrieben in ▸ Kap. 16.3.3.3 und ▸ Kap. 16.3.3.4.

> **Cave**
>
> Eine Ausnahme für die Anwendung von ASS in der Schwangerschaft stellt das Antiphospholipidsyndrom dar, das mit einem erhöhten Thrombose- und Abortrisiko einhergeht. Bestehen bei einer Patientin bereits rezidivierende Aborte, so erfolgt bei einer weiteren Schwangerschaft die Gabe von niedrig dosiertem ASS (100 mg/d) plus unfraktioniertem Heparin (2 × 5.000 IE/d s. c.; alternativ niedermolekulares Heparin).

6.3.2 ADP-Rezeptorantagonisten

> **Wirkstoffe**
>
> Clopidogrel · Prasugrel · Tigacrelor · Ticlopidin

Wirkmechanismus

ADP-Rezeptorantagonisten **hemmen die ADP-induzierte Thrombozytenaktivierung über den ADP-Rezeptor P2Y$_{12}$** auf der Thrombozytenmembran (▸ Abb. 6.2). Dabei unterscheiden sich die vier Substanzen hinsichtlich der Reversibilität der Hemmung:

- **irreversible Hemmer:** Clopidogrel, Prasugrel, Ticlopidin
- **reversibler Hemmer:** Ticagrelor

Ticlopidin ist die älteste Substanz der ADP-Rezeptorantagonisten. Es wird heutzutage kaum noch angewandt, da es schwere Nebenwirkungen insbesondere auf das Blutbild verursachen kann. Clopidogrel war daher lange Zeit die erste Wahl. Allerdings wirkt Clopidogrel nicht bei allen Patienten gleich gut, da die Metabolisierung interindividuell sehr unterschiedlich ist. Bei Prasugrel und Ticagrelor ist diese Problematik nicht so ausgeprägt, sie wirken schneller und zuverlässiger und hemmen die Thrombozytenfunktion stärker als Clopidogrel.

Indikationen

Im Prinzip besitzt **Clopidogrel** die gleichen Indikationen wie ASS bei der Hemmung der Thrombozytenfunktion:

- **Sekundärprophylaxe** nach Myokardinfarkt oder ischämischem Apoplex (als Alternative zum ASS)
- **KHK, pAVK** (als Alternative zum ASS)
- **akutes Koronarsyndrom:** Es erfolgt eine Kombination mit ASS.

> **Cave**
>
> Die sog. *duale* Thrombozytenfunktionshemmung (ASS + ADP-Rezeptorantagonist) erfolgt:
> - beim akuten Koronarsyndrom (STEMI, NSTEMI): für 12 Monate

- nach Implantation eines Drug Eluting Stents in eine Koronararterie: 6–12 Monate
- nach Implantation eines Bare Metal Stents in eine Koronararterie: 1 Monat
- nach Anwendung eines Drug Eluting Ballons: 1 Monat

Im Anschluss daran erfolgt lebenslang bei diesen KHK-Patienten die Gabe *eines* Thrombozytenfunktionshemmers (meist ASS, alternativ Clopidogrel).

Beim **akuten Koronarsyndrom** werden heutzutage **Prasugrel** und **Ticagrelor** dem Clopidogrel vorgezogen, da sie stärker, schneller und zuverlässiger wirken.
Ticlopidin ist nicht mehr Mittel der ersten Wahl. Es kann bei ASS-Unverträglichkeit zur **Sekundärprophylaxe** nach TIA oder ischämischem Apoplex und bei Hämodialysepatienten mit Shuntkomplikationen angewandt werden.

Pharmakokinetik

Die **irreversiblen ADP-Rezeptorantagonisten** sind **Prodrugs** und werden in der Leber zum aktiven Metabolit biotransformiert. Ticlopidin weist dabei eine sehr umfangreiche Metabolisierung zu vielen aktiven Metaboliten auf. Clopidogrel wird in zwei Schritten in der Leber metabolisiert und aktiviert, Prasugrel in einem Schritt. Bei der hepatischen Metabolisierung sind **verschiedene Isoformen von Cytochrom P450** beteiligt. **Ticagrelor ist kein Prodrug und direkt wirksam.** Es wird aber auch in der Leber unter Beteiligung von CYP3A4 ein aktiver Metabolit gebildet. Die derzeit verfügbaren ADP-Rezeptorantagonisten sind **alle nur p.o.** anwendbar. Weitere pharmakokinetische Parameter sind in ▸ Tab. 6.1 zusammengefasst.

Merke

Unterschiedliche Cytochrome sind an der Bildung des aktiven Metaboliten von Clopidogrel beteiligt (z.B. CYP2C19, CYP3A4):

- Die Metabolisierung ist interindividuell sehr verschieden aufgrund genetischer Polymorphismen.
- Außerdem können zahlreiche Medikamenteninteraktionen auftreten: Enzymhemmer vermindern die Bildung des aktiven Metaboliten.

Folge: interindividuell starke Variabilität der Clopidogrelwirkung. Bei einigen Patienten wirkt Clopidogrel praktisch gar nicht (sog. Non-Responder). Dies führte schließlich zur Entwicklung von Prasugrel und Ticagrelor, bei denen keine solchen interindividuellen Schwankungen bestehen.

Tab. 6.1 Pharmakokinetische Parameter der irreversiblen und reversiblen ADP-Rezeptorantagonisten

	Ticlopidin	Clopidogrel	Prasugrel	Ticagrelor
ADP-Rezeptorantagonismus	irreversibel			reversibel
Chemische Struktur	Thienopyridin			Triazolopyrimidin
Prodrug	ja (CYP450-abhängige Bioaktivierung)			nein
Wirkungseintritt (nach Aufsättigung)	2 d	2–6 h	30 min	30 min
Wirkdauer (Tage)	5–10	3–10	5–10	3–4

Unerwünschte Wirkungen/Kontraindikationen

Alle ADP-Rezeptorantagonisten **erhöhen das Blutungsrisiko.** Im Vergleich zu Clopidogrel sind Prasugrel und Ticagrelor nicht nur hinsichtlich der erwünschten Wirkung stärker, sondern es treten auch mehr Blutungskomplikationen auf. Weitere substanzspezifische Nebenwirkungen sind:

Ticlopidin	**Neutropenie, Agranulozytose, aplastische Anämie:** insbesondere in den ersten 3 Monaten (deshalb initial Blutbildkontrollen alle 14 d), Thrombozytopenie, Moschcowitz-Syndrom (thrombotisch-thrombozytopenische Purpura)
Clopidogrel	Blutbildveränderungen wie bei Ticlopidin, aber deutlich seltener; gastrointestinale Beschwerden
Ticagrelor	Dyspnoe, Bradykardie

Kontraindikationen

Alle Substanzen	• aktive Blutungen • Leberfunktionsstörungen (hepatische Metabolisierung)
Prasugrel	• Alter > 75 Jahre • Körpergewicht < 60 kg • Apoplex/TIA in der Vorgeschichte

Ticagrelor	• intrakranielle Blutung in der Vorgeschichte • Asthma oder COPD (Dyspnoe) • bradykarde Rhythmusstörungen

6.3.3 GPIIb/IIIa-Inhibitoren

Wirkstoffe

Abciximab · Eptifibatid · Tirofiban

Wirkmechanismus

GPIIb/IIIa-Inhibitoren verhindern die Bindung u. a. von Fibrinogen und des Von-Willebrand-Faktors an den GPIIb/IIIa-Rezeptor, der für die Aggregation der Thrombozyten notwendig ist (► Abb. 6.2). Damit wird die Endstrecke jeglicher Thrombozytenaktivierung gehemmt (► Abb. 6.1). Die verfügbaren Substanzen unterscheiden sich hinsichtlich der Art der Hemmung.

- **Abciximab** ist das Fab-Fragment (antigenbindendes Fragment) eines monoklonalen **Antikörpers,** der **gegen den GPIIb/IIIa-Rezeptor** gerichtet ist.
- **Eptifibatid** und **Tirofiban** sind kompetitive **Antagonisten am GPIIb/IIIa-Rezeptor.**

Indikationen

Die Substanzen stehen nur zur i. v.-Anwendung zur Verfügung und werden bei Hochrisikopatienten zusätzlich zu ASS und Heparin bei der Therapie eines **akuten Koronarsyndroms** und **periinterventionell** angewandt.

Pharmakokinetik

Die Wirkung tritt innerhalb von Minuten ein. Bei den kompetitiven Antagonisten (Eptifibatid, Tirofiban) normalisiert sich die Thrombozytenfunktion nach 4 h wieder, bei Abciximab nach 24–48 h.

Unerwünschte Wirkungen/Kontraindikationen

Unerwünschte Wirkungen	Kontraindikationen
• **Blutungen,** insbesondere an arteriellen Punktionsstellen • **Abciximab:** selten anaphylaktische Reaktionen durch Antikörperbildung bei wiederholter Gabe; Thrombozytopenien	• innere Blutungen • Z. n. größeren Operationen (2 Monate) • intrakranielle Tumoren • Z. n. zerebrovaskulären Ereignissen • schwere Hypertonie

6.4 Vitamin-K-Antagonisten (Cumarinderivate)

Wirkstoffe

Phenprocoumon (Marcumar®) · Warfarin (Coumadin®)

Wirkmechanismus

Vitamin K ist zur Bildung der **Faktoren II, VII, IX, X** und der **Proteine C** und **S** aus inaktiven Vorstufen durch γ-Carboxylierung an Glutamatresten notwendig. Dadurch können die Faktoren Kalzium binden und aktiviert werden. Vitamin K wird dabei zum Epoxid oxidiert. Die Regeneration von Vitamin K erfolgt durch die **Vitamin-K-Epoxid-Reduktase,** die von Cumarinen kompetitiv **antagonisiert** wird (► Abb. 6.3). Dadurch werden von der Leber nur inaktive Vorstufen freigesetzt und die Blutgerinnung wird gehemmt.

Indikationen

Die Vitamin-K-Antagonisten dienen der Prophylaxe und Therapie von Thromboembolien bei:

- **Thrombose und Lungenembolie**
- **Vorhofflimmern**
- Vorhandensein einer **künstlichen Herzklappe.**

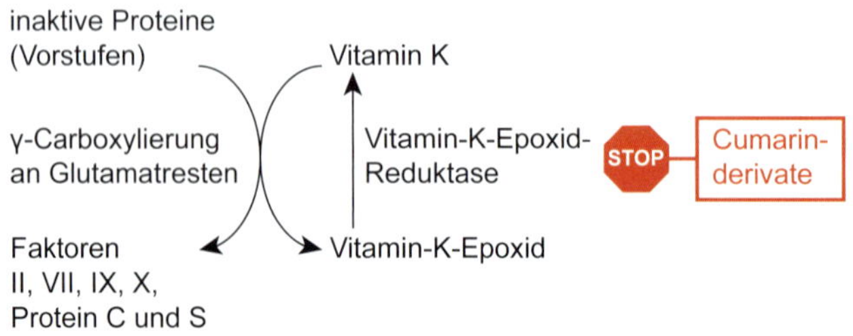

Abb. 6.3 Wirkmechanismus der Cumarinderivate

Anwendung

Therapiebeginn

Cave

Es scheint paradox – aber zumindest zu Beginn einer Cumarintherapie besteht eine Hyperkoagulabilität, d. h. ein gesteigertes Thromboserisiko.

Grund dafür ist die hemmende Wirkung der Vitamin-K-Antagonisten auf Protein C und S. Beide sind physiologische Hemmstoffe der Gerinnung und inaktivieren die Gerinnungsfaktoren Va und VIIIa (▶ Kap. 6.2.2). Bedingt durch die kürzere Halbwertszeit von Protein C im Vergleich zu den anderen Vitamin-K-abhängigen Faktoren fällt zu Beginn der Therapie mit Cumarinderivaten zuerst der Protein-C-Spiegel ab, wodurch thrombotische Ereignisse, z. B. der Haut oder Venenthrombosen, begünstigt werden. Deshalb muss bei Beginn der Therapie mit Vitamin-K-Antagonisten **überlappend** eine **Heparinisierung** erfolgen. Das Heparin wird abgesetzt, wenn der INR-Wert durch das Cumarinderivat an 2 d im therapeutischen Bereich ist (meist > 2,0).

Der **Wirkungseintritt der Vitamin-K-Antagonisten erfolgt langsam,** da die Neusynthese der Faktoren gehemmt wird und bestehende Faktoren erst abgebaut sein müssen. Ein erster Effekt ist nach ca. 3 d feststellbar.

Therapiekontrolle

Wegen der interindividuellen Unterschiede in der Pharmakokinetik und wegen vieler Interaktionsmöglichkeiten muss unter einer Cumarintherapie eine regelmäßige Kontrolle der Blutverdünnung erfolgen. Dafür wird heutzutage der INR-Wert verwendet (International Normalized Ratio), der unter Therapie zwischen **2,0 und 3,0** liegen soll, bei hohem Thromboserisiko bis zu 3,5. Der INR-Wert errechnet sich über den Quick-Wert, berücksichtigt aber gleichzeitig die in den unterschiedlichen Laboren verwendeten verschiedenen Thromboplastine und ist somit methoden- und laborunabhängig.

Der Quick-Wert wird aus der Thromboplastinzeit bestimmt und entspricht hinsichtlich der Gerinnung dem Verhältnis des Patientenplasmas zum Normalplasmapool (in %). Ziel der Therapiekontrollen ist somit eine individuell angepasste Dosierung.

Lerntipp

IMPP-Stolperfalle: Der INR-Wert (normal: 1,0) steigt unter einer Cumarintherapie, der Quick-Wert (normal: 70–130 %) fällt.

Therapieende

Nach Absetzen von Phenprocoumon hält die Wirkung noch mindestens 7 d an, bei Warfarin ca. 5 d. Ist eine schnellere Normalisierung der Gerinnung notwendig, so können als **Antidot** gegeben werden:

- **Vitamin K_1:** Latenz der Wirkungsaufhebung: ca. 12 h (Gerinnungsfaktoren müssen erst neu synthetisiert werden.)
- **Faktorengabe:** sofortige Wirkungsaufhebung

Praxistipp

Eine Vitamin-K-reiche Kost mindert die Wirkung von Vitamin-K-Antagonisten. Vitamin K ist u. a. in vielen Gemüsesorten vorhanden (als Faustregel kann man sich merken, dass (fast) alles was grün ist, viel Vitamin K enthält). Die Patienten sollen jedoch nicht auf Gemüse verzichten, sondern die Ernährung ausgewogen gestalten und nicht reine Grünkohltage (817 µg/100 g) oder reine Erdbeertage (5 µg/100 g) einlegen. Die Mischung macht's.

„Bridging"

Als Bridging bezeichnet man das Überbrücken einer Cumarintherapie durch ein anderes, kürzer wirksames Antikoagulans. Notwendig wird das, wenn ein Patient sich z. B. einer elektiven Operation unterziehen möchte, die aufgrund des erhöhten Blutungsrisikos nicht unter dem Vitamin-K-Antagonisten erfolgen kann. Diese werden umgestellt auf besser steuerbare Substanzen, wie niedermolekulare Heparine oder unfraktioniertes Heparin. Dafür wird einige Tage präoperativ der Vitamin-K-Antagonist abgesetzt. Fällt der INR-Wert unter den therapeutischen Bereich, wird die alternative Antikoagulation mit einem Heparin begonnen. Am OP-Tag kann dieses pausiert und postoperativ wieder begonnen werden. Dann erfolgt wieder die überlappende Therapie mit Vitamin-K-Antagonist + Heparin. Letzteres wird abgesetzt, wenn der INR-Wert wieder an zwei aufeinanderfolgenden Tagen im therapeutischen Bereich ist.

Pharmakokinetik

Cumarine werden **gut resorbiert** und weisen eine **hohe Plasmaeiweißbindung** auf. Es besteht eine **ausgeprägte Metabolisierung** (u.a. Cytochrom-P450-abhängig) mit großen interindividuellen Schwankungen. Vitamin-K-Antagonisten sind plazentagängig. Inaktive Metaboliten gelangen in die Muttermilch. Die Halbwertszeit des bei uns in Deutschland überwiegend verwendeten Phenprocoumons liegt bei 150 h. Warfarin, das überwiegend im englischsprachigen Raum eingesetzt wird, hat eine Halbwertszeit von 40 h. Wegen zahlreicher Interaktionen mit anderen Pharmaka muss jede Zusatzmedikation bei Patienten mit Vitamin-K-Antagonisten auf Interaktionen geprüft werden (d.h. häufiger den INR-Wert messen).

Cave

- **Enzyminduktoren,** z.B. Carbamazepin und Rifampicin, beschleunigen den Abbau von Cumarinen und schwächen ihre Wirkung ab.
- **Enzymhemmer,** z.B. Allopurinol und Co-trimoxazol, verstärken die Cumarinwirkung.
- **Antazida** hemmen die Resorption und schwächen die Cumarinwirkung ab.

Unerwünschte Wirkungen/Kontraindikationen

Unerwünschte Wirkungen	Kontraindikationen
• Die wichtigste Nebenwirkung sind **Blutungen** (Risiko 0,5–5 %). • Wegen der genannten Wirkung auf Protein C können **Hautnekrosen** auftreten, insbesondere, wenn die initiale Heparinisierung nicht erfolgt.	• **nicht in der Schwangerschaft** anwenden (insbes. im 1. Trimenon: **embryotoxisch**); in der **Stillzeit dürfen** sie bei absoluter Notwendigkeit **angewandt** werden, da keine aktiven Formen in die Muttermilch gelangen. Zudem sollen die **Säuglinge prophylaktisch Vitamin K_1** erhalten. • perioperativ und bei erhöhter Blutungsneigung

6.5 Heparine und Fondaparinux

Wirkstoffe

- **unfraktioniertes Heparin (UFH)**
- **niedermolekulares Heparin (NMH):** Certoparin · Enoxaparin · Dalteparin · Nadroparin · Tinzaparin
- **Fondaparinux**

Lerntipp

Alles was auf -parin endet ist ein He*parin,* und zwar meist ein niedermolekulares, es sei denn, man spricht vom unfraktioniertem Heparin. Aber auch im Onda*parinux* steckt das Kürzel drin und deutet auf die Zugehörigkeit hin.

Wirkmechanismus

Heparine und Fondaparinux **verstärken die blutgerinnungshemmende Wirkung** von **Antithrombin** (früher Antithrombin III genannt), nachdem sie einen Komplex mit Antithrombin eingegangen sind. Heparine bestehen aus mehreren Saccharideinheiten. Zur Hemmung von Faktor IIa (Thrombin) muss das Heparinmolekül aus mehr als 18 Monosacchariden bestehen. Zur Hemmung von Faktor Xa reicht eine Pentasaccharidsequenz aus. Deshalb unterscheiden sich die Wirkstoffe bezüglich des Ausmaßes ihrer Wirkung auf die Faktoren Xa und IIa (► Abb. 6.4):

- **unfraktioniertes Heparin** (UFH): Mukopolysaccharid aus ca. 40–50 Saccharideinheiten. Es hemmt im Komplex mit Antithrombin die **Faktoren Xa und IIa** gleichermaßen. Darüber hinaus werden weitere antithrombotische Substanzen aus Endothelzellen freigesetzt.
- **niedermolekulares Heparin** (NMH): besteht aus ≤ 18 Monosacchariden, wirkt im Komplex mit Antithrombin **überwiegend** auf den **Faktor Xa.** Darüber hinaus werden weitere antithrombotische Substanzen aus Endothelzellen freigesetzt.
- **Fondaparinux:** Pentasaccharid, das im Komplex mit Antithrombin **nur Faktor Xa** hemmt (selektiver Faktor-Xa-Inhibitor)

Lerntipp

„Je kürzer, desto weniger Faktor IIa":
- unfraktioniertes Heparin (lang): Xa = IIa
- niedermolekulares Heparin (kürzer): Xa > IIa

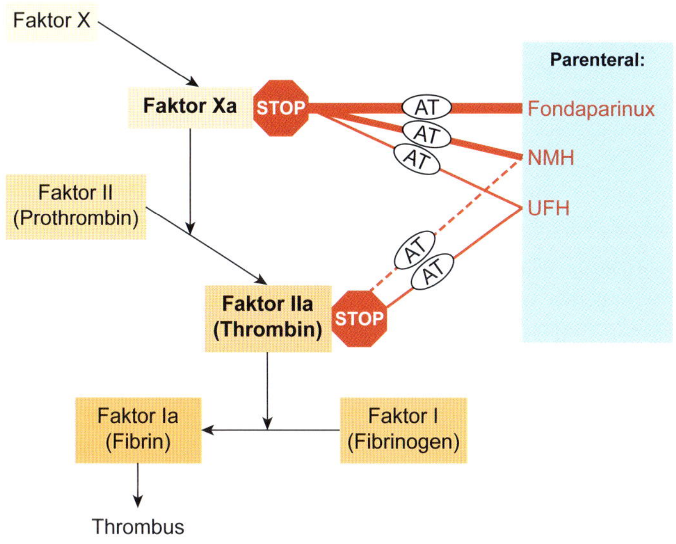

Abb. 6.4 Wirkmechanismus von unfraktioniertem Heparin (UFH), niedermolekularem Heparin (NMH) und Fondaparinux. Weitere Faktoren, die an der Gerinnungskaskade beteiligt sind, wurden nicht dargestellt.

- Fondaparinux (kurz): Xa (dass Fondaparinux Xa hemmt, kann man schon sehen – es endet auf -x, also römisch X)

Indikationen

Heparine und Fondaparinux dienen der **Therapie und Prophylaxe thromboembolischer Erkrankungen.** Konkret werden sie verwendet zur:

- Thromboseprophylaxe (low dose; subkutane Anwendung)
- Therapie der venösen Thromboembolie (Thrombose, Lungenembolie) sowie Prophylaxe von Rezidiven
- Therapie arterieller Thromboembolien (z. B. embolischer Verschluss einer hirnversorgenden Arterie) sowie deren Prophylaxe beim Vorhofflimmern
- akutes Koronarsyndrom
- Bridging bei Therapie mit Vitamin-K-Antagonisten (▸ Kap. 6.4)
- Prophylaxe und Therapie (je nach Stadium) einer Verbrauchskoagulopathie (unfraktioniertes Heparin)
- Unfraktioniertes Heparin wird auch bei Maßnahmen mit extrakorporalem Kreislauf (Dialyse, Herz-Lungen-Maschine) eingesetzt.

Vor- und Nachteile von Heparinen und Fondaparinux

Applikation

Alle genannten Substanzen müssen parenteral angewandt werden. Zur Thromboseprophylaxe werden sie in niedriger Dosierung subkutan verwendet.

Für die therapeutische Anwendung **können niedermolekulare Heparine und Fondaparinux** ebenfalls **subkutan** eingesetzt werden, wobei die Dosierung bei den meisten Substanzen gewichtsabhängig erfolgt mit ein bis zwei s. c.-Injektionen pro Tag. Die subkutane Anwendung stellt einen großen Vorteil gegenüber unfraktioniertem Heparin dar. **Unfraktioniertes Heparin** muss für therapeutische Zwecke **kontinuierlich i. v.** infundiert werden.

Therapiekontrolle

Um unter einer i. v.-Therapie mit **unfraktioniertem Heparin** eine optimale individuelle Dosis zu gewährleisten, sind **tägliche PTT-Kontrollen** notwendig (PTT = partielle Thromboplastinzeit). Niedermolekulare Heparine und Fondaparinux benötigen keine Therapiekontrolle. Bei Bedarf kann aber die Anti-Faktor-Xa-Aktivität bestimmt werden.

Lerntipp

An dieser Stelle ein IMPP-Schmankerl:

- Thromboplastinzeit = Prothrombinzeit = Quick (Quick-Wert in %, Normal 70–130): erniedrigt bei Vitamin-K-Antagonisten
- INR-Wert (ohne Einheit, Normal 1,0) erhöht bei Vitamin-K-Antagonisten

- partielle Thromboplastinzeit (PTT, partial thromboplastin time, normal 35–40 s): erhöht bei UFH
- Anti-Faktor-Xa-Aktivität: erhöht bei niedermolekularen Heparinen und Fondaparinux.

Niereninsuffizienz

Merke

Niedermolekulare Heparine und Fondaparinux dürfen nicht bei schwerer Niereninsuffizienz eingesetzt werden, da sie dann kumulieren. Dann muss unfraktioniertes Heparin verwendet werden.

Schwangerschaft

Merke

Unfraktioniertes Heparin und niedermolekulare Heparine dürfen in der Schwangerschaft angewandt werden, sie passieren nicht die Plazentaschranke. Darin liegt ein großer Vorteil gegenüber den Vitamin-K-Antagonisten. Unfraktioniertes Heparin geht auch nicht in die Muttermilch über. Niedermolekulare Heparine können evtl. in die Muttermilch übertreten, ohne jedoch die Blutgerinnung beim Säugling zu beeinflussen (keine intestinale Resorption). Daher dürfen unfraktioniertes Heparin und niedermolekulare Heparine auch in der Stillzeit verwendet werden. **Fondaparinux ist für Schwangerschaft und Stillzeit nicht zugelassen.**

Unerwünschte Wirkungen

Nebenwirkungen treten unter unfraktioniertem Heparin häufiger auf, insbesondere ist das Risiko für eine heparininduzierte Thrombozytopenie (HIT Typ 2) deutlich höher als bei den anderen Substanzen.

In ► Tab. 6.2 sind noch einmal die Vor- und Nachteile der Substanzen aufgelistet.

Antidot

Protamin ist ein Polypeptid, das hoch alkalisch ist. Das positiv geladene Protamin geht einen Komplex mit dem stark negativ geladenen unfraktionierten Heparin ein. Dadurch wird binnen kürzester Zeit Heparin neutralisiert. In Abwesenheit von Heparin wirkt Protamin aber in höherer Dosierung antikoagulatorisch, sodass bei Überdosierung Protamin selbst Blutungen begünstigen kann. Niedermolekulare Heparine lassen sich durch Protamin maximal zu 60 % antagonisieren. Auf Fondaparinux ist Protamin nicht wirksam.

Pharmakokinetik

Für wichtige pharmakokinetische Parameter wird auf ► Tab. 6.3 verwiesen.

Unerwünschte Wirkungen

Wie bei allen Blutverdünnern stellen **Blutungen** die wichtigste Nebenwirkung dar.

Insbesondere bei unfraktioniertem Heparin kann eine **heparininduzierte Thrombozytopenie** (HIT) auftreten. Bei langfristiger Therapie kann sich eine **Osteoporose** entwickeln.

Tab. 6.2 Vor- und Nachteile von unfraktioniertem Heparin (UFH), niedermolekularen Heparinen (NMH) und Fondaparinux

<table>
<tr><th></th><th>UFH</th><th>NMH</th><th>Fondaparinux</th></tr>
<tr><td rowspan="2">Vorteile</td><td>Anwendung bei Niereninsuffizienz möglich</td><td colspan="2">• Anwendung s. c.
• einfache Dosierung (meist gewichtsadaptiert)
• keine Therapiekontrolle notwendig (aber möglich über Anti-Xa-Aktivität)
• seltener Nebenwirkungen</td></tr>
<tr><td colspan="2">• Anwendung in der Schwangerschaft möglich
• Antidot Protamin (sofortige Antagonisierung; allerdings sind NMH maximal bis zu 60 % neutralisierbar)</td><td></td></tr>
<tr><td rowspan="2">Nachteile</td><td rowspan="2">• bei therapeutischer Dosierung kontinuierliche i. v.-Gabe und tägliche PTT-Kontrolle notwendig
• häufige Nebenwirkungen, u. a. HIT Typ 2</td><td colspan="2">keine Anwendung bei schwerer Niereninsuffizienz</td></tr>
<tr><td>HIT Typ 2 selten</td><td>• keine Anwendung in der Schwangerschaft
• kein Antidot bekannt</td></tr>
</table>

Heparininduzierte Thrombozytopenie Typ 1
Es handelt sich um eine **milde Thrombozytopenie** bedingt durch eine vorübergehende proaggregatorische Wirkung des Heparins auf die Thrombozyten in den ersten Tagen der Therapie. Die Therapie kann meist fortgeführt werden.

Heparininduzierte Thrombozytopenie Typ 2
Hier tritt eine **schwere antikörpervermittelte Thrombozytopenie** ein, die das sofortige Absetzen des Heparins und die Anwendung eines alternativen Antikoagulans erfordert (► Kap. 29.7.2).

Merke

Wegen des Risikos für eine HIT Typ 2 sind unter einer Therapie mit unfraktioniertem (und niedermolekularem) Heparin Kontrollen der Thrombozytenzahl notwendig.

Kontraindikationen

Aktive Blutungen, schwere Gerinnungsstörungen, Magen-/Darmulzera sowie die Anamnese einer HIT-Reaktion Typ 2 gelten als Kontraindikationen. Wie bereits erwähnt sind niedermolekulare Heparine und Fondaparinux zudem bei schwerer Niereninsuffizienz kontraindiziert.

6.6 Direkte Thrombin- und Faktor-Xa-Inhibitoren

6.6.1 Parenterale direkte Thrombininhibitoren

Wirkstoffe

Hirudine (Lepirudin · Bivalirudin) · Argatroban

Wirkmechanismus

Wie der Name sagt, **hemmen** die direkten Thrombininhibitoren **direkt Thrombin – also ohne vorherige Komplexbildung mit Antithrombin.** Dabei wird frei zirkulierendes und fibringebundenes Thrombin gehemmt und somit das Schlüsselenzym der Gerinnung ausgeschalten (► Abb. 6.5 und ► Abb. 6.1). Die direkte Wirkung unterscheidet die Substanzen von den Heparinen und Fondaparinux. Hirudin ist ein natürlicher, im Blutegel (Hirudo medicinalis) vorkommender Thrombininhibitor. Therapeutisch verwendet werden die gentechnisch hergestellten Hirudine Lepirudin und Bivalirudin. Bivalirudin besitzt die Besonderheit, dass es nach seiner Bindung an Thrombin durch Thrombin

Tab. 6.3 Pharmakologischer Vergleich und wichtige pharmakokinetische Parameter von unfraktioniertem Heparin (UFH) mit niedermolekularem Heparin (NMH) und Fondaparinux

Merkmal	UFH	NMH	Fondaparinux
Hemmung der Blutgerinnung durch Komplexbildung mit Antithrombin	+	+	+
Hemmung von Faktor IIa (Thrombin)	++	(+)	–
Hemmung von Faktor Xa	++	+++	++++
Saccharideinheiten (n)	40–50	13–22	5
Molekulargewicht (kDa)	ca. 20.000	ca. 5.000	1.728
Applikation (keine orale Bioverfügbarkeit, da keine intestinale Resorption)	i. v., s. c.	s. c.	s. c.
Bioverfügbarkeit nach s. c.-Gabe	10–30 %	90–100 %	100 %
Plasmaeiweißbindung	hoch	niedriger	gering
Halbwertszeit	1,5–2 h. Bei höheren Dosen verlängert sich die Halbwertszeit, da die Metabolisierung kapazitätslimitiert ist.	je nach Substanz 2–4 h	15–20 h
Elimination	Metabolisierung und renal	renal	renal

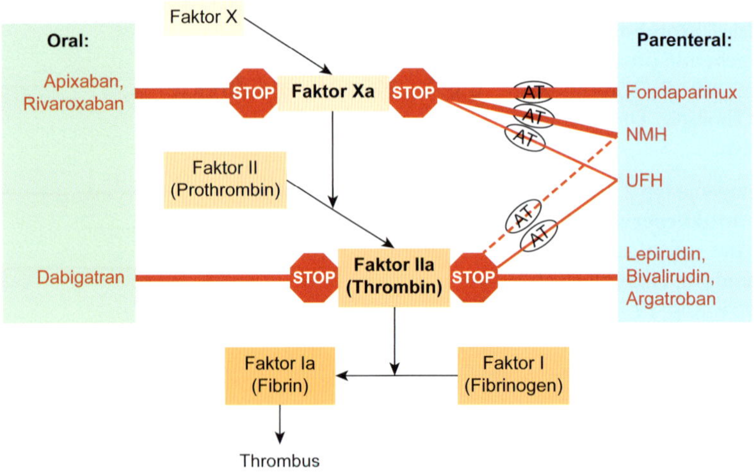

Abb. 6.5 Wirkmechanismus der direkten Thrombin- und Faktor-Xa-Inhibitoren. Außerdem wurde für das bessere Verständnis der Wirkmechanismus der „indirekten" Thrombin- und Faktor-Xa-Inhibitoren dargestellt (► Abb. 6.4), die über Antithrombin (AT) wirken. Links sind oral wirksame Substanzen und rechts parenterale Wirkstoffe aufgelistet.

Tab. 6.4 Pharmakologischer Vergleich der parenteralen direkten Thrombininhibitoren

	Bivalirudin	Lepirudin	Argatroban
Indikationen	akutes Koronarsyndrom, Koronarangioplastie	antithrombotische Therapie bei HIT Typ 2	
Anwendung	i. v.-Anwendung; Therapiekontrolle: PTT		
Pharmakokinetik	renale Elimination (Kumulation bei Niereninsuffizienz)		hepatische Metabolisierung, kurze Halbwertszeit
Unerwünschte Wirkungen	Blutungen (kein Antidot verfügbar)		
Kontraindikationen	akute Blutungen, erhöhte Blutungsneigung (ähnliche Kontraindikationen wie Fibrinolytika, ► Kap. 6.8)		
	schwere Niereninsuffizienz		schwere Leberinsuffizienz

selbst langsam gespalten wird, d. h. Thrombin regeneriert sich wieder. Argatroban ist ein niedermolekularer synthetischer direkter Thrombininhibitor.

Merke

Die parenteralen direkten Thrombininhibitoren lösen – im Gegensatz zu den Heparinen – keine HIT-Reaktion vom Typ 2 aus.

Indikationen, Pharmakokinetik, unerwünschte Wirkungen und Kontraindikationen

Für die parenteralen direkten Thrombininhibitoren kann man sich merken, dass sie im Wesentlichen **alternative Antikoagulanzien** bei einer bestehenden oder vorbekannten **HIT Typ 2** sind; d. h., sie werden anstelle von Heparin verwendet. Bivalirudin hat jedoch sein bevorzugtes Einsatzgebiet in der Kardiologie bei der Durchführung von Herzkatheteruntersuchungen und akutem Koronarsyndrom (bei Patienten mit oder ohne HIT Typ 2). Eine Zusammenfassung der wichtigsten Parameter gibt ► Tab. 6.4.

6.6.2 Neue orale Antikoagulanzien

Wirkstoffe

- **oraler Thrombininhibitor:** Dabigatran
- **orale Faktor-Xa-Inhibitoren:** Apixaban · Rivaroxaban

Wirkmechanismus

Orale direkte Thrombin- und Faktor-Xa-Inhibitoren sind relativ neu und erstmalig 2008 in Deutschland zugelassen worden, initial nur zur Thromboseprophylaxe bei orthopädischen Patienten. Sie haben mittlerweile einen eigenen Namen erhalten: **NOAK** = neue orale Antikoagulanzien. Sie sollen durch diese Begrifflichkeit den Vitamin-K-Antagonisten gegenübergestellt werden (sozusagen „alte“ orale Antikoagulanzien).

Dabigatran ist ein direkter, kompetitiver und reversibler Thrombininhibitor. Es hemmt frei zirkulierendes und fibringebundenes Thrombin und somit das Schlüsselenzym der Gerinnung (▸ Abb. 6.5 und ▸ 6.1). **Apixaban und Rivaroxaban** hemmen direkt, selektiv und reversibel den Faktor Xa und verhindern somit die Bildung von Thrombin aus Prothrombin (via Faktor Xa).

Lerntipp

Dass Apixaban und Rivaroxaban Faktor Xa hemmen, erkennen Sie schon am Namen: beide haben ein „x“, also die römische zehn (X). Dabigatran hat kein „x“ und hemmt auch nicht Faktor Xa.

Indikationen und Anwendung

Die neuen oralen Antikoagulanzien sind die Konkurrenten der Vitamin-K-Antagonisten. Bereits jetzt können sie neben der vorübergehenden **Thromboseprophylaxe** bei orthopädischen Patienten zur dauerhaften oralen Antikoagulation bei **Vorhofflimmern** eingesetzt werden. Rivaroxaban ist zudem zur Therapie der **Thrombose und Lungenembolie** zugelassen und ganz neu in niedriger Dosierung zur Prophylaxe erneuter kardiovaskulärer Ereignisse nach einem akuten Koronarsyndrom in Kombination mit üblicher Thrombozytenfunktionshemmung. In ▸ Tab. 6.5 sind die Indikationen der neuen oralen Antikoagulanzien denen der Vitamin-K-Antagonisten gegenübergestellt.

Die Vorteile der neuen oralen Antikoagulanzien gegenüber den Vitamin-K-Antagonisten sind:

- keine individuelle Dosisanpassung notwendig
- keine Therapiekontrollen notwendig.

Zu den Nachteilen gehört:

- Im Falle einer Blutungskomplikation gibt es kein spezifisches Antidot (im Notfall Gabe von FFP [Fresh Frozen Plasma] und Gerinnungsfaktoren).

Tab. 6.5 Indikationen der neuen oralen Antikoagulanzien und der Vitamin-K-Antagonisten

Indikationen neue orale Antikoagulanzien	Indikationen Vitamin-K-Antagonist
• Therapie der **Thrombose und Lungenembolie** (nur Rivaroxaban) • Thromboembolieprophylaxe bei **Vorhofflimmern** • Thromboseprophylaxe bei **orthopädischen Patienten** • nach einem **ACS** zur Prophylaxe neuer Ereignisse (nur Rivaroxaban)	• Therapie der **Thrombose und Lungenembolie** • Thromboembolieprophylaxe bei **Vorhofflimmern** • Thromboembolieprophylaxe bei Vorhandensein einer **künstlichen Herzklappe**

- Das Ausmaß der Gerinnung kann nicht einfach beurteilt werden. Alle Substanzen beeinflussen die gängigen Gerinnungstests (INR, PTT), jedoch dürfen diese Parameter nicht zur Beurteilung der Therapie verwendet werden. Spezielle Tests sind erst seit Kurzem verfügbar.

Cave

Bei Anwendung von NOAK nicht den INR oder die PTT zur Therapiekontrolle verwenden. Diese können in ganz unterschiedlichem Ausmaß verändert sein und sagen nichts über die Güte der Antikoagulation aus.

Pharmakokinetik

Wichtige pharmakokinetische Parameter sind in ▸ Tab. 6.6 für die einzelnen Substanzen aufgeführt. Besonders betont werden soll die überwiegend **renale Elimination von Dabigatran,** sodass es bei einer Niereninsuffizienz rasch zu Kumulation und Blutungskomplikationen kommen kann. Bei Apixaban und Rivaroxaban ist die Gefahr geringer, sie werden metabolisiert, renal und fäkal (Apixaban) ausgeschieden.

Alle drei Substanzen sind Substrat des Transportproteins **P-Glykoprotein (P-gp),** sodass Interaktionen mit Hemmstoffen (z. B. Verapamil, Ketoconazol) und Induktoren (z. B. Rifampicin, Johanniskraut) auftreten können. Gleiches gilt für den Metabolismus via CYP3A4 für Apixaban und Rivaroxaban.

Tab. 6.6 Pharmakologischer Vergleich der oralen direkten Thrombin- und Faktor-Xa-Inhibitoren

	Dabigatran	Apixaban	Rivaroxaban
Wirkmechanismus	orale direkte Thrombininhibition	orale direkte Faktor-Xa-Inhibition	
Indikationen	• Vorhofflimmern (zur Thromboembolieprophylaxe) • Thromboseprophylaxe bei orthopädischen Patienten		• wie Dabigatran und Apixaban • zusätzlich venöse Thromboembolie, Prophylaxe neuer Ereignisse nach ACS
Orale Bioverfügbarkeit	6 %	50 %	60–80 %
Prodrug	ja	nein	nein
Renale Elimination	80 %	25 %	33 %
Metabolismus (Leber)	gering	25 %	66 %
CYP3A4-Substrat	nein	ja	ja
P-gp-Substrat	ja	ja	ja
Halbwertszeit	12–14 h	8–15 h	5–13 h
Dialysierbar	ja	nicht empfohlen	nein
Kontraindikationen	• wie Apixaban und Rivaroxaban • zusätzlich Niereninsuffizienz	aktive Blutungen sowie Situationen mit erhöhter Blutungsneigung (inkl. Lebererkrankungen mit Koagulopathie), Schwangerschaft, Stillzeit	

6.7 Weitere gerinnungshemmende Substanzen

Wirkstoffe

Alprostadil · Pentoxifyllin · Cilostazol · Naftidrofuryl · Dipyridamol · Danaparoid (· aktiviertes Protein C)

6.7.1 Alprostadil

Wirkmechanismus

Alprostadil ist ein **Prostaglandin-E_1-Derivat** und vermittelt somit Prostaglandinwirkungen:

- Förderung der Durchblutung durch Relaxation der Arteriolen
- Hemmung der Thrombozytenaggregation (u. a. durch die Hemmung der Thrombozytenaktivierung, Reduktion der Thromboxanfreisetzung)
- Stimulation der Thrombolyse

Indikationen

Aufgrund der Vasodilatation wird Alprostadil verwendet bei:

- **pAVK** in Stadien III und IV (i. v.)
- **erektiler Dysfunktion** (intrakavernöse Injektion): Dabei wird der vasodilatatorische Effekt auf das Corpus cavernosum und spongiosum ausgenutzt.

6.7.2 Pentoxifyllin

Wirkmechanismus

Pentoxifyllin ist ein Methylxanthinderivat, das die Durchblutung durch **Verminderung der Blutviskosität** fördert, indem es die Erythrozytenflexibilität verbessert, die Thrombozytenaggregation hemmt und zu einer Vasodilatation führt. Der genaue Wirkmechanismus ist aber nicht bekannt, evtl. ist die Phosphodiesterase involviert.

Indikation

Die Wirksamkeit ist umstritten. Angewandt wird Pentoxifyllin bei **pAVK** (Stadium II), Tinnitus und Zentralarterienverschluss.

6.7.3 Cilostazol

Wirkmechanismus

Cilostazol ist ein **Phosphodiesterase-3-Hemmstoff,** der den Abbau von cAMP hemmt. Somit steigt der cAMP-Spiegel in verschiedenen Geweben an. Folge:

- in Thrombozyten: **Aggregationshemmung**
- in Gefäßen: Vasodilatation
- im Herzen: positiv inotrop (► Kap. 4.9)

Indikation

Cilostazol wird bei der **pAVK** (Stadium II; Claudicatio intermittens) zur Verbesserung der schmerzfreien Gehstrecke eingesetzt. Es kann oral angewandt werden.

Pharmakokinetik und unerwünschte Wirkungen

Aufgrund der Metabolisierung über verschiedene Cytochrom-P450-Enzyme können Medikamenteninteraktionen auftreten. Häufigste Nebenwirkung sind übrigens Kopfschmerzen.

6.7.4 Naftidrofuryl

Wirkmechanismus

Naftidrofuryl antagonisiert die vasokonstriktorische und thrombozytenaktivierende Wirkung von Serotonin durch Blockade von 5-HT_2-Rezeptoren.

Indikation

Die antivasokonstriktorische Wirkung wird bei der Behandlung der pAVK (Stadium II; Claudicatio intermittens) zur Verbesserung der schmerzfreien Gehstrecke ausgenutzt. Die Anwendung ist oral.

6.7.5 Dipyridamol

Wirkmechanismus

Dipyridamol besitzt eine ganze Reihe an Wirkmechanismen, die zu einer **Hemmung der Thrombozytenaggregation und Vasodilatation** führen. So **hemmt es die Adenosinaufnahme** in Erythrozyten, Thrombozyten und Endothelzellen. Dadurch steigt lokal die Adenosinkonzentration an, was wiederum in den Thrombozyten über den Adenosinrezeptor A_2 zur Stimulation der Adenylatzyklase führt. Der cAMP-Spiegel steigt in den Thrombozyten an. Dadurch können Agonisten wie ADP oder Kollagen nicht mehr zur Thrombozytenaggregation führen. Adenosin wirkt auch vasodilatativ. Dipyridamol hemmt zudem die Phosphodiesterase, fördert die NO-Freisetzung, die Prostazyklinsynthese und die Freisetzung von tPA, dem physiologischen Gewebeplasminogenaktivator (wichtig für die Fibrinolyse).

Indikation

Dipyridamol wird in **Kombination mit ASS zur Sekundärprävention nach Schlaganfall und TIA** verwendet. Als Koronartherapeutikum hat es sich nicht durchgesetzt, auch wenn es dafür ursprünglich entwickelt wurde. Es kann nämlich die Symptome einer KHK verschlechtern. Auch bei der pAVK findet es keine Anwendung.

6.7.6 Danaparoid

Wirkmechanismus

Danaparoid ist ein Heparinoid, d. h. im Wirkmechanismus dem Heparin ähnlich. Nach parenteraler Gabe **hemmt** es den **Faktor-Xa via Antithrombin.** Danaparoid ist also ein **indirekter Faktor-Xa-Inhibitor.** Im Gegensatz zum Fondaparinux (► Kap. 6.5) ist es jedoch kein synthetisches Pentasaccharid, sondern ein Gemisch aus Glykosaminoglykanen aus tierischer Darmmukosa.

Indikationen und Anwendung

Danaparoid ist ein Antikoagulans, das zur Thromboseprophylaxe bei Patienten mit **HIT Typ 2** in der Anamnese (s. c.) und zur therapeutischen Antikoagulation bei manifester HIT Typ 2 (i. v.) angewandt wird. Allerdings besteht bei 10 % der HIT-Patienten eine Kreuzreaktivität. Das Gerinnungsmonitoring erfolgt über die Anti-Faktor-Xa-Aktivität.

6.7.7 Aktiviertes Protein C (Drotrecogin-α)

Wirkmechanismus

Protein C ist ein physiologischer Hemmstoff der Gerinnung, indem es mit dem Kofaktor Protein S die Faktoren Va und VIIIa inaktiviert (► Kap. 6.2.2.2). Neben diesem **antithrombotischen** Effekt scheint Protein C außerdem **antientzündliche** und **profibrinolytische** Wirkungen zu besitzen. So hemmt es auch den Plasminogenaktivator-Inhibitor-1, ein Hemmstoff der Fibrinolyse.

Indikation

Bei der **Sepsis** besteht ein Ungleichgewicht zwischen gerinnungsfördernden und -hemmenden Faktoren, sodass sowohl Thrombosen als auch Blutungen auftreten. Durch die Anwendung von rekombinantem aktiviertem Protein C (Drotrecogin-α) hat man bei Sepsispatienten dieses Ungleichgewicht behandelt. Allerdings wurde der Wirkstoff 2011 wegen des unzureichenden Nutzen-Risiko-Profils wieder vom Markt genommen.

6.8 Fibrinolytika

Wirkstoffe

Streptokinase · Urokinase · rekombinanter tPA (Alteplase) · Reteplase · Tenecteplase

Wirkmechanismus

Fibrinolytika sind **Plasminogenaktivatoren** (► Abb. 6.1, unterer Teil der Abbildung). Sie fördern die **Bildung** von (aktivem) **Plasmin** aus Plasminogen. Plasmin **spaltet** das **Fibrinnetzwerk** in Bruchstücke (D-Dimere), sodass der Thrombus abgebaut wird (Thrombolyse). Außerdem hemmt Plasmin die Blutgerinnung u. a. durch Inaktivierung von Fibrinogen und die **Faktoren Va und VIIIa.** Die Eigenschaften der verschiedenen Fibrinolytika sind in ► Tab. 6.7 zusammengefasst.

Indikationen

Fibrinolytika dienen der **Thrombolyse bei:**
- frischem Myokardinfarkt (optimal in den ersten 6 h)
- schwerer Lungenembolie
- Mehretagen-Phlebothrombose
- akutem Verschluss peripherer Arterien
- ischämischem Schlaganfall

Unerwünschte Wirkungen

Die wichtigste Komplikation einer Thrombolyse sind **Blutungen,** inkl. intrakranielle Blutung. Weitere Nebenwirkungen sind:
- **Allergie** bei Streptokinase
- **Hypotonie** bei Anwendung von Streptokinase (allergisch?)

Tab. 6.7 Eigenschaften verschiedener Fibrinolytika

Fibrinolytikum	Eigenschaften	Halbwertszeit [min]
Streptokinase	• bakterielles Protein, gebildet von Streptokokken • keine eigene Enzymaktivität, wirkt erst nach einer Komplexbildung mit Plasminogen • Antigenität vorhanden • systemisch wirksam	30
Urokinase	• direkte Enzymaktivität • keine Antigenität • systemisch wirksam	5
rekombinanter tPA = Alteplase	• rekombinanter Gewebeplasminogenaktivator • enzymatische Aktivität wird erst nach Bindung an Fibrin erreicht; Alteplase aktiviert also nur fibringebundenes Plasminogen, sodass es nur im Thrombus wirkt • keine Antigenität • Herstellung genetisch veränderter t-PA-Derivate mit längerer Halbwertszeit, z. B. Reteplase ($t_{1/2}$ = 15 min), Tenecteplase ($t_{1/2}$ = 2 h)	5

Tab. 6.8 Kontraindikationen von Fibrinolytika

Absolute Kontraindikationen	Relative Kontraindikationen
• Schlaganfall in den letzten 6 Monaten (hämorrhagisch: zeitunabhängig) • Trauma, Operation, Kopfverletzung innerhalb der letzten 3 Wochen • Neoplasma oder neurologische ZNS-Erkrankung • Magen-Darm-Blutung innerhalb des letzten Monats • bekannte Blutungsdiathese • dissezierendes Aortenaneurysma	• TIA in den letzten 6 Monaten • orale Antikoagulation • Schwangerschaft • nicht komprimierbare Gefäßpunktionen • therapierefraktäre Hypertonie (> 180 mmHg) • aktives Ulkusleiden • floride Endokarditis • fortgeschrittene Lebererkrankung • traumatische Reanimationsmaßnahmen

Kontraindikationen

Lerntipp

Die Kontraindikationen einer Thrombolyse (▸ Tab. 6.8) sind für den Kliniker, der in diesem Bereich tätig ist, ein absolutes Muss zum Lernen und Wissen. Denn, wenn man sich für eine Thrombolyse entscheidet, so handelt es sich meist um Notfallsituationen, in denen man schnell agieren muss.

6.9 Blutstillende Medikamente

Wirkstoffe

Antifibrinolytika · Vitamin K · Desmopressin · Faktorenkonzentrate

Blutstillende Medikamente müssen je nach Ursache der Hämostasestörung eingesetzt werden.

6.9.1 Antifibrinolytika

Wirkstoffe

Aprotinin · Tranexamsäure · p-Aminomethylbenzoesäure

Wirkmechanismus

Antifibrinolytika hemmen die plasminvermittelte Fibrinolyse.

Aprotinin

Aprotinin ist ein Polypeptid aus Rinderlungen und hemmt die Serinproteasen Trypsin, Chymotrypsin, Plasmin und Kallikrein. Über die Plasminhemmung wird die Fibrinolyse inhibiert. Wegen einer erhöhten 30-Tage-Sterblichkeit bei kardiochirurgischen Patienten im Vergleich zur Behandlung mit Tranexamsäure ruht derzeit die Zulassung von Aprotinin.

Tranexamsäure und p-Aminomethylbenzoesäure

Tranexamsäure und p-Aminomethylbenzoesäure sind Lysinanaloga, die die Lysinbindungstelle von Plasminogen/Plasmin am Fibrinogen/Fibrin besetzen. Die Wirkung von Plasmin wird somit verhindert. Zudem hemmen sie die Umwandlung von Plasminogen in Plasmin.

Indikationen

Antifibrinolytika können bei **überschießender Fibrinolyse,** z. B. durch Überdosierung von Fibrinolytika oder bei Karzinomen, die Gefahr schwerer Blutungen vermindern. Sie dienen außerdem der Prophylaxe von Blutverlusten bei extrakorporaler Zirkulation bei aortokoronarer Bypasschirurgie.

6.9.2 Vitamin K

Wirkmechanismus

Vitamin K ist zur Bildung der **Gerinnungsfaktoren II, VII, IX, X** und der **Proteine C** und **S** aus inaktiven Vorstufen durch γ-Carboxylierung an Glutamatresten notwendig. Dadurch können die Faktoren Kalzium binden und aktiviert werden. Bei einem Vitamin-K-Mangel werden die entsprechenden Faktoren nicht ausreichend gebildet.

Indikationen und Anwendung

Ein echter Vitamin-K-Mangel ist sehr selten (z. B. mangelhafte Resorption infolge fehlender Gallensäuren beim Gallengangsverschluss). Vitamin-K-Antagonisten (▸ Kap. 6.4) bewirken aber genau das Gleiche. Eine Überdosierung kann durch die Gabe von Vitamin K_1 behandelt werden. Der Wirkungseintritt ist verzögert (ca. 12 h) und von einer guten Leberfunktion abhängig, da die Faktoren dort erst gebildet werden müssen. Die Anwendung kann p. o. und i. v. (bei Neugeborenen ggf. auch i. m.) erfolgen.

6.9.3 Desmopressin

Wirkmechanismus

Desmopressin ist ein synthetisches Analogon zum Vasopressin (ADH, ▸ Kap. 8.3.4), wobei es derart verändert wurde, dass die vasokonstriktorische Wirkung weitgehend verloren gegangen ist, während der antidiuretische Effekt erhalten bleibt. Desmopressin hat aber auch **hämostatische Wirkungen,** indem es **die Freisetzung von Faktor VIII und des Von-Willebrand-Faktors steigert.** Wird es zur Hämostase eingesetzt, bestehen immer auch die antidiuretischen Effekte, die in diesem Falle dann zu unerwünschten Wirkungen (Wasserretention) werden.

Indikationen und Anwendung

Anhand des Wirkmechanismus lassen sich zwei Indikationen ableiten:

- Blutungsprophylaxe (bei kleineren chirurgischen Eingriffen) oder Behandlung von Blutungen bei Patienten mit leichter Hämophilie A (al-

Tab. 6.9 Anwendung verschiedener Faktorenkonzentrate

Faktorenkonzentrat	Indikation: Behandlung von Blutungen und Prophylaxe bei
Faktor-VIII-Konzentrat	Hämophilie A
Faktor-IX-Konzentrat	Hämophilie B
PPSB (= Prothrombinkomplex: Faktoren II, VII, IX, X, Protein C und Protein S)	Überdosierung von Vitamin-K-Antagonisten, angeborener Mangel der genannten Faktoren
Aktivierter Faktor VIIa (Eptacog α)	u. a. Hemmkörper-Hämophilie, Faktor-VII-Mangel

so Faktor-VIII-Mangel), Von-Willebrand-Jürgens-Syndrom, Thrombozytendysfunktion

- Diabetes insipidus (ADH-Mangel, ► Kap. 31.2.2)

Die Anwendung erfolgt oral oder als Nasenspray sowie parenteral i. v., s. c. oder i. m.

6.9.4 Faktorenkonzentrate

Durch die Gabe von Gerinnungsfaktoren können Blutungen bei angeborenem oder erworbenem Faktorenmangel behandelt werden. Die Faktoren wurden entweder aus gepooltem Plasma von Spendern gewonnen oder gentechnisch hergestellt. ► Tab. 6.9 gibt einen Überblick über verfügbare Faktoren und ihre Anwendung.

6.10 Zu guter Letzt

Klinischer Fall

Sie wollen einen Patienten aufgrund einer tiefen Beinvenenthrombose auf einen Vitamin-K-Antagonisten neu einstellen. Der Patient hat eine schwere Niereninsuffizienz.

1. Was müssen Sie bei der Einstellung beachten?
2. Ihr Patient fragt, ob er bei der Ernährung irgendetwas beachten soll?
3. 3 Wochen später kommt Ihr Patient, nachdem er wegen eines Gichtanfalls im Krankenhaus behandelt wurde. Dort wurde ihm Allopurinol verordnet. Was machen Sie?

Antworten:

1. Zunächst muss mit unfraktioniertem Heparin die Antikoagulation erfolgen (NMH und Fondaparinux sind wegen der Niereninsuffizienz kontraindiziert). UFH wird kontinuierlich i. v. gegeben. Täglich muss die PTT kontrolliert werden. Außerdem sind Thrombozytenkontrollen notwendig wegen der Gefahr einer HIT Typ 2. Gleichzeitig wird mit dem Vitamin-K-Antagonisten behandelt, dessen Wirkung aber verzögert eintritt. Die Therapiekontrolle erfolgt über den INR. Ist der INR an zwei aufeinanderfolgenden Tagen im therapeutischen Bereich, kann UFH abgesetzt werden. Regelmäßige INR-Kontrollen sind für die gesamte Therapiedauer mit dem Vitamin-K-Antagonisten notwendig.
2. Es sollte auf eine ausgewogene Ernährung geachtet und die exzessive Einnahme von Speisen mit besonders hohem Vitamin-K-Gehalt vermieden werden. Insofern ist es sinnvoll, sich mit dem Vitamin-K-Gehalt von Speisen vertraut zu machen.
3. Allopurinol kann die Cumarinwirkung verstärken. Deshalb sollte der INR-Wert jetzt häufiger kontrolliert werden. Gegebenenfalls muss die Dosis reduziert werden.

Lerntipp

Wenn Sie jetzt den klinischen Einsatz der gerinnungshemmenden Wirkstoffe kennen lernen möchten, lesen Sie bitte weiter in ► Kap. 28 (KHK) und ► Kap. 29 (Antithrombotische und thrombolytische Therapie).

Diuretika

07

7.1 Wegweiser ... 105
7.2 Osmotische Diuretika ... 106
7.3 Carboanhydrasehemmer ... 107
7.4 Schleifendiuretika ... 108
7.5 Thiaziddiuretika ... 109
7.6 Kaliumsparende Diuretika ... 110
7.6.1 Aldosteronrezeptorantagonisten ... 111
7.6.2 Weitere kaliumsparende Diuretika ... 112
7.7 Zusammenfassung Diuretika ... 112
7.7.1 Vergleich der verschiedenen Diuretika hinsichtlich Wirkungen und Indikationen ... 112
7.7.2 Sequenzielle Nephronblockade ... 114
7.8 Zu guter Letzt ... 114

IMPP-Hits

In absteigender Häufigkeit wurden vom IMPP Fragen zu folgenden Themenkomplexen gestellt:

1. Aldosteronrezeptorantagonisten (⅓ aller Fragen)
2. Thiaziddiuretika
3. Schleifendiuretika
4. Mannitol
5. allgemeine Aspekte zu Diuretika
6. Amilorid/Triamteren
7. Carboanhydrasehemmer

7.1 Wegweiser

Diuretika steigern die Harnausscheidung. Die meisten Wirkstoffe erreichen dies über eine gesteigerte Natriumausscheidung, sie werden deshalb auch als **Saluretika** bezeichnet. Unabhängig vom Natrium wirken **osmotische Diuretika** (Mannitol). **Aquaretika** sind Substanzen, die nur die Wasserausscheidung erhöhen, z. B. ADH bzw. Tolvaptan (► Kap. 8.3.4). Die Einteilung der Diuretika (genauer Saluretika) erfolgt nach ihrem Wirkmechanismus und Angriffspunkt im Nephron (► Abb. 7.1 und ► Tab. 7.1).

Zunächst werden in diesem Kapitel die Osmodiuretika dargestellt (► Kap. 7.2). Danach werden die Diuretika (Saluretika) in der Reihenfolge ihres Wirkorts im Nephron besprochen. Abschließend erfolgt eine Zusammenfassung, um Gemeinsamkeiten und Unterschiede der verschiedenen Diuretika besser gegenüberstellen zu können (► Kap. 7.7).

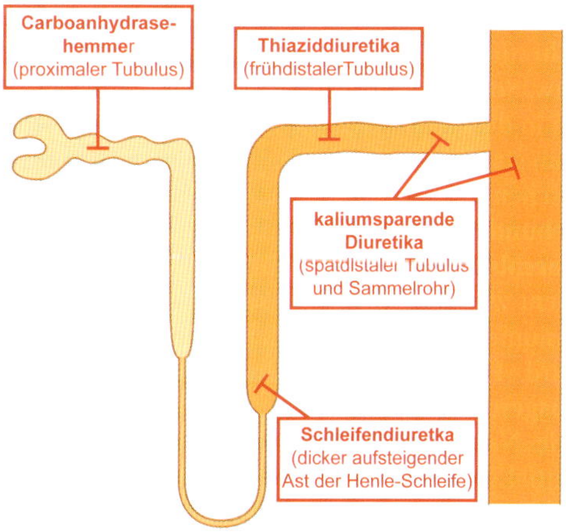

Abb. 7.1 Angriffspunkte der Diuretika (Saluretika) im Nephron

Tab. 7.1 Wirkort der Diuretika (Saluretika)

Diuretikum	Wirkort
Carboanhydrasehemmer (► Kap. 7.3)	proximaler Tubulus
Schleifendiuretika (► Kap. 7.4)	dicker aufsteigender Ast der Henle-Schleife
Thiaziddiuretika (► Kap. 7.5)	frühdistaler Tubulus
Kaliumsparende Diuretika (► Kap. 7.6)	spätdistaler Tubulus und Sammelrohr

Darüber hinaus kann man Diuretika nach ihrer Wirkstärke einteilen in:

- **stark diuretisch wirksam:** Schleifendiurctika, osmotische Diuretika
- **mäßig diuretisch wirksam:** Thiaziddiuretika
- **schwach diuretisch wirksam:** Carboanhydrasehemmer, kaliumsparende Diuretika

7.2 Osmotische Diuretika

Wirkstoffe

Mannitol · Sorbitol

Wirkmechanismus

Mannitol und Sorbitol sind osmotische Diuretika, die eine **starke Steigerung des Harnvolumens** bewirken. Sie werden glomerulär filtriert, aber aus dem Tubuluslumen nicht rückresorbiert. Nach der Filtration steigt die Konzentration von Mannitol bzw. Sorbitol im proximalen Tubulus zunächst an, da in diesem Bereich die Natrium-Wasser-Resorption stattfindet. Das hat eine **Erhöhung des osmotischen Drucks** zur Folge, wodurch nun **Wasser gebunden** wird. Außerdem steigern sie die **Nierendurchblutung.** Dadurch sinkt der osmotische Gradient zwischen dem Interstitium und dem Tubuluslumen, sodass die Wasserresorption vermindert wird. **Folge: es wird mehr Wasser als Natrium ausgeschieden.**

Die Natriumkonzentration im Serum ist dabei initial vermindert. Ursache ist ein Verdünnungseffekt, da osmotische Diuretika auch im Blut Wasser binden. Später entsteht aber eine **Hypernatriämie** aufgrund der starken Wasserausscheidung.

Merke

- Osmotische Diuretika sind nicht natriuretisch! Der Harn ist also natriumarm.
- Osmotische Diuretika eignen sich nicht zur Ausschwemmung von peripheren Ödemen.

Indikationen

Aufgrund der schnellen und starken Wirkung werden osmotische Diuretika zur „Akut"-Therapie eingesetzt bei:

- **Hirnödem,** z. B. nach ischämischem Apoplex als intravenöse Osmotherapie. Mannitol ist erste Wahl zur Senkung des intrakraniellen Drucks! Osmotische Diuretika passieren nicht die Blut-Hirn-Schranke. Sie binden Wasser intravasal („saugen Wasser aus dem Gehirn") und senken dadurch den Hirndruck. Sie dürfen nur während der ersten 48 h gegeben werden, da danach eine Störung der Blut-Hirn-Schranke vorliegen kann. Dann würde sich das osmotische Diuretikum im Gewebe anreichern und eine Flüssigkeitsanreicherung im Gehirn bewirken.
- **Oligurie** bei **akutem Nierenversagen** (osmotische Diuretika steigern die GFR)
- **forcierte Diurese,** z. B. bei Vergiftungen
- **Augeninnendrucksenkung** bei Glaukomanfall: gleicher Wirkmechanismus wie beim Hirnödem, denn die Kapillaren des Auges sind nicht permeabel für Mannitol bzw. Sorbitol.

Cave

Vor der Anwendung von osmotischen Diuretika muss durch eine Probeinfusion getestet werden, ob die Diurese gesteigert werden kann. Ist dies nicht der Fall, dürfen osmotische Diuretika nicht verwendet werden, da sie dann nicht ausgeschieden werden können und intravasal zu einer gefährlichen Volumenverschiebung führen.

Kontraindikationen

Da osmotische Diuretika zu einer Volumenverschiebung in den intravasalen Raum führen, sind sie bei einer **Herzinsuffizienz,** einem **akutem Lungenödem** und bei **Dehydratation** kontraindiziert. Bei einer **Anurie** dürfen sie nicht gegeben werden, da sie dann renal nicht ausgeschieden werden können und sich intravasal anreichern mit der Folge der Volumenzunahme.

7.3 Carboanhydrasehemmer

Wirkstoffe

Acetazolamid · Dorzolamid (nur als Augentropfen)

Wirkmechanismus

Wie der Name sagt hemmen Carboanhydrasehemmer die **Carboanhydrase,** und zwar **im proximalen Tubulus** (▸ Abb. 7.2).

Funktion der Carboanhydrase

Die Carboanhydrase ist im Bürstensaum der Tubuluszellen und intrazellulär lokalisiert und katalysiert die Bildung von Wasser und CO_2 aus Kohlensäure und vice versa. Da für diese Reaktion Protonen benötigt werden, werden diese im Austausch mit Natrium über die Natrium-Protonen-Pumpe in das Tubuluslumen sezerniert. Das in der Zelle gebildete HCO_3^- wird dann gemeinsam mit Natrium ins Blut abgegeben.

Folgen der Hemmung der Carboanhydrase

Durch die verminderte Resorption von Natrium wird auch weniger Wasser resorbiert (Diurese). Darüber hinaus kommt es zu folgenden Veränderungen (auch zusammengefasst in ▸ Tab. 7.2):

- **Natriumausscheidung** ↑, da weniger Natrium über den Na^+-/H^+-Antiporter resorbiert wird.
- **Bikarbonat (HCO_3^-)-Ausscheidung** ↑
- **K^+-Ausscheidung** ↑: Im distalen Tubulus wird die Natriumresorption gesteigert als Kompensation zur verminderten Resorption im proximalen Tubulus. Das erfolgt im indirekten Austausch mit Kalium.
- **Cl^--Ausscheidung** ↓, als Ladungsausgleich zu HCO_3^-
- Es entwickelt sich eine **metabolische Azidose mit Wirkungsverlust der Carboanhydrasehemmer** nach 2–3 Tagen.

Carboanhydrasehemmer sind **schwache** Diuretika, nur 5–8 % des glomerulär filtrierten Natriums werden ausgeschieden. Die **GFR wird vermindert.**

Indikationen

Da Carboanhydrasehemmer kaum diuretisch wirksam sind, werden sie auch kaum noch als Diuretika verwendet. Allerdings eignen sie sich zur **Glaukomtherapie,** da die Carboanhydrase (im Auge) an der Kammerwasserbildung beteiligt ist:

- Acetazolamid i. v. bei Glaukomanfall
- Dorzolamid wirkt nur lokal und wird als Augentropfen zur Langzeittherapie des Weitwinkelglaukoms eingesetzt.

Die Bergwanderer werden sicherlich auch wissen, dass manch ein Gipfelstürmer darauf schwört, keine Höhenkrankheit unter Acetazolamid (Diamox®) zu erleiden. Die respiratorische Alkalose, die sich durch Hyperventilation in hoher Höhe ergibt, wird durch die metabolische Azidose unter Acetazolamid in gewisser Weise ausgeglichen. Allerdings ist die – wenn auch geringe – Diurese ungünstig in dieser Situation.

Unerwünschte Wirkungen

Relevante Nebenwirkungen sind eine **Hypokaliämie und die metabolische Azidose.**

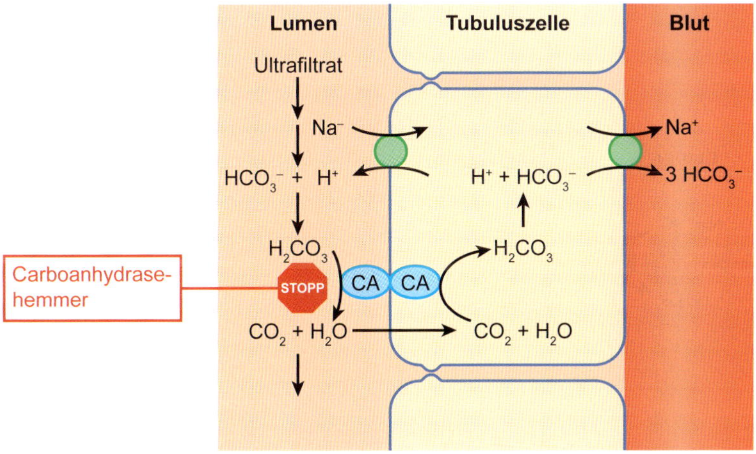

Abb. 7.2 Wirkmechanismus der Carboanhydrasehemmer im proximalen Tubulus (Abkürzung: CA = Carboanhydrase)

7.4 Schleifendiuretika

Wirkstoffe

Furosemid · Torasemid · Piretanid

Wirkmechanismus

Schleifendiuretika **hemmen den Na^+-/K^+-/$2Cl^-$-Symporter im dicken aufsteigenden Ast der Henle-Schleife** (▸ Abb. 7.3).

Folgen der Hemmung des Na^+-/K^+-/$2Cl^-$-Symporters
Durch die verminderte Resorption von Natrium wird auch weniger Wasser resorbiert (Diurese). Gleichzeitig wird über den Symporter weniger Kalium und Chlorid resorbiert. Insgesamt kommt es zu folgenden Veränderungen (auch zusammengefasst in ▸ Tab. 7.2):

- **Na^+-Ausscheidung ↑**
- **K^+-Ausscheidung ↑**
- **Cl^--Ausscheidung ↑**
- **Mg^{2+}-Ausscheidung ↑**
- **Ca^{2+}-Ausscheidung ↑**

Schleifendiuretika sind die am **stärksten wirksamen** Diuretika. 30–40 % des glomerulär filtrierten Natriums werden ausgeschieden. Sie haben **keinen Einfluss auf die GFR** und sind auch bei eingeschränkter Nierenfunktion **bei einer GFR < 5 ml/min noch wirksam,** dann jedoch nur bei sehr hoher Dosierung.

Indikationen

Schleifendiuretika werden aufgrund ihrer schnellen und kräftigen Wirkung in Akutsituationen eingesetzt. Sie dienen der Diurese beim:

- **Hirnödem**
- **Lungenödem** bei akuter Linksherzinsuffizienz: Furosemid bewirkt eine periphere Vasodilatation, die noch vor der diuretischen Wirkung einsetzt, wodurch die Vor- und auch die Nachlast gesenkt werden
- **Forcierte Diurese,** z. B. bei Vergiftungen.

Merke

Zur forcierten Diurese werden Furosemid und Mannitol verwendet.

Bei **chronischen Ödemen** werden Schleifendiuretika erst eingesetzt, wenn Thiaziddiuretika, z. B. aufgrund einer Niereninsuffizienz, versagen bzw. nicht mehr angewandt werden können. Aufgrund der verstärkten Ausscheidung von Kalium und Kalzium durch Schleifendiuretika werden sie auch bei der **Hyperkaliämie** und **Hyperkalzämie** therapeutisch genutzt (▸ Kap. 31.3.2 und ▸ Kap. 31.3.4).

Anwendung

Am häufigsten wird **Furosemid** verwendet (p. o. oder i. v.). Piretanid kann nur p. o. angewandt werden. Torasemid (p. o. oder i. v.) hat eine längere Wirkdauer als Furosemid.

Pharmakokinetik

Schleifendiuretika werden glomerulär filtriert und tubulär sezerniert über den Säuresekretionsmechanismus. Es besteht eine hohe Plasmaeiweißbindung (98 %). Hinsichtlich ihres Wirkungseintritts ist **Furosemid am schnellsten:** nach i. v.-Gabe praktisch sofort, p. o. nach ca. 30 min wirksam. Die Halbwertszeiten liegen für

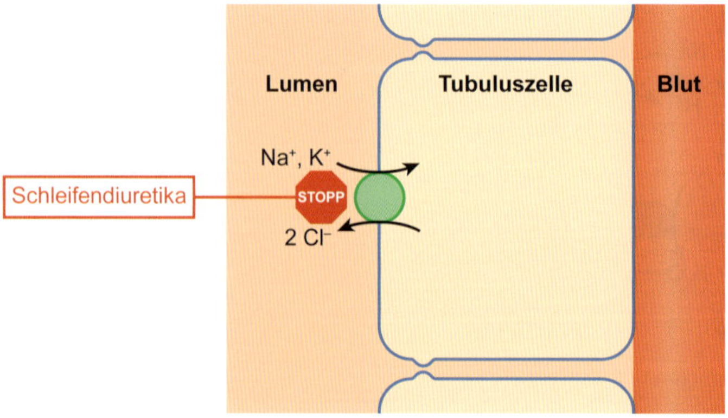

Abb. 7.3 Wirkmechanismus der Schleifendiuretika im dicken aufsteigenden Ast der Henle-Schleife

Furosemid und Piretanid bei 90 min, für Torasemid bei 3–4 h.

Unerwünschte Wirkungen/Kontraindikationen

Unerwünschte Wirkungen	Kontraindikationen
• **Hypovolämie** (isotone Dehydratation) → Gefahr: Mangeldurchblutung, Kreislaufkollaps, Thrombosebildung • **Hypokaliämie** → Gefahr: Herzrhythmusstörungen, Wirkungsverstärkung von Digitalisglykosiden • **LDL ↑, HDL ↓** • **Glukosetoleranz ↓** • **Harnsäure ↑** → Gefahr: Gichtanfall (Harnsäure und Furosemid konkurrieren um den tubulären Säuresekretionsmechanismus) • Hypotonie • **ototoxisch** (Tinnitus, Hörstörung hoher Töne bis Taubheit): insbesondere bei schneller i. v.-Gabe; • Verstärkung der **nephrotoxischen** Wirkung anderer Pharmaka, z. B. von Cephalosporinen • **sekundärer Hyperaldosteronismus**	• Anurie (Diuretika sind wirkungslos, wenn gar kein Glomerulumfiltrat mehr gebildet wird) • Präkoma und Coma hepaticum • schwere Hypokaliämie, Hypovolämie, Gicht • keine Kombination mit anderen ototoxischen Medikamenten (z. B. Aminoglykosidantibiotika)

Cave

Die **Nebenwirkungen** sind bei Schleifendiuretika **stärker ausgeprägt** als bei Thiaziddiuretika. Deshalb sind bei chronischen Ödemen zunächst Thiaziddiuretika indiziert. Furosemid wird erst bei Versagen von Thiaziddiuretika und zur Ausschwemmung akuter Ödeme verwendet.

7.5 Thiaziddiuretika

Wirkstoffe

Hydrochlorothiazid · Chlortalidon · Xipamid

Wirkmechanismus

Thiaziddiuretika sind Sulfonamidderivate und **hemmen den Na^+/Cl^--Symporter im frühdistalen Tubulus** (▸ Abb. 7.4).

Folgen der Hemmung des Na^+-/Cl^--Symporters

Durch die verminderte Resorption von Natrium wird auch weniger Wasser resorbiert (Diurese). Gleichzeitig wird über den Symporter weniger Chlorid resorbiert. Insgesamt kommt es zu folgenden Veränderungen (auch zusammengefasst in ▸ Tab. 7.2):

- **Na^+-Ausscheidung ↑**
- **Cl^--Ausscheidung ↑**
- **K^+-Ausscheidung ↑**: Da im distalen Tubuluslumen die Natriumkonzentration hoch ist, wird dort verstärkt Natrium resorbiert und im Gegenzug Kalium sezerniert.

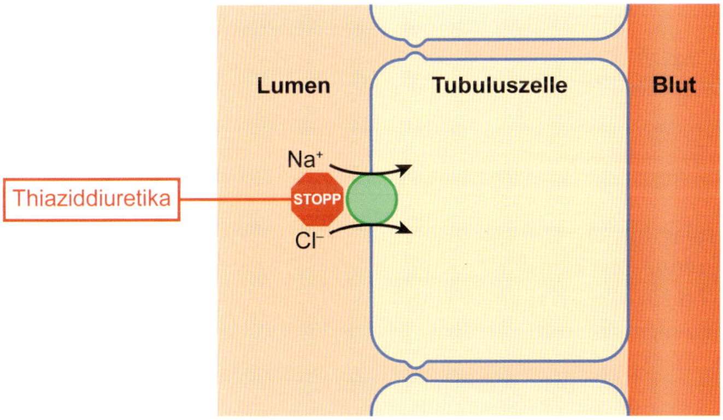

Abb. 7.4 Wirkmechanismus von Thiaziddiuretika im frühdistalen Tubulus

- **HCO_3^--Ausscheidung** ↑, durch eine schwache Hemmung der Carboanhydrase
- **Mg^{2+}-Ausscheidung** ↑
- **Ca^{2+}-Ausscheidung** ↓ (im Unterschied zu Schleifendiuretika!).

Thiaziddiuretika besitzen eine **moderate** diuretische Wirkung. 10–15 % des glomerulär filtrierten Natriums werden ausgeschieden. Sie eignen sich deshalb zur **schonenden Ausschwemmung** von Ödemen.

Zudem wirken Thiaziddiuretika **antihypertensiv:** initial durch eine Abnahme des Plasmavolumens, später dann vermutlich aufgrund eines direkten vasodilatativen Effekts.

Thiaziddiuretika bewirken einen **Abfall der GFR** und limitieren dadurch ihren diuretischen Effekt; d.h. die saluretische Wirkung vermindert sich. Die antihypertensive Wirkung bleibt aber erhalten.

Indikationen

Thiaziddiuretika haben zwei Hauptindikationen: **chronische Ödeme** (insbesondere bei chronischer Herzinsuffizienz und normaler Nierenfunktion) und **arterielle Hypertonie.** Bei einer gleichzeitig bestehenden Osteoporose ist der kalziumretinierende Effekt vorteilhaft.

Wegen der Verminderung der Kalziumausscheidung können sie auch bei einer **Hyperkalziurie** (Kalziumsteine) eingesetzt werden.

Merke

Eine weitere Indikation ist der **nephrogene Diabetes insipidus.** Thiaziddiuretika weisen dabei einen paradoxen Effekt auf und vermindern das Harnvolumen (► Kap. 31.2.2).

Cave

Thiaziddiuretika eignen sich nicht zur akuten Blutdrucksenkung oder Akuttherapie eines Lungenödems. Das ist die Domäne von Furosemid.

Pharmakokinetik

Thiaziddiuretika werden glomerulär filtriert und tubulär sezerniert (über Säuresekretionsmechanismus). Die Wirkung tritt nach ca. 1 h ein, das Maximum nach ca. 4 h. Die Halbwertszeiten liegen für Hydrochlorothiazid bei 12–24 h, für Xipamid bei 7 h und für **Chlortalidon bei 44 h** (wird nur jeden 2. Tag verabreicht).

Lerntipp

Chlortalidon hat die längste Halbwertszeit aller Diuretika.

Unerwünschte Wirkungen/Kontraindikationen

Unerwünschte Wirkungen	Kontraindikationen
• **Hypovolämie** (isotone Dehydratation) → Gefahr: Mangeldurchblutung, Kreislaufkollaps, Thrombosebildung • **Hypokaliämie** → Gefahr: Herzrhythmusstörungen, Wirkungsverstärkung von Digitalisglykosiden • **LDL** ↑, **HDL** ↓ • **Glukosetoleranz** ↓ • **Harnsäure** ↑ → Gefahr: Gichtanfall. Harnsäure und Thiaziddiuretika konkurrieren um den tubulären Säuresekretionsmechanismus • **allergische Reaktionen** gegenüber der Sulfonamidkomponente • **sekundärer Hyperaldosteronismus**	• Oligurie • Allergie gegen Sulfonamide • Präkoma und Coma hepaticum • schwere Hypokaliämie, Gicht

7.6 Kaliumsparende Diuretika

Alle bislang genannten Diuretika steigern die Kaliumausscheidung und können somit zu einer Hypokaliämie führen. Die kaliumsparenden Diuretika hingegen **senken die Kaliumausscheidung** und können somit eine **Hyperkaliämie** bewirken. Hinsichtlich des Wirkmechanismus unterscheiden wir zwei verschiedene Wirkstoffklassen:

- Aldosteronrezeptorantagonisten hemmen die Wirkung von Aldosteron
- Amilorid und Triamteren wirken unabhängig vom Aldosteron

7.6.1 Aldosteronrezeptorantagonisten

Wirkstoffe

Spironolacton · Eplerenon · Kaliumcanrenoat

Lerntipp

Spironolacton ist ein Lieblingsthema des IMPP. Dabei wird quasi alles abgefragt, was Sie in diesem kurzen Kapitel lesen können.

Wirkmechanismus

Wie der Name sagt, weisen die Substanzen **einen kompetitiven Antagonismus am intrazellulären Aldosteronrezeptor im spätdistalen Tubulus und im Sammelrohr** auf (▸ Abb. 7.5).

Funktion von Aldosteron

Aldosteron ist ein Steroidhormon, das in der Nebennierenrinde aus Cholesterol gebildet wird. Es bindet an nukleäre Mineralokortikoidrezeptoren im spätdistalen Tubulus und im Sammelrohr. Aldosteron dringt mit seinem Rezeptor in den Zellkern ein und fördert dort die Synthese von sog. aldosteroninduzierten Proteinen. Dazu zählen u. a. Natriumkanäle, Na^+-/H^+-Antiporter und Na^+-/K^+-ATPasen. In der Folge erhöhen sich die Resorption von Natrium und die Sekretion von Kalium und H^+.

Folgen der Hemmung der Mineralokortikoidrezeptoren

Durch Hemmung der Rezeptoren werden weniger aldosteroninduzierte Proteine gebildet, also weniger Natriumkanäle, Na^+-/H^+-Antiporter und Na^+-/K^+-ATPase. Die Resorption von Natrium vermindert sich und somit auch die von Wasser (→ Diurese). Wenn weniger Natrium resorbiert wird, wird zum Ladungsausgleich mehr Kalium retiniert. Insgesamt kommt es zu folgenden Veränderungen (auch zusammengefasst in ▸ Tab. 7.2):

- **Na^+-Ausscheidung ↑**
- **K^+-Ausscheidung ↓**

Aldosteronrezeptorantagonisten haben eine **schwache** diuretische Wirkung. 2–4 % des glomerulär filtrierten Natriums werden ausgeschieden. Die Wirkung der Rezeptorantagonisten setzt verzögert ein und ist **an die Anwesenheit von Aldosteron gebunden** (keine Wirkung bei Aldosteronmangel, maximale Wirkung bei Hyperaldosteronismus). Eplerenon wirkt spezifischer an den Mineralokortikoidrezeptoren in der Niere als Spironolacton und bewirkt deshalb weniger häufig eine Gynäkomastie als unerwünschte Wirkung.

Indikation

Aldosteronrezeptorantagonisten sind beim **primären Hyperaldosteronismus (Conn-Syndrom)** und bei Aszites bei **sekundärem Hyperaldosteronismus** infolge einer Leberinsuffizienz indiziert. Zudem weisen sie prognostisch günstige Effekte bei einer **Herzinsuffizienz** auf. Sie werden dabei nicht

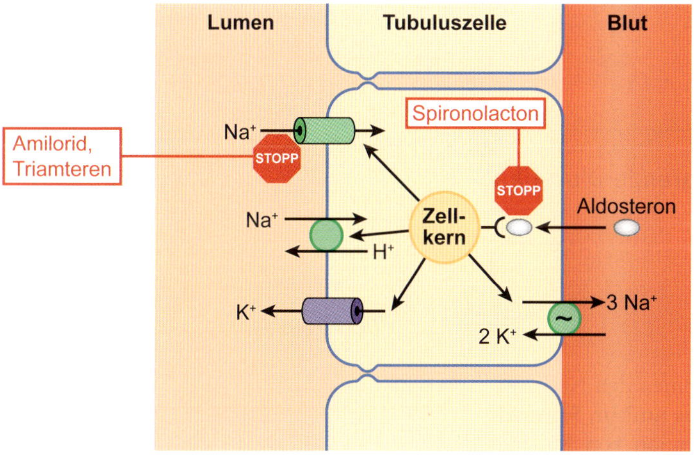

Abb. 7.5 Wirkmechanismus der kaliumsparenden Diuretika im spätdistalen Tubulus und im Sammelrohr

als Diuretikum eingesetzt, sondern ihre hemmende Wirkung auf Remodellingprozesse wird ausgenutzt: Sie verhindern Fibrosierung und Hypertrophie am Herzen (► Kap. 27.2).

Pharmakokinetik

Aldosteronrezeptorantagonisten werden gut resorbiert. Wie andere Steroide werden die Substanzen ausgeprägt metabolisiert. Spironolacton und Kaliumcanrenoat werden u. a. zu Canrenon als wirksamem Metaboliten biotransformiert.

> **Cave**
>
> Bei der Metabolisierung von **Kaliumcanrenoat** – nicht aber von Spironolacton – werden **kanzerogene Epoxide** gebildet, weshalb Kaliumcanrenoat nur selten angewandt wird. Es kann aber im Gegensatz zum schwer löslichen Spironolacton und zum Eplerenon **i. v.** appliziert werden.

Wie bereits erwähnt, tritt die Wirkung erst am 2. Tag ein, das Wirkungsmaximum nach 3–5 d (bei Kaliumcanrenoat etwas schnellerer Wirkungseintritt).

Unerwünschte Wirkungen/Kontraindikationen

Unerwünschte Wirkungen	Kontraindikationen
• **Hyperkaliämie** • Durch eine Interaktion mit anderen intrazellulären Steroidrezeptoren können **Gynäkomastie,** Impotenz, Amenorrhö, Hirsutismus, Stimmveränderungen (tiefere Stimme bei Frauen, z. T. irreversibel) auftreten. Diese hormonellen Nebenwirkungen sind bei Eplerenon weniger stark ausgeprägt.	• **Hyperkaliämie** • **schwere Niereninsuffizienz** • nicht mit anderen kaliumsparenden Diuretika kombinieren

7.6.2 Weitere kaliumsparende Diuretika

> **Wirkstoffe**
>
> Amilorid · Triamteren

Wirkmechanismus

Amilorid und Triamteren hemmen den **Natriumkanal im spätdistalen Tubulus und im Sammelrohr** (► Abb. 7.5). Die Resorption von Natrium vermindert sich und somit auch die von Wasser (→ Diurese). Wenn weniger Natrium resorbiert wird, wird zum Ladungsausgleich mehr Kalium retiniert. Insgesamt kommt es zu folgenden Veränderungen (auch zusammengefasst in ► Tab. 7.2):

- **Na^+-Ausscheidung** ↑
- **K^+-Ausscheidung** ↓

Amilorid und Triamteren besitzen eine **schwache** diuretische Wirkung. 2–4 % des glomerulär filtrierten Natriums werden ausgeschieden.

Indikationen

Amilorid und Triamteren haben **keine Bedeutung als Diuretikum in der Monotherapie.** Sie werden **mit Schleifen- oder Thiaziddiuretika** kombiniert zur Vermeidung einer Hypokaliämie.

Pharmakokinetik

Amilorid und Triamteren werden glomerulär filtriert und tubulär sezerniert (über Basensekretionsmechanismus). Die Wirkung tritt nach 2 h ein, das Maximum nach ca. 5 h. Triamteren weist eine starke Metabolisierung auf, Amilorid nur eine geringe.

Unerwünschte Wirkungen/Kontraindikationen

Unerwünschte Wirkungen	Kontraindikationen
• **Hyperkaliämie** • Erbrechen • Wadenkrämpfe • Exanthem	keine Kombination mit **ACE-Hemmern, Alodsteronrezeptorantagonisten** bzw. keine Anwendung bei **eingeschränkter Nierenfunktion:** Gefahr der Hyperkaliämie

7.7 Zusammenfassung Diuretika

7.7.1 Vergleich der verschiedenen Diuretika hinsichtlich Wirkungen und Indikationen

> **Lerntipp**
>
> Zum besseren Lernen sind nachfolgend noch einmal die Wirkungen der verschiedenen Diuretika in ► Tab. 7.2 und die Indikationen in ► Tab. 7.3 gegenübergestellt.

> **Merke**
>
> Lymphödeme sind keine Indikation für Diuretika!

Tab. 7.2 Übersicht über die Auswirkung der verschiedenen Diuretika auf Elektrolyte, GFR und Stärke der Diurese. Schleifendiuretika wurden sozusagen als „Referenz" ganz oben aufgeführt; bei ihnen nimmt die Ausscheidung aller genannten Elektrolyte zu. Änderungen im Vergleich dazu wurden bei den anderen Elektrolyten fett markiert, um das Lernen zu erleichtern. Ø kein Effekt, ↑ Zunahme, ↓ Abnahme. Abkürzung: CA = Carboanhydrase. Beachten Sie, dass bei den Elektrolyten die Ausscheidung gemeint ist, d. h. im Plasma sind die Effekte genau andersherum.

Diuretikum	Ausscheidung von						GFR	% Diurese
Schleifendiuretika	Na^+ ↑	K^+ ↑	Cl^- ↑	Ca^{2+} ↑	Mg^{2+} ↑		Ø	30–40
Thiazide	Na^+ ↑	K^+ ↑	Cl^- ↑	**Ca^{2+} ↓**	Mg^{2+} ↑	**HCO_3^- ↑**	↓	10–15
CA-Hemmer	Na^+ ↑	K^+ ↑	**Cl^- ↓**			**HCO_3^- ↑**	↓	5–8
K^+-sparende Diuretika	Na^+ ↑	**K^+ ↓**						2–4

Tab. 7.3 Indikationen der verschiedenen Diuretika. Die Reihenfolge der Wirkstoffklassen wurde entsprechend der diuretischen Wirkstärke von sehr stark nach sehr schwach gewählt.

Diuretikaklasse	Indikation
Osmotische Diuretika (► Kap. 7.2)	• zur Akuttherapie bei Hirnödem • zur forcierten Diurese (Vergiftungen) • zur Augeninnendrucksenkung bei Glaukomanfall • bei Oligurie infolge akuten Nierenversagens
Schleifendiuretika (► Kap. 7.4)	• zur schnellen Diurese bei Lungenödem, Hirnödem, forcierten Diurese bei Vergiftungen • bei chronischen Ödemen nur bei Versagen anderer Diuretika • Behandlung der Hyperkalzämie und Hyperkaliämie
Thiaziddiuretika (► Kap. 7.5)	• chronische Ödeme • arterielle Hypertonie • nephrogener Diabetes insipidus • Hyperkalziurie
Kaliumsparende Diuretika (► Kap. 7.6)	• Conn-Syndrom • Aszites bei Leberinsuffizienz • Herzinsuffizienz • Kombination mit Schleifen- oder Thiazidiuretika bei Hypokaliämie
Carboanhydrasehemmer (► Kap. 7.3)	Glaukomtherapie

Cave

NSAID bewirken selbst eine Natrium-/Wasserretention und schwächen dadurch die Wirkung anderer Diuretika ab.

7.7.2 Sequenzielle Nephronblockade

Wenn man Diuretika miteinander kombiniert, die in verschiedenen Abschnitten wirken, spricht man von sequenzieller Nephronblockade. Dies wird bei der Kombination von **Schleifendiuretikum + Thiaziddiuretikum** angewandt, wenn ein einzelnes Diuretikum allein nicht mehr ausreichend wirksam ist, z. B. bei einer Niereninsuffizienz.

7.8 Zu guter Letzt

Klinischer Fall

Sie betreuen einen Patienten mit einer Herzinsuffizienz, der aus der Klinik u. a. mit folgenden Medikamenten entlassen wurde: Ramipril, Spironolacton, Xipamid, Digitoxin.

1. Worauf müssen Sie in der Nachsorge hinsichtlich der diuretischen Therapie besonders achten?
2. Nach einem halben Jahr kommen Sie wegen ausgeprägter Luftnot zu einem dringlichen Hausarztbesuch bei dem Patienten. Sie weisen ihn aufgrund eines akuten Lungenödems bei Dekompensation der Herzinsuffizienz ins Krankenhaus ein und rufen einen Rettungswagen. Mit welchem Medikament können Sie bereits vor Ort das Lungenödem behandeln?

Antworten:

1. Ramipril und Spironolacton können eine Hyperkaliämie bewirken. Xipamid wirkt dem zwar entgegen, dennoch sollten der Elektrolytspiegel (und der Kreatininwert) kontrolliert werden, insbesondere, da eine Hyperkaliämie die Wirkung von Digitoxin abschwächen kann. Unter dem Thiaziddiuretikum können sich die Blutfette verändern, die Glukosetoleranz abnehmen, eine Hyperurikämie auftreten. Spironolacton kann eine Gynäkomastie bewirken.
2. Gabe von Furosemid i. v.

Lerntipp

Wenn Sie jetzt den klinischen Einsatz der Diuretika kennenlernen möchten, lesen Sie bitte weiter in den Kapiteln:

- Herzinsuffizienz (► Kap. 27)
- arterielle Hypertonie (► Kap. 26.2)
- Therapie von Störungen im Wasser-, Elektrolyt- und Säure-Basen-Haushalt (► Kap. 31)
- Glaukomtherapie (► Kap. 44.3.1)

08 Hypothalamische und hypophysäre Hormone

8.1	**Wegweiser**	115
8.2	**Hypothalamische Hormone**	117
8.2.1	GnRH	117
8.2.2	Somatostatin und Somatostatinanaloga	118
8.2.3	Dopamin	119
8.3	**Hypophysäre Hormone**	119
8.3.1	Gonadotropine	120
8.3.2	Wachstumshormon	120
8.3.3	Oxytocin	121
8.3.4	ADH	121
8.4	**Zu guter Letzt**	122

IMPP-Hits

Für das Hammerexamen ist dies ein untergeordnetes Kapitel. Für das systematische Lernen und für semsterbegleitende Prüfungen ist es jedoch sinnvoll, das Thema Hormone nicht zu vernachlässigen.
Das IMPP stellte bislang nur Fragen zu:

1. GnRH-Analoga: inkl. Wirkstoffnamen, Wirkmechanismus und Indikationen
2. Oxytocin: Indikationen
3. sowie ziemlich aktuell zu Indikationen von Octreotid und Nebenwirkungen von Desmopressin

8.1 Wegweiser

Hormone sind Botenstoffe, die – im klassischen Sinne – von Drüsen gebildet und ins Blut abgegeben werden und in einem anderen Organ eine gewisse Wirkung erzielen. Neben dieser klassischen **endokrinen Wirkung** gibt es auch Hormone mit **parakriner Wirkung,** die nach ihrer Bildung und Freisetzung auf Nachbarzellen wirken, und Hormone mit **autokriner Wirkung,** die die Zelle beeinflussen, in der sie gebildet wurden. Neben den bekannten Drüsen, wie z. B. Schilddrüse, Nebenniere, Pankreas, Hypophyse, können Hormone in verschiedenen anderen Organen und Geweben gebildet werden, z. B. Herz und Magen-/Darmschleimhaut.

Hormone sind essenziell und üben eine Vielzahl an Wirkungen im Organismus aus. Krankheiten können sowohl durch einen Mangel als auch durch eine Überproduktion entstehen, sodass pharmakologisch Wirkstoffe eingesetzt werden, die entweder die Hormonwirkung imitieren oder hemmen können.

Die Synthese und Freisetzung vieler Hormone erfolgt eng reguliert, häufig in einem dreistufigen System (► Abb. 8.1):

1. Ganz oben steht der **Hypothalamus,** der sog. Freisetzungshormone (Releasing Hormones; grün in ► Abb. 8.1) oder Hemmhormone (Inhibiting Hormones; braun in ► Abb. 8.1) bildet.
2. Diese erreichen direkt über das sog. Pfortadersystem der **Hypophyse** den Hypophysenvorderlappen und steuern dort die Synthese und Sekretion der Hypophysenhormone (weiß in ► Abb. 8.1).
3. Über den systemischen Blutkreislauf erreichen die Hypophysenhormone ihre **Zielorgane,** in denen sie die Synthese und Sekretion der effektorischen Hormone (orange in ► Abb. 8.1) steuern bzw. direkte Wirkungen erzielen.

Außerdem gibt es Neurone (ganz rechts in ► Abb. 8.1), deren Zellkörper im Hypothalamus liegen und deren Axone in den Hypophysenhinterlappen ziehen. Dort setzen die Neurone die Hormone ADH und Oxytocin frei.

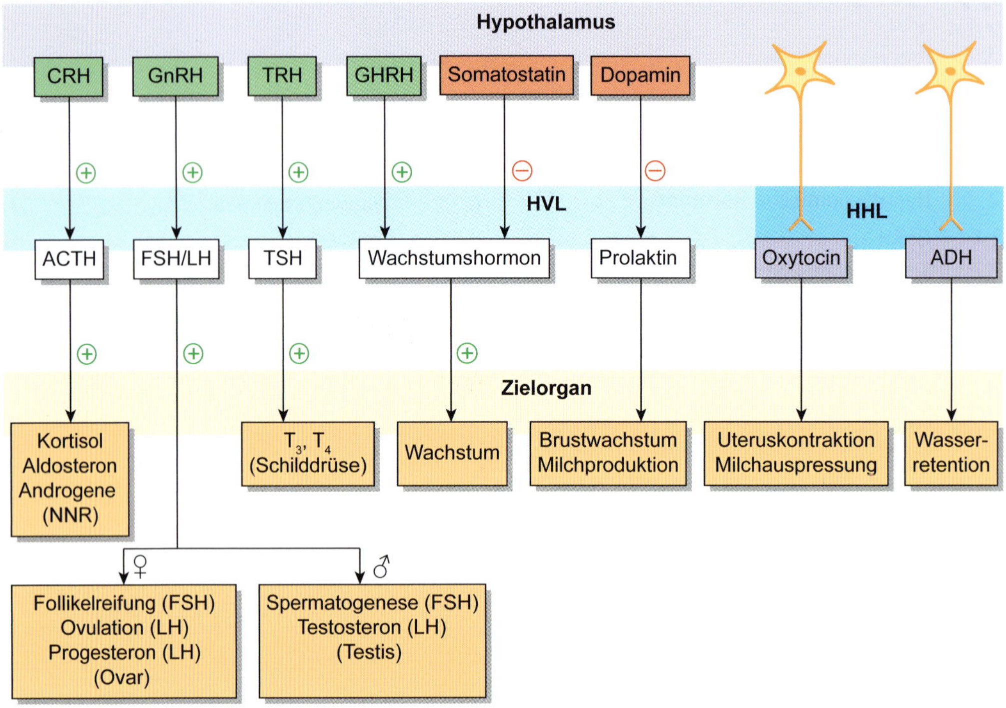

Abkürzungen:
CRH: Corticotropin-Releasing-Hormon
GHRH: Growth-Hormon-Releasing-Hormon
GnRH: Gonadotropin-Releasing-Hormon
TRH: Thyreotropin-Releasing-Hormon
HHL: Hypophysenhinterlappen
HVL: Hypophysenvorderlappen
ACTH: Adrenokortikotropes Hormon
ADH: Antidiuretisches Hormon
FSH: Follikelstimulierendes Hormon
LH: Luteinisierendes Hormon
TSH: Thyreoidea-stimulierendes Hormon

Abb. 8.1 Hormone des Hypothalamus und der Hypophyse. Nicht dargestellt wurde die Feedbackregulation der Hormone des Zielorgans auf die übergeordneten Zentren. Außerdem fehlt MSH (Melanozyten-stimulierendes Hormon), das vom Hypophysenvorderlappen gebildet wird.

Tab. 8.1 Hormone, die nicht vom Hypothalamus gesteuert werden

Hormone	Bildungsort	Wirkung
Insulin	Pankreas	Senkung Blutglukosespiegel
Glukagon	Pankreas	Erhöhung Blutglukosespiegel
Kalzitonin	Schilddrüse	Senkung Kalziumspiegel, Erhöhung Phosphatspiegel
Parathormon	Nebenschilddrüse	Erhöhung Kalziumspiegel
Erythropoetin	Niere	Erythropoese
Progesteron	Ovar, Plazenta	Umwandlung der Uterusschleimhaut zur Sekretionsphase

Darüber hinaus gibt es auch Hormone, die nicht einer hypothalamischen Kontrolle unterliegen, sondern z. B. direkt durch metabolische Veränderungen gesteuert werden (► Tab. 8.1).

Aus didaktischen Gründen wurden die Hormone und die entsprechenden Pharmaka auf mehrere Kapitel verteilt:

- hypothalamische und hypophysäre Hormone: ► Kap. 8
- Steroidhormone: ► Kap. 9
- Gewebehormone: ► Kap. 10
- Pankreashormone: ► Kap. 11
- Hormone von Schilddrüse und Nebenschilddrüse: ► Kap. 12
- Erythropoetin: ► Kap. 25.3.3

8.2 Hypothalamische Hormone

Wie in ► Abb. 8.1 erkennbar ist, bildet der Hypothalamus zahlreiche Hormone. Aus pharmakologischer Sicht werden einige nur für diagnostische Zwecke eingesetzt (CRH, TRH, GHRH) und sollen in diesem Buch nicht weiter vertieft werden. Therapeutisch sind folgende hypothalamischen Hormone wichtig:
- GnRH
- Somatostatin
- Dopamin

8.2.1 GnRH

Physiologie

Das Gonadotropin-Releasing-Hormon (GnRH) wird vom Hypothalamus pulsatil freigesetzt, und zwar durchschnittlich alle 120 min beim Mann und alle 90 min bei der Frau (in der Follikelphase des menstruellen Zyklus; etwas längere Intervalle in der Lutealphase). Im Hypophysenvorderlappen bindet GnRH über spezifische Rezeptoren an den gonadotropen Zellen und fördert die Synthese und Freisetzung der Gonadotropine LH und FSH. Pharmakologisch werden sowohl GnRH-Rezeptoragonisten (GnRH-Analoga) als auch GnRH-Rezeptorantagonisten verwendet.

8.2.1.1 GnRH-Rezeptoragonisten (GnRH-Analoga)

Wirkstoffe

Buserelin · Goserelin

Lerntipp

Es gibt noch eine Reihe anderer GnRH-Rezeptoragonisten. Sie enden alle auf *-relin.*

Wirkmechanismus

Buserelin, Goserelin und Co. sind hochaktive GnRH-Analoga, die an den GnRH-Rezeptor der gonadotropen Zellen des Hypophysenvorderlappens binden. Je nach Art der Anwendung können sie die Sekretion von LH und FSH steigern aber auch hemmen. Bei einmaliger oder pulsatiler Gabe erhöhen sie die Sekretion von LH und FSH und damit auch die Estrogen- und Testosteronsynthese. Bei kontinuierlicher Wirkung kommt es jedoch zu einer **Down-Regulation der GnRH-Rezeptoren,** sodass es nach einer intialen Steigerung der Gonadotropine nach 2–3 Wochen zu einer Abnahme von LH und FSH sowie der Estrogene und von Testosteron kommt. Die Abnahme der Sexualhormone ist derart ausgeprägt, dass man auch von **chemischer Kastration** spricht. Nach Absetzen der GnRH-Analoga ist dieser Effekt reversibel.

Merke

Gabe der GnRH-Rezeptoragonisten:
- **einmalig:** kurzfristige hypophysäre LH- und FSH-Freisetzung
- **langfristig pulsatil** (alle 60–90 min): Imitation der physiologischen GnRH-Sekretion → LH- und FSH-Freisetzung ↑ → Stimulation der Estrogen- bzw. Testosteronsynthese
- **langfristig kontinuierlich:** zunächst gesteigerte LH- und FSH-Freisetzung. Nach 2–3 Wochen Hemmung der LH- und FSH-Freisetzung durch Down-Regulation der GnRH-Rezeptoren in der Hypophyse: Estrogenproduktion im Ovar ↓ bzw. Testosteronsynthese im Hoden ↓ (= chemische, reversible Kastration).

Indikationen

- Die **einmalige Gabe** von GnRH dient der **Diagnostik der Hypophysenfunktion** bei **Hypogonadismus** (sog. GnRH-Test). Bei normaler Hypophysenfunktion steigt LH nach GnRH-Gabe an.
- Die **langfristige pulsatile Gabe,** z. B. über Pumpen oder als Nasenspray wird bei Frauen zur Behandlung von **hypothalamisch bedingten Fertilitätstörungen** eingesetzt. Bei Jungen kann so ein Kryptorchismus behandelt werden.
- Die **langfristige kontinuierliche i.m.-Gabe** dient der Therapie des fortgeschrittenen hormonempfindlichen **Prostata-** und **Mam-**

makarzinoms, der **Endometriose** und des **Uterus myomatosus.** Um bei der Therapie des Prostatakarzinoms den initialen Testosteronanstieg (sog. **Flare-Phänomen**) durch das GnRH-Analogon zu verhindern, wird für die ersten 4 Wochen zusätzlich ein Antiandrogen verabreicht.

8.2.1.2 GnRH-Rezeptorantagonisten

Wirkstoffe

Abarelix · Ganirelix

Lerntipp

Es gibt noch eine Reihe anderer GnRH-Rezeptorantagonisten. Sie enden alle auf *-relix*.
Nochmal zum besseren Einprägen:
- GnRH-Rezeptoragonisten: *-relin*
- GnRH-Rezeptor*anta*gonisten: *-relix*: „Der Aster*ix* ist der *Anta*gonist."

Wirkmechanismus

Es handelt sich um kompetitive Antagonisten am GnRH-Rezeptor. Dadurch heben sie die Wirkung von GnRH auf die Synthese und Freisetzung der Gonadotropine LH und FSH auf. Folglich fällt auch der Spiegel der Sexualhormone Estrogen bzw. Testosteron. Die Wirkung entspricht einer hormonalen, reversiblen Kastration. Im Gegensatz zur Dauertherapie mit einem GnRH-Rezeptoragonisten (► Kap. 8.2.1.1) bewirken die Antagonisten einen sofortigen Abfall der Gonadotropine und Sexualhormone ohne vorübergehenden Anstieg (kein Flare-Phänomen).

Indikationen

GnRH-Rezeptorantagonisten werden in der **Reproduktionsmedizin** und beim **fortgeschrittenen hormonabhängigen Prostatakarzinom** angewandt.

- Bei Frauen werden GnRH-Rezeptorantagonisten im Rahmen einer **assistierten Reproduktionstechnik** verwendet (zur Eizellentnahme bei In-vitro-Fertilisation), um einen vorzeitigen Anstieg von LH und somit einen vorzeitigen Eisprung zu vermeiden.
- Da einige sexualhormonabhängige Tumoren GnRH-Rezeptoren exprimieren, können Antagonisten für therapeutische Zwecke genutzt werden. Beispiel ist das **fortgeschrittene hormonabhängige Prostatakarzinom.**

Unerwünschte Wirkungen

Ältere Präparate konnten durch Histaminfreisetzung anaphylaktoide Reaktionen bewirken. Außerdem kann eine Verlängerung der QT-Zeit auftreten.

8.2.2 Somatostatin und Somatostatinanaloga

Wirkstoffe

Somatostatin · Octreotid

Physiologie

Somatostatin wird vom Hypothalamus freigesetzt und hemmt die Sekretion von Wachstumshormon (► Kap. 8.3.2). Deshalb kann Somatostatin zur Behandlung der Akromegalie verwendet werden. Allerdings hat Somatostatin noch zahlreiche weitere Wirkungen. So hemmt es u. a. auch die Freisetzung gastrointestinaler Hormone (z. B. Insulin, Glukagon), es hemmt die Salzsäureproduktion im Magen und verringert die Durchblutung im Splanchnikusbereich. Es gibt mindestens fünf Somatostatinrezeptor-Subtypen. Viele endokrin aktive Tumoren exprimieren Somatostatinrezeptoren, sodass sich dadurch ein pharmakologischer Angriffspunkt für die Tumortherapie ergibt.

Wirkmechanismus

Octreotid ist ein Somatostatinanalogon mit längerer Halbwertszeit als Somatostatin sowie etwas anderer Affinität zu den einzelnen Subtypen des Somatostatinrezeptors. Somatostatinanaloga vermitteln somit in Abhängigkeit vom entsprechenden Rezeptor-Subtyp die Wirkungen von Somatostatin.

Indikationen

Somatostatin

Somatostatin wird bei **schweren Ulkusblutungen, hämorrhagischer Gastritis** und **Ösophagusvarizenblutungen** genutzt. Günstig ist der Einsatz bei Leberzirrhose und **portaler Hypertonie,** da Somatostatin die Leberdurchblutung vermutlich durch lokale Vasokonstriktion vermindert und damit den portalen Druck verringert.

Octreotid

Octreotid wird bei der **Akromegalie** und bei **endokrin aktiven Tumoren** verwendet.

Unerwünschte Wirkungen

Aufgrund der Hemmung von Glukagon fällt zunächst der Blutzucker ab. Wegen der Hemmung von Insulin steigt er dann nach 2–3 h wieder an. Bei langfristiger Therapie können Gallensteine auftreten, vermutlich aufgrund einer verminderten Gallenblasenkontraktion.

8.2.3 Dopamin

Physiologie

Dopamin ist einerseits Vorstufe bei der Synthese zum Noradrenalin (▸ Abb. 2.5, ▸ Kap. 2.4), selbst aber auch Transmitter und Hormon. Im ZNS wird Dopamin in drei wichtigen Regionen gebildet:

- Im Hypothalamus wird Dopamin freigesetzt und gelangt über die Portalgefäße in den Hypophysenvorderlappen **(tubero-infundibuläres System).**
- In der Substantia nigra liegen dopaminerge Neurone, die zum Nucleus caudatus und Putamen ziehen **(nigro-striatale Bahn).**
- Zudem ziehen dopaminerge Neurone vom Mesenzephalon zum limbischen System **(mesolimbische Bahn).**

Von den fünf Dopaminrezeptoren sind von besonderer Bedeutung:

- D_1-Rezeptoren: kommen in Nierengefäßen vor und bewirken eine Vasodilatation.
- D_2-Rezeptoren: kommen im Corpus striatum, im Hypophysenvorderlappen, in der mesolimbischen Bahn, im Hypothalamus und in der Area postrema vor.

Dopamin des tubero-infundibulären Systems bindet im Hypophysenvorderlappen an D_2-Rezeptoren auf laktotropen Zellen und **hemmt** dort die **Prolaktinfreisetzung.** Deshalb finden Dopaminrezeptoragonisten therapeutisch Anwendung, wenn die Prolaktinspiegel gesenkt werden sollen.

Ansonsten ist ein Dopaminmangel das Charakteristikum des idiopathischen Parkinson-Syndroms, sodass dabei therapeutisch der zentrale Dopaminersatz bzw. Dopaminrezeptoragonisten von Bedeutung sind.

Dopamin kann auch direkt therapeutisch angewandt werden, wirkt dann aber nur peripher (passiert nicht die Blut-Hirn-Schranke) und bindet an periphere Dopaminrezeptoren sowie in steigender Konzentration auch an adrenerge Rezeptoren (β- und α-mimetisch). Deshalb wurde es früher häufig (heute seltener) i. v. zur Behandlung von Schockpatienten eingesetzt (▸ Kap. 2.4.2.1).

8.2.3.1 Dopaminrezeptoragonisten

Wirkstoffe

Bromocriptin · Cabergolin · Ropinirol

Weitere Dopaminrezeptoragonisten sind in ▸ Kap. 22.4 näher erläutert.

Wirkmechanismus

Über D_2-Rezeptoren im Hypophysenvorderlappen bewirken die Substanzen eine Hemmung der Prolaktinfreisetzung.

Indikationen

Abgesehen vom **idiopatischen Parkinson-Syndrom,** bei dem ein Dopaminmangel durch Dopaminrezeptoragonisten ausgeglichen werden soll, werden diese Substanzen immer dann angewandt, wenn eine Hyperprolaktinämie behandelt werden muss. Dazu zählen prolaktinbedingte **Fertilitätsstörungen, Amenorrhö, Galaktorrhö, Prolaktinome.** Auch beim **Abstillen** können sie eingesetzt werden. Eine weitere Indikation ist die **Akromegalie,** bei der sie die Freisetzung von Wachstumshormon hemmen können.

Unerwünschte Wirkungen

Über D_2-Rezeptoren in der Area postrema werden **Übelkeit** und **Erbrechen** ausgelöst. **Hyperkinesien** resultieren über eine Stimulation der Rezeptoren im Striatum, **psychomotorische Störungen** aufgrund der Stimulation im limbischen System.

Für alle weiteren Details wird auf ▸ Kap. 22.4 verwiesen.

8.3 Hypophysäre Hormone

Wie beim Hypothalamus werden von der Hypophyse Hormone gebildet, die keine therapeutische Bedeutung haben und nur für diagnostische Zwecke eingesetzt werden (TSH, ACTH) und daher in diesem Buch nicht weiter vertieft werden. Prolaktin hat ebenfalls keine pharmakologische Bedeutung (seine Hemmung durch Dopaminrezeptoragonisten hingegen schon, ▶ Kap. 8.2.3.1). Aus therapeutischer Sicht sind folgende hypophysäre Hormone wichtig:

- Gonadotropine (LH, FSH)
- Wachstumshormon
- Oxytocin
- ADH

8.3.1 Gonadotropine

Physiologie

Vom Hypophysenvorderlappen werden unter Stimulation von GnRH die Gonadotropine FSH (follikelstimulierendes Hormon) und LH (luteinisierendes Hormon) gebildet:

- **LH** löst bei der Frau die Ovulation aus, führt zur Umwandlung des Follikels in den Gelbkörper und fördert die Progesteronbildung. Beim Mann stimuliert LH die Androgensynthese in den Leydig-Zellen.
- **FSH** führt bei der Frau zum Wachstum der Follikel und fördert die Estrogenproduktion; beim Mann die Spermienbildung.

Strukturell eng verwandt ist zudem das von der Plazenta gebildete HCG (humanes Choriongonadotropin), das überwiegend LH-Aktivität besitzt.

Wirkmechanismus

Zur Behandlung werden heutzutage meist rekombinante Gonadotropine verwendet, die die Funktionen der endogenen Gonadotropine übernehmen.

Indikationen

Bei der Frau werden Gonadotropine zur Stimulation von Follikelbildung und Ovulation, bei **Sterilität mit anovulatorischen Zyklen** und zur **In-vitro-Fertilisation** zur Gewinnung von Eizellen verwendet. Beim Mann kann ein **hypogonadotroper Hypogonadismus** und beim Jungen ein **Kryptorchismus** behandelt werden.

Unerwünschte Wirkungen

Durch Überstimulation kann es zu enormer Ovarvergrößerung kommen. Zudem können Mehrlingsschwangerschaften auftreten.

8.3.2 Wachstumshormon

Physiologie

Die Freisetzung von Wachstumshormon (STH, somatotropes Hormon; GH, Growth Hormone; Somatotropin) aus dem Hypophysenvorderlappen wird durch das hypothalamische Hormon GHRH stimuliert und durch Somatostatin gehemmt. Nachts ist die Sekretion am höchsten. Andererseits wird die Freisetzung u. a. durch Glukose, Glukokortikoide und freie Fettsäuren gehemmt. Das Wachstumshormon vermittelt seine Wirkung in quasi allen Körperzellen und kann entweder direkt oder zumeist indirekt über die Bildung von IGF-1 (Insulin-Like-Growth-Faktor 1, auch Somatomedin C genannt) wirken. Es fördert das Wachstum von Knorpel, Knochen und Muskeln, erhöht den Blutglukosespiegel, fördert die Eiweißsynthese und Lipolyse. Ein Mangel führt bei Kindern zu Kleinwuchs, eine überschießende Produktion an Wachstumshormon, z. B. durch Tumoren, bewirkt eine Akromegalie.

8.3.2.1 Therapeutisch genutztes Wachstumshormon

Wirkstoffe

Gentechnisch hergestelltes Wachstumshormon

Wirkmechanismus

Es wird gentechnisch hergestelltes Wachstumshormon verwendet, das die physiologischen Wirkungen des Hormons imitiert.

Indikationen

Wachstumshormon wird zur Substitution bei **hypophysärem Minderwuchs** bei Kindern eingesetzt. Auch Erwachsene können bei Mangel an Wachstumshormon von einer Substitution profitieren – nicht durch Längenwachstum, aber u. a. durch Veränderung der Körperzusammensetzung, Verbesserung der Leistungsfähigkeit, Zunahme der Knochendichte.

Unerwünschte Wirkungen

Es kann zu Blutzuckererhöhungen und peripheren Ödemen kommen.

8.3.2.2 Wachstumshormonantagonisten

Wirkstoffe

Pegvisomant

Wirkmechanismus

Pegvisomant ist ein Antagonist am Wachstumshormonrezeptor und hebt somit die Wirkungen vom Wachstumshormon auf.

Indikation

Pegvisomant dient der Behandlung der **Akromegalie.**

> **Merke**
>
> Zur Behandlung der Akromegalie werden folgende Therapiekonzepte verwendet:
> - Hemmung der Hormonwirkung: Pegvisomant
> - Hemmung der Hormonfreisetzung aus der Hypophyse: Somatostatinanalogon Octreotid, Dopaminrezeptoragonisten

8.3.3 Oxytocin

Physiologie

Oxytocin wird vom Hypophysenhinterlappen freigesetzt und führt zu **Kontraktionen der glatten Muskulatur** im **Uterus** und der **Milchdrüse.** Der Uterus ist am Ende der Schwangerschaft bei hohem Östrogenspiegel besonders empfindlich für Oxytocin.

8.3.3.1 Oxytocin und Oxytocinagonisten zur Therapie

> **Wirkstoffe**
>
> Oxytocin · Carbetocin

Wirkmechanismus und Indikationen

Oxytocin und der lang wirksame Oxytocinagonist Carbetocin werden insbesondere aufgrund ihrer Wirkungen auf die Uterusschleimhaut klinisch verwendet bei:

- **Wehenschwäche:** Oxytocin darf im Gegensatz zu den Mutterkornalkaloiden auch während der Geburt und nicht erst in der Nachgeburtsphase angewandt werden, da weniger unerwünschte Wirkungen beim Kind zu erwarten sind.
- **Geburtseinleitung** bei vorzeitigem Blasensprung
- **Austreibung der Nachgeburt**
- **Uterusatonie**
- **Stillprobleme** (Oxytocin per Nasenspray).

Unerwünschte Wirkungen/Kontraindikationen

Unerwünschte Wirkungen	Kontraindikationen
schmerzhafte Dauerkontraktion des Uterus, Blutdruckabfall	**Geburtskomplikationen** (Querlage des Kindes, Nabelschnurkomplikationen), drohende Uterusruptur

8.3.3.2 Oxytocinrezeptorantagonist

> **Wirkstoffe**
>
> Atosiban

Wirkmechanismus und Indikation

Atosiban ist ein **kompetitiver Antagonist am Oxytocinrezeptor.** Somit hebt er die Oxytocinwirkung auf. Es kommt zur Uterusrelaxation. Atosiban wird folglich bei **drohender Frühgeburt** eingesetzt.

8.3.4 ADH

Physiologie

ADH (antidiuretisches Hormon) wird aufgrund seiner vasokonstriktorischen Wirkung auch als Vasopressin bezeichnet. Im Prinzip hat es drei Wirkungen:

1. **Vasokonstriktion:** wird über den V_{1a}-Rezeptor in glatten Muskelzellen von Gefäßen vermittelt.
2. **Antidiurese:** Diese Wirkung erzielt es in der Niere, indem es die Rückresorption von Wasser in den distalen Tubuli und Sammelrohren erhöht. Vermittelt wird dieser Effekt über den in der Niere exprimierten Vasopressin-V_2-Rezeptor.
3. **Prokoagulation:** ADH fördert die Synthese des Von-Willebrand-Faktors und von Faktor VIII (prokoagulatorische Wirkung); vermutlich auch über V_2-Rezeptoren.

Die Freisetzung von ADH erhöht sich u. a. bei Zunahme der Osmolarität des Plasmas, Blutdruckabfall, Volumenmangel.

8.3.4.1 Vasopressinrezeptoragonisten (ADH-Analoga)

> **Wirkstoffe**
>
> Desmopressin · Terlipressin · Felypressin

Tab. 8.2 Pharmakologische Parameter der verschiedenen Vasopressinrezeptoragonisten. Abkürzung: V-Rezeptor = Vasopressinrezeptor

	Desmopressin	Terlipressin	Felypressin
Bevorzugte Selektivität zum V-Rezeptor	V_2-Agonismus (zudem Antagonist an V_{1a})	V_1-Agonismus	
Wirkung	antidiuretisch prokoagulatorisch	vasokonstriktorisch	
Indikationen	Diabetes insipidus centralis, Gerinnungsstörungen	Ösophagus-varizenblutung	Zusatz bei Lokalanästhetika als Vasokonstriktor
Unerwünschte Wirkungen	Hyperhydratation, Hyponatriämie	Blutdruckanstieg, myokardiale Ischämie	

Wirkmechanismus, Indikationen, unerwünschte Wirkungen

Die Vasopressinrezeptoragonisten imitieren die Wirkung von Vasopressin, allerdings haben sie unterschiedliche Affinitäten zu den Rezeptorsubtypen (► Tab. 8.2).

8.3.4.2 Vasopressinrezeptorantagonisten

Wirkstoffe

Tolvaptan

Wirkmechanismus

Tolvaptan ist ein **Antagonist am Vasopressin-V_2-Rezeptor.** Es bewirkt eine verstärkte Ausscheidung von freiem Wasser. Tolvaptan wird daher auch als Aquaretikum bezeichnet, da es im Gegensatz zu den Saluretika nicht die Natriumausscheidung steigert. Der Urin wird hypoosmolar, das Serum hypernatriämisch.

Indikation

Tolvaptan dient der Behandlung des **Syndroms der inadäquaten ADH-Sekretion** (SIADH), bei dem es infolge einer gesteigerten ADH-Sekretion, z. B. nach Schädel-Hirn-Trauma oder bei bestimmten Tumoren, zur Hyponatriämie und Hyperhydratation kommt. Da bei einer Herz- und Leberinsuffizienz ebenfalls eine Hyponatriämie auftreten kann, kommt es evtl. auch in Deutschland irgendwann zu einer Erweiterung der Indikation für diese Erkrankungen.

Unterwünschte Wirkungen

Entsprechend dem Wirkmechanismus kann es zu **Hypernatriämie, Pollakisurie, Polydipsie** kommen.

Cave

Die Natriumkonzentration darf nicht zu schnell gesteigert werden wegen der Gefahr der osmotischen Demyelinisierung.

8.4 Zu guter Letzt

Lerntipp

Da die verschiedenen Wirkstoffe zur Beeinflussung der Funktion der hypothalamischen und hypophysären Hormone ganz unterschiedliche Indikationen haben, sind sie abschließend zum besseren Lernen noch einmal in ► Tab. 8.3 mit Verweisen zu den klinischen Kapiteln zusammengefasst. Ein klinischer Fall wurde für dieses Kapitel nicht erstellt, da es keine besondere Prüfungsrelevanz hat.

Tab. 8.3 Wirkstoffe zur Beeinflussung der Funktion der hypthalamischen und hypophysären Hormone mit Indikationen

Wirkstoffklasse	Wirkstoff	Indikation
GnRH-Analoga	Buserelin, Goserelin	• Fertilitätsstörung • Prostata-, Mammakarzinom • Endometriose, Uterus myomatosus
GnRH-Rezeptorantagonist	Abarelix, Ganirelix	• Frau: bei assistierter Reproduktionstechnik • Mann: Prostatakarzinom
Somatostatin/-analoga	Somatostatin, Octreotid	• Ulkusblutungen, hämorrhagische Gastritis, Ösophagusvarizenblutungen (▸ Kap. 26.4) • Akromegalie, endokrin aktive Tumoren
Dopaminrezeptoragonisten	Bromocriptin, Cabergolin, Quinagolid	• idiopathisches Parkinson-Syndrom (▸ Kap. 42.3) • Hyperprolaktinämie, Abstillen • Akromegalie
Gonadotropine	Gonadotropine	• Frau: Sterilität bei anovulatorischen Zyklen, In-vitro-Fertilisation • Mann: hypogonadotroper Hypogonadismus • Jungen: Kryptorchismus
Wachstumshormon	Wachstumshormon	hypophysärer Minderwuchs
Wachstumshormonantagonist	Pegvisomant	Akromegalie
Oxytocin/-analoga	Oxytocin, Carbetocin	Wehenschwäche (▸ Kap. 45.2.2), Geburtseinleitung, Austreibung der Nachgeburt, Uterusatonie, Stillprobleme
Oxytocinrezeptorantagonist	Atosiban	drohende Frühgeburt (▸ Kap. 45.2.2)
ADH-Analoga	Desmopressin, Terlipressin, Felypressin	• Diabetes insipidus und Gerinnungsstörungen (Desmopressin) • Ösophagusvarizenblutung (Terlipressin; ▸ Kap. 26.4) • Zusatz Lokalanästhetika (Felypressin)
Vasopressinrezeptorantagonisten	Tolvaptan	SIADH

09 Steroidhormone

9.1 Wegweiser ... 125

9.2 Glukokortikoide ... 126
9.2.1 Physiologie ... 126
9.2.2 Therapie ... 126

9.3 Mineralokortikoide ... 130
9.3.1 Physiologie ... 130
9.3.2 Therapie ... 130

9.4 Sexualhormone ... 131
9.4.1 Estrogene ... 131
9.4.2 Gestagene ... 136
9.4.3 Androgene ... 137
9.4.4 Zusammenfassung Sexualhormone ... 139

9.5 Zu guter Letzt ... 141

IMPP-Hits

In absteigender Häufigkeit wurden vom IMPP Fragen zu folgenden Themenkomplexen gestellt:

1. Glukokortikoide (61 % aller Fragen)
2. Sexualhormone (33 % aller Fragen; ohne orale Kontrazeption: im ► Kap. 45.2.1 berücksichtigt)
3. Mineralokortikoide (6 % aller Fragen)

9.1 Wegweiser

Steroidhormone werden aus Cholesterol gebildet (► Abb. 9.1) und haben ein Sterangrundgerüst, bestehend aus drei sechsgliedrigen und einem fünfgliedrigen Kohlenstoffring. Steroidhormone vermitteln ihre Wirkungen durch Bindung an intrazelluläre Rezeptoren. Die inaktive, nichtsteroidhormongebundene Form des Rezeptors befindet sich im Zytosol der Zielzelle. Nach Bindung des Steroidhormons an seinen Rezeptor kommt es zur Konformationsänderung und Translokation des Komplexes in den Zellkern. Dort wird die Transkription von Genen beeinflusst und somit die Synthese verschiedener Proteine gesteuert.

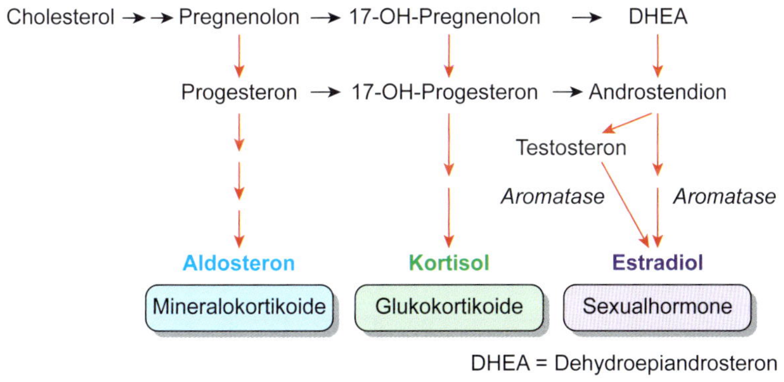

Abb. 9.1 Synthese der Steroidhormone – vereinfachte Darstellung

Nach ihrer Funktion können Steroidhormone unterschieden werden in:
- Glukokortikoide (▶ Kap. 9.2)
- Mineralokortikoide (▶ Kap. 9.3)
- Sexualhormone (▶ Kap. 9.4)

9.2 Glukokortikoide

9.2.1 Physiologie

Glukokortikoide werden in der **Nebennierenrinde** in der Zona fasciculata gebildet. **Kortisol** (= Hydrokortison) ist das wichtigste **physiologische** Glukokortikoid. Die Synthese wird hypothalamisch-hypophysär gesteuert (▶ Abb. 9.2):
- Der **Hypothalamus** sezerniert das Corticotropin-Releasing-Hormon **(CRH),** das die **Hypophyse** zur Freisetzung von **ACTH** (adrenokortikotropes Hormon) stimuliert.
- ACTH bewirkt eine gesteigerte Kortisolsynthese in der Nebennierenrinde.

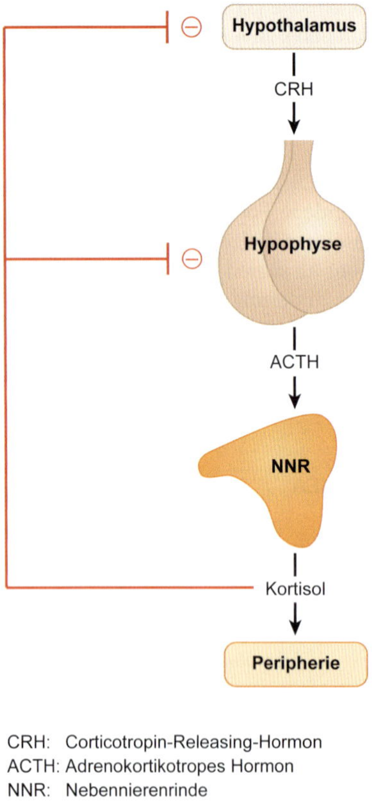

Abb. 9.2 Regulation der Kortisolsynthese

- Kortisol übt ein **negatives Feedback** auf den Hypothalamus und die Hypophyse aus.

Die höchste ACTH-Sekretion findet sich in den frühen Morgenstunden. Dadurch ist die **Kortisolfreisetzung** zwischen **6 und 9 Uhr am höchsten,** gegen Mitternacht am niedrigsten (▶ Abb. 9.3). **Pro Tag** werden **15–60 mg** Kortisol gebildet. In Stresssituationen können > 200 mg/d freigesetzt werden.

9.2.2 Therapie

Wirkstoffe

Kortisol/Kortison · Prednison/Prednisolon · Methylprednisolon · Triamcinolon · Dexamethason · Betamethason · Beclometason · Budesonid · Flunisolid

Wirkmechanismus und Wirkungen

Glukokortikoide binden, wie bereits erwähnt, an intrazelluläre Glukokortikoidrezeptoren und beeinflussen die Synthese verschiedener Proteine. Sie haben eine Vielzahl an Wirkungen, wobei zwischen solchen bei physiologischer Konzentration und solchen bei supraphysiologischen (und damit meist therapeutischen) Konzentrationen unterschieden werden muss.

Glukokortikoide zeigen bei physiologischer Konzentration folgende Wirkungen:
- **Eiweißkatabolismus** → Muskelatrophie
- **gesteigerte Glukoneogenese** → Blutglukosespiegel ↑
- **Sensibilisierung** gegenüber **Katecholaminen** → Lipolyse.

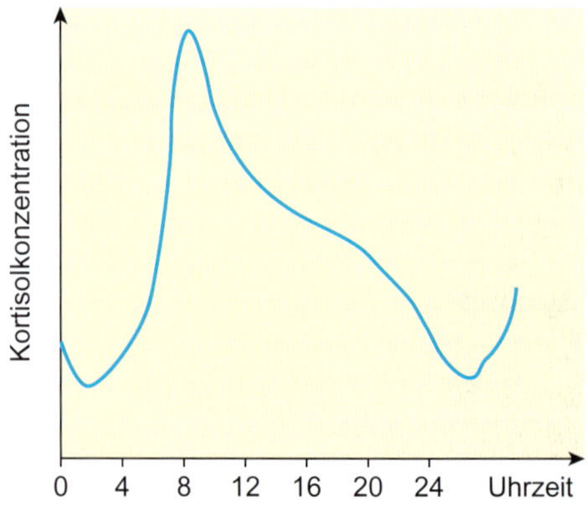

Abb. 9.3 Zirkadianer Rhythmus der Kortisolkonzentration

- **Vitamin-D-Antagonismus:** Kalziumkonzentration ↓, Knochenabbau. Glukokortikoide hemmen die renale und enterale Kalzium- und Phosphatresorption und reduzieren die Osteoblastenaktivität.

Bei der therapeutischen Anwendung von Glukokortikoiden mit supraphysiologischen Konzentrationen treten zusätzlich die in ► Tab. 9.1 genannten Effekte auf.

Indikationen

Glukokortikoide werden zur **Substitution** bei einer Nebennierenrindeninsuffizienz eingesetzt. Bevorzugt wird dafür **Kortisol** verwendet.

Tab. 9.1 Wirkungen von Glukokortikoiden bei therapeutischer Anwendung

Effekt	Auswirkung
Mineralokortikoid	Natrium-/Wasserretention ↑, Kaliumsekretion ↑, H^+-Sekretion ↑ → Hypernatriämie, Hypokaliämie und Alkalose
Antiphlogistisch	Hemmung der Phospholipase A_2, der Cyclooxygenase 2 (► Abb. 10.1), verminderte Zytokinbildung
Immunsuppressiv	u. a. Inhibition der Interleukin-1-Bildung (► Kap. 25.2.1), wodurch die Aktivierung von T-Lymphozyten gehemmt wird (Lymphozytopenie)
Antiproliferativ	Hemmung der Fibroblastenaktivität und der Kollagensynthese
Antiallergisch	Hemmung der Histaminfreisetzung und Abnahme der Eosinophilenzahl
Prokonvulsiv	Abnahme der Krampfschwelle
Prokoagulatorisch	u. a. Erhöhung der Thrombozytenzahl
Psychotrop	Depression, Dysphorie
Antigonadotrop	Hemmung der LH- und FSH-Freisetzung
Laborchemische Veränderungen	Leukozyten ↑, Erythrozyten ↑, Thrombozyten ↑, Eosinophile ↓, Lymphozyten ↓, Lipide ↑, Glukose ↑, Natrium ↑, Kalium ↓, Kalzium ↓, Alkalose

Davon abzugrenzen ist die Anwendung in höherer Dosierung, um die **antiallergischen, antiinflammatorischen und/oder immunsuppressiven** Wirkungen bei einer ganzen Reihe von Erkrankungen zu nutzen. Dazu zählen:

- **chronisch-entzündliche Erkrankungen,** z. B. rheumatoide Arthritis, Morbus Crohn
- **akut-entzündliche Erkrankungen,** z. B. akutes rheumatisches Fieber mit Herzklappenbeteiligung
- **Hauterkrankungen,** z. B. Psoriasis, Ekzeme
- Schock
- **allergische Reaktionen,** z. B. Asthma bronchiale, allergischer Schock, exogen-allergische Alveolitis
- **Immunsuppression** bei Z. n. Transplantation, bei Autoimmunerkrankungen
- **maligne Tumoren,** z. B. Leukämien, zytostatikainduziertes Erbrechen (insbes. wirksam bei verzögert auftretendem Erbrechen, ► Kap. 34.4.2), Adjuvans zur Schmerztherapie bei Tumorschmerzen (► Kap. 39.2)
- Hirnödem
- drohende Frühgeburt (zwischen 24. und 33. + 6. Schwangerschaftswoche) zur Lungenreifung mit Betamethason i. m.

Anwendung

Substitutionstherapie

Bei der Substitution soll der physiologische Kortisolspiegel imitiert werden. Deshalb wird **Kortisol** nach folgendem Dosierschema verwendet: Tagesdosierung (in mg): 20–0–10 oder 15–10–5. Beachtet werden muss, dass in Stresssituationen eine Dosiserhöhung (bis zu 300 mg/d) notwendig ist.

Pharmakodynamische Therapie

Während die kurzfristige Anwendung selbst bei hoher Dosierung keine schweren Nebenwirkungen verursacht, müssen bei der langfristigen Anwendung von Glukokortikoiden **allgemeine Therapieempfehlungen** beachtet werden.

- Zirkadiane Gabe der **Gesamtdosis morgens:** Dadurch wird die ACTH-Freisetzung weniger starkgehemmt und die Ausbildung einer Nebennierenrindeninsuffizienz soll vermindert werden. Noch besser wäre die **alternierende Gabe jeden 2. Tag morgens,** wobei weniger Nebenwirkungen auftreten, aber auch eine geringere Effektivität besteht.
- Um eine lebensbedrohliche NNR-Insuffizienz zu vermeiden, müssen Glukokortikoide **nach einer**

mehrwöchigen Therapie langsam ausgeschlichen werden.

Praxistipp

Das Ausschleichen kann mehrere Monate dauern und sollte zunächst mit einer Dosisreduktion von ca. 2,5–5 mg Prednisolonäquivalent alle 1–2 Wochen erfolgen. Dann im niedrigeren Dosisbereich sogar nur um 0,5–1 mg alle 2–4 Wochen.

Merke

Ist eine langfristige Anwendung von Glukokortikoiden notwendig, so sollte möglichst unterhalb der Cushing-Schwelle dosiert werden. Die **Cushing-Schwelle** ist die Dosis, die bei dauerhaftem Überschreiten zu typischen Symptomen eines Cushing-Syndroms führt. Sie liegt für **Kortisol bei 30 mg/d,** bei Prednisolon entspricht das einer Äquivalenzdosis von 7,5 mg/d (▶ Tab. 9.2). Allerdings bestehen interindividuelle Schwankungen hinsichtlich der „persönlichen" Cushing-Schwelle.

Die zur Therapie verwendeten Präparate unterscheiden sich in ihrer antiphlogistischen und mineralokortikoiden Wirkstärke (▶ Tab. 9.2).
Bei der Therapie mit Glukokortikoiden werden **Prednison/Prednisolon** besonders häufig angewandt, z. B. bei rheumatischen Erkrankungen, Autoimmunerkrankungen, malignen Tumoren. Sie sind in etwa viermal stärker antiphlogistisch wirksam als Kortisol. Gegenüber anderen Präparaten besitzen sie aber noch eine geringe mineralokortikoide Wirkung. **Methylprednisolon** und **Triamcinolon** werden wie Prednison/Prednisolon angewandt, allerdings fehlt ihnen die mineralokortikoide Wirkung. Kristallsupsensionen können als **Depotpräparate** (z. B. **Triamcinolonacetonid**) zur (lokalen) intraartikulären Injektion verwendet werden. **Beta- und Dexamethason** besitzen eine sehr lange Halbwertszeit, eine Anpassung an den zirkadianen Rhythmus ist somit nicht möglich. Sie sind daher nicht zur Langzeittherapie geeignet und werden nur in Akutsituationen wie Schock, Hirnödem, Verbrennungen eingesetzt. Nur lokal wirken **Beclometason, Budesonid, Flunisolid,** da sie sofort in der Leber und bei inhalativer Anwendung auch in der Lunge metabolisiert werden. Sie haben quasi keine orale Bioverfügbarkeit, sodass systemische Nebenwirkungen kaum auftreten. Inhalative Präparate werden bei der Asthmatherapie verwendet (▶ Kap. 33.2.5.1). Budesonid wird auch zur oralen antiphlogistischen Therapie bei Morbus Crohn und Colitis ulcerosa eingesetzt (▶ Kap. 34.7.2), wobei die Wirkung auf den Darm beschränkt bleibt (keine systemische Wirkung). Schließlich gibt es noch Glukokortikoide zur An-

Tab. 9.2 Vergleich verschiedener Kortikoide hinsichtlich ihrer antiphlogistischen und mineralokortikoiden Wirkung. Kortisol wird dabei als Referenz verwendet und der Wert 1 zugeordnet.

Kortikoid	Wirkstoff	relative antiphlogistische Wirkung	relative mineralokortikoide Wirkung	Cushing-Schwelle (mg/d)
Glukokortikoid	Kortisol	1	1	30
	Prednison, Prednisolon	4	0,6	7,5
	Methylprednisolon	5	0	6
	Triamcinolon	6	0	5
	Dexamethason, Betamethason	30	0	1
	Beclometason, Budesonid, Flunisolid	> 1.000	0	(nur lokal wirksam)
Mineralokortikoid	Aldosteron	0	> 1.000	–
	Fludrokortison	10	100	–

wendung auf der Haut, die entsprechend ihrer Wirkstärke in vier Gruppen (schwach, mittelstark, stark, sehr stark wirksam) eingeteilt werden. Diese werden genauer in ▸ Kap. 44.2.1 besprochen.

Pharmakokinetik

Glukokortikoide weisen eine hohe Plasmaeiweißbindung an CBG (= kortikosteroidbindendes Globulin) und an Albumin auf. Sie werden in der Leber metabolisiert und inaktiviert. Die orale Bioverfügbarkeit ist ganz unterschiedlich. Für Beclometason, Budesonid, Flunisolid ist sie sehr niedrig, sodass die Präparate der lokalen Anwendung dienen. Selbst wenn die Substanzen resorbiert werden, so werden sie in der Leber bei der ersten Passage nahezu vollständig metabolisiert und inaktiviert. Für die anderen Präparate besteht eine hohe orale Bioverfügbarkeit, sodass sie bei oraler Einnahme der systemischen Therapie dienen. Die Halbwertszeit der meisten Präparate ist kurz, jedoch hält die biologische Wirkung aufgrund der Beeinflussung der Gentranskription lange an.

Lerntipp

Ein absoluter IMPP-Hit: Beclometason, Budesonid, Flunisolid weisen einen sehr hohen First-pass-Metabolismus auf und haben daher eine sehr geringe orale Bioverfügbarkeit.
Und Vorsicht Falle: Beclometason und Betamethason klingen sehr ähnlich, zum Verwechseln ähnlich. Das denkt sich auch das IMPP. Deshalb noch einmal zur Erinnerung: Beclometason ist das mit dem hohen First-pass-Effekt und inhalativer Anwendung. Betamethason ist neben Dexamethason das stärkste systemisch wirksame Glukokortikoid und hat daher keinen ausgeprägten First-pass-Effekt.

Merke

Der Unterschied zwischen Kortisol – Kortison bzw. Prednisolon – Prednison ist pharmakokinetisch begründet: Kortison bzw. Prednison sind (inaktive) Prodrugs, die in der Leber fast vollständig zu Kortisol bzw. Prednisolon metabolisiert und aktiviert werden. Erst dann sind sie wirksam. D. h. bei der Anwendung tritt die Wirkung von Kortison und Prednison im Vergleich zu Kortisol bzw. Prednisolon mit bis zu 1 h verzögert ein.

Unerwünschte Wirkungen/Kontraindikationen

Lerntipp

Die unerwünschten Wirkungen sind ein absolutes Muss zum Lernen. Das IMPP fragt die Nebenwirkungen in alle Richtungen ab.

Unerwünschte Wirkungen	Kontraindikationen
• Ödeme, Hypernatriämie mit Hypertonie, hypokaliämische Alkalose • Steroiddiabetes, Stammfettsucht • Osteoporose bis hin zur Hüftkopfnekrose; auch bei niedriger Dosierung unterhalb der Cushing-Schwelle möglich • Muskelatrophie, Wachstumshemmung bei Kindern • bei Frauen: Amenorrhö, Hirsutismus, Virilisierung • Auge: trockenes Auge, Glaukom, Katarakt • Pergamenthaut, Hautblutungen • erhöhtes Thromboserisiko • Infektionen, Reaktivierung einer Tbc möglich • gestörte Wundheilung • gastrointestinale Ulzera, insbesondere bei Kombination mit NSAID • psychische Veränderungen, v. a. Dysphorie	• Es gibt **keine absoluten Kontraindikationen** für die Anwendung von Glukokortikoiden. Ihr akuter Nutzen übersteigt bei weitem das Risiko. Außerdem treten bei kurzfristiger Anwendung auch in hoher Dosierung keine schweren unerwünschten Wirkungen auf. Erst bei langfristiger Therapie, insbesondere oberhalb der Cushing-Schwelle, ist mit ausgeprägten Nebenwirkungen zu rechnen. • **relative Kontraindikationen:** gastrointestinale Ulzera, Glaukom, Osteoporose, Epilepsie, Psychosen, Z. n. Thromboembolie, Infektionen

Merke

Bei langfristiger Therapie mit Glukokortikoiden muss immer eine **Osteoporoseprophylaxe** mit Kalzium und Vitamin D erfolgen, da auch bei niedrigen Dosierungen unterhalb der Cushing-Schwelle die Gefahr der Entwicklung einer Osteoporose besteht (Glukokortikoide haben eine Vitamin-D-antagonistische Wirkung).

Cave

Folgende Wechselwirkungen können unter einer Therapie mit Glukokortikoiden auftreten:
- Verminderung der Wirkung von Antidiabetika
- Verstärkung der Wirkung von Herzglykosiden durch die Hypokaliämie
- erhöhtes Risiko für gastrointestinale Ulzera bei Kombination mit NSAID

9.3 Mineralokortikoide

9.3.1 Physiologie

Synthese

Mineralokortikoide werden in der **Nebennierenrinde** in der Zona glomerulosa gebildet.
Aldosteron ist das wichtigste physiologische Mineralokortikoid. Die Synthese und Sekretion werden hauptsächlich über das **RAAS** (▸ Abb. 3.1) und die **intravasale Natrium**- und **Kaliumkonzentration** reguliert. ACTH hat nur einen geringen Einfluss auf die Aldosteronsynthese.

Rezeptor

Merke

Der **Mineralokortikoidrezeptor** kann durch Mineralokortikoide und durch Glukokortikoide stimuliert werden. Im Gegensatz dazu wird der Glukokortikoidrezeptor nur durch Glukokortikoide aktiviert.

Mineralokortikoide erreichen an ihrem Rezeptor im spätdistalen Tubulus und im Sammelrohr der Niere dennoch eine selektive Wirkung durch ein spezielles Enzym: **11β-Hydroxysteroid-Dehydrogenase (Typ II).** Das Enzym wird besonders in Mineralokortikoid-Zielzellen exprimiert, z. B. in der Niere.
- Glukokortikoide werden durch das Enzym **inaktiviert,** noch bevor sie an den Mineralokortikoidrezeptor überhaupt binden können. Deshalb haben Glukokortikoide erst in hoher Konzentration mineralokortikoide Effekte.
- Aldosteron wird durch das Enzym **nicht inaktiviert,** da es als Halbacetal kein Substrat für das Enzym ist.

Cave

Lakritze hemmt das Enzym **11β-Hydroxysteroid-Dehydrogenase (Typ II):** dann wirkt Kortisol verstärkt mineralokortikoid. Es kommt zur Natrium-/Wasserretention und zur Ausbildung einer Hypertonie bei chronischem Lakritzabusus.

9.3.2 Therapie

Wirkstoffe

Fludrokortison

Wirkmechanismus

Fludrokortison bindet an intrazelluläre Mineralokortikoidrezeptoren im spätdistalen Tubulus und in Sammelrohren der Niere und stimuliert dort die Synthese aldosteronabhängiger Proteine, z. B. von Natriumkanälen, Na^+-Protonen-Antiportern, Na^+-/K^+-ATPasen. Dadurch steigt die Resorption von Na^+ und die Sekretion von K^+ und H^+. Bei überschießender Wirkung kommt es zu Hypernatriämie, Hypokaliämie und Alkalose.
Chemisch gesehen ist Fludrokortison dem Kortisol sehr ähnlich, lediglich in der 9α-Position wurde Fluor eingeführt. Somit ist verständlich, dass Fludrokortison auch glukokortikoide Effekte aufweist. Da es jedoch durch die **11β-Hydroxysteroid-Dehydrogenase (Typ II)** nur sehr schlecht umgewandelt wird, besitzt Fludrokortison quasi ungehinderten Zugang zum Mineralokortikoidrezeptor und kann therapeutisch als Mineralokortikoid eingesetzt werden.

Indikationen

Fludrokortison dient der Substitution von Mineralokortikoiden bei **primärer Nebennierenrindeninsuffizienz (Morbus Addison)** und beim **adrenogenitalen Syndrom (AGS)** mit Salzverlust – immer in Kombination mit Kortisol. Zudem kann es bei sonst schwer therapierbaren Hypotonien angewandt werden.

Cave

Bei der Behandlung mit Fludrokortison in Kombination mit Kortisol muss die glukokortikoide Wirkung vom Fludrokortison mit berücksichtigt werden. Wie Glukokortikoide muss in Stresssituationen die Dosis von Fludrokortison erhöht werden.

Unerwünschte Wirkungen

Nebenwirkungen treten eigentlich nur bei Überdosierung auf: Hypertonie, Ödeme, hypokaliämische Alkalose.

9.4 Sexualhormone

Weibliche Sexualhormone sind Estrogene und Gestagene, männliche Sexualhormone sind Androgene. Sie werden alle aus Cholesterol gebildet (▸ Abb. 9.1) und vermitteln ihre Wirkung nach Bindung an intrazelluläre Hormonrezeptoren. Die Funktion der Sexualhormone kann auf unterschiedlichen Ebenen beeinflusst werden. Zur Übersicht sind in ▸ Abb. 9.4, ▸ Abb. 9.5 und ▸ Abb. 9.6 die Angriffspunkte der Pharmaka zur Beeinflussung der Estrogen-, Gestagen- und Androgenfunktionen schematisch dargestellt.

9.4.1 Estrogene

9.4.1.1 Physiologie

Wichtigste natürliche Estrogene sind Estradiol (am stärksten wirksam), Estron und Estriol. Sie werden aus Cholesterol über die Androgene Androstendion und Testosteron unter dem Einfluss von LH und FSH gebildet.

Merke

Estrogene entstehen aus Androgenen unter Einwirkung der Aromatase (▸ Abb. 9.1 und ▸ Abb. 9.4).

Über 90 % der Estrogene der Frau werden im Ovar (Granulosazellen, Theca-interna-Zellen) synthetisiert; der Rest in der Nebennierenrinde und durch Aromatisierung von Androgenen im Fettgewebe. In der Schwangerschaft synthetisiert die Plazenta Estrogene. Beim Mann werden Estrogene im Hoden gebildet.
Die Synthese wird hypothalamisch-hypophysär gesteuert (▸ Kap. 8.2.1.1 und ▸ Kap. 8.3.1.1). Estrogene erzielen die in ▸ Tab. 9.3 aufgelisteten genitalen und extragenitalen Wirkungen.

9.4.1.2 Therapie

Wirkstoffe

Estradiol · Estradiolvalerat · konjugierte Estrogene · Ethinylestradiol · Mestranol

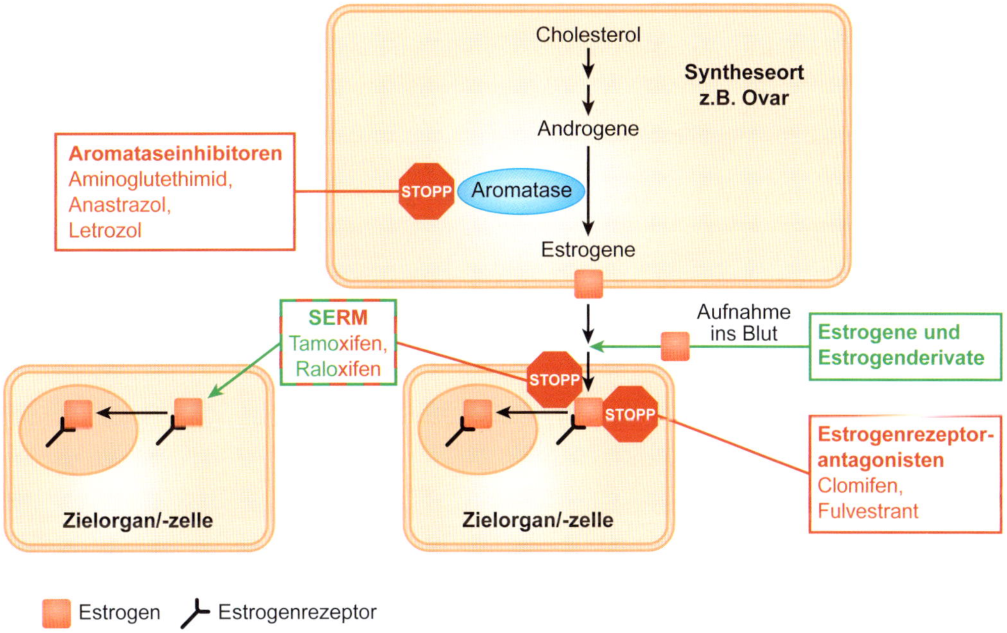

Abb. 9.4 Angriffspunkte von Pharmaka zur Beeinflussung der Estrogenfunktion. Hemmstoffe der Estrogenfunktion sind am Stoppschild erkennbar. Substanzen, die Estrogenwirkungen haben, sind mit grünem Pfeil dargestellt. SERM (selektive Estrogenrezeptormodulatoren) sind in einigen Geweben Antagonisten und in anderen Geweben Agonisten.

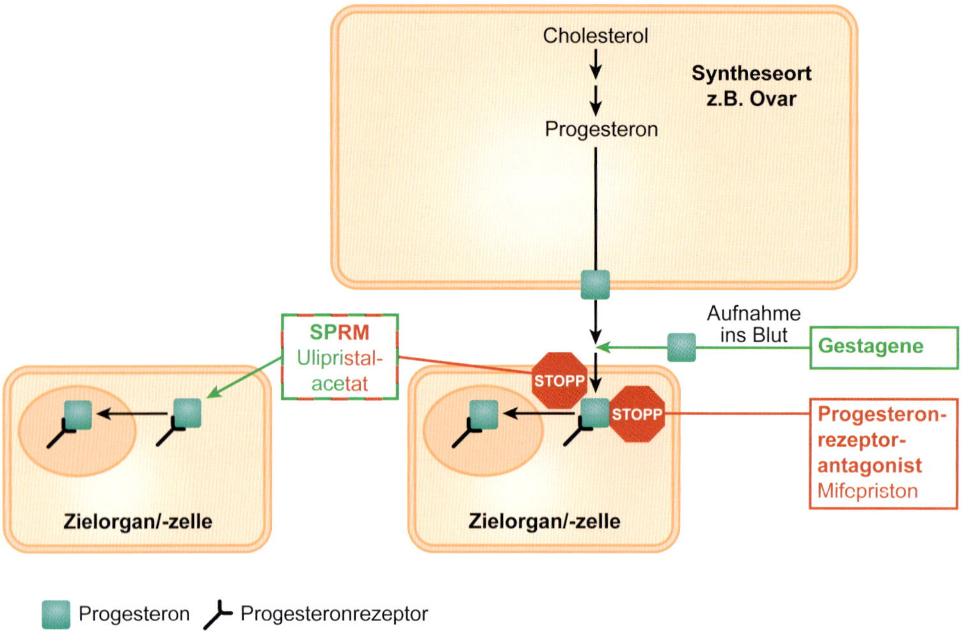

Abb. 9.5 Angriffspunkte von Pharmaka zur Beeinflussung der Gestagenfunktion. Hemmstoffe der Gestagenfunktion sind am Stoppschild erkennbar. Substanzen, die Gestagenwirkungen haben, sind mit grünem Pfeil dargestellt. SPRM (selektive Progesteronrezeptormodulatoren) sind in einigen Geweben Antagonisten und in anderen Geweben Agonisten.

Wirkmechanismus und Indikationen

Die zur Therapie verwendeten Estrogene wirken wie natürliches Estrogen über intrazelluläre Estrogenrezeptoren. Entsprechend ihrer Wirkungen (► Tab. 9.3) werden sie für folgende Indikationen angewandt:

- Hormonsubstitutionstherapie bei **klimakterischen Beschwerden** mit Estradiol, Estradiolvalerat oder konjugierten Estrogenen
- Estrogenmangel bei **Hypoplasie der Ovarien** oder nach **Ovarektomie**
- **Kontrazeption** mit Ethinylestradiol oder Mestranol kombiniert mit Gestagenen (► Kap. 45.2.1)
- Zyklusregulierung
- Zystenprophylaxe bei rezidivierenden Ovarialzysten
- (Osteoporoseprophylaxe, ► Kap. 36.3: Anwendung nur bei frakturgefährdeten Patientinnen, bei denen eine Kontraindikation gegen andere Medikamente zur Osteoporoseprophylaxe besteht)
- (Prostatakarzinom: Estrogene hemmen die Testosteronsynthese über die Inhibition der Gonadotropinfreisetzung aus der Hypophyse. Heute werden jedoch besser verträgliche Substanzen wie Antiandrogene und GnRH-Analoga/-Antagonisten verwendet, ► Kap. 9.4.3.3, ► Kap. 9.4.3.5 und ► Kap. 8.2.1)

Tab. 9.3 Genitale und extragenitale Estrogenwirkungen

	Wirkungen
Genital	• geringe Suppression der Gonadotropine • Entwicklung der weiblichen Geschlechtsorgane • Endometriumproliferation, Dickenwachstum des Myometriums • Sekretion des Zervikalschleims ↑, Spinnbarkeit des Sekrets, Öffnung des Muttermundes • Wachstum des Brustdrüsengewebes
Extragenital	• Zunahme des subkutanen Fettgewebes • LDL ↓, HDL ↑ • Hemmung des Knochenabbaus • Natrium-/Wasserretention • peripherer Gefäßwiderstand ↓ • prokoagulatorische Wirkung

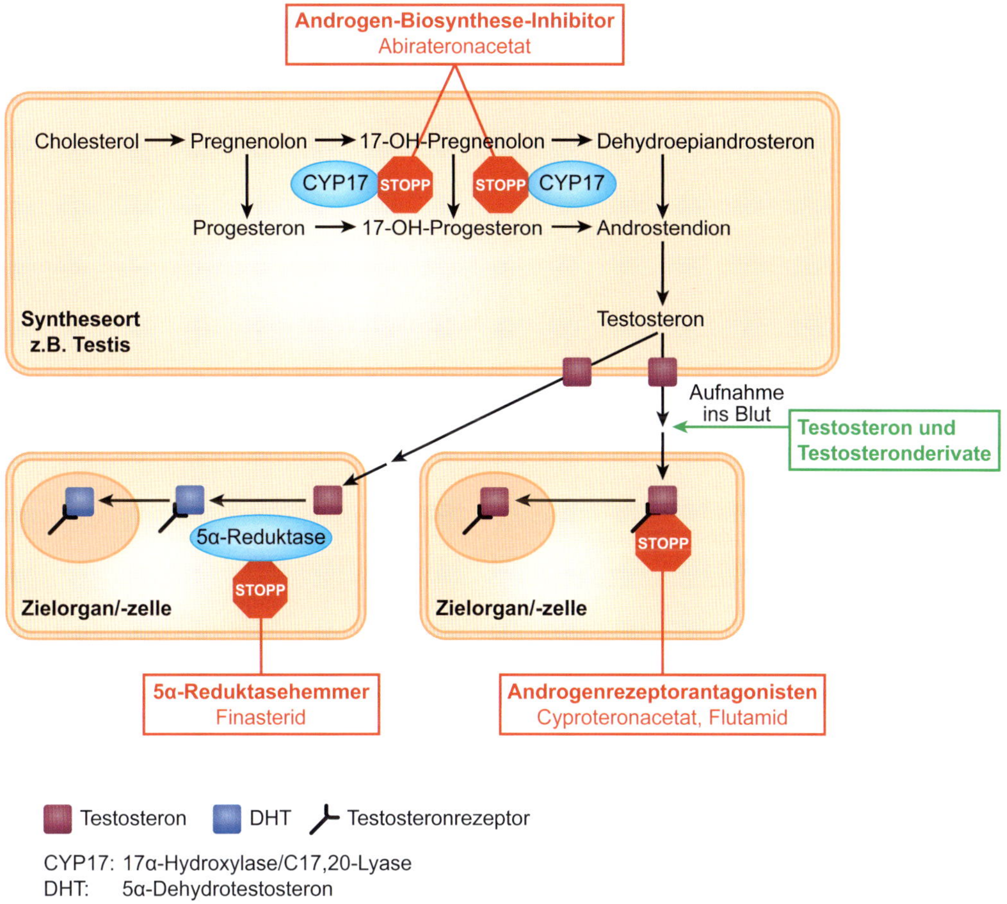

Abb. 9.6 Angriffspunkte von Pharmaka zur Beeinflussung der Androgenfunktion. Hemmstoffe der Androgenfunktion sind am Stoppschild erkennbar. Substanzen, die Testosteronwirkungen haben, sind mit grünem Pfeil dargestellt.

Cave

Natürliche Estrogene hemmen die Gonadotropine nur gering, sodass sie sich nicht zur Kontrazeption und Ovulationshemmung eignen. Die **synthetischen Estrogene,** die zur Kontrazeption verwendet werden, bewirken hingegen eine Suppression der Gonadotropine und damit eine Ovulationshemmung.

Hormontherapie im Klimakterium

Der Einsatz von Estrogenen bei der Hormontherapie im Klimakterium hat sich in den letzten Jahren aufgrund neuer Studienergebnisse geändert (u. a. Women's Health Initiative [WHI-Studie] 2002, Heart and Estrogen-Progestin Replacement Study [HERS] 2002). Dabei wurde z. T. gezeigt, dass das Risiko einer Langzeittherapie größer ist als die positiven Effekte (▸ Tab. 9.4).

Cave

Der frühere eher großzügige Einsatz von Hormonpräparaten im Klimakterium ist aufgrund der z. T. schweren Nebenwirkungen nicht mehr gerechtfertigt. Es gilt:
- strenge Indikationsstellung, Estrogene so niedrig und kurz wie möglich dosieren
- nichthysterektomierte Frauen: Kombination Estrogen + Gestagen (Senkung des Risikos für Endometriumkarzinome)
- hysterektomierte Frauen: Monotherapie mit Estrogenen
- Die Hormontherapie ist zwar zur Prävention der Osteoporose geeignet, jedoch wegen der schweren Nebenwirkungen keine Option bei der Langzeitanwendung.
- Die Hormontherapie eignet sich nicht zur Prävention einer KHK oder eines Schlaganfalls.

Tab. 9.4 Nutzen und Risiken einer langfristigen Hormontherapie im Klimakterium

Nutzen	kein Nutzen/erhöhtes Risiko
• Minderung vasomotorischer Beschwerden (Hitzewallungen, Schweißausbrüche) im Klimakterium • Besserung einer vaginalen Atrophie • osteoprotektive Wirkung (Knochendichte ↑, Frakturhäufigkeit ↓) bei Langzeitanwendung • Risiko für kolorektale Karzinome ↓	• KHK: Je nach Studie ergab sich kein protektiver Effekt durch Hormontherapie bzw. ein erhöhtes Risiko für kardiale Ereignisse • thromboembolische Ereignisse ↑ • Schlaganfälle ↑ • Risiko für Endometriumkarzinome ↑ (Bei einer Kombination von Estrogenen + Gestagenen ist das Risiko nicht erhöht.) • Risiko für Mammakarzinome ↑

Pharmakokinetik

Estradiol hat eine kurze Halbwertszeit und unterliegt einem starken hepatischen Metabolismus. Abbauprodukte sind die schwächer wirksamen Estrogene Estron und Estriol. Zudem erfolgen Konjugationen mit Sulfat und Glucuronsäure. Die Ausscheidung erfolgt biliär. Es besteht ein **ausgeprägter enterohepatischer Kreislauf,** sodass Estrogene bei oraler Gabe 20- bis 40-fach höher dosiert sein müssen, als bei transdermaler Anwendung, bei der die Leberpassage umgangen wird. Veränderungen in der Struktur der Estrogene führten zu einer verbesserten Pharmakokinetik. **Ethinylestradiol** und **Mestranol** – die Hauptestrogene der Pille – werden gut resorbiert und weisen eine geringe hepatische Metabolisierung auf. **Estradiolvalerat** kann als Depotpräparat i. m. angewandt werden.

Unerwünschte Wirkungen/Kontraindikationen

Unerwünschte Wirkungen	Kontraindikationen
• Ödeme, Gewichtszunahme, Leberzelladenome • venöse Thromboembolien, Schlaganfall, Myokardinfarkt • Mamma-, Endometriumkarzinom	Uterus- und Mammatumoren, Leberinsuffizienz, Thrombophilie, Z. n. Thromboembolie, ungeklärte vaginale Blutung, Schwangerschaft

9.4.1.3 Tibolon

Wirkmechanismus und Indikation

Tibolon hat **estrogene, gestagene und androgene Wirkungen.** Nach Resorption wird Tibolon in drei Metaboliten metabolisiert. Zwei davon haben estrogene Wirkungen, der dritte besitzt gestagene und androgene Effekte. Es besitzt die Zulassung zur **Behandlung von Estrogenmangelsymptomen bei postmenopausalen Frauen.** Da die Behandlung mit Hormonen für klimakterische Beschwerden aufgrund der schwerwiegenden Nebenwirkungen jedoch deutlich zurückgegangen ist, ist sicherlich auch bei Tibolon gewisse Vorsicht geboten.

Unerwünschte Wirkungen

Auch für Tibolon sind wie für andere Hormonpräparate schwere Nebenwirkungen beschrieben: erhöhtes Schlaganfallrisiko, erhöhtes Risiko für Endometriumkarzinom. Das Brustkrebsrisiko wird zwar noch kontrovers diskutiert, es gibt aber Daten, die für ein erhöhtes Risiko unter Tibolon sprechen, insbesondere gehäufte Rezidive bei Z. n. Mammakarzinom.

9.4.1.4 Selektive Estrogenrezeptormodulatoren (SERM)

Wirkstoffe

Raloxifen · Tamoxifen (· Clomifen)

Lerntipp

Selektive Estrogenrezeptormodulatoren enden auf *-fen.*

Wirkmechanismus und Indikationen

Selektive Estrogenrezeptormodulatoren (SERM, ► Abb. 9.4) haben gewebespezifisch agonistische und antagonistische Wirkungen an Estrogenrezeptoren (► Tab. 9.5). Clomifen wird wegen seiner hauptsächlich antagonistischen Wirkung in ► Kap. 9.4.1.5 bei den Estrogenrezeptorantagonisten dargestellt.

Tab. 9.5 Wirkmechanismus der selektiven Estrogenrezeptormodulatoren Tamoxifen und Raloxifen sowie deren Indikation. Bezüglich des Agonismus/Antagonismus ist die Wirkung am Estrogenrezeptor im genannten Gewebe gemeint.

	Tamoxifen	Raloxifen
Agonismus	Uterus, Knochen	Knochen (hemmt Konchenabbau)
Antagonismus	Brustgewebe (antitumorale Wirkung)	Brustgewebe, Uterus
Indikation	bei postmenopausalen Frauen Mittel der ersten Wahl zur Langzeittherapie als adjuvante Therapie nach Primärbehandlung des **Mammakarzinoms bzw.** bei **metastasiertem Mammakarzinom**	Prophylaxe und Therapie der **postmenopausalen Osteoporose**

Beim **Tamoxifen** wird die antiestrogene Wirkung auf das Brustgewebe genutzt zur Behandlung des estrogenabhängigen Mammakarzinoms. Außerdem bestehen zelluläre antitumorale Effekte unabhängig vom Estrogen, daher ist es auch bei estrogenrezeptornegativem Mammakarzinom wirksam. Der antiresorptive Effekt am Knochen in der Postmenopause wirkt einer Osteoporose entgegen und ist als günstig zu bewerten.
Beim **Raloxifen** wird dieser antiresorptive Effekt auf den Knochen therapeutisch zur Prophylaxe und Therapie der Osteoporose genutzt. Der Antagonismus an den Estrogenrezeptoren von Uterus und Brustgewebe ist als positiv zu bewerten, da das Krebsrisiko in diesen Geweben nicht erhöht wird. Ganz im Gegenteil sinkt sogar das Brustkrebsrisiko unter Raloxifen.

Unerwünschte Wirkungen

Da Tamoxifen stimulierende Effekte auf das Endometrium besitzt, können Endometriumhyperplasien, -polypen und sogar -karzinome auftreten. Weitere Nebenwirkungen sind nachfolgend aufgelistet.

Wirkstoff	Unerwünschte Wirkungen
Tamoxifen	Hitzewallungen, Endometriumhyperplasien, -polypen, -karzinome, kardiovaskuläres Risiko ↑
Raloxifen	Thromboembolie- und Schlaganfallrisiko ↑, Hitzewallungen

9.4.1.5 Estrogenrezeptorantagonisten

Wirkstoffe

Clomifen · Fulvestrant

Lerntipp

Clomifen ist vom Wirkmechanismus ein SERM (endet auch auf *-fen*), funktionell verhält es sich jedoch als Antiestrogen, da die agonistische Wirkung nur sehr gering ausgeprägt ist.

Wirkmechanismus

Clomifen

Clomifen ist funktionell ein **Estrogenrezeptorantagonist** (▸ Abb. 9.4), der nur eine geringe partielle agonistische Wirkung besitzt, weshalb Clomifen auch den SERMs zugeordnet werden kann.
Estrogene hemmen die GnRH-Freisetzung aus dem Hypothalamus über ein negatives Feedback. Durch Clomifen wird das negative Feedback aufgehoben → GnRH-Freisetzung ↑ → LH- und FSH-Freisetzung ↑ → **Ovulationsauslösung.**

Fulvestrant

Fulvestrant ist ein **reiner kompetitiver Estrogenrezeptorantagonist** (ohne partiell agonistische Wirkung) und bewirkt eine vollständige Deaktivierung des Rezeptors, vermehrten Rezeptorabbau und Down-Regulation der Estrogenrezeptoren. Fulvestrant hat dadurch antitumorale Wirkungen bei estrogenrezeptorpositivem Mammakarzinom.

Indikationen

Clomifen

Clomifen wird verwendet zur Ovulationsinduktion bei **unerfülltem Kinderwunsch** bei Frauen mit Ovarialinsuffizienz bei intakter Hypothalamus-Hypophysen-Regulation (Sterilität infolge ausbleibender Ovulation).

Cave

Da Mehrfachovulationen ausgelöst werden können, können Mehrlingsschwangerschaften auftreten.

Fulvestrant

Bei **Fulvestrant** wird die antitumorale Wirkung bei **estrogenrezeptorpositivem** lokal fortgeschrittenem oder metastasiertem **Mammakarzinom** bei postmenopausalen Frauen bei unzureichender Wirkung anderer Antiestrogene ausgenutzt.

Unerwünschte Wirkungen

Clomifen kann bei Überstimulation zu **Zystenbildung, Aszites** führen.

9.4.1.6 Aromataseinhibitoren

Wirkstoffe

Aminoglutethimid · Anastrazol · Letrozol

Wirkmechanismus

Durch die **Hemmung** der **Aromatase** (► Abb. 9.1, ► Abb. 9.4) wird die Estrogensynthese aus Androgenen inhibiert. Dadurch heben Aromataseinhibitoren die Wachstumsstimulation der Estrogene auf und besitzen antitumorale Wirkungen.

- Aminoglutethimid hemmt außerdem Enzyme der Glukokortikoidsynthese.
- **Neue Aromatasehemmer (Anastrozol, Letrozol)** wirken **selektiv** auf die Estrogenbildung.

Indikationen

Die antitumorale Wirkung wird zur Behandlung des **fortgeschrittenen Mammakarzinoms** in der Postmenopause oder nach Ovarektomie genutzt. Die neuen Aromataseinhibitoren werden auch zur Anschlussbehandlung nach einer 2- bis 3-jährigen Tamoxifentherapie eingesetzt. Bei Aminoglutethimid wird zudem die hemmende Wirkung auf die Glukokortikoidsynthese bei der Behandlung des **Cushing-Syndroms** genutzt.

9.4.2 Gestagene

9.4.2.1 Physiologie

Einziges physiologisches Gestagen ist Progesteron, das im Gelbkörper, der Plazenta, der Nebennierenrinde und im Hoden gebildet wird. Ausgangspunkt der Synthese ist Cholesterol. Die Synthese wird hypothalamisch-hypophysär gesteuert, hauptsächlich über LH. Progesteron unterliegt einer starken hepatischen Metabolisierung, weshalb es eine sehr kurze Halbwertszeit (5 min) aufweist und nach oraler Einnahme eine geringe Bioverfügbarkeit aufgrund eines First-pass-Effekts hat. Wie andere Steroidhormone wirkt Progesteron über intrazelluläre Rezeptoren. Wichtige Progesteronwirkungen sind in ► Tab. 9.6 aufgelistet.

9.4.2.2 Therapie mit Gestagenen

Wirkstoffe

Gestagene mit androgener Wirkung: z. B. Norethisteron · Levonorgestrel
Gestagene mit antiandrogener Wirkung: Cyproteronacetat · Dienogest · Drospirenon

Wirkmechanismus

Von therapeutischer Bedeutung sind die kontrazeptiven (gestagenen) Wirkungen, die u. a. durch eine Hemmung der LH-Freisetzung und Veränderung des Zervixschleims hervorgerufen werden. Darüber hinaus wirken einige synthetische Gestagene androgen (z. B. Norethisteron, Levonorgestrel). Antiandrogen hingegen sind die Gestagene Cyproteronacetat, Dienogest, Drospirenon. Letzteres wirkt zusätzlich antimineralokortikoid.

Indikationen

Hauptanwendungsgebiet ist die **hormonelle Kontrazeption,** entweder allein oder in Kombination

Tab. 9.6 Wichtige Progesteronwirkungen

Progesteronwirkungen
Förderung der Sekretionsphase des Endometriums
Erhöhung der Festigkeit des Zervixschleims
Förderung des Wachstums der Uterusmuskulatur
Entwicklung des Milchgangsystems der Brustdrüsen
Erhalt der Schwangerschaft
Anstieg der Körpertemperatur in der zweiten Zyklushälfte (0,6–1 °C)
antimineralokortikoide Wirkung (vermehrte renale Ausscheidung von Natrium und Wasser)
antiandrogene Wirkung

mit Estrogenen (▸ Kap. 45.2.1). Bei **Androgenisierungserscheinungen** der Frau werden Gestagene mit **antiandrogenem Wirkprofil bevorzugt (Cyproteronacetat, Dienogest, Drospirenon).** Eine „Sonderform“ stellt die postkoitale Kontrazeption dar, bei der durch die Einnahme von hoch dosiertem Gestagen (2 Tabl. à 750 µg Levonorgestrel) das Eintreten einer Schwangerschaft bis zu 72 h nach dem Koitus verhindert werden kann.
Weitere Einsatzgebiete sind: Dysmenorrhö, Endometriose, Menstruationsverschiebung, sekundäre Amenorrhö, Palliativbehandlung des metastasierten Mamma- und Endometriumkarzinoms.

9.4.2.3 Progesteronrezeptorantagonist

Wirkstoffe

Mifepriston

Wirkmechanismus

Mifepriston ist ein **Antagonist am Progesteronrezeptor** (▸ Abb. 9.5). Pharmakologisch genutzt wird die abortive Wirkung: Progesteron ist zur Aufrechterhaltung einer Schwangerschaft unabdingbar. Mifepriston hebt die Progesteronwirkung auf und erhöht die Empfindlichkeit des Uterus für Prostaglandine → **künstlich ausgelöste Blutung** (Abort). Um die Ausstoßung der Frucht zu garantieren, wird **nach 2 d** ein **Prostaglandin,** z. B. Misoprostol (▸ Kap. 10.4.3), verabreicht, das u. a. Uteruskontraktionen und das Öffnen des Muttermundes auslöst.

Indikation

Mifepriston (RU 486, Mifegyne®) ist seit 1999 in Deutschland zum **Schwangerschaftsabbruch** bis zum 49. Schwangerschaftstag zugelassen. Die Anwendung erfolgt nur in speziell dafür zugelassenen Kliniken/Arztpraxen.

Unerwünschte Wirkungen/Kontraindikationen

Unerwünschte Wirkungen	Kontraindikationen
schwere **Blutungen** (Dauer 8–12 d), Übelkeit, Erbrechen, schmerzhafte Uteruskontraktionen	Hypertonus, KHK, Magen-, Darm- und Lebererkrankungen, starker Nikotinabusus, Frauen > 35 Jahre, Asthma bronchiale (Prostaglandine können einen Asthmaanfall auslösen)

9.4.2.4 Selektiver Progesteronrezeptormodulator

Wirkstoffe

Ulipristalacetat

Wirkmechanismus

Ulipristalacetat ist strukturverwandt mit Mifepriston und ein **Progesteronrezeptormodulator** (▸ Abb. 9.5). D. h. es besitzt sowohl antagonistische als auch partiell agonistische Wirkungen. Es verzögert bzw. hemmt die Ovulation über eine Hemmung der FSH-Freisetzung aus der Hypophyse und bewirkt endometriale Veränderungen, die die Nidation beeinträchtigen. Außerdem führt es zu einer Größenabnahme von Myomen durch Hemmung der Zellteilung und Auslösung der Apoptose.

Indikation

Ulipristalacetat kann zur **Notfallkontrazeption** innerhalb von 120 h (5 Tagen) nach ungeschütztem Geschlechtsverkehr bzw. Versagen der Kontrazeption angewandt werden. Außerdem wird es zur **präoperativen Behandlung von Myomen** verwendet.

Unerwünschte Wirkungen

Nebenwirkungen sind Bauchschmerzen und Menstruationsstörungen sowie Übelkeit und Kopfschmerzen.

9.4.3 Androgene

9.4.3.1 Physiologie

Wichtigste Androgene sind Testosteron, das in den Leydig-Zwischenzellen gebildet wird, und 5α-Dihydrotestosteron (= DHT), der hochaktive Metabolit von Testosteron, der in peripheren Geweben durch die 5α-Reduktase aus Testosteron gebildet wird (▸ Abb. 9.6). Die in der Nebennierenrinde gebildeten Androgene wie Dehydroepiandrosteron spielen unter physiologischen Bedingungen beim Mann (nicht aber bei der Frau) nur eine untergeordnete Rolle. Die Synthese der Androgene wird hypothalamisch-hypophysär gesteuert, wobei insbesondere LH die Testosteronsynthese stimuliert. Androgene erzielen beim Mann die in ▸ Tab. 9.7 aufgelisteten genitalen und extragenitalen Wirkungen. Bei der Frau führt eine verstärkte Androgenproduktion bzw. Behandlung mit Testosteron zu Virilisierungserscheinungen.

Tab. 9.7 Genitale und extragenitale Androgenwirkungen

	Wirkungen
Genital	• Entwicklung der männlichen Sexualorgane und der sekundären männlichen Geschlechtsmerkmale • Reifung von Samenzellen • Libido und Potenz ↑
Extragenital	• Eiweißsynthese ↑ • Knochenaufbau, Längenwachstum • Stimulation der Hämatopoese • verstärkte Talgproduktion

9.4.3.2 Therapie mit Androgenen

Wirkstoffe

Testosteron · Testosteronenantat · Testosteronundecanoat

Wirkmechanismus und Indikationen

Die zur Therapie verwendeten Testosterone bzw. Testosteronderivate wirken wie natürliches Testosteron über intrazelluläre Androgenrezeptoren. Entsprechend ihrer Wirkungen (▸ Tab. 9.7) werden sie für folgende Indikationen angewandt:

- primärer und sekundärer **Hypogonadismus** des Mannes, Oligozoospermie
- Substitutionstherapie beim „Klimakterium virile"
- übermäßiges Längenwachstum bei Jugendlichen

Pharmakokinetik

Wie bei den Estrogenen besitzt **Testosteron eine kurze Halbwertszeit** und einen **starken hepatischen Metabolismus,** sodass die orale Bioverfügbarkeit gering ist. Therapeutisch kann es deshalb nur als transdermales Pflaster oder Gel angewandt werden, sodass die Leberpassage umgangen wird. Durch Veresterung von Testosteron konnten länger wirksame Präparate entwickelt werden. **Testosteronenantat** wird alle 2–4 Wochen **i. m. injiziert, Testosteronundecanoat** kann sowohl zur **i. m.-Injektion** (alle 3 Monate) sowie **p. o.** verwendet werden.

Kontraindikationen

- Prostatakarzinom
- Schwangerschaft, wegen Virilisierung des Fetus

9.4.3.3 Androgenrezeptorantagonisten

Wirkstoffe

Cyproteronacetat · Flutamid

Wirkmechanismus

Durch **kompetitiven Antagonismus am Androgenrezeptor** (▸ Abb. 9.6) werden die Androgenwirkungen aufgehoben.

- Cyproteronacetat ist gleichzeitig ein Progesteronderivat mit starker gestagener Wirkung. Dadurch hemmt es die LH-Freisetzung und auch die Testosteronproduktion.
- Flutamid hat keine gestagene Wirkung.

Indikationen

- **Bei Frauen** wird Cyproteronacetat bei Hirsutismus, Akne, androgenetischer Alopezie, polyzystischen Ovarien meist in Kombination mit einem niedrig dosierten Estrogen angewandt. Zur hormonellen Kontrazeption wird Cyproteronacetat als Gestagen mit antiandrogener Wirkung in Kombination mit Ethinylestradiol verwendet.
- **Bei Männern** dienen Androgenrezeptorantagonisten zur Behandlung des Prostatakarzinoms und zur Triebdämpfung bei Sexualdeviation.

Unerwünschte Wirkungen

Libidoverlust ist bei der Behandlung der krankhaft gesteigerten sexuellen Aktivität die erwünschte Wirkung; sonst eine unerwünschte. Zudem kann eine Gynäkomastie auftreten.

9.4.3.4 5α-Reduktasehemmer

Wirkstoffe

Finasterid

Wirkmechanismus

Finasterid ist ein **Hemmstoff der 5α-Reduktase** (Typ 2) und verhindert dadurch die **Umwandlung** von **Testosteron** in den aktiveren Metaboliten **5α-Dihydrotestosteron** (DHT; ▸ Abb. 9.6). Der Typ 2 dieses Enzyms kommt in Prostata, Nebenhoden und Fibroblasten der Haarpapille vor. Die andere Isoform (Typ 1) kommt hingegen in Haut, Leber und Gehirn vor.

- Finasterid wirkt somit **antiandrogen in der Prostata** und **hemmt dort das Wachstum des Drüsen-**

gewebes. Es verzögert außerdem das Fortschreiten des Haarverlusts bei androgenetischer Alopezie.
- Auf andere Gewebe, wo Testosteron selbst direkte Wirkungen erzielt (nicht via DHT), hat Finasterid keine Effekte, sodass weniger Nebenwirkungen auftreten.

Indikation
Finasterid dient der Behandlung der **benignen Prostatahyperplasie** und androgenetischen Alopezie beim Mann.

> **Cave**
>
> Finasterid ist nicht geeignet zur Therapie des Prostatakarzinoms, da nur die Synthese von DHT gehemmt wird, nicht jedoch von Testosteron.

9.4.3.5 Androgen-Biosynthese-Inhibitor

> **Wirkstoffe**
>
> Abirateronacetat

Wirkmechanismus
Abirateronacetat hemmt die Androgensynthese durch selektive **Inhibition des Enzyms 17α-Hydroxylase/C17,20-Lyase** (kurz: **CYP17;** ▸ Abb. 9.6). CYP17 kommt in Hoden, Nebennieren und Prostatatumoren vor und katalysiert dort die Androgensynthese. Aus Pregnenolon und Progesteron entsteht durch 17α-Hydroxylierung zunächst 17-OH-Pregnenolon bzw. 17-OH-Progesteron. Nach Spaltung der 17,20-Bindung entsteht dann Dehydroepiandrosteron und Androstendion. Somit verhindert Abirateronacetat in den genannten Geweben die Bildung der Testosteronvorstufen und unterscheidet sich dadurch z. B. von GnRH-Analoga (▸ Kap. 8.2.1.2), die nur auf den Hoden wirken. Abirateronacetat steigert außerdem in der Nebenniere die Synthese der Mineralokortikoide, denn das ist der einzige Weg in der Steroidsynthese, der nicht von der Substanz gehemmt wird (▸ Abb. 9.1).

Indikationen
Abirateronacetat ist zur Behandlung des **metastasierten Prostatakarzinoms** nach Versagen einer Androgenentzugstherapie indiziert.

Unerwünschte Wirkungen
Wegen der Steigerung der Mineralokortikoide kommt es zur Flüssigkeitsretention, Hypokaliämie und Hypertonie. Zudem ist die Substanz hepatotoxisch.

9.4.3.6 Anabolika
Anabolika dienen der Förderung von Wachstumsprozessen. Neben Wachstumshormon und β_2-Sympathomimetika werden Testosteronderivate verwendet. Die Testosteronderivate wurden zwar so verändert, dass sie möglichst viel anabole Wirkung des Testosteron besitzen und möglichst wenig androgene Wirkungen. Dennoch treten androgene Effekte als Nebenwirkungen auf; bei Frauen sind das Virilisierungserscheinungen und bei Männern kann es zur Verkleinerung der Hoden und Verminderung der Spermienproduktion kommen. Anabolika werden missbräuchlich zum Muskelaufbau (Doping) verwendet.

9.4.4 Zusammenfassung Sexualhormone

> **Lerntipp**
>
> Da die vielen Wirkstoffe zur Beeinflussung der Sexualhormonfunktionen ganz unterschiedliche Indikationen haben, werden abschließend in ▸ Tab. 9.8 alle Substanzen mit ihren Indikationen zur Lernwiederholung aufgelistet.

Tab. 9.8 Wirkstoffe zur Beeinflussung der Sexualhormonfunktion und ihre Indikationen

Generelle Wirkung	Wirkstoffklasse	Wirkstoff	Indikation
Estrogen	Estrogene/-derivate	Estradiol, Estradiolvalerat, konjugierte Estrogene, Ethinylestradiol, Mestranol	• Kontrazeption in Kombination mit Gestagenen (► Kap. 45.2.1) • Estrogenmangel bei Hypoplasie der Ovarien, nach Ovarektomie • Zyklusregulierung • Zystenprophylaxe bei rezidivierenden Ovarialzysten • (Hormonersatztherapie)
Antiestrogen	selektive Estrogenrezeptormodulatoren (SERM)	Raloxifen, Tamoxifen	• postmenopausale Osteoporose (Raloxifen; ► Kap. 36.3.2) • Mammakarzinom (Tamoxifen)
	Estrogenrezeptorantagonisten	Clomifen, Fulvestrant	• Ovulationsinduktion bei unerfülltem Kinderwunsch (Clomifen) • Mammakarzinom (Fulvestrant)
	Aromataseinhibitoren	Anastrazol, Letrozol, Aminoglutethimid	• Mammakarzinom • Cushing-Syndrom (Aminoglutethimid)
Gestagen	Gestagenderivate	Norethisteron Levonorgestrel, Cyproteronacetat, Dienogest, Drospirenon	• hormonelle Kontrazeption (► Kap. 45.2.1) • Notfallkontrazeption (Levonorgestrel) ≤ 72 h nach Koitus (► Kap. 45.2.1) • Dysmenorrhö, Endometriose, Menstruationsverschiebung, sekundäre Amenorrhö • Mamma- und Endometriumkarzinom
Antigestagen	Progesteronrezeptorantagonist	Mifepriston	Schwangerschaftsabbruch bis zum 49. Schwangerschaftstag
	selektiver Progesteronrezeptormodulator (SPRM)	Ulipristalacetat	• Notfallkontrazeption ≤ 120 h nach Koitus • präoperative Behandlung von Myomen
Androgen	Testosteron/-derivate	Testosteron, Testosteronenantat, Testosteronundecanoat	• primärer und sekundärer Hypogonadismus des Mannes, Oligozoospermie • Substitutionstherapie beim „Klimakterium virile" • übermäßiges Längenwachstum bei Jugendlichen
Antiandrogen	Androgenrezeptorantagonist	Cyproteronacetat, Flutamid	• bei Frauen: Hirsutismus, Akne, androgenetische Alopezie, polyzystische Ovarien, hormonelle Kontrazeption (► Kap. 45.2.1) • bei Männern: Prostatakarzinom, Triebdämpfung bei Sexualdeviation
	5α-Reduktasehemmer	Finasterid	• benigne Prostatahyperplasie (► Kap. 45.3.1) • androgenetische Alopezie
	Androgen-Biosynthese-Inhibitor	Abirateronacetat	Prostatakarzinom

9.5 Zu guter Letzt

Klinischer Fall

1. Sie müssen einen stationären Patienten längerfristig mit hoch dosierten systemischen Glukokortikoiden behandeln. Welche medikamentösen Begleitmaßnahmen erwägen Sie, um welchen typischen Nebenwirkungen der Glukokortikoide entgegenzuwirken?
2. Bewerten Sie die Hormonersatztherapie zur Behandlung klimakterischer Beschwerden!
3. Eine junge gesunde Frau kommt am Montag Vormittag zu Ihnen in die Praxis, um sich die „Pille danach" verschreiben zu lassen. Geschlechtsverkehr mit einem flüchtigen Bekannten hätte sie am Donnerstagabend gehabt – danach war verlängertes Feiertagwochenende. Sie klären die Patientin über das generelle Risiko des ungeschützten Geschlechtsverkehrs auf und über die nun bestehenden Optionen und deren Risiken, das Eintreten einer Schwangerschaft zu verhindern. Welches Medikament mit welchem Wirkmechanismus können Sie der Patientin als „Pille danach" verordnen?

Antworten:

1. Vitamin-D-Substitution und Kalziumgabe zur Prophylaxe einer Osteroporose; Protonenpumpenhemmer als Magenschutz zur Vermeidung gastrointestinaler Ulzera; niedermolekulares Heparin zur Thromboseprophylaxe.
2. Klimakterische Beschwerden werden durch die Hormonersatztherapie effektiv behandelt, ebenso sinkt das Osteoporoserisiko. Allerdings können schwere Nebenwirkungen auftreten, sodass die langfristige Hormontherapie nicht mehr empfohlen wird, da das kardiovaskuläre Risiko erhöht wird, vermehrt Thromboembolien auftreten und das Risiko für Mamma- und Endometriumkarzinom ansteigt. Anmerkung: Das Risiko für Endometriumkarzinom ist nicht erhöht, wenn Estrogene mit Gestagenen kombiniert werden.
3. Der Koitus liegt zwischen 72 und ca. 90 h zurück. Somit scheidet hoch dosiertes Gestagen (2 Tabl. à 750 µg Levonorgestrel) als „Notfallkontrazeption" aus (muss ≤ 72 h angewandt werden). Es besteht die Möglichkeit, Ulipristalacetat zu verordnen. Das ist ein Progesteronrezeptormodulator, der über eine Hemmung der FSH-Freisetzung aus der Hypophyse die Ovulation verzögert bzw. hemmt und endometriale Veränderungen bewirkt, die die Nidation beeinträchtigen. Es darf bis zu 120 h nach ungeschütztem Geschlechtsverkehr eingesetzt werden.

Lerntipp

Wenn Sie jetzt den klinischen Einsatz der in diesem Kapitel besprochenen Wirkstoffe lernen möchten, lesen Sie bitte weiter in folgenden Kapiteln:

- **Glukokortikoide:** Hyperkalziämie (▸ Kap. 31.3.4), obstruktive Atemwegserkrankungen (▸ Kap. 33.2.5.1, ▸ Kap. 33.2.6.2, ▸ Kap. 33.4.5.2), allergische Rhinitis (▸ Kap. 33.3.2.2), chronisch-entzündliche Darmerkrankungen (▸ Kap. 34.7.2), thyreotoxische Krise (▸ Kap. 35.6.2), akuter Gichtanfall (▸ Kap. 38.3.3), Schmerztherapie (▸ Kap. 39.2, ▸ Kap. 39.4.2.2), rheumatische Erkrankungen (▸ Kap. 40.2.2.2, ▸ Kap. 40.3), akutes rheumatisches Fieber (▸ Kap. 41.5), Myasthenia gravis (▸ Kap. 42.5.2), Multiple Sklerose (▸ Kap. 42.7.2), Hautkrankheiten (▸ Kap. 44.2)
- **Sexualhormone:** Osteoporose (▸ Kap. 36.3.2), orale Kontrazeption (▸ Kap. 45.2.1), benigne Prostatahyperplasie (▸ Kap. 45.3.1)

10 Gewebehormone

10.1	**Wegweiser**	143
10.2	**Histamin**	143
10.2.1	Physiologie	143
10.2.2	H_1-Antagonisten („Antihistaminika“)	144
10.2.3	H_2-Antagonisten	146
10.3	**Serotonin**	146
10.3.1	Physiologie	146
10.3.2	Pharmakologische Bedeutung der 5-HT-Rezeptoren	146
10.3.3	5-HT-Agonisten	146
10.3.4	5-HT-Antagonisten	149
10.4	**Eikosanoide**	150
10.4.1	Physiologie	150
10.4.2	Pharmakologische Bedeutung der Eikosanoide	151
10.4.3	Prostaglandin- und Prostazyklinderivate	151
10.5	**Zu guter Letzt**	152

IMPP-Hits

In absteigender Häufigkeit wurden vom IMPP Fragen zu folgenden Themenkomplexen gestellt, wobei die ersten beiden genannten fast 85 % aller Fragen ausmachten:

1. Serotoninrezeptoragonisten und -antagonisten
2. Histaminrezeptorantagonisten
3. Prostaglandine/-zykline (wobei allerdings Hemmstoffe der Cyclooxygenase und Antileukotriene nicht berücksichtigt wurden, da diese in ► Kap. 16.3 und ► Kap. 14.3.3 bei den IMPP-Fragen gezählt wurden)

10.1 Wegweiser

Als Gewebehormone bezeichnet man Mediatoren, die von Zellen bzw. Geweben freigesetzt werden und hauptsächlich parakrine Wirkungen erzielen, d. h. auf benachbarte Zellen Einfluss nehmen. Dazu zählen die in diesem Kapitel besprochenen und pharmakologisch bedeutsamen Mediatoren:

- Histamin (► Kap. 10.2)
- Serotonin (► Kap. 10.3)
- Eikosanoide (► Kap. 10.4)

10.2 Histamin

10.2.1 Physiologie

10.2.1.1 Vorkommen

Histamin wird hauptsächlich in **Mastzellen,** in geringeren Mengen auch in **basophilen Granulozyten** und Thrombozyten gebildet. In der Magenmukosa wird Histamin zudem in enterochromaffinähnlichen Zellen gespeichert. Im ZNS dient es als Transmitter in histaminergen Neuronen.

Lerntipp

IMPP-Stolperfalle:

- **Histamin** ist ein Neurotransmitter, wie u. a. auch Serotonin, Glutamat, GABA, Glycin.
- **Histidin** wird zwar zum Histamin abgebaut. Histidin selbst ist kein Neurotransmitter, sondern eine Aminosäure.

10.2.1.2 Regulation

Die Histaminfreisetzung aus den Mastzellen wird durch **IgE** und Histaminliberatoren wie **Morphin,**

Tab. 10.1 Wirkungen der verschiedenen Histaminrezeptoren

Rezeptoren	Vorkommen	Wirkungen
H_1-Rezeptoren	Lunge, Haut, Gefäße	• Vasodilatation von Kapillaren • Vasokonstriktion großer Gefäße • Steigerung der Kapillarpermeabilität • Bronchokonstriktion • Kontraktion der Darm- und Uterusmuskulatur • Juckreiz der Haut • Auslösung von Erbrechen (H_1-Rezeptoren im Brechzentrum)
H_2-Rezeptoren	Magen, Herz	• Steigerung der HCl-Sekretion im Magen • positive Chrono- und Inotropie • Vasodilatation kleiner Gefäße
H_3-Rezeptoren	präsynaptisch im ZNS	Hemmung der Freisetzung von Histamin und anderen Neurotransmittern
H_4-Rezeptoren	T-Lymphozyten, eosinophile Granulozyten, Mastzellen	proinflammatorische Wirkung

Muskelrelaxanzien und **jodhaltige Röntgenkontrastmittel** induziert. In der Darmmukosa steigern der Parasympathikus und Gastrin die Histaminfreisetzung.

10.2.1.3 Rezeptoren

Histamin vermittelt seine Wirkungen über verschiedene Rezeptoren (▶ Tab. 10.1).

Merke

Pharmakologisch genutzt werden die H_1- und H_2-Rezeptoren:

- **Antagonisten am H_1-Rezeptor** wirken **antiallergisch** und **antiemetisch.** Sie werden Antihistaminika genannt.
- **Antagonisten am H_2-Rezeptor hemmen** die **Magensäuresekretion.**

10.2.2 H_1-Antagonisten („Antihistaminika")

Wirkstoffe

- **ZNS-gängig:** Clemastin · Diphenhydramin · Dimenhydrinat · Doxylamin · Ketotifen · Promethazin
- **nicht ZNS-gängig:** Azelastin · Cetirizin · Loratadin · Terfenadin

Wirkmechanismus

Antihistaminika sind Antagonisten am **H_1-Rezeptor.** Je nach Substanz besteht ein zusätzlicher Antagonismus an **muskarinergen Acetylcholinrezeptoren** und an **Natriumkanälen. Ketotifen hemmt** zusätzlich die **Histaminfreisetzung** aus den Mastzellen (sog. Mastzellstabilisator).

Merke

Antihistaminika können folgende vier Wirkungen haben: antiallergisch, sedativ-hypnotisch, antiemetisch und lokalanästhetisch.

- Die **antiallergische** Wirkung wird über den Antagonismus an peripheren H_1-Rezeptoren vermittelt. Dadurch kommt es zur Rückbildung von allergisch bedingten Ödemen und der Juckreiz nimmt ab.
- Antihistaminika sind **sedativ-hypnotisch** über einen Antagonismus an zentralen H_1-Rezeptoren und zentralen muskarinergen Acetylcholinrezeptoren.
- Der **antiemetische** Effekt wird über einen Antagonismus an zentralen H_1-Rezeptoren und zentralen muskarinergen Acetylcholinrezeptoren bewirkt.
- Die **lokalanästhetische** Wirkung ist Folge der Hemmung von Natriumkanälen.

Cave

Bei einer allergisch bedingten Bronchokonstriktion wirken Antihistaminika nicht gut! Grund dafür ist, dass beim Asthma bronchiale andere Mediatoren, z. B. Leukotriene (statt Histamin), eine Rolle spielen.

Praxistipp

ZNS-gängige Antihistaminika wirken sedierend und beeinträchtigen somit die Fahrtüchtigkeit. Werden Antihistaminika als Antiallergika eingesetzt, so sollen die nicht ZNS-gängigen Präparate (z. B. Cetirizin, Loratadin) verwendet werden, denn dann darf der Patient auch noch Auto fahren.

Indikationen

Die Hauptdomäne der Antihistaminika ist die Prophylaxe und Therapie allergischer Erkrankungen. Aber auch die anderen Wirkungen werden therapeutisch genutzt (► Tab. 10.2).

Merke

Es gibt zwar kein wirklich zugelassenes Antiemetikum für die Schwangerschaft, allerdings gilt Dimenhydrinat als Mittel der Wahl bei behandlungsbedürftigem Schwangerschaftserbrechen.

Pharmakokinetik

Antihistaminika haben ganz unterschiedliche pharmakokinetische Parameter, die für die Therapie von Bedeutung sind.

- unterschiedliche ZNS-Gängigkeit: ältere Substanzen sind ZNS-gängig und wirken sedierend
- unterschiedliche Halbwertszeiten: Azelastin > 20 h, Diphenhydramin 5 h: Neuere Substanzen haben meist eine längere Halbwertszeit und müssen nur einmal täglich genommen werden.
- Bei den meisten Substanzen besteht eine ausgeprägte Metabolisierung in der Leber; dabei können aktive Metaboliten gebildet werden. Bei Azelastin und Terfenadin ist CYP3A4 daran beteiligt, mit der Möglichkeit von Wechselwirkungen.

Unerwünschte Wirkungen

Nebenwirkungen treten insbesondere bei den älteren Substanzen durch die anticholinergen und sedativen Wirkungen auf:

- **anticholinerge Wirkungen** (► Kap. 2.3.5): Mundtrockenheit, trockene Haut, Mydriasis, Akkommodationslähmung, Tachykardie, Harnverhalt, Obstipation, Halluzinationen, Krämpfe

Tab. 10.2 Wirkungen und daraus abgeleitete Indikationen der Antihistaminika

Wirkung	Indikation	Besonderheit
Antiallergisch	Allergie (Therapie)	Präparate, die nicht ZNS-gängig sind, bevorzugen, um Sedation zu vermeiden
Antiallergisch	allergische Rhinitis, Konjunktivitis	z. B. Cetirizin, Ketotifen (ist zusätzlich Mastzellstabilisator)
Sedativhypnotisch	Hypnotika	ZNS-gängige Präparate verwenden (Diphenhydramin, Doxylamin)
Antiemetisch	Kinetosen, Emesis	Anwendung von Diphenhydramin, Dimenhydrinat, Doxylamin
Lokalanästhetisch	Pruritus	Ausnutzung der lokalanästhetischen Wirkung, z. B. bei Diphenhydramin und Promethazin

- **Sedation:** Vorsicht bei der Anwendung von H_1-Antagonisten bei Allergie, Kinetosen und Emesis (Fahrtüchtigkeit ↓)

Darüber hinaus können folgende gefährliche Nebenwirkungen auftreten:

- **epileptischer Anfall** bei Prädisposition
- **Herzrhythmusstörungen** (Torsades de pointes), insbesondere beim Terfenadin, wenn gleichzeitig die hepatische Metabolisierung, z. B. durch eine Leberschädigung oder durch die Gabe von Makrolidantibiotika (Hemmung von CYP3A4), reduziert ist.

Intoxikation

Lerntipp

Die Intoxikation mit Antihistaminika ähnelt sowohl hinsichtlich der Symptome als auch der Therapie einer Atropinvergiftung (► Kap. 2.3.5).

Bei Überdosierung treten folgende Symptome auf: Mundtrockenheit, Mydriasis, Halluzination, Krämpfe, Atemlähmung. Der Tod erfolgt durch Atemlähmung oder Herz-Kreislauf-Versagen.

Allgemein therapeutisch werden folgende Maßnahmen ergriffen: Resorptionshemmung, Diazepam, Beatmung.
Zur Behandlung der anticholinergen Wirkungen wird **Physostigmin als Antidot** gegeben.

Lerntipp

Abschließend sei noch einmal darauf hingewiesen, was dem IMPP bei den Antihistaminika am wichtigsten ist:
1. 47 % der Fragen zu sedierenden oder nichtsedierenden Wirkungen: Dabei werden die stark sedierenden Substanzen Diphenhydramin, Dimenhydrinat, Doxylamin gern abgefragt und die schwach/nichtsedierenden Substanzen Cetirizin, Loratadin
2. 26 % der Fragen zu Indikationen Allergie, Kinetose, Erbrechen (nicht jedoch wirksam bei zytostatikainduziertem Erbrechen)
3. Jeweils 11 % der Fragen zur Intoxikation (Symptome abgefragt) und Wirkmechanismus
4. 5 % der Fragen zu Anwendbarkeit von Dimenhydrinat als Antiemetikum in der Schwangerschaft.

10.2.3 H_2-Antagonisten

Wirkstoffe

Cimetidin · Ranitidin

Lerntipp

Es gibt noch weitere H_2-Antagonisten: Sie enden alle auf *-tidin.*

Wirkmechanismus

Durch einen kompetitiven **Antagonismus am H_2-Rezeptor** hemmen diese Substanzen die **histamininduzierte** Säuresekretion in den Belegzellen (► Abb. 15.1). Alles Weitere zu diesen Substanzen wird in ► Kap. 15.2.3 besprochen.

10.3 Serotonin

10.3.1 Physiologie

10.3.1.1 Synthese und Metabolisierung

Serotonin (5-HT = 5-Hydroxytryptamin) wird im Organismus aus **Tryptophan** synthetisiert. Metabolisiert wird es zur 5-Hydroxyindolessigsäure und dann renal ausgeschieden. An der Metabolisierung ist die Monoaminooxidase – bevorzugt die Isoform MAO-A – beteiligt.

10.3.1.2 Vorkommen

Serotonin kommt in der Peripherie in **enterochromaffinen Zellen** (APUD-Zellen) des Darms sowie in Thrombozyten vor. Im ZNS wirkt es als **Neurotransmitter,** insbesondere im Hypothalamus, in den Raphe-Kernen und im Mittelhirn.

10.3.1.3 Rezeptoren

Die Wirkungen von Serotonin sind vielseitig und hängen von den verschiedenen 5-HT-Rezeptor-Subtypen (► Tab. 10.3) ab.

10.3.2 Pharmakologische Bedeutung der 5-HT-Rezeptoren

Aus den physiologischen Wirkungen, die über die 5-HT-Rezeptoren vermittelt werden, ergibt sich die Anwendung pharmakologischer Substanzen, die die einzelnen Rezeptortypen stimulieren oder hemmen können (► Tab. 10.4).

10.3.3 5-HT-Agonisten

Wirkstoffe

Buspiron · Urapidil · Triptane · Ergotamin · Metoclopramid · Prucaloprid

Tab. 10.3 Wirkungen, die über die verschiedenen 5-HT-Rezeptor-Subtypen vermittelt werden

Rezeptor	Wirkungen
5-HT_{1A}	Anxiolyse, RR ↓
5-HT_{1D}	Vasokonstriktion bestimmter Gefäße, z. B. Hirngefäße
5-HT_{2A}	Vasokonstriktion, Thrombozytenaktivierung
5-HT_{2B}	Vasodilatation zerebraler Gefäße (NO-vermittelt)
5-HT_3	Nausea, Emesis
5-HT_4	Stimulation der Acetylcholinfreisetzung im Gastrointestinaltrakt → Motilität ↑, außerdem positive Inotropie und Chronotropie am Herzen

Da sich die 5-HT-Agonisten hinsichtlich Wirkmechanismus, Indikationen und Pharmakodynamik deutlich unterscheiden, werden die Substanzen nachfolgend einzeln erklärt.

10.3.3.1 Buspiron

Wirkmechanismus und Indikation

Buspiron ist ein **zentraler 5-HT_{1A}-Agonist,** worüber es (selektiv) anxiolytisch wirkt und deshalb als **Tranquilizer** angewandt wird. Außerdem ist es ein **Antagonist am Dopamin-D_2-Rezeptor.**

Unerwünschte Wirkungen

Durch den D_2-Antagonismus treten **extrapyramidal-motorische Störungen** auf.

10.3.3.2 Urapidil

Wirkmechanismus und Indikation

Urapidil ist **Agonist am 5-HT_{1A}-Rezeptor** und außerdem **Antagonist an α_1-Rezeptoren.** Über den α_1-Antagonismus hemmt Urapidil die Vasokonstriktion und über den 5-HT_{1A}-Agonismus senkt es den Sympathikotonus. Deshalb wird es zur Behandlung der arteriellen **Hypertonie** angewandt (▸ Kap. 2.4.4.1).

10.3.3.3 Triptane

Wirkstoffe

Sumatriptan · Naratriptan · Rizatriptan · Zolmitriptan

Lerntipp

Wer hätte es gedacht? Triptane enden auf *-triptan.*

Wirkmechanismus und Indikationen

Triptane sind **Agonisten an 5-HT_{1B}- und 5-HT_{1D}-Rezeptoren.** Darüber bewirken sie eine Vasokonstriktion der Hirngefäße. Außerdem hemmen sie die Neurotransmitterfreisetzung und nehmen so Einfluss auf die Schmerzentstehung und die lokale Entzündungsreaktion. Triptane dienen der Therapie von **Migräneattacken** und Clusterkopfschmerz.

Merke

*T*riptane dienen der *T*herapie der Migräne, nicht jedoch der Prophylaxe.

Anwendung

Die Anwendung der meisten Triptane kann als Tablette, Zäpfchen, Nasenspray oder s. c. erfolgen.

Unerwünschte Wirkungen/Kontraindikationen

Unerwünschte Wirkungen	Kontraindikationen
• durch die Vasokonstriktion in anderen Gefäßen: Blutdruckanstieg; in den Koronararterien: pektanginöse Beschwerden bis hin zum Myokardinfarkt • Schwindel, Müdigkeit, Übelkeit, Erbrechen	• Hypertonie • Angina pectoris/KHK • Es darf keine Kombination mit Ergotaminpräparaten erfolgen.

10.3.3.4 Ergotamine (Mutterkornalkaloide)

Zu den Ergotaminen gehören die im Mutterkorn natürlich vorkommenden Alkaloide (Ergotamin) sowie chemisch veränderte bzw. synthetisch hergestellte Substanzen (Dihydroergotamin, Methyser-

Tab. 10.4 Serotoninrezeptoragonisten und -antagonisten und ihre klinische Anwendung

Rezeptor	Agonist	Antagonist	Anwendung
5-HT_{1A}	Buspiron		Anxiolytikum
	Urapidil		Antihypertensivum
5-$HT_{1B/D}$	Triptane, Ergotamin		Migräneanfall
5-HT_{2A}		Risperidon	Neuroleptikum
5-$HT_{2A/2B}$		Methysergid	Migräneprophylaxe
		Cyproheptadin	Appetitmangel

Tab. 10.4 Serotoninrezeptoragonisten und -antagonisten und ihre klinische Anwendung *(Forts.)*			
Rezeptor	**Agonist**	**Antagonist**	**Anwendung**
5-HT_3		Setrone, Metoclopramid	Antiemetikum
5-HT_4	Metoclopramid, Prucaloprid		Prokinetikum

Tab. 10.5 Wirkmechanismus und Indikationen verschiedener Ergotamine		
Substanz	**Wirkmechanismus**	**Indikation**
Bromocriptin	Dopaminrezeptoragonismus	Morbus Parkinson (► Kap. 22.4.1)
Ergotamin	5-HT_{1B}-, 5-HT_{1C}-, 5-HT_{1D}-Agonismus (Vasokonstriktion zerebraler Gefäße)	Migräneanfall (► Kap. 39.3.2.1)
Dihydroergotamin	α-Agonismus (Vasokonstriktion insbes. der Venen)	Orthostasestörungen (► Kap. 26.5), Migräneprophylaxe (► Kap. 39.3.2.2), i. v. beim Migräneanfall (► Kap. 39.3.2.1)
LSD	5-HT_{2A}-Agonismus sowie weitere Serotoninrezeptoren (Halluzinogen)	missbräuchliche Anwendung als Droge
Methysergid	5-$HT_{2A/B/1D}$-Antagonismus	Migräneprophylaxe, Karzinoidsyndrom; wegen Nebenwirkungen in Deutschland nicht mehr auf dem Markt
Methylergometrin	α-Agonismus (Uteruskontraktionen)	postpartale Blutung, verzögerte Plazentalösung, Störung der Uterusrückbildung (Gabe nur in der Nachgeburtsphase oder im Wochenbett bei nicht stillenden Frauen wegen der Gefahr von Nebenwirkungen beim Kind; ► Kap. 45.2.2)

gid, Bromocriptin, Lysergsäurediethylamid = LSD). Als Mutterkorn bezeichnet man übrigens einen parasitären Pilz, der insbesondere in feuchten Jahren auf Getreideähren vorkommt. Das Essen von verunreinigtem Getreide führte vor allem im Mittelalter zu Massenvergiftungen (Ergotismus; sog. Antoniusfeuer).

Mutterkornalkaloide haben eine Vielzahl an Wirkungen (nicht alle über Serotoninrezeptoren vermittelt) und ganz unterschiedliche Indikationen (► Tab. 10.5).

Unerwünschte Wirkungen/Kontraindikationen

Mutterkornalkaloide verursachen viele unerwünschte Wirkungen und sind deshalb bei den meisten Indikationen nur zweite Wahl.

Unerwünschte Wirkung	Kontraindikationen
• Übelkeit, Erbrechen (dopaminerger Effekt), Gefäßspasmen • bei Langzeitanwendung mit Ergotamin und Methysergid: Lungen-, Retroperitonealfibrose	• Gefäßerkrankungen, schwere KHK, Hypertonie • schwere Leber- und Nierenerkrankungen

Ergotismus

Als Ergotismus bezeichnet man eine Ergotaminvergiftung, die im Wesentlichen durch die Vasokonstriktion geprägt ist.

- Symptome: Gangrän der Akren (Gefäßspasmen), Parästhesien, Zyanose, Krämpfe, Herzstillstand
- Therapie: resorptionsvermeidende Maßnahmen, Diazepam bei Krämpfen, Vasodilatatoren

Tab. 10.6 Wirkmechanismus und Indikation von 5-HT-Antagonisten. Abkürzungen: D steht für Dopaminrezeptor und HT für Serotoninrezeptor.

Wirkstoff	Wirkmechanismus	Indikation	Besonderheiten
Risperidon Details: ▸ Kap. 19.4.3	5-HT_{2A}- > D_2-, D_4-Antagonist	**Neuroleptikum**	wirkt insbesondere auf Minussymptome
Setrone (Ondansetron, Granisetron, Tropisetron) Details: ▸ Kap. 15.3.5	5-HT_3-Antagonist	**Erbrechen** bei Chemotherapie, Strahlentherapie, nach Operationen	gut wirksam bei frühem Erbrechen bei Chemotherapie
Cyproheptadin	5-HT_{2A}-, 5-HT_{2B}-Antagonist	**Appetitmangel**	zur Appetitsteigerung, z. B. bei Tumorerkrankungen, AIDS

10.3.3.5 Metoclopramid

Wirkmechanismus und Indikationen

Metoclopramid ist ein **Agonist an 5-HT_4-Rezeptoren.** Darüber steigert es die Acetylcholinfreisetzung in der Peripherie und wirkt **prokinetisch** durch eine motilitätssteigernde Wirkung im oberen Gastrointestinaltrakt. Diese Wirkung ist durch Atropin antagonisierbar. Außerdem ist Metoclopramid ein **Antagonist an Dopamin-D_2- und 5-HT_3-Rezeptoren.** Darüber wirkt es **antiemetisch.** Aus dem Wirkprofil ergeben sich die Indikationen:

- **gastrointestinale Motilitätsstörungen** (z. B. Gastroparese bei diabetischer Neuropathie), Reizmagen
- (gastroösophagealer Reflux: der Nutzen von Metoclopramid dafür ist jedoch nicht gut belegt und daher auch nicht mehr empfehlenswert)
- **Übelkeit, Erbrechen**

Unerwünschte Wirkungen

Als D_2-Antagonist ruft Metoclopramid **extrapyramidal-motorische Störungen** hervor. Besonders bei Kindern können diese Erscheinungen auftreten.

10.3.3.6 Prucaloprid

Wirkmechanismus

Prucaloprid ist ein neuer hoch selektiver **5-HT_4-Agonist** mit prokinetischer Wirkung: d. h. Steigerung der Kinetik von Magen und insbesondere Kolon. Zugelassen ist es für die chronische Obstipation bei Frauen.

Unerwünschte Wirkungen

Gastrointestinale Beschwerden sind als Nebenwirkungen beschrieben.

Die „Vorgänger“ Cisaprid und Tegaserod wurden wegen Herzrhythmusstörungen durch QT-Zeit-Verlängerung vom Markt genommen. Beim Prucaloprid wurde das bisher nicht beschrieben.

Lerntipp

An dieser Stelle seien noch einmal die IMPP-Lieblinge erwähnt: von den 5-HT-Agonisten wurden ausschließlich Fragen zu Metoclopramid und Sumatriptan gestellt:

- bei Metoclopramid waren dabei besonders interessant die extrapyramidal-motorischen Störungen als Nebenwirkung, der Wirkmechanismus und die prokinetische Wirkung,
- bei den Triptanen der Wirkmechanismus (bis hin zum Subrezeptor $5\text{-HT}_{1B/D}$), die Indikation (Therapie des Migräneanfalls, nicht zur Prophylaxe) und die Kontraindikation (KHK).

10.3.4 5-HT-Antagonisten

Wirkstoffe

Methysergid · Risperidon · Odansetron · Cyproheptadin

Wirkmechanismus, Indikation

Auch die Serotoninrezeptorantagonisten haben ganz unterschiedliche Indikationen (▸ Tab. 10.6). Methysergid ist ein Mutterkornalkaloid und wurde deshalb bereits bei den Ergotaminen in ▸ Kap. 10.3.3.4 in ▸ Tab. 10.5 aufgeführt.

Merke

Bei Übelkeit und Erbrechen infolge einer Kinetose sind Setrone unwirksam. Anders Antihistaminika: sie sind bei Kinetosen indiziert, aber bei zytostatikainduziertem Erbrechen unwirksam.

10.4 Eikosanoide

10.4.1 Physiologie

Zu den Eikosanoiden zählen:

- Prostaglandine
- Thromboxan A_2
- Prostazyklin
- Leukotriene

10.4.1.1 Synthese

Eikosanoide sind mehrfach **ungesättigte C_{20}-Fettsäuren,** die aus Arachidonsäure gebildet werden (► Abb. 10.1). Arachidonsäure wird dafür durch die Phospholipase A_2 aus den Phospholipiden der Zellmembran freigesetzt. Aus Arachidonsäure synthetisiert die Cyclooxygenase (COX) Prostaglandine, Thromboxan und Prostazyklin und die 5-Lipoxygenase die Leukotriene.

10.4.1.2 Cyclooxygenase (COX)

Es gibt zwei Subtypen des Enzyms: COX-1 und COX-2, die von verschiedenen Genen kodiert werden:

- **COX-1:** Kommt konstitutiv vor und ist für die physiologische Synthese von Prostaglandinen, Thromboxan und Prostazyklin zuständig.
- **COX-2:** Wird im Entzündungsgewebe u. a. durch Interleukin 1 induziert und hat pathophysiologische Funktionen.

Cave

Prostaglandinsynthesehemmer wie ASS und Diclofenac erreichen ihre analgetischen, antiphlogistischen und antipyretischen Wirkungen durch **Inhibition von COX-2.** Einige Nebenwirkungen, wie die Entstehung des Magenulkus, sind durch die Hemmung von COX-1 bedingt. Daher wurde vermutet, dass die neu entwickelten selektiven COX-2-Hemmer besser zur Langzeittherapie chronischer Entzündungen geeignet sein könnten. Jedoch wurde wegen schwerer unerwünschter Wirkungen (insbesondere Herzinfarkt) der Einsatz der COX-2-Hemmer stark eingeschränkt (weitere Details: ► Kap. 16.3.3.5).

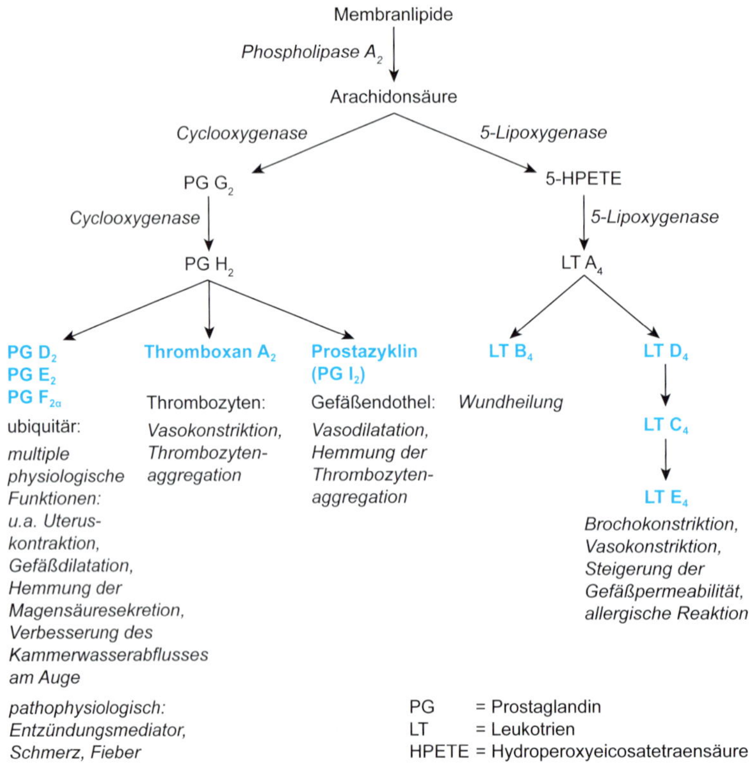

Abb. 10.1 Arachidonsäuremetabolismus

10.4.2 Pharmakologische Bedeutung der Eikosanoide

Der Arachidonsäuremetabolismus wird durch Pharmaka an verschiedenen Stellen beeinflusst (▸ Tab. 10.7).

10.4.3 Prostaglandin- und Prostazyklinderivate

Wirkstoffe

- Prostaglandin-E_1-Derivat: Alprostadil · Misoprostol
- Prostaglandin-E_2/$F_{2\alpha}$-Derivat: Gemeprost · Dienoprost
- Prostaglandin-$F_{2\alpha}$-Derivat: Latanoprost
- Prostazyklinanalogon: Iloprost

Wirkmechanismus und Indikationen

Wie aus ▸ Abb. 10.1 hervorgeht, haben Prostaglandine ein breites Wirkungsspektrum. Therapeutisch genutzt werden die vasodilatative und uteruskontrahierende Wirkung, die Verbesserung des uveoskleralen Kammerwasserabflusses am Auge und die Hemmung der Magensäuresekretion (▸ Abb. 15.1). Beim Prostazyklin wird die selektive Senkung des pulmonalarteriellen Drucks genutzt.

Lerntipp

IMPP-Hits: von den Prostaglandinen interessierten bisher die Indikationen:

- Behandlung einer Blasenmole
- Abortauslösung in der Frühschwangerschaft
- postpartale Uterusatonie (Prostaglandin-$F_{2\alpha}$)
- erektile Dysfunktion (SKAT mit Prostaglandin-E_1)
- sowie Misoprostol im Detail: häufigste Nebenwirkung (Diarrhö), kontraindiziert in Schwangerschaft (außer bei Abortauslösung), orale Gabe, kein First-Pass-Effekt.

Tab. 10.7 Angriffspunkte zur Beeinflussung der Wirkung von Eikosanoiden

Substanz	Wirkmechanismus	Wirkung
NSAID, Coxibe	COX-Hemmer: Prostaglandinsynthese ↓	analgetisch, antipyretisch, antiphlogistisch, ▸ Kap. 16.3.3.3, ▸ Kap. 16.3.3.5
ASS (niedrig dosiert)	COX-Hemmer: Thromboxansynthese in Thrombozyten ↓	Thrombozytenfunktionshemmung, ▸ Kap. 6.3.1
Prostaglandin-/-zyklinderivate	imitieren physiologische Prostaglandinwirkungen	▸ Tab. 10.8
Montelukast	Leukotrienrezeptorantagonismus: Leukotrienwirkung ↓	antiobstruktiv, antiphlogistisch (Asthmatherapie), ▸ Kap. 14.3.3
Mesalazin (5-ASA)	5-Lipoxygenasehemmer: Leukotriensynthese ↓	Die Hemmung der Leukotriensynthese scheint eine der antiphlogistischen Wirkungen von Mesalazin bei chronisch-entzündlichen Darmerkrankungen zu sein (▸ Kap. 34.7.2)
Zileuton	5-Lipoxygenasehemmer: Leukotriensynthese ↓	antiobstruktiv, antiphlogistisch (Asthmatherapie, jedoch in Deutschland nicht zugelassen)

Tab. 10.8 Indikationen verschiedener Prostaglandin-/zyklinderivate		
Wirkstoff	**Prostaglandinderivat**	**Indikation**
Alprostadil	Prostaglandin-E_1-Derivat	pAVK (▶ Kap. 29.6), passageres Offenhalten des Ductus arteriosus, erektile Dysfunktion (Schwellkörper-Autoinjektionstherapie, SKAT)
Misoprostol	Prostaglandin-E_1-Derivat	NSAID-induziertes Ulkus (▶ Kap. 34.5.2.2), Abortauslösung (▶ Kap. 9.4.2.3)
Gemeprost, Dinoproston	Prostaglandin-E_2/$F_{2\alpha}$-Derivat	Geburtseinleitung, Uterusatonie, Abortauslösung in Frühschwangerschaft, Blasenmole (▶ Kap. 45.2.2)
Latanoprost	Prostaglandin-$F_{2\alpha}$-Derivat	Weitwinkelglaukom (▶ Kap. 44.3.1)
Iloprost	Prostazyklinderivat	pulmonale Hypertonie (▶ Kap. 26.3.2), Thrombangitis obliterans

Unerwünschte Wirkungen

Es können Übelkeit, Diarrhö, Flush, Kopf- und Bauchschmerzen auftreten. Bei Alprostadil kann bei der Behandlung einer erektilen Dysfunktion Priapismus auftreten.

10.5 Zu guter Letzt

Klinischer Fall

Für eine Busreise benötigt ein Patient etwas gegen Reiseübelkeit.

1. Was können Sie ihm empfehlen?
2. Nennen Sie andere Antiemetika und deren Wirkmechanismus.

Antworten:

1. Zur Behandlung von Kinetosen eignen sich zentral wirksame Antihistaminika (Dimenhydrinat), die über einen Antagonismus an zentralen H_1-Rezeptoren und zentralen muskarinergen Acetylcholinrezeptoren antiemetisch wirken. Nebenwirkung ist Sedation, weshalb es sich bei dem Patienten nicht um den Busfahrer handeln sollte. Anmerkung: Scopolamin als Muskarinrezeptorantagonist kann auch zur Prophylaxe von Kinetosen verwendet werden (▶ Kap. 2.3.3).
2. Antihistaminika: Antagonismus an zentralen H_1-Rezeptoren und zentralen muskarinergen Acetylcholinrezeptoren; Metoclopramid: Antagonismus an Dopamin-D_2- und 5-HT_3-Rezeptoren; Setrone: Antagonismus an 5-HT_3-Rezeptoren

Lerntipp

- Wenn Sie jetzt den klinischen Einsatz der **Antihistaminika** lernen möchten, lesen Sie bitte weiter in: ▶ Kap. 33.3: allergische Rhinitis; ▶ Kap. 34.4: Erbrechen; ▶ Kap. 43.5: Schlafstörungen
- Wenn Sie den klinischen Einsatz der **Serotoninrezeptoragonisten und -antagonisten** lernen möchten, lesen Sie bitte weiter in: ▶ Kap. 26.2: arterielle Hypertonie (Urapidil); ▶ Kap. 26.5: Hypotonie (Dihydroergotamin); ▶ Kap. 34.2 und ▶ Kap. 34.4: Obstipation und Erbrechen (Setrone, Metoclopramid, Prucaloprid); ▶ Kap. 39.3: Migräne (Triptane, Ergotamin); ▶ Kap. 43.3: Schizophrenie (Risperidon); ▶ Kap. 42.3: idiopathisches Parkinson-Syndrom (Bromocriptin); ▶ Kap. 45.2.2: Pharmakotherapie in der Geburtshilfe (Methylergometrin)
- Wenn Sie jetzt den klinischen Einsatz der **Medikamente zur Beeinflussung der Wirkungen von Eikosanoiden** lernen möchten, lesen Sie bitte weiter in: ▶ Kap. 26.3: pulmonale Hypertonie (Iloprost); ▶ Kap. 28: KHK (ASS); ▶ Kap. 29.6: pAVK (Alprostadil); ▶ Kap. 33.2: Asthmatherapie (Montelukast); ▶ Kap. 34.5.2.2: Ulkustherapie (Misoprostol); ▶ Kap. 34.7.2: chronisch-entzündliche Darmerkrankungen (Mesalazin); ▶ Kap. 39: Schmerztherapie (NSAID, Coxibe); ▶ Kap. 44.3.1: Glaukomtherapie (Latanoprost); ▶ Kap. 45.2.2: Pharmakotherapie in der Schwangerschaft/Geburtshilfe (Gemeprost, Dinoproston)

11 Pankreashormone und orale Antidiabetika

11.1 Wegweiser ... 153

11.2 Insulin ... 154
11.2.1 Physiologie ... 154
11.2.2 Insulin zur Therapie ... 154

11.3 Glukagon ... 157
11.3.1 Physiologie ... 157
11.3.2 Glukagon zur Therapie ... 157

11.4 Orale Antidiabetika ... 157
11.4.1 Biguanide ... 157
11.4.2 Sulfonylharnstoffe und -Analoga ... 158
11.4.3 Thiazolidindione ... 160
11.4.4 α-Glukosidasehemmer ... 161
11.4.5 Guar ... 161

11.5 Inkretine ... 161
11.5.1 Physiologie ... 161
11.5.2 Therapie zur Beeinflussung der Inkretinfunktion ... 161
11.5.3 Zusammenfassung: Pharmaka zur Beeinflussung der Inkretinfunktion ... 163

11.6 SGLT-2 ... 163
11.6.1 Physiologie ... 163
11.6.2 SGLT-2-Inhibitoren ... 163

11.7 Zusammenfassung Antidiabetika ... 164

11.8 Zu guter Letzt ... 165

IMPP-Hits

In absteigender Häufigkeit wurden vom IMPP Fragen zu folgenden Themenkomplexen gestellt:
1. Auf einem geteilten ersten Platz stehen: Insulin und Metformin
2. Sulfonylharnstoffe
3. Acarbose
4. Glitazone

11.1 Wegweiser

Das Pankreas synthetisiert in den Langerhans-Inseln:
- **Insulin** in den B-Zellen (machen 70 % der Inselzellen aus)
- **Glukagon** in den A-Zellen (machen 20 % der Inselzellen aus)
- **Somatostatin** in den D-Zellen und
- **pankreatisches Polypeptid** in den F-Zellen (PP-Zellen).

Die Hauptfunktionen dieser Hormone sind in ► Tab. 11.1 zusammengefasst.

Dieses Kapitel beschäftigt sich mit den zur Diabetestherapie verwendeten Insulinen (► Kap.

Tab. 11.1 Hauptfunktionen der Pankreashormone

Pankreashormon	Hauptfunktion
Insulin	Blutglukosespiegel ↓
Glukagon	Blutglukosespiegel ↑
Somatostatin	Insulin ↓, Glukagon ↓ Somatostatin wird übrigens auch vom Hypothalamus freigesetzt: Wachstumshormon ↓; ► Kap. 8.2.2
Pankreatisches Polypeptid	Pankreassaftsekretion ↓, Darmmotilität ↓

11.2), Anwendung von Glukagon (► Kap. 11.3) und vor allem mit den oralen Antidiabetika (► Kap. 11.4) und den neuartigen Wirkstoffen (► Kap. 11.5, ► Kap. 11.6). Abschließend wird Ihnen im ► Kap. 11.7 eine Zusammenfassung aller Antidiabetika hinsichtlich Wirkung, Wirkmechanismus und der Nebenwirkung Hypoglykämie angeboten.

11.2 Insulin

11.2.1 Physiologie

11.2.1.1 Synthese

Insulin ist ein **Polypeptidhormon,** bestehend aus einer A-Kette mit 21 Aminosäuren und einer B-Kette mit 30 Aminosäuren. Beide Ketten sind über zwei Disulfidbrücken miteinander verbunden. Die Synthese erfolgt in den B-Zellen (= β-Zellen) des Pankreas.

Der tägliche Insulinbedarf liegt bei ca. 40 IE (ca. 0,67 IE/kg/d).

- Dabei entfallen in etwa 50 % des Insulintagesbedarfs auf den **basalen Insulinbedarf** (ca. 0,36 IE/kg/d) zur Abdeckung des Ruhestoffwechsels.
- Der Rest wird **prandial** sezerniert, um alimentäre Blutzuckerspitzen zu senken.

Die Halbwertszeit von Insulin beträgt ca. 5 min. Es wird v. a. in Leber und Nieren inaktiviert.

11.2.1.2 Regulation

Merke

Die Sekretion von Insulin aus den B-Zellen erfolgt in Abhängigkeit von der mit der Nahrung aufgenommenen Glukose (► Abb. 11.1):

1. Mit der Nahrungsaufnahme kommt es zum Glukoseanstieg im Blut und zur Glukoseaufnahme in die B-Zelle über den GLUT2-Transporter.
2. Glukose wird in der B-Zelle verstoffwechselt (Glykolyse). Es entsteht ATP, wodurch der ATP-abhängige Kaliumkanal gehemmt wird.
3. Dadurch steigt intrazellulär die Kaliumkonzentration an und es kommt zur Depolarisation, in deren Folge sich spannungsabhängige Kalziumkanäle öffnen.
4. Kalzium strömt in die Zelle ein und führt zur Exozytose von Insulingranula, sodass Insulin ins Blut freigesetzt wird.

Tab. 11.2 Regulation der Insulinfreisetzung

Insulinfreisetzung ↑	Insulinfreisetzung ↓
Hyperglykämie, Anstieg freier Fettsäuren und bestimmter Aminosäuren im Blut, Inkretine, Vagusreizung, β_2-Rezeptoren, Glukagon in hoher Dosierung	α_2-Rezeptoren, Somatostatin

Weitere Regulatoren der Insulinfreisetzung sind in ► Tab. 11.2 aufgelistet.

11.2.1.3 Wirkungen

Insulin

- wirkt hauptsächlich auf Leber, Muskulatur und Fettgewebe,
- bindet an membranständige Insulinrezeptoren der Zielzellen und bewirkt eine Aktivierung zahlreicher Stoffwechselenzyme,
- steigert u. a. die Synthese von Glykogen, Proteinen und Fettsäuren und hemmt deren Abbau,
- fördert die Glukoseaufnahme in Fett- und Muskelzellen.

In der Folge werden der **Blutglukosespiegel gesenkt,** der **Fettsäurespiegel gesenkt,** die **Proteinsynthese gesteigert.**

11.2.2 Insulin zur Therapie

Wirkstoffe

- **kurz wirksame Insuline:** Normalinsulin · Insulin lispro · Insulin aspart · Insulin glulisin
- **Verzögerungsinsuline:** NPH-Insulin · Insulin detemir · Insulin glargin

Wirkmechanismus und Indikationen

Bei den zur Therapie eingesetzten Insulinen handelt es sich heutzutage fast ausschließlich um gentechnisch hergestelltes Humaninsulin und Humaninsulin-Analoga. Letztere besitzen eine veränderte Pharmakokinetik, um entweder sehr kurz und schnell oder auch sehr lang wirksame Insuline zu erhalten. Abgesehen von der Pharmakokinetik weisen die therapeutisch verwendeten Insuline natürlich die gleiche Pharmakodynamik, also die gleichen Wirkungen, wie endogenes Insulin auf. Die Therapie mit Insulin ist indiziert bei:

Tab. 11.3 Pharmakokinetik verschiedener Insulinpräparate

Insulin	Wirkungseintritt	Wirkungsmaximum	Wirkdauer
Normalinsulin (= Altinsulin)	15–30 min (Spritz-Ess-Abstand notwendig)	2–3 h	5–7 h
Insulin aspart, glulisin, lispro	< 10 min (kein Spritz-Ess-Abstand)	½–1 h	4 h
NPH-Insulin	1–3 h	6–10 h	bis 12 h
Insulin detemir Insulin glargin	2–4 h	10–14 h	20 h (detemir) > 24 h (glargin)

- Diabetes mellitus Typ I (▸ Kap. 37.2)
- Diabetes mellitus Typ II bei Versagen der oralen Therapie (▸ Kap. 37.3)
- Diabetes mellitus in der Schwangerschaft (▸ Kap. 37.4)
- perioperative Einstellung von Diabetikern
- Coma diabeticum (▸ Kap. 37.5.1)
- schwere Hyperkaliämie (als Glukose-Insulin-Infusion, ▸ Kap. 31.3.2)

Anwendung

Insulin muss **parenteral** angewandt werden, üblicherweise bei der Diabetestherapie **subkutan.** Nur bei akuten Stoffwechselentgleisungen (z. B. hyperosmolares, ketoazidotisches Koma) erfolgt eine intravenöse Gabe, üblicherweise mit Normalinsulin. Es wurde auch bereits Insulin zur inhalativen Anwendung eingesetzt, um die s. c.-Injektion zu vermeiden, jedoch wurde dieses Produkt 2007 wieder vom Markt genommen. Grund dafür seien neben einer geringen Akzeptanz des Produkts bei den Patienten auch schwankende Resorptionsraten und unklare Langzeitfolgen in der Lunge gewesen.

Merke

Alle Insuline dürfen s. c. angewandt werden. Aber nur **kurz wirksame Insuline** können **auch i. v.** verwendet werden.

Mit den Insulinen wird versucht, die physiologischen Verhältnisse mit einem Basalinsulin für den Ruhestoffwechsel und einem Bolusinsulin für die prandialen Blutzuckerspitzen zu imitieren. Folgende Möglichkeiten stehen dafür zur Verfügung (ausführlich in ▸ Kap. 37.2.2 und ▸ Kap. 37.3.2.4 beschrieben):

- **konventionelle Insulintherapie (CT):** Nach starrem Schema werden Mischinsuline mit kurz wirksamem Insulin und Verzögerungsinsulin meist zweimal täglich injiziert.
- **intensivierte konventionelle Therapie (ICT):** Für den basalen Insulinbedarf wird ein Verzögerungsinsulin meist ein- bis zweimal täglich verwendet und zu den Mahlzeiten wird jeweils eine vom aktuellen Blutzuckerwert und von weiteren Faktoren abhängige Dosis eines kurz wirksamen Insulins gespritzt.
- **kontinuierliche subkutane Insulininfusion (CSII; Insulinpumpentherapie):** Es erfolgt die kontinuierliche subkutane Infusion des Basalanteils mit Gabe zusätzlicher Dosen zu den Mahlzeiten über tragbare Infusionspumpen, die mit Normalinsulin oder den schnell wirksamen Insulinanaloga bestückt sind.

Pharmakokinetik

Die zur Therapie verwendeten Insuline können hinsichtlich des Eintritts und der Dauer der Wirkung unterschieden werden in (▸ Tab. 11.3):

- **kurz wirksam:** Normalinsulin
- **sehr schnell und kurz wirksam:** Insulin aspart, glulisin, lispro
- **intermediär wirksam:** NPH-Insulin
- **lang wirksam:** Insulin detemir, Insulin glargin

Normalinsulin (auch als Altinsulin bezeichnet)

weist einen verzögerten Wirkungseintritt auf. Grund dafür ist, dass Normalinsulin als Hexamer in der Lösung vorliegt und nach der s. c.-Injektion erst zu Monomeren dissoziieren muss. Das dauert etwas. Deshalb muss ein **Spritz-Ess-Abstand** von **15–30 min** eingehalten werden.

Kurz wirksame Insulinanaloga

sind gentechnisch verändertes Insulin. Durch den Austausch bestimmter Aminosäuren (▸ Tab. 11.4) bilden sich Monomere viel schneller (praktisch sofortiger Wirkungseintritt), sodass **kein Spritz-Ess-Abstand** notwendig ist. Die Insulinwirkung hält jedoch nicht so lange an und der Blutzuckerspiegel kann früher wieder ansteigen als bei Normalinsulin.

Verzögerungsinsuline
weisen durch bestimmte Veränderungen eine **verzögerte Resorption** und eine **lange Wirkdauer** auf. Beim Intermediärinsulin besteht eine Suspension aus Kristallen, die sich aus dem (saurem) Insulin und dem (basischem) Protamin gebildet haben und die nach s.c.-Injektion erst langsam wieder in Lösung gehen (*N*eutrales *P*rotamin-Insulin *H*agedorn bzw. NPH-Insulin; Herr Hagedorn hat übrigens das NPH-Insulin entwickelt). Bei den lang wirksamen Insulinanaloga wurden gentechnische Veränderungen am Insulin vorgenommen (► Tab. 11.4), die die Wirkungsverzögerung verursachen. Vorteile gegenüber den kristallinen Verzögerungsinsulinen (insbes. den früher verwendeten Insulin-Zink-Suspensionen) sind das bessere und gleichmäßigere Wirkprofil, weniger intraindividuelle Schwankungen und seltener Hypoglykämien als Nebenwirkungen.

Tab. 11.4 Strukturen der Insulinanaloga im Vergleich zum Normalinsulin (Humaninsulin)

Insulinanalogon	Veränderte Struktur im Vergleich zum Normalinsulin
Insulin aspart	Statt Prolin (Position 28) wurde Asparaginsäure in die B-Kette eingebaut (das „aspart" weist auf die *As*paraginsäure hin).
Insulin glulisin	Statt Lysin (Position 29) und Asparagin (Position 3) wurden Glutamat und Lysin in die B-Kette eingebaut (daher der Name *glu-lis*-in).
Insulin lispro	Die beiden benachbarten Aminosäuren Prolin und Lysin (Positionen 28 und 29) in der B-Kette des Insulins wurden gegeneinander ausgetauscht, sodass Lysin „vor" Prolin steht (also *lys-pro*, oder lispro).
Insulin detemir	trägt eine Fettsäure-Seitenkette an der B-Kette, worüber es an Albumin im Gewebe und Blut bindet
Insulin glargin	trägt zusätzlich Arginin in der B-Kette und Glycin statt Asparagin (Position 21) in der A-Kette (also *glycin-arginin*). Es bildet langsam resorbierbare Präzipitate.

Merke

Eine Kombination aus NPH-Insulin mit Normalinsulin oder schnell wirksamen Insulinanaloga ist möglich bzw. ist bereits in einem festen Mischverhältnis für die konventionelle Insulintherapie erhältlich.

Unerwünschte Wirkungen

Die wichtigste und gefährlichste Nebenwirkung ist das Auftreten von **Hypoglykämien.** Die Ursachen dafür können vielfältig sein: z. B. keine Nahrungsaufnahme nach Bolusinjektion, verstärkte körperliche Aktivität, falsche Berechnung der IE, Alkoholaufnahme (Therapie: ► Kap. 37.5.2). An der Injektionsstelle kann es zur **Lipodystrophie** kommen, weshalb die Injektionsstelle regelmäßig gewechselt werden soll. **Allergische Reaktionen** (bis hin zur Urtikaria) treten selten auf. Ein Problem ist das Auftreten einer **Insulinresistenz.** Ursachen dafür können sein: Adipositas, Infektionen, Stress, Bildung zirkulierender Antikörper.
Schließlich können **morgendliche Hyperglykämien** auftreten. Auch deren Ursachen sind vielfältig:

- Bei **einmaliger morgendlicher** Injektion eines **Verzögerungsinsulins** ist evtl. die Wirkung zu kurz. Therapie: Injektion eines Verzögerungsinsulins morgens und abends
- **abendliche Dosis zu hoch** → nächtliche Hypoglykämie → morgendliche reaktive Hyperglykämie (Somogyi-Effekt). Therapie: abendliche Dosis reduzieren
- **erhöhter nächtlicher Insulinbedarf** durch hohe STH-Spiegel, insbesondere bei Jugendlichen (Dawn-Phänomen). Therapie: Erhöhen der abendlichen Dosis des Verzögerungsinsulins oder Einsatz einer Insulinpumpe.

Bei i. v.-Anwendung, z. B. zur Behandlung des diabetischen Komas, können **Hypokaliämien** auftreten (► Kap. 37.5.1).

11.3 Glukagon

11.3.1 Physiologie

11.3.1.1 Synthese

Glukagon ist ebenfalls ein **Polypeptidhormon,** bestehend aus nur einer Kette mit 29 Aminosäuren. Die Synthese erfolgt in den A-Zellen des Pankreas. Die Halbwertszeit beträgt wie beim Insulin ca. 5 min aufgrund rascher Hydrolyse in Leber, Nieren und Blut.

11.3.1.2 Regulation

> **Merke**
>
> Glukagon wird freigesetzt, wenn der Blutzuckerspiegel abfällt!
> Insulin wird freigesetzt, wenn der Blutzuckerspiegel ansteigt!

Weitere Faktoren, die die Glukagonfreisetzung beeinflussen, sind in ► Tab. 11.5 aufgeführt.

11.3.1.3 Wirkungen

Glukagon ist ein Gegenspieler vom Insulin:

- Es bindet an membranständige Glukagonrezeptoren der Zielzellen und steuert über eine gesteigerte Synthese von cAMP verschiedene Stoffwechselprozesse.
- Es steigert den Glykogenabbau und die Glukoneogenese in der Leber und erhöht dadurch den Blutzuckerspiegel.
- Es stimuliert Lipolyse, Proteolyse und Ketogenese.
- Es fördert die Bildung von Harnstoff aus Ammoniak.

Tab. 11.5 Regulation der Insulinfreisetzung

Glukagonfreisetzung ↑	Glukagonfreisetzung ↓
• Hypoglykämie • Anstieg glukoplastischer Aminosäuren im Blut • Stress und körperliche Aktivität • Vagusreiz • β-Rezeptoren	• Hyperglykämie • α-Rezeptoren • Insulin • Inkretine • Somatostatin

11.3.2 Glukagon zur Therapie

Wirkmechanismus und Indikation

Es wird gentechnisch hergestelltes Glukagon verwendet, das dieselben Wirkungen wie endogenes Glukagon besitzt. Die wichtigste Anwendung besteht in der **Therapie schwerer Hypoglykämien unter einer Insulinbehandlung.** Glukagon wirkt aber nur, wenn die Glykogenreserven noch nicht aufgebraucht sind, wie es z. B. bei Nüchternheit und alkoholinduzierter Hypoglykämie der Fall sein kann.

Anwendung

Glukagon kann i. v., s. c. oder i. m. angewandt werden und eignet sich damit ideal für Notfallsituationen (► Kap. 37.5.2).

11.4 Orale Antidiabetika

> **Wirkstoffe**
>
> Biguanide · Sulfonylharnstoffe · Thiazolidindione · Acarbose/Miglitol · Guar

Anmerkung: Neue orale Antidiabetika werden in ► Kap. 11.5 und ► Kap. 11.6 besprochen.

11.4.1 Biguanide

> **Wirkstoffe**
>
> Metformin

Wirkmechanismus

Metformin:

- **hemmt** die **Glukosefreisetzung** aus der **Leber,** vor allem durch Hemmung der Glukoneogenese.
- **vermindert** die **intestinale Glukoseresorption.**
- **verbessert** die **Glukoseaufnahme** in die **Muskulatur,** nicht aber ins Fettgewebe; senkt zudem den Appetit, so dass insgesamt die Gewichtsreduktion gefördert wird: günstig bei Adipositas.
- verursacht **keine** Hypoglykämie.
- weitere Effekte: VLDL ↓, HDL ↑, antithrombotische Wirkung.

Merke

Metformin vermindert die Insulinresistenz vorwiegend in der Leber und zusätzlich in der Muskulatur. Es verursacht keine Hypoglykämie.

Indikationen

Metformin ist **Mittel der ersten Wahl** bei diätetisch nicht einstellbarem **Typ-II-Diabetes-mellitus,** insbesondere bei Adipositas.

Pharmakokinetik

Metformin wird gut resorbiert, hat eine Halbwertszeit von 3 h und wird **unverändert renal eliminiert.** Daher besteht die Gefahr der **Akkumulation bei Niereninsuffizienz.**

Unerwünschte Wirkungen/Kontraindikationen

Merke

Das Auftreten einer Laktatazidose ist zwar selten, allerdings besteht ein Mortalitätsrisiko von 50 %. Deshalb müssen alle Kontraindikationen beachtet werden. Das sind allgemein gesagt alle Erkrankungen, die zu Azidose oder Hypoxie führen können.

Unerwünschte Wirkungen	Kontraindikationen
• Übelkeit, Erbrechen, Diarrhö, Geschmacksveränderungen: insbesondere bei Therapiebeginn (einschleichend dosieren) • selten: **Laktatazidose,** z. T. letal, bei Beachten der Kontraindikationen ist dieses Risiko aber gering	alle **azidotischen** oder **hypoxischen Zustände** wie: • Herz-, Nieren-, Leberinsuffizienz • hohes Alter (Kreatinin ↑) • Schwangerschaft • Alkoholismus • perioperativ (**48 h vor einer OP Metformin absetzen,** bei Bedarf dann Insulingabe) • jodhaltige Kontrastmittel bei radiologischen Untersuchungen → Gefahr einer Niereninsuffizienz: deshalb Metformin pausieren, wenn die Gabe von jodhaltigem Kontrastmittel geplant ist

11.4.2 Sulfonylharnstoffe und -Analoga

Wirkstoffe

- **Sulfonylharnstoffe:** Glibenclamid · Glimepirid
- **Sulfonylharnstoff-Analoga:** Nateglinid · Repaglinid

Lerntipp

Eines der ältesten Sulfonylharnstoffe war Tolbutamid, das bei uns nicht mehr im Handel ist. Abgesehen von Glibenclamid und Glimepirid gibt es aber noch weitere Vertreter; sie beginnen alle mit *Gli-*.
Die Sulfonylharnstoff-Analoga enden auf *-glinid* und werden deshalb auch gern als Glinide bezeichnet.

Wirkmechanismus

Sulfonylharnstoffe und -Analoga **hemmen den ATP-abhängigen Kaliumkanal** in den B-Zellen des Pankreas (▸ Abb. 11.1). Dadurch steigt intrazellulär die Kaliumkonzentration an. Es kommt zur Depolarisation der Zelle und Öffnung von Kalziumkanälen. Dadurch wird der Einstrom von Kalzium in die Zellen ermöglicht, was wiederum die Exozytose der Insulingranula triggert.
Durch die **gesteigerte Insulinsekretion fällt der Blutzucker ab.** Gelegentlich werden den Sulfonylharnstoffen extrapankreatische Wirkungen zugeschrieben, diese sind jedoch klinisch ohne Relevanz. Zumindest für Glibenclamid konnte in der UKPD-Studie (United Kingdom Prospective Diabetes Study, 1998) gezeigt werden, dass es das Risiko für mikrovaskuläre Komplikationen bei Typ-II-Diabetikern vermindert.

Merke

Sulfonylharnstoffe und -Analoga hemmen also direkt den ATP-abhängigen Kaliumkanal und steigern dadurch die Insulinsekretion *unabhängig* vom Blutglukosespiegel! Deshalb können unter einer Therapie schwere Hypoglykämien entstehen.

Lerntipp

Das ist wieder was fürs IMPP:
- Sulfonylharnstoffe/-Analoga hemmen Kaliumkanäle → Diabetestherapie.
- Minoxidil öffnet Kaliumkanäle → Relaxation von Gefäßmuskelzellen → Blutdrucktherapie.

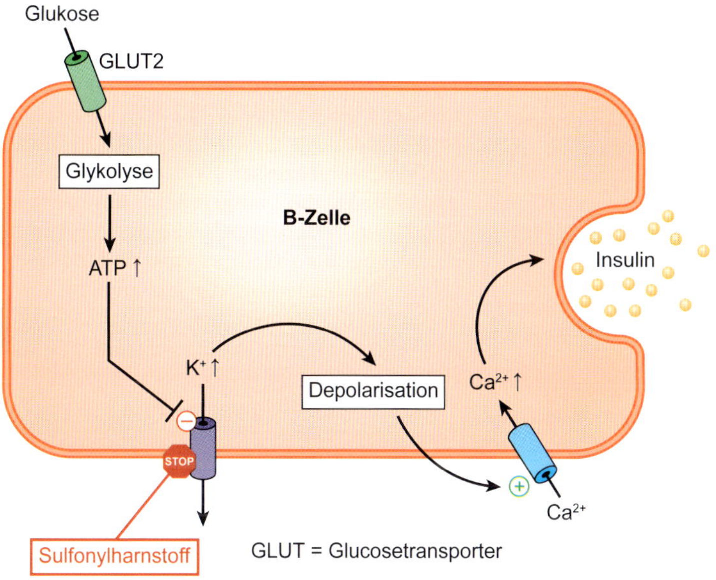

Abb. 11.1 Regulation der Insulinsekretion in der B-Zelle des Pankreas und Angriffspunkt der Sulfonylharnstoffe

- Diazoxid öffnet Kaliumkanäle → Verminderung der Insulinsekretion → Therapie von Hypoglykämien bei Insulinomen (▸ Kap. 4.4).

Indikation

Sulfonylharnstoffe und -analoga werden zur Therapie des **Typ-II-Diabetes-mellitus** verwendet:
- zur Monotherapie bei Kontraindikation gegen Metformin
- zur Kombinationstherapie bei unzureichender Blutzuckereinstellung unter Metformin

Anwendung

Sulfonylharnstoffe

Es muss mit einer **einschleichenden Dosierung** begonnen werden, um die optimale Dosis für den Patienten zu finden. Nach einer mehrjährigen Therapie kann ein **Sekundärversagen** wegen zunehmender Erschöpfung der B-Zellen auftreten. Dann wird zusätzlich zu den Sulfonylharnstoffen **Insulin** in geringer Dosierung injiziert.

Sulfonylharnstoff-Analoga

Sie wirken rasch und kurz und sollen deshalb das „Bolusprinzip" übernehmen. Angewandt werden sie zu den Mahlzeiten bei Typ-II-Diabetikern. Der Nutzen ist jedoch umstritten, ein Vorteil gegenüber anderen Sulfonylharnstoffen ist bislang nicht belegt.

Pharmakokinetik

Die Substanzen werden schnell und gut resorbiert. Sie weisen eine hohe **Plasmaeiweißbindung von bis zu 99 %** auf und können zur **Verdrängung anderer proteingebundener Substanzen** und damit zu Interaktionen führen. Die Elimination erfolgt in Form von Metaboliten, die z. T. noch wirksam sind. Deutliche und therapeutisch wichtige Unterschiede bestehen in der Wirkdauer der einzelnen Substanzen:
- **lang wirksam:** Glibenclamid, Glimepirid
- **schnell und kurz wirksam:** Nateglinid, Repaglinid

Unerwünschte Wirkungen/Kontraindikationen

Cave

Wechselwirkungen:
- **Verstärkung der antidiabetischen Wirkung** durch: Alkohol, β-Blocker, ASS, Cumarine
- **Verminderung der antidiabetischen Wirkung** durch: Glukokortikoide, Thiaziddiuretika, Adrenalin, Schilddrüsenhormone

Jede weitere Medikation bei Patienten mit einer Sulfonylharnstofftherapie muss auf „Verträglichkeit" überprüft werden (Kontrolle der Stoffwechsellage und ggf. Anpassung der Dosierung).

Unerwünschte Wirkungen	Kontraindikationen
• **Hypoglykämie,** insbesondere bei lang wirksamen Substanzen • **Hyperinsulinämie** und **Gewichtszunahme,** besonders ungünstig bei Patienten mit metabolischem Syndrom • **gastrointestinale Störungen** • selten allergische Reaktionen: Kreuzallergie mit Sulfonamidantibiotika und Thiaziddiuretika wegen chemischer Verwandtschaft möglich • Knochenmarkdepression	• Typ-I-Diabetes-mellitus • alle akuten diabetischen Stoffwechselentgleisungen • Schwangerschaft, Stillzeit • schwere Niereninsuffizienz • perioperativ (Absetzen am OP-Tag, bei Bedarf Insulingabe) • schwere diabetische Spätkomplikationen (Indikation für eine Insulintherapie)

11.4.3 Thiazolidindione

Wirkstoffe

Pioglitazon

Es handelt sich um relativ **neue orale Antidiabetika** zur Therapie des Typ-II-Diabetes-mellitus. Der erste Wirkstoff, der in der USA auf den Markt kam, war Troglitazon, das jedoch in Deutschland wegen der später beobachteten Hepatotoxizität nicht eingeführt wurde. Rosiglitazon wurde 2010 in Deutschland wieder vom Markt genommen wegen kardiovaskulärer unerwünschter Wirkungen (z. B. Herzinfarkt). Somit verbleibt mit Pioglitazon in Deutschland nur noch eine zugelassene Substanz.

Lerntipp

Synonyme: Der Name „Thiazolidindione" ist ja fast unaussprechlich. Ob nun der vom Wirkmechanismus abgeleitete Terminus PPARγ-Agonist besser ist, darf bezweifelt werden. Deshalb haben die Kliniker schnell die Substanzen als *Glitazone* bezeichnet, denn darauf enden sie alle.

Wirkmechanismus

Glitazone sind **Agonisten** am **Kernrezeptor PPARγ** (Peroxisomal **p**roliferator **a**ctivated **re**ceptor γ), über den die Transkription verschiedener Gene gesteuert wird. Die **PPARγ-Expression** ist besonders in Geweben zur **Regulation von Stoffwechselprozessen** wie Leber, **Fettgewebe** und Muskulatur ausgeprägt. Am besten ist PPARγ aus **Adipozyten** bekannt, wo es die Differenzierung aus Präadipozyten fördert. Die einzelnen Mechanismen, die letztendlich zur Verbesserung der diabetischen Stoffwechsellage führen, sind noch unbekannt. Folgende Wirkungen treten aber ein:

- **Senkung** des **Blutglukose-, Insulin-** und **Triglyzeridspiegels**
- HDL ↑, freie Fettsäuren ↓

Merke

Thiazolidindione greifen in die pathogenetischen Mechanismen des Typ-II-Diabetes-mellitus ein:

- durch Verminderung der peripheren **Insulinresistenz**
- durch Verbesserung der **Glukoseverwertung,** z. B. durch die vermehrte Expression von Glukosetransportern

Sie bewirken aber keine Erhöhung der Insulinsekretion. Man bezeichnet sie deshalb auch als **„Insulinsensitizer".** Sie verursachen keine Hypoglykämie.

Indikationen

Diabetes mellitus Typ II (Mono- oder Kombinationstherapie):

- Medikament der zweiten Wahl, wenn Metformin kontraindiziert ist bzw. unzureichend wirkt
- mögliche Kombinationen mit: Metformin und/ oder Sulfonylharnstoff, Insulin

Pharmakokinetik

Pioglitazon besitzt eine gute orale Bioverfügbarkeit (> 99 %, unabhängig von der Nahrungsaufnahme) und hohe Plasmaeiweißbindung (> 99 %). Die Halbwertszeit liegt bei 3–4 h. Es unterliegt einer starken hepatischen Metabolisierung (Demethylierung, Hydroxylierung, Konjugation). Es bestehen jedoch keine Interaktionen mit anderen oralen Antidiabetika. Aufgrund des Wirkmechanismus mit Beeinflussung der Gentranskription setzt die **Wirkung verzögert** ein; maximal ist sie **erst nach ca. 8 Wochen.**

Unerwünschte Wirkungen/Kontraindikationen

Unerwünschte Wirkungen	Kontraindikationen
• Erhöhung des Plasmavolumens → Ödeme, Anämie, Herzinsuffizienz • Gewichtszunahme • Abnahme der Knochendichte (erhöhtes Frakturrisiko)	• Leberfunktionsstörungen • Herz- und schwere Niereninsuffizienz • Typ-I-Diabetes-mellitus • Schwangerschaft/Stillperiode

11.4.4 α-Glukosidasehemmer

Wirkstoffe

Acarbose · Miglitol

Wirkmechanismus

Durch **Hemmung** der **intestinalen α-Glukosidase** wird der Abbau von Stärke und Saccharose vermindert. Dadurch wird die Resorption von Kohlenhydraten verzögert und es treten weniger postprandiale Blutzuckerspitzen auf. Entsprechend dem Wirkmechanismus treten **keine Hypoglykämien** auf.

Indikation

α-Glukosidasehemmer sind zwar geeignet zur Behandlung von **Diabetes mellitus Typ I und II,** die bevorzugte Anwendung liegt jedoch bei Typ-II-Diabetikern.

Pharmakokinetik

Acarbose wird praktisch nicht intestinal resorbiert. Miglitol wird zwar resorbiert, aber unverändert renal wieder ausgeschieden; da der Wirkort im Darm liegt, treten auch beim Miglitol keine systemischen Effekte auf.

Unerwünschte Wirkungen/Kontraindikationen

Unerwünschte Wirkungen	Kontraindikationen
Meteorismus, Diarrhö (bakterieller Abbau der Kohlenhydrate im Kolon) → einschleichende Dosierung, sonst sehr schlechte Compliance	chronische Darmerkrankungen

11.4.5 Guar

Guar ist ein nichtresorbierbares pflanzliches Kohlenhydrat, das die **intestinale Resorption von Glukose verzögert** und dadurch Blutzuckerspitzen „glättet". Es ist geeignet für Typ-I- und Typ-II-Diabetiker. Auf ausreichend Flüssigkeitszufuhr ist zu achten, sonst droht ein **Darmverschluss** aufgrund der eindickenden Wirkung

11.5 Inkretine

11.5.1 Physiologie

Inkretine sind Hormone, die bei Nahrungsaufnahme aus dem Gastrointestinaltrakt ins Blut freigesetzt werden und die **glukoseabhängige Insulinsekretion fördern.** Entdeckt wurden sie, als man festgestellt hatte, dass orale Glukoseaufnahme zu einer stärkeren Insulinfreisetzung führt als die intravenöse Glukosegabe (sog. Inkretineffekt).
Bislang kennt man zwei Inkretine:

- GIP: Gastric inhibitory polypeptide, das in den K-Zellen im Duodenum und proximalen Jejunum gebildet wird
- GLP-1: Glucagon-like peptide 1, das in den L-Zellen im distalen Jejunum und Ileum gebildet wird.

Inkretine wirken hauptsächlich auf das Pankreas und steigern dort die glukoseabhängige Insulinsekretion, die Insulinsynthese und die B-Zellproliferation. GLP-1 hemmt außerdem die Glukagonfreisetzung und verzögert die Magenentleerung.
Inkretine haben eine sehr kurze Halbwertszeit von 2 min und werden durch die Dipeptidyl-Peptidase-4 (DPP-4) abgebaut. DPP-4 findet sich auf der Oberfläche von Endothelzellen in Blutgefäßen des Gastrointestinaltrakts.
Pharmakologisch wird die Inkretinfunktion beeinflusst durch:

- GLP-1-Rezeptoragonisten – auch Inkretinmimetika genannt
- DPP-4-Inhibitoren – auch Gliptine genannt

11.5.2 Therapie zur Beeinflussung der Inkretinfunktion

11.5.2.1 Inkretinmimetika

Wirkstoffe

Exenatide · Liraglutid · Lixisenatid

Wirkmechanismus

Inkretinmimetika sind **GLP-1-Rezeptoragonisten** und ahmen die physiologische Wirkung von GLP-1 nach. Somit **steigern** sie in der B-Zelle des Pankreas die **glukoseabhängige Insulinsekretion** und die Insulinsynthese. Inkretinmimetika steigern nur die Insulinsekretion bei hohen Blutglukosespiegeln, nicht bei Normoglykämie.

Es handelt sich um synthetische Substanzen, die dem Polypeptid Exendin-4 ähneln. Exendin-4 kommt im Speichel der nordamerikanischen Krustenechse vor und hat GLP-1-Eigenschaften inkl. der Fähigkeit, den GLP-1-Rezeptor zu binden. Exendin-4 wird jedoch nicht von DPP-4 abgebaut.

Indikation

Inkretinmimetika sind zur Therapie des **Typ-II-Diabetes mellitus** in Kombination mit oralen Antidiabetika oder Basalinsulin zugelassen.
Da die Wirkung abhängig ist von der Fähigkeit, Insulin zu sezernieren, eignen sie sich nicht zur Behandlung von Typ-I-Diabetikern.

Pharmakokinetik

Alle Substanzen müssen parenteral – s. c. – angewandt werden. Sie unterscheiden sich in der Wirkdauer:

- **kurz wirksam:** Exenatide und Lixisenatid haben eine Halbwertszeit von ca. 2,5 h. Sie senken besser postprandial erhöhte Blutzuckerwerte. Grund ist vermutlich, dass sich unter den lang wirksamen Substanzen eine Tachyphylaxie bei Dauerstimulation der GLP-1-Rezeptoren, die für die Magenentleerung verantwortlich sind, entwickelt. Bei den kurz wirksamen Substanzen bleibt der Effekt auf die Verzögerung der Magenentleerung erhalten, wodurch die postprandialen Blutzuckerspitzen „geglättet" werden.
- **lang wirksam:** Exenatide-Depotpräparat und Liraglutid senken besser den Nüchternblutzucker und damit effektiver den HbA_{1c}.

Unerwünschte Wirkungen

Typisch sind zu Beginn der Therapie Magen-Darm-Beschwerden (Übelkeit, Erbrechen, Durchfall). Weiterhin können Kopfschmerzen auftreten. Zudem wird diskutiert, ob Inkretinmimetika im Zusammenhang mit dem Auftreten von Pankreatitiden stehen.

> **Merke**
>
> Inkretinmimetika verursachen keine Hypoglykämie.

> **Cave**
>
> Keine Anwendung in Schwangerschaft und Stillzeit.

11.5.2.2 Gliptine

> **Wirkstoffe**
>
> Saxagliptin · Sitagliptin · Vildagliptin

> **Lerntipp**
>
> Die DPP-4-Hemmer enden alle auf *-gliptin.* Dieser Begriff wurde deshalb gleich für die gesamte Wirkstoffklasse übernommen („Gliptine").

Wirkmechanismus

Durch Hemmung des Enzyms Dipeptidyl-Peptidase-4 (DPP-4) wird der Abbau der Inkretine gehemmt. Somit steigt der Spiegel von GLP-1 an, wodurch dieselben Effekte wie bei den GLP-1-Rezeptoragonisten auftreten: **Steigerung der glukoseabhängigen Insulinsekretion** und Insulinsynthese in der B-Zelle des Pankreas. DPP-4-Hemmer steigern nur die Insulinsekretion bei hohen Blutglukosespiegeln, nicht bei Normoglykämie.

Es scheint, dass die Wirkung der DPP-4-Hemmer sich nicht allein auf GLP-1 zurückführen lässt, sondern noch weitere (bislang unbekannte) insulinotrope Mediatoren eine Rolle spielen.

Indikation

DPP-4-Hemmer sind zugelassen zur Therapie des **Typ-II-Diabetes-mellitus** in Kombination mit oralen Antidiabetika/Basalinsulin oder zur Monotherapie bei Unverträglichkeit von Metformin.
Da die Wirkung abhängig ist von der Fähigkeit, Insulin zu sezernieren, eignen sie sich nicht zur Behandlung von Typ-I-Diabetikern.

Pharmakokinetik

DPP-4-Hemmer haben eine ausreichend gute orale Bioverfügbarkeit, sodass diese Präparate als Tabletten verwendet werden und somit zu den oralen Antidiabetika gezählt werden können.

Unerwünschte Wirkungen

Als Nebenwirkungen sind gastrointestinale Beschwerden, Kopfschmerzen und Infektionen der oberen Atemwege und der Harnwege sowie Gastroenteritis beschrieben. Es besteht außerdem der V. a. Zunahme von Pankreatitis und Pankreastumoren.

Merke

DPP-4-Hemmer verursachen keine Hypoglykämie.

Cave

Jedoch können bei einer Kombination mit Sulfonylharnstoffen oder Insulin Hypoglykämien auftreten, weshalb die Dosis des Sulfonylharnstoffs bzw. des Insulins reduziert werden sollte.
Außerdem gilt wie bei den Inkretinmimetika: keine Anwendung in Schwangerschaft und Stillzeit.

11.5.3 Zusammenfassung: Pharmaka zur Beeinflussung der Inkretinfunktion

Abschließend sind in ▸ Tab. 11.6 die Inkretinmimetika und Gliptine gegenübergestellt. Beide Wirkstoffklassen haben viele Gemeinsamkeiten, sodass das Lernen anhand der Tabelle vereinfacht werden soll.

11.6 SGLT-2

11.6.1 Physiologie

Glukose wird in der Niere glomerulär filtriert und im proximalen Tubulus rückresorbiert. Diese Rückresorption erfolgt hauptsächlich über den natriumabhängigen Glukosekotransporter SGLT-2 (sodium-dependent glucose transporter). SGLT-2 wird nicht in anderen Geweben exprimiert.
Pharmakologische Bedeutung: Wird SGLT-2 gehemmt, so wird vermehrt Glukose über die Niere ausgeschieden. Seit 2012 ist in Deutschland der erste SGLT-2-Inhibitor zur Therapie des Diabetes mellitus Typ II zugelassen.

11.6.2 SGLT-2-Inhibitoren

Wirkstoffe

Dapagliflozin

Wirkmechanismus

Dapagliflozin ist ein **selektiver** und reversibler **Inhibitor von SGLT-2.** Dadurch wird weniger Glukose rückresorbiert. Es kommt somit zur Glukosurie und Senkung des Blutglukosespiegels, und zwar sowohl des Nüchtern- als auch des postprandialen Glukosespiegels. Die Wirkung ist unabhängig vom Insulin und verursacht keine Hypoglykämie. Allerdings ist die Wirkung abhängig von der Nierenfunktion.
Folgende weitere Effekte lassen sich beobachten:
- Durch die Glukoseausscheidung wird die **Gewichtsabnahme** begünstigt.
- Durch die Hemmung der Glukoserückresorption werden auch weniger Wasser und Natrium rückresorbiert. Es kommt somit zu einer leichten Diurese und Natriurese verbunden mit einem leichten **Abfall des Blutdrucks.**

Tab. 11.6 Vergleich von Inkretinmimetika und Gliptinen

	Inkretinmimetika	Gliptine
Wirkstoffe	Exenatide, Liraglutid, Lixisenatid	Saxagliptin, Sitagliptin, Vildagliptin
Wirkmechanismus	GLP-1-Rezeptoragonismus	DPP-4-Hemmung: GLP-1 ↑
Hauptwirkung	vermitteln GLP-1-Wirkungen: Anstieg der glukoseabhängigen Insulinsekretion und Insulinsynthese	
Indikation	**Typ-II-Diabetes-mellitus** in Kombination mit oralen Antidiabetika oder Basalinsulin; Gliptine auch als Monotherapie möglich	
Anwendung	s. c.	oral
Unerwünschte Wirkungen	Magen-Darm-Beschwerden, Kopfschmerzen	
Kontraindikation	Schwangerschaft, Stillzeit	

Indikation

Dapagliflozin wird zur **Mono- oder Kombinationstherapie des Typ-II-Diabetes mellitus** verwendet. Die Anwendung erfolgt als Tablette.

Unerwünschte Wirkungen und Kontraindikationen

Unerwünschte Wirkungen	Kontraindikationen
• Hypotonie, Volumenmangel, Elektrolytstörungen • vermehrte urogenitale Infektionen wegen der Glukosurie	• Da die Wirkung von der Nierenfunktion abhängig ist, darf Dapagliflozin nicht bei Niereninsuffizienz verwendet werden. • keine Kombination mit Schleifendiuretika (synergistische Effekte). • keine Anwendung in Schwangerschaft und Stillzeit.

Cave

Bei einer Kombination mit Sulfonylharnstoffen oder Insulin wurden Hypoglykämien beschrieben, weshalb die Dosis des Sulfonylharnstoffs bzw. des Insulins reduziert werden sollte.
Außerdem gilt: keine Anwendung in Schwangerschaft und Stillzeit.

11.7 Zusammenfassung Antidiabetika

Die vorgestellten Antidiabetika senken den Blutzucker über folgende Mechanismen:

- Erhöhung der Insulinsekretion
- Verbesserung der peripheren Insulinempfindlichkeit
- Hemmung der Glukoseresorption
- Steigerung der renalen Glukoseresorption
- (Die direkte Insulingabe dient dem Ersatz von endogenem Insulin.)

Tab. 11.7 Wirkungen und Wirkmechanismen der Antidiabetika im Vergleich

Antidiabetikum	Wirkung	Wirkmechanismus
Insulin, -analogon Normalinsulin, NPH-Insulin, Insulin aspart, glulisin, lispro, detemir, glargin	ersetzt endogenes Insulin	wie endogenes Insulin
Sulfonylharnstoff, -analogon Glibenclamid, Tolbutamid, Glimepirid, Nateglinid, Repaglinid	steigert Insulinsekretion (glukose*un*abhängig)	Hemmung ATP-abhängiger Kaliumkanäle in der B-Zelle
Inkretinmimetikum Exenatide, Liraglutid, Lixisenatid	steigert Insulinsekretion (glukoseabhängig)	GLP-1-Rezeptoragonismus
DPP-4-Hemmer Saxagliptin, Sitagliptin, Vildagliptin	steigert Insulinsekretion (glukoseabhängig)	Hemmung des Abbaus von GLP-1 via DPP-4
Biguanid Metformin	verbessert periphere Insulinempfindlichkeit, hemmt intestinale Glukoseresorption	vielfältig, u. a. Hemmung der hepatischen Glukosefreisetzung und der intestinalen Glukoseresorption, Verbesserung der Glukoseaufnahme in Muskulatur
Thiazolidindion Pioglitazon	verbessert periphere Insulinempfindlichkeit	PPARγ-Agonismus
α-Glukosidasehemmer Acarbose, Miglitol	hemmt intestinale Glukoseresorption	Hemmung der intestinalen α-Glukosidase
SGLT-2-Inhibitor Dapagliflozin	erhöht renale Glukoseausscheidung	Hemmung des renalen Glukostransporters SGLT-2

Tab. 11.8 Einteilung der Antidiabetika hinsichtlich der Nebenwirkung Hypoglykämie

Hypoglykämie als Nebenwirkung	Keine Hypoglykämie als Nebenwirkung
Insulin Sulfonylharnstoffe, -analoga	Biguanid, Thiazolidindion, Inkretinmimetikum, DPP-4-Hemmer, α-Glukosidasehemmer, SGLT-2-Inhibitor
Es ist zu beachten, dass die Medikamente, die *keine* Hypoglykämie in der Monotherapie bewirken (rechte Spalte), bei Kombination mit einem Insulin oder Sulfonylharnstoff/-analogon (linke Spalte) durchaus Hypoglykämien hervorrufen können. Dies ist dann aber die Folge einer besseren Wirkung von Insulin oder Sulfonylharnstoff/-analogon, weshalb die Dosis dieser Präparate u. U. gesenkt werden muss.	

Unter diesen Gesichtspunkten werden abschließend noch einmal alle Antidiabetika in ▸ Tab. 11.7 gegenübergestellt. Außerdem sind in ▸ Tab. 11.8 die Antidiabetika zusammengefasst, die eine Hypoglykämie auslösen bzw. diese Nebenwirkung nicht besitzen, da dies therapeutisch wichtig ist und auch in den Prüfungen gern gefragt wird.

11.8 Zu guter Letzt

Klinischer Fall

1. Sie wollen einen Diabetiker zur CT-Angiografie einbestellen und schicken ihm ein Informationsblatt. Die Untersuchung muss nicht nüchtern erfolgen. Welchen Vermerk sollten Sie aber hinsichtlich einer antidiabetischen Therapie machen?
2. Ein langjähriger Diabetiker möchte nun endlich auch mal mit einem dieser neuen Diabetesmedikamente behandelt werden – aber keines, was gespritzt werden muss. Was können Sie ihm empfehlen?

Antworten:

1. Wegen der Kontrastmittelgabe sollte Metformin pausiert werden. Der Patient soll sich mit dem Hausarzt in Verbindung setzen, ob ggf. mit Insulin überbrückt werden muss. Diese Empfehlung wird herausgegeben, da sich unter Metformin eine gefährliche Laktatazidose entwickeln kann.
2. Möglich wäre ein Gliptin (z. B. Vildagliptin), das den Abbau von Inkretinen via DPP-4 hemmt und dadurch die glukoseabhängige Insulinsekretion steigert.

Alternativ ginge Dapagliflozin, das die renale Glukoseausscheidung steigert. Beide Präparate können zur Mono- und Kombinationstherapie eingesetzt werden. Ob aber eines dieser neuen Diabetesmedikamente notwendig ist, hängt von der bisherigen Einstellung des Diabetes ab. Erste Wahl bleibt Metformin.

Lerntipp

Wenn Sie jetzt den klinischen Einsatz der Antidiabetika lernen möchten, lesen Sie bitte weiter in ▸ Kap. 37 (Therapie des Diabetes mellitus) und zur Anwendung von Insulin bei Behandlung einer Hyperkaliämie in ▸ Kap. 31.3.2.

Pharmaka zur Beeinflussung der Schilddrüsenfunktion und des Kalzium- und Knochenstoffwechsels

12.1 Wegweiser . . . 167

12.2 Schilddrüsenhormone . . . 168
12.2.1 Physiologie . . . 168
12.2.2 Schilddrüsenhormone zur Therapie . . 169
12.2.3 Jodid . . . 169

12.3 Thyreostatika . . . 170
12.3.1 Einteilung der Thyreostatika . . . 170
12.3.2 Perchlorat – Hemmung der Jodidaufnahme . . . 170
12.3.3 Carbimazol, Thiamazol, Propylthiouracil – Hemmstoffe der Hormonsynthese . . . 170
12.3.4 Jodid (hoch dosiert) – Hemmstoff der Hormonfreisetzung . . . 171
12.3.5 Lithium – Hemmstoff der Hormonfreisetzung . . . 172
12.3.6 Radiojod zur Zerstörung von Schilddrüsengewebe . . . 172

12.4 Kalziotrope Hormone . . . 172
12.4.1 Physiologie . . . 172
12.4.2 Kalziotrope Hormone zur Therapie . . . 175

12.5 Weitere Pharmaka zur Beeinflussung des Kalzium- und Knochenstoffwechsels . . . 176
12.5.1 Kalzium . . . 176
12.5.2 Bisphosphonate . . . 177
12.5.3 Strontiumranelat . . . 177
12.5.4 Denosumab . . . 178
12.5.5 Selektive Estrogenrezeptormodulatoren (SERM) . . . 178
12.5.6 Estrogene . . . 179
12.5.7 Fluorid . . . 179
12.5.8 Kalzimimetika . . . 179

12.6 Zu guter Letzt . . . 179

IMPP-Hits

Die Pharmaka zur Beeinflussung der Schilddrüsenfunktion und des Kalzium- und Knochenstoffwechsels werden insgesamt nicht besonders häufig abgefragt.
Bei den Schilddrüsenmedikamenten wurden in absteigender Häufigkeit Fragen gestellt zu:
1. Thyreostatika (dabei ¾ der Fragen zu Thiamazol)
2. L-Thyroxin

Von den Pharmaka zur Beeinflussung des Knochenstoffwechsels wurden am häufigsten Fragen gestellt zu:
3. Bisphosphonaten
4. deutlich seltener zu: selektiven Estrogenrezeptormodulatoren, Teriparatid, Kalzitriol

12.1 Wegweiser

In diesem Kapitel werden sowohl hormonelle als auch nichthormonelle Pharmaka behandelt, die die Schilddrüsenfunktion (▸ Kap. 12.2 und ▸ Kap. 12.3) und den Kalzium- und Knochenstoffwechsel (▸ Kap. 12.4 und ▸ Kap. 12.5) beeinflussen.

12.2 Schilddrüsenhormone

12.2.1 Physiologie

Von der Schilddrüse werden täglich produziert:
- 10 µg T_3 (Trijodthyronin, Liothyronin)
- 90 µg T_4 (Levothyroxin)
- Kalzitonin (wichtig für den Kalziumstoffwechsel, ► Kap. 12.4.1.2)

Wenn nachfolgend von Schilddrüsenhormonen die Rede ist, sind T_3 und T_4 gemeint, nicht Kalzitonin.

12.2.1.1 Synthese

Die Synthese der Schilddrüsenhormone läuft in folgenden Teilschritten ab (► Abb. 12.1):
1. aktive Aufnahme von Jodid in die Thyreozyten **(Jodination)**
2. Oxidation von Jodid und Einbau an Tyrosinreste des Thyreoglobulins unter Einwirkung der Peroxidase **(Jodisation)** mit Ausbildung von Mono- und Dijodtyrosinresten
3. Verbindung von Jodtyrosinmolekülen zu $\mathbf{T_3}$ und $\mathbf{T_4}$ (gebunden an **Thyreoglobulin**) unter Einwirkung der Peroxidase
4. Speicherung im Follikel
5. bei Bedarf an Schilddrüsenhormonen: endozytotische Aufnahme von Thyreoglobulin zurück in die Thyreozyten und Abbau durch lysosomale Enzyme
6. Freisetzung von $\mathbf{T_3}$ und $\mathbf{T_4}$ und Abgabe **ins Blut**
7. > 99 % werden an thyroxinbindendes Globulin **(TBG), Albumin** und **Präalbumin** gebunden (nur die **freie Form** ist **wirksam**)
8. Transport zur **Peripherie**
9. **Dejodierung** von $\mathbf{T_4}$ zum **wirksameren** $\mathbf{T_3}$ (> 5× stärker wirksam als T_4)
10. Bindung an intrazelluläre (nukleäre) Rezeptoren in den Zielzellen
11. Beeinflussung der Genexpression und Proteinsynthese (z. B. vermehrte Synthese der Na^+-/K^+-ATPase und mitochondrialer Proteine)

12.2.1.2 Regulation

Die Synthese der Schilddrüsenhormone wird hypothalamisch-hypophysär gesteuert (► Abb. 8.1). Der **Hypothalamus** stimuliert über TRH die **Hypophyse** zur Freisetzung von **TSH.** TSH hat folgende **Wirkungen auf die Schilddrüse:**
- Jodaufnahme ↑
- Synthese und Sekretion von T_3 und T_4 ↑
- Hypertrophie (und Hyperplasie) der Thyreozyten ↑
- Durchblutung der Schilddrüse ↑

$\mathbf{T_3}$ und $\mathbf{T_4}$ bewirken ein **negatives Feedback** auf die Hypophyse.

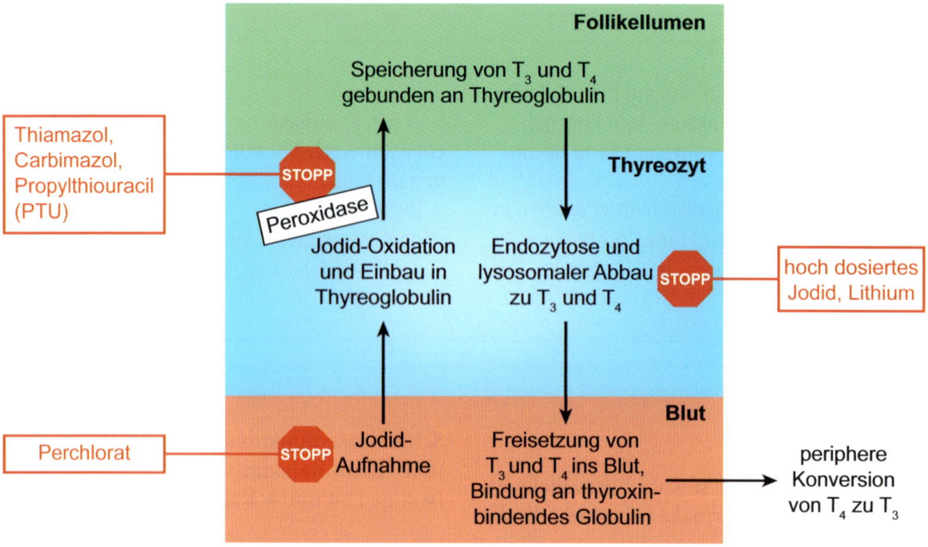

Abb. 12.1 Vereinfachte Darstellung der Synthese von Schilddrüsenhormonen in Thyreozyten und Angriffspunkte von Thyreostatika

12.2.1.3 Wirkungen

Schilddrüsenhormone **steigern den Grundumsatz:**

- Glukoneogenese ↑, Glykogenolyse ↑, Lipolyse ↑
- Thermogenese ↑, Aktivität der Na^+-/K^+-ATPase ↑, O_2-Verbrauch ↑
- Wachstumshormone ↑, Knochenwachstum ↑, ZNS-Entwicklung ↑
- Verstärkung der Wirkung von Katecholaminen (β-Rezeptorzahl ↑)

12.2.1.4 Kinetik

Die Halbwertszeiten der Schilddrüsenhormone liegen:

- für T_3 bei 1 Tag,
- für T_4 bei 1 Woche.

Schilddrüsenhormone sind nicht plazentagängig.

12.2.2 Schilddrüsenhormone zur Therapie

Wirkstoffe

Thyroxin (= Levothyroxin, L-Thyroxin, T_4) · Trijodthyronin (= Liothyronin, T_3)

Wirkmechanismus und Indikationen

Der Wirkmechanismus und die Wirkungen entsprechen den physiologischen Effekten der Schilddrüsenhormone (▸ Kap. 12.2.1). Sie sind indiziert:

- bei **Hypothyreose**
- zur **Rezidivprophylaxe** nach Strumaoperation
- bei Struma diffusa (ohne Autonomie)
- evtl. als Zusatzmedikation bei einer thyreostatischen Therapie (▸ Kap. 35.4.2)
- bei Z. n. Thyreoidektomie bei Schilddrüsenkarzinom: in TSH-suppressiver (hoher) Dosierung, um jeglichen Wachstumsstimulus von TSH auf noch vorhandene maligne Zellen zu unterdrücken (Ziel ist TSH < 0,1 mU/l).

Cave

Üblicherweise wird wegen der längeren Halbwertszeit und damit konstanteren Spiegeln L-Thyroxin zur Substitution/Therapie verwendet. T_3 wird eigentlich nur angewandt, wenn es eine Konversionsstörung gibt, also die Umwandlung von T_4 in T_3 in der Peripherie gestört ist.

Unerwünschte Wirkungen und Kontraindikationen

Bei richtiger Dosierung mit dem Ziel der Euthyreose gibt es keine Nebenwirkungen und bei richtiger Indikation auch keine Kontraindikation. Relativ kontraindiziert ist die Anwendung bei Angina-pectoris-Beschwerden und Herzrhythmusstörungen. Bei einer **Überdosierung** entsteht eine sog. **Hyperthyreosis factitia** mit den üblichen Symptomen einer Schilddrüsenüberfunktion: Tremor, Adynamie, Unruhe, Schlaflosigkeit, Gewichtsverlust trotz des gesteigerten Appetits, Schwitzen, Palpitationen, Sinustachykardie, Vorhofflimmern, Angina pectoris, Diarrhö, Osteoporose, Hyperglykämie.

12.2.3 Jodid

Wirkmechanismus und Indikation

Jodid wird zur Synthese der Schilddrüsenhormone benötigt. Behandelt wird mit Kaliumjodid zur Jodsubstitution bei:

- **Struma diffusa,** insbesondere bei jungen Patienten
- **Strumaprophylaxe** bei jungen Patienten, Schwangeren und nach einer Strumaoperation
- in hoher Dosierung: kurzfristige Anwendung als Thyreostatikum (▸ Kap. 12.3.4)
- hoch dosiert bei radioaktiven Unfällen: Vermeidung einer Anreicherung von radioaktivem Jod in der Schilddrüse

Pharmakokinetik

Jodid wird gut resorbiert. Die Ausscheidung erfolgt renal. Es wird in der Schilddrüse gespeichert, sodass die Halbwertszeit sehr lang ist (7 Wochen).

Unerwünschte Wirkungen/Kontraindikationen

Unerwünschte Wirkungen	Kontraindikationen
• praktisch keine, außer bei Jodallergie • bei bestehender Autonomie kann evtl. eine Hyperthyreose ausgelöst werden	• **Schilddrüsenautonomie** • **Hyperthyreose** (außer bei präoperativer Anwendung, sog. Plummern, ▸ Kap. 12.3.4) • **Autoimmunthyreoiditis:** Jod hat einen stimulierenden Einfluss auf die Autoimmunität der Schilddrüse • **Jodallergie** • **Dermatitis herpetiformis Duhring** (Exazerbation unter Jodtherapie)

12.3 Thyreostatika

Wirkstoffe

Perchlorat · Carbimazol · Thiamazol · Propylthiouracil · Jodid (hoch dosiert) · Lithium · Radiojod

12.3.1 Einteilung der Thyreostatika

Im Prinzip kann man Thyreostatika einteilen nach ihrer Wirkung in:

- Hemmstoffe der Jodidaufnahme: Perchlorat
- Hemmstoffe der Hormonsynthese: Carbimazol, Thiamazol, Propylthiouracil
- Hemmstoffe der Hormonfreisetzung: Jodid, Lithium
- Zerstörung von Schilddrüsengewebe: Radiojod

12.3.2 Perchlorat – Hemmung der Jodidaufnahme

Wirkmechanismus

Perchlorat ist ein **Jodinationshemmer,** d.h. es **hemmt kompetitiv** die **Aufnahme von Jodid** in die Thyreozyten (▶ Abb. 12.1).

Indikationen

Perchlorat wird als Alternative zur medikamentösen Behandlung einer Hyperthyreose **bei Unverträglichkeit anderer Thyreostatika** (Thiamazol/Carbimazol bzw. Propylthiouracil) eingesetzt.

Die häufigste Anwendung ist aber die **prophylaktische** Gabe bei Patienten, bei denen durch eine Untersuchung mit jodhaltigen Kontrastmitteln eine thyreotoxische Krise ausgelöst werden kann, z.B. aufgrund einer lang bestehenden Jodmangelstruma.

Cave

Für diese prophylaktische Indikation eignet sich Perchlorat ideal, da es die Aufnahme von Jodid (aus dem jodhaltigen Kontrastmittel) in die Schilddrüse hemmt. Allerdings: Perchlorat wirkt auch nach Absetzen noch für mehrere Wochen, da die Elimination vom Wirkort verzögert ist. Sollte bei diesen Patienten dann eine Therapie z.B. mit Radiojod oder Jod notwendig werden, so muss diese Behandlung erst einmal verschoben werden oder eine alternative Behandlung mit nicht jodhaltigen Präparaten erfolgen.

Pharmakokinetik

- rascher Wirkungseintritt
- unverändert renale Elimination
- plazentagängig

Unerwünschte Wirkungen

Schwere Nebenwirkungen von Perchlorat sind **Agranulozytose** (deshalb Blutbildkontrollen unter Therapie), aplastische Anämie, nephrotisches Syndrom.

12.3.3 Carbimazol, Thiamazol, Propylthiouracil – Hemmstoffe der Hormonsynthese

Es handelt sich um schwefelhaltige Substanzen; alle haben einen Thioharnstoffrest. Propylthiouracil (PTU) ist ein – wie der Name sagt – Thiouracil. Carbimazol und sein aktiver Metabolit Thiamazol sind Mercaptoimidazole.

Wirkmechanismus

Carbimazol, Thiamazol und Propylthiouracil sind **Jodisationshemmer.** Sie **hemmen** also die **Peroxidase** (▶ Abb. 12.1) und dadurch die Umwandlung von Jodid zu Jod, den Einbau von Jod in Tyrosin-Reste und schließlich die Verbindung der Jodtyrosine zu thyreoglobulingebundenem T_3/T_4. Zudem soll eine gewisse zusätzliche immunsuppressive Wirkung bestehen.

- **Thiamazol, Carbimazol** sind stärker thyreostatisch wirksam als PTU.
- **PTU** hemmt zusätzlich in der Peripherie die Umwandlung von T_4 in T_3; allerdings ist die klinische Bedeutung dieser Hemmung umstritten.

Lerntipp

- Perchlorat hemmt die Jodination, also die Jodidaufnahme.
- Die schwefelhaltigen Thyreostatika (Carbimazol, Thiomazol, PTU) hemmen die Jodisation (via Peroxidase), also die Oxidation von Jodid und dessen Einbau an Tyrosinreste des Thyreoglobulins.

Indikationen

Thyreostatika sind Mittel der ersten Wahl zur medikamentösen Therapie der Hyperthyreose:

- bei **Morbus Basedow**
- bei **Schilddrüsenautonomie**
- **vor einer Struma-OP** zur Einstellung einer Euthyreose

- **zu Beginn einer Radiojodtherapie** zur Einstellung einer Euthyreose, da die Wirkung der Radiojodtherapie erst nach mehreren Wochen einsetzt

Anwendung

Gelegentlich erfolgt eine Kombination von Thyreostatika mit L-Thyroxin zur Stabilisierung der Stoffwechsellage und Vermeidung eines Strumawachstums.

Cave

Anwendung bei Hyperthyreose in der Schwangerschaft:

- Eine thyreostatische Therapie ist bei einer Hyperthyreose in der Schwangerschaft notwendig, da sonst ein erhöhtes Abortrisiko besteht.
- Thyreostatika sind plazentagängig, sodass sich beim Fetus eine Struma und **Hypothyreose** (Kretinismus) entwickeln können. Deshalb müssen Thyreostatika so niedrig wie möglich dosiert werden.
- Es darf keine Kombination mit T_4 erfolgen. T_4 ist nämlich nicht plazentagängig. Zur Unterdrückung der hyperthyreoten Symptome bei der Mutter wäre dann bei einer Kombination mit T_4 eine höhere Thyreostatikadosis nötig, die wiederum den Fetus stärker schädigen würde.

Pharmakokinetik

Thyreostatika werden vollständig resorbiert (100 %). Carbimazol ist ein Prodrug und wird zum aktiven Metaboliten Thiamazol umgewandelt. Die **thyreostatische Wirkung tritt verzögert ein (1–4 Wochen),** da keine Wirkung auf bereits synthetisierte Schilddrüsenhormone besteht und die Schilddrüse noch ihre Speicher leeren kann. Die Halbwertszeiten liegen für PTU bei 1,5 h und für die Mercaptoimidazole bei 3 h. Da Thiamazol sich aber in der Schilddrüse anreichert, besteht die biologische Wirkdauer für ca. 24 h. Die Elimination erfolgt via Metabolismus (Oxidation, Glukuronidierung). Wie bereits erwähnt, sind Thyreostatika plazentagängig.

Unerwünschte Wirkungen

Merke

Die zwar seltene, aber gefährlichste Nebenwirkung ist eine **Agranulozytose.**

Bei der Therapie mit Thiamazol, Carbimazol, PTU und Perchlorat müssen die Patienten auf Symptome der Agranulozytose hingewiesen werden (Fieber, Infekte der oberen Luftwege, Halsschmerzen) und in diesem Fall ihr Blutbild untersuchen lassen.

Weitere Nebenwirkungen sind:

- **allergische Reaktionen**
- Anstieg der Leberenzyme, **Cholestase**
- selten: Thrombozytopenie, **Geschmacksstörungen**

12.3.4 Jodid (hoch dosiert) – Hemmstoff der Hormonfreisetzung

Wirkmechanismus

Hoch dosiert mit > 5 mg/d bewirkt Jodid eine **Hemmung der T_3-/T_4-**Freisetzung. Der genaue Mechanismus dieser ja eigentlich paradoxen Wirkung ist noch nicht ganz geklärt. Auf alle Fälle hat er aber seinen eigenen Namen: **Wolff-Chaikoff-Effekt.** Vermutlich wird durch die Inhibition lysosomaler Enzyme (▸ Abb. 12.1) der Abbau von Thyreoglobulin gehemmt, sodass letztendlich weniger Schilddrüsenhormone ins Blut freigesetzt werden. Die Wirkung ist besonders gut bei hyperthyreoten Patienten, weniger gut bei Euthyreose. Da die Hormonfreisetzung gehemmt wird, tritt die Wirkung bereits innerhalb von 24 h ein und damit schneller als bei den zuvor genannten Thyreostatika. Sie hält dafür aber nur 1–2 Wochen an. Anschließend kann sich eine Hyperthyreose entwickeln.

Indikationen

Klassische Indikation für hoch dosiertes Jodid ist die **präoperative** Anwendung bei Patienten mit einer Hyperthyreose.

Cave

Eine Schilddrüsenoperation sollte immer im euthyreoten Zustand erfolgen! Zunächst Behandlung des Patienten mit Thyreostatika. Circa 5–10 d vor der OP kann dann die Gabe von hoch dosiertem Jodid erfolgen („Plummerung").

Ziele des „Plummern" sind:

- Schilddrüsenverkleinerung
- Verminderung der Schilddrüsendurchblutung
- Euthyreose
- Verbesserung der Operabilität

Unerwünschte Wirkungen/Kontraindikationen

Unerwünschte Wirkungen	Kontraindikationen
Hautreizung, Konjunktivitis, Bronchitis, Schnupfen, Reaktivierung einer Tbc, thyreotoxische Krise	Tbc, Jodallergie

12.3.5 Lithium – Hemmstoff der Hormonfreisetzung

Wirkmechanismus und Indikation

Lithium verlängert die Verweildauer von Jodid in der Schilddrüse und **vermindert die Hormonfreisetzung** aus der Schilddrüse. Es wird eher selten bei einer Hyperthyreose eingesetzt, eignet sich aber zur Behandlung einer **thyreotoxischen Krise** infolge einer Jodkontamination.
Alles weitere zum Lithium wie Pharmakokinetik und unerwünschte Wirkungen finden Sie in ▸ Kap. 19.5.

12.3.6 Radiojod zur Zerstörung von Schilddrüsengewebe

Wirkmechanismus

Radiojod (^{131}J) ist ein β- (90 %) und γ-Strahler (10 %). ^{131}J wird in der Schilddrüse wie normales Jodid gespeichert und führt beim Zerfall zu einer **Zerstörung des Gewebes** und somit zur **Verkleinerung der Schilddrüse** und Verminderung der Hormonsynthese.
Bei einer **Hyperthyreose** durch ein autonomes Areal reichert sich ^{131}J TSH-unabhängig im Adenom an, denn wegen der TSH-Suppression (durch die Hyperthyreose) nimmt normales Gewebe kein ^{131}J auf – das Adenom aber schon. Somit lässt sich der autonome Herd durch die β-Strahlen, die eine geringe Reichweite von nur 1 mm haben, **selektiv zerstören.**

Indikationen

Die Radiojodtherapie dient der Behandlung von:

- **Schilddrüsenautonomie**
- **Rezidiv eines Morbus Basedow**
- **Z. n. Strumektomie bei Schilddrüsenkarzinom:** Direkt nach der Strumektomie erhält der Patient noch keine T_4-Substitution, damit der TSH-Spiegel ansteigt, um die Aufnahme von ^{131}J in noch vorhandene Zellen zu verbessern und diese selektiv zu zerstören. Anschließend erfolgt dann die T_4-Gabe in TSH-suppressiver Dosis.
- **Rezidivstruma**

Anwendung

Da die Wirkung der Radiojodtherapie erst nach Wochen einsetzt, ist am Anfang einer Radiojodtherapie bei Hyperthyreose eine medikamentöse thyreostatische Behandlung notwendig (z. B. mit Thiamazol). Zudem erfolgt die Radiojodtherapie in Deutschland nur stationär – zur **Isolierung** des Patienten wegen der abgegebenen Strahlung.

Pharmakokinetik

Die Halbwertszeit von radioaktivem Jod beträgt 8 d.

Unerwünschte Wirkungen

Im Rahmen einer Radiojodtherapie kann eine lokale Entzündung **(Bestrahlungsthyreoiditis)** auftreten und sich eine Späthypothyreose entwickeln, die sich allerdings durch L-Thyroxin problemlos behandeln lässt. Ansonsten können eine **Gastritis** und eine **Sialadenitis** (Entzündung der Speicheldrüsen) auftreten. Das Risiko für genetische Schäden oder ein Karzinom ist nicht erhöht.

12.4 Kalziotrope Hormone

12.4.1 Physiologie

Kalzium und Phosphat sind für den Knochenstoffwechsel wichtig. Sie werden im Darm resorbiert, hauptsächlich im Knochen gespeichert und über die Nieren ausgeschieden. Dieser Kreislauf unterliegt einer engen endokrinen Kontrolle durch Parathormon, Kalzitonin und Vitamin D_3.

12.4.1.1 Parathormon

Parathormon (PTH) ist ein Polypeptidhormon der Nebenschilddrüse, das aus 84 Aminosäuren besteht. Für die biologische Funktion sind jedoch nur die ersten (N-terminalen) 34 Aminosäuren wichtig.

Funktion

Parathormon erhöht den Kalziumspiegel und senkt den Phosphatspiegel im Blut.

Wirkungen auf die Niere

PTH steigert die Kalziumresorption im distalen Tubulus der Niere und erhöht die Phosphatausscheidung im proximalen Tubulus. Außerdem stimuliert es die Synthese von Vitamin D_3.

Wirkungen auf den Darm

Über Vitamin D_3 erhöht es die Resorption von Kalzium und Phosphat im Darm (indirekter PTH-Effekt).

Wirkungen auf den Knochen

Im Knochen hat PTH sowohl knochenabbauende Wirkungen, indem es die Osteoklasten aktiviert und Kalzium freisetzt, als auch knochenaufbauende Wirkungen über eine Stimulation von Osteoblasten und Hemmung der Apoptose von Osteoblasten. Insgesamt überwiegt die knochenaufbauende Wirkung.

Regulation

Niedrige Kalziumspiegel führen zur vermehrten PTH-Freisetzung, hohe Kalziumspiegel hemmen die PTH-Sekretion.

12.4.1.2 Kalzitonin

Kalzitonin ist ein Polypeptidhormon, das in den C-Zellen der Schilddrüse gebildet wird.

Funktion

Kalzitonin ist für gewisse Wirkungen ein „Antagonist" von Parathormon. Es senkt den Kalziumspiegel im Blut. Wie Parathormon senkt es aber auch den Phosphatspiegel.

Abgesehen von der Wirkung auf den Kalzium- und Knochenstoffwechsel hat Kalzitonin analgetische Wirkungen, was therapeutisch bei Knochenschmerzen genutzt wird.

Wirkungen auf die Niere

Kalzitonin fördert die Ausscheidung von Kalzium und Phosphat über die Nieren.

Wirkungen auf den Darm

Auf den Darm hat es keine Wirkungen.

Wirkungen auf den Knochen

Im Knochen hemmt es die Freisetzung von Kalzium und Phosphat und fördert deren Einbau in den Knochen, u. a. durch Hemmung der Osteoklastenaktivität.

Regulation

Die Kalzitoninsekretion wird durch hohe Kalziumspiegel gesteigert und durch niedrige Kalziumspiegel gehemmt. Außerdem fördert Nahrungsaufnahme über gastrointestinale Hormone (Gastrin, Cholezystokinin) die Kalzitoninfreisetzung, sodass das mit der Nahrung aufgenommene Kalzium rasch im Knochen eingebaut wird.

12.4.1.3 Vitamin D_3

Vitamin D_3 wird heutzutage mit zu den Steroidhormonen gezählt, da es in Haut, Leber und Niere synthetisiert wird, ins Blut abgegeben wird und auf den Knochen wirkt (sozusagen endokrine Wirkungen hat). Wie andere Steroidhormone bindet Vitamin D_3 an intrazelluläre Rezeptoren und beeinflusst die Gentranskription, wobei mittlerweile über 6.000 Zielgene bekannt sind. Das lässt bereits vermuten, dass Vitamin D_3 nicht nur für den Knochen- und Kalziumstoffwechsel von Bedeutung ist. So scheint es andere chronische Erkrankungen wie z. B. KHK, Atemwegserkrankungen und Malignome zu beeinflussen, sodass das Risiko, an den genannten Erkrankungen zu versterben, bei sehr niedrigen Vitamin-D_3-Spiegeln erhöht ist.

Synthese

Vitamin D_3 kann vom Körper selbst gebildet werden. Die endogene Synthese deckt sogar den Hauptteil des Vitamin-D-Bedarfs ab (80–90 %). Zusätzlich werden Vitamin-D-Formen aus der Nahrung aufgenommen.

Grundbaustein vom Vitamin D_3 ist Cholesterol, das über Zwischenstufen in der Haut unter Einwirkung von UV-Strahlen zu Cholekalziferol umgewandelt wird. Nachfolgend wird es in der Leber hydroxyliert zum 25-Hydroxy-Cholekalziferol (Kalzidiol). Das ist weitestgehend inaktiv und stellt die Speicherform von Vitamin D_3 dar. Erst in der Niere wird der biologisch aktive Metabolit 1,25-Dihydroxycholekalziferol (Kalzitriol) gebildet.

Lerntipp

Achtung Stolperfalle:

- Kalzitriol ist Vitamin D_3: erhöht Kalziumspiegel
- Kalzitonin ist das Hormon der Schilddrüse: senkt Kalziumspiegel

Funktion

Die Hauptfunktion von Vitamin D_3 besteht in der Erhöhung der Kalziumkonzentration im Blut.

Wirkungen auf die Niere

In der Niere fördert Vitamin D_3 die Rückresorption von Kalzium und hemmt die Phosphatresorption.

Wirkungen auf den Darm

Es steigert die intestinale Kalzium- und Phosphatresorption.

Wirkungen auf den Knochen

Im Knochen aktiviert es zwar die Osteoklastenaktivität, um die Kalziummobilisation aus dem Knochen zu unterstützen, durch die Erhöhung der Kalziumkonzentration im Blut gewährleistet

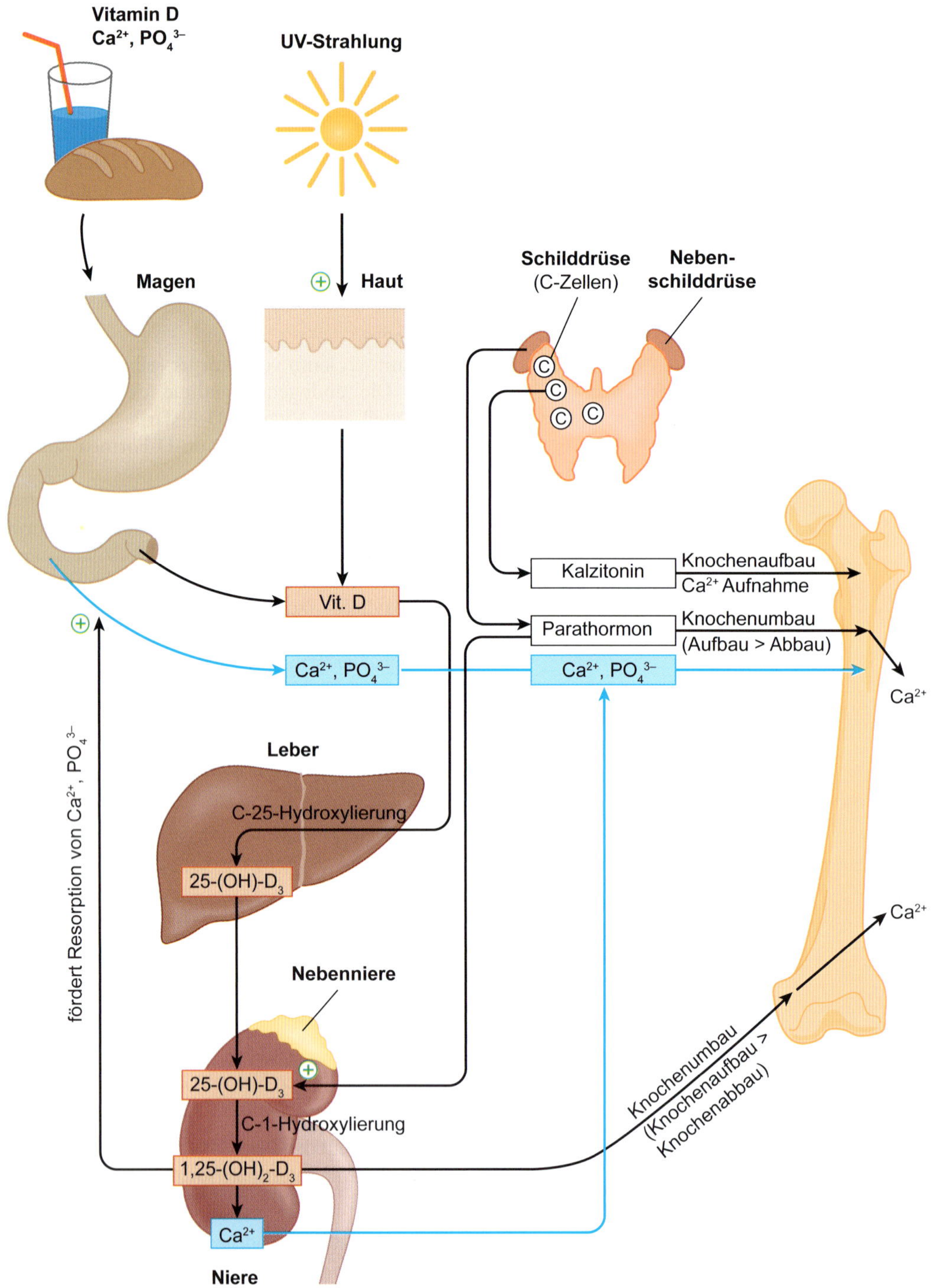

Abb. 12.2 Kalzium- und Knochenstoffwechsel mit Darstellung wichtiger Wirkungen der kalziotropen Hormone

Tab. 12.1 Wirkungen der kalziotropen Hormone

	Hauptfunktion	Niere	Darm	Knochen
Parathormon	Ca^{2+}-Spiegel ↑, P^--Spiegel ↓	Ca^{2+}-Resorption ↑ P^--Resorption ↓ Vitamin-D_3-Synthese ↑	indirekte Wirkung über Vitamin D_3	Ca^{2+}-Freisetzung ↑, Knochenumbau (Aufbau>Abbau)
Kalzitonin	Ca^{2+}-Spiegel ↓, P^--Spiegel ↓	Ca^{2+}-Resorption ↓ P^--Resorption ↓	Ø	Ca^{2+}-Einbau ↑, Hemmung der Osteoklasten
Vitamin D_3	Ca^{2+}-Spiegel ↑	Ca^{2+}-Resorption ↑ P^--Resorption ↓	Ca^{2+}-Resorption ↑ P^--Resorption ↑	Ca^{2+}-Freisetzung ↑, Knochenumbau (Aufbau>Abbau)

Vitamin D_3 aber eine ausreichende Mineralisation des Knochens und die Knochenneubildung. Insgesamt überwiegen daher die knochenaufbauenden Effekte.

Regulation

Parathormon und niedrige Kalzium-/Phosphatspiegel stimulieren die 25-Hydroxylase in der Niere, die 1,25-Dihydroxycholekalziferol (Kalzitriol) bildet.

12.4.2 Kalziotrope Hormone zur Therapie

12.4.2.1 Parathormon und Teriparatid

Wirkstoffe

Parathormon ·Teriparatid

Wirkmechanismus

Die Funktion des Parathormons kann imitiert werden durch:

- gentechnisch hergestelltes Parathormon, das mit dem natürlichen PTH identisch ist und alle 84 Aminosäuren umfasst
- Teriparatid, das ebenfalls gentechnisch hergestellt ist und die aktive Sequenz vom Parathormon (Aminosäuren 1–34) umfasst

Wie endogenes Parathormon haben die Präparate osteoanabole Wirkungen. Sie führen zwar über eine Aktivierung der Osteoklasten zu einer Knochenresorption und Kalziumfreisetzung. Schließlich ist die Hauptaufgabe von PTH die Steigerung der Blutkalziumkonzentration. Allerdings stimuliert PTH auch die Proliferation und Differenzierung von Osteoblasten und aktiviert sie. Es überwiegen diese osteoanabolen Wirkungen, daher kommt es zur **Knochenneubildung.** In Studien wurden eine Erhöhung der Knochendichte und eine Reduktion von Wirbelkörperfrakturen gezeigt.

Indikation

Zur subkutanen Anwendung bei der Therapie der **Osteoporose bei postmenopausalen Frauen (Parathormon, Teriparatid)** und **Männern mit hohem Frakturrisiko (nur Teriparatid).**

Unerwünschte Wirkungen/Kontraindikationen

Unerwünschte Wirkungen	Kontraindikationen
Hyperkalzämie, Übelkeit	Niereninsuffizienz, Hyperkalzämie, metabolische Knochenerkrankungen (z. B. Morbus Paget)

12.4.2.2 Kalzitonin

Wirkmechanismus und Indikationen

Kalzitonin vermindert den Knochenabbau durch **Hemmung der Osteoklasten.** Außerdem senkt es die Kalziumkonzentration im Blut. Unabhängig davon hat es analgetische Effekte, die sich bei osteoporotischen oder osteolytischen Knochenschmerzen nutzen lassen. Aus diesen Wirkungen ergeben sich die Indikationen:

- **Osteoporose:** Kalzitonin ist dabei ein **Reservemedikament,** wenn Kontraindikationen gegen Bisphosphonate oder Raloxifen bestehen
- Morbus Paget
- Morbus Sudeck
- Knochenmetastasen
- schwere Hyperkalzämie

Anwendung

Verwendet wird synthetisches Lachs-Kalzitonin, das länger und stärker wirkt als humanes Kalzitonin. Da Kalzitonin ein Polypeptidhormon ist, muss es parenteral angewandt werden. Es eignet sich die intranasale, intramuskuläre, intravenöse und subkutane Applikation (also ziemlich alles außer oral und transdermal).

Unerwünschte Wirkungen

Vom Wirkmechanismus lässt sich die Hypokalzämie erklären, die jedoch vermieden werden sollte. Ansonsten können lokale allergische Reaktionen sowie gastrointestinale Beschwerden und Flush auftreten.

12.4.2.3 Vitamin D_3

Die Vitamin-D_3-„Versorgung“ ist in Deutschland sicherlich nicht optimal, auch wenn bei der Mehrheit der Bevölkerung kein echter Vitamin-D_3-Mangel vorliegt (definiert als 25-Hydroxyvitamin D < 30 nmol/l bzw. 12 ng/ml). Die optimalen Blutkonzentrationen (≥ 50 nmol/l bzw. 20 ng/ml) zur Nutzung der präventiven Wirkungen von Vitamin D_3 werden jedoch bei fast 60 % der Deutschen nicht erreicht – und zwar insbesondere in den Wintermonaten.

Wirkmechanismus

Vitamin D_3 fördert die Knochenmineralisation und den Knochenumbau (Knochenaufbau > Knochenabbau). Es erhöht die Kalziumkonzentration im Blut. Darüber hinaus scheint Vitamin D_3 weitreichende Wirkungen auf Erkrankungen des Herz-Kreislauf-Systems, der Atemwege und bei der Tumorbildung zu besitzen.

Indikation

Vitamin D_3 stellt die Basis der Prophylaxe und Therapie der Osteoporose dar. Die prophylaktische Gabe ist aber nur bei Risikogruppen notwendig, da durch ausreichende Sonnenexposition (s. u. „Anwendung“) endogen genügend Vitamin D_3 synthetisiert wird.
Risikopatienten sind Säuglinge, ältere Personen (≥ 65 Jahre), Personen, die z. B. aus religiösen Gründen nur mit gänzlich bedecktem Körper ins Freie gehen.

Anwendung

Um optimale Vitamin-D_3-Spiegel aufrechtzuerhalten, ist nach den Empfehlungen der Deutschen Gesellschaft für Ernährung in den Monaten März bis Oktober eine tägliche **Sonnenexposition** von 5–25 min (je nach Hauttyp) auf Gesicht, Hände und Unterarme ausreichend (ohne natürlich Sonnenbrand auszulösen!). In den Wintermonaten wird von den Vitamin-D_3-Speichern gelebt, da in Deutschland dann die Sonnenbestrahlung nicht stark genug ist, um ausreichend Vitamin D zu bilden.
Die orale Einnahme von Vitamin D_3 wird nur bei Risikogruppen empfohlen. Die generelle Substitution von Vitamin D_3, die derzeit en vogue ist und Parallelen zu vielen Vitaminsupplementationen in der Vergangenheit aufweist (z. B. Vitamin E), um „vorsorglich“ allen möglichen Erkrankungen von Herzinfarkt bis Krebs vorzubeugen, wird nicht empfohlen und ist wissenschaftlich nicht belegt. Nach derzeitigem Stand der Wissenschaft hat Vitamin D_3 überzeugende präventive Wirkungen (nur) auf den Knochenstoffwechsel und vermeidet Frakturen.

Unerwünschte Wirkungen

Ein „Zuviel“ an Vitamin D_3 gibt es nur bei überhöhter oraler Zufuhr. Selbst Sonnenanbeter werden endogen keine Vitamin-D_3-Überdosierung selbst synthetisieren. Bei Einnahme hoher Dosen von Vitamin D_3 können Nierensteine und Nierenverkalkungen auftreten.

12.5 Weitere Pharmaka zur Beeinflussung des Kalzium- und Knochenstoffwechsels

Wirkstoffe

Kalzium · Bisphosphonate · Strontiumranelat · Denosumab · selektive Estrogenrezeptormodulatoren · Estrogene · Fluorid · Kalzimimetika

12.5.1 Kalzium

Wirkmechanismus

Kalzium besitzt im Körper vielfältige Funktionen (z. B. Kontraktion von Muskelzellen, Blutgerinnung, Freisetzung von sekretorischen Vesikeln). Zudem ist es mit Phosphat Hauptbestandteil von Knochen (und Zähnen; ▸ Abb. 12.2). Kalzium im Blut vermindert die Knochenresorption durch Reduktion des PTH-Spiegels.

Indikation

Kalzium stellt wie Vitamin D_3 die Grundlage jeder **Osteoporosetherapie und -prophylaxe** dar.
Weitere Indikationen sind:

- Ernährungs- oder malabsorptionsbedingter Kalziummangel
- Hypoparathyreoidismus

Anwendung

Bei der Osteoporoseprophylaxe/-therapie sollte eine **kalziumreiche Diät** eingehalten werden. Empfohlen werden **1.000 mg Kalzium pro Tag,** das **mit der Nahrung** aufgenommen werden kann. Mehr als 1.500 mg sollten es aber nicht sein. Derzeit gibt es einen Trend zur Zurückhaltung bezüglich der Gabe von Kalziumpräparaten, denn höhere Kalziumdosierungen (ohne Vitamin D_3) waren in einigen Studien mit einem erhöhten Risiko für Herzinfarkte verbunden, u. U. infolge einer vermehrten Kalzifikationen der Gefäße

12.5.2 Bisphosphonate

Wirkstoffe

Etidronat · Alendronat · Risedronat · Zoledronat

Lerntipp

Es gibt noch weitere Bisphosphonate, sie enden typischerweise alle auf *-dronat.* Gern wird auch statt der Endung -dronat von -dronsäure gesprochen (z. B. Risedronsäure).

Wirkmechanismus

Bisphosphonate sind Analoga von Pyrophosphat. Sie binden spezifisch an Hydroxyapatitkristalle im Knochen und verhindern die Kristallauflösung. Die **Osteoklastenaktivität wird durch Bisphosphonate gehemmt (antiresorptiver Effekt).** Die Knochenneubildung wird nicht gehemmt, sodass es zum Zugewinn an Knochenmasse kommt und durch den Einbau von Kalzium die Blutkalziumkonzentration abnimmt.

Bisphosphonate **stabilisieren und erhöhen die Knochendichte** und reduzieren das Risiko osteoporotisch bedingter Frakturen.

Für Etidronat wurde in hoher Dosierung eine Hemmung der normalen Knochenmineralisation beschrieben.

Lerntipp

Vorsicht IMPP-Stolperfalle: Zur Behandlung der Osteoporose eignen sich Bisphosphonate, aber keine Phosphate.

Indikationen

Angewandt werden Bisphosphonate bei verschiedenen Knochenerkrankungen, allerdings haben die einzelnen Präparate meist nur die Zulassung für einen Teil der nachfolgend genannten Indikationen:

- Therapie der Osteoporose
- Morbus Paget
- tumorinduzierte Hyperkalzämie
- Knochenmetastasen
- Plasmozytom

Anwendung

Merke

Bisphosphonate sollen frühmorgens 30–60 min vor der Nahrungsaufnahme in aufrechter Position und mit ausreichend Flüssigkeit eingenommen werden. Grund: schlechte Resorption, wenn nicht nüchtern, und Schädigung der Ösophagusschleimhaut, wenn die Tablette im Ösophagus verweilt.

Pharmakokinetik

Bisphosphonate haben eine extrem schlechte orale Bioverfügbarkeit (bei einzelnen Substanzen sogar < 1 %), die nüchtern noch am besten ist. Das, was resorbiert wurde, wird zu 50 % in den Knochen eingebaut, der Rest wird unverändert renal eliminiert. Und das, was in den Knochen eingebaut wurde, bleibt dann dort für Jahre. Die biologische Halbwertszeit von Alendronat liegt z. B. bei > 10 Jahre. Somit wirken die Substanzen wahrscheinlich noch lange nach dem Absetzen.

Unerwünschte Wirkungen

Bisphosphonate sind starke Säuren, die die Schleimhäute schädigen können. Deshalb können **gastrointestinale Beschwerden** bis hin zu Ösophagusulzera auftreten. Außerdem kann es sehr selten zu **Kiefernekrosen** kommen.

12.5.3 Strontiumranelat

Wirkmechanismus

Strontiumranelat **hemmt den Knochenabbau und stimuliert den Knochenaufbau** (antiresorptiv + osteoanabol). Strontiumionen verhalten sich ähnlich wie Kalziumionen: sie reichern sich im Knochen an und stimulieren die Kalziumsensoren in der Nebenschilddrüse. Außerdem beeinflussen sie die Zelldifferenzierung. Bei postmenopausalen

Frauen wird die Knochendichte erhöht und das Risiko für Wirbelkörperfrakturen gesenkt.

Indikation
Deshalb sind sie zur Therapie der Osteoporose bei postmenopausalen Frauen indiziert.

Pharmakokinetik
Strontiumranelat wird nicht metabolisiert und unverändert über Niere und Magen-Darm-Trakt eliminiert.

Unerwünschte Wirkungen
Es besteht ein leicht erhöhtes Risiko für venöse Thromboembolien.

12.5.4 Denosumab

Wirkmechanismus
Denosumab ist ein humaner **Antikörper,** der den sog. **RANK-Liganden bindet und die Interaktion des RANK-Liganden mit seinem Rezeptor auf Osteoklasten verhindert** (RANK steht für Receptor Activator of Nuclear Factor κB). Der RANK-Ligand wird von Osteoblasten gebildet und stimuliert die Differenzierung und Reifung von Osteoklasten. Denosumab **hemmt** dadurch die **Reifung und Funktion der Osteoklasten** und verkürzt deren Lebensdauer. Somit wird der **Knochenabbau gehemmt** (antiresorptiv).
Die antiresorptive Wirkung tritt schnell ein (3 d) und hält lange an (6 Monate), ist aber danach reversibel. Bei postmenopausalen Frauen wird die Knochendichte erhöht und das Risiko für Hüft- und Wirbelkörperfrakturen gesenkt.

Indikation und Anwendung
Denosumab wird zur Therapie der **Osteoporose bei postmenopausalen Frauen** und bei **Männern mit Prostatakarzinom** mit erhöhtem Frakturrisiko verwendet. Dafür wird Denosumab alle 6 Monate s. c. injiziert.

Pharmakokinetik
Denosumab ist ein Immunglobulin und wird unabhängig von Leber und Niere wieder in seine „einzelnen Bestandteile zerlegt", d. h. degradiert zu Peptiden und Aminosäuren.

Unerwünschte Wirkungen
Es wird über das vermehrte Auftreten von Infektionen der Harn- und Atemwege berichtet.

12.5.5 Selektive Estrogenrezeptormodulatoren (SERM)

Wirkstoffe

Raloxifen · Bazedoxifen

Selektive Estrogenrezeptormodulatoren (SERM) sind ausführlich in ► Kap. 9.4.1.4 beschrieben. Raloxifen ist bereits seit über 10 Jahren auf dem Markt. Bazedoxifen ist ein neues Analogpräparat, das sich wie Raloxifen verhält.

Wirkmechanismus
Selektive Estrogenrezeptormodulatoren (SERM) haben gewebsspezifisch agonistische und antagonistische Wirkungen an Estrogenrezeptoren.

Merke

Für Raloxifen und Bazedoxifen bedeutet das, sie sind:
- Estrogenrezeptoragonist im Knochen (antiresorptiv)
- Estrogenrezeptorantagonist in Brustgewebe und Endometrium

Bei postmenopausalen Frauen mit Osteoporose wird die Inzidenz vertebraler Frakturen vermindert, die Knochenmasse erhalten und die Knochendichte erhöht.

Indikation
Raloxifen wird zur **Behandlung und Prävention der Osteoporose bei postmenopausalen Frauen** eingesetzt. Bazedoxifen hat eine Zulassung zur Osteoporosetherapie (nicht Prophylaxe).

Pharmakokinetik
Die Substanzen haben eine geringe orale Bioverfügbarkeit aufgrund eines starken First-pass-Metabolismus. Die Halbwertszeit liegt bei 30 h. Nach Metabolisierung erfolgt die biliäre Elimination.

Unerwünschte Wirkungen
Wie Estrogene erhöhen auch Raloxifen und Bazedoxifen das Risiko für venöse thromboembolische Ereignisse. Zudem treten Hitzewallungen vermehrt auf. Da die Substanzen ein Antiestrogen auf Brustdrüse und Endometrium sind, ist das Krebsrisiko nicht erhöht (im Gegensatz zu einer Estrogentherapie).

12.5.6 Estrogene

In älteren Studien wurde zwar ein Nutzen der Estrogene bei der Reduktion osteoporotisch bedingter Frakturen gezeigt, dennoch stehen mittlerweile die Risiken einer Hormontherapie im Vordergrund: Mammakarzinom ↑, Endometriumkarzinom ↑ (deshalb Kombination mit Gestagenen), KHK-Risiko ↑, Schlaganfälle ↑, Thrombosen ↑.

Indikation

Estrogene werden nur noch für frakturgefährdete Patientinnen verwendet, bei denen eine Kontraindikation gegen Bisphosphonate oder Raloxifen/Bazedoxifen besteht. Bei nichthysterektomierten Frauen muss eine Kombination mit Gestagenen erfolgen. Alles Weitere in ▸ Kap. 9.4.1.

12.5.7 Fluorid

Wirkmechanismus

Im Knochen bilden sich unter einer Therapie mit Fluorid **Fluorapatitkristalle,** die stabiler sind als Hydroxyapatitkristalle. Die Aktivität der Osteoblasten wird stimuliert. Es wird neuer Knochen gebildet, und die Knochendichte erhöht sich, allerdings sind die Stabilität und Qualität des neu gebildeten Knochens vermindert. Die Wirkung tritt verzögert ein (Monate).
Die Wirksamkeit in Bezug auf die Erhöhung der Knochendichte und die Reduktion des Frakturrisikos sind allerdings umstritten.

Unerwünschte Wirkungen

Nebenwirkungen sind häufig (50 %):

- **gastrointestinale Beschwerden, Gelenkschmerzen**
- bessere Verträglichkeit durch Low-dose- und Retardpräparate
- Nonresponder in 25 %

12.5.8 Kalzimimetika

Wirkstoffe

Cinacalcet

Wirkmechanismus

Cinacalcet greift in den Regulationskreis – niedrige Kalziumspiegel – PTH-Freisetzung aus der Nebenschilddrüse – ein. Bei einer Niereninsuffizienz ist dieser Mechanismus verstärkt, da die Blutkalziumspiegel infolge einer verminderten Vitamin-D_3-Synthese durch die insuffizienten Nieren sinken. Dieser sekundäre Hyperparathyreoidismus führt zum Knochenabbau (um Kalzium zu mobilisieren). Cinacalcet bindet an die Kalziumsensoren der Nebenschilddrüse und „gaukelt" eine höhere Kalziumkonzentration vor als tatsächlich vorhanden ist. Dadurch nimmt die Parathormonfreisetzung ab. In der Folge wird weniger Kalzium aus dem Knochen freigesetzt, da weniger Knochen abgebaut wird. Parallel zur Abnahme der PTH-Konzentration nimmt der Kalziumspiegel im Blut ab. Gleichzeitig wird auch weniger Phosphat aus dem Knochen freigesetzt, sodass mit Cinacalcet auch die Hyperphosphatämie bei terminaler Niereninsuffizienz behandelt wird.

Indikation

Cinacalcet wird zur Behandlung des **sekundären Hyperparathyreoidismus** bei terminaler dialysepflichtiger Niereninsuffizienz verwendet. Außerdem dient es der Behandlung einer **Hyperkalzämie bei Nebenschilddrüsenkarzinom** und **primärem Hyperparathyreoidismus.**

12.6 Zu guter Letzt

Klinischer Fall

1. Bei einem Patienten mit einer latenten Hyperthyreose ist die Gabe von jodhaltigem Kontrastmittel zur Diagnostik unbedingt notwendig. Wie würden Sie den Patienten zum Schutz vor einer thyreotoxischen Krise vorbehandeln?
2. Ein gesunder Medizinstudent möchte von Ihnen Vitamin-D-Präparate rezeptiert bekommen, weil er gelesen hat, dass Vitamin D vor diversen chronischen Erkrankungen schützt? Was raten Sie dem jungen Mann?

Antworten:

1. Mit Perchlorat: Dadurch kann die Jodidaufnahme (Jodinationshemmer) in die Schilddrüse gehemmt werden. Gegebenenfalls zusätzlich noch die Gabe eines Jodisationshemmers (z. B. Thiamazol), der durch Hemmung der Peroxidase die Umwandlung von Jodid zu Jod, den Einbau von Jod in Tyrosin-Reste und schließlich die Verbindung der Jodtyrosine zu thyreoglobulingebundenem T_3/T_4 verhindert.
2. Es ist noch nicht bewiesen, dass die prophylaktische Einnahme von Vitamin D_3 vor Erkrankungen wie Herzinfarkt und Krebs schützt und lebensverlängernd ist. Lediglich nachgewiesen ist die präventive Wirkung

auf den Knochenstoffwechsel. Zudem ist ein echter Mangel an Vitamin D_3 selten, obwohl die optimalen und empfohlenen Konzentrationen in Deutschland bei 60 % der Bevölkerung nicht erreicht werden. Da 90 % des Vitamin-D_3-Bedarfs durch die endogene Synthese abgedeckt werden, ist eine ausreichende Sonnenexposition von 5–25 min täglich (je nach Hauttyp) auf Gesicht, Hände und Unterarme notwendig (und ausreichend). Die zusätzliche orale Einnahme von Vitamin D_3 ist dann (bei dem gesunden jungen Mann) nicht notwendig.

Lerntipp

Wenn Sie jetzt den klinischen Einsatz der in diesem Kapitel abgehandelten Pharmaka lernen möchten, lesen Sie bitte weiter in

- ► Kap. 35: Behandlung von Schilddrüsenerkrankungen
- ► Kap. 36: Therapie der Osteoporose

13 Pharmaka zur Senkung erhöhter Lipid- und Harnsäurewerte

13.1 Wegweiser ... 181
13.2 Lipoproteinstoffwechsel ... 181
13.3 Fettsenker ... 183
13.3.1 HMG-CoA-Reduktasehemmer (Statine) ... 183
13.3.2 Cholesterinresorptionshemmer ... 186
13.3.3 Anionenaustauscher ... 186
13.3.4 Fibrate ... 187
13.3.5 Nikotinsäure ... 188
13.3.6 Neuartige Lipidsenker ... 188
13.3.7 Zusammenfassung Lipidsenker ... 189
13.4 Harnsäurestoffwechsel ... 189
13.5 Pharmaka zur Senkung erhöhter Harnsäurespiegel ... 190
13.5.1 Urikostatika ... 190
13.5.2 Urikosurika ... 191
13.5.3 Urikolytikum ... 192
13.6 Pharmaka zur Behandlung des akuten Gichtanfalls ... 192
13.6.1 Colchicin ... 192
13.6.2 Analgetika und Antiphlogistika ... 193
13.7 Zu guter Letzt ... 193

IMPP-Hits

Fragen zu Lipidsenkern wurden deutlich häufiger gestellt als zu den Pharmaka des Harnsäurestoffwechsels. Wenn man dann die beiden Gebiete getrennt betrachtet, so wurden in absteigender Häufigkeit vom IMPP Fragen zu folgenden Themenkomplexen gestellt:

Lipidsenker:

1. HMG-CoA-Reduktasehemmer (¾ aller Lipidsenker-Fragen).
2. Der Rest verteilt sich auf Fibrate und Anionenaustauscher.

Pharmaka für den Harnsäurestoffwechsel:

1. Allopurinol (insbes. Wechselwirkungen) und NSAID (für die Akuttherapie)
2. Colchicin und Urikosurika
3. Rasburicase

13.1 Wegweiser

In diesem Kapitel werden Pharmaka vorgestellt, die zur Behandlung erhöhter Fett- und Harnsäurewerte verwendet werden. Zunächst werden die physiologischen Abläufe im Fettstoffwechsel (► Kap. 13.2) und Harnsäurestoffwechsel (► Kap. 13.4) kurz erläutert und mögliche Angriffspunkte zur pharmakologischen Beeinflussung genannt. In dem jeweilig folgenden Kapitel (► Kap. 13.3 und ► Kap. 13.5) werden dann die einzelnen Wirkstoffklassen zur Senkung erhöhter Lipidspiegel und erhöhter Harnsäurewerte ausführlich beschrieben.

13.2 Lipoproteinstoffwechsel

Nahrungsfette (Triglyzeride, Cholesterin, Cholesterinester, Phospholipide) werden vom Darm resorbiert (► Abb. 13.1). Cholesterin wird dabei in die Enterozyten über den Steroltransporter, dem Niemann-Pick-C1-like-1-Protein (kurz NPC1L1) aufgenommen und dort durch die Acyl-Coenzym-A-Cholesterol-Acyltransferase Typ 2 (ACAT-2) verestert. Vom Enterozyten werden die Fette als **Chylomikronen** über die Lymphe an das Blut abgegeben. Die **Lipoproteinlipase** (LPL) des Kapillarendothels spaltet aus den Chylomikronen **Fettsäuren** ab, die von der Muskulatur und vom Fettgewebe aufgenommen werden. Übrig bleiben **Remnants,** die in die Leber gelangen.

Die Leber selbst synthetisiert Triglyzeride und Cholesterin und gibt sie als **VLDL** (Very-Low-Density-Lipoprotein) ins Blut ab. Auch aus den VLDL werden durch die LPL Fettsäuren abgespalten, es entstehen **IDL** (Intermediate-Density-Lipoprotein), die entweder von der Leber aufgenommen werden oder nach Abspaltung von Triglyzeriden zu **LDL** (Low-Density-Lipoprotein) umgewandelt werden.

LDL werden von Leberzellen oder peripheren Zellen über LDL-Rezeptoren aufgenommen **(rezeptorvermittelte Endozytose).** In der Zelle wird das LDL in Cholesterin und Fettsäuren gespalten, der LDL-Rezeptor wird zur erneuten Verwendung wieder an die Zelloberfläche geschleust. Das Cholesterin wird entweder verbraucht (z. B. zum Membranaufbau) oder als Ester gespeichert. **Folgen** der LDL-Cholesterinaufnahme sind:

- **Hemmung** der Neusynthese der **HMG-CoA-Reduktase:** dadurch sinkt die De-novo-Synthese von Cholesterin
- **Hemmung** der Neusynthese von **LDL-Rezeptoren:** dadurch nimmt die LDL-Aufnahme aus dem Blut ab

Die Leber gibt außerdem **HDL** (High-Density-Lipoprotein) ab, die in der Peripherie **Cholesterin aufnehmen** und entweder nach Veresterung auf IDL übertragen oder selbst wieder von der Leber aufgenommen werden.

Aus Cholesterin synthetisiert die Leber u. a. **Gallensäuren,** die in den Darm abgeben werden. Dort unterliegen sie einem enterohepatischen Kreislauf bzw. werden mit dem Fäzes ausgeschieden (< 10 % der Gallensäuren).

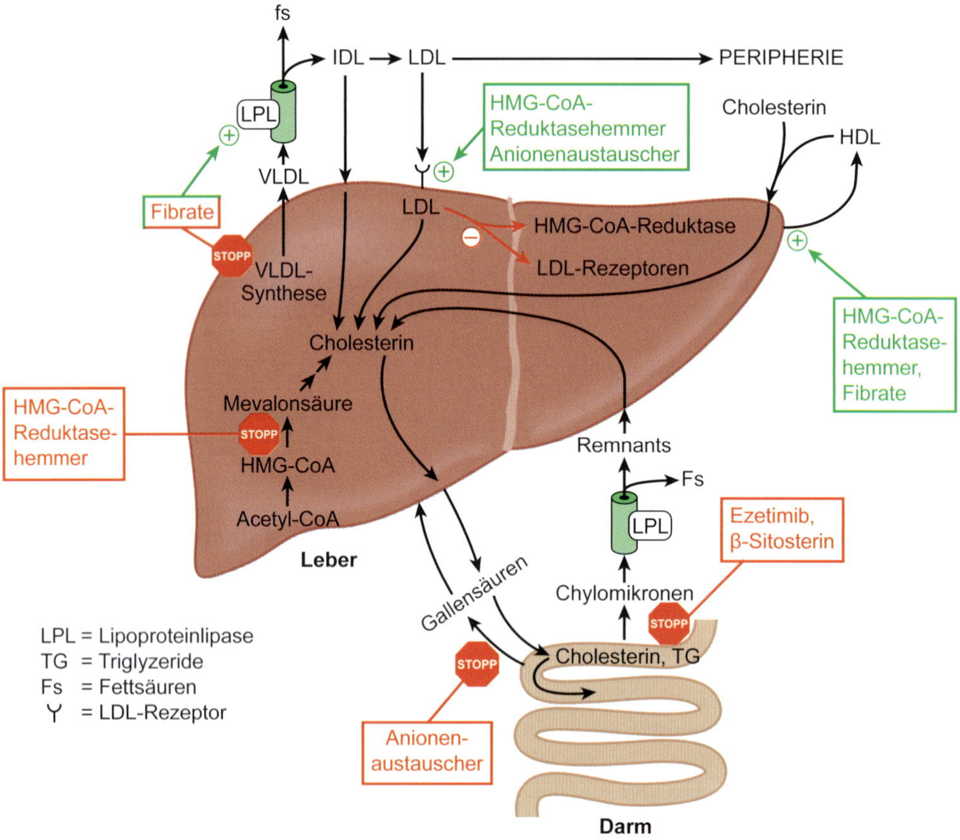

Abb. 13.1 Lipoproteinstoffwechsel und Angriffspunkte bzw. Wirkungen verschiedener Fettsenker

13.3 Fettsenker

Therapeutisch werden erhöhte Lipidwerte durch folgende Angriffspunkte vermindert:

- Steigerung der LDL-Cholesterinaufnahme in die Leber (HMG-CoA-Reduktasehemmer)
- Hemmung der Cholesterinresorption aus dem Darm (Ezetimib, β-Sitosterin)
- Unterbrechung des enterohepatischen Kreislaufs von Gallensäuren und dadurch bedingte vermehrte Cholesterinaufnahme in die Leber zur Gallensäuresynthese (Anionenaustauscher)
- beschleunigter Abbau triglyzeridreicher Lipoproteine und verminderte Freisetzung von Triglyzeriden aus der Leber (Fibrate)
- Hemmung der hepatischen VLDL-Sekretion und intestinalen Chylomikronenfreisetzung (MTP-Inhibitoren)
- Hemmung der Apo-B100-Translation, dem Hauptapolipoprotein von LDL und VLDL (Antisense Oligonukleotide gegen Apolipoprotein B100)

Die beiden letztgenannten Wirkstoffklassen sind in Deutschland (noch) nicht verfügbar und werden aufgrund der Nebenwirkungen allenfalls die „Nische" der seltenen homozygoten familiären Hypercholesterinämie besetzen.

13.3.1 HMG-CoA-Reduktasehemmer (Statine)

Wirkstoffe

Atorvastatin · Fluvastatin · Lovastatin · Pitavastatin · Pravastatin · Rosuvastatin · Simvastatin

Lerntipp

HMG-CoA-Reduktasehemmer enden üblicherweise auf *-statin*. Deshalb nennt man gleich die gesamte Wirkstoffklasse so.

Lerntipp

Statine sind für das IMPP ein wichtiges Prüfungsgebiet. Am häufigsten wurden die Nebenwirkungen (Muskelschmerzen, CK-Anstieg) abgefragt. Oft wurden auch Fragen zum Wirkmechanismus und zu Wechselwirkungen mit anderen Medikamenten gestellt. Etwas seltener gab es noch Fragen zur Pharmakokinetik, die dann aber sehr genau, z. B. mit Namen der Cytochrom-Isoform waren. Man könnte am Ende fast denken, dass Statine in Anbetracht dieser vielen IMPP-Fragen zu Wechselwirkungen und Myopathierisiko alles Mögliche sind, nur nicht gut verträglich. Merken Sie sich aber, dass Statine von den Patienten gut vertragen werden und dass sie im Gegensatz zu anderen Medikamenten wie Antidiabetika oder Blutverdünnern nicht perioperativ abgesetzt werden müssen.

HMG-CoA-Reduktasehemmer (= Statine) sind gut verträgliche, stark wirksame und die am häufigsten eingesetzten Lipidsenker. Atorvastatin (Sortis®, Lipitor®) war für einige Jahre während der Patentschutzzeit sogar das weltweit umsatzstärkste Medikament überhaupt.

Die Wirksamkeit der Statine bei der Reduktion des koronarvaskulären Risikos wurde in vielen Studien demonstriert.

- Die **WOS-Studie** (West of Scotland Coronary Prevention Study, 1995) zeigte, dass mit Pravastatin die Zahl der koronaren Ereignisse bei Patienten mit einer Hypercholesterinämie ohne vorbestehende KHK um ca. 30 % gesenkt wird (Primärprävention).
- Die **4S-Studie** (Scandinavian Simvastatin Survival Study, 1994) zeigte eine Reduktion schwerer koronarer Ereignisse um ca. 30 % und eine Verminderung der koronaren Mortalität um 42 % unter einer Therapie mit Simvastatin bei Patienten mit klinisch manifester KHK (Sekundärprophylaxe).

Wirkmechanismus

Statine hemmen die **HMG-CoA-Reduktase** (3-Hydroxy-3-Methyl-Glutaryl-Coenzym-A-Reduktase, ▸ Abb. 13.1), das Schrittmacherenzym der endogenen Cholesterinsynthese. Sie werden deshalb auch als CSE-Hemmer (Cholesterin-Synthese-Enzym-Hemmer) bezeichnet. Die Hemmung des Enzyms **in den Hepatozyten** hat aber nur einen **kurzfristigen Effekt** auf die Cholesterinsynthese: denn bei sinkendem Cholesterinspiegel wird die Neubildung der HMG-CoA-Reduktase induziert und somit würde die Cholesterinbildung wieder ansteigen.

Der initiale intrazelluläre Cholesterinmangel bewirkt jedoch auch eine Induktion der **Synthese von LDL-Rezeptoren.** Dadurch wird vermehrt LDL-Cholesterin aus dem Blut in die Leber aufgenommen, was als eigentlicher Mechanismus bei der

Senkung des Cholesterinspiegels durch Statine gilt. Endergebnis ist eine **Abnahme des Plasma-LDL-Cholesterins.**

Merke

HMG-CoA-Reduktasehemmer bewirken eine verstärkte Expression von LDL-Rezeptoren, sodass vermehrt LDL-Cholesterol aus dem Blut in die Leber aufgenommen wird.
Wirkungen:
- **LDL-Cholesterin ↓**
- **HDL-Cholesterin ↑**
- **Triglyzeride ↓**

Praxistipp

Statine sind die stärksten LDL-Cholesterinsenker, die derzeit bei uns auf dem Markt sind. Zwischen den einzelnen Substanzen gibt es aber erhebliche Unterschiede hinsichtlich der Wirkstärke, also dem Ausmaß der LDL-Cholesterinsenkung. Die Spanne reicht dabei von Senkung um ca. 60 % (40 mg Rosuvastatin) bis zu ca. 30 % (80 mg Fluvastatin).

Außerdem haben Statine antioxidative, antithrombotische und vaskuloprotektive Wirkungen (sog. **pleiotrope Effekte**). Diese Wirkungen scheinen zunächst unabhängig von der Senkung des LDL-Cholesterins zu sein, lassen sich aber doch über den Wirkmechanismus erklären. Auf dem Weg zum Cholesterin entstehen aus der Mevalonsäure noch mehrere Zwischenprodukte (nicht detailliert dargestellt in ▸ Abb. 13.1), u. a. Geranyl- und Farnesylpyrophosphate. Sie dienen der posttranslationalen Modifikation verschiedener Signalmoleküle, die u. a. Zellwachstum, Thrombolyse und Zellmotilität beeinflussen. Die Hemmung der HMG-CoA-Reduktase hat somit auch Auswirkungen auf die genannten Prozesse. Klinisch führen die pleiotropen Wirkungen der Statine bei einer KHK zu einer **Stabilisierung vulnerabler Plaques** und **Verbesserung der endothelialen Dysfunktion.** In ausreichend hoher Dosierung (Senkung des LDL-Cholesterins < 100 mg/dl) können sie die Progression der Atherosklerose verzögern.

Indikationen

Statine dienen der Therapie der **Hypercholesterinämie, der kombinierten Hyperlipidämie und der familiären heterozygoten Hypercholesterinämie** (Atorvastatin, Rosuvastatin und Simvastatin haben auch eine Zulassung bei der familiären homozygoten Hypercholesterinämie). Zudem und insbesondere sehr häufig werden Statine zur **Primär- und Sekundärprophylaxe der KHK** und anderer atherosklerotischer Erkrankungen eingesetzt.

Pharmakokinetik

Die einzelnen Statine weisen große Unterschiede in der Pharmakokinetik auf, die in ▸ Tab. 13.1 zusammengefasst sind. Einige pharmakokinetische Besonderheiten bedürfen aber ausführlicherer Erläuterungen.

Die orale Bioverfügbarkeit ist niedrig. Dies hängt im Wesentlichen mit einem **ausgeprägten First-pass-Metabolismus** in der Leber zusammen, wodurch nur ein geringer Anteil der aufgenommenen Dosis den Systemkreislauf erreicht. Dies ist insofern vorteilhaft, da das primäre Zielorgan (die Leber) von den Statinen direkt nach Resorption aus dem Darm erreicht wird, während der systemisch verfügbare Anteil z. B. für Nebenwirkungen in der Muskulatur verantwortlich ist.

Die Aufnahme in die Leberzelle erfolgt über **OATP** (organische Anionen transportierende Polypeptide). Lipophile Substanzen können aber auch direkt in die Zelle diffundieren. Genetische Varianten von OATP bzw. Hemmer von OATP können zur veränderten Pharmakokinetik führen.

Statine werden in der Leber metabolisiert – und das sehr extensiv. Nur Rosuvastatin weist eine geringe hepatische Metabolisierung von 10 % auf. Lovastatin und Simvastatin sind Prodrugs und werden erst durch Metabolisierung aktiviert.

Die Metabolisierung der meisten Statine ist abhängig von **Cytochromen:**
- CYP3A4: Atorvastatin, Lovastatin, Simvastatin
- CYP2C9: Fluvastatin, (gering: Rosuvastatin, Pitavastatin)
- nicht CYP-abhängig: Pravastatin

Die Elimination erfolgt überwiegend fäkal. Nur Pravastatin wird immerhin zu 20 % zusätzlich renal ausgeschieden. Die Eliminationshalbwertszeit der meisten Substanzen ist kurz (wenige Stunden). Die **Einnahme** erfolgt üblicherweise **abends,** da nachts die Cholesterinsynthese am höchsten ist. Lediglich Atorvastatin und Rosuvastatin haben eine Halbwertszeit von ca. ≥ 1 Tag und können somit auch morgens eingenommen werden.

Unerwünschte Wirkungen/Kontraindikationen

Im Allgemeinen sind Statine sehr gut verträglich. Schwerwiegendste Nebenwirkung ist die Myopathie, die zur Rhabdomyolyse führen kann. Sie tritt

Tab. 13.1 Vergleich der verschiedenen Statine

	Atorvastatin	Fluvastatin	Lovastatin	Pitavastatin	Pravastatin	Rosuvastatin	Simvastatin
Indikation	• primäre Hypercholesterinämie, kombinierte Hyperlipidämie, heterozygote familäre Hypercholesterinämie • homozygote familiäre Hypercholesterinämie: nur Atorvastatin, Rosuvastation, Simvastatin • Primär- und Sekundärprophylaxe der KHK (alle außer Pitavastatin)						
Eigenschaft	lipophil	hydrophil	lipophil	lipophil	hydrophil	hydrophil	lipophil
Durch Nahrungsaufnahme beeinflusste Resorption	Resorption nimmt ab	Resorption nimmt ab	Resorption nimmt zu	Ø	Resorption nimmt ab	Ø	Ø
Orale Bioverfügbarkeit	niedrig, außer bei Pitavastatin (> 50 %)						
Plasmaeiweißbindung	hoch, außer bei Pravastatin ca. 50 %						
Prodrug	nein	nein	ja	nein	nein	nein	ja
Hepatische Metabolisierung	hoch, außer bei Rosuvastatin						
CYP-abhängig	ja, CYP3A4	ja, CYP2C9	ja, CYP3A4	kaum	nein	(gering CYP2C9)	CYP3A4
Plasmaeiweißbindung	hoch, außer bei Pravastatin (ca. 50 %)						
Halbwertszeit	kurz, außer bei Atorvastatin und Rosuvastatin						

zum Glück selten auf und wenn, dann hauptsächlich als Folge von Medikamenteninteraktionen. Cerivastatin (Lipobay®) wurde 2001 wegen gehäufter Myolysen, die in Kombination mit dem Fibrat Gemfibrozil auftraten, vom Markt genommen.

Unerwünschte Wirkungen	Kontraindikationen
• **gastrointestinale Störungen:** Diarrhö, Obstipation • Schlaflosigkeit, Kopfschmerzen • **Transaminasen ↑** • **Myalgie, Myositis (CK-Anstieg):** Eine Rhabdomyolyse tritt selten und insbesondere bei einer Kombination mit Fibraten, Erythromycin, Ciclosporin und Antimykotika vom Azoltyp auf.	aktive Lebererkrankungen, Myopathie, Schwangerschaft

Cave

Das **Myopathierisiko steigt**
- bei Kombination von Statinen mit Gemfibrozil. Gemfibrozil hemmt OATP und CYP2C9. Die übrigen Fibrate haben ein etwas geringeres Myopathierisiko.
- bei Kombination von Statinen mit Ciclosporin. Ciclosporin hemmt OATP und CYP3A4.
- bei Kombination von Statinen mit CYP3A4-Hemmern (Erythromycin, Azolantimykotika, Verapamil, Amiodaron, Grapefruitsaft). In diesen Fällen Statine bevorzugen, die nicht über CYP3A4 metabolisiert werden (z. B. Rosuvastatin, Pravastatin).

Das **Blutungsrisiko steigt** bei Kombination von Statinen (insbes. Fluvastatin) mit Phenprocoumon: Beide werden über CYP2C9 metabolisiert.

13.3.2 Cholesterinresorptionshemmer

13.3.2.1 Ezetimib

Wirkmechanismus

Ezetimib ist ein **selektiver Cholesterinresorptionshemmer.** Es lagert sich an den Bürstensaum des Dünndarms an (▶ Abb. 13.1) und **hemmt** dort selektiv den für die intestinale Resorption von Cholesterin und verwandten Phytosterinen verantwortlichen Steroltransporter NPC1L1.

Wirkungen:

- **LDL-Cholesterin** ↓
- **HDL-Cholesterin** ↑
- **Triglyzeride** ↓

Ezetimib und Statine haben komplementäre Wirkung, sodass in der Kombination eine zusätzliche Senkung von Gesamtcholesterin um 20 % erreicht wird.

Indikation

Mit Ezetimib kann jede Form der **Hypercholesterinämie** behandelt werden, inkl. der familiären homozygoten Hypercholesterinämie, da die Wirkung unabhängig von LDL-Rezeptoren ist.

Anwendung

Ezetimib wird häufig in Kombination mit einem Statin angewandt.

> **Cave**
>
> Ezetimib hemmt die Cholesterinresorption aus dem Darm, Statine fördern die hepatische Cholesterinaufnahme aus dem Blut (duales Wirkprinzip).

Pharmakokinetik

Ezetimib wird rasch resorbiert und im Dünndarm und in der Leber zum aktiveren Ezetimib-Glukuronid metabolisiert. An der Metabolisierung sind keine Cytochrome beteiligt, sodass keine Interaktionen mit Statinen auftreten. Ezetimib zirkuliert im enterohepatischen Kreislauf. Die Halbwertszeit ist lang (22 h), die Plasmaeiweißbindung ist hoch. Ezetimib wird überwiegend fäkal eliminiert.

Unerwünschte Wirkungen

Nebenwirkungen sind selten, bei Kombination mit Statinen kann es zum Anstieg der Transaminasen kommen.

13.3.2.2 β-Sitosterin

Wirkmechanismus

β-Sitosterin ist ein pflanzliches Sterol (Cholesterin-Analogon), das durch Kompetition mit Cholesterin am Steroltransporter NPC1L1 die Aufnahme von Cholesterin aus dem Dünndarm hemmt (▶ Abb. 13.1).

Wirkungen:

- **LDL-Cholesterin** ↓ (mäßiger Effekt)
- keine Wirkung auf Triglyzeride

Anwendung

Als Arzneimittel werden pflanzliche Sterole nicht mehr angewandt, aber z. B. als Zusatz zu Margarine verwendet, die dann gern als cholesterinsenkende Margarine propagiert wird.

Pharmakokinetik/unerwünschte Wirkungen

Es besteht nur eine geringe Resorption (5 %), sodass praktisch keine systemischen Nebenwirkungen beschrieben sind. Evtl. können gastrointestinale Beschwerden auftreten.

13.3.3 Anionenaustauscher

> **Wirkstoffe**
>
> Colestyramin · Colesevelam

Anionenaustauscher sind mit die ältesten Fettsenker. Ein weiteres Präparat (Colestipol) ist allerdings nicht mehr auf dem Markt.

Wirkmechanismus

Anionenaustauscher binden irreversibel **Gallensäuren im Dünndarm** (▶ Abb. 13.1) und verhindern dadurch die Zirkulation der Gallensäuren im enterohepatischen Kreislauf. Aus diesem Grund muss die Leber kompensatorisch vermehrt Gallensäuren aus Cholesterin synthetisieren. In der Folge muss die Expression von LDL-Rezeptoren zunehmen, um vermehrt LDL-Cholesterin aus dem Blut aufnehmen zu können.

Wirkungen:

- **LDL-Cholesterin** ↓
- **keine Wirkung auf HDL-Cholesterin**
- **Triglyzeride** ↑: vermehrte VLDL-Produktion durch die Leber

Indikationen

Anionenaustauscher dienen der Mono- oder Kombinationstherapie der **Hypercholesterinämie.**

Cave

Anionenaustauscher sind nicht wirksam bei homozygoter familiärer Hypercholesterinämie, da keine funktionsfähigen LDL-Rezeptoren vorhanden sind. Im Gegensatz dazu ist bei der heterozygoten Form die Anzahl der LDL-Rezeptoren vermindert, sie kann durch Anionenaustauscher gesteigert werden.

Colestyramin kann außerdem bei **chologener Diarrhö** eingesetzt werden, da es durch Bindung der Gallensäuren Durchfälle vermindert. Ebenso wirkt es bei **Pruritus** und **Ikterus** bei **partiellem Gallengangsverschluss.**

Pharmakokinetik

Anionenaustauscher werden nicht resorbiert. Es treten daher keine systemischen unerwünschten Wirkungen auf.

Unerwünschte Wirkungen/Kontraindikationen

Unerwünschte Wirkungen	Kontraindikationen
Obstipation bis hin zum **mechanischen Ileus** möglich: dosisabhängig, deshalb einschleichend dosieren und mit ausreichend Flüssigkeit einnehmen	Hypertriglyzeridämie, Steatorrhö, totaler Gallengangsverschluss

Cave

- Anionenaustauscher **hemmen die Resorption anderer Medikamente:** besonders genannt seien Schilddrüsenhormone, Penicillin G, Tetrazykline. Andere Medikamente sollten deshalb optimalerweise in zeitlichem Abstand (1 h vor oder 4 h nach dem Anionenaustauscher) eingenommen werden bzw. bei Therapie mit L-Thyroxin sollte die Schilddrüsenfunktion im Verlauf überprüft werden.
- Anionenaustauscher **unterbrechen den enterohepatischen Kreislauf** bestimmter Medikamente (Digitoxin, Cumarine, Estrogene), selbst, wenn ein zeitlicher Abstand eingehalten wird. Somit wird die Wirkung von Digitoxin, Vitamin-K-Antagonisten und hormonellen Kontrazeptiva abgeschwächt. Andersherum kann es beim Absetzen der Anionenaustauscher zu einer verstärkten Wirkung der genannten Blutverdünner kommen. Also engmaschige Kontrolle der Blutgerinnung.
- Anionenaustauscher **hemmen die Resorption fettlöslicher Vitamine:** Mangelzustände sind jedoch bei normaler Leber- und Darmfunktion selten.

13.3.4 Fibrate

Wirkstoffe

Bezafibrat · Fenofibrat · Gemfibrozil

Wirkmechanismus

Im Detail ist der Wirkmechanismus noch nicht ganz aufgeklärt. Bekannt ist aber, dass Fibrate **Agonisten an** PPARα (Peroxisomal Proliferator-Activated Receptor α) sind.

- PPARα ist ein Kernrezeptor, der nach Aktivierung als Transkriptionsfaktor fungiert und bestimmte Gene im Fettstoffwechsel reguliert. PPARα kommt hauptsächlich in der Leber und Muskulatur vor.
- Über PPARα wird eine Aktivierung lipolytischer Enzyme (z. B. Lipoproteinlipase) und mitochondrialer Enzyme der β-Oxidation bewirkt → beschleunigter Abbau triglyzeridreicher Lipoproteine (VLDL), verminderte Sekretion der Triglyzeride aus der Leber, Anstieg von HDL (► Abb. 13.1)

Lerntipp

PPARα-Agonisten: Fibrate (Behandlung von Fettstoffwechselstörungen)
PPARγ-Agonisten: Glitazone (Behandlung des Diabetes mellitus Typ II, ► Kap. 11.4.3)

Wirkungen:

- **Triglyzeride** ↓
- **LDL-Cholesterin** ↓, insbesondere bei Fenofibrat
- **HDL-Cholesterin** ↑
- (Fibrinogen ↓, Plasmaviskosität ↓, Thrombozytenaggregation ↓)

Indikationen

Die Wirkung der Fibrate ist stärker auf die Triglyzeride. Daher dienen sie bevorzugt der Therapie der **Hypertriglyzeridämie.** Bei der **kombinierten Hyperlipoproteinämie** und **familiären Hypercholesterinämie** sind sie nur bei Kontraindikation gegen Statine indiziert.

Pharmakokinetik

Fibrate werden gut resorbiert und haben eine hohe Plasmaeiweißbindung. Die Elimination erfolgt nach meist CYP-abhängiger Metabolisierung über-

wiegend renal, sodass sie bei Niereninsuffizienz kumulieren können.
Von Bedeutung für Wechselwirkungen ist die Hemmung verschiedener Cytochrome und von OATP durch Gemfibrozil.

Unerwünschte Wirkungen/Kontraindikationen

Unerwünschte Wirkungen	Kontraindikationen
• **gastrointestinale Beschwerden,** Kopfschmerzen, allergische Reaktionen der Haut, Transaminasen ↑ • **Myalgie, Myositis,** Rhabdomyolyse • Clofibrat (nicht mehr verfügbar): lithogene Wirkung ↑ (**Gallensteinrisiko** ↑), bei neueren Fibraten besteht ein geringeres lithogenes Risiko	schwere Leber-, Niereninsuffizienz, Myopathie, Schwangerschaft, (Cholelithiasis)

Cave

- **Erhöhte Rhabdomyolyserisiko** bei **Kombination mit HMG-CoA-Reduktasehemmern.** Also möglichst diese Kombination vermeiden.
- Wirkungsverstärkung von Cumarinderivaten und Sulfonylharnstoffen. Also engmaschige Kontrolle der INR- und Blutzuckerwerte bei entsprechender Kombination.

13.3.5 Nikotinsäure

Bis vor Kurzem konnte man mit Nikotinsäure **Hypertriglyzeridämien** und **Hypercholesterinämien** behandeln, insbesondere bei schweren Verlaufsformen, wenn andere Präparate zur Monotherapie nicht mehr ausreichen. Allerdings ist Nikotinsäure schlecht verträglich. Wegen der Flush-Symptomatik, die durch eine vermehrte Freisetzung von gefäßerweiterndem Prostaglandin D2 (PGD2) bedingt ist, erfolgte seit 2009 eine Kombination mit Laropiprant, einem Rezeptorantagonisten von PGD2. Zudem wurde für dieses Kombinationspräparat eine große kardiovaskuläre Endpunktstudie aufgelegt, wobei allerdings Nikotinsäure/Laropiprant in Kombination mit Simvastatin nicht besser war als Simvastatin allein, allerdings mehr, z.T. schwere, Nebenwirkungen auftraten. Deshalb wurde das Präparat 2013 vom Markt genommen, da der Nutzen die Risiken nicht mehr überwog. Somit ist derzeit kein Nikotinsäurepräparat verfügbar. Aus diesem Grund erfolgt keine ausführliche Darstellung dieses Fettsenkers.

13.3.6 Neuartige Lipidsenker

13.3.6.1 MTP-Inhibitoren

Wirkstoffe

Lomitapid

Wirkmechanismus

Lomitapid ist ein Hemmstoff des **Mikrosomalen Triglyzerid-Transferproteins,** kurz MTP. Dieses Protein ist für die hepatische Sekretion von VLDL und die intestinale Sekretion von Chylomikronen zuständig. Wenn weniger Cholesterin in Chylomikronen und VLDL freigesetzt wird, sinken somit der Cholesterin- und der LDL-Spiegel.

Merke

MTP-Hemmer sind derzeit die stärksten Cholesterinsenker überhaupt.

Indikation

Wegen erheblicher Nebenwirkungen ist die einzige Indikation die **familiäre homozygote Hypercholesterinämie;** dafür erhielt das Medikament 2012 die Zulassung der FDA (der amerikanischen Zulassungsbehörde, und zwar als Orphan Drug, ► Kap. 1.5.1). Bei Patienten mit einer familiären homozygoten Hypercholesterinämie sind die medikamentösen Behandlungsmethoden sehr limitiert, sodass eine Apherese regelmäßig notwendig ist. Durch MTP-Hemmer kann bei diesen Patienten das LDL-Cholesterin halbiert werden. Bei uns ist die Substanz allerdings noch nicht zugelassen.

Unerwünschte Wirkungen

Der Wirkmechanismus ist auch für die wichtigste Nebenwirkung verantwortlich: es kommt sozusagen zum „Fettstau“ in der Leber, da die Fette nicht abgegeben werden. Die Leberwerte und der Fettgehalt der Leber steigen an.

13.3.6.2 Antisense-Oligonukleotide gegen Apolipoprotein B100

Wirkstoffe

Mipomersen

Wirkmechanismus

Mipomersen ist ein **Antisense-Oligonukleotid,** das an die ApoB100-mRNA in der Leber bindet und die **Translation von ApoB100 hemmt.** ApoB100 ist das Hauptapolipoprotein von LDL und VLDL. Mipomersen **senkt somit VLDL/LDL- und Gesamtcholesterin.**

Tab. 13.2 Vergleich der Wirkung verschiedener Lipidsenker auf den Cholesterin- und Triglyzeridspiegel (Senkung ↓; Steigerung ↑)

Substanzklasse	Cholesterin	Triglyzeride
HMG-CoA-Reduktasehemmer	↓ **20–40 %**	↓ 10–30 %
Ezetimib	↓ **15–20 %**	↓ 10 %
Anionenaustauscher	↓ **10–30 %**	↑ 0–20 %
Fibrate	↓ 10–20 %	↓ **25–60 %**

Indikation

Es gilt dasselbe wie bei Lomitapid: Anwendung bei familiärer homozygoter Hypercholesterinämie. Es besteht dafür ebenfalls eine FDA-Zulassung.

Unerwünschte Wirkungen

Wie bei Lomitapid: Hepatotoxizität.

13.3.7 Zusammenfassung Lipidsenker

Abschließend wird die Wirkung der einzelnen Substanzen auf die Lipide gegenübergestellt (▸ Tab. 13.2).

Je nach Profil der Hyperlipoproteinämien werden folgende Substanzen eingesetzt:

- **Hypercholesterinämie:** HMG-CoA-Reduktasehemmer, Ezetimib, Anionenaustauscher
- **Hypertriglyzeridämie:** Fibrate
- **kombinierte Hyperlipidämie:** HMG-CoA-Reduktasehemmer, Ezetimib, Fibrate

13.4 Harnsäurestoffwechsel

Harnsäure (Urat) entsteht beim Abbau der Purinbasen **AMP** (Adenosinmonophosphat) und **GMP** (Guanosinmonophosphat) (▸ Abb. 13.2). Ausgangspunkt der Purinbasen wiederum ist **Ribose-5-Phosphat.** Drei Enzyme des Harnsäurestoff-

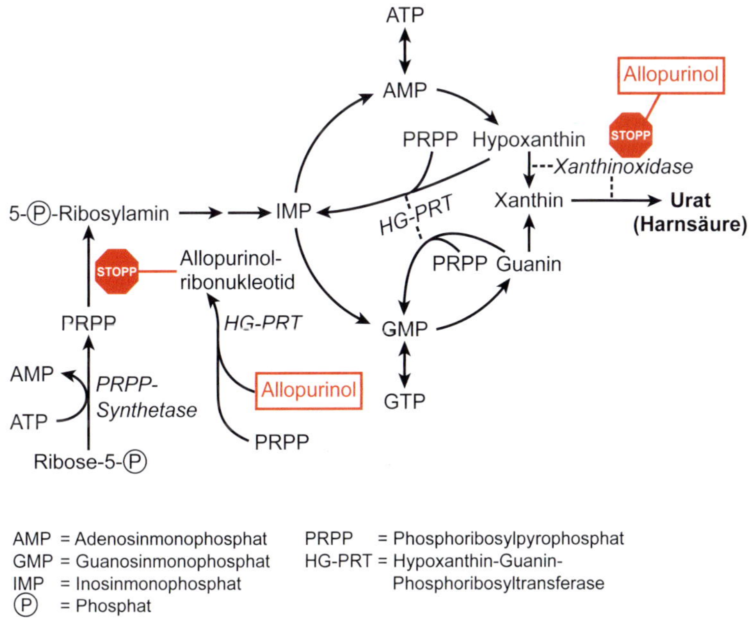

Abb. 13.2 Synthese und Abbau der Purinbasen und Angriffspunkte von Allopurinol

wechsels spielen aus pathologischer und therapeutischer Sicht eine wichtige Rolle:

1. **Phosphoribosylpyrophosphat-Synthetase (PRPP-Synthetase):** sie metabolisiert Ribose-5-Phosphat zu Phosphoribosylpyrophosphat.
2. **Hypoxanthin-Guanin-Phosphoribosyltransferase (HG-PRT):** sie senkt die Harnsäuresynthese, da die Zwischenprodukte beim Abbau von AMP und GMP „wiederverwertet" werden (salvage pathway).
3. **Xanthinoxidase:** sie ist am Abbau von AMP und GMP über Xanthin zur (schlecht löslichen) Harnsäure beteiligt.

Merke

- Eine **gesteigerte Aktivität der PRPP-Synthetase** führt zur vermehrten Synthese von AMP und GMP und somit zur verstärkten Anhäufung von Harnsäure (primäre Gichtform).
- Ein **Mangel an Hypoxanthin-Guanin-Phosphoribosyltransferase** bewirkt eine erhöhte De-novo-Synthese der Purinbasen und somit eine verstärkte Anhäufung von Harnsäure (Lesch-Nyhan-Syndrom, primäre Gichtform).

13.5 Pharmaka zur Senkung erhöhter Harnsäurespiegel

Therapeutisch werden erhöhte Harnsäurewerte durch folgende Angriffspunkte vermindert:

- Hemmung der Harnsäurebildung durch **Urikostatika** über eine Hemmung der Xanthinoxidase
- Erhöhung der Harnsäureausscheidung durch **Urikosurika** über eine Hemmung der tubulären Rückresorption
- Abbau der schlecht löslichen Harnsäure in besser lösliche Metaboliten durch **Urikolytika.**

13.5.1 Urikostatika

Wirkstoffe

Allopurinol · Febuxostat

Wirkmechanismus

Allopurinol und Febuxostat sind **Hemmstoffe der Xanthinoxidase** (► Abb. 13.2). Dadurch wird weniger Harnsäure aus Xanthin gebildet, bzw. die besser wasserlöslichen Metaboliten Hypoxanthin und Xanthin werden vermehrt renal ausgeschieden. Darüber hinaus wird beim Allopurinol die De-novo-Synthese der Purinbasen aus PRPP gehemmt. Das führt zu einer verstärkten Nutzung des Salvage pathway, wodurch der Harnsäurespiegel zusätzlich gesenkt wird.

Febuxostat ist übrigens erst seit 2010 auf dem Markt. Es unterscheidet sich von Allopurinol hinsichtlich des Wirkmechanismus darin, dass Febuxostat selektiv die Xanthinoxidase hemmt und keine weiteren Enzyme des Purin- oder Pyrimidinstoffwechsels beeinflusst.

Indikationen

Allopurinol

Allopurinol ist das Mittel der Wahl zur **Intervalltherapie** bei **chronischer Hyperurikämie,** da es sehr gut wirksam und verträglich ist. Außerdem wird es **prophylaktisch** bei einer **Zytostatikatherapie** eingesetzt, wo es infolge des vermehrten Zellzerfalls zur Hyperurikämie kommt.

Cave

Allopurinol hemmt den Abbau bestimmter Zytostatika wie Azathioprin und 6-Mercaptopurin, sodass diese Zytostatika kumulieren und verstärkt wirken, mit der Gefahr einer Knochenmarksaplasie. Deshalb müssen diese Zytostatika um etwa 75 % in der Dosis reduziert werden, wenn Allopurinol eingesetzt wird. Gleiches trifft auch für Febuxostat als Xanthinoxidasehemmer zu.

Febuxostat

Das neuere Präparat Febuxostat hat bislang nur die Zulassung zur Intervalltherapie der chronischen Hyperurikämie mit Uratablagerungen.

Anwendung

Unter Therapie normalisieren sich die Harnsäurespiegel nach 1–3 Wochen.

- Bei einer **Niereninsuffizienz** muss die Dosis reduziert werden, da Allopurinol und die Metaboliten renal ausgeschieden werden und sonst Kumulationsgefahr besteht.
- Bei einer **Leberinsuffizienz** muss die Dosis reduziert werden, da Allopurinol hepatisch metabolisiert wird und sonst Kumulationsgefahr besteht.
- Eine gute Hydrierung ist bei einer harnsäuresenkenden Therapie notwendig, um die Harnsäureausscheidung zu verbessern.

Cave

Bei Therapiebeginn besteht ein erhöhtes Risiko für Gichtanfälle, da das renale Transportsystem für Harnsäure durch die zusätzliche Ausscheidung von Allopurinol-Metaboliten initial überlastet ist. Deshalb muss **einschleichend dosiert** werden. Alternativ können prophylaktisch Colchicin (0,5–1 mg/d; ▸ Kap. 13.6.1) oder NSAID über 3 Monate gegeben werden, um einen akuten Gichtanfall zu vermeiden. Diese Maßnahme ist aber wegen mehr Nebenwirkungen klinisch weniger bedeutsam.

Pharmakokinetik

Allopurinol wird durch die Xanthinoxidase in den **lang wirksamen aktiven Metaboliten Oxipurinol** umgewandelt. Allopurinol selbst hat daher eine kurze Halbwertszeit (40 min), Oxipurinol allerdings eine lange von > 20 h, sodass die einmal tägliche Gabe ausreichend ist. Nach Metabolisierung erfolgt die renale Ausscheidung, insbesondere Oxipurinol wird über die Nieren ausgeschieden.

Unerwünschte Wirkungen/Kontraindikationen

Unerwünschte Wirkungen	Kontraindikationen
• **initial akuter Gichtanfall** möglich • selten: allergische Reaktionen, gastrointestinale Störungen, nephrotoxisch	• akuter Gichtanfall, Schwangerschaft • Nieren- und Leberinsuffizienz stellen keine absoluten Kontraindikationen dar, eine Dosisreduktion ist aber notwendig

Wechselwirkungen

Cave

- Allopurinol hemmt den Lebermetabolismus → **Wirkungsverstärkung** von Cumarinen, Theophyllin, Azathioprin, 6-Mercaptopurin.
- Allopurinol hemmt die Ausscheidung von Probenecid.
- Benzbromaron beschleunigt die Ausscheidung von Oxipurinol (▸ Kap. 13.5.2).
- Verstärkung von Blutbildschäden bei gleichzeitiger Therapie mit Zytostatika
- vermehrt allergische Reaktionen (Hautausschlag) bei gleichzeitiger Therapie mit Ampicillin oder Amoxicillin.

13.5.2 Urikosurika

Wirkstoffe

Benzbromaron · Probenecid

Wirkmechanismus

Urikosurika verstärken die renale **Harnsäureausscheidung,** indem sie die tubuläre Rückresorption von Harnsäure hemmen. Die Wirkung ist an die Nierenfunktion gebunden und nimmt bei Niereninsuffizienz ab.

Indikationen

Urikosurika dienen der **Intervalltherapie** bei chronischer Hyperurikämie. Als Alternative bei einer Unverträglichkeit von Allopurinol werden sie auch prophylaktisch bei einer Zytostatikatherapie verwendet.

Anwendung

- Es ist unbedingt auf eine ausreichende **Hydrierung** und **Alkalisierung des Harns** zu achten, da sonst die Gefahr einer Ausbildung von Uratsteinen besteht.
- Es dürfen keine Uratkristalle in der Niere vorhanden sein, weil sonst die Harnsäure leichter ausfällt.
- Wie bei Urikostatika besteht zu Beginn der Therapie die Gefahr von Gichtanfällen. Deshalb **einschleichende Dosierung.** Alternativ können auch prophylaktisch Colchicin oder NSAID über 3 Monate gegeben werden.

Cave

Die Dosis von Azathioprin oder 6-Mercaptopurin muss unter gleichzeitiger Therapie mit Urikosurika nicht reduziert werden (im Gegensatz zu Allopurinol), jedoch wurden gehäuft schwere Leberschädigungen bei Kombination mit Benzbromaron beobachtet.

Pharmakokinetik

Beide Substanzen unterliegen einer ausgeprägten Metabolisierung mit Bildung aktiver Metaboliten. Die Ausscheidung erfolgt dann renal, jedoch weniger über glomeruläre Filtration, sondern hauptsächlich durch tubuläre Sekretion über den Säuresekretionsmechanismus im proximalem Tubulus. Andere Säuren können die Ausscheidung hemmen. Die Halbwertszeit von Probenecid beträgt 5 h, von Benzbromaron 20 h.

Unerwünschte Wirkungen/Kontraindikationen

Unerwünschte Wirkungen	Kontraindikationen
• **initial akuter Gichtanfall** • gastrointestinale Störungen • Benzbromaron: Leberschädigung insbesondere bei Kombination mit anderen hepatotoxischen Substanzen • allergische Reaktionen	• akuter Gichtanfall, Niereninsuffizienz, Schwangerschaft • Harnsäurenephrolithiasis, Uratnephropathie: Da Urikosurika die renale Harnsäureausscheidung steigern, dürfen sie nicht bei hyperurikämiebedingten Nierenschädigungen verwendet werden. Dann muss Allopurinol eingesetzt werden.

Cave

- **Probenecid:** Hemmung der Ausscheidung von Penicillin, ASS, Diuretika (gemeinsame Verwendung des Säuresekretionsmechanismus).
- **Benzbromaron:** Beschleunigung der Ausscheidung von Oxipurinol. Die Kombination mit Allopurinol ist zwar möglich, aber die Wirkung ist dann geringer als die Summe der Wirkungen der Einzelpräparate.

13.5.3 Urikolytikum

Wirkstoffe

Rasburicase

Wirkmechanismus

Beim Menschen ist die Harnsäure das Endprodukt des Purinabbaus und wird renal ausgeschieden. Bei einigen Säugetieren wird Urat zum Allantoin oxidiert, das besser wasserlöslich ist. **Rasburicase** ist ein gentechnisch hergestelltes Enzym, das die **Oxidation vom Urat zu Allantoin** katalysiert. Allantoin wird renal ausgeschieden. Durch diese Reaktion fällt der Harnsäurespiegel im Blut sehr schnell ab.

Indikation

Rasburicase ist eine Alternative zu Allopurinol zur **Prophylaxe und Therapie einer Hyperurikämie bei Tumorpatienten,** die chemotherapeutisch behandelt werden.

Anwendung

Rasburicase wird i. v. infundiert und zwar zu Beginn der Chemotherapie und dann über 5–7 d.

Unerwünschte Wirkungen

- Bronchospasmus, Allergie
- Hämolyse (keine Anwendung bei Glukose-6-Phosphatdehydrogenase-Mangel)

13.6 Pharmaka zur Behandlung des akuten Gichtanfalls

13.6.1 Colchicin

Wirkmechanismus

Colchicin ist das Extrakt der Herbstzeitlosen. Es ist ein Mitosehemmstoff und hemmt die neutrophile Motilität und Aktivität. Dadurch wird die **Phagozytose der Uratkristalle durch Granulozyten vermindert.** Colchicin greift somit in die Reaktionskette bei der Entstehung des akuten Gichtanfalls ein.

Merke

Colchicin wirkt nur bei Gicht, sodass eine erfolgreiche Wirkung die Diagnose sichert!
Es hat keinen Einfluss auf den Harnsäurespiegel und wirkt auch nicht analgetisch.

Indikationen

Wegen erheblicher Nebenwirkungen ist Colchicin nur noch Mittel der zweiten Wahl. Indikationen sind:

- **akuter Gichtanfall:** es wird initial 1 mg/h verabreicht, mit Dosisreduktion nach spätestens 4 h. Die maximale Tagesdosis liegt bei 6 mg.
- **prophylaktische** Gabe in niedriger Dosierung bei Beginn einer Intervalltherapie mit Urikostatika oder Urikosurika.

Pharmakokinetik

Colchicin wird gut resorbiert und hat eine hohe Plasmaeiweißbindung. Es durchläuft den enterohepatischen Kreislauf. Die Elimination erfolgt durch hepatische Metabolisierung und renal. Die Halbwertszeit ist lang (mehrere Tage).

Unerwünschte Wirkungen

Cave

Colchicin ist eine stark **toxische** Substanz. Die letale Dosis liegt bei 20 mg, die maximale Tagesdosis bei 6 mg.

Bereits in therapeutischer Dosis klagen viele Patienten über **Diarrhö** (eine optimale Dosierung ist bei vielen Patienten aufgrund gastrointestinaler Nebenwirkungen nicht möglich). Bei chronischer Anwendung kann eine **Agranulozytose** auftreten. Symptome einer Intoxikation sind Dysphagie, Koliken, Diarrhö, Dyspnoe, Nierenschädigung, Atemlähmung.

Kontraindikationen

Leber- und Niereninsuffizienz.

13.6.2 Analgetika und Antiphlogistika

Zur Behandlung des Gichtanfalls werden bevorzugt nichtsteroidale Antiphlogistika (NSAID) eingesetzt. Glukokortikoide hingegen dienen Ausnahmefällen. Diese Wirkstoffklassen werden in anderen Kapiteln (► Kap. 16.3.3.3, ► Kap. 9.2) beschrieben; ihr Einsatz beim akuten Gichtanfall in ► Kap. 38.3.3.

13.7 Zu guter Letzt

Klinischer Fall

Sie behandeln einen multimorbiden Patienten mit KHK, Herzinsuffizienz, Vorhofflimmern, Diabetes mellitus, Hyperlipidämie (insbes. Hypertriglyzeridämie) und chronischer Niereninsuffizienz. Es besteht eine Medikation mit Phenprocoumon, Ramipril, Bisoprolol, Amiodaron, Gemfibrozil, Insulin.

1. Nun wollen Sie zur Sekundärprophylaxe der KHK die Therapie mit einem Statin beginnen. Für welches Statin würden Sie sich entscheiden, um möglichst Medikamenteninteraktionen zu vermeiden?
2. Für welches Medikament würden Sie sich entscheiden, wenn Sie dann noch eine ausgeprägte Hyperurikämie behandeln wollen?

Antworten:

1. Wegen des Metabolismus über verschiedene Cytochrome sind Interaktionen mit vielen Medikamenten möglich. Von Bedeutung bei den o. g. Medikamenten sind: Amiodaron (CYP3A4), Phenprocoumon (CYP2C9), Gemfibrozil (CYP2C9, OATP). Zunächst sollte Gemfibrozil abgesetzt werden, da in Kombination mit einem Statin gehäuft Rhabdomyolysen auftreten können. Falls das Statin und eine entsprechende Diät nicht ausreichend sind, insbes. die Wirkung auf die Hypertriglyzeridämie, könnte im Verlauf mit einem anderen Fibrat (z. B. Fenofibrat) versucht werden, die Triglyzeride zu senken, unter Kontrolle von CK und Leberwerten. Unter Fenofibrat kommt es aber auch zur Wirkungsverstärkung des Vitamin-K-Antagonisten → häufige INR-Kontrollen notwendig. So ganz unproblematisch ist keines der möglichen Statine. Jedenfalls sollte keines verwendet werden, das über CYP3A4 metabolisiert wird. Wählt man eines, das CYP2C9-abhängig ist, so muss verstärkt der INR-Wert kontrolliert werden. Man könnte z. B. Pravastatin verwenden (das allerdings stärker als andere Substanzen renal ausgeschieden wird und bei Niereninsuffizienz somit kumulieren kann) oder Rosuvastatin (das nur gering über CYP2C9 metabolisiert wird). Pitavastatin hat übrigens für die Sekundärprophylaxe keine Zulassung.
2. Wegen der Niereninsuffizienz scheiden Urikosurika aus. Verbleibt Allopurinol, das aber wegen der Niereninsuffizienz in der Dosis reduziert werden muss. Allopurinol führt zur Wirkungsverstärkung von Cumarinen, sodass wiederum der INR-Wert zu Therapiebeginn engmaschig kontrolliert werden muss.

Lerntipp

Wenn Sie jetzt etwas über den klinischen Einsatz der in diesem Kapitel besprochenen Pharmaka lernen möchten, dann lesen Sie bitte weiter in

- ► Kap. 38.2: Therapie von Hyperlipoproteinämien und ► Kap. 28.2.25: zur Sekundärprophylaxe der KHK
- ► Kap. 38.3: Therapie der Gicht

14 Pharmaka zur Behandlung von Lungenerkrankungen

14.1	**Wegweiser**	195
14.2	**Bronchodilatatoren**	196
14.2.1	β_2-Mimetika	196
14.2.2	Anticholinergika	197
14.2.3	Theophyllin	198
14.3	**Antiphlogistika**	199
14.3.1	Glukokortikoide	199
14.3.2	Mastzellstabilisatoren (Cromone)	200
14.3.3	Antileukotriene	201
14.3.4	Omalizumab	201
14.3.5	PDE4-Hemmer	202
14.4	**Orphan Drugs zur Behandlung seltener Lungenerkrankungen**	202
14.4.1	CFTR-Potentiator (Mukoviszidose)	202
14.4.2	Pirfenidon (idiopathische Lungenfibrose)	203
14.5	**Zu guter Letzt**	203

IMPP-Hits

In absteigender Häufigkeit wurden vom IMPP Fragen zu folgenden Themenkomplexen gestellt:
1. inhalative β_2-Mimetika
2. inhalative Glukokortikoide
3. Theophyllin
4. Cromoglicinsäure
5. Antileukotriene und Anticholinergika

14.1 Wegweiser

Die in diesem Kapitel besprochenen Pharmaka dienen hauptsächlich der Behandlung obstruktiver Atemwegserkrankungen. Dazu zählen das Asthma bronchiale, die chronisch-obstruktive Lungenerkrankung (COPD) und das Lungenemphysem. Bei der Behandlung dieser Erkrankungen wird grundsätzlich unterschieden zwischen **Pharmaka zur Bronchodilatation** und **Pharmaka mit antiphlogistischer Wirkung.** Die dazugehörigen Wirkstoffklassen sind in ▸ Tab. 14.1 aufgelistet. Bei der Anwendung wiederum wird unterschieden zwischen Inhalativa mit hauptsächlich **lokaler Wirkung** in der Lunge und systemisch anwendbaren und damit auch **systemisch wirksamen** Substanzen.

Tab. 14.1 Wirkstoffklassen zur Behandlung von obstruktiven Atemwegserkrankungen

Bronchodilatatoren (▸ Kap. 14.2)	Antiphlogistika (▸ Kap. 14.3)
β_2-Mimetika Anticholinergika Theophyllin Antileukotriene	Glukokortikoide Mastzellstabilisatoren Antileukotriene Omalizumab PDE4-Hemmer

Abgesehen von diesen häufig verwendeten Pharmaka werden in ▸ Kap. 14.4 neue Wirkstoffe vorgestellt, die zu den **Orphan Drugs** gehören und für die Behandlung seltener Lungenerkrankungen (Mukoviszidose, idiopathische Lungenfibrose) zugelassen sind.

14.2 Bronchodilatatoren

14.2.1 β_2-Mimetika

Wirkstoffe

Fenoterol · Salbutamol · Terbutalin · Formoterol · Salmeterol · Indacaterol

Wirkmechanismus

Die allgemeinen Wirkungen der β_2-Mimetika sind ausführlich in ▸ Kap. 2.4.2.3 erläutert. In diesem Kapitel werden nur die bronchodilatativen Aspekte betrachtet.

Merke

Keiner ist so schnell wie β_2-Mimetika. Es sind die stärksten und schnellsten Bronchodilatatoren.

Sie bewirken eine Stimulation von β_2-Rezeptoren:

- der glatten Muskulatur der Bronchien: **Bronchorelaxation**
- auf Mastzellen: **Mastzellstabilisation** (Degranulationshemmung)
- des Flimmerepithels: **Zilienschlagfrequenz** ↑ → **mukoziliäre Clearance** ↑

Einteilung

β_2-Mimetika werden nach ihrer Wirkdauer und der Schnelligkeit des Eintritts der Wirkung unterteilt (▸ Abb. 14.1). Dazu werden die englischen Akronyme verwendet:

- **RABA:** rapid-acting beta-agonist – schnell! Fenoterol, Salbutamol, Terbutalin, Formoterol
- **SABA:** short-acting beta-agonist – kurz! Fenoterol, Salbutamol, Terbutalin
- **LABA:** long-acting beta-agonist – lang! Formoterol, Salmeterol
- **ULABA:** ultralong-acting beta-agonist – sehr lang! Indacaterol

Lerntipp

Die kurz wirksamen Substanzen (SABA) sind auch schnell wirksam (RABA): Fenoterol, Salbutamol, Terbutalin.
Die lang wirksamen Substanzen (LABA) können schnell wirksam sein (RABA): Formoterol; müssen es aber nicht sein (Salmeterol).

Indikationen

Merke

Nur die schnell wirksamen Substanzen (RABA) dienen der Behandlung einer akuten Bronchialobstruktion. Somit sind RABAs die besten Medikamente zum Kupieren eines Asthmaanfalls.

- **Inhalative RABAs** (Fenoterol, Salbutamol, Terbutalin, Formoterol) dienen der **Bedarfstherapie von akuter Dyspnoe** bei Asthmaanfällen und COPD. Gelegentlich werden sie auch prophylaktisch eingesetzt, z. B. vor Belastungssituationen.

	SABA RABA	LABA		ULABA
		RABA		
	Fenoterol, Salbutamol, Terbutalin	Formoterol	Salmeterol	Indacaterol
Wirkungseintritt	1 min	1–3 min	10–20 min	5 min
Wirkungsmaximum	15 min	20 min	30 min	30–120 min
Wirkdauer	4–6 h	12 h	12 h	≥ 24 h

Abkürzungen:

RABA: rapid-acting beta-agonist LABA: long-acting beta-agonist
SABA: short-acting beta-agonist ULABA: ultralong-acting beta-agonist

Abb. 14.1 Einteilung der β_2-Mimetika

- **Inhalative LABAs** (Formoterol, Salmeterol) dienen der **Langzeitbehandlung** bei nächtlichen und häufigen Beschwerden bei Asthma und bei COPD. Indacaterol als ULABA hat bislang nur die Zulassung für die COPD-Dauertherapie, nicht für Asthma.
- Die i. v.- oder s. c.-Gabe von β_2-Mimetika erfolgt bei schwerem Asthmaanfall und schwerer Dyspnoe bei exazerbierter COPD. Wegen der Nebenwirkungen werden β_2-Mimetika zur Dauertherapie p. o. nur ausnahmsweise bei Versagen anderer Therapien (insbes. der inhalativen Therapie) angewandt.
- Abgesehen von der Anwendung zu therapeutischen Zwecken werden β_2-Mimetika (bevorzugt Salbutamol) auch bei der Diagnostik obstruktiver Atemwegserkrankungen im Rahmen der Lungenfunktion (sog. Reversibilitätsprüfung) eingesetzt.
- Weitere Indikationen für β_2-Mimetika finden Sie in ▸ Kap. 2.4.2.3.

Cave

Bei der Asthmatherapie dürfen LABAs nie zur Monotherapie eingesetzt werden, sondern nur in Kombination mit inhalativen Glukokortikoiden, da unter einer LABA-Monotherapie von erhöhten Todesraten berichtet wurde.

Pharmakokinetik

Nur 20 % der inhalierten Dosis erreichen die Bronchien, wo sie eine lokale Wirkung entfalten. 80 % hingegen gelangen in den Darm, haben aber eine geringe orale Bioverfügbarkeit und somit geringe systemische Wirkung.

Unerwünschte Wirkungen/Kontraindikationen

Die genannten unerwünschten Wirkungen treten v. a. bei systemischer Anwendung oder bei Überdosierung der Inhalativa auf.

Unerwünschte Wirkungen	Kontraindikationen
• **Tachykardie, Arrhythmie, pektanginöse Beschwerden:** Stimulation kardialer β_1-Rezeptoren bei hoher Dosierung • **Tremor, Abnahme des Gefäßwiderstands (Blutdruckabfall):** Stimulation von β_2-Rezeptoren der Skelettmuskulatur • selten **Hypokaliämie:** verstärkte K^+-Aufnahme in Muskelzellen durch die Stimulation von β_2-Rezeptoren, tritt bei i. v.-Anwendungen auf • Hyperglykämie	Tachyarrhythmie, schwere Hyperthyreose, hypertrophe obstruktive Kardiomyopathie

Lerntipp

Abschließend sollen noch einmal die IMPP-Hits zu den β_2-Mimetika zusammengefasst werden:
- unerwünschte Wirkungen (Tremor, Hypokaliämie, Blutdruckabfall, Tachykardie, Hyperglykämie)
- Indikation: Kupieren eines Asthmaanfalls, Bedarfsmedikation
- Zuordnung von einzelnen Substanzen zu den RABAs und LABAs.

14.2.2 Anticholinergika

Wirkstoffe

Ipratropiumbromid · Tiotropiumbromid · Aclidiniumbromid

Wirkmechanismus

Bei den Anticholinergika handelt es sich um **Muskarinrezeptorantagonisten** (▸ Kap. 2.3.3), die die vagusstimulierte Bronchokonstriktion aufheben. Insbesondere über M_3-Rezeptoren vermittelt der Parasympathikus eine Kontraktion glatter Muskelzellen, die in den Bronchien zur Obstruktion führt (▸ Kap. 2.3.1.2). Somit bewirkt ein Antagonismus an den M_3-Rezeptoren der glatten Bronchialmuskulatur eine Bronchodilatation.

- **Ipratropiumbromid ist nicht subtypselektiv,** bindet also alle Muskarinrezeptorsubtypen (M_1–M_5). Bei inhalativer Anwendung wirkt es aber bevorzugt in der Lunge an den M_3-Rezeptoren antagonistisch.
- **Aclidiniumbromid und Tiotropiumbromid** haben zwar auch ungefähr gleiche Affinitäten zu allen fünf Muskarinrezeptorsubtypen (M_1–M_5). Jedoch dissoziieren sie deutlich langsamer vom M_3-Rezeptor – insbesondere im Vergleich zum wichtigen M_2-Rezeptor, der für die kardialen Nebenwirkungen verantwortlich ist. Deshalb handelt es sich um sog. **kinetisch selektive M_3-**

Antagonisten. Die langsame Dissoziation vom Rezeptor beschert auch eine lange Wirkdauer, die beim Tiotropium besonders lang ist.

Merke

Die bronchodilatatorische Wirkung der Anticholinergika ist schwächer als die der β_2-Mimetika.

Einteilung

Auch Anticholinergika kann man nach ihrer Wirkdauer und der Schnelligkeit des Eintritts der Wirkung unterteilen (► Abb. 14.2). Dazu werden die englischen Akronyme verwendet:

- **SAAC:** short-acting anticholinergic agents – kurz! Ipratropiumbromid
- **LAAC:** long-acting anticholinergic agents – lang! Tiotropiumbromid, Aclidiniumbromid

Indikationen

Ipratropiumbromid

Das schnell wirksame Ipratropiumbromid dient der **Bedarfsmedikatio**n bei der **COPD** sowie der Behandlung des schweren Asthmaanfalls, wenn durch andere Medikamente keine ausreichende Wirkung erzielt wird.

Tiotropium-, Aclidiniumbromid

Zur **Dauertherapie der COPD** werden die lang wirksamen Anticholinergika verwendet (Tiotropium-, Aclidiniumbromid) – nicht aber bei Asthmapatienten.

Pharmakokinetik

Es handelt sich um **quartäre Ammoniumverbindungen,** die schlecht resorbiert werden. Insbesondere beim Aclidiniumbromid gibt es auch noch eine sehr schnelle präsystemische (Lunge) und systemische Hydrolyse in inaktive Metaboliten, sodass nur ein minimaler Anteil der Anticholinergika den Systemkreislauf erreicht und somit bei lokaler Anwendung auch nur lokale Wirkungen erzielt werden.

Unerwünschte Wirkungen

Unerwünschte Wirkungen sind bei inhalativer Anwendung selten. Durch die Anwendung kann evtl. Husten auftreten und eine lokale (anticholinerge) Wirkung ist die **Mundtrockenheit.**

14.2.3 Theophyllin

Wirkmechanismus

Theophyllin ist ein Xanthinderivat. Der genaue Mechanismus vom Theophyllin ist noch nicht ganz geklärt. Vermutlich wirkt Theophyllin über verschiedene Angriffspunkte durch einen **Antagonismus an Adenosinrezeptoren** und **Hemmung von Phosphodiesterasen.** Dadurch **steigt intrazellulär die cAMP-Konzentration an.** cAMP ist ein wichtiger Second-Messenger, der eine Vielzahl an Funktionen vermittelt.

Folgende Wirkungen werden durch Theophyllin in den Bronchien hervorgerufen:

- **Bronchospasmolyse**
- **Mastzellstabilisation**
- **Zilienschlagfrequenz ↑ → mukoziliäre Clearance ↑**
- **zentrale Atemstimulation**

Weitere – lungenferne – Wirkungen von Theophyllin sind: erhöhte Krampfbereitschaft, Erhöhung der GFR und Steigerung der Diurese, erhöhter Widerstand zerebraler Gefäße, erhöhte Magensaftsekretion.

Übrigens ist Koffein ebenfalls ein Xanthinderivat – und neben der zentral erregenden Wirkung (Stichwort: Wachmacher) fördert Koffein die Diurese („häufiges Kaffee-Wegbringen") und wirkt eben auch bronchodilatatorisch (das hat man beim Genuss des Kaffees gar nicht wahrgenommen).

	SAAC	LAAC	
	Ipratropium	Aclidinium	Tiotropium
Wirkungseintritt	3–5 min	30 min	30 min
Wirkdauer	4–6 h	12 h	> 24 h

Abkürzungen:
SAAC: short-acting anticholinergic agents
LAAC: long-acting anticholinergic agents

Abb. 14.2 Einteilung der Anticholinergika

Indikationen

Wegen der engen therapeutischen Breite ist die Anwendung von Theophyllin deutlich zurückgegangen. Wenn andere Therapieoptionen versagen, kann es bei Asthma und COPD im **mittelschweren** bis **schwerem Stadium** (p. o.) eingesetzt werden sowie intravenös zur Behandlung akuter Dyspnoe beim **Status asthmaticus** und **exazerbierter COPD.**

Anwendung

Bei der oralen Anwendung werden Retardpräparate eingesetzt, um Schwankungen der Plasmakonzentration zu vermeiden.

Pharmakokinetik

Merke

Theophyllin hat eine sehr schwierige Pharmakokinetik und eine **enge therapeutische Breite.**

- Wirkungseintritt: 15 min, Wirkmaximum: 30 min, Wirkdauer: > 6 h
- vollständige Resorption, hohe orale Bioverfügbarkeit
- Elimination: **Metabolisierung durch Cytochrom P450 mit großen inter- und intraindividuellen Schwankungen,** sodass **Plasmaspiegelkontrollen** notwendig sind!

Cave

- **Enzyminduktion durch Rauchen,** Rifampicin, Barbiturate: Halbwertszeit von Theophyllin ↓
- Enzymhemmung durch Makrolidantibiotika, Gyrasehemmer, Cimetidin, orale Kontrazeptiva: Halbwertszeit von Theophyllin ↑

Unerwünschte Wirkungen/Kontraindikationen

Unerwünschte Wirkungen	Kontraindikationen
• Unruhe, Tremor, Übelkeit, Erbrechen, Schlafstörungen, Tachykardie • bei Intoxikation: Tod durch Krämpfe, Atemlähmung	Epilepsie, Hyperthyreose, Z. n. frischem Herzinfarkt, Tachyarrhythmie, hypertrophe obstruktive Kardiomyopathie

Lerntipp

Denken Sie an den Kaffee, der evtl. gerade neben Ihnen auf dem Tisch steht, und das darin befindliche Koffein, das übrigens einen Trockenmasseanteil von nur 1–2 % in der Kaffeebohne hat. Koffein verursacht bei hoher „Dosierung" Unruhe, Tremor, Schlafstörungen, Tachykardie. Beim Theophyllin ist das alles schlimmer ausgeprägt.

14.3 Antiphlogistika

Insbesondere bei der Asthmatherapie spielen antiphlogistisch wirksame inhalativ anwendbare Medikamente eine wichtige Rolle.

14.3.1 Glukokortikoide

Wirkstoffe

- **inhalativ:** Budesonid · Beclometason · Fluticason · Mometason · Ciclesonid
- **systemisch:** Prednisolon

Wirkmechanismus

Merke

Glukokortikoide sind die **am stärksten antiinflammatorisch** wirksamen Medikamente im Rahmen der Asthmatherapie. Sie erzielen aber keine akute Wirkung.

Der grundlegende Wirkmechanismus der Glukokortikoide ist in ► Kap. 9.2 erläutert.
Als Antiphlogistika **unterdrücken** sie in den Bronchien die **entzündliche Reaktion.** Sie **verbessern** die **mukoziliäre Clearance.** Außerderm haben sie einen **β-permissiven Effekt,** erhöhen also die Zahl der β-Rezeptoren, über die bei Stimulation eine Bronchodilatation hervorgerufen wird.

Indikationen

Inhalative Glukokortikoide

Inhalativ angewandte Glukokortikoide stellen die Basistherapie bei der **Langzeitbehandlung** des **Asthma bronchiale** dar.

Merke

Inhalative Glukokortikoide sind erste Wahl zur Langzeittherapie des Asthma bronchiale.

Bei COPD-Patienten werden inhalative Glukokortikoide nur bei mehr als zwei Exazerbationen pro

Jahr verwendet und wenn sich unter dieser Therapie eine Besserung der Symptomatik und der Lungenfunktion ergibt.

Systemisch angewandte Glukokortikoide

- Die längerfristige systemische Anwendung von Glukokortikoiden ist wegen der Nebenwirkungen die Ausnahme: z. B. bei einer **Verschlechterung der Asthmasymptomatik** trotz Erhöhung der inhalativen Dosis und Steigerung der Bronchodilatatoren. Dann wird meist Prednisolon p. o. angewandt.
- Bei Notfällen – akute Dyspnoe bei **Status asthmaticus** und **exazerbierter COPD** – wird Prednisolon intravenös gegeben. Dabei überwiegt der Nutzen bei Weitem die möglichen Nebenwirkungen von Glukokortikoiden.

Pharmakokinetik

Inhalative Glukokortikoide

Nur **10–30 %** der inhalierten Dosis **erreichen** die **Bronchien** und erzielen dort ihre lokale Wirkung. Der Hauptteil verbleibt somit im Mund-Rachen-Raum, wird verschluckt und gelangt in den Darm, wo die Glukokortikoide resorbiert werden. Sie unterliegen aber einer ausgeprägten hepatischen Metabolisierung (**hoher First-pass-Effekt**), sodass bereits in der ersten Leberpassage die Substanzen fast vollständig inaktiviert sind.

Auf diese Weise liegt die orale Bioverfügbarkeit für Mometason und Fluticason bei < 1 %. Beclomethason und Budesonid haben eine orale Bioverfügbarkeit von 10–20 %. Ciclesonid ist ein Prodrug und wird erst in der Lunge durch Esterasen aktiviert. Somit ist der Anteil, der im Mund-Rachen-Raum verbleibt bzw. in den Magen-Darm-Trakt gelangt, inaktiv. Die orale Bioverfügbarkeit von Ciclesonid und seinem aktiven Metaboliten liegt < 1 %.

Cave

Während man zunächst annahm, dass inhalative Glukokortikoide wegen des hohen First-pass-Effekts gar keine systemischen Wirkungen erzielen, so wissen wir heute, dass eine „fast vollständige Inaktivierung" eben doch keine 100-prozentige Inaktivierung ist und ein kleiner Anteil systemisch wirksam wird und Nebenwirkungen verursachen kann – aber eben deutlich weniger, als bei oraler Anwendung von Glukokortikoiden.

Glukokortikoide weisen einen verzögerten Wirkungseintritt auf – frühestens nach 4 h – sodass keine akute Wirkung erzielt werden kann.

Systemisch angewandte Glukokortikoide

Bezüglich der Pharmakokinetik der systemisch angewandten Glukokortikoide wird auf ▸ Kap. 9.2.2 verwiesen.

Unerwünschte Wirkungen

Inhalative Glukokortikoide

Da bei der Inhalation die Substanzen den Mund-Rachen-Raum passieren müssen, wirken sie auch dort (außer Ciclesonid) und können somit als **lokale Nebenwirkungen Soor und Heiserkeit durch Stimmbandatrophie** verursachen. Wie bereits erwähnt, können jedoch auch systemische unerwünschte Wirkungen auftreten, insbesondere bei hoher Dosierung der inhalativen Glukokortikoide. Dazu zählen Glaukom, Katarakt (regelmäßige augenärztliche Kontrollen!), Osteoporose, Suppression der Nebennierenrindenfunktion und **Wachstumsstörungen bei Kindern.**

Systemisch angewandte Glukokortikoide

Unerwünschte Wirkungen treten insbesondere bei einer Dauerdosis oberhalb der Cushing-Schwelle auf. Details: ▸ Kap. 9.2.2.

Lerntipp

Abschließend seien noch einmal die IMPP-Hits der inhalativen Glukokortikoide genannt:

- Pharmakokinetik (⅔ der Fragen zum hohen First-pass-Effekt bzw. der niedrigen oralen Bioverfügbarkeit)
- Indikationen (Dauertherapie beim Asthma, exazerbierte COPD)
- Nebenwirkungen (Soor, Heiserkeit)

14.3.2 Mastzellstabilisatoren (Cromone)

Wirkstoffe

Cromoglicinsäure

Wirkmechanismus

Cromoglicinsäure **hemmt die Mediatorfreisetzung aus Mastzellen.** Der genaue Mechanismus ist allerdings noch nicht vollständig aufgeklärt; wahrscheinlich kommt es zur Hemmung von Kalzium-

und Chloridkanälen aktivierter Mastzellen und dadurch zur Hemmung der Mastzelldegranulation. Das Ergebnis ist ein **antiinflammatorischer** Effekt.

Merke

Cromoglicinsäure ist in ihrer antiphlogistischen Wirkstärke den Glukokortikoiden unterlegen. Die Wirkung tritt zudem noch „verzögerter" ein, als bei den Glukokortikoiden und zwar erst nach ein- bis mehrwöchiger Therapie. Cromoglicinsäure eignet sich also nicht zur Therapie akuter Asthmaanfälle.

Indikationen

Bisher wurde Cromoglicinsäure als Alternative zu inhalativen Glukokortikoiden bei leichten Asthmabeschwerden empfohlen. Bei Erwachsenen hat sich gezeigt, dass die alleinige oder zusätzliche Gabe keinen Nutzen bringt, sodass es beim Asthma von erwachsenen Patienten nicht mehr angewandt werden soll. Bei Kindern mit rein allergischem Asthma wird es gelegentlich noch eingesetzt, ist aber auch bei den Kindern aus dem Stufenplan der Leitlinien verschwunden.

Somit verbleibt als Indikation die Anwendung bei **allergischer Rhinitis** als Nasenspray und bei **Konjunktivitis** als Augentropfen.

Pharmakokinetik

Cromoglicinsäure wird kaum resorbiert und erzielt keine systemischen Wirkungen.

Unerwünschte Wirkungen

- lokale Reizerscheinung (Husten) durch Reflexbronchokonstriktion bei Pulverinhalation, deshalb lieber Aerosole verwenden
- keine systemischen Nebenwirkungen

14.3.3 Antileukotriene

Wirkstoffe

Montelukast

Wirkmechanismus

Leukotriene entstehen im Arachidonsäuremetabolismus unter Einwirkung der 5-Lipoxygenase (▸ Abb. 10.1). Sie werden beim Asthma u.a. von Mastzellen und eosinophilen Granulozyten freigesetzt und binden an Leukotrienrezeptoren. Die Folgen sind:

- Bronchokonstriktion
- Steigerung der Schleimsekretion und der Gefäßpermeabilität
- Einwandern von eosinophilen Granulozyten

Die Wirkung der Leukotriene kann gehemmt werden durch:

- 5-Lipoxygenaseinhibition (Zileuton, in Deutschland nicht zugelassen)
- Leukotrienrezeptorantagonismus (Montelukast).

Montelukast bindet an den **Cysteinyl-Leukotrien-1-Rezeptor** und **hebt** die leukotrienvermittelten Wirkungen wie die **Bronchokonstriktion auf.** Es wirkt gleichermaßen **antiphlogistisch.**

Merke

Die Wirkung tritt verzögert ein – nach 1 Tag. Montelukast eignet sich also nicht zur Therapie akuter Asthmaanfälle.

Indikationen

Montelukast ist für die **Dauertherapie beim Asthma bronchiale** geeignet, hat allerdings nicht die gleiche Bedeutung wie inhalative Glukokortikoide. Bei Erwachsenen wird es daher am ehesten zusätzlich zu inhalativen Glukokortikoiden verwendet, um die Dosis der Glukokortikoide einzusparen. Ganz gern wird es als **Monotherapeutikum bei Kindern als Alternative zu inhalativen Glukokortikoiden** verwendet. Zudem eignet sich Montelukast zur Langzeitprophylaxe von Belastungsasthma (als Monotherapie).

Pharmakokinetik

Im Gegensatz zu den bisher besprochenen inhalativen Asthmatherapeutika wird Montelukast p.o. angewandt und muss deshalb resorbiert werden. Es besitzt eine gute orale Bioverfügbarkeit und eine hohe Plasmaeiweißbindung (> 99 %). Montelukast wird hauptsächlich über CYP3A4 metabolisiert und dann biliär ausgeschieden.

Unerwünschte Wirkungen

Nebenwirkungen sind selten, es kann zu Husten, Diarrhö, Ruhelosigkeit, Halluzinationen kommen.

14.3.4 Omalizumab

Wirkmechanismus

Omalizumab ist ein rekombinanter, monoklonaler Anti-IgE-Antikörper, der die Bindung von IgE an seinen Rezeptor auf Basophilen verhindert. Dadurch kann die allergische Kaskade nicht ausgelöst werden.

Merke

Die antiallergische Wirkung von Omalizumab tritt erst nach mehreren Wochen ein.

Indikation

Omalizumab wird bei **schwerem allergischem Asthma** eingesetzt (subkutane Anwendung).

Unerwünschte Wirkung

Es können Überempfindlichkeitsrekationen gegenüber dem Antikörper auftreten bis hin zum anaphylaktischen Schock.

14.3.5 PDE4-Hemmer

Wirkstoffe

Roflumilast

Roflumilast ist ein neues nichtsteroidales Antiphlogistikum zur Therapie der COPD. Es ist kein direkter Bronchodilatator!

Wirkmechanismus

Die Phosphodiesterase 4 (PDE4) ist beim Entzündungsgeschehen der COPD von Bedeutung. Roflumilast ist ein **selektiver Phosphodiesterase-4-Inhibitor.** Wird PDE4 gehemmt, steigt die intrazelluläre cAMP-Konzentration an. Wie bereits beim Theophyllin beschrieben, ist cAMP ein wichtiger Second-Messenger, der z. B. die Freisetzung von inflammatorischen Mediatoren wie Leukotrienen hemmt. Damit hat Roflumilast **antiphlogistische Wirkungen.**

Merke

Die Wirkung von Roflumilast setzt verzögert ein.

Indikation

Roflumilast wird nur bei der COPD (nicht Asthma) eingesetzt und zwar als Zusatztherapie zu Bronchodilatatoren bei **schwerer COPD.**

Pharmakokinetik

Roflumilast wird stark über Cytochrom P450 (CYP1A2, CYP3A4) metabolisiert – die Basis für viele Arzneimittelinteraktionen.

Unerwünschte Wirkung

An häufigen Nebenwirkungen treten gastrointestinale Störungen, Gewichtsabnahme, Schlafstörungen auf.

Wechselwirkungen

Cave

- Keine Kombination von Roflumilast mit Theophyllin (Theophyllin ist selbst ein unspezifischer PDE-Inhibitor).
- Cytochrom-Inhibitoren erhöhen den Roflumilastspiegel, Cytochrom-Induktoren erniedrigen ihn.

14.4 Orphan Drugs zur Behandlung seltener Lungenerkrankungen

14.4.1 CFTR-Potentiator (Mukoviszidose)

Wirkstoffe

Ivacaftor

Wirkmechanismus

Bei der Mukoviszidose (zystische Fibrose) liegt eine autosomal-rezessiv vererbte Mutation im CFTR-Gen (cystic fibrosis transmembrane conductance regulator) vor. Das Gen kodiert für ein Protein, das u. a. als Chloridkanal fungiert. Durch die Mutation wird von exokrinen Drüsen (insbes. im Pankreas und in der Lunge) weniger Chlorid sezerniert und dadurch mehr Natrium und Wasser zurückgehalten, sodass die Viskosität des Sekrets stark zunimmt. Die Folgen sind eine exokrine Pankreasinsuffizienz sowie Sekretstau, Atemwegsobstruktion und Infektionen in der Lunge.
Mit **Ivacaftor** besteht eine **kausale Therapieoption.** Ivacaftor ist ein **selektiver Potentiator des CFTR-Proteins,** d. h., es **erhöht die Öffnungswahrscheinlichkeit** des defekten Chloridkanals und bessert dadurch die Funktion der exokrinen Drüsen. Allerdings ist es bislang nur bei Patienten mit einer bestimmten Mutation (G551D) im CFTR-Gen zugelassen, die nur 4 % aller Mukoviszidosepatienten ausmachen.

Indikation

Ivacaftor dient der Behandlung der Mukoviszidose von Kindern und Erwachsenen, bei denen die G551D-Mutation im CFTR-Gen auf mindestens einem Allel nachgewiesen wurde.

Pharmakokinetik

Erwähnenswert ist die bessere Resorption bei Einnahme fettreicher Nahrung. Außerdem weist Ivacaftor einen ausgeprägten Cytochrom-P450-abhängigen Metabolismus auf, was viele Wechselwirkungen ermöglicht.

Unerwünschte Wirkungen

Insbesondere gastrointestinale Beschwerden, Reaktionen der oberen Atemwege und Kopfschmerzen treten auf.

Wechselwirkungen

Cave

Ivacaftor wird durch CYP3A4 und CYP3A5 metabolisiert. Es ist selbst ein schwacher Inhibitor dieser Isoformen sowie ein starker Inhibitor von CYP2C9 (darüber werden Vitamin-K-Antagonisten metabolisiert) und des Transportproteins P-Glykoprotein (P-gp).

14.4.2 Pirfenidon (idiopathische Lungenfibrose)

Wirkmechanismus

Pirfenidon ist ein **Immunsuppressivum mit antifibrotischen und antiinflammatorischen Wirkungen.** Es hemmt die Synthese von TGF-β, einem Wachstumsfaktor, der bei der Fibrose von Bedeutung ist und TNF-α, einem Zytokin, dass bei Entzündungsprozessen eine Rolle spielt. Der genaue molekulare Wirkmechanismus ist allerdings nicht bekannt.

Indikationen

Pirfenidon dient der Behandlung Erwachsener mit **leichter bis mittelschwerer idiopathischer Lungenfibrose.**

Pharmakokinetik

Pirfenidon wird oral angewandt und zusammen mit Nahrung eingenommen, was zur Abnahme der Resorptionsgeschwindigkeit und damit besserer Verträglichkeit der Substanz führt. Es wird über CYP1A2 metabolisiert (s. u. „Wechselwirkungen").

Unerwünschte Wirkungen

Als Nebenwirkung kann es zur Photosensibilisierung der Haut kommen, und gastrointestinale Beschwerden können auftreten.

Wechselwirkungen

Cave

Hemmstoffe von CYP1A2 (das Antidepressivum Fluvoxamin, Ciprofloxacin und Grapefruitsaft) erhöhen die Pirfenidonkonzentration. Die Induktion des Enzyms durch Rauchen schwächt die Wirkung von Pirfenidon ab.

14.5 Zu guter Letzt

Klinischer Fall

1. Sie konnten mit Mühe eine junge Asthmatikerin davon überzeugen, dass eine längerfristige Therapie mit einem inhalativen Glukokortikoid notwendig ist. Sie entscheiden sich für Ciclesonid. Was ist bei Ciclesonid vorteilhaft?
2. Nennen Sie schnell, kurz und lang wirksame β_2-Mimetika!

Antworten:

1. Ciclesonid ist ein Prodrug, das erst in der Lunge durch Esterasen aktiviert wird. Somit ist der Anteil, der im Mund und Rachen verbleibt bzw. verschluckt wird, inaktiv, sodass Mundsoor und Heiserkeit seltener auftreten. Außerdem liegt die orale Bioverfügbarkeit unter 1 %, sodass auch wenige systemische Nebenwirkungen auftreten.
2. Schnell: Fenoterol, Salbutamol, Terbutalin, Formoterol. Kurz: Fenoterol, Salbutamol, Terbutalin. Lang: Formoterol, Salmeterol sowie sehr lang: Indacaterol.

Lerntipp

Wenn Sie jetzt den klinischen Einsatz der in diesem Kapitel besprochenen Pharmaka lernen möchten, lesen Sie bitte weiter in ▸ Kap. 33: Therapie von Atemwegserkrankungen.

15 Pharmaka zur Beeinflussung der Magen- und Darmfunktion

15.1 Wegweiser ... 205

15.2 Pharmaka zur Ulkustherapie ... 206
15.2.1 Physiologie ... 206
15.2.2 Protonenpumpenhemmer ... 206
15.2.3 H_2-Rezeptorantagonisten ... 208
15.2.4 Antazida ... 208
15.2.5 Prostaglandinderivate ... 209
15.2.6 Sucralfat (Aluminium-Saccharose-Sulfat) ... 209
15.2.7 Muskarinrezeptorantagonisten ... 210

15.3 Antiemetika ... 210
15.3.1 Pathophysiologie des Erbrechens ... 210
15.3.2 Muskarinrezeptorantagonist ... 211
15.3.3 H_1-Rezeptorantagonisten (Antihistaminika) ... 211
15.3.4 Dopaminrezeptorantagonisten ... 211
15.3.5 5-HT_3-Antagonisten ... 212
15.3.6 NK_1-Rezeptor-Antagonist ... 212
15.3.7 Zusammenfassung Antiemetika ... 213

15.4 Emetika ... 213

15.5 Laxanzien ... 213
15.5.1 Gleitmittel ... 214
15.5.2 Quellmittel ... 214
15.5.3 Osmotische und salinische Laxanzien ... 214
15.5.4 Antiresorptive und sekretagoge Laxanzien ... 215
15.5.5 Neue Wirkstoffe ... 215
15.5.6 Peripher wirksame Opioidrezeptorantagonisten ... 216

15.6 Antidiarrhoika ... 216
15.6.1 Loperamid ... 216
15.6.2 Racecadotril ... 217

15.7 Prokinetika ... 217
15.7.1 Metoclopramid ... 217
15.7.2 Domperidon ... 218
15.7.3 Niedrig dosiertes Erythromycin ... 218

15.8 Zu guter Letzt ... 218

IMPP-Hits

In absteigender Häufigkeit wurden vom IMPP Fragen zu folgenden Themenkomplexen gestellt:
1. Antiemetika
2. Ulkustherapeutika
3. Laxanzien

Wenn man die einzelnen Wirkstoffklassen ansieht, ergibt sich folgende Prioritätenliste:
1. Protonenpumpenhemmer
2. Metoclopramid
3. Antihistaminika und Scopolamin
4. Laktulose
5. H_2-Rezeptorantagonisten
6. Setrone und Misoprostol
7. Bisacodyl, Pirenzepin, Antazida

15.1 Wegweiser

In diesem Kapitel werden Wirkstoffe vorgestellt, die zur Behandlung verschiedener gastrointestinaler Erkrankungen sowie von Erbrechen dienen. Im Detail sind das:

- Medikamente zur Behandlung von **Ulzera** in Magen und Duodenum, Gastritis und Ösophagitis (► Kap. 15.2). Dabei sind die beiden Wirkstoffklassen der **Protonenpumpenhemmer** und

H_2-Rezeptorantagonisten für den klinischen Alltag am wichtigsten.
- Medikamente zur Behandlung von Erbrechen (► Kap. 15.3). Da die Ursachen von Erbrechen sehr vielseitig sein können, gibt es auch ein breites Angebot an **Antiemetika,** von „gewöhnlichen" Antiemetika für den „Hausgebrauch" bis hin zu starken Antiemetika, die in der Onkologie angewandt werden.
- Ganz kurz werden in diesem Zusammenhang auch Wirkstoffe erwähnt, die selbst Erbrechen auslösen und bei Vergiftungen angewandt werden (► Kap. 15.4).
- Mit **Laxanzien** werden Wirkstoffe zur Behandlung der Obstipation besprochen, die in der Bevölkerung eine große und z. T. auch missbräuchliche Anwendung finden (► Kap. 15.5).
- Demgegenüber werden kurz **Antidiarrhoika** erwähnt, die zur Behandlung der Diarrhö dienen (► Kap. 15.6).
- Abschließend werden noch **Prokinetika** dargestellt; auch wenn deren Wirkstoffe bereits anderswo im Buch erwähnt werden, wird hier der Fokus auf die prokinetische Wirkung gelegt (► Kap. 15.7).

15.2 Pharmaka zur Ulkustherapie

15.2.1 Physiologie

15.2.1.1 Regulation der Säuresekretion des Magens

Der wichtigste **Stimulus der Magensäuresekretion** ist der **N. vagus** (► Abb. 15.1). Die Erregungsübertragung im Ganglion erfolgt durch Acetylcholin, das vom präganglionären Neuron freigesetzt wird und postganglionär an nikotinerge und muskarinerge (M_1-) Rezeptoren bindet. Das Signal vom postganglionären Neuron bewirkt dann:
- eine direkte Stimulation der **Belegzellen** über **M_3-Rezeptoren**
- eine Stimulation der **G-Zellen** zur gesteigerten **Gastrinproduktion**
- eine Stimulation der **Mastzellen** zur gesteigerten **Histaminproduktion.**

15.2.1.2 Protonenpumpe

Die Magensäurebildung ist abhängig von der Funktion der H^+-/K^+-ATPase (Protonenpumpe), die sich an der luminalen Seite der Belegzellen befindet. Sie befördert aktiv Protonen (H^+) im Austausch mit Kalium in das Magenlumen. Chloridionen strömen über den Chloridkanal ins Magenlumen. Der Elektronenausgleich erfolgt über einen Kalium-Auswärtsstrom.

Tab. 15.1 Endogene Steuerung der Säuresekretion

Aktivierung der H^+-/K^+-ATPase (Säuresekretion ↑)	Hemmung der H^+-/K^+-ATPase (Säuresekretion ↓)
• **Acetylcholin** (Bindung an M_3-Rezeptoren) • **Gastrin** (Bindung an Gastrinrezeptoren) • **Histamin** (Bindung an H_2-Rezeptoren)	**Prostaglandine** (PGE)

Die Säuresekretion steigt dementsprechend bei einer Aktivierung der H^+-/K^+-ATPase, und die Säuresekretion sinkt bei einer Hemmung der H^+-/K^+-ATPase. Endogene Substanzen, die die Säuresekretion steigern und hemmen, sind in ► Tab. 15.1 aufgelistet.

15.2.1.3 Pharmakologische Beeinflussung der Säuresekretion

Medikamentös wird die Salzsäuresekretion über folgende Angriffspunkte gehemmt (► Abb. 15.1):
- Hemmung der H^+-/K^+-ATPase (Protonenpumpenhemmer)
- Hemmung der Bindung von Histamin an H_2-Rezeptoren (H_2-Rezeptorantagonisten)
- Hemmung der Bindung von Acetylcholin an ganglionäre M_1-Rezeptoren (Muskarinrezeptorantagonisten)
- Prostaglandinderivate, die die Wirkung von endogenem Prostaglandin imitieren.

Abgesehen von einer direkten Beeinflussung der Säuresekretion durch Säuresekretionshemmer kommen zur Ulkustherapie noch folgende pharmakologische Wirkstoffklassen in Betracht:
- Antazida zur Neutralisierung der Magensäure
- Sucralfat zur Ausbildung einer Schutzschicht über der geschädigten Schleimhaut

15.2.2 Protonenpumpenhemmer

Wirkstoffe

Omeprazol · Pantoprazol · Esomeprazol (= S-Isomer von Omeprazol)

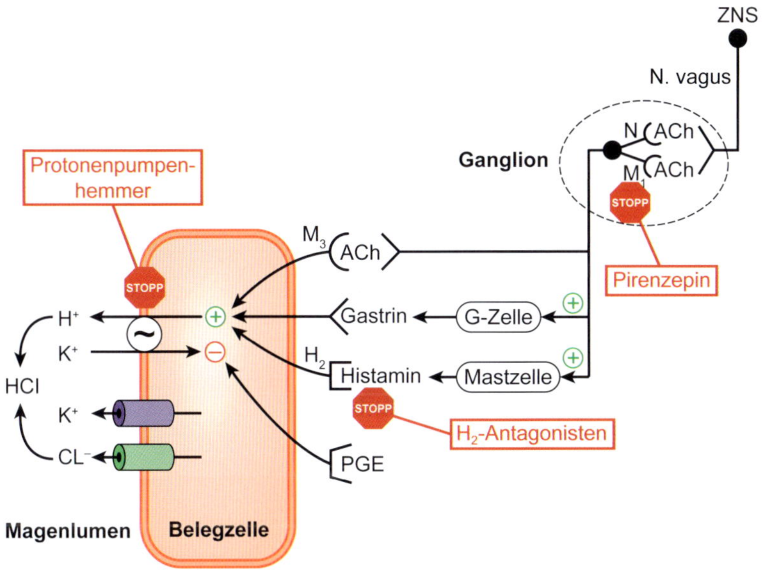

ACh = Acetylcholin
PGE = Prostaglandin E
N = nikotinerge Rezeptoren
M_1 und M_3 = muskarinerge Rezeptoren

Abb. 15.1 Beeinflussung der Magensäuresekretion und Angriffspunkte der Säuresekretionshemmer.

Lerntipp

Es gibt noch weitere Protonenpumpenhemmer. Sie enden alle auf *-prazol*. Im Klinikjargon werden sie auch gern als PPI bezeichnet (Protonenpumpeninhibitor).

Wirkmechanismus

Protonenpumpenhemmer bewirken eine **irreversible Hemmung der H^+-/K^+-ATPase** (▸ Abb. 15.1). Ihre Pharmakokinetik ist dabei für den Wirkmechanismus von Bedeutung, denn sie wirken nicht primär vom Magenlumen aus. Als **Prodrugs** werden sie nach oraler Aufnahme zunächst intestinal resorbiert. Über den Blutweg gelangen sie dann zu den Belegzellen des Magens und reichern sich in den Kanalikuli der Belegzellen an. Dort werden sie durch Protonierung zum aktiven Metaboliten umgewandelt und binden irreversibel an die H^+-/K^+-ATPase, wodurch sie die H^+-Freisetzung ins Magenlumen verhindern.

Merke

Protonenpumpenhemmer sind die wichtigsten und stärksten Säuresekretionshemmer. Sie hemmen die Säuresekretion um > 90 %.

Indikationen

Protonenpumpenhemmer sind **Mittel der ersten Wahl** bei der Therapie von **Ulzera** in Magen und Duodenum (Ulkustherapie), bei der Gastritis, Refluxösophagitis und beim Zollinger-Ellison-Syndrom. Zudem werden sie prophylaktisch bei Intensivpatienten zur Vermeidung von Stressläsionen eingesetzt.

Pharmakokinetik

Protonenpumpenhemmer selbst sind sogar säurelabil und werden in magensaftresistenter Form verabreicht. Wie bereits erwähnt, gelangen sie nach enteraler Resorption über das Blut zu den Kanalikuli der Belegzellen des Magens, wo aus dem Prodrug durch Protonierung der aktive Metabolit gebildet wird. Auch wenn die Halbwertszeit nur wenige Stunden beträgt, so ist die biologische Wirkung deutlich länger – über mehrere Tage, da nach irreversibler Hemmung der H^+-/K^+-ATPase diese erst wieder neu synthetisiert werden muss. Protonenpumpenhemmer unterliegen einer hepatischen Metabolisierung über Cytochrom P450.

Unerwünschte Wirkungen

Insgesamt sind das gut verträgliche Substanzen. Gegebenenfalls können auftreten:

- bakterielle Besiedlung des Magens aufgrund der Säurereduktion (Gefahr von Atemwegsinfekten)
- Das im Tierversuch beobachtete erhöhte Risiko für die Entstehung von Karzinoiden unter Protonenpumpenhemmern hat sich beim Menschen bisher nicht bestätigt.

Wechselwirkungen

Cave

Omeprazol **hemmt Cytochrom P450.**

Lerntipp

Auch wenn die Protonenpumpenhemmer am häufigsten vom IMPP abgefragt wurden – die Fragen waren einfach und es ging nur um zwei Aspekte: Wirkmechanismus (irreversible Hemmung der H^+-/K^+-ATPase) und Indikation (Therapie der Wahl bei Ulkus, Reflux, Ösophagitis, Gastritis).

15.2.3 H_2-Rezeptorantagonisten

Wirkstoffe

Cimetidin · Ranitidin · Famotidin

Lerntipp

H_2-Rezeptorantagonisten enden typischerweise auf *-tidin.*

Wirkmechanismus

Durch einen kompetitiven **Antagonismus am H_2-Rezeptor** der Belegzellen wird die **histamininduzierte** Säuresekretion gehemmt (► Abb. 15.1).

Merke

H_2-Antagonisten senken die Säurebildung um ca. 50 %.

Indikationen

Sie sind Mittel der zweiten Wahl (nach Protonenpumpenhemmern) bei:

- Ulcus ventriculi, duodeni
- Refluxösophagitis, Gastritis, Zollinger-Ellison-Syndrom
- Prophylaxe von Ulkus und Gastritis (z. B. bei Intensivpatienten)

Unerwünschte Wirkungen

Wie bei den Protonenpumpenhemmern kann es aufgrund der Säurereduktion zur bakteriellen Besiedlung des Magens mit der Gefahr von Atemwegsinfekten kommen. Weiterhin sind beschrieben:

- Diarrhö, Obstipation
- Herzrhythmusstörungen
- Transaminasenanstieg
- bei **Cimetidin** zusätzlich: Hemmung der Biotransformation (Cytochrom P450) und antiandrogene Wirkungen (Gynäkomastie, Potenzstörungen). Deshalb sollten die anderen H_2-Antagonisten bevorzugt werden.

15.2.4 Antazida

Wirkstoffe

Magnesium- und Aluminiumverbindungen (z. B. Magnesium-, Aluminiumhydroxid, Magnesiumcarbonat, Aluminiumphosphat)

Wirkmechanismus

Antazida sind schwache Laugen, die die **Magensäure neutralisieren.** Verwendet werden Magnesium- und Aluminiumverbindungen. Chemisch läuft z. B. bei der Verwendung von Magnesiumhydroxid folgende Reaktion ab: $Mg(OH)_2 + 2\ HCl \rightarrow MgCl_2 + 2\ H_2O$

Indikationen

Antazida sind Mittel der dritten Wahl nach den Protonenpumpenhemmern und H_2-Rezeptorantagonisten, da sie anderen Säurehemmern unterlegen sind. Verwendet werden Antazida bei:

- Reizmagen, Refluxbeschwerden, akuter Gastritis
- Ulcus ventriculi, duodeni: zur Ulkustherapie werden sie allenfalls noch bei der Akuttherapie eingesetzt, bis die Protonenpumpenhemmer wirken, da Antazida schneller den Magen-pH-Wert erhöhen.

Cave

Bei Dialysepatienten nutzte man früher den phosphatsenkenden Effekt der Antazida: Im Dünndarm bildet sich aus Aluminiumchlorid ($AlCl_3$) schwer lösliches Aluminiumphosphat, das enteral ausgeschieden wird. Dadurch wird der Phosphatblutspiegel gesenkt. Problem: Bei chronischer Anwendung reichert sich resorbiertes Al^{3+} oder Mg^{2+} insbesondere bei einer Niereninsuffizienz im

Körper an. Als unerwünschte Wirkung kann sich eine Enzephalopathie bzw. eine Myopathie entwickeln.

Anwendung und Pharmakokinetik

Meist wird ein Gemisch aus Magnesium- und Aluminiumverbindungen verwendet. So fand z. B. das Gemisch Aluminium-Magnesium-Hydroxid-Sulfathydrat sogar einen eigenen Wirkstoffnamen mit Magaldrat. Vorteil der Kombination ist der Ausgleich der laxierenden Wirkung von Magnesium durch die obstipierende Wirkung von Aluminium. Außerdem wirken beide Antazida unterschiedlich schnell, sodass der Wirkungseintritt und die Wirkdauer optimiert werden.

- **$Mg(OH)_2$:** schneller Neutralisationseffekt, Resorptionsquote: 10 %
- **$Al(OH)_3$:** langsamer, aber langer Neutralisationseffekt, Resorptionsquote: 1 %

Cave

Die früher verwendeten Antazida $NaHCO_3$ und $CaCO_3$ sind aufgrund ihrer Na^+- bzw. Ca^{2+}-Belastung obsolet.

Unerwünschte Wirkungen

Einerseits sind die Wirkungen auf den Darm zu berücksichtigen, andererseits systemische Nebenwirkungen aufgrund der Resorption von Magnesium- und Aluminiumionen. Insbesondere bei einer Niereninsuffizienz kommt es zur Kumulation.

- **$Mg(OH)_2$: laxierend,** Muskelschwäche, Somnolenz
- **$Al(OH)_3$: obstipierend,** Enzephalopathie
- sekundärer Hyperparathyreoidismus, Osteomalazie: Antazida sind Phosphatfänger
- reaktive Hypersekretion der Magensäure

Wechselwirkungen

Cave

Antazida hemmen die Resorption von Tetrazyklinen und Eisenpräparaten und vermindern so deren Wirksamkeit.

15.2.5 Prostaglandinderivate

Wirkstoffe

Misoprostol

Wirkmechanismus

Prostaglandine haben einen **protektiven Effekt auf die Magenschleimhaut,** indem sie:

- die Schleimbildung fördern
- die Durchblutung steigern
- die Säuresekretion durch eine Hemmung der H^+-/K^+-ATPase reduzieren

Misoprostol ist ein Prostaglandin-E_1-Derivat (▸ Kap. 10.4.3), das die physiologischen Prostaglandinwirkungen imitiert. Es dient somit der Protektion der Magenschleimhaut.

Indikation

Misoprostol wird bei der Ulkusbehandlung nur zur **Prophylaxe bei chronischer NSAID-Einnahme** verwendet. Grund dafür ist, dass unter einer Therapie mit NSAID, die als Prostaglandinsynthesehemmer fungieren, der protektive Effekt der Prostaglandine auf die Magen- und Darmschleimhaut wegfällt. Misoprostol ersetzt somit diese Funktion.

Unerwünschte Wirkungen

Sonderlich gut verträglich ist Misoprostol nicht und schon allein deshalb den anderen Säurehemmern unterlegen. Häufig treten Diarrhöe und Spasmen im Gastrointestinaltrakt auf, weiterhin Kopfschmerzen.

Merke

Da Misoprostol Uteruskontraktionen auslöst und zum Abort führt, darf es nicht bei Schwangeren angewandt werden.
Oder andersherum: Misoprostol hat eine weitere Indikation: So wird es zur Abortauslösung genutzt (▸ Kap. 9.4.2.3 und ▸ Kap. 10.4.3).

15.2.6 Sucralfat (Aluminium-Saccharose-Sulfat)

Wirkmechanismus

Sucralfat wirkt über verschiedene lokale Mechanismen schleimhautschützend. Es bildet Komplexe mit Gewebeproteinen im Bereich der Läsionen und bindet Pepsin. Dadurch schützt es die Schleimhaut vor peptischer Hydrolyse, zudem kommt die Salzsäure schlechter an die Schleimhaut heran. Außerdem wirkt es protektiv auf die Mukosa durch Stimulation der Prostaglandinfreisetzung und Steigerung der Schleim- und Bikarbonatsekretion. Dann bindet es auch noch Gallensäuren, die bei refluxbedingter Schleimhautschädigung des Ösophagus von Bedeutung sind.

Indikationen

Da die Säurehemmer aber besser wirken, spielt Sucralfat kaum noch eine Rolle, auch wenn Ulzera unter einer Therapie damit schneller abheilen. Sozusagen als Mittel „dritter Wahl" kann es bei folgenden Indikationen zum Einsatz kommen:

- Ulcus ventriculi, duodeni
- Refluxösophagitis

Unerwünschte Wirkungen

Sucralfat beinhaltet **Aluminium,** das obstipierend wirkt. Nach Resorption und insbesondere bei Kumulation bei Niereninsuffizienz kann eine Enzephalopathie auftreten. Außerdem wird die Resorption anderer Substanzen behindert.

15.2.7 Muskarinrezeptorantagonisten

Wirkstoffe

Pirenzepin

Wirkmechanismus

Pirenzepin ist ein Parasympatholytikum (▸ Kap. 2.3.4), also ein **Muskarinrezeptorantagonist mit einer bevorzugten Wirkung an ganglionären M_1-Rezeptoren.** Dadurch **hemmt es die parasympathisch innervierte Salzsäuresekretion** im Magen (▸ Abb. 15.1).

Indikation

Aufgrund wirksamerer und verträglicherer Substanzen besteht heute **kaum noch eine Indikation** zum Einsatz von Pirenzepin bei der Ulkustherapie.

Unerwünschte Wirkungen

Je höher die Dosierung, desto unselektiver ist die Wirkung und umso mehr unerwünschte anticholinerge Wirkungen treten auf, wie Mundtrockenheit, Mydriasis, Tachykardie, Harnverhalt, Obstipation (▸ Kap. 2.3.4).

15.3 Antiemetika

15.3.1 Pathophysiologie des Erbrechens

Erbrechen kann eine Vielzahl an Ursachen haben und ist ein neuronal komplexer Vorgang, der vom Brechzentrum in der Formatio reticularis der Medulla oblongata gesteuert wird (▸ Abb. 15.2). Dort laufen Impulse aus dem Nucleus tractus solitarii (einem viszerosensorischen Hirnnervenkern des Hirnstamms), aus der Chemorezeptor-Triggerzone der Area postrema, vom Vestibularapparat und höheren Hirnzentren ein. Impulse des Gastrointestinaltrakts ziehen hauptsächlich mit dem N. vagus

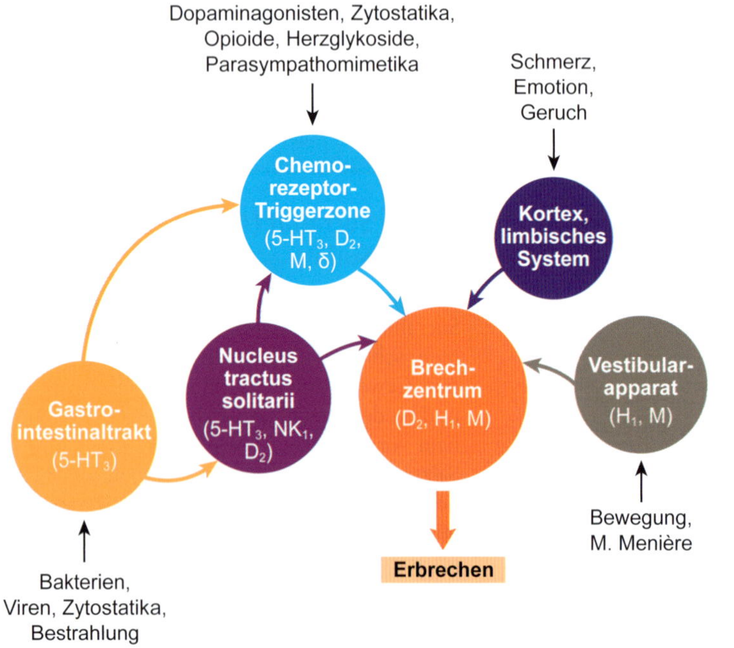

Abb. 15.2 Beeinflussung von Emesis – vereinfachte Darstellung, um insbesondere Rezeptoren (in Klammern) darzustellen, die bei Stimulation zu Erbrechen führen und sich als pharmakologische Angriffspunkte für Antiemetika eignen. Verschiedene Ursachen können über bestimmte Zentren (bunte Kreise) via Brechzentrum Erbrechen auslösen.

zum Nucleus tractus solitarii und zur Chemorezeptor-Triggerzone der Area postrema.
Auch wenn die meisten „Zentren", die am Auslösen von Erbrechen beteiligt sind, Bestandteile des ZNS sind, so ist zumindest die Blut-Hirn-Schranke im Bereich der Area postrema durchlässiger und wird von Substanzen, die normalerweise nicht ZNS-gängig sind, passiert.
Wie in ▸ Abb. 15.2 erkennbar ist, gibt es verschiedenen Rezeptoren, über deren Stimulation Erbrechen ausgelöst werden kann und die sich pharmakologisch beeinflussen lassen.

Merke

Als Antiemetika werden **Antagonisten** an folgenden Rezeptoren verwendet:
- Dopamin(D_2-)Rezeptoren in Area postrema und Brechzentrum
- Histamin(H_1-)Rezeptoren in Vestibulariskernen und Brechzentrum
- Muskarin(M_1-)Rezeptoren in Vestibulariskernen und Brechzentrum
- 5-HT_3-Rezeptoren in Gastrointestinaltrakt, Area postrema und Nucleus tractus solitarii
- NK_1-Rezeptoren im Nucleus tractus solitarii

15.3.2 Muskarinrezeptorantagonist

Wirkstoffe

Scopolamin

Wirkmechanismus

Scopolamin ist ein ZNS-gängiger Muskarinrezeptorantagonist (▸ Kap. 2.3.4), der Muskarinrezeptoren in Vestibulariskernen und im Brechzentrum blockiert.

Indikation und Anwendung

Scopolamin dient der **Prophylaxe von Übelkeit und Erbrechen bei Kinetosen.** Wegen der besseren Verträglichkeit erfolgt die Anwendung transdermal als Pflaster anstelle der systemischen Gabe. Das Pflaster wird 5–6 h vor Reisebeginn aufgeklebt.

Unerwünschte Wirkungen

Als Nebenwirkungen treten anticholinerge Symptome auf: Müdigkeit, Mundtrockenheit, Mydriasis, Anstieg des Augeninnendrucks.

15.3.3 H_1-Rezeptorantagonisten (Antihistaminika)

Wirkstoffe

Dimenhydrinat · Diphenhydramin · Doxylamin · Promethazin

Wirkmechanismus

Antihistaminika (▸ Kap. 10.2.2) blockieren Histaminrezeptoren (H_1) im Vestibularapparat. Allerdings ist die antiemetische Wirkung nur bei den unselektiven Antihistaminika vorhanden, die auch noch Muskarinrezeptoren blockieren.

Indikationen

Die genannten Wirkstoffe eignen sich zur Prophylaxe und **Therapie von Übelkeit und Erbrechen, insbesondere bei Kinetosen** – nicht jedoch bei zytostatikainduziertem Erbrechen.

Merke

H_1-Rezeptorantagonisten dürfen als Antiemetika in der Schwangerschaft verwendet werden, wenn eine medikamentöse Therapie unbedingt notwendig ist und sind dann Mittel der Wahl bei unkompliziertem Schwangerschaftserbrechen.

Unerwünschte Wirkungen

Da diese Wirkstoffe ZNS-gängig sind, rufen sie über zentrale H_1-Rezeptoren Müdigkeit hervor. Wer Antihistaminika zur Behandlung von Kinetosen einnimmt, ist daher besser Beifahrer.

15.3.4 Dopaminrezeptorantagonisten

Wirkstoffe

Metoclopramid · Domperidon · Phenothiazine · Droperidol

Wirkmechanismus

Die antiemetische Wirkung dieser Substanzen kommt durch den Antagonismus an Dopaminrezeptoren (D_2) in der Area postrema und im Brechzentrum zustande. Domperidon ist zwar nur peripher wirksam, erreicht aber die Rezeptoren der Area postrema, da dort die Blut-Hirn-Schranke durchlässig ist. Metoclopramid wirkt zusätzlich antiemetisch über einen 5-HT_3-Antagonismus.

Indikation

Die D_2-Rezeptorantagonisten dienen der **Behandlung von Erbrechen unterschiedlicher Ursachen** – sind aber nicht wirksam bei Kinetosen. Droperidol wird bevorzugt zur Prophylaxe und Therapie von Übelkeit und Erbrechen nach Operationen und bei Erbrechen durch eine postoperative Analgesie unter Opiaten verwendet.

Abgesehen von der antiemetischen Wirkung haben diese Substanzen noch weitere Indikationen:

- Metoclopramid, Domperidon: als Prokinetika (▶ Kap. 15.7)
- Phenothiazine (z. B. Promethazin): als Neuroleptika (▶ Kap. 19.3.1)

Merke

Metoclopramid darf als Antiemetikum in der Schwangerschaft verwendet werden, wenn eine medikamentöse Therapie unbedingt notwendig ist. Es ist jedoch nicht das Mittel der Wahl wegen der extrapyramidal-motorischen Störungen.

Unerwünschte Wirkungen

Merke

Die ZNS-gängigen Substanzen bewirken über zentrale Dopaminrezeptoren Dyskinesie und Parkinson-Syndrom. Dies trifft nicht auf das nur peripher wirksame Domperidon zu.

15.3.5 5-HT_3-Antagonisten

Wirkstoffe

Ondansetron · Granisetron · Palonosetron

Lerntipp

5-HT_3-Antagonisten enden allesamt auf *-setron* und werden deshalb auch gern als „Setrone" bezeichnet.

Wirkmechanismus

Die sog. Setrone wirken antiemetisch über einen Antagonismus von 5-HT_3-Rezeptoren an den afferenten Vagusfasern und in der Area postrema. Da unter einer Zytostatika- und Strahlentherapie durch Schädigung von enterochromaffinen Zellen im Gastrointestinaltrakt vermehrt Serotonin freigesetzt wird, das Erbrechen auslöst, sind die 5-HT_3-Antagonisten besonders gut geeignet zur Behandlung von zytostatika-/strahleninduziertem Erbrechen.

Indikationen und Anwendung

Setrone dienen der Behandlung von **Übelkeit und Erbrechen bei Chemotherapie, Strahlentherapie und nach Operationen.** Dabei wirken sie besonders gut auf frühes Erbrechen (1–3 h) nach einer Chemotherapie, vor allem bei einer Therapie mit Cisplatin, Dacarbazin, Cyclophosphamid, nicht jedoch auf das späte Erbrechen. Da Glukokortikoide (Dexamethason, Methylprednisolon) aufgrund eines unbekannten Wirkmechanismus aber gut auf das späte Erbrechen wirken, werden Setrone bei einer hoch emetogenen Chemotherapie häufig mit Glukokortikoiden kombiniert.

Unerwünschte Wirkungen

Als Nebenwirkungen können Kopfschmerzen und Obstipation auftreten.

15.3.6 NK_1-Rezeptor-Antagonist

Wirkstoffe

Aprepitant · Fosaprepitant

Wirkmechanismus

Aprepitant ist ein selektiver hoch affiner Antagonist am Human-Substanz-P-Neurokinin-1(NK_1)-Rezeptor. Über diesen Rezeptor im Nucleus tractus solitarii löst die Substanz P, ein Neurotransmitter, Erbrechen aus. Aprepitant antagonisiert diese Wirkung und dämpft somit den **neuronal-vermittelten Brechreiz.**

Indikationen

Prävention von Übelkeit und Erbrechen im Rahmen einer hoch emetogenen Chemotherapie

- wirkt auf akutes und verzögertes Erbrechen bei der Chemotherapie
- wird kombiniert mit Ondansetron und ggf. Dexamethason.

Anwendung

Fosaprepitant ist ein Prodrug vom Aprepitant, das sich zur i. v.-Anwendung eignet und nach Injektion schnell durch ubiquitär vorkommende Phosphatasen zum Aprepitant gespalten wird. Aprepitant kann als eigener Wirkstoff oral angewandt werden.

Tab. 15.2 Zusammenfassung der Antiemetika hinsichtlich Wirkmechanismus und Indikation

Wirkmechanismus	Wirkstoffe	Indikation
Antagonismus an Muskarinrezeptoren	Scopolamin	Prophylaxe von Erbrechen bei **Kinetosen**
Antagonismus an Histamin-(H_1-)Rezeptoren und Muskarinrezeptoren	Dimenhydrinat, Diphenhydramin, Doxylamin, Promethazin	Prophylaxe und Therapie von Erbrechen, insbes. bei **Kinetosen** (nicht wirksam bei zytostatikainduziertem Erbrechen)
Antagonismus an Dopamin-(D_2-)Rezeptoren	Metoclopramid, Domperidon, Phenothiazine, Droperidol	Therapie von Erbrechen **verschiedener Ursachen** (nicht jedoch Kinetosen) Droperidol bevorzugt bei OP- und opiatinduziertem Erbrechen
Antagonismus an 5-HT_3-Rezeptoren	„Setrone"	Therapie von Erbrechen durch **Chemo-, Strahlentherapie, OP** (gut wirksam auf frühes Erbrechen); zur Behandlung von spätem Erbrechen: Kombination mit Glukokortikoid
Antagonismus an NK_1-Rezeptoren	Aprepitant, Fosaprepitant	Erbrechen bei **hoch emetogener Chemotherapie** in Kombination mit Setron und ggf. Glukokortikoid

Unerwünschte Wirkungen

Schluckauf, Müdigkeit, Obstipation, Transaminasenanstieg

15.3.7 Zusammenfassung Antiemetika

In ▸ Tab. 15.2 sind zum besseren Einprägen und Wiederholen die Wirkstoffe mit ihren Wirkmechanismen und Indikationen zusammengefasst.

15.4 Emetika

Im Gegensatz zu den Wirkstoffen zur Behandlung von Erbrechen gibt es die in Notfällen bei Vergiftungen anwendbaren Substanzen zum Herbeiführen von Erbrechen (▸ Kap. 46.2.2.1):

- **Sirup ipecacuanha** enthält das Alkaloid Emetin und löst den Brechreflex durch Stimulation sensorischer Vagusfasern aus.
- **Apomorphin** (▸ Kap. 22.4.2) stimuliert D_2-Rezeptoren in der Area postrema.

15.5 Laxanzien

Einteilung

Laxanzien bewirken eine beschleunigte Darmentleerung und werden eingeteilt in:

- **Gleitmittel:** wirken wie „Schmiermittel" und weichen den Stuhl auf, zur Defäkation ist weniger starkes Pressen notwendig, vorteilhaft bei Hämorrhoidalleiden
- **Quellmittel:** nehmen Wasser auf, bewährte Hausmittel bei einer Obstipation
- **osmotische** und **salinische Laxanzien:** bewirken eine Flüssigkeitsretention, Anwendung: Darmvorbereitung, Darmentleerung nach Vergiftungen
- **antiresorptive** und **sekretagoge Laxanzien:** hemmen die Wasserresorption und fördern den Flüssigkeitseinstrom ins Darmlumen, Anwendung: Darmvorbereitung (z. B. vor Darmoperationen, Endoskopien).

Darüber hinaus gibt es noch folgende Wirkstoffklassen, die nicht wirklich als Laxanzien bezeichnet werden, aber trotzdem eine Obstipation verbessern:

- **Prokinetika:** steigern die Darmperistaltik
- **periphere Opioidrezeptorantagonisten:** heben unter einer Opioidtherapie die dadurch bedingte Obstipation auf.

Indikationen

- **Darmvorbereitung,** z. B. vor Darm-OP, Endoskopie
- **Hämorrhoidalleiden** (Verminderung des Pressens)
- schmerzhafte Defäkation
- **chronische Obstipation,** z. B. bei Opioiddauertherapie
- **Darmentleerung bei Vergiftungen.**

Unerwünschte Wirkungen

Allgemeine unerwünschte Wirkungen von Laxanzien sind in ▸ Tab. 15.2 aufgeführt.

Tab. 15.3 Unerwünschte Wirkungen unter Laxanzientherapie

Folge der Laxanzientherapie	Folge
Kaliummangel	Obstipation
Kalziumverlust	Osteoporose
Natriumverlust	sekundärer Hyperaldosteronismus
Pseudomelanosis coli	harmlose Darmverfärbung bei chronischer Anwendung
Gewöhnung	ständige Anwendung (Circulus vitiosus, ► Kap. 34.2.1)

Außerdem können bei nachfolgend genannten Laxanzien spezifische Nebenwirkungen auftreten:

- **Magnesiumsulfat:** Muskelschwäche, Somnolenz
- **Natriumsulfat:** Hypertonie
- **Paraffinöl:** Mangel an fettlöslichen Vitaminen, Fremdkörpergranulome

15.5.1 Gleitmittel

Wirkstoffe

Docusat-Natrium · Glyzerol · Paraffinöl

Wirkmechanismus

Gleitmittel (Lubrikanzien) sind oberflächenaktive Substanzen, die durch einen „Schmiereffekt" den Stuhlgang gleitfähiger und weicher machen.

Anwendung

- **Docusat-Natrium:** ist gut verträglich, die Wirkung tritt verzögert ein (1–2 d).
- **Glyzerol:** ist zusätzlich osmotisch wirksam und bewirkt eine reflektorische Auslösung des Defäkationsreflexes. Es wird üblicherweise rektal als Zäpfchen oder Klistier angewandt. Die Wirkung tritt innerhalb von 1 h ein. Glyzerol wird nicht resorbiert und verursacht keine Nebenwirkungen. Es kann deshalb auch bei Säuglingen angewandt werden.
- **Paraffinöl:** sollte nicht mehr verwendet werden, da es zur **Resorptionshemmung fettlöslicher Vitamine** führt. Außerdem wird Paraffinöl selbst in geringen Mengen resorbiert und kann **zu Fremdkörperreaktionen** mit Ausbildung von Paraffingranulomen führen. Die laxierende Wirkung tritt nach 10 h ein. Paraffinöl darf nicht mit Docusat-Natrium kombiniert werden, da Docusat-Natrium die Resorption von Paraffinöl fördert.

15.5.2 Quellmittel

Wirkstoffe

Weizenkleie · Leinsamen

Wirkmechanismus

Quellmittel sind milde Laxanzien, die im Gastrointestinaltrakt **durch Wasseraufnahme aufquellen** und das intraluminale Volumen vergrößern.

Anwendung

Cave

Bei Anwendung von Quellmitteln ist unbedingt auf eine ausreichende Flüssigkeitsaufnahme zu achten – sonst „verkleistert" alles, und ein Ileus droht.

Die laxierende Wirkung der Quellmittel tritt verzögert nach mehreren Tagen ein. Sie werden nicht resorbiert und verursachen keine systemischen Nebenwirkungen.

15.5.3 Osmotische und salinische Laxanzien

Wirkstoffe

- **osmotisch** wirksam: Laktulose · Sorbit · Polyethylenglykole
- **salinisch** wirksam: Natriumsulfat (Glaubersalz) · Magnesiumsulfat (Bittersalz)

Wirkmechanismus

Laktulose, Sorbit, Polyethylenglykole

Laktulose (Zucker), Sorbit (Zuckeralkohol) und Polyethylenglykole (= Macrogol) **binden intraluminal Flüssigkeit** und **ziehen Flüssigkeit aus dem Gewebe** an. Dadurch bewirken sie eine Vergrößerung des intraluminalen Volumens. Die Wirkung setzt bei Sorbit (als Klysma angewandt) innerhalb weniger Minuten ein. Bei oraler Anwendung wirkt Laktulose nach 8 h und Polyethylenglykole nach 24–72 h.

Merke

Laktulose hat darüber hinaus weitere Effekte, die sich therapeutisch nutzen lassen: Es wird im Dickdarm durch Bakterien metabolisiert. Dabei entstehen Säuren (Acetat und Laktat), wodurch der pH-Wert im Darm fällt und die Ammoniakresorption vermindert wird. Außerdem steigern die Säuren die Darmperistaltik, was einen zusätzlichen laxierenden Effekt zur Folge hat.
Laktulose wird deshalb nicht nur als Laxans, sondern auch zur **Senkung** des **Ammoniakspiegels** und Vermeidung einer hepatischen Enzphalopathie bei einer **Leberinsuffizienz** eingesetzt.

Natrium- und Magnesiumsulfat
Sulfationen **halten Flüssigkeit im Darmlumen** und führen dadurch zu einer Vergrößerung des intraluminalen Volumens. Die laxierende Wirkung setzt relativ rasch ein (2–4 h). Die Anwendung ist jedoch nicht problemlos, denn die Natrium- und Magnesiumionen werden resorbiert mit den Folgen:

- Na^+: arterielle Hypertonie.
- Mg^{2+}: Myotonie, Somnolenz. Bei Niereninsuffizienz kommt es zur Kumulation.

15.5.4 Antiresorptive und sekretagoge Laxanzien

Wirkstoffe

- **im Dünndarm wirksam:** Rizinusöl
- **im Dickdarm wirksam:** Anthrachinone · Bisacodyl · Natriumpicosulfat

Wirkmechanismus
Diese Laxanzien **hemmen** die **Natrium-** und **Wasserresorption** und **fördern** den **Flüssigkeitsstrom in** das **Darmlumen.** Dadurch wird das intraluminale Volumen vergrößert.

Pharmakokinetik
Rizinusöl
Rizinusöl ist ein Prodrug, das durch Lipasen zum Rizinolat gespalten wird. Die Wirkung tritt relativ rasch ein (2–4 h). Als seltene unerwünschte Wirkungen können Darmkrämpfe auftreten.

Anthrachinone
Anthrachinone sind Gykoside mit natürlichem Vorkommen in Rhabarber, Aloe, Sennesblättern und Faulbaumrinde. Es handelt sich um Prodrugs, die erst nach Glykosidspaltung im Dünndarm und bakterieller Reduktion im Dickdarm wirksam sind. Somit tritt die Wirkung verzögert ein (8–10 h). Sie dürfen nicht in der Schwangerschaft angewandt werden, da sie evtl. gentoxisch sind. Bei langfristiger Einnahme kann es zu einer Pigmentierung der Darmschleimhaut kommen. Neben der Hemmung der Wasserresorption und Steigerung der Wassersekretion steigern Anthrachinone die propulsive Motilität des Kolons (es wird daher auch von einer dualen Wirkungsweise gesprochen).

Bisacodyl und Natriumpicosulfat
Bisacodyl ist ein Prodrug. Nach intestinaler Resorption wird es in der Leber glukuronidiert und biliär ausgeschieden. Im Dickdarm erfolgt dann die bakterielle Deglukuronidierung zum wirksamen Metaboliten. Bei oraler Einnahme tritt somit die Wirkung verzögert (6–8 h) ein. Bei rektaler Gabe ist Bisacodyl bereits nach 30 min wirksam (kein Umweg über die Leber). Neben der Hemmung der Wasserresorption und Steigerung der Wassersekretion steigert Bisacodyl die propulsive Motilität des Kolons (duale Wirkungsweise). Natriumpicosulfat ist ein wirkungsgleiches Derivat vom Bisacodyl.

15.5.5 Neue Wirkstoffe

Wirkstoffe

Prucaloprid · Linaclotid

15.5.5.1 Prucaloprid
Prucaloprid wird gemeinhin nicht als Laxans bezeichnet, sondern als Prokinetikum. Da allerdings die Anwendung zur Verkürzung der Magen-Darm-entleerung und Behandlung der Obstipation dient, wird es in diesem Kapitel aufgeführt.

Wirkmechanismus
Prucaloprid ist ein hoch selektiver **5-HT_4-Rezeptoragonist** (▸ Kap. 10.3.3.6), der die Motilität im Magen-Darm-Trakt steigert, also prokinetisch wirkt: eine verzögerte Magenentleerung und die Darmpassage werden beschleunigt.

Lerntipp

Andere Prokinetika (Domperidon, Metoclopramid, ▸ Kap. 15.7) haben nicht die Obstipation als primäre Indikation.

Indikation
Prucaloprid besitzt bislang noch eine ziemlich eingeschränkte Indikation: symptomatische **chronische Obstipation bei Frauen,** wenn andere Laxanzien unzureichend wirken.

Phamakokinetik
Prucaloprid wird schnell resorbiert, kaum metabolisiert und hauptsächlich unverändert renal eliminiert. Die Halbwertszeit liegt bei 24 h.

Unerwünschte Wirkungen
Gastrointestinale Beschwerden sind als Nebenwirkungen beschrieben.

Cave

Die „Vorgänger" Cisaprid und Tegaserod wurden wegen Herzrhythmusstörungen durch QT-Zeit-Verlängerung vom Markt genommen. Beim Prucaloprid wurde das bisher nicht beschrieben.

15.5.5.2 Linaclotid

Wirkmechanismus
Linaclotid ist ein Guanylatcyclase-C-Rezeptoragonist und induziert die intestinale Wasser- und Chloridsekretion mit konsekutiver Erhöhung des intraluminalen Volumens und Aufweichung des Stuhls. Es wirkt außerdem analgetisch bei viszeralen Schmerzen. Auf molekularer Ebene werden diese Wirkungen erzielt, indem Linaclotid von der luminalen Seite des Darmepithels an den Guanylatcyclase-C-Rezeptor bindet, diesen aktiviert und dadurch die Bildung von zyklischem GMP (cGMP) intra- und extrazellulär steigert. Extrazelluläres cGMP senkt die Schmerzfaseraktivität. Intrazelluläres cGMP steigert die Chlorid- und Bikarbonatsekretion ins Darmlumen, Wasser folgt.

Indikation
Linaclotid wurde bei uns erst 2013 zugelassen zur Behandlung des Reizdarmsyndroms mit Obstipation. In halber Dosierung ist es in den USA auch zur Behandlung der chronischen Obstipation zugelassen.

Pharmakokinetik und unerwünschte Wirkungen
Erwähnenswert ist die Tatsache, dass Linaclotid praktisch nicht resorbiert wird und ein gutes Sicherheits- und Verträglichkeitsprofil besitzt. Am häufigsten trat milder Durchfall als Nebenwirkung auf.

15.5.6 Peripher wirksame Opioidrezeptorantagonisten

Wirkstoffe

Methylnaltrexoniumbromid

Wirkmechanismus
Methylnaltrexoniumbromid ist ein (nur) peripher wirksamer Opioidrezeptorantagonist, der die opioidinduzierte Obstipation aufhebt, jedoch keine zentralen Wirkungen hat, insbesondere nicht analgetisch wirksam ist.

Indikation
Methylnaltrexoniumbromid ist nur zur Behandlung einer **Obstipation unter Therapie mit Opioidanalgetika** indiziert. Die Anwendung erfolgt subkutan.

Pharmakokinetik
Als quartäres Amin kann Methylnaltrexoniumbromid die Blut-Hirn-Schranke nicht passieren und nur peripher wirken.

Lerntipp

Zur Vorbereitung aufs Examen ist für das IMPP wichtig: allgemeine Nebenwirkungen von Laxanzien und die Bedeutung von Laktulose für die Behandlung der hepatischen Enzephalopathie. Und dann sollte man sich noch einprägen, dass Glaubersalz Natriumsulfat ist und als Laxans dient.

15.6 Antidiarrhoika

Wichtigste Maßnahme bei der Diarrhö ist der Flüssigkeits- und Elektrolytausgleich. Darauf wird im Detail in ▸ Kap. 34.3 eingegangen. An dieser Stelle sollen Pharmaka erläutert werden, deren „obstipierende" Wirkung zur Behandlung einer Diarrhö genutzt wird.

Wirkstoffe

Loperamid · Racecadotril

15.6.1 Loperamid

Wirkmechanismus
Eine bekannte Nebenwirkung von Opioiden (▸ Kap. 16.2) ist die Obstipation. Opioidrezeptoren

(Subtyp μ) führen zu einer Verzögerung der Entleerung von Magen und Darm durch Hemmung der propulsiven Motorik. Die Passagezeit nimmt also zu und somit die Zeit zur Resorption von Wasser und Elektrolyten. Außerdem wird über μ- (und über δ-) Opioidrezeptoren die bei Diarrhö gesteigerte Sekretion von Wasser und Elektrolyten ins Darmlumen gehemmt.
Loperamid ist ein nur peripher wirksamer **Opioidrezeptoragonist** (an den μ-Rezeptoren), der die Darmpassagezeit verlängert und die Sekretion von Wasser und Elektrolyten hemmt.

Indikation

Loperamid kann bei schwerer Diarrhö angewandt werden, jedoch nicht bei infektiöser Diarrhö, da die Ausscheidung der Erreger verzögert wird.

Pharmakokinetik

Loperamid hat eine geringe orale Bioverfügbarkeit wegen eines hohen First-pass-Effekts. Der Anteil, der dann doch noch den Systemkreislauf erreicht, wird nicht zentral wirksam. Grund dafür ist ein Arzneimitteltransporter (P-Glykoprotein), der in den Endothelzellen der Hirnkapillaren vorkommt und aufgenommenes Loperamid wieder ausschleust.

> **Merke**
>
> Loperamid ist nicht zentral wirksam und verursacht somit keine zentralen Opioid-Nebenwirkungen, macht nicht abhängig, ist nicht BtmV-pflichtig – ist aber auch nicht analgetisch wirksam.

Wechselwirkungen und Kontraindikationen

Wird der Arzneimitteltransporter gehemmt, z. B. durch Chinidin, einem P-Glykoprotein-Inhibitor, so kann es unter Loperamid zur Atemdepression kommen. Bei Kleinkindern wiederum ist die Blut-Hirn-Schranke noch nicht voll entwickelt, sodass Loperamid bei ihnen auch zentral wirksam werden kann (keine Anwendung bei Kindern < 2 Jahre). Es darf auch nicht bei Schwangeren eingesetzt werden, nicht bei infektiösen Gastroenteritiden, bei Ileus und Colitis ulcerosa.

15.6.2 Racecadotril

Wirkmechanismus

Racecadotril ist ein Enkephalinasehemmstoff. Die Enkephalinase ist eine Peptidase, die vor allem im Dünndarmepithel vorkommt und Enkephaline abbaut. Durch die Hemmung des Enzyms können endogene Enkephaline (▸ Kap. 16.2.1.2 und ▸ Tab. 16.1) stärker über intestinale δ-Opioidrezeptoren die Sekretion von Wasser und Elektrolyten verhindern. In geringerem Ausmaß wirken sie auch auf μ-Opioidrezeptoren und verlängern die Darmpassagezeit. Racecadotril bewirkt somit eine Hemmung der Sekretion von Wasser und Elektrolyten ins Darmlumen und geringe Verlängerung der Darmpassagezeit.

Indikation

Racecadotril darf zur Behandlung der Diarrhö bei Säuglingen ab 3 Monaten eingesetzt werden. Da Loperamid bei Kleinkindern (< 2 Jahre) nicht angewandt werden darf, kann diese Lücke durch Racecadotril gefüllt werden.

Pharmakokinetik

Racecadotril ist ein Prodrug, das durch Esterasen in den wirksamen Metaboliten Thiorphan hydrolysiert wird.

15.7 Prokinetika

15.7.1 Metoclopramid

Wirkmechanismus

Metoclopramid ist ein **Agonist an 5-HT$_4$-Rezeptoren.** Darüber steigert es die Acetylcholinfreisetzung in der Peripherie und wirkt prokinetisch durch eine motilitätssteigernde Wirkung im oberen Gastrointestinaltrakt. Es steigert den Tonus des unteren Ösophagussphinkters, erhöht die Peristaltik im Ösophagus, beschleunigt die Magenentleerung und die Dünndarmpassage.
Außerdem ist Metoclopramid **ein Antagonist an Dopamin-D$_2$- und 5-HT$_3$-Rezeptoren** und wirkt darüber antiemetisch.

Indikationen

Metoclopramid wird als Prokinetikum eingesetzt bei:

- Motilitätsstörungen des oberen Gastrointestinaltrakts
- diabetischer Gastroparese
- gastroösophagealem Reflux: zurückgehende Bedeutung, da Nutzen von Prokinetika nicht belegt ist (▸ Kap. 34.6.2.2)

Die Anwendung als Antiemetikum wurde in ▸ Kap. 15.3.4 erläutert.

Unerwünschte Wirkungen

Wegen des Antagonismus auf zentrale D_2-Rezeptoren können extrapyramidal-motorische Störungen auftreten, insbesondere bei Kindern. Gekennzeichnet ist dies durch unwillkürliche Krampferscheinungen im Kopf-, Hals- und Schulterbereich mit Trismus, Torticollis und Opisthotonus. Diese Dyskinesien lassen sich durch zentral wirksame Anticholinergika (Biperiden, ▸ Kap. 2.3.4) behandeln.

> **Lerntipp**
>
> IMPP-Tipp: Metoclopramid wird relativ häufig abgefragt – einerseits hinsichtlich der prokinetischen Wirkung und andererseits wegen der extrapyramidal-motorischen Nebenwirkungen.

15.7.2 Domperidon

Wirkmechanismus

Domperidon beschleunigt die Magenentleerung, wobei der zugrunde liegende Mechanismus nicht bekannt ist. Abgesehen davon ist Domperidon ein Antagonist an Dopamin-D_2-Rezeptoren und wirkt darüber antiemetisch.

Indikation

Domperidon dient als Prokinetikum der Therapie von:

- epigastrischem Völlegefühl
- Oberbauchbeschwerden
- Refluxbeschwerden: ebenfalls zurückgehende Bedeutung (▸ Kap. 34.6.2.2)

Die Anwendung als Antiemetikum wurde in ▸ Kap. 15.3.4 erläutert.

Unerwünschte Wirkungen

Im Gegensatz zum Metoclopramid verursacht Domperidon keine exrapyramidal-motorischen Störungen, da es nicht die dafür verantwortlichen zentralen Doparminrezeptoren erreicht.

15.7.3 Niedrig dosiertes Erythromycin

Wirkmechanismus

Erythromycin ist eigentlich ein Antibiotikum. In subantibiotischer Dosierung stimuliert es Motilinrezeptoren, wodurch die Kontraktilität in Magen und Duodenum verstärkt wird. Gern verwendet wird es bei Intensivpatienten, um den Transport der Nahrung zu fördern. Weitere Informationen zum Erythromycin ▸ Kap. 23.2.8.

15.8 Zu guter Letzt

> **Klinischer Fall**
>
> 1. Warum verordnen Sie auf der Visite einem Patienten mit Leberzirrhose und beginnender hepatischer Enzephalopathie ein Laxans?
> 2. Eine ältere Patientin klagt immer wieder über Obstipation. Bei der Medikamentenanamnese stellen Sie fest, dass die Dame eigentlich schon sämtliche verfügbaren Laxanzien durchprobiert hat. Welches würden Sie ihr jetzt verordnen?
>
> *Antworten:*
>
> 1. Bei der genannten Erkrankung wird Laktulose verordnet und dabei ausgenutzt, dass es die Resorption von Ammoniak aus dem Darm hemmt und den Ammoniakblutspiegel senkt.
> 2. Möglichst keines und die Patientin über den Circulus vitiosus des Laxanzienabusus ausführlich informieren sowie Ernährungstipps geben. Durch den Dauergebrauch von Laxanzien kommt es nicht nur zum Kaliummangel, der die Obstipation weiter fördert, sondern auch zu anderen Elektrolytverlusten mit langfristig gesehen schwerwiegenden Nebenwirkungen (z. B. Entwicklung einer Osteoporose).

> **Lerntipp**
>
> Wenn Sie jetzt den klinischen Einsatz der in diesem Kapitel besprochenen Pharmaka lernen möchten, lesen Sie bitte weiter in ▸ Kap. 34: Therapie von Erkrankungen des Gastrointestinaltrakts.

16 Analgetika und nichtsteroidale Antiphlogistika

16.1 Wegweiser 219

16.2 Opioidanalgetika 220
16.2.1 Antinozizeptives System 220
16.2.2 Wirkstoffe 221
16.2.3 Opioidintoxikation 228
16.2.4 Opioidentzugssyndrom 228
16.2.5 Betäubungsmittel-Verordnung 229

16.3 Nicht-Opioidanalgetika 229
16.3.1 Bedeutung der Prostaglandine 229
16.3.2 Pharmakologische Beeinflussung der Prostaglandinbildung 229
16.3.3 Wirkstoffe 230
16.3.4 Weitere Nicht-Opioidanalgetika 236

16.4 Zu guter Letzt 238

IMPP-Hits

Analgetika zählen zu den am häufigsten abgefragten Themen im Hammerexamen. In absteigender Häufigkeit wurden vom IMPP Fragen zu folgenden Themenkomplexen gestellt:

1. Opioidanalgetika (machen 50 % aller Analgetikafragen aus)
2. NSAID (machen ⅓ aller Analagetikafragen aus; nicht berücksichtigt wurden hier Fragen zu ASS, die gezielt auf die Thrombozytenfunktion gerichtet waren, da dieses Themengebiet in ▸ Kap. 6 abgehandelt wurde) – allerdings wurden in den letzten Examina deutlich häufiger Fragen zu NSAID gestellt als früher
3. Paracetamol
4. Metamizol
5. Coxibe

16.1 Wegweiser

Analgetika werden in Abhängigkeit von ihrer Wirkung über Opioidrezeptoren zunächst in Opioidanalgetika und Nicht-Opioidanalgetika unterschieden (▸ Abb. 16.1):

- **Opioidanalgetika** werden in ihrer Gesamtheit in ▸ Kap. 16.2 dargestellt.
- Die **Nicht-Opioidanalgetika** werden weiterhin unterschieden hinsichtlich einer antiphlogistischen Wirkkomponente und ob es sich um saure oder nichtsaure Verbindungen handelt:
  - So kennen wir **nichtsaure Nicht-Opioidanalgetika ohne antiphlogistische Wirkungen** (Paracetamol, Metamizol; ▸ Kap. 16.3.3.1 und ▸ Kap. 16.3.3.2).
  - Demgegenüber stehen **Analgetika mit antiphlogistischer Wirkung,** die unterschieden werden in die „klassischen" **NSAID** (▸ Kap. 16.3.3.3 und ▸ Kap. 16.3.3.4) (das sind übrigens die sauren) und **Coxibe** (▸ Kap. 16.3.3.5) (die sind wieder nichtsauer). Die NSAID (non-steroidal anti-inflammatory drug) haben ihren Namen daher, dass es sich im Gegensatz zu den (steroidalen) Glukokortikoiden um *nichtsteroidale* antiinflammatorische Pharmaka handelt.
  - Darüber hinaus kennen wir **Antiphlogistika, die aber keine Analgetika sind.** Dazu zählen die Glukokortikoide und die Basistherapeutika. Glukokortikoide wurden bereits in ▸ Kap. 9.2 besprochen. Basistherapeutika dienen der Therapie der rheumatoiden Arthritis und haben ganz unterschiedliche Wirkmechanismen. Einzelne Wirkstoffe werden daher in verschiedenen Kapiteln der „Allgemeinen Pharmakologie" und dann noch einmal zusammenfassend in der „Speziellen Pharmakologie" dieses Buches besprochen (▸ Kap. 40.2.2.1).

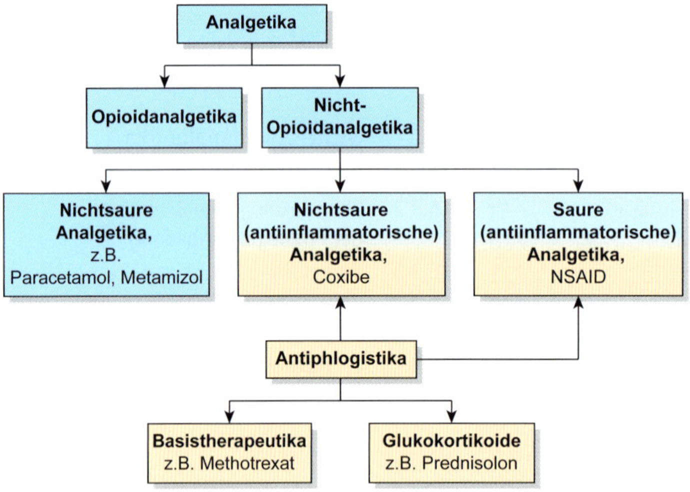

Abb. 16.1 Einteilung der Analgetika und Antiphlogistika

Lerntipp

Puh – das muss man sich jetzt noch einmal durch den Kopf gehen lassen „nichtsaure Nicht-Opioidanalgetika, die nicht antiphlogistisch sind"☺ – alles klar? Wenn nicht, prägen Sie sich ▸ Abb. 16.1 ein, dann haben Sie das Prinzip der Einteilung im Kopf.

Abschließend werden in diesem Kapitel dann noch weitere Analgetika kurz beschrieben, die sich in keine der o. g. Klassen einsortieren lassen (▸ Kap. 16.3.4).

Neben Analgetika gibt es diverse Wirkstoffe, die selbst zwar keine Analgetika sind, jedoch adjuvant bei der Schmerztherapie verwendet werden, da sie die Wirkung anderer Analgetika verstärken. Sie werden deshalb als **Koanalgetika oder Adjuvanzien** bezeichnet und zusammenfassend in ▸ Kap. 39.2 beschrieben. Schließlich gibt es zur Therapie der Migräne Serotoninrezeptoragonisten und Mutterkornalkaloide, die bereits in ▸ Kap. 10.3.3 besprochen wurden und auch noch einmal im Speziellen Teil dieses Buches auftauchen (▸ Kap. 39.3).

16.2 Opioidanalgetika

16.2.1 Antinozizeptives System

Nach Erregung von Nozizeptoren (Schmerzrezeptoren) werden Impulse über das Rückenmark in den aufsteigenden nozizeptiven Bahnen ins ZNS geleitet und bewirken dort die Schmerzwahrnehmung. Diese Wahrnehmung sowie die Weiterleitung der Impulse wird vom antinozizeptiven System beeinflusst bzw., wie der Name sagt, unterdrückt. Im antinozizeptivem System spielen endogene Opioide, sog. **Endorphine** (*endo*genes Mo*rphin*), und ihre Rezeptoren, sog. Opioidrezeptoren, eine wichtige Rolle.

16.2.1.1 Opioidrezeptoren

Opioidrezeptoren sind **G-Protein-gekoppelte** Rezeptoren, die sowohl prä- als auch postsynaptisch im ZNS und in der Peripherie vorkommen. Nach Stimulation der Rezeptoren wird die Adenylatzyklase gehemmt, sodass die cAMP-Konzentration abfällt und die Leitfähigkeit verschiedener Kanäle beeinflusst wird:

- Präsynaptisch wird die Öffnungswahrscheinlichkeit von Kalziumkanälen vermindert, wodurch weniger Transmitter, die für die Übertragung der Schmerzimpulse notwendig sind, aus dem präsynaptischen Neuron freigesetzt werden.
- Im postsynaptischen Neuron kommt es nach Stimulation von Opioidrezeptoren zum Öffnen von Kaliumkanälen und dadurch zu vermehrtem Kaliumausstrom. Dadurch hyperpolarisiert die Zelle und die Weiterleitung von Aktionspotenzialen vermindert sich.

Im Endergebnis kommt es zu einer **verminderten Schmerzleitung** und **-empfindung.**

Tab. 16.1 Opioidrezeptor-Subtypen, ihre Wirkungen und die endogenen Liganden

Opioidrezeptor	μ	δ	κ
Wirkungen	• Analgesie • Atemdepression • Euphorie • Miosis • antitussive Wirkung • Emesis • Obstipation • Bradykardie	• Analgesie • Atemdepression • Obstipation	• Analgesie • Dysphorie, Halluzinationen • Sedierung • Obstipation
Endogener Ligand	β-Endorphin	Enkephalin	Dynorphin

Merke

Stimulation der Opioidrezeptoren bewirkt:
- Unterdrückung nozizeptiver Impulse im Rückenmark
- Aktivierung der absteigenden antinozizeptiven Bahn
- veränderte Schmerzverarbeitung im limbischen System

Wir unterscheiden drei Opioidrezeptoren (μ, δ, κ), die im ZNS und der Peripherie vorkommen.

Merke

Alle drei Opioidrezeptoren vermitteln eine Analgesie.

Das Ausmaß der Wirkung sowie weitere Wirkungen sind jedoch zwischen den einzelnen Rezeptoren sehr unterschiedlich (▸ Tab. 16.1).
Von den einzelnen Rezeptoren gibt es jeweils Subtypen (μ_1, μ_2, δ_1, δ_2, κ_1, κ_2, κ_3). Außerdem gibt es noch einen „Orphan-Opioidrezeptor", der Opioid-receptor-like 1 (ORL-1) genannt wird und eine hohe Homologie zur Sequenz der anderen drei Opioidrezeptoren hat, aber nicht von Opioiden aktiviert wird. Der endogene Ligand für ORL-1 ist Nozizeptin, das zentral eine Hyperalgesie und spinal in höheren Dosierungen eine Analgesie bewirkt.

16.2.1.2 Endogene Liganden an Opioidrezeptoren

Es gibt endogene Liganden an den Opioidrezeptoren, die im **ZNS,** aber auch im **Nebennierenmark** gebildet werden. Sie werden von unterschiedlichen Genen kodiert und besitzen eine gewisse Selektivität für die einzelnen Opioidrezeptor-Subtypen:
- **β-Endorphin:** Agonist am **μ-Subtyp;** β-Endorphin entsteht aus dem gemeinsamen Vorläuferprotein POMC (= Proopiomelanocortin), aus dem auch ACTH und MSH abgespalten werden.
- **Enkephalin:** Agonist am **δ-Subtyp**
- **Dynorphin:** Agonist am **κ-Subtyp.**

Die physiologische Bedeutung der endogenen Opioide liegt nicht nur in der **Schmerzverarbeitung,** sondern auch in der Steuerung der **Darmfunktion** oder des **Kreislaufs.** Pharmakologisch spielen sie jedoch keine Rolle, weil sie als Peptide **intestinal nicht resorbiert** werden und **nicht ZNS-gängig** sind.

16.2.2 Wirkstoffe

Wirkstoffe

- **„Prototyp":** Morphin
- **Agonisten mit schwächerer analgetischer Wirkung** im Vergleich zu Morphin: Codein · Dihydrocodein · Tramadol · Tilidin · Pethidin · Pentazocin · Tapentadol · Nalbuphin · Piritramid
- **Agonisten mit stärkerer analgetischer Wirkung** im Vergleich zu Morphin: Oxycodon · Hydromorphon · L-Methadon · Buprenorphin · Alfentanil · Fentanyl · Remifentanil · Sufentanil
- **Antagonisten:** Naloxon · Naltrexon · Methylnaltrexoniumbromid
- **nur peripher wirksames Opioid:** Loperamid
- (Heroin)

Wirkmechanismus

Merke

Opioidanalgetika vermitteln ihre analgetische Wirkung durch Stimulation von Opioidrezeptoren.

Aus pharmakologischer Sicht ist der **μ-Rezeptor** am wichtigsten, da fast alle Opioide darüber wirken.
Bei den zur Therapie benutzten (exogenen) Opioiden unterscheidet man:

- **reine Agonisten,** die den Rezeptor aktivieren
- **partielle Agonisten,** die den Rezeptor sowohl inhibieren als auch stimulieren
- **reine Antagonisten,** die die Wirkungen am Rezeptor komplett aufheben.

Merke

Partielle Agonisten wirken in Anwesenheit eines reinen Agonisten als kompetitive Antagonisten.
Darin liegt übrigens auch der Grund, warum man **verschiedene Opioidanalgetika nicht miteinander kombiniert,** sondern bei unzureichender Wirkung von einem schwach wirksamen auf ein stark wirksames Opioid wechselt bzw. mit Nicht-Opioidanalgetika kombiniert (► Kap. 39.2).

Darüber hinaus unterscheiden sich die einzelnen Opioidanalgetika in ihrer Pharmakokinetik, z. B. in der Halbwertszeit, und ihrer Pharmakodynamik, z. B. in der Wirkstärke.

Lerntipp

Morphin stellt sozusagen den „Prototyp" der Opioidanalgetika dar und wird deshalb ausführlicher beschrieben. Die anderen Opioidanalgetika werden dann stichpunktartig in ► Tab. 16.2 zusammengefasst mit Betonung von Aspekten, die sie vom Morphin unterscheiden.

16.2.2.1 Morphin

Wirkmechanismus

Morphin ist ein Agonist an allen drei Opioidrezeptoren: μ (++), δ (+), κ (+). Folgende Wirkungen werden durch die Stimulation der Rezeptoren ausgelöst:

Zentral wirkt/bewirkt Morphin:

- **analgetisch**
- **atemdepressiv:** vermindertes Ansprechen auf CO_2 bereits in therapeutischer Dosis
- **sedativ-hypnotisch**
- **euphorisch:** bei raschem Anfluten im ZNS, Entwicklung einer Abhängigkeit möglich
- selten **dysphorisch**
- **antitussiv**
- initial **emetisch,** später **antiemetisch**
- **Miosis**
- **Blutdruck ↓, Herzfrequenz ↓**
- antidiuretisch
- Muskelrigidität
- Konvulsionen
- Hypothermie

Peripher bewirkt Morphin eine Erhöhung des Tonus der glatten Muskulatur (außer in den Gefäßen, dort erfolgt eine Relaxation → Blutdruck ↓)

- **Magen:** verzögerte Entleerung
- **Darm:** verzögerte Darmentleerung durch Hemmung der propulsiven Motorik
- **Rektum:** verzögerte Defäkation
- **Harnblase:** Harnverhalt
- **Gallenblase:** Gallenkoliken, Gallenstau durch Spasmus des Sphincter Oddi
- **Histaminliberation:** Erythem, Pruritus, Blutdruck ↓, Bronchospasmus (die Histaminliberation wird nicht über Opioidrezeptoren vermittelt)

Merke

Außerdem besteht bei einer Therapie mit Morphin die Gefahr

- der **Toleranz**entwicklung für die analgetische und die atemdepressive Wirkung (nicht für die Miosis, nicht für die Wirkungen im Gastrointestinaltrakt) und
- der **Abhängigkeit,** insbesondere bei raschem Anfluten bei i. v.-Anwendungen und bei missbräuchlicher Anwendung.

Merke

Bis auf die Histaminliberation, Toleranz und Abhängigkeit lassen sich alle zentralen und peripheren Wirkungen durch **Opioidrezeptorantagonisten** aufheben.

Diskutiert wird immer wieder das Risiko der **Atemdepression** bei therapeutischer Anwendung. Da bei Schmerzpatienten aber ein gesteigerter Atemantrieb vorliegt, tritt diese Nebenwirkung bei vernünftiger Dosierung nicht bei Schmerzpatienten, sondern eher bei gesunden Probanden auf. Ebenso ist bei Schmerzpatienten und vernünftigem Einsatz von Opioidanalgetika nach einem festen kontinuierlichen Therapieschema, das die Patienten dauerhaft schmerzfrei hält, das **Abhängigkeitsrisiko** sehr gering (▸ Kap. 39.2).

Indikation

Schmerztherapie

Pharmakokinetik

Morphin hat eine **geringe orale Bioverfügbarkeit** (15–50 %, schwankend).

Merke

Bei i. v.-Anwendung darf nur ⅓ der oralen Morphindosis gegeben werden, da dann die Bioverfügbarkeit bei 100 % liegt.

Es besteht ein **hoher First-Pass-Effekt,** mit Bildung von aktiven (z. B. Konjugation mit Glukuronsäure zu Morphin-6-glukuronid) und inaktiven Metaboliten. Die Wirkung tritt nach p. o.-Gabe nach ca. 30 min ein. Die Halbwertszeit liegt bei **2 h,** sodass zur Therapie besser Retardpräparate verwendet werden. Die Elimination erfolgt durch **hepatische Metabolisierung und renale Ausscheidung.**

Cave

Bei einer Niereninsuffizienz besteht die Gefahr der Kumulation wirksamer Metaboliten. Die Dosis muss deshalb bei schwerer Niereninsuffizienz reduziert werden.

Unerwünschte Wirkungen

Die unerwünschten Wirkungen ergeben sich aus dem Wirkprofil (s. o.). Zusammenfassend sind sie hier noch einmal aufgezählt: Atemdepression, Sedierung (ist u. U. auch als erwünschter Effekt bei einer Schmerztherapie anzusehen; beeinträchtigt aber die Fahrtüchtigkeit), Übelkeit, **Erbrechen, orthostatische Hypotonie, Bradykardie, Obstipation,** Harnverhalt, Gallenkoliken, Urtikaria, **Pruritus,** Schwitzen, Thoraxrigidität, Toleranz, Abhängigkeit.

Cave

Bei langfristiger Opioidtherapie ist die Gabe eines Laxans wie Laktulose zum Vermeiden einer Obstipation notwendig.

Kontraindikationen

Absolute Kontraindikationen	Relative Kontraindikationen
• Schwangerschaft/Geburt: Morphin ist plazentagängig → Gefahr der Atemdepression beim Neugeborenen • Ileus	• Opiatabhängigkeit • Lungenerkrankungen (Emphysem, chronische Bronchitis) • Schädel-Hirn-Trauma (Atemdepression durch Morphin → $_{p}CO_2$ ↑ → Dilatation zerebraler Gefäße → intrakranieller Druck ↑) • Hypotonie bei Hypovolämie (Blutdruckabfall) • entzündliche Darmerkrankungen, Gallen- und Nierenkolik, Prostatahypertrophie mit Restharnbildung, Pankreatitis (Opioide galten einst als kontraindiziert bei Pankreatitis, ▸ Kap. 34.9.2.1) • Dosisreduktion bei schwerer Niereninsuffizienz (Kumulation von wirksamem Morphin-6-glukuronid)

16.2.2.2 Weitere Opioide

Die übrigen Opioide sind zum einfacheren Lernen nur stichpunktartig in ▸ Tab. 16.2 zusammengefasst.

16.2.2.3 Heroin

Heroin ist das 3-, 6-Diazetylmorphin und Agonist an allen drei Opioidrezeptoren. Da Heroin wesentlich lipophiler als Morphin ist, flutet es rasch im ZNS an, wird dort zu Morphin metabolisiert und wirkt **stark euphorisch.** Dadurch hat es ein starkes Abhängigkeitspotenzial. Es besteht keine medizinische Indikation; in einigen Ländern wird es jedoch zur Substitution bei Opioidabhängigkeit verwendet

Tab. 16.2 Verschiedene Opioide hinsichtlich ihrer analgetischen Wirkstärke, Indikation und Anwendung. In der Tabelle sind zuerst Opioidrezeptoragonisten aufgeführt und am Ende der Tabelle die Antagonisten. Die Reihenfolge der Agonisten richtet sich dabei nach Zunahme ihrer analgetischen Wirkstärke im Vergleich zu Morphin, dem der Referenzwert von 1 zugeordnet wurde. Deshalb steht Morphin erst im mittleren Teil der Tabelle. Bei der Wirkstärke geben die Pfeile eine schwächere (↓) oder stärkere (↑) Wirkung im Vergleich zu Morphin an (in Klammern ist die analgetische Potenz in Zahlen angegeben).

Opioid	Parameter	Beschreibung
Codein, Dihydrocodein *Agonisten*	Wirkstärke	↓ (analgetische Potenz: 0,1 für Codein und ~0,15 für Dihydrocodein)
	Besonderheit	• Codein ist der Morphin-3-Methyl-Ether; 10 % werden zu Morphin desalkyliert • sehr niedrige Affinität zu den μ-Rezeptoren • schwächer analgetisch wirksam als Morphin bei aber erhaltenem antitussiven Effekt • bei Anwendung als Antitussivum: weniger Nebenwirkungen, geringeres Abhängigkeitspotenzial als Morphin
	Indikation	Antitussivum und Analgetikum (als Analgetikum meist in Kombination mit Nicht-Opioidanalgetika bei Tumorschmerzen); **nicht BtmV-pflichtig**
	Anwendung	oral
Tramadol *Agonist*	Wirkstärke	↓ (analgetische Potenz: 0,1)
	Besonderheit	• schwacher Agonist am μ-Rezeptor, **zusätzlich nichtopioide analgetische Wirkungen über Hemmung der Wiederaufnahme von Serotonin und Noradrenalin** (beides Mediatoren der deszendierenden Schmerzhemmung) • wegen der schwachen Opioidwirkung treten weniger Nebenwirkungen auf, inkl. geringeres Risiko für Atemdepression und Abhängigkeit • Tramadol ist aber **stark emetogen**
	Indikation	Analgetikum, **nicht BtmV-pflichtig**
	Anwendung	oral
Tilidin *Agonist*	Wirkstärke	↓ (analgetische Potenz: ~0,18)
	Besonderheit	• Metabolisierung zum aktiven Metaboliten Nortilidin • Tilidin wird mit dem Opioidrezeptorantagonisten Naloxon kombiniert, um den Missbrauch zu verhindern (Details dazu: ► Kap. 16.2.5)
	Indikation	Analgetikum, **retardierte Formen nicht BtmV-pflichtig**
	Anwendung	oral
Pethidin *Agonist*	Wirkstärke	↓ (analgetische Potenz: 0,2)
	Besonderheit	• wirkt überwiegend an μ-Rezeptoren: im Vergleich zum Morphin: **5× schwächer analgetisch** wirksam, aber lipophiler als Morphin: deshalb überwiegend an **zentralen** Opioidrezeptoren wirksam, sodass weniger periphere Nebenwirkungen auftreten. Pethidin ist daher **geringer spasmogen im Gastrointestinaltrakt** als andere Opioidanalgetika. • kardiodepressive Wirkung: **Blutdruckabfall** (häufiger als bei anderen Opioiden). • Metabolisierung zum aktiven Metaboliten **Norpethidin,** der eine sehr lange Halbwertszeit hat und epileptische Anfälle auslösen kann. Wegen dieser epileptogenen Wirkung ist Pethidin **nicht** zur **Langzeittherapie** geeignet.

Tab. 16.2 Verschiedene Opioide hinsichtlich ihrer analgetischen Wirkstärke, Indikation und Anwendung. *(Forts.)*

Opioid	Parameter	Beschreibung
	Indikation	• heftige **kolikartige Schmerzen** im Gastrointestinaltrrakt (z. B. Gallenkolik): Bislang galt Pethidin als eines der Opioidanalgetika, die bei gastrointestinalen Koliken gegeben werden können, da es mehr zentral als peripher wirkt. Die angenommene spasmogene Komponente der (anderen) Opioide wird aber mittlerweile als nicht klinisch relevant betrachtet, sodass diese Substanzen auch zum Einsatz kommen können (► Kap. 34.9.2.1). • kurze, schmerzhafte diagnostische Eingriffe.
	Anwendung	parenteral
Pentazocin *Partieller Agonist*	Wirkstärke	↓ (analgetische Potenz: 0,3)
	Besonderheit	• **Antagonist** am μ-Rezeptor, **Agonist** am κ-Rezeptor • hat nur ⅓ der Wirksamkeit von Morphin • wirkt eher dysphorisch (über κ-Rezeptor) • einzigstes Opioidanalgetikum, das **Herzfrequenz und Blutdruck steigert** • Pentazocin ist in Deutschland nicht mehr zugelassen
	Indikation	Analgetikum, keine Anwendung bei Herzinfarkt wegen Wirkung auf Herzfrequenz und Blutdruck
	Anwendung	oral, parenteral
Tapentadol *Agonist*	Wirkstärke	↓ (analgetische Potenz: 0,3–0,5)
	Besonderheit	• ähnlich wie Tramadol mit **dualem Wirkmechanismus:** Agonist am μ-Rezeptor und Hemmung der Wiederaufnahme von Noradrenalin: beides trägt zur analgetischen Wirkung bei • stärker wirksam als Tramadol, daher **BtmV-pflichtig**
	Indikation	Analgetikum
	Anwendung	oral
Nalbuphin *Partieller Agonist*	Wirkstärke	↓ (analgetische Potenz: 0,6)
	Besonderheit	• partieller Agonist an μ-Rezeptoren, voller Agonist an κ-Rezeptoren. • Wegen des partiellen Agonismus bzw. Antagonismus an μ-Rezeptoren ist das Missbrauchspotenzial geringer, ebenso die obstipierende und harnverhaltende Wirkung. Bei opioidabhängigen Patienten löst Nalbuphin Entzugserscheinungen aus.
	Indikation	Analgetikum, **nicht BtmV-pflichtig**
	Anwendung	parenteral
Piritramid *Agonist*	Wirkstärke	↓ (analgetische Potenz: 0,7)
	Besonderheit	etwas längere Wirkdauer als Morphin
	Indikation	Analgetikum
	Anwendung	parenteral

Tab. 16.2 Verschiedene Opioide hinsichtlich ihrer analgetischen Wirkstärke, Indikation und Anwendung. *(Forts.)*

Opioid	Parameter	Beschreibung
Morphin *Agonist*	Wirkstärke	1
	Besonderheit	Details zur Pharmakokinetik, s. o.
	Indikation	Analgetikum
	Anwendung	oral, parenteral
Oxycodon, Hydromorphon *Agonisten*	Wirkstärke	↑ (analgetische Potenz für Oxycodon 2, für Hydromorphon 7,5)
	Indikation	Analgetikum
	Anwendung	oral
L-Methadon (Levomethadon) *Agonist*	Wirkstärke	↑ (analgetische Potenz: 3–4)
	Besonderheit	• im Vergleich zum Morphin: **3–4× stärker** und vor allem viel **länger** wirksam • hohe orale Bioverfügbarkeit: 50–100 %: **p. o.-Gabe** möglich • lange Halbwertszeit > 24 h: Gabe nur 1× täglich • gleiches Wirkungs- und Nebenwirkungsspektrum wie Morphin, inkl. Abhängigkeit und Atemdepression
	Indikation	• **Analgetikum:** Aufgrund der langen Halbwertszeit ist L-Methadon gut zur Therapie chronischer Schmerzen (z. B. Tumorschmerzen) geeignet. • **Heroinentzug:** L-Methadon ermöglicht die soziale Integration der Heroinabhängigen, da es nur einmal täglich p. o. eingenommen wird. Es macht die Patienten jedoch vom L-Methadon abhängig, weshalb eine psychotherapeutische Betreuung notwendig ist.
	Anwendung	oral
Buprenorphin *partieller Agonist*	Wirkstärke	↑ (analgetische Potenz: 30)
	Besonderheit	• partieller **Agonist** am μ-Rezeptor, **Antagonist** am κ-Rezeptor • im Vergleich zum Morphin: **stärker analgetisch** und **länger** wirksam, die Wirkung nimmt jedoch aufgrund der antagonistischen Wirkkomponente bei weiterer Dosissteigerung wieder ab **(glockenförmige Dosis-Wirkungs-Kurve, sog. „Ceiling Effect")** • Hervorrufen von Entzugssymptomen bei Morphinabhängigen durch die partielle antagonistische Wirkung • schwächt bei Kombination mit Morphin durch seinen partiellen antagonistischen Effekt die Gesamtwirkung ab • extrem fest am μ-Rezeptor gebunden: Naloxon (Opioidrezeptorantagonist) kann die Wirkung praktisch nicht aufheben. Als **Antidot** wird **Doxapram** gegeben, das die Atmung zentral stimuliert. • **hoher First-pass-Effekt,** jedoch **sublingual** gut resorbierbar, Anwendung auch als **transdermales** Pflaster
	Indikation	Analgetikum
	Anwendung	parenteral, sublingual, transdermal

Tab. 16.2 Verschiedene Opioide hinsichtlich ihrer analgetischen Wirkstärke, Indikation und Anwendung. *(Forts.)*

Opioid	Parameter	Beschreibung
Alfentanil, Fentanyl, Remifentanil, Sufentanil *Agonisten*	Wirkstärke	↑↑ (analgetische Potenz: Alfentanil 30, Fentanyl 100, Remifentanil 200, Sufentanil 1.000)
	Besonderheit	• **sehr stark wirksam** • Halbwertszeiten (i. v.-Gabe): Fentanyl 3–12 h, Sufentanil 2,5 h, Alfentanil 2,2 h, Remifentanil 5–10 min: bessere intraoperative Steuerbarkeit bei den kürzer wirksamen Präparaten • sehr schneller Wirkungseintritt bei Alfentanil und Remifentanil (< 2 min) • können bei schneller i. v.-Gabe **Thoraxrigidität** verursachen
	Indikation	Analgetikum insbesondere bei Operationen, zur Neuroleptanalgesie und -anästhesie, Fentanyl auch bei Tumorschmerzen
	Anwendung	parenteral, Fentanyl auch transdermal, z. B. bei Tumorschmerzen. Die Halbwertszeit von Fentanyl bei transdermaler Anwendung beträgt 17 h.
Loperamid *Agonist*	Wirkstärke	kein Analgetikum
	Besonderheit	• **nur peripher** wirksam wegen hohem First-Pass-Effekt • keine zentralen unerwünschten Wirkungen, keine Abhängigkeit, daher auch **nicht BtmV-pflichtig**
	Indikation	Ausgenutzt wird die obstipierende Wirkung des Opioids zur Behandlung der **Diarrhö.** Jedoch nicht bei infektiöser Diarrhö anwenden, da die Ausscheidung der Erreger verzögert wird.
	Anwendung	oral
Naloxon *Antagonist*	Wirkstärke	0
	Besonderheit	• Antagonist an allen Opioidrezeptor-Subtypen: μ, δ, κ • **hoher First-pass-Effekt** und damit praktisch keine orale Bioverfügbarkeit, Halbwertszeit 1 h
	Indikation	**Antidot bei Opioidüberdosierung,** -intoxikation
	Anwendung	parenteral
Naltrexon *Antagonist*	Wirkstärke	0
	Besonderheit	• Antagonist an allen Opioidrezeptorsubtypen: μ, δ, κ • im Vergleich zum Naloxon: höhere orale Bioverfügbarkeit (5–40 %), längere Wirkdauer (24 h)
	Indikation	• Entwöhnungsbehandlung von vormals opiatabhängigen Patienten. • Behandlung der Alkoholabhängigkeit. Die Wirkung von Naltrexon bzgl. der Alkoholabhängigkeit ist nicht ganz geklärt. Vermutlich wird durch Alkoholkonsum das endogene Opioidsystem verstärkt. Naltrexon vermindert das Verlangen nach Alkohol und reduziert das Rückfallrisiko.
	Anwendung	oral

Tab. 16.2 Verschiedene Opioide hinsichtlich ihrer analgetischen Wirkstärke, Indikation und Anwendung. *(Forts.)*

Opioid	Parameter	Beschreibung
Methylnaltrexoniumbromid (► Kap. 15.5.6) *Antagonist*	Wirkstärke	0
	Besonderheit	• Naltrexon-Derivat • nur peripher wirksam (passiert nicht Blut-Hirn-Schranke) • wirkt als selektiver Antagonist an µ-Opioidrezeptoren im Darm: Auslösung einer Darmentleerung meist innerhalb von 30–60 min nach Anwendung • vermindert nicht die analgetische Wirkung von Opioiden und bewirkt keine Gewöhnung
	Indikation	Obstipation unter Opioiddauertherapie bei Tumorpatienten bei unzureichender Wirkung üblicher Laxanzien
	Anwendung	s. c. wegen geringer oraler Bioverfügbarkeit

16.2.3 Opioidintoxikation

Merke

Die Opioidintoxikation ist durch die klassische Trias gekennzeichnet: **Miosis** (stecknadelkopfgroße Pupillen), **Atemdepression, Koma.** Weiterhin bestehen Zyanose, Hypothermie, Bradykardie, Hypotonie.

Die **Therapie** erfolgt:
- symptomatisch: z. B. Gabe von O_2
- spezifisch durch Gabe von **Antidot: Naloxon i. v.**

Cave

- Die Wirkdauer von Naloxon ist sehr kurz, sodass die Symptome der Opioidintoxikation wieder auftreten können und Naloxon nachgespritzt werden muss.
- Vorsicht bei der i. v.-Anwendung von Naloxon: bei Opiatabhängigen wird ein Entzugssyndrom ausgelöst.
- Ausnahme: Naloxon ist nicht wirksam bei Buprenorphin, das sehr langsam vom µ-Opioidrezeptor dissoziiert. **Antidot für Buprenorphin ist Doxapram,** das die Atmung zentral stimuliert.

16.2.4 Opioidentzugssyndrom

Das Opioidentzugssyndrom ist durch eine Vielzahl an Symptomen charakterisiert, die der „entgegengesetzten Wirkung" der Opioide entsprechen, z. B. Unruhe statt Sedation, Durchfall statt Obstipation etc. Die Symptome erreichen ihren Höhepunkt nach ca. 30 h.

Symptome im Opioidentzug:
- Dysphorie
- Diarrhö
- motorische Unruhe
- Mydriasis („Tellerminen")
- gesteigerter Sekretfluss von Augen und Nase
- Gänsehaut, Schwitzen
- Spontanschmerzen
- Schlafstörungen

Therapie:
- Clonidin: zentraler α_2-Agonist (► Kap. 2.4.5), senkt die im Entzug erhöhte Aktivität zentraler noradrenerger Neurone
- Langfristig muss eine psychotherapeutische Therapie durchgeführt werden. Naltrexon kann zur Rückfallverhinderung eingesetzt werden (Hemmung der euphorisierenden Wirkung von Opiaten).

16.2.5 Betäubungsmittel-Verordnung

Opioidanalgetika unterliegen der Betäubungmittel-Verordnung und dürfen nur auf speziellen Rezepten und von registrierten Ärzten ausgestellt werden (▸ Kap. 1.7.2).

Merke

Es bestehen lediglich **Ausnahmen** für:
- **Codein:** Antitussivum und Analgetikum mit geringerem Abhängigkeitspotenzial als Morphin
- **Loperamid:** Antidiarrhoikum, nur peripher wirksam
- **Tramadol:** Analgetikum, schwächer wirksam als Morphin mit geringerem Abhängigkeitspotenzial,
- **retardiertes Tilidin**/Naloxon (▸ Tab. 16.2)
- **Nalbuphin:** Analgetikum, partieller Antagonist an μ-Rezeptoren, dadurch geringeres Abhängigkeitspotenzial

Die genannten Wirkstoffe fallen nicht unter die Betäubungsmittel-Verordnung und können daher auf einem Standardrezept ausgestellt werden.

Cave

Bis 2012 waren in Deutschland auch Tilidin und Naloxon auf Normalrezept ausstellbar. Bei oraler Einnahme wird Tilidin in der Leber zum Nortilidin aktiviert und kann analgetisch wirken, Naloxon wird bei hohem First-pass-Effekt deaktiviert. Bei missbräuchlicher Anwendung in hohen Dosen erreicht Naloxon dann doch wirksame Blutspiegel und kann als Antagonist wirken, ebenso bei i. v.-Missbrauch. Somit dient die Kombination der Verhinderung des Tilidinmissbrauchs. Allerdings gibt es Suchtfälle für die schnell wirksamen Präparate (z. B. Tropfenform), sodass diese seit 2013 in Deutschland der Betäubungsmittel-Verordnung unterstellt wurden – nicht jedoch die retardierten Formen.

Lerntipp

Abschließend sollen noch einmal die IMPP-Hits zu den Opioidanalgetika dargestellt werden:
- Häufig werden Fragen zu den Nebenwirkungen gestellt, insbes. Obstipation, Blutdruckabfall, Miosis, Juckreiz, Thoraxrigidität bei Fentanyl, emetogene Wirkung von Tramadol.
- Weiterhin kommen viele Fragen zum Naloxon vor – vom Wirkmechanismus über Pharmakokinetik und Indikation und auch zur unzureichenden Wirkung bei Buprenorphinintoxikation (dann Doxapram).
- Gerne werden die partiellen Agonisten mit genauem Wirkmechanismus an welchem Rezeptor abgefragt (Pentazocin, Buprenorphin). Da Pentazocin seit 2006 nicht mehr in Deutschland zugelassen ist, sollte es in Zukunft kein IMPP-Thema mehr sein.
- Loperamid mit seiner ausschließlich peripheren Wirkung kommt immer wieder vor.
- Und natürlich Fragen zu Opioidintoxikation, -entzug (Therapie) und Toleranzentwicklung.

16.3 Nicht-Opioidanalgetika

16.3.1 Bedeutung der Prostaglandine

Prostaglandine, insbes. **Prostaglandin E_2** (PGE_2) sind wichtige Mediatoren bei Schmerz- und Entzündungsprozessen. Die pathophysiologischen Wirkungen umfassen in diesem Zusammenhang:
- Sensibilisierung von Nozizeptoren
- Förderung der entzündlichen Reaktion
- Beeinflussung der Thermoregulation im Hypothalamus (Fieber durch Erhöhung des Temperatursollwerts).

Abgesehen von der Schmerz- und Entzündungsreaktion wirken Prostaglandine zytoprotektiv im Magen, indem sie die Schleimbildung fördern, die Durchblutung steigern und die Magensäuresekretion hemmen (▸ Kap. 15.2.5). In den Nieren fördern Prostaglandine ebenfalls die Durchblutung.

16.3.2 Pharmakologische Beeinflussung der Prostaglandinbildung

Prostaglandine entstehen aus Arachidonsäure unter Einwirkung der Cyclooxygenase (COX; ▸ Abb. 10.1). Die meisten Nicht-Opioidanalgetika wirken analgetisch durch Hemmung der Cyclooxygenase und somit Inhibition der Prostaglandinsynthese. Die COX-Hemmung erfolgt dabei auf sehr unterschiedliche Art und Weise:
- ASS acetyliert COX und hemmt das Enzym dadurch irreversibel.
- Ibuprofen hemmt reversibel, kompetitiv.
- Paracetamol hemmt reversibel, nichtkompetitiv, indem es vermutlich Radikale abfängt, die für die Aktivierung von COX benötigt werden.
- Metamizol wirkt vermutlich auch über COX, allerdings ist der Mechanismus unbekannt.
- Coxibe hemmen selektiv COX-2.

Tab. 16.3 Wirkungsspektrum der Nicht-Opioidanalgetika

	Analgetisch	Antipyretisch	Antiphlogistisch
Saure Nicht-Opioidanalgetika (NSAID) und Coxibe	+	+	+
Nichtsaure Nicht-Opioidanalgetika (Paracetamol, Metamizol)	+	+	–
Weitere Nicht-Opioidanalgetika (Flupirtin, Ziconotid, Cannabinoide)	+	–	–

Darüber hinaus gibt es Nicht-Opioidanalgetika, die unabhängig von COX analgetisch wirken (▸ Kap. 16.3.4).

Bei der Beschreibung der Nicht-Opioidanalgetika muss man drei wesentliche Wirkungen berücksichtigen (▸ Tab. 16.3):

1. **analgetische Wirkung:** Alle Nicht-Opioidanalgetika sind (logischerweise) analgetisch wirksam. Die analgetische Wirkung der COX-Hemmer kann sowohl peripher als auch zentral im Hinterhorn des Rückenmarks und übergeordneten Strukturen der Schmerzleitung erzielt werden.
2. **antipyretische Wirkung:** wird im Hypothalamus vermittelt, wo durch Pyrogene (= fieberauslösende Substanzen) die Expression der Cyclooxygenase und damit die Synthese von Prostaglandin E_2 induziert wird, was zur Erhöhung des Sollwerts der Körperkerntemperatur führt. Da alle COX-Hemmer auch zentral wirken, sind alle COX-Hemmer antipyretisch wirksam, nicht aber die oben erwähnten Nicht-Opioidanalgetika, die ihre analgetische Wirkung unabhängig von COX erreichen.
3. **antiphlogistische Wirkung:** wird durch Hemmung der Cyclooxygenase lokal im entzündeten Gewebe erreicht, also von Substanzen, die sich dort anreichern können. Das trifft nur auf die sauren Nicht-Opioidanalgetika und die Coxibe zu.

16.3.3 Wirkstoffe

16.3.3.1 Paracetamol

Wirkmechanismus

Paracetamol ist ein Anilinderivat und ein nichtsaures **antipyretisches Analgetikum.** Seine analgetische und antipyretische Wirkung kommt zentral zustande durch eine Hemmung von COX und damit eine Inhibition der Prostaglandinsynthese. Da sich Paracetamol nicht wesentlich im entzündeten Gewebe anreichert, wirkt es nicht antiphlogistisch.

Merke

Paracetamol ist analgetisch und antipyretisch wirksam, aber nicht antiphlogistisch.

Indikationen

Paracetamol ist zur Behandlung **leichter Schmerzen** (Kopf-, Zahnschmerzen) geeignet. Außerdem ist es ein gut wirksames Medikament zur **Fiebersenkung.**

Anwendung

Die übliche Dosierung beträgt 0,5–1 g, maximal alle 4–6 h. Die Maximaldosis bei Erwachsenen liegt bei 4 g/d.

Merke

Im Gegensatz zu den sauren Analgetika kann Paracetamol auch bei einem Magenulkus, bei Blutungen oder Asthma bronchiale eingesetzt werden. **Paracetamol kann in der Schwangerschaft und Stillzeit verwendet werden. Es ist auch bei Säuglingen und Kindern anwendbar,** dann meist in Form von Zäpfchen und in alters- und gewichtsabhängiger Dosierung.

Pharmakokinetik

Paracetamol weist eine gute Resorption auf. Die Halbwertszeit liegt bei 2 h. Paracetamol wird auf verschiedenen Wegen metabolisiert:

- 60 % Konjugation mit Glukuronsäure
- 35 % Konjugation mit Schwefelsäure
- 5 % Oxidation über Cytochrom P450: Es entsteht ein toxischer Metabolit („Giftung“). Die Entgiftung erfolgt durch Konjugation mit Glutathion.

Merke

Bei einer Paracetamolintoxikation kommt es zur Erschöpfung von Glutathion, das für die Entgiftung zuständig ist. Der giftige Metabolit bewirkt dann akute

Leberzellnekrosen. Leberzellnekrosen treten ab ca. 6 g Paracetamol (als Einzeldosis) bei Erwachsenen auf.

Unerwünschte Wirkungen

Bei zeitlich begrenzter Anwendung ist Paracetamol sehr gut verträglich: Wenn die Maximaldosis eingehalten wird, treten quasi keine Nebenwirkungen auf.

> **Merke**
>
> Allerdings besitzt Paracetamol eine geringe therapeutische Breite, sodass bei Überdosierung Leberzellnekrosen auftreten können.
> Die maximale therapeutische Einzeldosis liegt bei 1 g (maximale *Tages*dosis bei 4 g) – die toxische *Einzel*dosis beginnt ab 6 g.

- Bei chronischem Abusus und insbesondere bei Kombination mehrerer Analgetika können sog. **Analgetikakopfschmerzen** auftreten, wodurch sich für die Patienten ein Circulus vitiosus ergibt (▸ Kap. 39.6). Als weitere Nebenwirkung bei chronischem Analgetikaabusus kann es zu Nierenschädigungen (**interstitielle Nephritis, Papillennekrosen, Niereninsuffizienz**) kommen, wobei diese Komplikation früher häufiger beobachtet wurde durch den Missbrauch von Phenacetin **(Phenacetin-Niere)**; das Analgetikum Phenacetin wird zu 75 % in Paracetamol metabolisiert. Aufgrund der Nebenwirkung wurde Phenacetin vom Markt genommen.
- **Hämolyse** bei Glukose-6-Phosphatdehydrogenasemangel: Die Glukose-6-Phosphatdehydrogenase ist notwendig, um in den Erythrozyten reduziertes Glutathion bereitzustellen. Bei Enzymmangel fehlt Glutathion. Die Paracetamolmetaboliten können nicht mehr entgiftet werden → Erythrozyten lysieren. Zur Hämolyse kann es auch bei Neugeborenen kommen, denn bei ihnen ist die Enzymaktivität noch vermindert.

Kontraindikationen

Kontraindikationen sind schwere Leber- und Niereninsuffizienz sowie Mangel an Glukose-6-Phosphatdehydrogenase.

Paracetamolintoxikation

Symptome

Bei einer Paracetamolüberdosierung (> 6 g) kommt es zu **akuten Leberzellnekrosen.** Initial bestehen keine wesentlichen Symptome, evtl. kommt es zu Übelkeit und Erbrechen. Das Leberversagen (Leberzerfallskoma) tritt **typischerweise nach einer Latenz von 2–3 d** auf mit Ikterus, Tremor, Fötor, hepatischer Enzephalopathie, evtl. akutem Nierenversagen.

Therapie

- Allgemeinmaßnahmen: Bei einer „frischen" Intoxikation wird zur Elimination Erbrechen induziert und der Magen gespült. Bei Nierenversagen erfolgt eine Hämodialyse.
- Als **Antidot** steht **N-Acetylcystein** zur Verfügung. Es muss aber frühzeitig eingesetzt werden. Die größte Effektivität besteht bei Gabe innerhalb der ersten 8–10 Stunden, danach nimmt die Wirkung des Antidots deutlich ab.

> **Merke**
>
> **N-Acetylcystein** stellt Sulfhydrylgruppen (SH-Gruppen) zur Verfügung, wodurch Glutathion reduziert wird und wieder der Entgiftung zur Verfügung steht. Weitere SH-Donatoren sind **Methionin** und **Cysteamin.**

> **Lerntipp**
>
> Zu Paracetamol wurden vom IMPP bislang nicht so viele Fragen gestellt und wenn, dann:
> - zur Anwendbarkeit bei Kindern und in der Schwangerschaft
> - zur Intoxikation und insbesondere zum Antidot N-Acetylcystein
> - zum Wirkungsspektrum (analgetisch, antipyretisch, *nicht* antiphlogistisch)

16.3.3.2 Metamizol

Wirkmechanismus

Metamizol gehört zur Substanzklasse der Phenazone und ist ein nichtsaures **antipyretisches Analgetikum.** Außerdem hat es eine **spasmolytische** Komponente. Es hat keine relevante antiphlogistische Wirkung. Es hemmt vermutlich ebenfalls zentral die Prostaglandinsynthese.

> **Merke**
>
> Metamizol ist stark analgetisch und antipyretisch wirksam, aber nicht antiphlogistisch. Allerdings besteht die Gefahr schwerer Nebenwirkungen, sodass eine strenge Indikationsstellung besteht.

Indikationen

Wegen der u.g. Nebenwirkungen soll Metamizol nur angewandt werden, wenn andere Maßnahmen nicht ausreichend sind, bei:

- **akuten starken Schmerzen nach Verletzungen oder Operationen**
- **spastischen Schmerzen, Koliken**
- **hohem Fieber**
- **Tumorschmerzen.**

Unerwünschte Wirkungen

Die schwerste Nebenwirkung ist das Auftreten einer **allergischen Agranulozytose:** Deshalb muss eine Kontrolle des Blutbilds erfolgen. Bei rascher i.v.-Gabe (der 50-prozentigen Ausgangslösung) können Blutdruckabfall und Schock auftreten (deshalb bei i.v.-Anwendung die Kurzinfusion bevorzugen, bei der Metamizol vorher verdünnt wurde). Weitere Nebenwirkungen sind eine (harmlose) Rotfärbung des Urins und epileptische Anfälle.

16.3.3.3 Saure Nicht-Opioidanalgetika (NSAID)

Wirkstoffe

ASS · Diclofenac · Indometacin · Ibuprofen · Naproxen · Piroxicam · Phenylbutazon

Lerntipp

Es gibt noch eine ganze Reihe weiterer NSAID. Diese alle aufzulisten und vor allem zu lernen geht jedoch über das Ziel dieses Buches hinaus. Leider haben die übrigen Vertreter auch nicht alle die gleiche Endung, aber einige enden auf *-fenac, -metacin, -profen* und *-oxicam.* Und diese Endungen kennen Sie bereits (siehe Wirkstoffkasten), sodass Sie die Wirkstoffe zumindest den NSAID zuordnen können.

Wirkmechanismus

Merke

Die sauren Nicht-Opioidanalgetika sind **analgetisch, antipyretisch und antiphlogistisch** wirksam und werden wegen der antiphlogistischen Komponente auch als NSAID bezeichnet (nichtsteroidale Antiphlogistika; non-steroidal antiinflammatory drug). Ein weiteres Synonym ist NSAR (nichtsteroidale Antirheumatika), da die Substanzen früher zur langfristigen Behandlung der rheumatoiden Arthritis verwendet wurden.

Sie erreichen ihre Wirkungen über eine **Hemmung der Prostaglandinsynthese,** indem sie unselektiv die Cyclooxygenase inhibieren. Von der Cyclooxygenase gibt es zwei Subtypen:

- **COX-1:** kommt konstitutiv vor und hat physiologische Bedeutung. Viele **Nebenwirkungen** der NSAID sind durch die Hemmung von COX-1 bedingt.
- **COX-2:** wird im Entzündungsgewebe induziert u.a. durch Interleukin 1 und besitzt pathophysiologische Funktion. Die **analgetischen, antiphlogistischen** und **antipyretischen Wirkungen** der NSAID sind durch die Hemmung von COX-2 bedingt.

Die **klassischen NSAID** hemmen COX-1 und COX-2 gleichermaßen (unselektiv), demgegenüber stehen die Coxibe (► Kap. 16.3.3.5), die COX-2 selektiv hemmen.

ASS nimmt eine gewisse Sonderstellung bei den NSAID ein, da es COX irreversibel hemmt; es hat eine besondere Pharmakokinetik und eigene Indikationen und wird daher in einem eigenen Kapitel detailliert besprochen (► Kap. 16.3.3.4).

Indikationen

Gemäß ihres Wirkungsspektrums eignen sich NSAID zur **Schmerztherapie,** Behandlung von **Fieber** und **akuten/chronischen Entzündungen.** Weitere Indikationen sind:

- persistierender Ductus Botalli (NSAID induzieren den Schluss des Ductus)
- Dysmenorrhö
- Bartter-Syndrom (= hypokaliämische Alkalose und Hypotonie durch renale Tubulusfunktionsstörungen).

Pharmakokinetik

NSAID weisen eine schnelle und gute Resorption auf und haben eine hohe Plasmaeiweißbindung. Sie reichern sich in der Magenwand, in Niere, Leber und im Entzündungsherd an. In Muskel, Fett und ZNS findet nur eine geringe Anreicherung statt. Ausnahme: Hohe Dosen von ASS und Indometacin reichern sich auch im ZNS an. Die verschiedenen NSAID unterscheiden sich in ihrer Halbwertszeit (► Tab. 16.4).

Tab. 16.4 Einteilung der NSAID nach ihrer Wirkdauer.
*Zur Besonderheit der Halbwertszeit von ASS: ▸ Kap. 16.3.3.4

Einteilung	Wirkstoff	Halbwertszeit
Kurz wirksam	ASS*	2–8 h
	Diclofenac, Indometacin	2 h
	Ibuprofen	3 h
Mittellang wirksam	Naproxen	12 h
Lang wirksam	Piroxicam	40 h
	Phenylbutazon	70 h

Unerwünschte Wirkungen

- **Überempfindlichkeitsreaktion:** Es können sowohl echte **allergische** Reaktionen auftreten als auch pseudoallergische, die einen Asthmaanfall auslösen können. Letztere sind auch durch die COX-Hemmung bedingt, denn wenn COX gehemmt ist, überwiegen die bronchokonstriktorisch wirksamen Leukotriene (▸ Abb. 10.1).
- **Schädigung der Magen-Darmschleimhaut:** Wegfall der zytoprotektiven Wirkung der Prostaglandine, die die Durchblutung und Schleimproduktion steigern und die Magensäureproduktion hemmen (▸ Abb. 15.1). Gastrointestinale Schädigungen entstehen unter ASS bei über 40 % der behandelten Patienten, unter Diclofenac bei ca. 20 %.
- **Verlängerung der Blutungszeit:** Hemmung der Thrombozytenaggregation durch Reduktion der Thromboxansynthese (▸ Abb. 10.1). Dieser Effekt wird bei ASS zur Therapie genutzt (▸ Kap. 6.3.1).
- **Nierenschädigung:** Da Prostaglandine die Nierendurchblutung fördern, kann es bei einem Mangel an Prostaglandinen zur **Minderdurchblutung** mit dem Auftreten eines **akuten Nierenversagens** kommen. Weitere Nierenschädigungen sind interstitielle Nephritis, Schrumpfniere.
- **Natrium- und Wasserretention:** Durch den Wegfall der natriuretischen Wirkung der Prostaglandine wird vermehrt Natrium resorbiert. Durch den Wegfall der prostaglandininduzierten Hemmung der ADH-Wirkung steigt die ADH-Wirkung an mit der Folge von Wasserretention.
- **Blutdruckanstieg**
- Verlängerung der Schwangerschaft durch **Unterdrückung der Wehen** (Prostaglandine fördern die Wehentätigkeit)
- Fetus: **vorzeitiger Schluss des Ductus Botalli** (Prostaglandine halten den Ductus offen)
- Interaktion mit anderen Pharmaka wegen der hohen Plasmaeiweißbindung
- ZNS-Störungen: ASS verursacht Tinnitus und Hörverlust, Indometacin Kopfschmerzen und psychotisches Syndrom
- Knochenmark: **Agranulozytose** bei Phenylbutazon.

Kontraindikationen

Wegen der genannten Nebenwirkungen ergeben sich folgende Kontraindikationen: Magen-Darm-Ulzera, Asthma bronchiale, Blutgerinnungsstörung, Leber-, Nierenschäden, letztes Trimenon der Schwangerschaft. Ebenso eignen sich NSAID wegen der Verlängerung der Blutungszeit nicht zur postoperativen Analgesie.

Wechselwirkungen

Cave

Wegen der komplexen Wirkungen der NSAID können vielfältige Wechselwirkungen auftreten:
- Die Kombination mit Glukokortikoiden erhöht das Risiko für gastrointestinale Komplikationen.
- Die Kombination mit Thrombozytenaggregationshemmern erhöht das Risiko gastrointestinaler Blutungen.
- Die Wirkung von Blutgerinnungshemmern (Cumarine, Heparine) wird verstärkt.
- Wegen der antidiuretischen Wirkung der NSAID wird die Wirkung von Diuretika abgeschwächt.
- Die blutdrucksenkende Wirkung von Antihypertensiva (insbes. ACE-Hemmern) wird abgeschwächt.
- Die blutzuckersenkende Wirkung von oralen Antidiabetika wird abgeschwächt.
- Die Ausscheidung von Lithiumionen (▸ Kap. 19.5) wird vermindert.

NSAID im Vergleich

Lerntipp

Damit Sie mit den verschiedenen Wirkstoffen auch irgendetwas verbinden, werden nachfolgend wichtige Aspekte der einzelnen NSAID aufgelistet.

- **Indometacin** ist ein sehr starker COX-Hemmer, mit etwas stärkerer COX-1-Hemmung. Gastrointestinale Nebenwirkungen treten deshalb häufiger auf als bei anderen NSAID. Außerdem verursacht Indometacin häufiger zentrale Nebenwirkungen (Kopfschmerzen, psychotisches Syndrom).
- **Diclofenac** ist ebenfalls ein sehr starker COX-Hemmer mit stärkerer analgetischer Wirkung als ASS oder Ibuprofen. Diclofenac verursacht zwar weniger gastrointestinale Nebenwirkungen, allerdings wurde im Juni 2013 von der EMA (europäische Zulassungsbehörde für Arzneimittel) eine Warnung herausgegeben, da die Rate an kardiovaskulären Ereignissen genauso hoch ist wie unter dem Coxib Rofecoxib (▸ Kap. 16.3.3.5). Es wird nochmals betont, dass auch die NSAID möglichst in niedriger Dosierung für kurzmöglichste Dauer angewandt werden. Häufiger als bei anderen NSAID kommt es beim Diclofenac zur Erhöhung der Transaminasen.
- **Ibuprofen** ist stärker analgetisch, antipyretisch und antiphlogistisch als ASS. Unter den NSAID besitzt es das niedrigste Risiko für gastrointestinale Komplikationen. Das Lysinsalz von Ibuprofen weist einen besonders schnellen Wirkungseintritt auf, maximale Plasmaspiegel werden nach 10–20 min erreicht. Ibuprofen wird auch gern bei Kindern zur Fiebersenkung angewandt.
- **Naproxen** ist das NSAID mit dem niedrigsten kardiovaskulären Risiko. Es wird allerdings im Vergleich zu Diclofenac und Ibuprofen relativ selten bei uns eingesetzt.
- **Piroxicam** ist auch eher ein „Außenseiter", denn es treten häufiger allergische Hautreaktionen und gastrointestinale Nebenwirkungen auf. Es hat eine sehr lange Halbwertszeit.
- **Meloxicam** hemmt COX-2 etwas stärker als COX-1, allerdings geht dieser Effekt bei den höheren Dosierungen, die zur Behandlung rheumatischer Erkrankungen eingesetzt werden, wieder verloren.
- **Phenylbutazon** hat eine sehr lange Wirkdauer und ist sehr stark antiphlogistisch wirksam. Allerdings treten häufiger schwere Nebenwirkungen auf (z. B. allergisch bedingte Agranulozytose), weshalb es nur noch beim akuten Gichtanfall und Morbus Bechterew angewandt wird, wenn andere Möglichkeiten versagen.

16.3.3.4 ASS (Acetylsalicylsäure)

ASS unterscheidet sich in vielen Aspekten von den anderen NSAID und ist therapeutisch von so großer Bedeutung, dass es gesondert und im Detail vorgestellt wird.

Wirkmechanismus

ASS ist ein **irreversibler** und unselektiver COX-Hemmer, der das aktive Zentrum des Enzyms acetyliert.

Merke

ASS wirkt also wie die anderen NSAID analgetisch, antipyretisch, antiphlogistisch – zusätzlich hemmt es die Thrombozytenaggregation.

Die Wirkung auf die Thrombozytenfunktion erreicht ASS durch COX-1-Hemmung in den Thrombozyten, wodurch weniger Thromboxan A_2 gebildet wird. Für Details wird auf ▸ Kap. 6.3.1 verwiesen.
Unabhängig davon scheint niedrig dosiertes ASS in einer Dauertherapie mit mindestens 75 mg/d nicht nur kardiovaskulär protektiv zu sein, sondern auch das Risiko und die Mortalität kolorektaler Karzinome zu reduzieren, insbesondere für Tumoren des proximalen Kolons. Bislang hat sich jedoch ASS zur Chemoprävention nicht durchgesetzt.

Indikationen

Neben den üblichen Indikationen für NSAID – Schmerztherapie, Fieber, entzündliche Erkrankungen – wird ASS zur **Thrombozytenaggregationshemmung,** z. B. bei KHK, beim akuten Koronarsyndrom, bei Z. n. Apoplex, bei pAVK, eingesetzt (▸ Kap. 6.3.1).

Cave

Wie in ▸ Tab. 16.5 erkennbar ist, werden für die antiphlogistischen Wirkungen relativ hohe Dosierungen benötigt – verbunden mit vielen Nebenwirkungen. Das ist der Grund, warum ASS bevorzugt bei **akuten entzündlichen Erkrankungen** (z. B. rheumatisches Fieber) angewandt wird, während bei **chronischen Entzündungen** besser verträgliche Substanzen verwendet werden.

Tab. 16.5 Dosierung von ASS in Abhängigkeit von der Indikation

Indikation	Dosierung
Thrombozytenaggregationshemmung (z. B. KHK)	75–100 mg/d p. o. bei akutem Myokardinfarkt 250–500 mg i. v.
Schmerzen, Fieber	1–2 g
rheumatische Beschwerden	3–5 g

Anwendung

Für die unterschiedlichen Indikationen sind verschiedene Dosierungen notwendig (▸ Tab. 16.5).

Pharmakokinetik

ASS selbst hat eine kurze Halbwertszeit von nur 15 min, da bereits in der Magenschleimhaut und der Leber eine rasche Esterhydrolyse stattfindet. Dabei wird ASS zur Salicylsäure abgebaut. **Salicylsäure** ist ein wirksamer Metabolit, der jedoch im Gegensatz zu ASS ein **reversibler COX-Hemmer** ist. Auf die Bedeutung der irreversiblen COX-Hemmung des kurz wirksamen ASS und reversiblen Wirkung des Metaboliten zur Thrombozytenfunktionshemmung wurde bereits in ▸ Kap. 6.3.1 eingegangen.

Die Elimination der Salicylsäure ist dosisabhängig:

- niedrige Dosierung: **Kinetik 1. Ordnung:** Halbwertszeit: 2–3 h
- hohe Dosierung (ab ca. 6 g/d): **Kinetik 0. Ordnung:** Halbwertszeit: 15–60 h

Die weitere Metabolisierung der Salicylsäure erfolgt:

- zu 75 % durch Konjugation mit Glycin zur Salicylursäure
- zu 15 % durch Oxidation zur Gentisinsäure
- und 5–10 % werden unverändert renal ausgeschieden. Die renale Ausscheidung kann durch Alkalisieren des Urins erhöht werden. Im alkalischen Harn ist ASS vermehrt protoniert und wird daher weniger tubulär rückresorbiert (▸ Abb. 1.2).

Unerwünschte Wirkungen

Neben den bei NSAID auftretenden unerwünschten Wirkungen (▸ Kap. 16.3.3.3) hat ASS noch folgendes Nebenwirkungspotenzial:

- Übelkeit, Erbrechen
- **Tinnitus,** Schwerhörigkeit für hohe Frequenzen
- Entkopplung der oxidativen Phosphorylierung: durch Stimulation der Atmung kommt es zur respiratorischen Alkalose. Kompensatorisch wird vermehrt HCO_3^- ausgeschieden. Der Säure-Basen-Haushalt wird dadurch sehr anfällig und kann schnell in eine Azidose umkippen.
- **Reye-Syndrom:** akute Enzephalopathie und fettige Degeneration der Leber bei Anwendung von ASS bei Kindern mit Virusinfekten
- Harnsäureretention: Konkurrenz von ASS mit Harnsäure um den renalen Säuresekretionsmechanismus
- erhöhte Blutungsneigung.

Kontraindikationen

Es bestehen die gleichen Kontraindikationen wie für die übrigen NSAID. ASS darf aber zusätzlich **nicht bei Kindern mit Virusinfekten** gegeben werden.

ASS-Intoxikation

Symptome

Bei einer Überdosierung von ASS kommt es zur Hyperventilation, Hyperthermie, Azidose, Dehydrierung und zu zentralen Störungen.

Therapie

Eine spezifische Therapie gibt es nicht (**kein Antidot** verfügbar).

Zur beschleunigten Elimination kann Erbrechen induziert werden. Durch Alkalisierung des Harns mit Natriumbikarbonat kann zudem die renale ASS-Ausscheidung gesteigert und gleichzeitig die Azidose korrigiert werden. Flüssigkeit und Elektrolyte werden ersetzt, ggf. ist eine Hämodialyse notwendig.

16.3.3.5 Selektive COX-2-Hemmer (Coxibe)

Wirkstoffe

Celecoxib · Etoricoxib · Parecoxib

Wirkmechanismus

COX-2 wird im Entzündungsgewebe induziert und fördert die Synthese von Entzündungsmediatoren. Durch den Einsatz von selektiven COX-2-Hemmern, sog. Coxiben, erhoffte man sich eine gezielte antiphlogistische Wirkung bei weniger Nebenwirkungen, insbesondere von (COX-1-abhängigen) gastrointestinalen unerwünschten

Wirkungen. In Zulassungsstudien traten unter den COX-2-Hemmern tatsächlich weniger gastrointestinale Ereignisse auf. Allerdings fand man in neueren Langzeitstudien auch unter den „Coxiben" Ulzera im Gastrointestinaltrakt. Vermutet wird, dass COX-2 nicht nur bei der Entzündung, sondern auch bei der Wundheilung, z. B. von Ulzera, eine Rolle spielt. Außerdem wurden bei COX-2-Hemmern gehäuft kardiovaskuläre Komplikationen, insbesondere Myokardinfarkte, beobachtet, sodass einige Wirkstoffe wieder vom Markt genommen wurden. Somit verbleiben derzeit zwei oral anwendbare Coxibe (Celecoxib, Etoricoxib) und eine parenterale Substanz (Parecoxib).

Indikationen

Coxibe besitzen eine Indikation in niedrigster Dosierung und zur kurzfristigen Anwendung bei:

- Schmerzen bei **aktivierter Arthrose, rheumatoider Arthritis, Gichtarthritis**
- primärer Dysmenorrhö
- postoperativen Schmerzen (Parecoxib i. v., i. m.)

Pharmakokinetik

Celecoxib und Etoricoxib haben eine gute orale Bioverfügbarkeit. Parecoxib ist ein Prodrug, es wird enzymatisch zum lang wirksamen Valdecoxib metabolisiert (Valdecoxib gab es auch als orales Coxib, das aber wegen kardiovaskulärer Ereignisse und Hautreaktionen 2005 vom Markt genommen wurde). An der Metabolisierung der Coxibe sind verschiedene Cytochrome beteiligt. Celecoxib hemmt zudem CYP2D6.

Unerwünschte Wirkungen

Unter einer Therapie mit selektiven COX-2-Hemmern besteht ein erhöhtes Risiko für kardiovaskuläre Ereignisse **(Herzinfarkt, Schlaganfall),** insbes. bei Patienten mit entsprechender Vorerkrankung. Man vermutete, dass durch die selektive Hemmung von COX-2 die Wirkung von COX-1 überwiegt, was in den Thrombozyten zur Bildung des proaggregatorischen Thromboxan A_2 führt. Das erhöhte Herzinfarktrisiko führte dazu, dass einzelne Coxibe (z. B. Rofecoxib) wieder vom Markt genommen wurden. In den letzten Jahren zeigte sich jedoch in Studien, dass nicht nur bei den Coxiben, sondern auch bei den nichtselektiven NSAID das Risiko für kardiovaskuläre Ereignisse erhöht ist (außer bei ASS. Dies führte, wie schon erwähnt, zu einer Warnung vor der Anwendung von Diclofenac durch die EMA; ▸ Kap. 16.3.3.3). Bei den derzeit verfügbaren Coxiben scheint jedoch das Nutzen-Risiko-Verhältnis günstiger zu sein als beim Rofecoxib.

Weiterhin können als Nebenwirkungen auftreten: **Ödeme, gastrointestinale Beschwerden** und Komplikationen (insbes. bei Patienten mit vorbestehenden Ulzera), embryonale Fehlbildungen bei Anwendung in der Schwangerschaft.

> **Lerntipp**
>
> Da die Hemmung der Thrombozytenfunktion über COX-1 in den Thrombozyten erfolgt, verlängern Coxibe – im Gegensatz zu den NSAID – nicht die Blutungszeit.

Kontraindikationen

Coxibe dürfen aufgrund der genannten Nebenwirkungen nicht angewandt werden in der **Schwangerschaft** und bei Patienten mit **KHK, Herzinsuffizienz** (NYHA II – IV), aktivem peptischen **Ulkus, gastrointestinalen Blutungen,** schwerer Leber- und Niereninsuffizienz.

Wechselwirkungen

Aufgrund der Metabolisierung über Cytochrom P450 können mit zahlreichen Medikamenten Wechselwirkungen auftreten, z. B. Verstärkung der Cumarin-Wirkung.

16.3.4 Weitere Nicht-Opioidanalgetika

> **Wirkstoffe**
>
> Flupirtin · Ziconotid · Cannabinoide

16.3.4.1 Flupirtin

Wirkmechanismus

Flupirtin ist ein **selektiver neuronaler Kaliumkanalöffner,** wodurch es zum Kaliumausstrom aus der Zelle und zur Hyperpolarisation kommt. Dadurch wird die Aktivierung von NMDA-Rezeptoren verhindert, da diese erst nach einer Depolarisation der Zelle aktivierbar sind **(indirekter NMDA-Rezeptorantagonismus).** Dadurch wird die Weiterleitung aufsteigender **nozizeptiver Impulse gehemmt.**

Merke

Flupirtin ist zentral **analgetisch** und **muskelrelaxierend.** Es bindet aber nicht an Opioidrezeptoren und hemmt die Prostaglandinsynthese erst in hoher Dosierung – es ist also nicht antiphlogistisch oder antipyretisch wirksam. Im Gegensatz zu Opioidanalgetika besteht **kein Abhängigkeitspotenzial** und im Gegensatz zu den NSAID treten **keine gastrointestinalen Ulzerationen** auf.

Indikationen

Aufgrund der analgetischen und muskelrelaxierenden Wirkung ist Flupirtin ideal zur Behandlung schmerzhafter Muskelverspannungen, „Hexenschuss", Neuralgien geeignet. Außerdem wird es als Analgetikum bei dysmenorrhoischen Beschwerden, Spannungskopfschmerzen und Tumorschmerzen eingesetzt.

Kontraindikationen

Myasthenia gravis, hepatische Enzephalopathie, Cholestase.

16.3.4.2 Ziconotid

Wirkmechanismus

Ziconotid unterscheidet sich von anderen Analgetika, da es nur intrathekal eingesetzt wird. Es ist ein synthetisches Analogon eines Giftstoffs der Meeresschnecke Conus magus. Ziconotid ist ein Antagonist an ganz bestimmten spannungsabhängigen Kalziumkanälen (vom N-Typ), die in bestimmten Neuronen insbesondere im Hinterhorn des Rückenmarks vorkommen und die Freisetzung von Neurotransmittern für die Schmerzverarbeitung steuern. Ziconotid hemmt somit die Weiterleitung der Schmerzimpulse ins Gehirn.

Merke

Ziconotid wirkt **zentral analgetisch**, nicht antiphlogistisch und nicht antipyretisch.

Indikation

Ziconotid wird über einen intrathekalen Katheter bei starken, chronischen Schmerzen angewandt, wenn andere Analgetika nicht wirken.

Pharmakokinetik

Nach Injektion in den Liquor wird Ziconotid mit einer Halbwertszeit von 4–5 h aus dem ZNS in die systemische Zirkulation eliminiert und dann durch ubiquitäre Peptidasen abgebaut.

16.3.4.3 Cannabinoide

Im eigentlichen Sinne handelt es sich nicht um klassische Analgetika, obwohl Cannabinoide von einigen Schmerztherapeuten additiv zu anderen Analgetika eingesetzt werden. Cannabinoide werden häufig im Zusammenhang mit Opioidanalgetika dargestellt, da es gewisse Gemeinsamkeiten gibt: Es sind Betäubungsmittel, sie werden missbräuchlich verwendet (Haschisch, Marihuana) und wirken über Rezeptoren – in diesem Fall Cannabinoidrezeptoren – die die Neurotransmitterfreisetzung steuern.

Wirkmechanismus

Cannabinoidrezeptoren kommen ähnlich wie Opioidrezeptoren zentral und peripher vor und steuern u. a. die Neurotransmitterfreisetzung. Es gibt zwei Rezeptor-Subtypen, CB1- und CB2-Rezeptoren. Beide sind G-Protein-gesteuerte Rezeptoren. CB1-Rezeptoren kommen überwiegend in Teilen des Gehirns vor, die mit Schmerzempfinden, Gedächtnis, Emotionen sowie endokrinen Funktionen assoziiert sind und CB2-Rezeptoren finden sich hauptsächlich auf Immunzellen. Die aus dem Dickextrakt von Cannabis-sativa-Pflanzen gewonnenen Cannabinoide (Tetrahydrocannabinol [THC] und Cannabidiol [CBD]) sind 2011 in Deutschland die ersten zugelassenen Medikamente auf Cannabis-Basis. THC ist ein Agonist am CB1-Rezeptor und imitiert die Wirkung der Endocannabinoide, indem es z. B. die Freisetzung des exzitatorischen Neurotransmitters Glutamat hemmt und dadurch Muskelsteifigkeit vermindert und die Motorik verbessert. CBD hat keine relevante Affinität am CB1-Rezeptor, soll aber über einen unbekannten Mechanismus die unerwünschten Effekte von THC (Sedierung, Tachykardie) abmildern, ohne die erwünschten Wirkungen zu beeinträchtigen.

Indikation

- Einsatzgebiet von **THC/CBD** ist die **Multiple Sklerose** zur Behandlung von mittelschwerer bis schwerer Spastik und neuropathischen Schmerzen, wenn andere antispastische Medikamente nicht ausreichend wirken. THC und CBD werden dafür in einem 1:1-Gemisch als Mundspray eingesetzt (es besteht eine sehr gute Resorption).

Die Wirkstoffe unterliegen der Betäubungsmittel-Verordnung.
- Teilsynthetisch produziertes THC trägt auch den Namen **Dronabinol.** Es ist in Deutschland als Fertigarzneimittel nicht zugelassen, darf aber als Rezeptur auf einem Betäubungsmittelrezept verordnet oder importiert werden. Dronabinol wird bei verschiedenen Erkrankungen eingesetzt: als **Antiemetikum** während einer Chemotherapie, als **Appetitstimulans** bei kachektischen AIDS-Patienten, zur **Schmerztherapie** (additiv zu anderen Analgetika) und bei **chronischem Juckreiz.**

Cave

Ein kompetitiver Antagonist am CB1-Rezeptor – Rimonabant – wurde 2008 wieder vom Markt genommen. Er wurde ursprünglich zur Gewichtsreduktion bei Adipositas mit begleitenden Risikofaktoren (Dyslipidämie, Diabetes mellitus Typ II) eingeführt. Allerdings traten vermehrt psychiatrische Nebenwirkungen inkl. Depressionen mit Suizidgedanken auf, was der Grund für die Marktrücknahme war.

Unerwünschte Wirkungen

Als Nebenwirkungen treten Sedierung, Tachykardie, Mundtrockenheit, psychiatrische Störungen (Angst, Illusionen, Stimmungsschwankungen, paranoide Vorstellungen), ggf. Entzugserscheinungen beim Absetzen und physische Abhängigkeit auf.

16.4 Zu guter Letzt

Klinischer Fall

1. Sie behandeln einen Patienten seit 2 Wochen mit Diclofenac. Jetzt kommt er zu Ihnen wegen einer plötzlichen Gewichtszunahme von 3 kg. Was könnte die Ursache dafür sein?
2. Einer Ihrer Kollegen möchte an der analgetischen Therapie eines Patienten etwas verbessern, da der Patient weiterhin über Schmerzen klagt, obwohl die Morphindosis bereits maximal ist. Er verordnet zusätzlich ein Buprenorphinpflaster. Was meinen Sie dazu?

Antworten:

1. Eine Retention von Natrium und Wasser als Nebenwirkung von Diclofenac bzw. eine Verschlechterung der Nierenfunktion.
2. Die Kombination von Opioidanalgetika sollte nicht erfolgen, zumal Buprenorphin als partieller Agonist die Wirkung von Morphin abschwächt. Insofern sollte Morphin abgesetzt werden und Buprenorphin als 30-mal stärkeres Opioidanalgetikum oder sogar ein Fentanylpflaster als 100-mal stärkeres Opioidanalgetikum im Vergleich zu Morphin verwendet werden.

Lerntipp

Wenn Sie jetzt den klinischen Einsatz der Analgetika und Antiphlogistika lernen möchten, lesen Sie bitte weiter in:
- ► Kap. 39: Praktische Schmerztherapie
- ► Kap. 40.2.2.3: Medikamentöse symptomatische Therapie der rheumatoiden Arthritis

17

Anästhetika und Muskelrelaxanzien

17.1	**Wegweiser**	239
17.2	**Allgemeinanästhetika**	239
17.2.1	Narkosestadien	240
17.2.2	Inhalationsanästhetika	240
17.2.3	Injektionsnarkotika	244
17.3	**Lokalanästhetika**	247
17.4	**Muskelrelaxanzien**	249
17.4.1	Nichtdepolarisierende Muskelrelaxanzien	249
17.4.2	Depolarisierende Muskelrelaxanzien	251
17.4.3	Weitere Muskelrelaxanzien	253
17.5	**Zu guter Letzt**	254

IMPP-Hits

In absteigender Häufigkeit wurden vom IMPP Fragen zu folgenden Themenkomplexen gestellt:
1. Muskelrelaxanzien
2. Lokalanästhetika (dieses Stoffgebiet aber seit 2008 deutlich seltener)
3. Inhalations- und Injektionsnarkotika (jeweils gleich häufig)

17.1 Wegweiser

Allgemeinanästhetika werden zur Durchführung einer Narkose verwendet, um bei Patienten eine Toleranz gegenüber schmerzhaften und unangenehmen Eingriffen zu erzielen. Dafür werden Teile des ZNS gelähmt, um die Schmerzempfindung, das Bewusstsein, die Abwehrreflexe und meist auch die Muskelspannung reversibel auszuschalten. Im Prinzip sind diese Ziele durch eine Mononarkose zu erreichen, allerdings sind dann relativ hohe Konzentrationen notwendig, verbunden mit vielen Nebenwirkungen. Deshalb werden heutzutage Kombinationsnarkosen durchgeführt, um die Konzentrationen der einzelnen Wirkstoffe zu minimieren und spezifische Wirkungen durch die Einzelsubstanzen zu erreichen.
Dementsprechend können zur Durchführung der Narkose folgende Wirkstoffe – je nach Bedarf – kombiniert werden:
- **Inhalationsanästhetika** (▸ Kap. 17.2.2)
- **Injektionsanästhetika** (▸ Kap. 17.2.3)
- **Muskelrelaxanzien** (▸ Kap. 17.4)
- Opioidanalgetika (▸ Kap. 16.2)

Da nun nicht jeder schmerzhafte Eingriff gleich in Narkose durchgeführt wird, werden in diesem Kapitel auch die Lokalanästhetika besprochen (▸ Kap. 17.3). Weitere Wirkstoffe, die für eine Narkose notwendig sind (z. B. Benzodiazepine bei der Prämedikation, Antiemetika) werden anderweitig in diesem Buch besprochen und nochmals zusammenfassend in ▸ Kap. 45.4.

17.2 Allgemeinanästhetika

Allgemeinanästhetika, also Narkosemittel, werden aufgrund ihrer „allgemeinen“ Wirkung auf den Körper von den Lokalanästhetika (▸ Kap. 17.3) abgegrenzt, die nur eine lokale Wirkung erzielen. Allgemeinanästhetika werden entsprechend ihrer Applikationsart unterschieden in:
- Inhalationsanästhetika
- Injektionsanästhetika.

17.2.1 Narkosestadien

Die klassische Einteilung der Narkose in vier Stadien trifft nur zu, wenn die Narkose mit einem einzelnen Inhalationsnarkotikum durchgeführt wird, und stammt noch aus der Zeit, als nur Ether oder Chloroform für die Narkose zur Verfügung standen. Die Stadien werden **nacheinander durchlaufen** und treten **beim Erwachen** in **umgekehrter Reihenfolge** wieder auf.
Heute verwendet man **Kombinationsnarkotika,** um relativ rasch das Toleranzstadium mit Analgesie, Amnesie, Reflexabnahme und Muskelrelaxation bei regelmäßiger Atmung und stabilem Kreislauf zu erreichen. Gleichzeitig kann die Dosis einzelner Narkotika vermindert werden, um das Auftreten von Nebenwirkungen zu reduzieren. Die Prämedikation dient der Reduktion von Narkosemitteln und dem Senken des Narkoserisikos und wird ausführlicher in ► Kap. 45.4.1 besprochen.

Tab. 17.1 Narkosestadien

Stadium		Charakteristik
I	Analgesie	Schmerzempfindung ↓, Bewusstsein ↓
II	Exzitation	Reflexe ↑, Atmung unregelmäßig, Husten, Erbrechen, weite Pupillen, RR ↑, Herzfrequenz ↑ (unerwünschtes Stadium)
III	Toleranz	Reflexe ↓, Muskelrelaxation, Atmung regelmäßig, Kreislauf stabil (erwünschtes Stadium für OP)
IV	Asphyxie	Atemstillstand

17.2.2 Inhalationsanästhetika

Wirkstoffe

N_2O (Lachgas) · Isofluran · Desfluran · Sevofluran

Weitere, aber nicht mehr bei uns gebräuchliche Inhalationsanästhetika sind Diethylether (historisch), Enfluran und Halothan.

Wirkmechanismus

Der Wirkmechanismus der verschiedenen Inhalationanästhetika ist nur unzureichend bekannt. Zwei Möglichkeiten werden postuliert:

1. **Lipidtheorie:** Narkotika lagern sich in die Lipidmembran der Neurone ein. Das hat physikalische Veränderungen in der Membran zur Folge. Es kommt zur Volumenzunahme, Beeinträchtigung von Proteinen/Ionenkanälen und Aufhebung der neuronalen Aktivität. Für die Lipidtheorie spricht, dass die **Wirkstärke** eines Narkotikums vom Grad der **Lipidaffinität** bestimmt wird und andere lipophile Substanzen (z. B. Xenon) auch narkotisch wirken. Gegen die Lipidtheorie spricht aber, dass die Enantiomere der Narkotika die gleiche Lipophilie besitzen, aber nicht narkotisch wirken.
2. **Spezifische Bindungen an Rezeptoren:** Inhalationsnarkotika beeinflussen die Ionenleitfähigkeit von Kanälen durch direkte Rezeptorinteraktionen. So bewirkt z. B. die Stimulation des **$GABA_A$-Rezeptors** einen verstärkten Chlorideinstrom. Es kommt dadurch zur Hyperpolarisation und verminderten neuronalen Aktivität. Weitere beteiligte Rezeptoren sind nikotinerge Acetylcholinrezeptoren, Serotonin-, NMDA-, Glutamat- und Glycinrezeptoren.

Abgesehen von der narkotisierenden Wirkung, die bei den einzelnen Substanzen sehr unterschiedlich ausgeprägt ist (Pharmakokinetik, s. u.), haben einige Inhalationsnarkotika einen analgetischen Effekt und verstärken die Wirkung nichtdepolarisierender Muskelrelaxanzien (► Tab. 17.2).

Indikationen

Inhalative (volatile) Narkotika werden zur **Aufrechterhaltung der Narkose im Stadium III** verwendet, nachdem die Einleitung mit Injektionsnarkotika erfolgte (Ausnahme: bei Kindern wird die Narkose gern direkt mit Inhalationsnarkotika eingeleitet). Lediglich Sevofluran eignet sich auch gut zur Einleitung der Narkose.

Anwendung

Zur Aufrechterhaltung der Narkose wird häufig ein Gemisch aus **Sauerstoff, Lachgas** und einem **weiteren Inhalationsnarkotikum** verwendet (► Kap. 45.4.2).

Pharmakokinetik

Inhalationsnarkotika werden entsprechend ihrer **Potenz (MAC)** und **Löslichkeit** charakterisiert (► Abb. 17.1).

Tab. 17.2 Wirkungen der Inhalationsnarkotika im Vergleich. Als Muskelrelaxation wird die Verstärkung der Wirkung nichtdepolarisierender Muskelrelaxanzien verstanden.

Narkotikum	Narkotische Wirkung	Analgesie	Muskelrelaxation
Halothan	++++	0	+
Isofluran	+++	+	+
Desfluran, Sevofluran	++	+	+
N_2O	+	+++	0

Merke

- **MAC** ist die minimale alveoläre Konzentration, bei der 50 % der Patienten keine Reaktion auf einen definierten Eingriff (z. B. Hautschnitt) zeigen. Je kleiner die MAC, umso größer die Potenz (narkotische Wirkstärke).
- Die Löslichkeit eines Narkotikums im Blut (sog. **Blut-Gas-Verteilungskoeffizient λ**) bestimmt die Zeit, die bis zum Ausgleich des Partialdrucks zwischen Inhalationsgemisch und Alveolarraum benötigt wird. Je kleiner λ, desto geringer die Löslichkeit im Blut, umso schneller baut sich der Partialdruck im Alveolarraum und im Blut auf und umso schneller setzt die narkotisierende Wirkung ein. Das Abfluten ist dann auch besonders schnell.

Bei der Anwendung von Inhalationsnarkotika, muss das Narkotikum charakteristische Stadien durchlaufen:

- **Inhalation.**
- **Aufbau eines Partialdrucks** im Alveolarraum und Ausgleich mit dem Druck im Inhalationsgemisch: Je größer λ, desto höher ist die Löslichkeit und umso länger dauert der Aufbau des Partialdrucks.
- **Diffusion** ins Blut: Wegen der Lipophilie der Narkotika ist die Diffusion schnell.
- **Transport** im Blut: Narkotika werden physikalisch im Blut gelöst und an Plasmaproteine gebunden transportiert. Der Partialdruckausgleich zwischen Blut und Inhalationsluft hängt wieder von λ ab und ist umso schneller, je geringer die Löslichkeit im Blut ist.
- **Aufnahme ins Gewebe:** initial abhängig von der Durchblutung der Organe. Da das ZNS stark durchblutet wird, nimmt es besonders rasch Narkotika auf. Die Überwindung der Blut-Hirn-Schranke ist aufgrund der Lipophilie der Narkotika kein Problem. Hält die Zufuhr des Narkotikums lange an, so nehmen alle Kompartimente das Narkotikum auf (Verteilungsgleichgewicht).
- **Pulmonale Elimination:** erfolgt in umgekehrter Reihenfolge. Besonders schnell erfolgt die Elimination bei Narkotika mit geringer Blut- und Lipidlöslichkeit, z. B. bei Lachgas.

Merke

Während der Wirkungseintritt beim Anfluten durch initial höhere Dosen beschleunigt werden kann, ist die Elimination nicht beeinflussbar.

Neben der für jede Substanz eigenen MAC und λ (▸ Abb. 17.1) werden sie ganz unterschiedlich stark **hepatisch metabolisiert:** Halothan (20 %) > Sevofluran (3–5 %) > Isofluran, Desfluran (< 1 %) > N_2O (0 %).

Unerwünschte Wirkungen

- Inhalationsnarkotika bewirken eine **Atemdepression,** sodass eine kontrollierte Beatmung erforderlich ist.
- Sie können zur **Blutdrucksenkung** führen und **gegenüber Katecholaminen sensibilisieren,** was sich insbesondere beim Halothan in Form von Arrhythmien und Angina-pectoris-Beschwerden äußert.
- Eine **maligne Hyperthermie** kann bei allen Inhalationsnarkotika auftreten, insbesondere bei Halothan, nicht aber bei N_2O (▸ Kap. 17.4.2).
- Bei N_2O besteht die Gefahr der Diffusionshypoxie, wenn beim Ausleiten die Sauerstoffkonzentration nicht erhöht wird (▸ Kap. 17.2.2.2).
- Bei der Metabolisierung von Halothan kann eine Halothanhepatitis auftreten (▸ Kap. 17.2.2.1).

Merke

In den nachfolgenden Unterkapiteln (▸ Kap. 17.2.2.1 bis ▸ Kap. 17.2.2.4) werden typische Charakteristika der einzelnen Inhalationsnarkotika aufgeführt. Viele der u. g. Aspekte lassen sich bereits aus den vorangegangenen Abschnitten und aus ▸ Abb. 17.1 ableiten. Diese

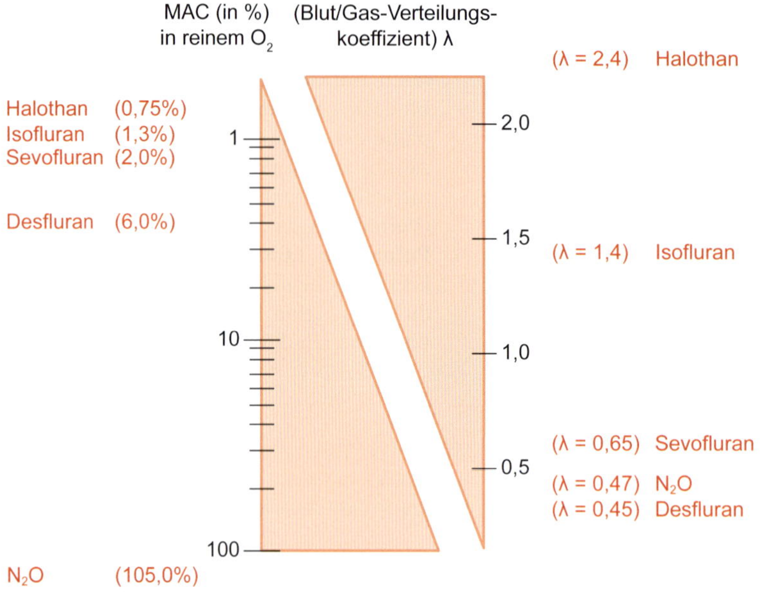

Abb. 17.1 Pharmakokinetik verschiedener Inhalationsnarkotika. Dargestellt sind links die MAC in Prozent (in reinem O_2) zunehmend von oben nach unten auf einer logarithmischen Skala sowie rechts der Blut/Gas-Verteilungskoeffizient (λ) abnehmend von oben nach unten auf einer linearen Skala.

Unterkapitel sind daher der Vollständigkeit halber erstellt worden und für jene gedacht, die besser etwas mit den Wirkstoffen anfangen können, wenn sie noch das eine oder andere dazu gelesen haben.

17.2.2.1 Historische und nicht mehr gebräuchliche Inhalationsnarkotika

Auch wenn Halothan und Ether nicht mehr im Gebrauch sind, sollen sie kurz beschrieben werden – Ether aus historischen Gründen, Halothan, da es der Pharmakologe gern zum Vergleich mit anderen Substanzen verwendet.

- Mit **„Ether"** wurde 1846 die erste klinische Narkose durchgeführt. Heute ist es nicht mehr in Gebrauch. Es hat eine nur mäßige narkotisierende Wirkung, die zudem relativ spät eintritt. Dementsprechend dauert das Abfluten auch sehr lang. Es löst häufig Erbrechen und Hypersalivation aus, weshalb früher ein Anticholinergikum zur Prämedikation gehörte. Außerdem weist es eine leichte Entzündbarkeit und Explosionsgefahr auf.
- **Halothan** wird wegen erheblicher Nebenwirkungen nicht mehr verwendet. Es war das stärkste Narkotikum (MAC = 0,75 % in 100 % O_2) und besaß die höchste hepatische Metabolisierungsrate. Schwerwiegende Nebenwirkung war die Halothanhepatitis, die sich vermutlich infolge eines toxischen Metaboliten oder aufgrund einer Immunreaktion ausbildete. Häufigkeit 1 : 100.000, mit tödlichem Verlauf bei 50 % der betroffenen Patienten. Aus diesem Grund durfte Halothan nicht wiederholt innerhalb von 3 Monaten angewandt werden. Auch die maligne Hyperthermie trat unter Halothan häufiger auf als bei den anderen Inhalationsnarkotika.

17.2.2.2 N_2O (Lachgas, Distickstoffmonoxid)

Wirkung

N_2O ist **gering narkotisierend** (MAC = 105 %): Durch eine alleinige N_2O-Inhalation ist keine tiefe Narkose zu erreichen. Die höchste Konzentration, die inhaliert werden kann, liegt bei 70 %, die übrigen 30 % müssen durch O_2 abgedeckt werden, um eine adäquate Oxygenierung während der Narkose zu gewährleisten.

Aber: N_2O reduziert die MAC anderer Anästhetika und führt somit zur Wirkungsverstärkung, was bei der Kombination verschiedener Inhalationsnarkotika ausgenutzt wird. N_2O ist **stark analgetisch:** 25 % N_2O können bei bestimmten Schmerzarten der analgetischen Wirkung von Morphin entsprechen. N_2O ist **nicht muskelrelaxierend.**

Anwendung

N_2O wird in Kombination mit anderen Inhalationsnarkotika verwendet. Die Anwendung ist jedoch rückläufig wegen:

- Umweltbelastung
- fraglicher Zunahme der Abortrate von exponiertem Personal
- fraglicher Beteiligung an Übelkeit und Erbrechen nach Narkose
- guten analgetischen Alternativen (kurz wirksame Opioide)

Pharmakokinetik

N_2O hat eine geringe Löslichkeit im Blut, flutet daher schnell an und ab und ist gut steuerbar. Durch das schnelle Abfluten verdrängt es aber Alveolarluft inkl. Sauerstoff, sodass die Gefahr einer Diffusionshypoxie beim Ausleiten besteht. Daher muss am Ende der Narkose die O_2-Konzentration erhöht werden. N_2O wird **nicht metabolisiert.**

Unerwünschte Wirkungen

- Gefahr einer Diffusionshypoxie
- Diffusion in Körperhohlräume (Gefahr der Ausbildung eines Spannungspneumothorax bei Vorliegen eines Pneumothorax ohne Drainage)
- Knochenmarkdepression bei sehr langer Anwendung

17.2.2.3 Isofluran

Wirkung

Isofluran hat folgende Eigenschaften:

- **geringere narkotische Wirkstärke** als Halothan
- **gering analgetisch** wirksam
- **muskelrelaxierend:** Verstärkung der Wirkung nichtdepolarisierender Muskelrelaxanzien

Indikation

Isofluran wird bevorzugt zur Aufrechterhaltung der Narkose verwendet und häufig in Kombination mit N_2O eingesetzt.

Pharmakokinetik

Im Vergleich zum Halothan hat Isofluran eine

- **geringere Löslichkeit,** flutet also schneller an und ab
- **geringere hepatische Metabolisierung,** sodass die wiederholte Anwendung sicherer ist.

Unerwünschte Wirkungen

Die wichtigsten Nebenwirkungen von Isofluran sind Blutdrucksenkung, Tachykardie, Atemdepression (kontrollierte Beatmung erforderlich), stechender Geruch, der Husten auslösen kann und selten eine maligne Hyperthermie.

17.2.2.4 Desfluran

Wirkung

Desfluran ist ebenfalls ein halogenierter Kohlenwasserstoff und hat

- eine **geringe narkotische Wirkstärke,**
- ist **gering analgetisch** und
- **muskelrelaxierend:** Verstärkung der Wirkung nichtdepolarisierender Muskelrelaxanzien.

Indikation

Desfluran ist gut steuerbar, flutet sehr schnell an und ab. Es dient der Aufrechterhaltung der Narkose. Angewandt wird es bei langwierigen Operationen und Risikopatienten. Zur Narkoseeinleitung eignet es sich nicht, da Apnoe, Husten, Hypersalivation und Laryngospasmus ausgelöst werden können. Desfluran hat den niedrigsten Siedepunkt (22,8 °C), weshalb ein technisch aufwändiger Verdampfer notwendig ist.

Pharmakokinetik

Desfluran hat die **geringste Löslichkeit** und flutet deshalb sehr schnell an und ab. Es ist aber schwächer anästhetisch wirksam als Isofluran und Sevofluran. Es weist nur eine minimale hepatische Metabolisierung auf.

> **Merke**
>
> Desfluran ist besser steuerbar als die anderen Inhalationsnarkotika.

Unerwünschte Wirkungen

Desfluran reizt die oberen Atemwege, führt zur Atemdepression, wirkt **negativ inotrop** und **senkt den Blutdruck** wie Isofluran. Allerdings kommt es bei einem raschen Konzentrationsanstieg zur Sympathikusaktivierung und vorübergehendem starken Blutdruckanstieg und Tachykardie.

17.2.2.5 Sevofluran

Wirkung

- Die **Wirkstärke** liegt zwischen Desfluran und Isofluran.
- Sevofluran ist **gering analgetisch** und
- **muskelrelaxierend:** Verstärkung der Wirkung nichtdepolarisierender Muskelrelaxanzien.

Indikation

Sevofluran ist zur **Einleitung der Narkose** geeignet. Dadurch können Injektionsnarkotika vermieden werden, was zusammen mit dem angenehmen Geruch des Inhalationsnarkotikums in der **Kinderanästhesie** für die Einleitung sehr willkommen ist. Ansonsten kann natürlich auch mit Sevofluran die Narkose aufrechterhalten werden.

Pharmakokinetik

Sevofluran flutet schnell an, wird aber pulmonal langsamer ausgeschieden als Desfluran. Zudem weist Sevofluran eine stärkere Metabolisierung als Desfluran und Isofluran auf. Dabei werden Fluoride frei, die als nephrotoxisch gelten, allerdings wahrscheinlich nur zu vorübergehender glomerulärer und tubulärer Schädigung führen.

Unerwünschte Wirkung

Sevofluran führt zur Atemdepression (kontrollierte Beatmung erforderlich), wirkt negativ inotrop und senkt den Blutdruck.

17.2.3 Injektionsnarkotika

Wirkstoffe

Thiopental · Propofol · Etomidat · Ketamin/Esketamin

Injektionsnarkotika zeichnen sich durch einen **sehr schnellen Wirkungseintritt** innerhalb weniger Sekunden aus, da kein Partialdruck wie bei den Inhalationsnarkotika aufgebaut werden muss. Für den Patienten ist dies insofern angenehm, da das unangenehme **Exzitationsstadium übersprungen** wird. Nachteilig ist die **schlechte Steuerbarkeit** – einmal injiziert kann die Konzentration durch den Anästhesisten nicht mehr beeinflusst werden – im Gegensatz zu den Inhalationsanästhetika, bei denen man jederzeit die Konzentration über den Vernebler steuern kann.

Merke

Injektionsnarkotika haben ein **erhöhtes Narkoserisiko,** da sie – einmal appliziert – nicht mehr steuerbar sind (Umverteilungsphänomen).

Indikation

Injektionsnarkotika dienen hauptsächlich der **Narkoseeinleitung.**

Merke

- **Injektionsnarkotika** werden für die Einleitung der Narkose angewandt. Ausnahme Propofol, mit dem eine Narkose auch aufrechterhalten werden kann.
- **Inhalationsnarkotika** werden für die Aufrechterhaltung der Narkose angewandt. Ausnahme Sevofluran, mit dem auch eine Narkose eingeleitet werden kann.

Pharmakokinetik

Merke

Wichtig ist die durchblutungsabhängige Verteilung:
- Zunächst reichern sich die stark lipophilen Substanzen aufgrund der hohen Durchblutung im **ZNS** an, dann erfolgt die **Umverteilung** in die **Muskulatur** und das **Fettgewebe,** weshalb die narkotische Wirkung nach wenigen Minuten wieder nachlässt.
- Jede **Nachinjektion** bewirkt eine **Kumulation** des Narkotikums mit Zunahme der unerwünschten Wirkungen und evtl. lang anhaltender Bewusstlosigkeit. Deshalb werden zur Aufrechterhaltung der Narkose keine Injektionsnarkotika sondern Inhalationsnarkotika verwendet. Lediglich **Propofol** ist zur **Fortführung der Narkose i. v.** geeignet (totale intravenöse Anästhesie, ► Kap. 45.4.3).

17.2.3.1 Thiopental

Wirkmechanismus

Thiopental ist ein ultrakurz wirksames Barbiturat, das am **$GABA_A$-Rezeptor agonistisch** wirkt. GABA und seine Rezeptoren sind im Detail in ► Kap. 18.2 beschrieben. An dieser Stelle sei daher nur erwähnt, dass es durch Stimulation des $GABA_A$-Rezeptors zu einem verstärkten Einstrom von Chloridionen ins Neuron kommt, die Zelle dadurch hyperpolarisiert wird und sich die neuronale Aktivität vermindert. In höherer Dosierung wird die narkotische Wirkung der Barbiturate zusätzlich durch unselektive Prozesse im ZNS unterstützt.

Merke

Zusätzliche Effekte:
- Barbiturate reduzieren den intrakraniellen Druck: günstig in der **Neurochirurgie.**

- Barbiturate sind **nicht analgetisch,** in subnarkotischer Dosis sogar hyperalgesierend (Gabe eines Analgetikums notwendig).

Indikation

Thiopental wird zur Narkoseeinleitung verwendet. Da es jedoch nicht analgetisch wirksam ist und eine tiefe Narkose nur bei hohen Dosierungen, die mit vielen Nebenwirkungen verbunden wären, erreicht wird, ist es nicht zur Monoanästhesie geeignet. Es muss also mit einem Analgetikum und z. B. Lachgas kombiniert werden oder wird nur bei kurzfristigen schmerzlosen Eingriffen verwendet.

Pharmakokinetik

Wie andere Injektionsnarkotika weisen Barbiturate einen **raschen Wirkungseintritt** von wenigen Sekunden auf. Die narkotische Wirkdauer bei einmaliger Injektion ist durch Umverteilungsprozesse nicht sonderlich lang (5–10 min). Die Halbwertszeit für Thiopental liegt bei 6 h. Barbiturate werden hepatisch über Cytochrom P450 metabolisiert. Aus Thiopental entsteht der lang wirksame Metabolit Pentobarbital.

Merke

Barbiturate sind Enzyminduktoren von Cytochrom P450.

Unerwünschte Wirkungen

Folgende Nebenwirkungen können unter Barbituraten auftreten:

- **Atemdepression** (Intubationsbereitschaft)
- **negative Inotropie,** Blutdruck ↓, Herzfrequenz ↑
- vermehrte Bildung von Porphyrinvorstufen: keine Anwendung bei intermittierender Porphyrie.
- Bei akzidenteller intraarterieller Injektion tritt ein Vasospasmus distal der Injektionsstelle auf. Neben Schmerzen kann sich eine Gangrän ausbilden. Die Therapie besteht darin, eine Vasodilatation mithilfe von Papaverin oder Procain i. a. bzw. einer Blockade des Ganglion stellatum zu erzielen.

17.2.3.2 Propofol

Wirkmechanismus

Propofol ist ein Kurzanästhetikum. Der genaue Wirkmechanismus ist nicht bekannt, es wird aber angenommen, dass Propofol die inhibitorische Wirkung des $GABA_A$-Rezeptors verstärkt.

Merke

Zusätzliche Effekte:

- Propofol erzielt eine leichte Muskelrelaxation, insbesondere bei kontinuierlicher Infusion.
- Es reduziert den intrakraniellen Druck: günstig in der **Neurochirurgie.**
- Propofol ist **nicht analgetisch.**

Indikation

Wie andere Injektionsnarkotika dient Propofol der Narkoseeinleitung und ist für diese Indikation das am häufigsten verwendete intravenöse Anästhetikum. Propofol kann aber auch zur Aufrechterhaltung der Narkose verwendet werden. Zudem eignet sich Propofol für eine Narkose gänzlich ohne Inhalationsnarkotika, da es bei Nachinjektion bzw. kontinuierlicher Infusion im Gegensatz zu den Barbituraten nicht kumuliert. Man spricht dann von der sog. **totalen intravenösen Anästhesie (TIVA):** Propofol + Fentanyl + Muskelrelaxans (▸ Kap. 45.4.3). Dadurch lassen sich die Nebenwirkungen von Inhalationsnarkotika, wie maligne Hyperthermie, vermeiden. Ferner kann Propofol zur Sedierung, z. B. von Intensivpatienten oder für diagnostische Untersuchungen (MRT), verwendet werden.

Pharmakokinetik

Propofol weist ebenfalls einen **raschen Wirkungseintritt** und eine kurze Wirkdauer (4–7 min) auf. Es wird hepatisch metabolisiert durch Hydroxylierung und Glukuronidierung.

Unerwünschte Wirkungen

Propofol umfasst folgendes Nebenwirkungsspektrum:

- Blutdruck ↓ (Vasodilatation, negative Inotropie)
- passagere Apnoe für wenige Sekunden
- **schmerzhafte Injektion:** Vorinjektion einer kleinen Dosis Lidocain günstig

Cave

Eine seltene aber schwerwiegende Komplikation ist das Propofol-Infusionssyndrom, das hauptsächlich bei Langzeitsedierung auftritt. Es ist charakterisiert durch Laktatazidose, Rhabdomyolyse, Herz-, Nierenversagen.

Die Ursache dafür ist unklar, vermutlich kann Propofol eine Störung der mitochondrialen Atmungskette bewirken. Die Therapie erfolgt symptomatisch. Die Letalität ist hoch. Deshalb soll Propofol nicht zur Langzeitsedierung bei Kindern angewandt werden und bei Erwachsenen max. für 7 d.

17.2.3.3 Etomidat

Wirkmechanismus

Ähnlich wie beim Propofol wird für Etomidat eine Verstärkung der inhibitorischen Wirkung des $GABA_A$-Rezeptors angenommen. Es ist ein sehr stark wirksames Hypnotikum mit den geringsten Nebenwirkungen auf das Herz-Kreislauf-System.

Merke

Zusätzliche Wirkungen bzgl. Schmerzhemmung, Muskeltonus, Kreislauf besitzt Etomidat nicht: d. h., es ist
- **nicht analgetisch,** nicht muskelrelaxierend
- **nicht atem-, kardiodepressiv:** günstig bei Risikopatienten.

Indikation

Etomidat wird zur Narkoseeinleitung insbes. bei Risikopatienten verwendet. Da es nicht analgetisch wirksam ist, ist die Vorinjektion eines Opioidanalgetikums notwendig.

Pharmakokinetik

Die Wirkung tritt sehr schnell ein (innerhalb weniger Sekunden), die Wirkdauer ist kurz: 4–8 min. Etomidat wird hepatisch metabolisiert.

Unerwünschte Wirkungen

Bei unzureichender Prämedikation können spontane unkontrollierte Muskelkontraktionen bei der Einleitung auftreten, die sich durch Vorinjektion von Fentanyl oder einem Benzodiazepin vermeiden lassen. Bei Injektion in kleine Venen können lokale Schmerzen auftreten. Etomidat supprimiert die Nebennierenrinde (Hemmung der 11β-Hydroxylase bei der Kortisolsynthese), weshalb es sich **nicht zur Langzeitanwendung eignet.**

17.2.3.4 Ketamin, Esketamin

Wirkmechanismus

Ketamin wirkt über eine Blockade von NMDA-Rezeptoren.

Merke

Zusätzliche Wirkungen sind:
- anterograde Amnesie + **starke und generelle Analgesie** (sog. **dissoziative Anästhesie:** kataleptischer Zustand des Patienten, ohne dass ein Schlafzustand erreicht wird oder – drastischer formuliert – „Scheißegal-Stimmung")
- **Blutdruck ↑, Herzfrequenz ↑:** günstig bei Schockpatienten – jedoch keine Anwendung bei Herzinsuffizienz und Hypertonie
- broncholytisch
- keine Muskelrelaxation (Muskeltonus eher erhöht)

Für die anästhetisch-analgetische Wirkung ist das S-Enantiomer verantwortlich. Bei Anwendung von S-Ketamin (= Esketamin) beträgt die Dosis 50 % der Dosierung des Racemats (S- und R-Enantiomer). Die unangenehmen halluzinatorischen Erscheinungen in der Aufwachphase sollen beim Esketamin geringer ausgeprägt sein als beim Racemat. Zudem ist Esketamin besser steuerbar und hat das Razemat bei der klinischen Anwendung fast vollständig abgelöst.

Indikation

Aufgrund der sehr guten und sehr schnellen analgetischen Wirkung eignet sich Ketamin/Esketamin als Monoanästhetikum für **kurz dauernde,** sehr **schmerzhafte Eingriffe:** z. B. Verbandswechsel bei Verbrennungen, Unfällen. Aufgrund der broncholytischen Wirkung ist Ketamin/Esketamin günstig bei Patienten, die eine **Intubation im Status asthmaticus** benötigen. Für die Narkoseeinleitung hingegen wird es eher selten angewandt.

Pharmakokinetik

Die Wirkung tritt sehr schnell ein (< 1 min) und hält für ca. 10–20 min an. Ketamin/Esketamin wird hepatisch metabolisiert.

Unerwünschte Wirkungen

Es wird von lebhaften **Halluzinationen** beim Erwachen u. U. in einer langen Nachphase („bad trips") berichtet. Durch die **Gabe von Benzodiazepinen vor der Ketamininjektion** kann diese Nebenwirkung vermindert werden. Ketamin steigert den Muskeltonus. Einer Hypersalivation kann durch Prämedikation mit Atropin vorgebeugt werden. Der Blutdruck steigt, was zur Vorsicht bei vorbestehender Hypertonie führen sollte. Auch der intrakranielle Druck steigt, sodass es als Narkotikum bei Kopfverletzungen ungünstig ist.

17.2.3.5 Injizierbare Benzodiazepine

Von den Benzodiazepinen werden Midazolam, Flunitrazepam oder Diazepam für die Prämedikation und intravenös bei Regionalanästhesien und in Kombination mit Opioidanalgetika bei Hochrisikopatienten angewandt. Sie sind im eigentlichen Sinne nicht anästhetisch wirksam, jedoch sind die sedierenden, anxiolytischen, hypnotischen, amnestischen und antikonvulsiven Wirkungen für die Narkose willkommen. Im Detail werden die Benzodiazepine in ▸ Kap. 18.2 beschrieben.

17.3 Lokalanästhetika

Wirkstoffe

- **Säureamide:** Lidocain · Bupivacain · Mepivacain · Prilocain · Ropivacain
- **Ester:** Kokain (historisch) · Procain · Tetracain

Merke

Lokalanästhetika enden typischerweise auf *-cain.*

Die Ester Procain und Tetracain werden heutzutage wegen der allergischen Reaktionen kaum noch verwendet. Kokain aufgrund des Abhängigkeitspotenzials sowieso nicht.

Wirkmechanismus

Lokalanästhetika **blockieren** an ihrer Einwirkstelle die **Fortleitung von Aktionspotenzialen** durch Hemmung des Natriumeinstroms (Blockade des spannungsabhängigen Natriumkanals, ▸ Abb. 17.2):

- Lokalanästhetika sind **schwache Basen,** die bei einem pH-Wert von 7,4 zu 70 % dissoziiert vorliegen. Um wirksam zu werden, müssen sie **in die Nervenzelle diffundieren,** was nur in der **undissoziierten** Form möglich ist.
- Innerhalb der Zelle wird die Substanz **erneut protoniert** und kann dann in dieser Form die schnellen spannungsabhängigen Natriumkanäle blockieren. Erst dann wird das Aktionspotenzial nicht mehr fortgeleitet und es kommt zur Anästhesie.

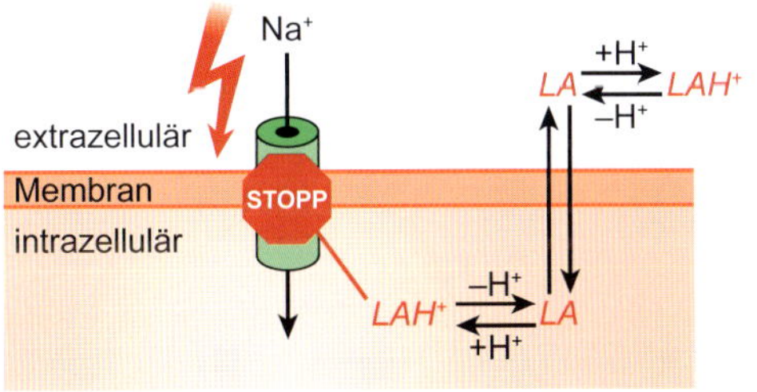

Abb. 17.2 Lokalanästhetika diffundieren im nichtionisierten Zustand (LA) in die Nervenzelle und hemmen von dort aus im ionisierten Zustand (LAH^+) den spannungsabhängigen Natriumkanal.

Cave

Im **entzündetem Gewebe** ist der **pH-Wert niedrig,** sodass das Lokalanästhetikum dissoziiert (geladen) vorliegt und weniger Substanz in die Zelle penetrieren kann. Deshalb ist bei einer Entzündung die lokalanästhetische Wirkung vermindert und das Prozedere dann meistens trotz Lokalanästhetikum relativ schmerzhaft.

Nervenfasern mit einem kleinen Durchmesser werden eher blockiert als solche mit einem großen Durchmesser, unmyelinisierte eher als myelinisierte Fasern. Folge: in einem gemischten Nerv gibt es eine typische Reihenfolge, welche Fasern zuerst die Reize nicht mehr fortleiten können. Das ist von Bedeutung bei der Regionalanästhesie:

1. **autonome Fasern** (C-Fasern): Vasodilatation, Blutdruck ↓
2. **Temperaturfasern** (Aδ-Fasern): Wärmegefühl
3. **Schmerzfasern** (Aγ-Fasern): Anästhesie
4. **Fasern für Druck und Berührung** (Aβ-Fasern): Sensibilität ↓
5. **motorische Fasern** (Aα-Fasern): Paralyse

Merke

Bis auf Kokain bewirken alle übrigen Lokalanästhetika eine Vasodilatation.

Indikationen

Lokalanästhetika dienen der lokalen Betäubung bei der:

- **Oberflächenanästhesie:** z. B. als Augentropfen
- **Infiltrationsanästhesie (s. c.), Regionalanästhesie (i. v.)**
- **Leitungs-, Spinal, Periduralanästhesie**
- **Lidocain** ist zusätzlich ein **Antiarrhythmikum** (▸ Kap. 5.2).

Tab. 17.3 Anwendung und Besonderheiten verschiedener Lokalanästhetika

Lokalanästhetikum	Anwendung und Besonderheiten
Lidocain	• das am meisten verwendete Lokalanästhetikum • für jede Art der Lokalanästhesie geeignet • Wirkungseintritt: rasch, Wirkdauer: ca. 1 h (mit Vasokonstriktor ca. 2–3 h) • allergische Reaktionen seltener als bei Estern • Anwendung: Lokalanästhetikum, Antiarrhythmikum (► Kap. 5.2)
Bupivacain	• 4× stärker wirksam als Lidocain • Wirkungseintritt: relativ langsam, Wirkdauer: lang • Anwendung: Langzeitanästhetikum bei chronischen Schmerzen, Leitungs-, Spinal-, Periduralanästhesie
Mepivacain	häufig verwendetes Anästhetikum zur Lokal- und Regionalanästhesie
Prilocain	• Anwendung zur Infiltrations- und Regionalanästhesie • Durch Bildung bestimmter Metaboliten kann bei hoher Dosierung eine Methämoglobinämie auftreten: deshalb keine Anwendung bei Glukose-6-Phosphatdehydrogenasemangel, nicht bei Kindern < 6 Monate.
Ropivacain	• ist mit dem Bupivacain verwandt, soll aber weniger Nebenwirkungen haben, insbesondere weniger kardiotoxische • Anwendung bei Epidural-, Leitungs- und Infiltrationsanästhesie
Tetracain	hauptsächlich als Oberflächenanästhetikum verwendet
Procain	zur Infiltrations- und Leitungsanästhesie
Kokain (historisch)	• ist gleichzeitig ein Re-uptake-Hemmer von Noradrenalin und Dopamin, wodurch es eine Vasokonstriktion bewirkt und deshalb keinen Vasokonstriktorzusatz benötigt. • euphorisierende Wirkung, Abhängigkeitspotenzial → keine Anwendung als Lokalanästhetikum mehr.

Anwendung

Lokalanästhetika werden häufig mit Vasokonstriktoren kombiniert. Ziel ist es, eine lokale Vasokonstriktion zu erreichen, um den Abtransport des Lokalanästhetikums zu verzögern und dadurch die Wirkdauer zu verlängern und die Resorption und somit systemische Nebenwirkungen zu verringern. Gleichzeitig wird die Blutungsintensität reduziert. Allerdings kommt es reaktiv zur Vasodilatation mit der Folge des verstärkten Nachblutens. Als Vasokonstriktoren werden Adrenalin, Noradrenalin und das ADH-Analogon Felypressin verwendet.

Merke

Vasokontriktoren dürfen nicht bei der Anwendung von Lokalanästhetika an den **Akren** (Finger, Zehen) zugesetzt werden, da bei einer Vasokonstriktion der Endgefäße eine Minderdurchblutung droht.

Pharmakokinetik

Lokalanästhetika unterscheiden sich in ihrer **Wirkdauer:**

- **kurz** wirksam (0,5–1 h): Procain
- **mittellang** wirksam (1–2 h): Lidocain, Mepivacain, Prilocain
- **lang** wirksam (bis 7 h): Bupivacain, Ropivacain, Tetracain

Lokalanästhetika werden durch Metabolismus eliminiert:

- **Ester:** schnell, bereits in Blut und Gewebe durch die Cholinesterase
- **Amide:** langsam in der Leber

Unerwünschte Wirkungen

Die **Wirkung** der Lokalanästhetika ist **nichtselektiv,** d. h. nicht nur die Natriumkanäle der Schmerzfasern werden blockiert, sondern auch im vegetativen Nervensystem, im ZNS und am Herzen:

- **Herz:** negativ chronotrop, dromotrop, bathmotrop, inotrop, Blutdruck ↓, Kollapsgefahr

- **ZNS:** Vigilanz ↓, Erregbarkeit, Krämpfe, Koma, Atemdepression
- **allergische Reaktionen:** bei Estern häufiger

17.4 Muskelrelaxanzien

Muskelrelaxanzien senken den Tonus der Skelettmuskulatur durch:
- **zentralen Angriff:** Benzodiazepine, Baclofen (haben als Muskelrelaxanzien für die Narkose keine Bedeutung)
- **peripheren Angriff:** nichtdepolarisierend (Curare), depolarisierend (Suxamethonium)

17.4.1 Nichtdepolarisierende Muskelrelaxanzien

Wirkstoffe

Tubocurarin · Pancuronium · Atracurium · Alcuronium · Mivacurium · Rocuronium · Vecuronium

Lerntipp

Nichtdepolarisierende stammen von Curare ab und enden daher alle auf *-curium* oder *-curonium*. Ausnahme: Tubocurarin – klingt aber ziemlich ähnlich.

Wirkmechanismus

Nichtdepolarisierende Muskelrelaxanzien sind kompetitive **Antagonisten am Nikotinrezeptor der motorischen Endplatte** und heben die Wirkung von Acetylcholin auf (▸ Kap. 2.3.1.2). Acetylcholin kann dadurch nicht mehr an den Rezeptor binden, sodass die Depolarisation der Skelettmuskulatur ausbleibt und es zur **Muskelrelaxation** kommt.

Die Wirkung der nichtdepolarisierenden Muskelrelaxanzien ist **dosisabhängig,** also von der einfachen Tonussenkung bis zur schlaffen Lähmung ist alles möglich. Dabei tritt die Wirkung aber in typischer **Reihenfolge** an der Muskulatur ein: Augen → Zunge und Finger → Stamm → Atemmuskulatur (bei vollem Bewusstsein), weshalb die Substanzen nur in Kombination mit Narkotika und Beatmung angewandt werden dürfen. Auch wird die Schmerzempfindung durch Muskelrelaxanzien nicht ausgeschaltet, d. h. ein Analgetikum ist begleitend notwendig.

Merke

Die Wirkung der **nichtdepolarisierenden Muskelrelaxanzien** kann durch **Acetylcholinesterasehemmer,** z. B. Neostigmin (= Decurarisierung), **beendet werden.**

Indikationen

Nichtdepolarisierenden Muskelrelaxanzien werden hauptsächlich zur **Muskelerschlaffung bei Operationen** und **zur Intubation** angewandt. Weitere Indikationen sind das **Vermeiden von Muskelkrämpfen** bei Vergiftungen mit Strychnin, Infektionskrankheiten (Tollwut, Tetanus), Elektroschockbehandlungen in der Psychiatrie.

Pharmakokinetik

Es handelt sich um quartäre Amine, die wegen der schlechten Resorption **i. v.** angewandt werden müssen. Die einzelnen Substanzen unterscheiden sich hinsichtlich ihrer Wirkdauer und Eliminierung (▸ Tab. 17.4). Die **Wirkung tritt** meist nach **2–4 min** ein, Ausnahme besteht bei Rocuronium, einem sehr schnell wirkenden Muskelrelaxans (▸ Tab. 17.4).

Pharmakokinetik

Die Eliminierung sei noch einmal zusammenfassend dargestellt. Es gibt vier verschiedene Eliminierungswege:
1. Metabolismus durch die **Pseudocholinesterase** im Blut und in der Leber, wodurch eine sehr schnelle Inaktivierung auftritt: Mivacurium
2. **Hofmann-Eliminierung** (nichtenzymatischer Austritt des Stickstoffs, Metabolisierung unabhängig von Leber- und Nierenfunktion): Atracurium, Cisatracurium
3. überwiegend **biliär:** Vecuronium, Rocuronium
4. überwiegend unverändert **renal:** alle anderen nichtdepolarisierenden Muskelrelaxanzien.

Unerwünschte Wirkungen

Nichtdepolarisierende Muskelrelaxanzien können in unterschiedlichem Ausmaß eine **Histaminfreisetzung** aus Mastzellen bewirken. Dadurch kommt es zu Blutdruckabfall, Erythem und Bronchospasmus.
- Ein starker Histaminliberator ist Tubocurarin.
- Keine Histaminliberatoren sind Cisatracurium und Vecuronium.

Die Wirkung auf die Nikotinrezeptoren ist nicht auf die Skelettmuskulatur begrenzt, sondern auch die **ganglionären sympathischen Nikotinrezeptoren**

Tab. 17.4 Vergleich verschiedener nichtdepolarisierender Muskelrelaxanzien bezüglich ihrer Wirkdauer, Eliminierung und spezifischer unerwünschter Wirkungen

Muskelrelaxans	Merkmal	Beschreibung
Tubocurarin	Wirkdauer	lang (ca. 60 min)
	Eliminierung	unverändert renal > biliär
	unerwünschte Wirkung	starke Histaminfreisetzung (erhöhte Nebenwirkungsrate), heute kaum noch verwendet
	Besonderes	• erstes klinisch angewandtes Muskelrelaxans • von den Indianern als Pfeilgift verwendet
Pancuronium	Wirkdauer	lang (ca. 60 min)
	Eliminierung	überwiegend unverändert renal (keine Anwendung bei Niereninsuffizienz), z. T. Esterspaltung
	unerwünschte Wirkung	**Blutdruck** ↑ und **Herzfrequenz** ↑ (im Gegensatz zu den meisten anderen Muskelrelaxanzien)
	Besonderes	schwacher Histaminliberator
Alcuronium	Wirkdauer	lang (ca. 60 min)
	Eliminierung	unverändert renal, keine Anwendung bei Niereninsuffizienz
	Besonderes	schwacher Histaminliberator
Atracurium (Racemat) und die Reinform Cisatracurium	Wirkdauer	mittel (20 min)
	Eliminierung	**Hofmann-Eliminierung: nichtenzymatischer Austritt des Stickstoffs, unabhängig von der Leber- und Nierenfunktion**
	unerwünschte Wirkung	Cisatracurium kein, Atracurium schwacher Histaminliberator
Mivacurium	Wirkdauer	kurz (10–15 min)
	Eliminierung	Metabolisierung durch die Plasmacholinesterase: bei Enzymmangel, z. B. genetisch bedingt, kommt es zur Wirkungsverlängerung
	Besonderes	Anwendung bei kurzen ambulanten Operationen, schwacher Histaminliberator
Rocuronium	Wirkdauer	mittel (20 min), aber **sehr schneller Wirkungseintritt** innerhalb der ersten Minute, vergleichbar mit Suxamethonium (► Kap. 17.4.2)
	Eliminierung	unverändert renal und biliär
	Besonderes	Anwendung für eine rasche Intubation bei Kontraindikationen für Suxamethonium, schwacher Histaminliberator
Vecuronium	Wirkdauer	mittel (ca. 20 min)
	Eliminierung	überwiegend biliär
	Besonderes	kein Histaminliberator

können antagonisiert werden. Besonders deutlich ist das bei Tubocurarin ausgeprägt. Dadurch kommt es zum Blutdruckabfall und zur Bradykardie.

Cave

Ausnahme: Pancuronium steigert Blutdruck und Herzfrequenz durch Hemmung des Noradrenalin-Re-uptakes.

Schließlich kann es bei Atracurium und Pancuronium zu einer (schwachen) **Blockade an Muskarinrezeptoren im Herzen** kommen und dadurch die Herzfrequenz ansteigen. Außerdem können Muskelrelaxanzien zu einer Verstärkung der Symptome einer myasthenen Krise bei Myasthenia gravis führen.

Decurarisierung

Als **Decurarisierung** bezeichnet man die Aufhebung der Wirkung nichtdepolarisierender Muskelrelaxanzien durch **Acetylcholinesterasehemmer,** z. B. Neostigmin (▸ Kap. 2.3.2). Durch die Blockade der Cholinesterase wird der Abbau von Acetylcholin gehemmt, die Acetylcholinkonzentration steigt an und verdrängt das Muskelrelaxans vom Nikotinrezeptor. Acetylcholinesterasehemmer erhöhen aber auch die Acetylcholinkonzentration an muskarinergen Rezeptoren, wodurch bei der Decurarisierung cholinerge Nebenwirkungen mit Bradykardie und Hypersalivation auftreten. Deshalb erfolgt die **Kombination** von Neostigmin **mit Atropin** (= Muskarinrezeptorantagonist). Klinische Anwendung findet die Decurarisierung beim **Ausleiten der Narkose,** wenn noch Zeichen einer Restrelaxation durch ein nichtdepolarisierendes Muskelrelaxans bestehen.
Eine weitere Möglichkeit, die Wirkung von nichtdepolarisierenden Muskelrelaxanzien mit einer Aminosteroidstruktur – Rocuronium, Vecuronium – zu beenden, besteht in der Gabe von Sugammadex. Dabei handelt es sich um Zuckermoleküle, die in ihrem hydrophoben Innenraum andere Moleküle aufnehmen, sozusagen umhüllen, und dadurch inaktivieren. Sugammadex wirkt im Plasma und senkt sehr schnell die Plasmakonzentration von Rocuronium und Vecuronium. Dadurch diffundieren diese Muskelrelaxanzien von der motorischen Endplatte ins Blut und die Wirkung am Muskel wird beendet – und zwar innerhalb von 2 min. Die Ausscheidung erfolgt dann renal. Vorteil von Sugammadex ist das Fehlen der cholinergen Nebenwirkungen der Acetylcholinesterasehemmer.

17.4.2 Depolarisierende Muskelrelaxanzien

Wirkstoffe

Suxamethonium = Succinylbischolin = Succinylcholin

Wirkmechanismus

Suxamethonium ist ein **Nikotinrezeptoragonist.**

Merke

Hoppla: Ist es denn möglich, dass man sowohl durch einen Nikotinrezeptor*antag*onisten (nichtdepolarisierendes Muskelrelaxans) als auch durch einen Nikotinrezeptoragonisten (Suxamethonium) eine Muskelrelaxation bewirken kann? Schon komisch, aber möglich. Deshalb steht auch vor dem Wort Muskelrelaxans eine nähere Wirkungsbeschreibung, nämlich nichtdepolarisierend (das ist der Antagonist, ohne intrinsische Aktivität) oder eben depolarisierend (das ist Suxamethonium mit intrinsischer Aktivität).

Suxamethonium bindet wie Acetylcholin an den Nikotinrezeptor und bewirkt eine Depolarisation. Die Bindung hält jedoch länger an als beim Acetylcholin, sodass es zu einer **Dauerdepolarisation** an der motorischen Endplatte kommt. Dadurch verweilen die umgebenden spannungsabhängigen schnellen Natriumkanäle in einem inaktiv-geschlossenen Zustand und sind nicht mehr aktivierbar. Ein Aktionspotenzial kann sich nicht mehr ausbilden und der **Muskel relaxiert (Depolarisationsblock).**

Merke

Also kurzgefasst:
- **nichtdepolarisierendes Muskelrelaxans** = Antagonist → keine Depolarisation → Muskelrelaxation
- **depolarisierendes Muskelrelaxans** = Agonist → Dauerdepolarisation → Depolarisationsblock → Muskelrelaxation.

Merke

Im Gegensatz zu den nichtdepolarisierenden Muskelrelaxanzien kann bei **Suxamethonium** die Wirkung **nicht durch Acetylcholinesterasehemmer aufgehoben** werden.

Bei lang anhaltendem Depolarisationsblock bildet sich ein sog. Phase-II-Block aus. Ursache dafür ist die Desensibilisierung der Nikotinrezeptoren, wodurch die Dauerdepolarisation aufgehoben wird und die schnellen Natriumkanäle wieder in einen aktivierbaren Ruhezustand übergehen. Im Gegensatz zum Depolarisationsblock lässt sich der Phase-II-Block wie bei den nichtdepolarisierenden Muskelrelaxanzien durch Acetylcholinesterasehemmer antagonisieren.

Indikation

Wegen des sehr schnellen Wirkungseintritts und der kurzen Wirkdauer wird Suxamethonium zur **Muskelrelaxation** bei der Intubation eingesetzt.

Cave

Ist eine länger anhaltende Muskelrelaxation für die Operation erforderlich, so werden anschließend nichtdepolarisierende Muskelrelaxanzien gegeben.

Pharmakokinetik

Suxamethonium ist ein quartäres Amin, bestehend aus 2 Molekülen Acetylcholin. Es wird nicht resorbiert und muss i. v. angewandt werden. Die Wirkung tritt innerhalb von 1 min ein und hält 4–6 min an.

Merke

Suxamethonium ist das Muskelrelaxans mit der kürzesten Wirkdauer. Das ist der Grund, warum es trotz der umfangreichen Nebenwirkungen immer noch gern angewandt wird.

Suxamethonium wird nicht durch die Acetylcholinesterase abgebaut, deshalb kann es länger an den Nikotinrezeptor binden. Die Elimination erfolgt durch die unspezifische Plasmacholinesterase (Pseudocholinesterase = Butyrylcholinesterase), die in der Leber synthetisiert wird.

Cave

Bei einem **Cholinesterasemangel** kumuliert Suxamethonium, sodass die Muskelrelaxation verlängert wird. Ursachen für einen erworbenen Cholinesterasemangel können eine Leberinsuffizienz, Kachexie, chronische Niereninsuffizienz mit Dialysen oder Spätschwangerschaft sein. Klinisch ist dies jedoch kaum von Bedeutung, da selbst bei einer Aktivitätsminderung des Enzyms auf 20 % die Muskelrelaxation allenfalls um wenige Minuten verlängert wird. Anders bei einem angeborenen Enzymdefekt mit Vorliegen einer atypischen Cholinesterase, die dann Suxamethonium nicht hydrolytisch spalten kann. Die Häufigkeit eines homozygoten Genotyps dafür liegt bei 1 : 2000. Bei den betroffenen Patienten kann die Muskelrelaxation unter Suxamethonium bis zu 2 h anhalten. Die Patienten müssen dann so lange beatmet werden oder Cholinesterase wird substituiert.

Merke

Übrigens trifft der Cave-Kasten zum Cholinesterasemangel auch für Mivacurium zu, denn auch dieses nichtdepolarisierende Muskelrelaxans wird über die Pseudocholinesterase abgebaut.

Unerwünschte Wirkungen

Die Rate der unerwünschten Wirkungen ist bei Suxamethonium deutlich höher als bei den anderen Muskelrelaxanzien:

- **Histaminliberation**
- **muskelkaterartige postoperative Schmerzen:** Initial entstehen Muskelkontraktionen durch die Depolarisation, bevor die Dauerdepolarisation eine Relaxation bewirkt. Durch die vorherige Gabe einer kleinen Dosis eines nichtdepolarisierenden Muskelrelaxans sind diese Beschwerden vermeidbar (Präcurarisierung). Die Suxamethoniumdosis muss dann erhöht werden.
- **Augeninnendruck ↑:** wahrscheinlich durch Kontraktion der Augenmuskeln
- **Hyperkaliämie:** Kaliumefflux durch die Dauerdepolarisation, insbesondere bei Patienten mit Verbrennungen, Rückenmarksverletzungen, Muskeldystrophie
- **maligne Hyperthermie** bei Prädisposition
- lang anhaltende Wirkung (Atemlähmung) bei Cholinesterasemangel
- Verstärkung der Symptome einer myasthenen Krise bei Myasthenia gravis.

- Stimulation muskarinerger und ganglionärer nikotinerger Rezeptoren (Bradykardie, Asystolie, Blutdruckabfall, Hypersalivation).

Maligne Hyperthermie

Symptome

Einer malignen Hyperthermie liegt eine genetisch bedingte Kalziumtransportstörung zugrunde, die bei Anwendung von **Inhalationsnarkotika** und **Suxamethonium** zu einer massiven Kalziumfreisetzung aus dem sarkoplasmatischen Retikulum führt, mit der Folge einer gesteigerten Muskelaktivität. Die Symptomatik tritt meist beim Einleiten oder Ausleiten der Narkose auf:

- Anstieg der endexpiratorischen CO_2-Konzentration, Hyperkapnie
- Temperatur ↑
- Herzfrequenz ↑, Blutdruck ↑
- Zyanose
- Hyperkaliämie
- Muskelrigidität
- metabolische Azidose

Die Häufigkeit der fulminanten malignen Hyperthermie liegt bei Allgemeinnarkosen bei ca. 1 : 250.000 und bei der Verwendung von Suxamethonium bei ca. 1 : 600.000. Die Letalität liegt bei 10 %.

Therapie

Merke

Die wichtigste und einzig kausale Maßnahme besteht in der Gabe von **Dantrolen.** Dantrolen hemmt die Kalziumfreisetzung aus dem sarkoplasmatischen Retikulum und ist als Antidot bei der malignen Hyperthermie (i. v.) indiziert. Die Gabe muss so schnell wie möglich erfolgen. Ein Therapieerfolg stellt sich meist innerhalb von 30 min ein, mit Abfall von Körpertemperatur, Herz- und Atemfrequenz.

Abgesehen von der Dantrolengabe müssen die Triggersubstanzen (Inhalationsnarkotika, Suxamethonium) sofort beendet werden. Die Narkose bzw. die Operation sollte möglichst schnell beendet werden bzw. bis zum Ende der Operation muss eine totale intravenöse Anästhesie erfolgen. Die Muskelrelaxierung erfolgt mit einem nichtdepolarisierenden Muskelrelaxans. Es erfolgt eine kontrollierte Hyperventilation mit 100 % Sauerstoff, eine physikalische Kühlung und die Gabe von Natriumbikarbonat i. v. zur Bekämpfung der Azidose.

17.4.3 Weitere Muskelrelaxanzien

Weitere Muskelrelaxanzien werden nur stichpunktartig in ▸ Tab. 17.5 dargestellt.

Tab. 17.5 Weitere Muskelrelaxanzien und ihre Eigenschaften

Muskelrelaxans	Eigenschaft und Anwendung
Baclofen	• zentrales Muskelrelaxans • Agonist an $GABA_B$-Rezeptor → Aktivierung von Kaliumkanälen und verminderte Öffnung von Kalziumkanälen → verminderte Erregbarkeit der Zelle • Anwendung bei schmerzhaften Muskelverspannungen bei Bandscheibenvorfällen oder spastischen Paresen
Benzodiazepine	• zentrale Muskelrelaxanzien • Verstärkung der Wirkung von GABA am $GABA_A$-Rezeptor (▸ Kap. 18.2) → Chlorideinstrom ↑ → Hyperpolarisation → verminderte neuronale Aktivität
Clostridium-botulinum-Toxin	• peripher wirksames Muskelrelaxans (▸ Kap. 46.10.1) • hemmt die kalziumabhängige Acetylcholinfreisetzung → irreversible Hemmung der neuromuskulären Übertragung • Wirkung wird erst durch Neubildung von Nervenendigungen aufgehoben • Anwendung bei Blepharospasmus, Torticollis spasmodicus, hemifazialen Spasmen, Schönheitschirurgie
Dantrolen	• peripher wirksames Muskelrelaxans • Hemmung der Kalziumfreisetzung aus dem sarkoplasmatischen Retikulum → keine Kontraktion • Antidot bei maligner Hyperthermie (i. v.), Behandlung spastischer Erkrankungen (MS, Querschnittslähmung) (p. o.).

17.5 Zu guter Letzt

Klinischer Fall

1. Beim Blick auf den Monitor während der Narkose stellen Sie einen Anstieg der endexpiratorischen CO_2-Konzentration fest. Sie lassen die arteriellen Blutgase bestimmen, und auch dort ist der pCO_2-Wert erhöht bei normalem pO_2- und erniedrigtem pH-Wert. Sie untersuchen den Patienten und stellen fest, dass die Haut warm und schweißig ist. Die Herz- und Atemfrequenz werden schneller. Was machen Sie?
2. Nennen Sie für die gegebene Situation das bestmöglichste Medikament:

- Kind vor Knie-OP in Vollnarkose – Allgemeinanästhetikum?
- Notarzt muss Notfallpatienten außerhalb der Klinik intubieren – Narkosemittel?
- Verbandswechsel bei Unfallopfer – Schmerzmittel, Narkotikum?
- Überhang von Pancuronium am OP-Ende – Aufhebung der Wirkung?

Antworten

1. Es wird die Diagnose einer malignen Hyperthermie gestellt. Es wird Dantrolen verabreicht, Inhalationsnarkotika werden beendet und die Narkose – wenn sie nicht direkt werden beendet werden kann – mit Injektionsnarkotika fortgeführt. Dennoch sollte ein möglichst schnelles Ende der Operation angestrebt werden. Falls eine Muskelrelaxierung notwendig ist, wird kein Suxamethonium mehr verwendet. Es erfolgt eine kontrollierte Hyperventilation mit 100 % Sauerstoff. Zur Behandlung der Azidose wird Bikarbonat eingesetzt. Der Patient wird gekühlt.
2. Medikamente der Wahl:

- Kind vor Knie-OP in Vollnarkose – Allgemeinanästhetikum: Sevofluran
- Notarzt muss Notfallpatienten außerhalb der Klinik intubieren – Narkose: Etomidat, Opioidanalgetikum, Succinylcholin
- Verbandswechsel bei Unfallopfer – Schmerzmittel, Narkotikum: Esketamin (beides in einem)
- Überhang von Pancuronium am OP-Ende – Aufhebung der Wirkung: Neostigmin (Decurarisierung; Kombination mit Atropin).

Lerntipp

Wenn Sie jetzt etwas zur klinischen Anwendung der in diesem Kapitel besprochenen Wirkstoffe lernen möchten, dann lesen Sie bitte weiter in ► Kap. 45.4: Klinische Anästhesie.

18 Benzodiazepine und Hypnotika

18.1	Wegweiser	255
18.2	Benzodiazepine	255
18.3	Hypnotika („Schlafmittel")	259
18.3.1	Benzodiazepine	260
18.3.2	Benzodiazepinanaloga	260
18.3.3	Antihistaminika	260
18.3.4	Antidepressiva	261
18.3.5	Neuroleptika	261
18.3.6	Pflanzliche Hypnotika	261
18.3.7	L-Tryptophan	262
18.3.8	Alkohol	262
18.3.9	Chloralhydrat	262
18.3.10	Clomethiazol	262
18.3.11	Melatonin	262
18.3.12	Weitere Sedativa und Hypnotika	263
18.3.13	Obsolete Schlafmittel	263
18.4	Zu guter Letzt	263

IMPP-Hits

Auch zu Benzodiazepinen und Schlafmitteln werden vom IMPP relativ häufig Fragen gestellt. Hinsichtlich der Wirkstoffe in diesem Kapitel liegt der Fokus des IMPP in den letzten Jahren auf den Benzodiazepinen. Insbesondere aufgrund ihrer breiten Wirkung und Anwendung ist dieses Kapitel für die Prüfung nicht zu vernachlässigen.

18.1 Wegweiser

Wer bislang noch nicht eingeschlafen ist mit diesem Buch, der findet jetzt alles, was die Apotheke Schlafförderndes zu bieten hat.

Zunächst werden die Benzodiazepine besprochen (▶ Kap. 18.2), die nicht nur hypnotisch wirksam sind, sondern aufgrund der weiteren Wirkungen ein breites Anwendungsgebiet haben. In ▶ Kap. 18.3 werden dann die Schlafmittel im engeren Sinne besprochen.

Lerntipp

Übrigens ein absolut nebenwirkungsfreies Schlafmittel ist das Lesen im Bett, das bei vielen Menschen das Einschlafen fördert. Besonders gut geeignet dafür sind Zeitschriften, Tageszeitungen und langweilige Lehrbücher, weniger gut wirksam sind hingegen spannende Krimis und natürlich Pharmakologiebücher. Zu Risiken und Nebenwirkungen lesen Sie dieses Kapitel und fragen Sie … sich danach selbst.

An dieser Stelle seien ein paar Begrifflichkeiten näher erläutert, da häufig Unklarheiten bestehen, was eigentlich gemeint ist. Zudem bestehen fließende Übergänge:

- **Hypnotika („Schlafmittel"):** führen Schlaf herbei. Wichtige Vertreter: Benzodiazepine, Benzodiazepinanaloga.
- **Sedativa („Beruhigungsmittel"):** dämpfen Erregungen. Wichtige Vertreter: Hypnotika in geringer Dosierung, Dexmedetomidin.
- **Tranquilizer (Tranquilanzien):** hemmen psychische Einflüsse auf das Vegetativum und dämpfen so Angst und Spannungszustände. Wichtige Vertreter: Benzodiazepine.

18.2 Benzodiazepine

Wirkstoffe

- **kurz wirksam (2–4 h):** Triazolam · Brotizolam · Midazolam

- **mittellang wirksam (6–24 h):** Oxazepam · Temazepam · Lormetazepam
- **lang wirksam (> 24 h):** Diazepam · Chlordiazepoxid · Clobazam · Flurazepam · Flunitrazepam · Nitrazepam · Clonazepam

Lerntipp

Die meisten Benzodiazepine enden auf -zolam oder -zepam. Nur Chlordiazepoxid und Clobazam scheren von den genannten Substanzen aus.

Wirkmechanismus

Benzodiazepine sind zentral dämpfende Substanzen, die die Wirkung von **GABA** (= **Gammaaminobuttersäure**) am $GABA_A$-Rezeptor verstärken (► Abb. 18.1).

GABA ist ein **inhibitorischer Neurotransmitter,** der seine blockierende Wirkung an ZNS-Synapsen entfaltet. Nach der **Bindung** von **GABA** an die α- und β-Untereinheit seines Rezeptors öffnet sich der Chloridkanal des Rezeptors. Durch den **Chlorideinstrom** kommt es zur **Hyperpolarisation;** die **neuronale Aktivität** wird **gehemmt.**

Benzodiazepine haben eine spezifische Bindungsstelle am $GABA_A$-Rezeptor und **erhöhen** die **Affinität für GABA.** Die Bindungsstellen von GABA (α-, β-Untereinheit) und der Benzodiazepine (α-, γ-Untereinheit) befinden sich aber an unterschiedlichen Lokalisationen am $GABA_A$-Rezeptor. Das hat folgende Konsequenzen:

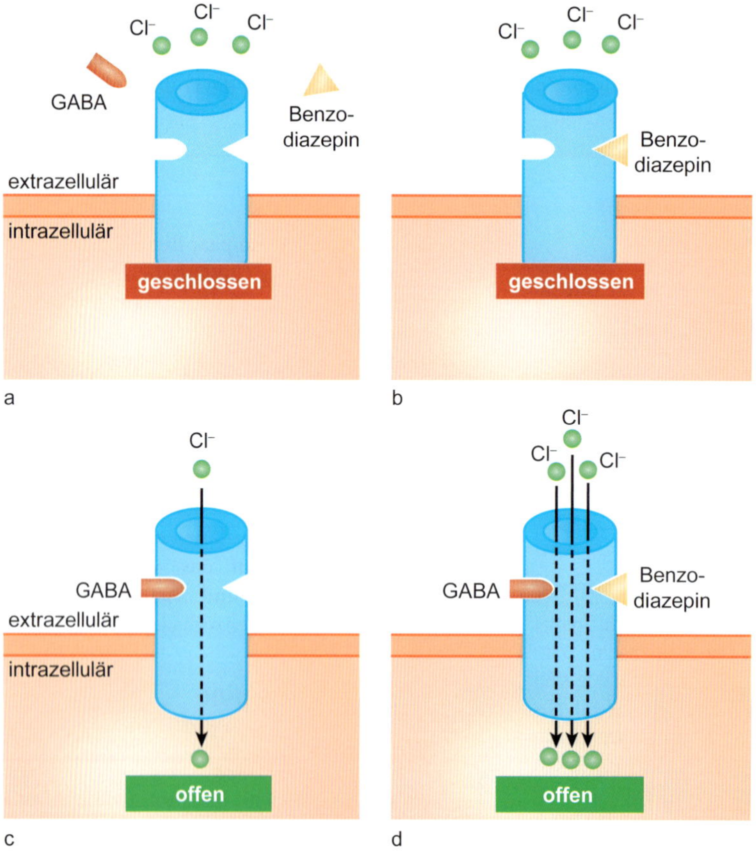

Abb. 18.1 Wirkmechanismus der Benzodiazepine. Der $GABA_A$-Rezeptor ist ein Chloridkanal mit Bindungsstellen für GABA und für Benzodiazepine (a), der aber nur öffnet und einen Chlorideinstrom in die Zelle erlaubt, wenn GABA gebunden hat (c). Benzodiazepine verstärken die Wirkung von GABA (d), sodass dann vermehrt Chlorid einströmen kann, öffnen aber nicht selbst den Kanal (b).

- Benzodiazepine bewirken eine **Konformationsänderung des Kanals,** wodurch GABA effektiver wirksam wird. Sie interferieren nicht mit der GABA-Bindungsstelle und öffnen **nicht direkt** den Chloridkanal.
- Die Wirkung der Benzodiazepine ist also an endogenes GABA gebunden, sodass der physiologische Regelmechanismus erhalten bleibt. Dadurch haben Benzodiazepine eine große therapeutische Sicherheit.
- Der Benzodiazepinantagonist **Flumazenil** kann die Wirkung aufheben.

Merke

Barbiturate (▸ Kap. 17.2.3.1) binden auch an den $GABA_A$-Rezeptor, öffnen aber im Unterschied zu den Benzodiazepinen **direkt** den Chloridkanal. Somit besteht keine physiologische Regulationsmöglichkeit mehr für den Kanal, und die therapeutische Breite der Barbiturate ist gering.

Merke

Das Wirkungsspektrum der Benzodiazepine muss man im Schlaf können, egal ob man mit einem Benzodiazepin einschläft oder gänzlich ohne pharmakologische Hilfe. Das Wirkungsspektrum der Benzodiazepine lässt sich mit vier Schlagwörtern beschreiben:

- **anxiolytisch**
- **zentral muskelrelaxierend**
- **antikonvulsiv**
- **sedativ-hypnotisch**

Indikationen

Aus dem Wirkungsspektrum ergeben sich die Indikationen, die in ▸ Tab. 18.1 aufgelistet sind.

Pharmakokinetik

Benzodiazepine sind lipophil, werden rasch resorbiert und haben eine hohe orale Bioverfügbarkeit und Plasmaeiweißbindung (Ausnahme: Flurazepam hat eine niedrige Plasmaeiweißbindung). Pharmakokinetisch unterscheiden sich die Benzodiazepine hauptsächlich hinsichtlich ihrer Metabolisierung (▸ Tab. 18.2), woraus eine unterschiedliche Wirkdauer resultiert.

Unerwünschte Wirkungen

- **Potenzierung** anderer **zentral dämpfender Substanzen** wie Alkohol, Opioide, Neuroleptika, andere Muskelrelaxanzien, andere Schlafmittel
- teilweise **lange Wirkdauer:** Gefahr des **Hangovers** bei Schlafmitteln
- Müdigkeit, Schläfrigkeit, Konzentrationsschwäche (Fahrtauglichkeit ↓)
- **Gangunsicherheit** durch Muskelrelaxation und Sedierung: Sturzgefahr, erhöhtes Frakturrisiko
- Gewichtszunahme infolge Appetitsteigerung
- Sprachstörungen
- anterograde Amnesie
- **Toleranzentwicklung** auf sedierende, muskelrelaxierende und antikonvulsive Wirkungen, nicht jedoch auf den anxiolytischen Effekt. Es handelt sich dabei um eine **pharmakodynamisch** bedingte Toleranz, da es zur Verminderung der Bindungsstellen für Benzodiazepine am $GABA_A$-Rezeptor kommt. Deshalb dürfen Benzodiazepine nicht zur Langzeitanwendung kommen!

Tab. 18.1 Indikationen von Benzodiazepinen

Wirkung	Indikationen und Anwendung	Medikament
Anxiolytisch (Tranquilizer)	• akut bei Panikattacken • generalisierte Angststörungen Anwendung nur vorübergehend und möglichst niedrig dosiert (Abhängigkeitspotenzial, sedierende Nebenwirkung), zusätzlich psychische Begleittherapie notwendig	z. B. Oxazepam, Diazepam
Zentral muskelrelaxierend	• schmerzhafte Verspannungen der Muskulatur (z. B. durch Bandscheibenschäden) • Spastik (z. B. bei Multipler Sklerose)	z. B. Diazepam

Tab. 18.1 Indikationen von Benzodiazepinen *(Forts.)*

Wirkung	Indikationen und Anwendung	Medikament
Antiepileptisch	• Status epilepticus • Blitz-Nick-Salaam-Krämpfe	z. B. Diazepam, Clonazepam, Clobazam
Hypnotisch	• Einschlafstörungen • Durchschlafstörung Anwendung nur vorübergehend wegen Abhängigkeit, außerdem Hangover bei lang wirksamen Präparaten	• kurz wirksame Präparate, z. B. Triazolam • mittellang, lang wirksame Präparate, z. B. Temazepam, Flunitrazepam
Sedativ	• Prämedikation in der Anästhesie • gleichzeitig Ausnutzung der anxiolytischen und muskelrelaxierenden Wirkung	z. B. Diazepam, Midazolam

Tab. 18.2 Metabolisierungswege der Benzodiazepine

Metabolisierungstyp	Beschreibung
Diazepam-Typ Bildung lang wirksamer Metaboliten	**Diazepam** (Halbwertszeit 30 h) → N-Desmethylierung zum N-Desmethyldiazepam (Halbwertszeit 30–90 h) → 3-Hydroxylierung zum **Oxazepam** (Halbwertszeit 8 h) → **Inaktivierung durch Konjugation mit Glukuronsäure.** Der Metabolismus von **Chlordiazepoxid** verläuft ebenfalls über N-Desmethyldiazepam und Oxazepam und unterscheidet sich lediglich darin, dass Chlordiazepoxid als Ausgangssubstanz selbst inaktiv ist. Analoger Abbau bei **Flurazepam** und **Clobazam.**
Nitrazepam-Typ Bildung lang wirksamer Metaboliten	Reduktion und Acetylierung, wodurch lang wirksame Metaboliten entstehen; analoger Abbau bei **Clonazepam** und **Flunitrazepam.**
Oxazepam-Typ „Ein-Schritt-Metabolisierung"	**Inaktivierung durch Konjugation mit Glukuronsäure;** analog bei **Temazepam**
Typ der tetrazyklischen Benzodiazepine	schnelle Hydroxylierung und Konjugation mit Glukuronsäure bei **Triazolam, Brotizolam, Midazolam**

- Psychische, selten physische **Abhängigkeit:** bei plötzlichem Absetzen können ein Reboundeffekt (Angst, Schlaflosigkeit) und Entzugserscheinungen (Schlaflosigkeit, Unruhe, Delir, Krämpfe) auftreten: Behandlung von Symptomen/Komplikationen des Entzugs durch Carbamazepin (Antikonvulsivum).
- **Paradoxe Wirkung,** insbesondere bei älteren Patienten und Patienten mit Atherosklerose: es kann zu Unruhe und Agitiertheit kommen.
- Benzodiazepine sind plazentagängig und treten in die Muttermilch über. Als **„floppy infant"** bezeichnet man Neugeborene von Müttern, die mit Benzodiazepinen behandelt wurden und folgende Symptome aufweisen: Hypothermie, Muskelschwäche, Atem- und Saugstörungen.

Benzodiazepinintoxikation

Benzodiazepine werden häufig in suizidaler Absicht eingenommen. Durch Benzodiazepine allein kann man sich jedoch nicht das Leben nehmen (große therapeutische Sicherheit). Aber in **Kombination mit Alkohol** und anderen **zentral dämpfenden Substanzen,** z. B. Antidepressiva, ist das möglich. Es besteht die Gefahr einer **schweren Atemdepression.**

Neben Allgemeinmaßnahmen kann spezifisch durch das Antidot **Flumazenil** die Wirkung aufgehoben werden. Allerdings besitzt Flumazenil eine kurze Halbwertszeit von 1 h, sodass bei Intoxikation mit lang wirksamen Benzodiazepinen die Vergiftungssymptome wieder auftreten und Flumazenil nachgespritzt werden muss.

Lerntipp

Es sei noch einmal erwähnt, dass das IMPP bei den Benzodiazepinen wirklich alles abfragt – von der Wirkdauer der verschiedenen Wirkstoffe (Wirkstoffkasten) über die Wirkungen/Nebenwirkungen, Indikationen und sogar im Detail die Pharmakokinetik.

18.3 Hypnotika („Schlafmittel")

Wirkstoffe

Benzodiazepine und Benzodiazepinanaloga · Antihistaminika · Antidepressiva · Neuroleptika · pflanzliche Hypnotika · L-Tryptophan · Alkohol · Chloralhydrat

Die verschiedenen Hypnotika unterscheiden sich hinsichtlich ihrer Wirkstärke (▸ Abb. 18.2), Nebenwirkungen und ihres Einsatzgebietes (▸ Tab. 18.3). Charakterisierung der Hypnotika:

- **Toleranz:** Abnahme der Wirkung bei Dauergebrauch
- **Hangover:** anhaltende Wirkung bis in den nächsten Tag, abhängig von Halbwertszeit. Bei **langer** Halbwertszeit tritt ein starker Hangover auf, bei **kurzer** Halbwertszeit kein Hangover.
- **paradoxe Reaktion:** Auftreten von psychomotorischer Unruhe, Halluzinationen, Schlaflosigkeit besonders bei Patienten mit hirnorganischem Psychosyndrom.

Merke

- stärkste hypnotische Wirkung: Benzodiazepine und Benzodiazepinanaloga
- starke Toleranz: pflanzliche Schlafmittel, Antihistaminika, Chloralhydrat

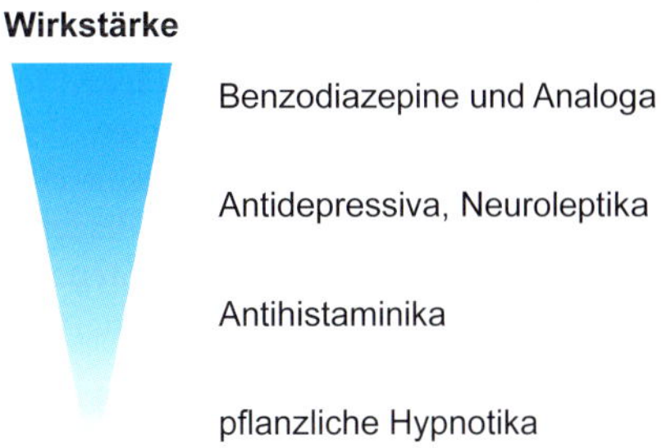

Abb. 18.2 Wirkstärke der gängigen Schlafmittel: von oben nach unten nimmt die hypnotische Wirksamkeit ab.

Tab. 18.3 Hypnotika auf einen Blick.
Ø = kein Effekt, + = geringer Effekt, ++ = guter Effekt, +++ = starker Effekt. HWZ = Halbwertszeit

Hypnotikum	Wirkstärke	Toleranz	Hangover	Toxizität	Paradoxe Reaktion	Abhängigkeit
Benzodiazepine und Analoga	+++	(+)	je nach HWZ	+	+	++
Antihistaminika	++	+++	je nach HWZ	+	+	Ø
Antidepressiva	++	+	++	++	+	Ø
Neuroleptika	++	+	je nach HWZ	+	Ø	Ø
Pflanzliche Hypnotika	+ (?)	+++	Ø	Ø	Ø	Ø
L-Tryptophan	+	Ø	Ø	Ø	Ø	Ø
Alkohol	++	+++	+++	+++	+++	++
Chloralhydrat	++	+++	Ø	+++	Ø	+++

- starke Abhängigkeit: Chloralhydrat und Benzodiazepine
- keine Abhängigkeit: Antihistaminika, Antidepressiva und Neuroleptika
- keine paradoxe Reaktion: Neuroleptika und Chloralhydrat

18.3.1 Benzodiazepine

Wirkstoffe

Triazolam · Temazepam · Lormetazepam · Nitrazepam · Flunitrazepam · Brotizolam

Wirkungen

Benzodiazepine (▸ Kap. 18.2) könnte man als **„Standardschlafmittel"** bezeichnen, da sie häufig verschrieben werden. Benzodiazepine besitzen eine **sehr gute** hypnotische **Wirkstärke.** Je nach Wirkdauer kann ein **Hangover** auftreten. Bei Langzeitanwendung besteht die Möglichkeit einer **geringen Toleranzentwicklung.** Benzodiazepine besitzen ein starkes **Abhängigkeitspotenzial** und können **paradoxe Reaktionen** auslösen.

Anwendung

- Bei Einschlafstörungen kurz wirksame Präparate bevorzugen, z. B. **Triazolam** (Halbwertszeit 3 h).
- Bei Durchschlafstörungen mittellang wirksame Präparate bevorzugen, wie **Temazepam** und **Lormetazepam.**
- Bei lang wirksamen Präparaten (Nitrazepam, Flunitrazepam) droht ein ausgeprägter Hangover.

Cave

Benzodiazepine dürfen wegen eines möglichen Reboundeffekts mit **Schlaflosigkeit** und **Angstzuständen nicht abrupt abgesetzt** werden.

Unerwünschte Wirkungen

Bei Anwendung als Schlafmittel können folgende relevante Nebenwirkungen auftreten:

- **zentrale Muskelrelaxation: Sturzgefahr,** wenn nachts das Bett verlassen werden muss
- **atemdepressive** Wirkung: **keine Anwendung bei COPD** und **Schlafapnoesyndrom,** Gefahr des Atemstillstands.

18.3.2 Benzodiazepinanaloga

Wirkstoffe

Zolpidem · Zopiclon · Zaleplon

Wirkungen

Die Benzodiazepinanaloga wirken ähnlich wie die Benzodiazepine mit folgenden Unterschieden:

- Zopiclon besetzt eine andere Bindungsstelle.
- Zolpidem, Zaleplon gehen eine spezifische Bindung an einem bestimmten Subtyp des $GABA_A$-Rezeptors (Typ 1) ein, der für die sedierende Wirkung verantwortlich ist.

Benzodiazepinanaloga besitzen eine **sehr gute** hypnotische **Wirkstärke,** verursachen eine **geringe Toleranzentwicklung, paradoxe Reaktionen** und nur selten Abhängigkeit.

Cave

Die Wirkung kann wie bei den Benzodiazepinen durch Flumazenil antagonisiert werden.

Anwendung

- Einschlafmittel: Zolpidem, Zaleplon (kurze Wirkdauer)
- Durchschlafmittel: Zopiclon (längere Wirkdauer, Halbwertszeit 6 h)

Unerwünschte Wirkungen

Es besteht bei den Benzodiazepinanaloga ein geringeres Abhängigkeitspotenzial als bei den Benzodiazepinen, ansonsten sind die Nebenwirkungen vergleichbar.

18.3.3 Antihistaminika

Wirkstoffe

Doxylamin · Diphenhydramin · Promethazin

Wirkungen

Zentral-wirksame Antihistaminika sind **sedativhypnotisch** über einen Antagonismus an zentralen H_1-Rezeptoren und zentralen muskarinergen Acetylcholinrezeptoren (▸ Kap. 10.2.2). Sie haben eine **gute** hypnotische **Wirkstärke,** führen aber bei Dauergebrauch zu einer **schnellen Toleranzentwicklung.** Bei lang wirksamen Präparaten kann ein **Hangover** auftreten. Gelegentlich treten paradoxe Reaktionen unter Antihistaminika auf. Antihistaminika verursachen keine Abhängigkeit.

Anwendung

Antihistaminika sind gängige Schlafmittel, Doxylamin und Diphenhydramin sind **rezeptfrei** erhältlich und haben eine **gute Wirksamkeit** – bei aber nicht zu verachtenden Nebenwirkungen.

- Für den **„Hausgebrauch"** sollten kurz wirksame Antihistaminika bevorzugt werden (**Doxylamin, Diphenhydramin,** Halbwertszeit 2 h), damit kein Hangover auftritt.
- In der **Klinik** werden häufig lang wirksame Substanzen verwendet (**Promethazin,** Halbwertszeit 20 h). Ein ausgeprägter Hangover ist daher am nächsten Tag möglich.

Unerwünschte Wirkungen

Da Antihistaminika auch an muskarinergen Acetylcholinrezeptoren antagonistisch wirken, können **anticholinerge Nebenwirkungen** auftreten. Dazu gehören: Mundtrockenheit, trockene Haut, Mydriasis, Akkommodationslähmung, Tachykardie, Harnverhalt, Obstipation.

18.3.4 Antidepressiva

Wirkstoffe

Doxepin

Wirkungen

Trizyklische Antidepressiva wie **Doxepin** werden in niedriger Dosierung als Schlafmittel verwendet (► Kap. 20.2.2). Doxepin hat eine **gute** hypnotische **Wirkstärke,** eine lange Wirkdauer (Halbwertszeit 12 h) und verursacht häufig einen **Hangover.** Außerdem sind paradoxe Reaktionen und eine geringe **Toleranzentwicklung** beschrieben. Unter Doxepin tritt keine Abhängigkeit auf.

Unerwünschte Wirkungen

Vor allem Herzrhythmusstörungen und epileptische Anfälle sind als wesentliche Nebenwirkungen zu nennen.

18.3.5 Neuroleptika

Wirkstoffe

Haloperidol · Melperon

Wirkungen

Neuroleptika (► Kap. 19) eignen sich als Schlafmittel bei **älteren Patienten** und Patienten mit **hirnorganischen Erkrankungen,** da sie keine paradoxen Reaktionen auslösen. Neuroleptika besitzen eine **gute** hypnotische **Wirkstärke.** Haloperidol zeichnet sich durch eine lange Wirkdauer (Halbwertszeit 20 h) aus, mit der Gefahr eines **Hangover-Effekts.** Beim Melperon, das kurz wirksam ist (Halbwertszeit 6 h) tritt ein Hangover seltener auf. Bei Neuroleptika kann eine geringe **Toleranzentwicklung** auftreten. Sie verursachen aber **keine Abhängigkeit.**

Unerwünschte Wirkungen/Kontraindikation

Merke

Wichtigste Nebenwirkung sind exrapyramidal-motorische Störungen. Deshalb stellt Morbus Parkinson eine Kontraindikation dar.

18.3.6 Pflanzliche Hypnotika

Wirkstoffe

Melisse · Baldrian · Hopfen · Passionsblume · Kava-Kava

Wirkung

Pflanzliche Schlafmittel haben eine geringe hypnotische Wirkung (Baldrian), während für die anderen Substanzen allenfalls ein fraglicher Effekt besteht. Sie führen bei Dauergebrauch zu einer **schnellen Toleranzentwicklung,** verursachen aber keinen Hangover, keine paradoxe Reaktion, keine Abhängigkeit.

Unerwünschte Wirkungen

Pflanzliche Schlafmittel sind gut verträglich, allerdings haben Kava-Kava-Extrakte bei Dauergebrauch möglicherweise hepatotoxische Effekte.

18.3.7 L-Tryptophan

Wirkung

L-Tryptophan wird im Organismus in Serotonin umgewandelt. Ein Mangel an Serotonin in den Raphe-Kernen wird als Ursache chronischer Schlafstörungen angenommen. Da Serotonin nicht die Blut-Hirn-Schranke passiert, wird zur „indirekten Serotoninsubstitution" sein Vorläufer – L-Tryptophan verwendet. Es hat eine **geringe** hypnotische **Wirkstärke,** verursacht aber keine Toleranz, keinen Hangover, keine paradoxe Reaktion, keine Abhängigkeit.

Unerwünschte Wirkung

Früher wurden häufiger Kollagenosen als Nebenwirkungen beobachtet, die auf Verunreinigungen zurückgeführt wurden. Die heute erhältlichen Präparate sind gut verträglich. Allerdings kann bei gleichzeitiger Einnahme von bestimmten Antidepressiva, insbes. Serotonin-Re-uptake-Hemmern, ein Serotoninsyndrom (= serotonerges Syndrom) auftreten (▸ Kap. 20.2.4).

18.3.8 Alkohol

Wirkungen/unerwünschte Wirkungen

Wegen der relativ hohen **Toxizität** ist Alkohol nicht als Schlafmittel geeignet, obwohl Alkohol eine **gute** hypnotische **Wirkstärke** besitzt. Bei Daueranwendung führt er schnell zur **Toleranzentwicklung.** Ein **ausgeprägter Hangover** am nächsten Tag ist keine Seltenheit. Bei regelmäßiger Anwendung kommt es zur **Abhängigkeit.** Auch **paradoxe Reaktionen** sind möglich.

18.3.9 Chloralhydrat

Wirkungen

> **Merke**
>
> Chloralhydrat ist das Schlafmittel, das **am wenigsten das physiologische Schlafmuster beeinflusst.**

Chloralhydrat ist deshalb gut als Schlafmittel bei hirnorganisch Erkrankten geeignet, da keine paradoxen Reaktionen auftreten. Chloralhydrat hat eine **gute** hypnotische **Wirkstärke,** aber gleichzeitig eine ausgeprägte **Toleranzbildung** und ein starkes **Abhängigkeitspotenzial.** Es verursacht **keinen Hangover.**

Pharmakokinetik

Chloralhydrat ist ein Prodrug und wird in den wirksamen Metaboliten Trichlorethanol umgewandelt. Die Halbwertszeit liegt bei 2–4 h.

Unerwünschte Wirkungen

Bei Chloralhydrat besteht die Gefahr der Sensibilisierung gegenüber Katecholaminen. Außerdem können allergische Reaktionen auftreten.

18.3.10 Clomethiazol

Wirkungen

Clomethiazol ist stark **hypnotisch,** wird aber wegen der Nebenwirkungen **nicht als Schlafmittel** verwendet. Es wirkt **antikonvulsiv,** verursacht wegen der kurzen Wirkdauer **keinen Hangover,** hat aber ein **starkes Abhängigkeitspotenzial.**

Anwendung

> **Merke**
>
> Clomethiazol ist nur im **Delirium tremens bei Alkoholentzug** indiziert und darf für die Behandlung max. 14 d angewandt werden.

Unerwünschte Wirkungen

Clomethiazol wirkt **atemdepressiv** und **hypersekretatorisch (insbes. gesteigerte Bronchialsekretion),** bei seiner Verwendung muss deshalb ggf. intubiert werden. Außerdem kommt es zum ausgeprägten **Blutdruckabfall.**

18.3.11 Melatonin

Wirkungen

Melatonin ist ein Hormon, das in der Zirbeldrüse gebildet wird. Die physiologische Funktion besteht in der Einstellung des zirkadianen Rhythmus. Melatonin ist schlaffördernd. Nachts ist die Konzentration besonders hoch.

Anwendung

Melatonin wurde schon länger in den USA als Schlafmittel, Anti-Aging-Pille und Medikament zum Überwinden des Jetlags verwendet. Mittlerweile ist es auch in Deutschland rezeptpflichtig erhältlich zur Behandlung der Insomnie bei Patienten über 55 Jahre. Der altersbedingte Rückgang der Melatoninproduktion soll damit ersetzt werden. Es hat **kein Abhängigkeitspotenzial.**

Cave

Melatonin wird über Cytochrom P450 (CYP1A) metabolisiert:
- Melatoninkonzentration ↑ durch Estrogene, Gyrasehemmer
- Melatoninkonzentration ↓ durch Enzyminduktoren wie Carbamazepin, Rifampicin, Zigarettenbestandteile

18.3.12 Weitere Sedativa und Hypnotika

18.3.12.1 Dexmedetomidin

Dexmedetomidin ist ein **i.v.-Sedativum,** das nur zur Anwendung auf der Intensivstation zugelassen ist, um Intensivpatienten effektiv, aber nicht zu tief zu sedieren. Durch Dexmedetomidin erreicht man eine Sedierungstiefe, die ein Erwecken durch verbale Stimulation erlaubt.

Wirkmechanismus

Dexmedetomidin wirkt als selektiver α_2-Rezeptoragonist (also wie Antisympathotonika zur Blutdrucktherapie, ► Kap. 2.4.5). Es wirkt zentral sympatholytisch, indem es die Noradrenalinfreisetzung in sympathischen Nervenendigungen reduziert (genauer Wirkmechanismus siehe Clonidin, ► Kap. 2.4.5). Sedierend wirkt es über den Locus coeruleus, einen noradrenergen Kern des Hirnstamms. Zudem besitzt Dexmedetomidin analgetische Wirkungen. Als α_2-Rezeptoragonist hat es natürlich auch kardiovaskuläre Wirkungen. In niedrigen Dosierungen senkt es die Herzfrequenz und den Blutdruck (zentraler sympatholytischer Effekt), bei hoher Dosierung wirkt es selbst peripher vasokonstriktorisch, sodass der Blutdruck ansteigt, die Herzfrequenz aber niedrig bleibt.

Unerwünschte Wirkungen und Kontraindikationen

Nebenwirkungen sind dementsprechend Hypotonie, Hypertonie, Bradykardie. Eine Atemdepression tritt nicht ein. Nicht angewandt werden darf Dexmedetomidin bei Patienten mit bradykarden Rhythmusstörungen, Hypotonie und akuten zerebrovaskulären Ereignissen (Schlaganfall).

18.3.12.2 Ramelton

Ramelton ist ein Agonist der Melatoninrezeptoren MT1 und MT2. In den USA ist er zur Therapie von Einschlafstörungen zugelassen, bei uns besteht keine Zulassung.

18.3.13 Obsolete Schlafmittel

18.3.13.1 Barbiturate

Barbiturate (► Kap. 17.2.3) werden nicht mehr als Hypnotika verwendet. Sie wurden durch Benzodiazepine abgelöst, die eine wesentlich größere therapeutische Breite haben. Bei einer **Überdosierung** mit Barbituraten kann der **Tod durch Atem- und Kreislaufstillstand** eintreten.

18.3.13.2 Thalidomid

Als sehr gut verträgliches Schlafmittel wurde Thalidomid **(Contergan®)** auch bei Schwangeren verwendet. Das S-Enantiomer von Thalidomid erwies sich jedoch als **teratogen.** Die Organogenese wurde gestört und es entstanden Fehlbildungen, insbesondere im Bereich der **Extremitäten.** Thalidomid wurde 1961 vom Markt genommen. Derzeit erlebt Thalidomid in der Tumortherapie als Hemmstoff der Angiogenese seine „Wiedergeburt" und ist zur Therapie des multiplen Myeloms zugelassen (► Kap. 24.9.3).

Lerntipp

Bei den Schlafmitteln sind die IMPP-Fragen in den letzten Jahren schon etwas selektiver gewesen. Immer wieder wurde die Indikation (Alkoholentzugsdelir) und Nebenwirkungen (Atemdepression, Bronchialsekretion) von Clomethiazol abgefragt. Außerdem wurde nach Antihistaminika, Benzodiazepinen (mit Frage nach Abhängigkeit, Wirkdauer), Antidepressiva und Neuroleptika (bei wem indiziert, bei wem kontraindiziert) gefragt.

18.4 Zu guter Letzt

Klinischer Fall

1. Wenn Sie bei einem Patienten eine akute Panikstörung mit Oxazepam behandeln, müssen Sie mit welchen weiteren Wirkungen rechnen?
2. Sie werden im Dienst auf eine neurologisch-psychiatrische Station gerufen, um einigen Patienten ein Schlafmittel zu verordnen. Die Schwester sagt Ihnen gleich, dass es wegen Fehlbestellungen derzeit nur Melperon und Doxepin gibt. Wem geben Sie was: 1.

Patient ist stationär zur Einstellung seines Morbus Parkinson, 2. Patient ist stationär wegen starker Unruhe bei Morbus Alzheimer, 3. Patient hat wahrscheinlich eine Depression, bisher noch keine medikamentöse Therapie.

Antwort:

1. Es handelt sich um ein Benzodiazepin, somit treten auf: muskelrelaxierende Wirkung, hypnotisch-sedierende Wirkung, (antikonvulsive Wirkung: vom Patienten nicht merkbar). Auf die genannten Wirkungen entwickelt sich eine Toleranz (nicht auf den anxiolytischen Effekt). Weiterhin kann es zu Sprachstörungen, zu einer anterograden Amnesie, zu Gewichtszunahme und bei Dauergebrauch zu Abhängigkeit kommen.
2. Wenn man nur die Wahl zwischen den beiden Hypnotika hat, dann darf der 1. Patient auf keinen Fall Melperon erhalten, da es die extrapyramidal-motorischen Störungen verstärkt (der bekommt also Doxepin), für den 2. Patienten scheint Melperon ideal zu sein und für den 3. Patienten erscheint das Antidepressivum Doxepin günstig zu sein.

Lerntipp

Wenn Sie jetzt den klinischen Einsatz der in diesem Kapitel behandelten Wirkstoffe lernen möchten, lesen Sie bitte weiter

- in ► Kap. 42.5: Behandlung von Schlafstörungen
- in ► Kap. 42.2: Behandlung der Epilepsie
- in ► Kap. 45.4.1: Prämedikation bei der Narkose

19

Neuroleptika („Antipsychotika")

19.1 Wegweiser ... 265

19.2 Allgemeine Aspekte der Neuroleptika ... 266

19.3 Klassische Neuroleptika ... 267
19.3.1 Phenothiazine ... 268
19.3.2 Thioxanthene ... 269
19.3.3 Butyrophenone ... 269
19.3.4 Depotneuroleptika ... 269
19.3.5 Intoxikation mit klassischen Neuroleptika ... 270

19.4 Atypische Neuroleptika ... 270
19.4.1 Clozapin ... 270
19.4.2 Olanzapin ... 270
19.4.3 Risperidon ... 271
19.4.4 Ziprasidon ... 272
19.4.5 Quetiapin ... 272
19.4.6 Amisulprid ... 272
19.4.7 Sulpirid ... 272

19.5 Lithiumsalze ... 272

19.6 Zu guter Letzt ... 274

IMPP-Hits

Neuroleptika werden doch häufiger gefragt, als man es glaubt und als es einem lieb ist – wenn auch nicht in jedem Examen Fragen dazu auftreten. Generell lässt sich sagen, dass das IMPP in etwa doppelt so viele Fragen zu den klassischen wie zu den atypischen Neuroleptika stellt.
Lithium als sog. Stimmungsstabilisator und ebenfalls bei der Therapie von Schizophrenien angewandte Substanz hat bei den IMPP-Fragen von der Häufigkeit her den gleichen Stellenwert wie atypische Neuroleptika.

19.1 Wegweiser

Neuroleptika sind sicherlich eines der schwierigsten Stoffgebiete der Pharmakologie. Die Wirkstoffnamen folgen irgendwie keiner richtigen Systematik und gehen meist auch nicht leicht von der Zunge, die Wirkmechanismen lassen sich nicht nur auf eine einzelne Rezeptorwirkung zurückführen und sind teils sehr komplex, und die Nebenwirkungen sind oft sehr umfangreich. Kein Wunder, dass dieses Stoffgebiet nicht sonderlich geliebt wird.
Es wurde deshalb versucht, die Neuroleptika in diesem Kapitel möglichst systematisch darzustellen, um das Lernen zu jedem einzelnen Wirkstoff auf wenige Aspekte zu reduzieren. Leider erspart es Ihnen trotzdem nicht das Lernen der Wirkstoffnamen – nur hoffentlich prägen sich die Namen besser ein.
Deshalb werden in ▸ Kap. 19.2 zunächst allgemeine Grundlagen der Neuroleptika dargestellt.
Die älteren und z. T. seit den 1950er Jahren eingesetzten Wirkstoffe fasst man als **konventionelle oder klassische Neuroleptika** zusammen. Ihnen gemeinsam ist die antipsychotische Wirkung durch einen Antagonismus am Dopamin-D_2-Rezeptor, was aber auch zu erheblichen Nebenwirkungen führt, insbesondere den extrapyramidalmotorischen Störungen (EPM-Störungen). In ▸ Kap. 19.3 werden die klassischen Neuroleptika erst wieder allgemein erläutert und dann die Wirkstoffe in vier kleinen Unterkapiteln kurz dargestellt.
Neuere Neuroleptika, die sich sowohl im Wirkmechanismus von den klassischen Neuroleptika unterscheiden als auch in der Wirkung und vor

allem den Nebenwirkungen, bezeichnet man als **atypische Neuroleptika.** Sie rufen weniger extrapyramidal-motorische Störungen hervor und sind meist besser in Bezug auf die Minussymptomatik wirksam. Sie werden in ► Kap. 19.4 dargestellt. ► Kap. 19.5 beschäftigt sich mit den Lithiumsalzen.

19.2 Allgemeine Aspekte der Neuroleptika

Wirkmechanismus

Neuroleptika sind **Antagonisten am Dopaminrezeptor** und wirken antipsychotisch. Daraus entwickelte sich die **„Dopaminhypothese"**: Die Schizophrenie ist durch eine dopaminerge Überfunktion in der mesolimbisch-mesokortikalen Bahn bedingt. Heute geht man allerdings davon aus, dass weitere Transmitter an der Pathogenese der Schizophrenie beteiligt sind.

Neuroleptika werden unterschieden in:

- klassische Neuroleptika
- atypische Neuroleptika

Merke

Klassische Neuroleptika wirken über einen D_2-Rezeptorantagonismus in der mesolimbischen Bahn antipsychotisch. Da sie allerdings gleichzeitig auf die D_2-Rezeptoren der nigrostriatalen Bahn wirken, rufen sie EPM-Störungen hervor.

Lerntipp

Die **atypischen Neuroleptika** heißen deshalb atypisch, weil bei ihnen die **typischen extrapyramidalmotorischen Störungen** der klassischen Neuroleptika weitgehend **fehlen** oder deutlich seltener auftreten. Sie sind meist besser in Bezug auf die Minussymptomatik wirksam. Sie wirken meist weniger stark über D_2-Rezeptoren, sondern über **D_4- und/oder 5-HT_{2A}-Rezeptoren** antagonistisch und antipsychotisch.

Außerdem besteht je nach Substanz ein Antagonismus an Serotoninrezeptoren, α_1-Adrenozeptoren, Muskarinrezeptoren, Histaminrezeptoren (H_1-Rezeptoren), was die Wirkung der Neuroleptika sehr komplex werden lässt (► Tab. 19.1).

Tab. 19.1 Wirkungsspektrum der Neuroleptika

Antagonismus an	Wirkung
D_2-Rezeptoren (alle Neuroleptika)	• im mesolimbisch-mesokortikalen System: **antipsychotische** Wirkung • im nigrostriatalen System: parkinsonähnliche **extrapyramidalmotorische Störungen (EPMS)** • im tuberoinfundibulären System: **neuroendokrine Störungen** • in der Area postrema: **antiemetische** Wirkung • im Hypothalamus: Hypothermie
D_4-Rezeptoren (atypische Neuroleptika)	antipsychotische Wirkung ohne EPM-Störungen
5-HT_{2A}-Rezeptoren	guter Effekt auf Negativsymptome bei Schizophrenie
5-$HT_{2A/2C}$-Rezeptoren	**Gewichtszunahme**
H_1-Rezeptoren	Sedation, Krampfschwelle ↓
α_1-Rezeptoren	vegetative Symptome (Blutdruckabfall, Herzrhythmusstörungen)
Muskarinrezeptoren	anticholinerge Symptome (Mundtrockenheit, Obstipation, Miktionsstörungen, Akkomodations- und Sehstörungen, Erhöhung des Augeninnendrucks)

Merke

Hinsichtlich der antipsychotischen Wirkung umfassen Neuroleptika folgendes Spektrum:

- akut antipsychotisch
- prophylaktisch
- gut in Bezug auf die Plussymptome, schlechter in Bezug auf die Negativsymptome wirksam
- gut bei Neuerkrankung, zunehmend schlechter bei Chronifizierung wirksam
- haben keine euphorisierende Wirkung, erzeugen keine Abhängigkeit

Indikationen

Aufgrund der komplexen Wirkungen haben Neuroleptika auch einen relativ großen Indikationsbereich:

- **Akut- und Intervalltherapie der Schizophrenie**
- starke psychomotorische Erregung, z. B. **Manie**
- akute Psychose, z. B. **wahnhafte Depression**
- **Schlafmittel** (▸ Kap. 18.3.4)
- **Therapie der Emesis** (▸ Kap. 34.4)
- **Neuroleptanalgesie** (▸ Kap. 45.4.4)
- **Adjuvanzien** in der Schmerztherapie (▸ Kap. 39.2)

19.3 Klassische Neuroleptika

Wirkstoffe

- **schwache neuroleptische Potenz:** (Chlorpromazin) · Levomepromazin · Promethazin · Melperon · Pipamperon · Chlorprothixen
- **starke neuroleptische Potenz:** Fluphenazin · Perphenazin · Haloperidol · Benperidol
- **Depotformen:** Fluspirilen · Haloperidoldecanoat · Flupentixoldecanoat

Chemisch lassen sich die Neuroleptika weiterhin unterteilen in:

- Phenothiazine (▸ Kap. 19.3.1)
- Thioxanthene (▸ Kap. 19.3.2)
- Butyrophenone (▸ Kap. 19.3.3)

Zudem gibt es Wirkstoffe, die als Depotpräparate zur i. m.-Injektion geeignet sind (▸ Kap. 19.3.4).

Wirkmechanismus

Die **klassischen Neuroleptika** sind zunächst erst einmal **D_2-Rezeptorantagonisten.**

Merke

Dabei gilt: je stärker der D_2-Rezeptorantagonismus, umso stärker die antipsychotische Wirkung und desto mehr EPM-Störungen treten auf, aber umso geringer sind Sedation und vegetative Störungen ausgeprägt (▸ Abb. 19.1).

Indikation

In Abhängigkeit vom Wirkungsspektrum werden die klassischen Neuroleptika zur Behandlung von Psychosen unterschiedlich eingesetzt:

Merke

- **schwache Neuroleptika:** stärker sedierend, indiziert bei psychomotorischer Erregung und Angst
- **starke Neuroleptika:** schwächer sedierend, indiziert bei **akut psychotischen** paranoid-halluzinatorischen **Zuständen**

Pharmakokinetik

Die meisten Neuroleptika unterliegen einem ausgeprägten Metabolismus unter Beteiligung von Cytochrom P450 mit pharmakogenetischen Unterschieden in der Geschwindigkeit der Metabolisierung (z. B. bei Haloperidol). Durch die hepatische Metabolisierung sind zahlreiche Medikamenteninteraktionen möglich.

Unerwünschte Wirkungen

Da die D_2-Rezeptoren nicht selektiv in der mesolimbisch-mesokortikalen Bahn gehemmt wer-

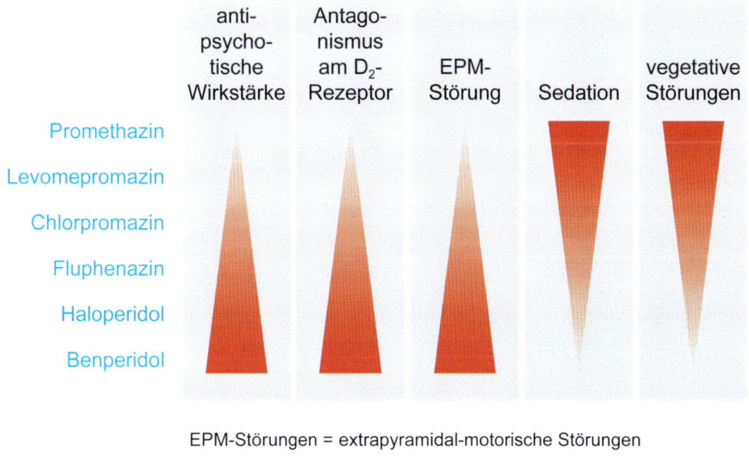

Abb. 19.1 Vergleich verschiedener klassischer Neuroleptika bezüglich ihrer antipsychotischen Wirkung, der Wirkstärke am D_2-Rezeptor und ihrer unerwünschten Wirkungen

den, worüber die erwünschte antipsychotische Wirkung erreicht wird, entstehen über den Antagonismus an D_2-Rezeptoren der nigrostriatalen Bahn **extrapyramidal-motorische Störungen** (Einteilung: ▸ Tab. 19.2) und über den Antagonismus an D_2-Rezeptoren der tuberoinfundibulären Bahn **neuroendokrine Störungen.**

Lerntipp

▸ Tab. 19.2 ist ein absolutes Lern-Muss für die Prüfung. Fast die Hälfte der IMPP-Fragen zu den klassischen Neuroleptika bezog sich eigentlich auf EPM-Störungen.

Da Dopamin über D_2-Rezeptoren im Hypophysenvorderlappen die Prolaktinfreisetzung hemmt, **steigt** unter einer Therapie mit Neuroleptika, also D_2-Rezeptorantagonisten, der **Prolaktinspiegel an.** Prolaktin senkt die FSH- und LH-Freisetzung und bewirkt **Galaktorrhö, Amenorrhö, Gynäkomastie, Libido- und Potenzverlust.**

Durch den **Antagonismus an vielen anderen Rezeptoren** (H_1-, muskarinerge Acetylcholin-, α_1-Rezeptoren) können vegetative Nebenwirkungen auftreten, die bei den Phenothiazinen besonders stark ausgeprägt sind:

- Hypotonus durch den α_1-Antagonismus
- Sedierung (H_1-Antagonismus)
- anticholinerge Nebenwirkungen (muskarinerger Acetylcholinrezeptorantagonismus): Mundtrockenheit, Obstipation, Akkommodationsstörung, Mydriasis, Tachykardie, kognitive Leistung ↓, Harnverhalt (Antidot: Physostigmin; ▸ Kap. 2.3.3)
- QT-Zeit-Verlängerung und Herzrhythmusstörungen.

19.3.1 Phenothiazine

Wirkstoffe

Chlorpromazin · Levomepromazin · Promethazin · Fluphenazin · Perphenazin

Tab. 19.2 Unterteilung der EPM-Störungen unter Neuroleptikatherapie

EPM-Störung	Symptome und Therapie
Frühdyskinesie	• Symptome: Zungen-, Schlund-, Blickkrämpfe • Auftreten: in der **1. Behandlungswoche** • Verhinderung durch langsames Einschleichen bei Therapiebeginn • Therapie: Dosisreduktion, Anticholinergika (Biperiden, ▸ Kap. 22.7)
Parkinsonoid	• Symptome: Rigor, Tremor, Akinesie • Auftreten: häufig **nach 1–2 Behandlungswochen** • Therapie: Dosisreduktion, Anticholinergika (Biperiden)
Akathisie	• Symptome: motorische Unruhe, Unfähigkeit zum ruhigen Sitzen • Auftreten: meist **nach einigen Behandlungswochen** • Therapie: Dosisreduktion oder Umsetzen auf schwaches Neuroleptikum, β-Blocker (Propranolol), Benzodiazepine, (Anticholinergika)
Spätdyskinesie	• Symptome: unwillkürliche Bewegungen der Gesichts-, Hals- und Fingermuskulatur (Grimassieren, Herausstrecken der Zunge, Tortikollis) • Auftreten: meist innerhalb der **ersten 3 Behandlungsjahre** • in 1 % irreversibel • Therapie: langsames Ausschleichen des Neuroleptikums, Umsetzen auf atypische Neuroleptika, Tiaprid (▸ Kap. 22.8.2) • Anticholinergika wirken nicht
Malignes neuroleptisches Syndrom	• Symptome: Rigor, Stupor, Fieber, Koma, CK-Anstieg, Rhabdomyolyse • Auftreten: **zu jedem Zeitpunkt** der Therapie möglich • in bis zu 20 % tödlicher Verlauf • Therapie: sofortiges Absetzen des Neuroleptikums, Dantrolen (▸ Kap. 17.4.2), Bromocriptin (▸ Kap. 22.4), Amantadin (▸ Kap. 22.6), intensivmedizinische Betreuung

Lerntipp

Die Phenothi*azine* enden auf *-azin*.

- **Chlorpromazin** stellt das älteste Neuroleptikum dar, es dient daher als Referenzsubstanz und beim Vergleich der unterschiedlichen Substanzen wird ihm die relative Wirkstärke 1 zugeordnet. Wegen der vielen unerwünschten Wirkungen findet Chlorpromazin heute **keine Anwendung** mehr. Zu den Nebenwirkungen zählen Allergie, Blutbildveränderungen, Leberschädigung.
- **Levomepromazin** ist ein Analogpräparat mit schwacher neuroleptischer Wirkung, das bei ängstlich-agitierten Psychosen indiziert ist.
- **Promethazin** ist gleichzeitig ein H_1-Rezeptorantagonist (▸ Kap. 15.3.4) und wird vielseitig angewendet, z. B. bei Erregungs- und Unruhezuständen, Schlafstörungen, Übelkeit, Erbrechen, allergischen Reaktionen, zur Prämedikation.
- **Fluphenazin und Perphenazin** haben eine starke antipsychotische Wirkung und dienen somit der Behandlung akuter psychotischer Syndrome mit Wahnvorstellungen und Halluzinationen.

19.3.2 Thioxanthene

Wirkstoffe

Chlorprothixen

Chlorprothixen hat eine **schwache neuroleptische Wirkstärke** und dient deshalb der Behandlung psychomotorischer Unruhe- und Erregungszustände bei akuten Psychosen sowie der Therapie maniformer Syndrome. Chlorprothixen ist ein Antagonist an D_1-, D_2-, α-, Serotonin, Muskarin-, Histaminrezeptoren. Es ist deshalb auch **stark sedierend.** Über den Serotoninrezeptorantagonismus tritt häufig eine **Gewichtszunahme** auf. Zu den kardiovaskulären unerwünschten Wirkungen zählen die Hypotonie, **QT-Zeit-Verlängerung** und Herzrhythmusstörungen. Weiterhin sind anticholinerge Nebenwirkungen nicht selten, insbes. Akkommodations- und Sehstörungen. Wegen häufiger Nebenwirkungen eignet sich Chlorprothixen meist nicht zur Monotherapie akuter Psychosen.

19.3.3 Butyrophenone

Wirkstoffe

Haloperidol · Benperidol · Melperon · Pipamperon

Die Butyrophenone sind meist sehr **starke** Neuroleptika. So besitzt Haloperidol die 50-fache antipsychotische Wirkstärke im Vergleich zu Chlorpromazin. Stark wirksame Butyrophenone finden deshalb bei **akuten Psychosen** Anwendung. Der Vorteil von Haloperidol liegt in der breiten Applikationsmöglichkeit: oral als Tabletten oder Tropfen sowie zur Injektion i. v. oder i. m.
Pipamperon und Melperon unterscheiden sich von den anderen Butyrophenonen:

- **Pipamperon** ist ein schwaches Neuroleptikum mit einem Antagonismus an **D_4- > D_2-** sowie **5-HT_2-Rezeptoren.** Es ist deutlich sedativ-hypnotisch, kaum anticholinerg und verursacht wenige EPM-Störungen. Es dient der Behandlung von Schlafstörungen und psychomotorischen Erregungszuständen.
- **Melperon** ist ein Antagonist an **5-HT_{2A}- > D_2-**Rezeptoren (und könnte daher auch den atypischen Neuroleptika zugeordnet werden). Es ist ein schwaches Neuroleptikum mit nur geringen EPM-Störungen. Als Neuroleptikum wird es bei **psychomotorischen Erregungszuständen** angewandt. Wegen der sedierenden Wirkung kann es auch als **Schlafmittel** verwendet werden, relativ häufig wird es aus diesem Grund in der Geriatrie eingesetzt, da keine paradoxen Reaktionen ausgelöst werden. Je nach Anwendung stellt die **Sedation** eine erwünschte oder unerwünschte Wirkung dar. Anticholinerge Symptome treten nicht auf.

19.3.4 Depotneuroleptika

Wirkstoffe

Fluspirilen · Haloperidoldecanoat · Flupentixoldecanoat · (Pimozid)

Depotneuroleptika vermitteln eine Langzeitwirkung und verbessern somit die Compliance bei der medikamentösen Therapie. Sie werden in mehrwöchigen Abständen intramuskulär gespritzt. Sie haben jedoch keine akute Wirkung, sondern dienen der **Rezidivprophylaxe.**

Nicht wirklich ein Depotpräparat, aber ein Wirkstoff mit langer Wirkdauer (Eliminationshalbwertszeit liegt bei ca. 55 h) ist Pimozid, das als Tablette täglich eingenommen wird und wie die Depotpräparate der Erhaltungstherapie dient. Chemisch ist es mit dem Fluspirilen verwandt und deshalb an dieser Stelle genannt.

19.3.5 Intoxikation mit klassischen Neuroleptika

19.3.5.1 Symptome

An Symptomen treten bei einer Intoxikation die genannten Nebenwirkungen der klassischen Neuroleptika auf. Im Vordergrund stehen: EPM-Störungen, Blutdruckabfall, Tachykardie und Krämpfe. Dennoch ist bei ausschließlicher Vergiftung mit Neuroleptika ein tödlicher Ausgang selten und meist die Folge einer Kombination mit anderen zentral dämpfenden Substanzen.

19.3.5.2 Therapie

Frühzeitig kann durch Magenspülung und Aktivkohle versucht werden, die Aufnahme der eingenommenen Neuroleptika zu vermindern. Da Neuroleptika antiemetisch sind, lässt sich medikamentös kein Erbrechen auslösen. Die EPM-Störungen werden mit Antiparkinsonmitteln, insbesondere Biperiden (► Kap. 22.7), behandelt, Krämpfe mit Benzodiazepinen.

19.4 Atypische Neuroleptika

Wirkstoffe

Clozapin · Risperidon · Ziprasidon · Olanzapin · Quetiapin · Amisulprid · Sulpirid

Wirkmechanismus

Bei den atypischen Neuroleptika liegt kein einheitlicher Wirkmechanismus vor. Je nach Substanz handelt es sich um **Antagonisten** an verschiedenen **Dopamin-** und **Serotoninrezeptor-Subtypen.** Als wesentliche und antipsychotisch wirksame Mechanismen besteht bei:

- Clozapin: ein Antagonismus an $\mathbf{D_4}$- > $\mathbf{D_2}$-Rezeptoren
- Risperidon, Ziprasidon, Olanzapin, Quetiapin: ein Antagonismus an $\mathbf{5\text{-}HT_{2A}}$- > $\mathbf{D_2}$-Rezeptoren
- Amisulprid, Sulpirid: ein relativ selektiver Antagonismus an $\mathbf{D_2}$-Rezeptoren des mesolimbischen Systems

Auch diese Wirkstoffe sind darüber hinaus Antagonisten an weiteren Rezeptoren, die in ► Tab. 19.3 sowie in den nachfolgenden Kapiteln genannt sind. Atypische Neuroleptika haben eine gute neuroleptische Wirkung und wirken oft noch, wenn die klassischen Neuroleptika versagen, z. B. bei Negativsymptomatik. Sie verursachen keine oder allenfalls wenige EPM-Störungen.

Lerntipp

Einen Überblick über Wirkmechanismus, Indikation und wichtige Nebenwirkungen der atypischen Neuroleptika bietet ► Tab. 19.3. In ► Kap. 19.4.1 bis ► Kap. 19.4.7 sind dann die Wirkstoffe noch einmal ausführlicher erläutert. Für Prüfungen und Klausuren sollte aber die Kenntnis von ► Tab. 19.3 ausreichend sein.

19.4.1 Clozapin

Wirkmechanismus

Clozapin ist ein Antagonist an $\mathbf{D_4}$- > $\mathbf{D_2}$-Rezeptoren, außerdem an 5-HT-, α-, Muskarin- und Histaminrezeptoren und hat **starke anticholinerge Wirkungen.**

Indikationen

Clozapin stellt wegen gefährlicher Nebenwirkungen bei folgenden Indikationen ein Reserveneuroleptikum dar, wenn andere Substanzen nicht ausreichend wirken:

- **therapieresistente Psychosen**
- Schizophrenie mit Negativsymptomatik.

Unerwünschte Wirkungen

Wegen **gefährlicher Agranulozytosen** (1–2 %) darf Clozapin nur unter engmaschigen Kontrollen des Blutbilds angewandt werden, und die Anwendung ist mit besonderen Auflagen verbunden. Weitere Nebenwirkungen sind Hypotonie, Tachykardie, vermehrte Speichelbildung, Krampfanfälle, Gewichtszunahme, Sedierung, Myokarditis.

19.4.2 Olanzapin

Wirkmechanismus

Olanzapin ist ein Antagonist an $\mathbf{5\text{-}HT_{2A}}$- > $\mathbf{D_2}$-Rezeptoren, außerdem an Histamin- und Muskarinrezeptoren.

Tab. 19.3 Überblick über Wirkmechanismus, Indikationen und Besonderheiten atypischer Neuroleptika. Abkürzungen der Rezeptoren: D: Dopamin-, 5-HT: Serotonin-, M: Muskarin-, H: Histaminrezeptoren.

Wirkstoff	Antagonismus an	Anwendung und Besonderheit
Clozapin	**D_4- > D_2**-Rezeptoren sowie 5-HT-, α-, M- und H_1-Rezeptoren	• **Reserveneuroleptikum bei therapieresistenten Psychosen** und Schizophrenie mit Negativsymptomatik • schwere Nebenwirkungen mit **Agranulozytose, starke anticholinerge Effekte**
Olanzapin	**5-HT_{2A}- > D_2**-Rezeptoren sowie M- und H_1-Rezeptoren	• Schizophrenie inkl. Rezidivprophylaxe • Therapie mäßiger bis schwerer manischer Episoden inkl. Phasenprophylaxe bei bipolaren Störungen • Nebenwirkung: **Gewichtszunahme, Hyperglykämie, Entwicklung Diabetes mellitus, Sedierung**
Risperidon	**5-HT_{2A}- > D_2**-Rezeptoren sowie α_1- und H_1-Rezeptoren	• chronisch verlaufende Schizophrenieformen inkl. Rezidivprophylaxe mit Depotpräparat • manische Episoden • Nebenwirkung: Blutdruck ↓
Ziprasidon	**5-HT_{2A}- > D_2**-Rezeptoren sowie Re-uptake-Hemmer für Serotonin und Noradrenalin	• Schizophrenie • manische Episoden mittleren Schweregrades bei bipolaren Störungen • Über den genannten Re-uptake-Mechanismus wirkt Ziprasidon auch antidepressiv.
Quetiapin	**5-HT_{2A}- > D_2**-Rezeptoren mit gewisser Selektivität für das mesolimbische System sowie H_1- und $\alpha_{1/2}$-Rezeptoren	• Schizophrenie und mäßige bis schwere manische Episoden • Nebenwirkungen: stark sedierend (aber weniger EPM-Störungen)
Amisulprid	**D_2**-Rezeptoren des mesolimbischen Systems	• Plus- und Negativsymptomatik bei der Schizophrenie • Nebenwirkungen: Prolaktin ↑↑, weniger EPM-Störungen
Sulpirid	**D_2**-Rezeptoren des mesolimbischen Systems	• Depression, Schizophrenie • Nebenwirkungen: Prolaktin ↑↑, weniger EPM-Störungen

Indikationen

Olanzapin wird zur Behandlung der Schizophrenie inkl. der Rezidivprophylaxe und zur Therapie mäßiger bis schwerer manischer Episoden inkl. Phasenprophylaxe bei bipolaren Störungen verwendet.

Unerwünschte Wirkungen

Wie bei vielen anderen atypischen Neuroleptika kann eine erhebliche Gewichtszunahme auftreten. Die Sedierung ist Folge der Wirkung an zentralen Histamin- und Muskarinrezeptoren. Auch kann es zu einem Anstieg der Lipide und des Blutzuckers im Blut kommen. Es besteht ein erhöhtes Risiko für die Entwicklung eines Diabetes mellitus.

19.4.3 Risperidon

Wirkmechanismus

Risperidon ist ein Antagonist an **5-HT_{2A}- > D_2**-Rezeptoren, außerdem an α_1- und Histaminrezeptoren. Risperidon steht zur oralen Therapie und in Form einer Suspension zur intramuskulären Injektion als Depotpräparat zur Verfügung.

Indikationen

Risperidon wird für chronisch verlaufende Schizophrenieformen, bei manischen Episoden und das Depotpräparat zur Rezidivprophylaxe nach schizophrener Episode eingesetzt.

Unerwünschte Wirkungen

Als α_1-Antagonist führt es zu **Blutdruckabfall.** Da es jedoch nicht an muskarinergen Rezeptoren wirkt, treten keine anticholinergen Symptome auf.

19.4.4 Ziprasidon

Wirkmechanismus

Ziprasidon ist ein Antagonist an **5-HT$_{2A}$- > D$_2$**-Rezeptoren sowie ein Re-uptake-Hemmer für Serotonin und Noradrenalin.

Indikationen

Ziprasidon dient der Behandlung der Schizophrenie sowie der manischen Episoden mittleren Schweregrades bei bipolaren Störungen.

Unerwünschte Wirkungen

Es treten die gleichen Nebenwirkungen wie bei Risperidon auf.

19.4.5 Quetiapin

Wirkmechanismus

Quetiapin ist ein Antagonist an **5-HT$_{2A}$- > D$_2$**-Rezeptoren, wobei eine gewisse Selektivität für das mesolimbische System (weniger für das nigrostriatale System) besteht. Dadurch ist Quetiapin antipsychotisch bei nur geringen EPM-Störungen. Weiterhin besteht ein Antagonismus zu H_1- und $\alpha_{1/2}$-Rezeptoren.

Indikation

Quetiapin wird zur Behandlung der Schizophrenie und Therapie mäßiger bis schwerer manischer Episoden verwendet.

Unerwünschte Wirkung

Quetiapin ist über Histaminrezeptoren stark sedierend.

19.4.6 Amisulprid

Wirkmechanismus

Amisulprid ist ein **D$_2$-Antagonist** mit Selektivität für D_2-Rezeptoren im mesolimbischen System gegenüber dem nigrostriatalen System. An anderen Rezeptoren wie Histamin- oder Muskarinrezeptoren erzielt es hingegen keine Wirkung. Somit ist es antipsychotisch ohne bzw. mit nur geringen EPM-Störungen.

Indikation

Amisulprid ist gut wirksam auf Plus- und Negativsymptomatik bei der Schizophrenie.

Unerwünschte Wirkung

Amisulprid führt zu einer starken Erhöhung der Prolaktinsekretion durch Blockade der D_2-Rezeptoren im tuberoinfundibulären System. Folgen können Amenorrhö und Galaktorrhö sein. Eine Gewichtszunahme tritt nicht auf.

19.4.7 Sulpirid

Wirkmechanismus

Sulpirid klingt nicht nur ähnlich wie Amisulprid, sondern wirkt auch so, nämlich als Antagonist selektiv an **D$_2$-Rezeptoren** im mesolimbischen System. Zudem wirkt es in niedriger Dosierung antidepressiv und antriebssteigernd, nicht jedoch sedierend.

Indikation

Man nutzt die antidepressive Wirkung zur Behandlung der Depression, wenn andere Medikamente nicht ausreichend waren, und die antipsychotische Wirkung zur Therapie der Schizophrenie.

Unerwünschte Wirkungen

Wie bei Amisulprid tritt eine Hyperprolaktinämie auf.

19.5 Lithiumsalze

Lithiumsalze zählt man zu den Stimmungsstabilisatoren („mood stabilizers") – eine heterogene Gruppe an Wirkstoffen, die starke Stimmungsschwankungen dämpfen und zur Behandlung bipolarer Störungen verwendet werden.

Merke

Zu den Stimmungsstabilisatoren zählen:
- Lithiumsalze
- Antiepileptika: Carbamazepin, Lamotrigin, Valproat (► Kap. 21.3.5)
- atypische Neuroleptika (Olanzapin) (► Kap. 19.4.2)

Wirkmechanismus

Der genaue Wirkmechanismus der Lithiumsalze ist unklar. Allerdings kann Lithium eine Vielzahl an neurochemischen Systemen beeinflussen: Ionenkanäle, Neurotransmitter und Second-Messenger-Systeme:

1. Lithium hat ähnliche physikochemische Eigenschaften wie Natrium und wird über Natriumkanäle in die Zelle aufgenommen, allerdings viel langsamer als Natrium wieder aus der Zelle gepumpt wird. Dadurch kommt es zu Elektrolytverschiebungen, die vermutlich für die veränderte Freisetzung und Wiederaufnahme der Neurotransmitter verantwortlich sind.

2. Lithium erhöht die Konzentration an Serotonin, Dopamin und Noradrenalin.
3. Lithium führt zu einem Verlust von Inositol in der Zelle und hemmt den Phosphoinositol-Zyklus. Es vermindert auch die Aktivierung der Adenylatzyklase. Dadurch werden Signalwege, die die Adenylatzyklase und Inositol benötigen, gehemmt.

Über all diese Mechanismen treten folgende klinische Effekte unter einer Lithiumtherapie auf:

- **Abschwächung der Symptome** in den Schüben einer manischen Psychose
- **Prophylaxe manischer und depressiver Rezidive bzw. Verlängerung des rezidivfreien Intervalls**
- Verstärkung der Wirkung von Antidepressiva (sog. Lithiumaugmentation)
- Suizidprophylaxe

Indikationen

Lithium ist ein Stimmungsstabilisator und dient der **Akuttherapie und Phasenprophylaxe bei der Manie.** Bei der **Akuttherapie tritt die antimanische Wirkung erst nach 1 Woche ein,** deshalb erfolgt eine Kombination mit einem Neuroleptikum oder Benzodiazepin. Bei der **Phasenprophylaxe** besteht ein prophylaktischer Effekt erst nach 6 Monaten.

Lithium eignet sich auch zur **Prophylaxe der bipolaren oder unipolaren Depression** und zur Langzeitprophylaxe suizidgefährdeter Patienten. Eine nichtpsychiatrische Indikation ist die Anwendung bei der thyreotoxischen Krise durch eine Jodkontamination (▸ Kap. 12.3.5).

Anwendung

Cave

Lithium hat eine enge therapeutische Breite, deshalb muss Folgendes beachtet werden:

- Immer **einschleichend** beginnen!
- **Drug monitoring** notwendig, da andere Medikamente und die Ernährung den Lithiumspiegel beeinflussen können. Das Drug Monitoring erfolgt zunächst einmal wöchentlich und **zwar 12 h nach der letzten Lithiumeinnahme.** Nach 4 Wochen wird einmal monatlich und danach alle 3 Monate der Spiegel kontrolliert. Nach Dosisänderungen → Kontrolle nach 5 Tagen.
- Der therapeutische Spiegel beträgt:
  - Akuttherapie: 0,5–1,2 mmol/l
  - Prophylaxe: 0,5–0,8 mmol/l.
- kein abruptes Absetzen: Gefahr eines Rezidivs

Pharmakokinetik

Lithium wird gut resorbiert und verteilt sich im Gesamtkörperwasser. Die Halbwertszeit beträgt 22 h. Die Elimination erfolgt unverändert renal: zunächst wird es glomerulär filtriert und dann im proximalen Tubulus über den Natriumtransporter reabsorbiert.

Cave

- Wird wenig Natrium im proximalen Tubulus resorbiert, so wird auch wenig Lithium resorbiert (Lithium im Plasma ↓). Umgekehrt ist die Lithiumresorption gesteigert, wenn auch viel Natrium proximal resorbiert wird (Lithium im Plasma ↑).
- Bei der Anwendung von **Diuretika** wird im proximalen Tubulus vermehrt Natrium resorbiert (als Kompensation zur starken Natriumausscheidung insgesamt). Dementsprechend **steigt darunter der Lithiumspiegel an.**
- Auch bei einer kochsalzarmen Diät, Diarrhö oder nach **starkem Schwitzen** wird im proximalen Tubulus verstärkt Natrium resorbiert. Der Lithiumspiegel steigt dann an, ebenso bei einer Niereninsuffizienz.

Unerwünschte Wirkungen/Kontraindikationen

Unerwünschte Wirkungen	Kontraindikationen
• Polyurie, Polydipsie (Lithium hebt die Wirkung von ADH auf) • Gewichtszunahme • feinschlägiger Tremor (Therapie: Propranolol) • euthyreote Struma (Lithium hebt die Wirkung von TSH auf, Therapie: L-Thyroxin) • Exazerbation einer Psoriasis	Leber-, Herz-, Niereninsuffizienz, Morbus Addison (Natriummangel), Schwangerschaft

Wechselwirkungen

Cave

NSAID (außer ASS), Diuretika, ACE-Hemmer erhöhen den Lithiumspiegel.

Lithiumintoxikation

Bei einer Lithiumvergiftung treten folgende Symptome auf: Erbrechen, Diarrhö, Tremor, Krämpfe, Koma. Therapiert wird durch forcierte Diurese, NaCl-Substitution, Dialyse.

19.6 Zu guter Letzt

Lerntipp

Falls Sie jetzt noch einmal wissen möchten, ob das, was Sie sich über die Neuroleptika eingeprägt haben, tatsächlich prüfungsrelevant ist, wurden nachfolgend in beliebiger Reihenfolge alle Neuroleptika aufgelistet, die vom IMPP in den letzten Jahren in irgendeiner Form genannt bzw. gefragt wurden. Dieser Lerntipp ist deshalb als Lernkontrolle gedacht, und die Wirkstoffe werden nicht weiter kommentiert.

- Haloperidol
- Clozapin
- Perphenazin
- Fluspirilen
- Benperidol
- Levomeprazin
- Fluphenazin
- Pimozid
- Olanzapin
- Risperidon
- Quetiapin
- Amisulprid
- Ziprasidon
- Flupentixol
- Pipamperon
- Chlorprothixen

Klinischer Fall

1. Wenn Sie mit einem klassischen Neuroleptikum eine möglichst starke antipsychotische Wirkung erreichen wollen, müssen Sie zwangsläufig welche Nebenwirkungen in Kauf nehmen?
2. Wie behandeln Sie das Auftreten eines malignen neuroleptischen Syndroms.

Antworten:

1. Je stärker antipsychotisch, umso mehr EPM-Störungen: Frühdyskinesie, Parkinsonoid, Akathisie, Spätdyskinesie, malignes neuroleptisches Syndrom.
2. Absetzen des Neuroleptikums, Dantrolen, Bromocriptin, Amantadin, intensivmedizinische Betreuung.

Lerntipp

Wenn Sie jetzt den klinischen Einsatz der Neuroleptika lernen möchten, lesen Sie bitte weiter in ► Kap. 43.3 und ► Kap. 43.2: Behandlung der Schizophrenie, Manie, Depression.

Weitere Anwendungsgebiete finden Sie in:

- ► Kap. 43.5: Behandlung von Schlafstörungen
- ► Kap. 39.2: Schmerztherapie (Schmerzadjuvanzien)
- ► Kap. 45.4.4: Neuroleptanalgesie.

20 Antidepressiva und Antidementiva

20.1	**Wegweiser**	275
20.2	**Antidepressiva**	276
20.2.1	Allgemeine Aspekte	276
20.2.2	Trizyklische Antidepressiva	277
20.2.3	Selektive Serotonin-Re-uptake-Inhibitioren (SSRI)	278
20.2.4	MAO-Hemmer	279
20.2.5	Weitere Antidepressiva	281
20.2.6	Zusammenfassung Antidepressiva	281
20.3	**Antidementiva, Nootropika**	283
20.3.1	Zentral wirksame Acetylcholinesterasehemmer	283
20.3.2	NMDA-Rezeptorantagonist	283
20.4	**Zu guter Letzt**	284

IMPP-Hits

Die Bedeutung der Antidepressiva für das Examen ist in etwa vergleichbar mit den Neuroleptika. Fast in jedem Examen kommen eine oder mehr Fragen dazu dran. Mit abnehmender Häufigkeit wurden in den letzten Jahren Fragen gestellt zu:

1. trizyklischen Antidepressiva (machen 50 % der Fragen zu Antidepressiva aus, wobei davon fast ¼ der Fragen auf die Intoxikation mit trizyklischen Substanzen entfallen)
2. SSRI (machen 25 % der Fragen zu Antidepressiva aus)
3. serotonerges Syndrom
4. MAO-Hemmer
5. Maprotilin, Mianserin, Venlafaxin, Johanniskraut

Antidementiva hingegen sind ein eher selten gefragtes Stoffgebiet.

20.1 Wegweiser

Antidepressiva sind ähnlich wie Neuroleptika ein schwierig zu lernendes Kapitel. Wobei das eigentlich Schwierige das Merken der Wirkstoffe ist – die Wirkmechanismen sind systematisch gut einzuprägen, denn (fast) alle führen zu einer Erhöhung der Neurotransmitterkonzentration im synaptischen Spalt. Und dies wird entweder dadurch erreicht, dass die Wiederaufnahme der Neurotransmitter oder ihr Abbau verhindert wird oder ihre Freisetzung in den synaptischen Spalt erhöht wird. Jene Substanzen, die zusätzlich an anderen Rezeptoren wirken, nennt man dann nichtselektive Antidepressiva. Und schon hat man die Systematik mit:

- den **nichtselektiven Re-uptake-Hemmern** für Serotonin und/oder Noradrenalin, die auch noch an anderen Rezeptoren wirken: das sind chemisch die trizyklischen und tetrazyklischen Antidepressiva
- den **selektiven Re-uptake-Hemmern** für Serotonin und/oder Noradrenalin: dazu zählen eine ganze Reihe an Wirkstoffen
- den **MAO-Hemmern,** die den Abbau der Neurotransmitter hemmen und
- den **α_2-Antagonisten,** die die Noradrenalinfreisetzung in den synaptischen Spalt steigern.
- Und nichts ist ohne Ausnahme: **Trimipramin und Agomelatin** wirken ausschließlich direkt über Rezeptoren und nicht über eine Erhöhung der Neurotransmitterkonzentration.

Zum besseren Lernen sind wie bei den Neuroleptika zunächst allgemeine Aspekte der Antidepressiva dargestellt (► Kap. 20.2.1), danach werden in kleinen Unterkapiteln die Wirkstoffklassen ausführlicher beschrieben (► Kap. 20.2.2 bis ► Kap. 20.2.5). Abschließend fasst ► Tab. 20.3 (► Kap. 20.2.6) alle Wirkstoffe mit Wirkmechanismen und Nebenwirkungen zusammen und kann entweder zur Wiederholung genutzt werden oder gleich zum Lernen für jene, die sich Tabelleninhalte besser einprägen können. In ► Kap. 20.3 werden dann noch Wirkstoffe dargestellt, die zur Pharmakotherapie der Demenz verwendet werden.

20.2 Antidepressiva

20.2.1 Allgemeine Aspekte

(Die meisten) Antidepressiva erhöhen über unterschiedliche Mechanismen die **Konzentration von Serotonin** oder **Noradrenalin im synaptischen Spalt.** Dies kann erreicht werden durch:

- eine Hemmung der präsynaptischen Wiederaufnahme von Serotonin oder Noradrenalin (**Re-uptake-Hemmer**)
- die Steigerung der Noradrenalinfreisetzung durch Hemmung des negativen Feedbacks präsynaptischer α_2-Rezeptoren (**α_2-Antagonisten,** ► Abb. 2.8)
- eine Hemmung des Abbaus von Noradrenalin und Serotonin **(MAO-Hemmer).**

Neuere Wirkstoffe sind zudem Re-uptake-Hemmer von Dopamin bzw. wirken über Melatoninrezeptoren.

Aus dem Wirkmechanismus antidepressiv wirkender Pharmaka entwickelte sich die Hypothese, dass **Depressionen** durch einen **Mangel an Transmittern** an bestimmten Synapsen entstehen. Eine wichtige Rolle scheint dabei die veränderte Empfindlichkeit prä- und postsynaptischer Rezeptoren zu spielen, die durch den Mangel an Noradrenalin und Serotonin bewirkt wird.

20.2.1.1 Einteilung

Entsprechend des Wirkmechanismus werden die Antidepressiva in verschiedene Klassen eingeteilt (► Tab. 20.1).

20.2.1.2 Wirkungen

Antidepressiva haben zwei Hauptwirkungen: auf die Stimmung und auf den Antrieb.

Tab. 20.1 Einteilung der Antidepressiva nach ihrem Wirkmechanismus

Wirkstoffgruppe	Dazugehörige Wirkstoffe
Trizyklische Antidepressiva = nichtselektive Monoamin-Re-uptake-Inhibitoren mit zusätzlicher antagonistischer Wirkung an weiteren Neurotransmitterrezeptoren	Amitriptylin, Doxepin, Imipramin, Clomipramin, Nortriptylin (► Kap. 20.2.2)
Tetrazyklisches Antidepressivum = nichtselektiver Noradrenalin-Re-uptake-Inhibitor mit zusätzlicher antagonistischer Wirkung an weiteren Neurotransmitterrezeptoren	Maprotilin (► Kap. 20.2.5)
Selektive Serotonin-Re-uptake-Inhibitoren (SSRI)	Citalopram, Fluoxetin, Fluvoxamin, Paroxetin, Trazodon, Sertralin (► Kap. 20.2.3)
Selektive Serotonin-/Noradrenalin-Re-uptake-Hemmer	Venlafaxin, Duloxetin (► Kap. 20.2.5)
Selektiver Noradrenalin-Re-uptake-Hemmer	Reboxetin (► Kap. 20.2.5)
Selektiver Noradrenalin-Dopamin-Re-uptake-Hemmer	Bupropion (► Kap. 20.2.3)
Monoaminoxidase(MAO)-Hemmer	Moclobemid (► Kap. 20.2.4)
α_2-Antagonisten	Mianserin, Mirtazapin (► Kap. 20.2.5)
Melatonin-Rezeptoragonist (MT_1/MT_2) und 5-HT_{2C}-Antagonist	Agomelatin (► Kap. 20.2.5)

Stimmung

> **Merke**
>
> Alle Antidepressiva wirken **stimmungssteigernd.** Sie heben aber nur die depressive Stimmung auf, wirken also nicht bei Gesunden, bewirken keine Euphorie und haben deshalb **kein Abhängigkeitsrisiko.**

Die **stimmungssteigernde Wirkung setzt verzögert ein** (2–5 Wochen): Die Konzentration von Noradrenalin und Serotonin wird zwar plötzlich erhöht, jedoch ist ihre Wirkung letztendlich von den Rezeptoren abhängig. Durch eine langsame Adaptation der Rezeptoren, z. B. durch Down-Regulation von postsynaptischen β- und Serotoninrezeptoren, setzt die antidepressive Wirkung erst später ein.

Antrieb

Merke

Antidepressiva haben unterschiedliche Effekte auf den Antrieb:
- **antriebshemmend** (Amitriptylin, Doxepin)
- **antriebsneutral** (Imipramin, Clomipramin, Maprotilin)
- **antriebssteigernd** (Nortriptylin, SSRI [selektive Serotonin-Re-uptake-Hemmer], MAO-Hemmer, Reboxetin, Venlafaxin, Duloxetin)

Cave

Die Wirkung auf den Antrieb setzt schneller ein als der Effekt auf die Stimmung. Deshalb besteht zu Therapiebeginn insbesondere mit antriebssteigernden Substanzen **Suizidgefahr,** sodass die Einstellung dann in einer Klinik erfolgen sollte und ggf. mit Benzodiazepinen kombiniert wird.

Weitere Wirkungen

Je nach Substanz bestehen zusätzlich **sedierende und anxiolytische** Effekte.

Indikationen

Die Hauptindikation der Antidepressiva ist selbstverständlich die **Depression.** Sie werden aber auch bei nachfolgend genannten Erkrankungen bzw. Indikationen eingesetzt:
- Panikattacken, Phobien, Zwangskrankheiten
- Entzugstherapie
- Schmerztherapie: als Adjuvanzien
- Schlafstörungen
- Raucherentwöhnung (Bupropion)

20.2.2 Trizyklische Antidepressiva

Wirkstoffe

- **antriebshemmend:** Amitriptylin · Doxepin
- **antriebsneutral:** Imipramin · Clomipramin
- **antriebssteigernd:** Nortriptylin

Wirkmechanismus

Trizyklische Antidepressiva hemmen die Serotonin- und/oder Noradrenalin-Wiederaufnahme *und* sind zusätzlich Antagonisten an weiteren Neurotransmitterrezeptoren (deshalb nennt man sie nichtselektive Serotonin-/Noradrenalin-Re-uptake-Hemmer).

Der Einfluss auf die Wiederaufnahme von Serotonin und Noradrenalin ist unterschiedlich:
- in etwa gleichstarke Re-uptake-Hemmung von Serotonin und Noradrenalin: Amitriptylin, Imipramin
- stärkere Re-uptake-Hemmung von Serotonin: Clomipramin
- stärkere Re-uptake-Hemmung von Noradrenalin: Doxepin, Nortriptylin

Als Antagonisten wirken sie außerdem an:
- α_1-Rezeptoren
- H_1-Rezeptoren und
- muskarinergen Acetylcholinrezeptoren

und bedingen dadurch viele Nebenwirkungen.

Merke

Neben der antidepressiven Wirkung haben sie unterschiedlichen Einfluss auf den Antrieb:
- **antriebshemmend:** Amitriptylin, Doxepin
- **antriebsneutral:** Imipramin, Clomipramin
- **antriebssteigernd:** Nortriptylin

Desipramin ist ebenfalls ein antriebssteigerndes trizyklisches Antidepressivum mit der geringsten anticholinergen Wirkung. Allerdings wurde es in Deutschland wegen plötzlicher ungeklärter Todesfälle vom Markt genommen.

Ein weiteres trizyklisches Antidepressivum sei an dieser Stelle nur erwähnt, da es zwar chemisch den anderen Substanzen ähnlich ist, aber sich im Wirkmechanismus unterscheidet. **Trimipramin** ist ebenfalls trizyklisch, allerdings wirkt es nicht als Re-uptake-Hemmer sondern über verschiedene Neurotransmitterrezeptoren als Antagonist an Serotonin-, Dopamin-, Histamin-, Muskarin-, α-Rezeptoren. Es wirkt antidepressiv, **sedierend** und anxiolytisch. Typisch sind die anticholinergen Nebenwirkungen (s. u.).

Indikationen

Je nach Wirkungsprofil in Bezug auf den Antrieb werden trizyklische Antidepressiva bei **ängstlich-agitierten** Depressionen (z. B. Amitriptylin) oder bei **gehemmten** Depressionen (z.B. Nortriptylin) verwendet. Der sedierende Effekt wird auch bei der Anwendung als Schlafmittel ausgenutzt (z.B. Doxepin in niedriger Dosierung, Trimipramin).

Pharmakokinetik

Trizyklische Antidepressiva sind lipophil und werden schnell und gut resorbiert. Allerdings besteht ein hoher First-Pass-Effekt. Bei der Metabolisierung entstehen z.T. lang wirksame Metaboliten: Amitriptylin wird in Nortriptylin metabolisiert und Imipramin in Desipramin.

Cave

Auch initial antriebshemmende Substanzen wie Amitriptylin können durch Metaboliten antriebssteigernd wirken!

Unerwünschte Wirkungen/Kontraindikationen

Cave

Wichtig ist, zu berücksichtigen, dass die vegetativen Nebenwirkungen zu Therapiebeginn bereits auftreten, während die antidepressive Wirkung erst nach 2–3 Wochen eintritt.

Unerwünschte Wirkungen	Kontraindikationen
• antriebssteigernde Substanzen: **Suizidgefahr** ↑, insbesondere bei Therapiebeginn, wenn die antidepressive Wirkung noch nicht eingesetzt hat • **orthostatische Hypotonie** (α_1-Antagonismus) • **Sedierung** (H_1-Antagonismus) • **anticholinerge Symptome** (Mundtrockenheit, Obstipation, Miktionsstörungen, Akkommodations- und Sehstörungen, Erhöhung des Augeninnendrucks) • Tachykardie (Interaktion mit Ionenkanälen, insbes. Natriumkanalblockade) • Senkung der Krampfschwelle • delirante Zustände, Durchgangssyndrome	• Engwinkelglaukom • Erregungsleitungsstörungen • Harnentleerungsstörungen • Delirien, Alkohol-, Schlafmittelintoxikation

Wechselwirkungen

Cave

Die gleichzeitige Einnahme von trizyklischen Antidepressiva führt zur:
- **Wirkungsverstärkung** von Alkohol, Anticholinergika
- **Wirkungsabschwächung** von Antisympathotonika.

Intoxikation mit trizyklischen Antidepressiva

Symptome

Im Vordergrund stehen anticholinerge Symptome ähnlich wie bei einer Atropinvergiftung und Folgen des α_1-Antagonismus: Mundtrockenheit, trockene, rote Haut, Hyperthermie, Mydriasis, Tachykardie, Arrhythmie, Blutdruckabfall, Delirium, Krämpfe, Tod durch zentrale Atemlähmung.

Therapie

Wie bei der Atropinvergiftung (▸ Kap. 2.3.4) werden die anticholinergen Symptome mit **Physostigmin als Antidot** behandelt. Ansonsten bieten sich β-Blocker bei Tachykardie und Diazepam bei Krämpfen an. Die Hämodialyse ist nicht wirksam.

20.2.3 Selektive Serotonin-Re-uptake-Inhibitioren (SSRI)

Wirkstoffe

Citalopram · Fluoxetin · Fluvoxamin · Paroxetin · Trazodon · Sertralin

Wirkmechanismus

Wie der Name schon sagt, wirken diese Substanzen antidepressiv durch Hemmung der präsynaptischen Wiederaufnahme von Serotonin. Sie nennen sich selektiv, da sie kaum Wirkung an anderen Rezeptoren erzielen.

Merke

SSRI wirken antidepressiv und **antriebssteigernd.**

Indikation

Da SSRI weniger unerwünschte Wirkungen als die trizyklischen Antidepressiva verursachen, stellen sie häufig **Mittel der ersten Wahl bei Depressio-**

nen dar. Fluoxetin ist das Antidepressivum, das am häufigsten verwendet wird.

Unerwünschte Wirkungen

Die SSRI haben die größte therapeutische Breite unter den Antidepressiva. An Nebenwirkungen kann es zu Schlaflosigkeit kommen, Kopfschmerzen können auftreten sowie gastrointestinale Störungen und Kreislaufstörungen. Bei einzelnen Vertretern werden Verlängerungen der QT-Zeit beobachtet.

20.2.4 MAO-Hemmer

Wirkstoffe

(Tranylcypromin) · Moclobemid

Wirkmechanismus

MAO-Hemmer hemmen den Abbau von Noradrenalin und Serotonin. Es gibt zwei Isoformen, MAO-A und MAO-B. Die beiden Wirkstoffe unterscheiden sich hinsichtlich der Hemmung der Isoformen:

- **Tranylcypromin:** irreversibler MAO-A- und MAO-B-Hemmer
- **Moclobemid:** reversibler selektiver MAO-A-Hemmer

Merke

MAO-Hemmer wirken antidepressiv und antriebssteigernd.

Indikationen

Wegen der antriebssteigernden, antidepressiven Wirkung eignen sich MAO-Hemmer zur Behandlung **gehemmter Depressionen.** Allerdings sollte Tranylcypromin wegen der unselektiven irreversiblen Wirkung verbunden mit schweren Nebenwirkungen möglichst keine therapeutische Anwendung mehr erfahren. Moclobemid ist besser verträglich, allerdings ist die antidepressive Wirkung schwächer als bei anderen Antidepressiva. Somit stellt auch Moclobemid nicht das Mittel der ersten Wahl dar.

Unerwünschte Wirkungen

Wegen der Antriebssteigerung besteht erhöhte Suizidgefahr. Es können Schlafstörungen und Kopfschmerzen auftreten. Eine Eigenart der MAO-Hemmer ist zudem das Auftreten von **Bluthochdruckkrisen,** insbesondere bei **Tranylcypromin.**

Merke

Eine tyraminfreie Diät ist unter der Therapie mit Tranylcypromin dringend notwendig (▸ Abb. 20.1), da Tyramin (z. B. in Käse und Rotwein) durch die irreversible Hemmung von MAO-A und MAO-B nicht abgebaut werden kann und dann als indirektes Sympathomimetikum wirksam wird (▸ Kap. 2.4.3). Da bei Moclobemid MAO-A nicht irreversibel (sondern reversibel) gehemmt wird und MAO-B noch zur Verfügung steht, ist das Risiko für Bluthochdruckkrisen geringer.

Serotonerges Syndrom

Merke

Beim **Wechsel von SSRI, Venlafaxin/Duloxetin und Clomipramin auf einen MAO-Hemmer** (insbes. auf Tranylcypromin) muss ein **Sicherheitsabstand** von 2 Wochen, bei Fluoxetin von 5 Wochen erfolgen. Umgekehrt soll eine Behandlungspause von 2 Wochen erfolgen. Die gleichzeitige Einnahme dieser Wirkstoffe ist kontraindiziert, andernfalls droht ein potenziell lebensbedrohliches serotonerges Syndrom (schwere Erregung, Bewusstseinsstörung, Fieber, gesteigerter Muskeltonus, Myoklonien, Krämpfe). Ursache ist ein starker Serotoninanstieg im synaptischen Spalt.

Dieser exzessive Serotoninanstieg tritt üblicherweise nicht unter einer Monotherapie, sondern meist erst bei Kombination verschiedener serotonerger Arzneistoffe auf. Abgesehen von den genannten Antidepressiva gibt es eine Reihe weiterer Medikamente mit serotonerger Wirkung (▸ Tab. 20.2), die möglichst nicht miteinander kombiniert werden sollen. Wichtigste Differenzialdiagnose ist das maligne neuroleptische Syndrom (▸ Kap. 19.3), wobei die Arzneimittelanamnese weiterhilft, denn dieses wird durch Neuroleptika verursacht.

Therapeutisch müssen die auslösenden Arzneistoffe sofort abgesetzt werden. Zur Sedierung werden Benzodiazepine verwendet. Als **Antidot wird Cyproheptadin,** ein Serotoninantagonist, eingesetzt.

Unabhängig von der Dosis des MAO-Hemmers sind folgende Nahrungsmittel 1 Tag vor, während und bis 14 Tage nach einer Behandlung mit *Jatrosom 10 mg Filmtabletten* verboten bzw. nur in geringen Mengen erlaubt:

Folgender Hinweis ist zu beachten: Pro Mahlzeit ist maximal nur ein Nahrungsmittel zu empfehlen, das in geringen Mengen erlaubt ist.

Verboten:

- Salzlakengereifte Hartkäse (z.B. Emmentaler Käse, Bergkäse, Parmesan und ähnliche Schnitt- und Reibekäse aus Rohmilch)
- Edelschimmelkäse, z.B. Roquefort, Camembert und ähnliche Sorten
- Käse mit Schmierebildung, z.B. Limburger, Butterkäse, Rotschmierekäse, Harzer Käse, Handkäse
- Schoko- und Nougateis
- Rinder- und Geflügelleber
- Nieren aller Schlacht- und Wildtiere
- Suppen und Brühwürfel
- Handelsübliche Fertigsoßen
- Wildfleisch mit starker Alterung und strengem Geruch
- Hart ausgereifte Salami u.ä. Rohwürste, besonders mit Edelschimmelbelag
- Salzhering, Matjeshering, Salzsardinen, Anchovis, Kaviar und verwandte salzkonservierte rohe Produkte
- Kalt geräucherter Fisch (z.B. Lachshering, Lachsmakrele u.ä.)
- Trockenfisch, Stockfisch, Klippfisch
- Dorschleber
- Kalmare (Tintenfische)

Erlaubt:

- Halbfester Schnittkäse (kurz und kalt aufbewahrt, wenig Geruch) aus pasteurisierter Milch (z.B. Gouda, Chester, Edamer) jeweils 1 Scheibe zu 20 g
- Mozzarella oder Feta-artiger Käse jeweils aus pasteurisierter Milch mit Kuhmilchanteil bis 20 g
- Joghurt, Kefir und ihre Zubereitungen ca. 100 ml
- Vanille- und Fruchteis je 1 Kugel
- Schweineleber maximal 100 g
- Frische Knacker maximal 100 g (noch weich!)
- Teewurst, Mettwurst, feine Braunschweiger bis 50 g
- Saure Heringe, Rollmops bis 100 g
- Pralinen mit Sahne-, Frucht- oder Marzipanfüllungen bis 20 g
- Haselnussnougat bis 20 g
- Marzipan bis 20 g
- Milchschokolade bis 20 g und Schokoriegel mit Milch-, Sahne- oder Marzipanfüllung bis 50 g (auch als weiße Schokolade)
- Müsliriegel mit Schokoüberzug bis 20 g

Abb. 20.1 Auszug aus der Fachinformation für Tranylcypromin (Jatrosom®) aus dem Abschnitt 4.5.2 Interaktionen mit Nahrungsmitteln. Dieser Auszug ist nicht vollständig, ist nicht zum Lernen gedacht und soll nur einen Eindruck vermitteln, wie stark die Ernährung durch Tranylcypromin eingeschränkt ist.

Tab. 20.2 Serotonerge Arzneistoffe

Wirkung	Wirkstoff
Verstärkte Serotoninbildung	**Tryptophan** (Schlafmittel) als Vorstufe von Serotonin (► Kap. 18.3.7)
Verstärkte Serotoninfreisetzung	Amphetamine, L-Dopa, Mirtazapin
Re-uptake-Hemmung von Serotonin	**SSRI, Venlafaxin, Duloxetin, Clomipramin, Johanniskraut,** Methadon, Fentanyl, Pethidin, Tramadol, Setrone
Abbau-Hemmung von Serotonin	**Tranylcypromin, Moclobemid, Selegilin** (Antiparkinsonmittel, ► Kap. 22.5), **Linezolid** (Antibiotikum, ► Kap. 23.2.12)
Direkte Serotoninagonisten	Buspiron, Mutterkornalkaloide, Triptane
Erhöhte Empfindlichkeit von postsynaptischen Serotoninrezeptoren	**Lithium** (► Kap. 19.5)

20.2.5 Weitere Antidepressiva

Wirkstoffe

Mianserin/Mirtazapin · Maprotilin · Reboxetin · Venlafaxin/Duloxetin · Bupropion · Agomelatin

Wirkmechanismus

Der Wirkmechanismus der übrigen Antidepressiva sei nur stichpunktartig wiedergegeben:

- **Mianserin, Mirtazapin: α_2-Antagonist** → Steigerung der Noradrenalinfreisetzung durch Hemmung des negativen Feedbacks präsynaptischer α_2-Rezeptoren (► Abb. 2.8)
- **Maprotilin:** Re-uptake-Hemmer für Noradrenalin + Antagonist an α_1-, H_1- und Muskarinrezeptoren
- **Reboxetin:** selektiver Noradrenalin-Re-uptake-Hemmer
- **Venlafaxin, Duloxetin:** selektiver Serotonin/Noradrenalin-Re-uptake-Hemmer
- **Bupropion:** selektiver Noradrenalin/Dopamin-Re-uptake-Hemmer
- **Agomelatin:** Melatoninderivat mit agonistischer Wirkung an den Melatoninrezeptoren MT_1 und MT_2 sowie $5\text{-}HT_{2c}$-Antagonist: wirkt darüber nicht nur antidepressiv, sondern hat schlaffördernde Wirkung und verbessert den bei Depressiven häufig gestörten zirkadianen Rhythmus.
- **Johanniskraut:** häufig zur Selbstmedikation verwendet, genauer Wirkstoff aus dem Johanniskrautextrakt sowie antidepressiver Wirkmechanismus sind nicht bekannt.

Merke

Zusätzlich zur antidepressiven Wirkung treten folgende Effekte auf:
- Mianserin, Mirtazapin, Maprotilin: antriebsneutral
- Reboxetin, Venlafaxin, Duloxetin: antriebssteigernd
- Bupropion fördert die Raucherentwöhnung über einen noch unbekannten Mechanismus und wird deshalb zur Raucherentwöhnung verwendet.

Unerwünschte Wirkungen

Im Vergleich zu den trizyklischen Antidepressiva bestehen weniger kardiotoxische Nebenwirkungen. Folgende substanzsspezifischen Nebenwirkungen sind bekannt (auch stichpunktartig in ► Tab. 20.3 zusammengefasst):

- Unter **Mianserin** und **Mirtazapin** können Agranulozytose und aplastische Anämie auftreten. Zudem wirken sie sedierend und **steigern den Appetit (Gewichtszunahme).**
- **Maprotilin** senkt die Krampfschwelle.
- Unter **Reboxetin** werden Schlafstörungen, Kopfschmerzen, Parästhesien und gastrointestinale Beschwerden beschrieben.
- Unter **Venlafaxin** und **Duloxetin** kommt es zu Übelkeit, Müdigkeit, Angstzuständen und Blutdruckanstieg.
- Schlafstörungen, trockener Mund und Schwindel sind die häufigsten Nebenwirkungen von **Bupropion.**
- **Agomelatin** hingegen ist schlaffördernd, sodass u. U. über vermehrte Schläfrigkeit geklagt wird. Weiterhin können Schwindel und Übelkeit auftreten. Zudem ist Agomelatin hepatotoxisch.
- **Johanniskraut** bewirkt eine Fotosensibilisierung und ist ein Induktor von Cytochrom P450 (Medikamenteninteraktion: die Wirkung anderer Substanzen, die über Cytochrome abgebaut werden, z. B. Kontrazeptiva, wird vermindert).

20.2.6 Zusammenfassung Antidepressiva

Abschließend sind in ► Tab. 20.3 die Antidepressiva hinsichtlich ihres Wirkmechanismus und ihrer unerwünschten Wirkungen zusammengefasst.

Lerntipp

Bitte prägen Sie sich vor allem die Wirkung auf den Antrieb gut ein – das ist nicht nur für die Wahl des geeigneten Antidepressivums in der Praxis sehr wichtig, sondern wird auch vom IMPP immer wieder gezielt abgefragt.

Tab. 20.3 Antidepressiva mit ihren Wirkmechanismen und unerwünschten Wirkungen

	5-HT	NA	Antrieb	Wirkmechanismus	Unerwünschte Wirkung
Trizyklische Antidepressiva				Re-uptake-Hemmung von 5-HT und/oder NA *plus* Antagonismus an α_1-, H_1-, Muskarinrezeptoren	orthostatische Hypotonie, Sedation, anticholinerge Symptome, Tachykardie, Krampfschwelle ↓, delirante Zustände, Durchgangssyndrome
Amitriptylin	+	+	↓		
Doxepin		+	↓		
Clomipramin	+		↔		
Trizyklische Antidepressiva					
Imipramin	+	+	↔		
Nortriptylin		+	↑		
Selektive Serotonin-Re-uptake-Hemmer (SSRI)				Re-Uptake-Hemmung von 5-HT	Schlaflosigkeit, Kopfschmerzen, gastrointestinale Störungen, Kreislaufstörungen, QT-Zeit-Verlängerung
Citalopram, Fluoxetin, Fluvoxamin, Paroxetin, Trazodon, Sertralin	+		↑		
MAO-Hemmer				reversible MAO-A-Hemmung	Schlafstörungen, Kopfschmerzen
Moclobemid	+	+	↑		
Weitere Antidepressiva					
Mianserin, Mirtazapin		+	↔	α_2-Antagonismus	Agranulozytose, aplastische Anämie, Appetitssteigerung, Gewichtszunahme, Sedation
Maprotilin		+	↔	Re-uptake-Hemmung von NA und Antagonist an α_1-, H_1- und Muskarinrezeptoren	Senkung der Krampfschwelle
Reboxetin		+	↑	Re-uptake-Hemmung von NA	Schlafstörungen, Kopfschmerzen, Parästhesien, gastrointestinale Beschwerden
Venlafaxin, Duloxetin	+	+	↑	Re-uptake-Hemmung von 5-HT und NA	Übelkeit, Müdigkeit, Angstzustände, Blutdruckanstieg
Bupropion		+	↑	Re-uptake-Hemmung von NA und Dopamin	Schlafstörungen, trockener Mund, Schwindel
Agomelatin				Melatoninrezeptoragonismus und $5\text{-}HT_{2c}$-Antagonismus	Schwindel, Übelkeit, Schläfrigkeit, hepatotoxisch

Ein „+" bei 5-HT (Serotonin) oder NA (Noradrenalin) gibt die Wirkung der Substanzen auf die entsprechenden Neurotransmitter an, deren Konzentration im synaptischen Spalt erhöht wird. Die Pfeile geben die Wirkung auf den Antrieb an: ↓ antriebshemmend, ↔ antriebsneutral, ↑ antriebssteigernd.

20.3 Antidementiva, Nootropika

Die Erfolge der Pharmakotherapie bei der Demenz sind weiterhin unbefriedigend. Folgende Angriffspunkte werden derzeit therapeutisch genutzt:

1. Erhöhung der zentralen Acetylcholinkonzentration im synaptischen Spalt (zentral wirksame Acetylcholinesterasehemmer). Dadurch soll der Mangel an Acetylcholin durch den Untergang cholinerger Neurone bei der Alzheimer-Demenz kompensiert werden.
2. Regulation pathologisch erhöhter toxischer Konzentrationen an Glutamat, die eine gesteigerte Aktivität von NMDA-Rezeptoren bewirken, was zu neuronalen Funktionsstörungen und Absterben von Nervenzellen führen kann (NMDA-Rezeptorantagonist).

Beide Substanzklassen können die kognitiven Leistungen leicht verbessern.

20.3.1 Zentral wirksame Acetylcholinesterasehemmer

Wirkstoffe

Donepezil · Galantamin · Rivastigmin

Wirkmechanismus

Durch Hemmung der Acetylcholinesterase steigt die Konzentration von Acetylcholin im synaptischen Spalt an (► Kap. 2.3.2).

- Donepezil und Galantamin sind reversible, nichtveresternde Inhibitoren der Acetylcholinesterase.
- Rivastigmin bewirkt eine Carbamylierung der Acetylcholinesterase.

Indikationen

Acetylcholinesterasehemmstoffe werden zur Behandlung der **leichten bis mittelschweren Alzheimer-Demenz** und Demenz beim Parkinson-Syndrom (nur Rivastigmin) eingesetzt.

Pharmakokinetik

Alle Substanzen sind gut ZNS-gängig, denn dort ist ihr Wirkort. Es besteht eine hohe orale Bioverfügbarkeit.

- Donepezil hat eine lange Halbwertszeit (70 h). Die Elimination erfolgt sowohl unverändert renal als auch durch hepatischen Metabolismus (Cytochrom P450).
- Galantamin hat von den drei Substanzen eine „mittellange“ Halbwertszeit (10 h) und wird über Cytochrom P450 metabolisiert.
- Rivastigmin hat nur eine kurze Halbwertszeit (1 h), da es rasch mittels Hydrolyse durch Cholinesterasen eliminiert wird.

Unerwünschte Wirkungen

Es können gastrointestinale Beschwerden, Bradykardie und Synkopen auftreten. Der erste Vertreter dieser Wirkstoffklasse – Tacrin – ist wegen hepatotoxischer Wirkung nicht mehr im Handel.

20.3.2 NMDA-Rezeptorantagonist

Wirkstoffe

Memantin

Wirkmechanismus

Memantin ist ein spannungsabhängiger, nichtkompetitiver NMDA-Rezeptorantagonist.

Der NMDA-Rezeptor (N-Methyl-D-Aspartat-Rezeptor) ist einer von vier Rezeptoren, über die Glutamat seine exzitatorische Wirkung im ZNS vermittelt. Der Rezeptor ist ein Ionenkanal für Natrium-, Kalium- und Kalziumionen. Er kann nur vom Agonisten geöffnet werden, wenn die Zellmembran leicht depolarisiert ist, denn beim Ruhemembranpotenzial wird der Kanal durch Magnesiumionen verschlossen. Der Kanal ist in seiner Wirkungsweise also spannungsabhängig. Eine pathologisch erhöhte Glutamatkonzentration und dadurch gesteigerte Aktivität des NMDA-Rezeptors führt z. B. zum Kalziumeinstrom und somit zur Kalziumüberladung der Neurone, was als neurotoxisch (= exzitotoxisch) angesehen wird.

Memantin bindet an die Magnesiumbindungsstelle im Inneren des NMDA-gesteuerten Ionenkanals und wirkt somit nichtkompetitiv zum Glutamat. Es kann aber nur binden, wenn der Kanal geöffnet ist (sog. use-dependence) und verhindert dann den Einstrom der Ionen wie z. B. Kalzium. Somit hebt Memantin die exzitatorische Wirkung von Glutamat am NMDA-Rezeptor und die damit verbundene Neurotoxizität auf.

Indikation

Memantin wird zur Behandlung der **mittelschweren bis schweren Alzheimer-Demenz** eingesetzt.

Pharmakokinetik

Memantin besitzt eine lange Halbwertszeit (100 h), die Elimination ist renal.

Unerwünschte Wirkungen

Zu den Nebenwirkungen zählen Schwindel, Kopfschmerzen, Blutdruckanstieg, Obstipation, Schläfrigkeit.

20.4 Zu guter Letzt

Lerntipp

Ähnlich wie bei den Neuroleptika sind hier noch einmal alle Antidepressiva in beliebiger Reihenfolge aufgelistet, zu denen das IMPP in der Vergangenheit Fragen gestellt hat. Dieser Lerntipp ist als Lernkontrolle gedacht und die Wirkstoffe werden daher nicht weiter kommentiert.

- Imipramin
- Trimipramin
- Amitriptylin
- Citalopram bzw. Escitalopram
- Tranylcypromin
- Fluoxetin
- Maprotilin
- Paroxetin
- Desipramin (Anmerkung: nicht mehr auf dem Markt)
- Fluvoxamin
- Doxepin
- Johanniskraut
- Moclobemid
- Venlafaxin
- Mirtazapin

Klinischer Fall

1. Welches Symptom erwarten Sie nicht bei einem Patienten, der in suizidaler Absicht Doxepin eingenommen hat? Bewusstlosigkeit, erhöhte Temperatur, Miosis, Tachykardie, Hypotonie.
2. Ein Patient ist unter Tranylcypromin seit vielen Jahren gut antidepressiv behandelt und wollte auch nie auf ein neueres Medikament umgestellt werden. Nun kommt er aber in die Praxis, weil seine neue französische Lebensgefährtin den fast Käse-, Wein- und Schokoladen-freien Diätplan gar nicht unterstützen möchte. Sie möchten ihn deshalb auf Fluoxetin umstellen, da Sie dieses Präparat gut kennen und schon oft verordnet haben. Was müssen Sie bei der Umstellung beachten?

Antwort:

1. Miosis (es kommt aufgrund der anticholinergen Wirkung zur Mydriasis).
2. Wegen der Gefahr eines potenziell lebensgefährlichen serotonergen Syndroms muss eine Behandlungspause von 2 Wochen erfolgen, bevor die Behandlung mit Fluoxetin begonnen werden darf (Beachten Sie: beim Umstellen von Fluoxetin auf Tranylcypromin müsste aufgrund der langen Halbwertszeit von Fluoxetin sogar eine 5-wöchige Pause erfolgen; jedoch sollte diese Umstellung heutzutage kaum noch vorkommen, da Tranylcypromin kein Medikament der Wahl mehr ist).

Lerntipp

Wenn Sie jetzt den klinischen Einsatz der Antidepressiva und Antidementiva lernen möchten, lesen Sie bitte weiter in ► Kap. 43.2 und ► Kap. 43.4: Therapie der Depression bzw. Demenz.

Weitere Anwendungsgebiete finden Sie in:

- ► Kap. 43.5: Behandlung von Schlafstörungen
- ► Kap. 39.2: Schmerztherapie (Schmerzadjuvanzien)

21 Antikonvulsiva

21.1	**Wegweiser**	285
21.2	**Neurotransmitter und Ionenkanäle als Angriffspunkte von Antikonvulsiva**	286
21.2.1	GABA	286
21.2.2	Glycin	286
21.2.3	Glutamat	286
21.2.4	Ionenkanäle	286
21.3	**Antikonvulsive Wirkstoffe**	287
21.3.1	Einteilung nach Wirkmechanismus	287
21.3.2	Hauptwirkung über GABA	287
21.3.3	Hauptwirkung über NMDA-Rezeptoren	289
21.3.4	Hauptwirkung über AMPA-Rezeptoren	289
21.3.5	Hauptwirkung über spannungsabhängige Natriumkanäle	290
21.3.6	Hauptwirkung über spannungsabhängige Kalziumkanäle	292
21.3.7	Hauptwirkung über Kaliumkanäle	293
21.3.8	Hauptwirkung über Carboanhydrase	293
21.3.9	Zusammenfassung Antikonvulsiva	294
21.4	**Substanzen mit konvulsiven unerwünschten Wirkungen**	295
21.5	**Zu guter Letzt**	295

IMPP-Hits

Zum Glück werden Antikonvulsiva nicht so häufig vom IMPP gefragt, denn einfach ist dieses Kapitel ganz und gar nicht. Und das Glück wird noch größer, da nämlich bislang nicht mehr als „zwei Handvoll" Wirkstoffe gefragt wurden. In absteigender Häufigkeit waren das:

1. Carbamazepin/Oxcarbazepin (42 % aller Fragen zu Antikonvulsiva)
2. Benzodiazepine (wobei nur die antikonvulsiv relevanten Fragen gewertet wurden; 20 %)
3. Phenytoin, Ethosuximid, Valproat sowie ganz allgemeine Wirkprinzipien (jeweils 8 %)
4. der wenige Rest: Phenobarbital und Vigabatrin

21.1 Wegweiser

Antikonvulsiva sollen die überschießende Erregungsausbreitung und -entstehung hemmen, indem sie die Wirkungen von Neurotransmittern und Ionenkanälen beeinflussen.

Bezüglich der Terminologie – Antikonvulsiva und Antiepileptika – sei der Korrektheit halber erwähnt, dass der Terminus Antiepileptika nicht ganz korrekt ist, denn die Substanzen wirken nicht kurativ und verhindern nicht die Epilepsie an sich, sondern erhöhen die Schwelle des Gehirns für weitere Anfälle und wirken daher antikonvulsiv. Daher wird in diesem Kapitel der Begriff Antikonvulsiva bevorzugt.

Die Antikonvulsiva sind ein schwieriger Lernstoff, da es viele Wirkstoffe gibt, die unterschiedliche Wirkmechanismen und Indikationen aufweisen. Um das Lernen zu erleichtern, wurde in diesem Kapitel sehr auf eine systematische Einteilung der Wirkstoffe entsprechend ihres Wirkmechanismus geachtet. Daher werden nach einer kurzen Einleitung über die generellen Angriffspunkte von Antikonvulsiva (▶ Kap. 21.2) die Pharmaka ihrer Hauptwirkung zugeordnet und dann einzeln vorgestellt. Die in diesem Kapitel besprochenen Antikonvulsiva wirken über:

- GABA (▶ Kap. 21.3.2)
- NMDA-Rezeptoren (▶ Kap. 21.3.3)
- AMPA-Rezeptoren (▶ Kap. 21.3.4)
- spannungsabhängige Natriumkanäle (▶ Kap. 21.3.5)
- spannungsabhängige Kalziumkanäle (▶ Kap. 21.3.6)
- spannungsabhängige Kaliumkanäle (▶ Kap. 21.3.7)
- Carboanhydrase (▶ Kap. 21.3.8)

Innerhalb der genannten Unterkapitel erfolgte dann die Auflistung der Wirkstoffe in alphabetischer Reihenfolge. Zum Abschluss werden in ▶ Kap. 21.3.9 alle Antikonvulsiva in einer Tabelle zusammengefasst, allerdings entsprechend der Indikation gruppiert. Diese andere Blickweise auf die Wirkstoffe mit wiederholenden Elementen aus den vorherigen Kapiteln ist beabsichtigt und soll dem besseren Einprägen dienen.

21.2 Neurotransmitter und Ionenkanäle als Angriffspunkte von Antikonvulsiva

21.2.1 GABA

GABA (γ-Aminobuttersäure) ist der wichtigste **inhibitorische Neurotransmitter** und wird aus Glutamat gebildet, was insofern von Beachtung ist, da Glutamat (▶ Kap. 21.2.3) der wichtigste erregende Neurotransmitter ist. GABA wird nach seiner Synthese in Speichervesikel aufgenommen und von den GABA-Neuronen in den synaptischen Spalt freigesetzt. Die Inaktivierung erfolgt durch carriervermittelte Wiederaufnahme, um dann entweder wieder in den Vesikeln gespeichert oder durch die GABA-Transaminase abgebaut zu werden.

Es gibt zwei verschiedene GABA-Rezeptoren:

- Der **$GABA_A$-Rezeptor** ist ein Chloridkanal, der nach seiner Aktivierung durch GABA einen **verstärkten Chlorideinstrom** in die Zelle bewirkt, wodurch die Zelle hyperpolarisiert wird. Dadurch wird die **Erregbarkeit vermindert.** Dieser Rezeptor ist Ziel vieler Antikonvulsiva.
- Der $GABA_B$-Rezeptor ist ein G-Protein-gekoppelter Rezeptor, der nach Aktivierung Kaliumkanäle öffnet und Kalziumkanäle schließt. Das führt letztendlich auch zu einer verminderten Erregbarkeit der Zelle. Dieser Effekt wird bei der Anwendung des $GABA_B$-Agonisten Baclofen zur Therapie schmerzhafter Muskelverspannungen bei Bandscheibenvorfällen oder spastischen Paresen genutzt. Für die antikonvulsive Therapie spielt der $GABA_B$-Rezeptor keine Rolle.

21.2.2 Glycin

Glycin ist ebenfalls ein **inhibitorischer Neurotransmitter** insbesondere im Rückenmark und Hirnstamm. Der Glycinrezeptor ist ein Ionenkanal (ähnlich wie der $GABA_A$-Rezeptor), der nach Aktivierung durch Glycin einen **verstärkten Chlorideinstrom** bewirkt. Glycin hat aber auch eine Bindungsstelle am Glutamatrezeptor NMDA, fördert dessen Kanalöffnung und dadurch eine Aktivierung der postsynaptischen Zelle. Die Inaktivierung von Glycin erfolgt durch Wiederaufnahme.

21.2.3 Glutamat

Glutamat ist der wichtigste **exzitatorische Neurotransmitter.** Glutamat kann über vier verschiedene Rezeptoren wirken: AMPA, Kainat, NMDA und den metabotropen Glutamatrezeptor. Die ersten drei sind Ionenkanäle, der letzte ist G-Protein-gekoppelt. Der **NMDA-Rezeptor,** der für Natrium, Kalium und Kalzium durchlässig ist, wurde bereits in ▶ Kap. 20.3.2 ausführlich beschrieben. Die **AMPA-Rezeptoren** und Kainatrezeptoren lassen Natrium und Kalium durch und bewirken wie der NMDA-Rezeptor eine Depolarisation der Zelle. Aus antikonvulsiver Sicht sind die NMDA- und AMPA-Rezeptoren wichtig.

21.2.4 Ionenkanäle

Spannungsabhängige Natriumkanäle

Spannungsabhängige *Natrium*kanäle sind bei der **Erregungsausbreitung** von Bedeutung: werden sie gehemmt, nimmt die Frequenz von Aktionspotenzialen ab.

> **Merke**
>
> **Hochfrequente Salven** wie bei der Epilepsie **werden verhindert,** während physiologische, normofrequente Erregungen nicht bzw. nur in geringerem Ausmaß gehemmt werden.

Spannungsabhängige Kalziumkanäle

Werden spannungsabhängige *Kalzium*kanäle gehemmt, **reduziert sich die neuronale Aktivität.**

Merke

Insbesondere bei **Absencen** sind spannungsabhängige Kalziumkanäle vom T-Typ von Bedeutung.

Spannungsabhängige Kaliumkanäle

Die Öffnung von spannungsabhängigen *Kalium*kanälen führt zu einem verstärkten Kaliumausstrom und zur Hyperpolarisation der Zelle. Dadurch wird eine **erhöhte neuronale Erregbarkeit reduziert.**

21.3 Antikonvulsive Wirkstoffe

21.3.1 Einteilung nach Wirkmechanismus

Antikonvulsiva wirken oft über mehrere Mechanismen, deshalb sind einzelne Wirkstoffe mehreren Gruppen zugeordnet.

21.3.1.1 Verstärkung der Wirkung inhibitorischer Neurotransmitter

Da GABA ein inhibitorischer Neurotransmitter ist, kann ein **antikonvulsiver Effekt** erzielt werden, indem die **GABA-Wirkung verstärkt wird:**

- durch einen Agonismus am $GABA_A$-Rezeptor
- durch Hemmung des GABA-Abbaus (= Hemmung der GABA-Transaminase)
- durch Steigerung der GABA-Synthese aus Glutamat (= Stimulation der GABA-Decarboxylase)
- durch Steigerung der GABA-Freisetzung in den synaptischen Spalt.

Der inhibitorische Effekt von Glycin wird bei Antikonvulsiva durch eine gesteigerte Glycinfreisetzung genutzt.

Wirkstoffe

- **Agonisten am $GABA_A$-Rezeptor:** Barbiturate · Benzodiazepine · Felbamat · Topiramat
- **Hemmung der GABA-Inaktivierung:** Tiagabin · Valproat · Vigabatrin
- **Steigerung der GABA-Synthese:** Gabapentin · Valproat
- **Steigerung der GABA- und Glycin-Freisetzung:** Levetiracetam

21.3.1.2 Hemmung der Wirkung exzitatorischer Neurotransmitter

Die Wirkung des exzitatorischen Neurotransmitters Glutamat wird durch **Antagonisten an den Glutamatrezeptoren** NMDA und AMPA gehemmt.

Wirkstoffe

- **Antagonisten am NMDA-Rezeptor:** Felbamat
- **Antagonisten am AMPA-Rezeptor:** Perampanel · Topiramat

21.3.1.3 Beeinflussung von Ionenkanälen

Durch **Hemmung von Natrium- und Kalziumkanälen** und **Öffnen von Kaliumkanälen** werden die Erregungsausbreitung und neuronale Aktivität vermindert.

Wirkstoffe

- **Inaktivierung von Natriumkanälen:** Carbamazepin · Eslicarbazepinacetat · Lacosamid · Lamotrigin · Oxcarbazepin · Phenytoin · Rufinamid · Topiramat · Valproat · Zonisamid
- **Hemmung von Kalziumkanälen:** Ethosuximid · Gabapentin · Levetiracetam · Pregabalin · Zonisamid
- **Öffnung von Kaliumkanälen:** Retigabin

21.3.1.4 Hemmung der Carboanhydrase

Die Carboanhydrase findet sich in verschiedenen Isoformen ubiquitär im Körper und steuert die Reaktion $CO_2 + H_2O \leftrightharpoons HCO_3^- + H^+$. Die **Hemmung** des Enzyms bewirkt eine Gewebeübersäuerung, wodurch die **Erregbarkeit von Neuronen vermindert** wird.

Wirkstoffe

Hemmung der Carboanhydrase: Sultiam · Topiramat · Zonisamid

21.3.2 Hauptwirkung über GABA

21.3.2.1 Barbiturate

Von den Barbituraten werden insbesondere **Phenobarbital** und **Primidon** zur Therapie der Epilepsie angewandt.

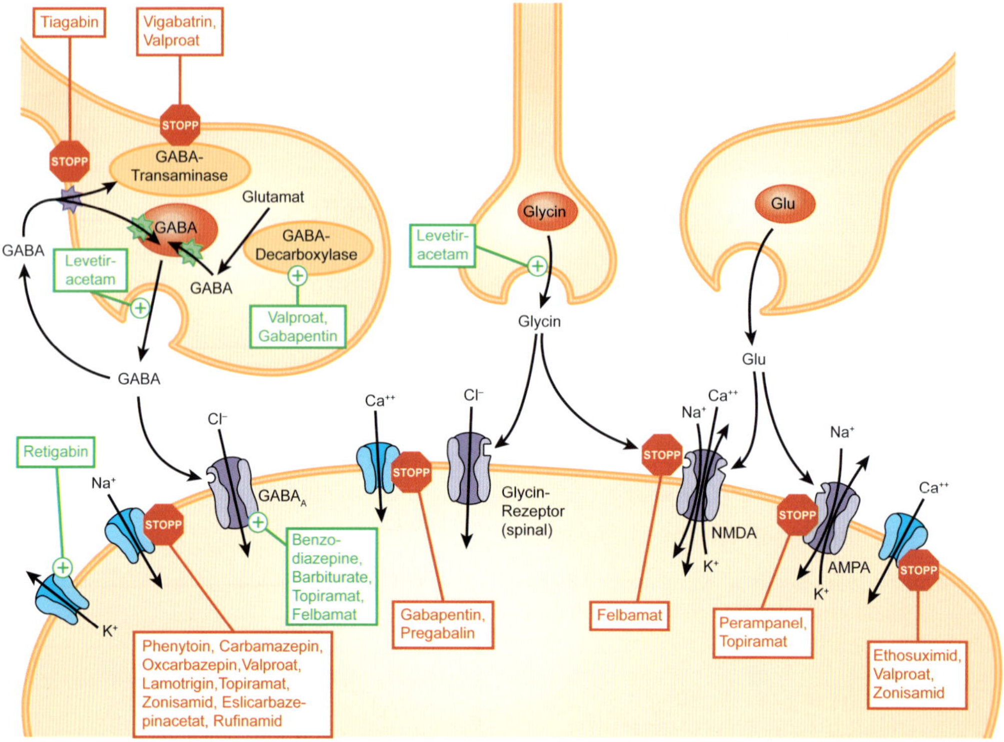

Abb. 21.1 Angriffspunkte von Antikonvulsiva. Dargestellt ist eine GABAerge Axonendigung (links), in der aus Glutamat durch die GABA-Decarboxylase GABA entsteht, das dann in Vesikeln gespeichert wird. Außerdem ist die GABA-Transaminase eingezeichnet, die wiederaufgenommenes GABA abbaut. In der Mitte ist eine glycinerge und rechts eine glutamaterge Axonendigung abgebildet. Im unteren Teil sind Kanäle und Rezeptoren auf einer postsynaptischen Zelle zu sehen. Nicht dargestellt wurde die Wirkung der Carboanhydrase. Hemmende Effekte von Antikonvulsiva sind in rot dargestellt, fördernde Effekte in grün.

Wirkmechanismus

Barbiturate **aktivieren den GABA$_A$-Rezeptor** und zwar, indem sie direkt den Chloridkanal des GABA$_A$-Rezeptors öffnen (► Abb. 21.1).

Indikationen

Barbiturate sind Mittel zweiter Wahl bei **generalisierter** und **fokaler Epilepsie** und beim **Status epilepticus.** In nichtantikonvulsiver Indikation wird das Barbiturat Thiopental als **Injektionsnarkotikum** eingesetzt (► Kap. 17.2.3.1).

Pharmakokinetik

Primidon wird z. T. in Phenobarbital metabolisiert. Barbiturate sind **Enzyminduktoren** von Cytochrom P450.

Unerwünschte Wirkungen

Eine der wichtigsten Nebenwirkungen ist die Sedation (zur Erinnerung: Barbiturate wurden früher als Schlafmittel verwendet und sind Injektionsnarkotika). Weitere unerwünschte Effekte sind: Ataxie, Nausea und Emesis. Eine Toleranzentwicklung ist möglich.

Wechselwirkungen

Cave

Wegen der Enzyminduktion von Cytochrom P450 bestehen zahlreiche Wechselwirkungen: z. B. beschleunigter Abbau von Cumarinen, Digitoxin, Theophyllin.

21.3.2.2 Benzodiazepine

Wirkmechanismus

Benzodiazepine **verstärken die Wirkung von GABA am GABA$_A$-Rezeptor** (► Abb. 18.1 und ► Abb. 21.1). Im Detail wurde der Wirkmechanismus in ► Kap. 18.2 beschrieben.

Merke

Ethosuximid soll nicht bei Grand-mal-Epilepsie eingesetzt werden, da es die Symptome eher verstärken kann.

Unerwünschte Wirkungen

Wichtige Nebenwirkungen sind Ataxie, Psychose und tonisch-klonische Anfälle.

21.3.6.3 Levetiracetam

Wirkmechanismus

Der Wirkmechanismus von Levetiracetam ist nicht vollständig aufgeklärt, es ist aber bekannt, dass es den **intraneuronalen Kalziumspiegel beeinflusst** (u. a. durch Hemmung von N-Typ-Kalziumkanälen) und die **Freisetzung von GABA und Glycin erhöht** (▸ Abb. 21.1).

Indikationen

Levetiracetam kann sowohl bei **fokalen** Anfällen als auch bei **generalisierten Anfällen** eingesetzt werden und hat dabei eine gute Wirksamkeit.

Unerwünschte Wirkungen

Levetiracetam ist gut verträglich. Müdigkeit und Persönlichkeitsstörungen werden als Nebenwirkung beschrieben.

21.3.6.4 Pregabalin

Wirkmechanismus

Pregabalin ist vom Wirkmechanismus dem Gabapentin sehr ähnlich. Es handelt sich auch um ein GABA-Analogon, ohne aber direkte GABA-Wirkungen zu vermitteln. Vielmehr **hemmt** es spannungsabhängige **Kalziumkanäle** (▸ Abb. 21.1).

Indikationen

Pregabalin dient der Zusatztherapie bei Patienten mit **fokalen** Anfällen mit und ohne sekundäre Generalisierung. Es wird außerdem häufig bei der Behandlung **neuropathischer Schmerzen** und generalisierter Angststörungen eingesetzt.

Pharmakokinetik

Pregabalin wird nicht metabolisiert und unverändert renal ausgeschieden. Die Ausscheidung ist somit abhängig von der Nierenfunktion.

Unerwünschte Wirkungen

An Nebenwirkungen kommt es häufig zur Gewichtszunahme, außerdem Somnolenz, Ataxie, Mundtrockenheit, periphere Ödeme.

21.3.7 Hauptwirkung über Kaliumkanäle

21.3.7.1 Retigabin

Wirkmechanismus

Retigabin ist ein **Kaliumkanalöffner von spannungsabhängigen Kaliumkanälen** (▸ Abb. 21.1), **die überwiegend in Neuronen vorkommen** (KCNQ2 [Kv7.2] und KCNQ3 [Kv7.3]). Dadurch wird das Ruhemembranpotenzial stabilisiert und es kommt zur Kontrolle der elektrischen Erregbarkeit der Neurone unterhalb der Erregungsschwelle, sodass die Auslösung epileptiformer Entladungen verhindert wird.

Lerntipp

Zur Auffrischung: Kaliumkanäle – ein pharmakologisch oft genutztes Prinzip:

- **Retigabin:** Kaliumkanalöffner vorwiegend von neuronalen Kaliumkanälen – Antikonvulsivum
- **Minoxidil:** Kaliumkanalöffner in den glatten Muskelzellen der Arteriolen – Antihypertensivum (▸ Kap. 4.4)
- **Diazoxid:** Kaliumkanalöffner in den B-Zellen des Pankreas – Antihypoglykämikum (▸ Kap. 4.4)
- **Sulfonylharnstoffe und -analoga:** Hemmung des Kaliumkanals in den B-Zellen des Pankreas – orale Antidiabetika (▸ Kap. 11.4.2)
- **Amiodaron, Dronedaron, Sotalol:** Hemmung kardialer Kaliumkanäle – Klasse-III-Antiarrhythmika (▸ Kap. 5.4)

Indikationen

Retigabin dient der Zusatztherapie bei **fokalen Epilepsien** mit oder ohne sekundäre Generalisierung.

Unerwünschte Wirkungen

Da diese Kaliumkanäle auch im Urogenital- und Gastrointestinaltrakt vorkommen, gehören Harnverhalt und Obstipation zu den Nebenwirkungen. Wegen Interaktionsmöglichkeiten mit kardialen Kaliumkanälen kann es zur QT-Zeit-Verlängerung kommen. Deshalb soll vor Therapiebeginn zumindest bei älteren Patienten und Patienten mit kardialen Vorerkrankungen ein EKG geschrieben werden.

21.3.8 Hauptwirkung über Carboanhydrase

21.3.8.1 Sultiam

Wirkmechanismus

Sultiam ist ein **Carboanhydrasehemmer** und führt zu einer azidotischen Stoffwechsellage. Es wird vermutet, dass im Gehirn dadurch die Übererregbarkeit von Nervenzellen vermindert und die Krampfschwelle erhöht wird.

Lerntipp

Nochmals zum Querdenken: Die Hemmung der Carboanhydrase (► Kap. 7.3) hat therapeutisch folgende weitere Konsequenzen:

- **Senkung der Kammerwasserbildung:** Glaukomtherapie
- **Diurese:** diuretische Therapie (therapeutisch aber nicht mehr dafür genutzt)
- **Azidose:** Therapie der Höhenkrankheit und Epilepsie

Indikationen

Sultiam wird bei der **Rolando-Epilepsie** eingesetzt, wenn andere Antikonvulsiva nicht helfen. Die Rolando-Epilepsie ist eine benigne fokale Epilepsieform des Kindesalters.

21.3.9 Zusammenfassung Antikonvulsiva

Abschließend sind in ► Tab. 21.2 alle in diesem Kapitel besprochenen Antikonvulsiva zusammengefasst. Der Fokus liegt nun auf der Indikation, zunächst sind alle Wirkstoffe aufgelistet, die für fokale *und* für primär generalisierte Epilepsien geeignet sind, danach jene für fokale Epilepsien und abschließend Substanzen mit speziellen antikonvulsiven Indikationen. Der Wirkmechanismus wird nur sehr knapp erwähnt.

Tab. 21.2 Zusammenfassung der Antikonvulsiva

Wirkstoffe	Wirkmechanismus	Indikation
Barbiturate*	Aktivierung des $GABA_A$-Rezeptors	fokale und generalisierte Epilepsie
Benzodiazepine*	Aktivierung des $GABA_A$-Rezeptors	akut: fokale und generalisierte Epilepsie
Valproat*	Hemmung des GABA-Abbaus, Hemmung spannungsabhängiger Na^+-Kanäle	fokale und generalisierte Epilepsie, Stimmungsstabilisator, Clusterkopfschmerzen
Lamotrigin*	Hemmung spannungsabhängiger Na^+-Kanäle	fokale und generalisierte Epilepsie, LGS, Absencen, Stimmungsstabilisator
Levetiracetam	Hemmung von Ca^{2+}-Kanälen, GABA- und Glycinfreisetzung ↑	fokale und generalisierte Epilepsie
Topiramat	Antagonist am AMPA-Rezeptor, Hemmung spannungsabhängiger Na^+-Kanäle, Aktivierung des $GABA_A$-Rezeptors	fokale und generalisierte Epilepsie, LGS, Migräneprophylaxe
Carbamazepin*	Hemmung spannungsabhängiger Na^+-Kanäle	fokale Epilepsie, Trigeminusneuralgie, Schmerzadjuvans, Stimmungsstabilisator
Phenytoin*	Hemmung spannungsabhängiger Na^+-Kanäle	fokale Epilepsie, Trigeminusneuralgie
Pregabalin	Hemmung spannungsabhängiger Ca^{2+}-Kanäle	fokale Epilepsie, neuropathische Schmerzen
Tiagabin	Hemmung der GABA-Wiederaufnahme → GABA-Konzentration ↑	fokale Epilepsie
Vigabatrin*	Hemmung der GABA-Transaminase → GABA-Konzentration ↑	
Gabapentin	GABA-Synthese ↑, Hemmung spannungsabhängiger Ca^{2+}-Kanäle	

Tab. 21.2 Zusammenfassung der Antikonvulsiva *(Forts.)*

Wirkstoffe	Wirkmechanismus	Indikation
Perampanel	Antagonist am AMPA-Rezeptor	
Eslicarbazepinacetat, Lacosamid, Oxcarbazepin*	Hemmung spannungsabhängiger Na^+-Kanäle	
Zonisamid	Hemmung spannungsabhängiger Na^+-, Ca^{2+}-Kanäle, Modulation der GABA-Wirkung, Carboanhydrasehemmer	
Retigabin	K^+-Kanalöffner	
Felbamat	hemmt u. a. Glycinbindung an NMDA-Rezeptor	LGS
Rufinamid	Hemmung spannungsabhängiger Na^+-Kanäle	LGS
Ethosuximid*	Hemmung spannungsabhängiger Ca^{2+}-Kanäle	Absencen
Sultiam	Carboanhydrasehemmer	Rolando-Epilepsie

Die Reihenfolge der Antikonvulsiva richtet sich nach der Indikation. Zunächst sind Wirkstoffe genannt, die sowohl für fokale als auch für primär generalisierte Epilepsien einsetzbar sind, danach Substanzen für fokale Anfälle und abschließend Pharmaka mit speziellen antikonvulsiven Indikationen. Die mit * markierten Wirkstoffe sind jene, die bislang vom IMPP in irgendeiner Form geprüft wurden. LGS: Lennox-Gastaut-Syndrom.

21.4 Substanzen mit konvulsiven unerwünschten Wirkungen

Bei einigen Arzneimitteln ist das Senken der Krampfschwelle und Auslösen epileptischer Anfälle eine Nebenwirkung. Zu diesen Substanzen zählen:

- Neuroleptika, trizyklische Antidepressiva
- Glukokortikoide (Ausnahme: Bei BNS-Krämpfen wirken sie prophylaktisch.)
- Antibiotika: Gyrasehemmer, Überdosierung von Penicillin
- Alkoholentzug

21.5 Zu guter Letzt

Klinischer Fall

1. GABA ist ein wichtiges Ziel der antikonvulsiven Therapie. Beschreiben Sie, welche Möglichkeiten es gibt, pharmakologisch die Wirkung von GABA als inhibitorischem Neurotransmitter zu verstärken.
2. Nennen Sie die Antikonvulsiva, die Enzyminduktoren sind und beschreiben Sie, welche Konsequenzen das hat.

Antworten:

1. Erhöhung der GABA-Konzentration durch Hemmung der Wiederaufnahme aus dem synaptischen Spalt (Tiagabin), Hemmung des Abbaus durch Inhibition der GABA-Transaminase (Valproat, Vigabatrin), Steigerung der GABA-Synthese aus Glutamat durch Stimulation der GABA-Decarboxylase (Valproat, Gabapentin), Steigerung der GABA-Freisetzung in den synaptischen Spalt (Levetiracetam) sowie durch agonistische Wirkung am $GABA_A$-Rezeptor (Barbiturate, Benzodiazepine, Felbamat, Topiramat). Das Endergebnis ist ein verstärkter Chlorideinstrom über den $GABA_A$-Rezeptor in die Zelle, wodurch die Zelle hyperpolarisiert und die Erregbarkeit vermindert wird.
2. Enzyminduktoren sind Carbamazepin, Phenytoin und Barbiturate. Dadurch können viele Medikamenteninteraktionen entstehen (z. B. beschleunigter Abbau von Cumarinen, Digitoxin, Theophyllin, Kontrazeptiva mit entsprechend verminderter Wirksamkeit dieser Wirkstoffe), Verkürzung der eigenen Halbwertszeit (insbes. bei Carbamazepin), Anämie durch gesteigerten Folsäuremetabolismus, Osteomalazie durch gesteigerten Vitamin-D-Abbau.

Antikonvulsiva

Lerntipp

Wenn Sie jetzt den klinischen Einsatz der Antikonvulsiva lernen möchten, lesen Sie bitte weiter in ► Kap. 42.2: Therapie der Epilepsie. Weitere Anwendungen einzelner Substanzen sind in folgenden Kapiteln zu finden:

- ► Kap. 39: Schmerztherapie, insbesondere zur Behandlung verschiedener Kopfschmerzarten, neuropathischer Schmerzen und als Schmerzadjuvans
- ► Kap. 43.2.3 und ► Kap. 43.3.3: Therapie der bipolaren Depression und der Manie

22 Antiparkinsonmittel

22.1	**Wegweiser**	297
22.2	**L-Dopa**	298
22.3	**COMT-Hemmer**	300
22.4	**D_2-Agonisten**	300
22.4.1	Ergot- und Non-Ergot-Derivate	300
22.4.2	Apomorphin	302
22.5	**MAO-B-Hemmer**	302
22.6	**NMDA-Antagonisten**	302
22.7	**Zentral wirksame Muskarinrezeptorantagonisten**	303
22.8	**Wirkstoffe gegen andere extrapyramidale Erkrankungen**	303
22.8.1	Tetrabenazin	303
22.8.2	Tiaprid	303
22.9	**Zu guter Letzt**	304

IMPP-Hits

Antiparkinsonmittel werden nicht so häufig abgefragt. Zudem werden über 90 % der Fragen durch Dopaminrezeptoragonisten, L-Dopa (mit Decarboxylasehemmer) und Biperiden abgedeckt. In absteigender Häufigkeit waren bei den IMPP-Prüfungen folgende Themenkomplexe gefragt:

1. Dopaminrezeptoragonisten
2. Biperiden
3. L-Dopa (inkl. Decarboxylasehemmer)
4. sehr selten: MAO-B-Hemmer und COMT-Hemmer und gar nicht gefragt wurde bislang Amantadin bei der Parkinsontherapie.

22.1 Wegweiser

Der Morbus Parkinson (korrekterweise bezeichnet als idiopathisches Parkinson-Syndrom) ist ein extrapyramidales Syndrom, dem eine Degeneration dopaminerger inhibitorischer Neurone der Substantia nigra und ein dadurch bedingtes Überwiegen cholinerger exzitatorischer Neurone des Striatums zugrunde liegt. Die Leitsymptome sind Tremor, Rigor, Akinese (hypokinetisch-hypertones Syndrom). Therapeutisch werden dementsprechend Medikamente eingesetzt, die den Dopaminmangel kompensieren oder die gesteigerte striatale Aktivität hemmen (▸ Abb. 22.1).

Der Dopaminmangel kann vermindert werden durch:

1. Verwendung von **L-Dopa,** dass zentral dann in Dopamin umgewandelt wird (▸ Kap. 22.2)
2. Hemmung des peripheren L-Dopa-Abbaus, damit mehr L-Dopa ins ZNS gelangen kann und weniger periphere unerwünschte Wirkungen auftreten: **Decarboxylasehemmer** (▸ Kap. 22.2), **COMT-Hemmer** (▸ Kap. 22.3)
3. Hemmung des Dopaminabbaus durch **MAO-B-Hemmer** (▸ Kap. 22.5)
4. Imitation der Dopaminwirkung durch **Dopamin-D_2-Rezeptoragonisten** (▸ Kap. 22.4).

Die cholinerge striatale Aktivität kann gehemmt werden durch:

1. **Anticholinergika** (zentrale Muskarinrezeptorantagonisten) (▸ Kap. 22.7)
2. Hemmung der Aktivierung des Striatums (**NMDA-Antagonisten;** ▸ Kap. 22.6).

Abschließend werden in ▸ Kap. 22.8 kurz weitere Wirkstoffe erläutert, die zur Behandlung anderer

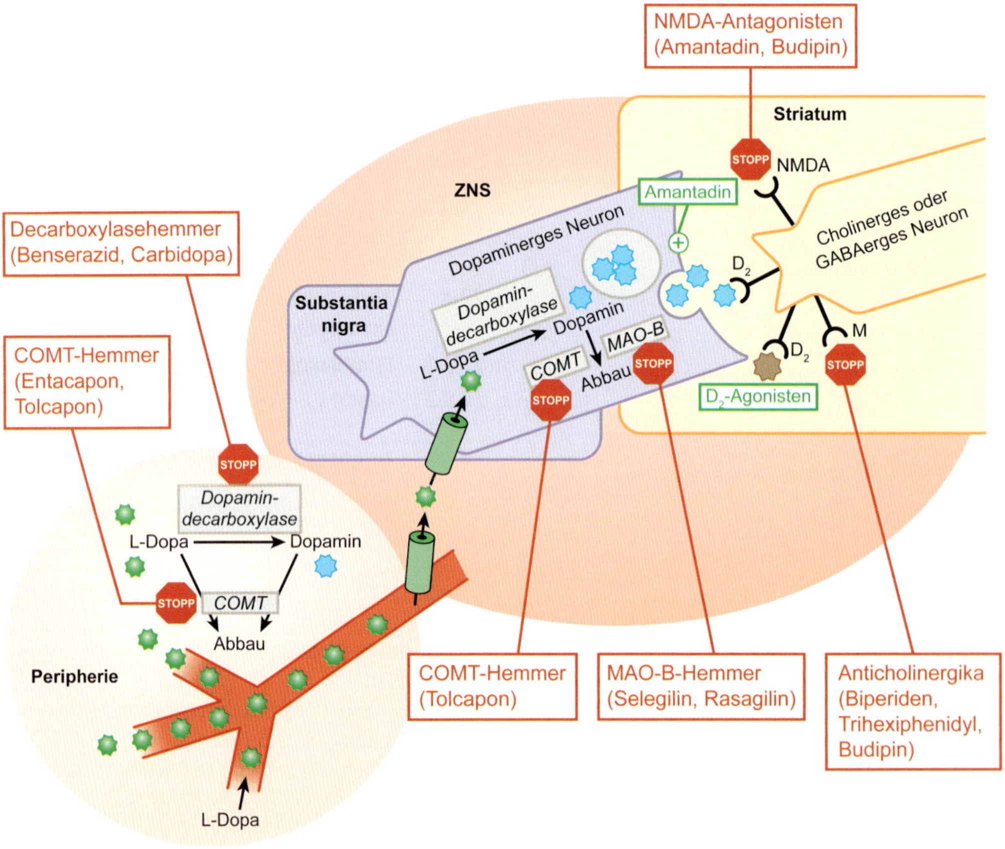

Abb. 22.1 Wirkmechanismus von Antiparkinsonmitteln. Vereinfachte Darstellung der nigrostriatalen Bahn. L-Dopa wird über den Aminosäurecarrier ins ZNS aufgenommen und zu Dopamin decarboxyliert, in Vesikeln gespeichert und bei Bedarf in den synaptischen Spalt freigesetzt. Postsynaptisch wirkt Dopamin als inhibitorischer Neurotransmitter an D_2-Rezeptoren. Eine Aktivierung des Striatums erfolgt durch Glutamat an NMDA-Rezeptoren und durch Acetylcholin an muskarinergen (M-)Rezeptoren.

dys- und hyperkinetischer extrapyramidal-motorischer Erkrankungen eingesetzt werden.

Anmerkung: allgemeine Informationen zu Dopamin finden Sie in diesem Buch in ▸ Kap. 8.2.3 und ▸ Kap. 2.4.2.

22.2 L-Dopa

Wirkmechanismus

Den zentralen Dopaminmangel durch die Einnahme von Dopamin zu kompensieren, ist nicht möglich, da Dopamin nicht ZNS-gängig ist. Als „Ersatz" dient deshalb L-Dopa (= Levodopa), die dem Dopamin zugrunde liegende Aminosäure. L-Dopa wird über den Aminosäurecarrier ins ZNS aufgenommen und dort zu Dopamin decarboxyliert.

L-Dopa ist das wirksamste Parkinsonmedikament, es **wirkt gegen alle Parkinson-Symptome, aber besonders gut gegen Akinese, Rigor und psychische Störungen** (psychomotorische Verlangsamung), aber weniger gut gegen Tremor. Insbesondere bei Therapiebeginn besteht meist ein sehr gutes Ansprechen mit Verbesserung der Beweglichkeit über den gesamten Tag.

Indikationen

Abgesehen von der Anwendung beim **idiopathischen Parkinson-Syndrom** wird L-Dopa zur Behandlung des **Restless-legs-Syndroms** verwendet.

Anwendung

Um das Auftreten unerwünschter Wirkungen zu vermeiden, muss die Therapie mit **einschleichen-**

der Dosierung begonnen werden. Wegen der kurzen Halbwertszeit und dem Auftreten einer End-of-dose-Akinesie (siehe „Unerwünschte Wirkungen") soll die Tagesdosis auf **viele Einzeldosen** verteilt werden (initial meist 3× täglich), um möglichst gleich bleibende Spiegel zu erreichen.

Merke

L-Dopa wird immer mit Decarboxylasehemmern (Benserazid, Carbidopa) kombiniert.

Decarboxylasehemmer sind **nur peripher wirksam** und hemmen dort die Umwandlung von L-Dopa in Dopamin (▸ Abb. 22.1). Damit wird das Auftreten unerwünschter peripherer Dopaminwirkungen reduziert. Außerdem steht mehr L-Dopa für den Transport über den Aminosäurecarrier in die Neurone zur Verfügung, sodass die (erwünschten) zentralen Wirkungen verbessert werden.

Weitere Kombinationsmöglichkeiten sind:

- **L-Dopa *plus* D_2-Agonisten oder MAO-B-Hemmer:** Bei unzureichender Wirkung einer Monotherapie mit einem Parkinsonmittel erfolgt meist eine Kombination aus L-Dopa + D_2-Agonist (oder MAO-B-Hemmer). Dadurch kann die Dosis von L-Dopa möglichst gering gehalten werden („L-Dopa-Spareffekt"), sodass weniger unerwünschte Wirkungen auftreten.
- **L-Dopa *plus* COMT-Hemmer:** COMT-Hemmer verzögern den Abbau von L-Dopa und Dopamin.

Pharmakokinetik

L-Dopa ist das Prodrug vom Dopamin (▸ Abb. 2.5), wobei aber Dopamin nicht ZNS-gängig und wie bereits erwähnt, therapeutisch für die Parkinsontherapie nicht verwendbar ist. L-Dopa ist hydrophil, die Resorption ist aber hoch, da es über den Aminosäurecarrier aufgenommen wird; bei eiweißreicher Ernährung ist die Resorption jedoch vermindert.

L-Dopa unterliegt einem hohen First-Pass-Effekt durch Decarboxylierung, sodass die orale Bioverfügbarkeit nur bei 40 % liegt; in die Neurone gelangen sogar weniger als 5 % der Dosis, wenn keine Decarboxylasehemmer verwendet werden. Durch die gleichzeitige Kombination mit Decarboxylasehemmern steigt die orale Bioverfügbarkeit auf 90 %. Die Halbwertszeit von L-Dopa liegt bei 1,5 h, die Elimination erfolgt durch Metabolismus.

Unerwünschte Wirkungen

Viele unerwünschte Wirkungen resultieren aus dem Agonismus von Dopamin an folgenden Rezeptoren: Dopaminrezeptor **(D_1/D_2)** > β_1-Rezeptoren > α-Rezeptoren (▸ Kap. 2.4.2.1). Folgende Effekte treten auf:

- **periphere unerwünschte Wirkungen:**
  - Übelkeit, Erbrechen über D_2-Rezeptoren der Area postrema
  - Arrhythmie über β_1-Rezeptoren
  - orthostatische Hypotonie durch eine Vasodilatation über periphere D_1- und β-Rezeptoren und durch die Senkung des Sympathikotonus über zentrale α-Rezeptoren
- **zentrale unerwünschte Wirkungen:**
  - Hypo-, Hyperkinesie
  - psychische Störungen (Halluzination, Depression)

Cave

Zur Behandlung von **Halluzinationen bei Parkinson-Patienten** dürfen keine klassischen Neuroleptika verwendet werden, da diese als Dopaminantagonisten die Symptomatik verschlechtern. Stattdessen wird **Clozapin** als atypisches Neuroleptikum eingesetzt.

Merke

Decarboxylasehemmer **vermindern** nur die **peripheren unerwünschten Wirkungen.** Ausnahme: orthostatische Hypotonie, denn die ist auch zentral bedingt.

L-Dopa-Langzeitsyndrom

Als **L-Dopa-Langzeitsyndrom** bezeichnet man die **Wirkungsabnahme nach ca. 3- bis 5-jähriger Therapie.** Tremor und Rigor werden stärker, die Beweglichkeit ist erheblich gestört.

Als Ursachen für diese Probleme bei der Langzeitanwendung werden diskutiert:

- **verminderte Speicherkapazität** für Dopamin durch ein Fortschreiten der Erkrankung und einen weiteren Untergang dopaminerger Neurone
- **Schädigung der Neurone durch O_2-Radikale,** die bei der Metabolisierung von Dopamin entstehen.

Klinisch kommt es zu Fluktuationen der Beweglichkeit mit:

Merke

- **Hypokinese:**
  - **End-of-dose-Akinese** (Wearing-off-Akinese) mit motorischer Verlangsamung bei Abklingen der L-Dopa-Wirkung, insbesondere am Morgen
  - plötzliches **On-Off-Phänomen:** sehr rascher Wirkungsverlust (dosisunabhängig) und ebenso rasches Wiedererlangen der Beweglichkeit
- **Hyperkinese:**
  - **On-Dyskinese:** choreatische Bewegungsstörungen
  - **Off-Dystonie:** schmerzhafte Dystonie in den frühen Morgenstunden

Kontraindikationen

L-Dopa soll nicht angewandt werden bei schweren Nieren-, Leber-, Herzerkrankungen, Psychosen, Schwangerschaft (Benserazid ist teratogen), Thyreotoxikose, Phäochromozytom, Engwinkelglaukom.

Wechselwirkungen

Cave

- Die Wirkung von L-Dopa wird abgeschwächt durch Neuroleptika (Dopaminrezeptorantagonismus), Vitamin B_6 (erhöht Decarboxylaseaktivität), Reserpin, α-Methyldopa.
- L-Dopa verstärkt die Blutdrucksenkung von Antihypertensiva und die Wirkung von Katecholaminen.

22.3 COMT-Hemmer

Wirkstoffe

Entacapon · Tolcapon

Wirkmechanismus

Neben Decarboxylasehemmern, die die Konzentration von L-Dopa peripher erhöhen, kann der Abbau von L-Dopa und Dopamin durch **reversible Hemmer der Katecholamin-O-Methyltransferase** (COMT) verhindert werden (► Kap. 2.4). COMT baut L-Dopa und Dopamin durch Methylierung in inaktive Metaboliten ab. Von den COMT-Hemmern wirkt Entacapon nur peripher, Tolcapon peripher und zentral. Durch die periphere COMT-Hemmung wird die Verfügbarkeit von L-Dopa für die Passage ins ZNS deutlich erhöht, sodass auch mehr Dopamin zentral zur Verfügung steht.

Indikationen

COMT-Hemmer werden bei **idiopathischem Parkinson-Syndrom nur zur Kombinationstherapie mit L-Dopa**-/Decarboxylasehemmern bei ausgeprägter **End-of-dose-Fluktuation** und **Off-Dystonien** verwendet.

Cave

Die Monotherapie mit COMT-Hemmern (wie auch mit Decarboxylasehemmern) ist sinnlos, denn der Wirkmechanismus beruht auf einer Steigerung der peripheren L-Dopa-Verfügbarkeit, sodass immer L-Dopa mit eingenommen werden muss.

Unerwünschte Wirkungen

Zu den Nebenwirkungen zählen Schlaflosigkeit, Verwirrtheit, Dyskinesie, gastrointestinale Störungen, rötlich-braune Urinverfärbung (harmlos). Schwere Leberschäden sind bei Tolcapon beschrieben.

22.4 D_2-Agonisten

22.4.1 Ergot- und Non-Ergot-Derivate

Wirkstoffe

Bromocriptin · Cabergolin · Lisurid · Pergolid · Pramipexol · Ropinirol · Rotigotin · (Apomorphin s. c.)

Wirkmechanismus

D_2-Agonisten bewirken eine direkte **Stimulation von D_2-Rezeptoren,** wobei zur Parkinson-Therapie die Wirkung an den **striatalen D_2-Rezeptoren** gewünscht ist (► Abb. 22.1). Wirkungen an D_2-Rezeptoren anderer Lokalisation hingegen sind für viele Nebenwirkungen verantwortlich. Die einzelnen D_2-Agonisten unterscheiden sich hinsichtlich der Affinität zu den Dopaminrezeptor-Subtypen (► Tab. 22.1). D_2-Agonisten haben eine etwas **geringere Wirkstärke** auf die Parkinsonsymptomatik als L-Dopa, sind aber gut wirksam beim **On-Off-Phänomen.** Außerdem wird ein möglicher neuroprotektiver Effekt diskutiert.

Indikationen

- Hauptindikation für D_2-Agonisten ist das **idiopathische Parkinson-Syndrom.**
- Durch Wirkung an D_2-Rezeptoren im tuberoinfundibulären System (▸ Kap. 8.2.3) wird die Prolaktinfreisetzung gehemmt, was therapeutisch genutzt wird beim **Abstillen** und beim **Prolaktinom.**
- Weitere Anwendungsgebiete sind das **Restless-legs-Syndrom** und die **Akromegalie.** Bei der Akromegalie hemmen D_2-Agonisten die Freisetzung von Wachstumshormon (während beim Gesunden normalerweise durch Dopamin die Sekretion des Wachstumshormons gesteigert wird).

Pharmakokinetik

Bei den D_2-Agonisten unterscheidet man von der Herkunft her Derivate des Mutterkorns, sog. **Ergot-Derivate** und Wirkstoffe, die keine Mutterkornalkaloide sind, sog. **Non-Ergot-Derivate.** Darüber hinaus haben die einzelnen D_2-Agonisten unterschiedliche Halbwertszeiten (▸ Tab. 22.1).

Unerwünschte Wirkungen

Insbesondere zu Therapiebeginn treten durch Stimulation von D_2-Rezeptoren in der Area postrema Übelkeit und Erbrechen auf.

Praxistipp

Zur Vermeidung der Emesis ist eine **einschleichende Dosierung** ratsam. Außerdem kann initial eine Kombination mit **Domperidon** erfolgen. Domperidon ist ein peripherer D_2-Rezeptorantagonist (▸ Kap. 15.3.4), der nur auf die peripheren D_2-Rezeptoren der Area postrema wirkt, nicht aber die Wirkungen im nigrostriatalen System beeinträchtigt.

Auch andere Nebenwirkungen sind ähnlich wie bei L-Dopa: Vasodilatation und orthostatische Hypotonie, Halluzination, Dyskinesie sowie Libidosteigerung und übermäßige Schläfrigkeit und Schlafattacken auch tagsüber.

Bei **Mutterkornalkaloiden** (Ergot-Derivate) sind Retroperitoneal-, Lungen- und Herzklappenfibrose beschrieben, insbesondere bei solchen, mit zusätzlicher Affinität zum 5-HT_{2B}-Rezeptor: Cabergolin, Pergolid.

Lerntipp

Achtung, IMPP-Falle: *Keine* Nebenwirkung der D_2-Agonisten sind Galaktorrhö und Gynäkomastie. Merken Sie sich am besten, dass Bromocriptin & Co. zum Abstillen verwendet werden, insofern kann gar keine Galaktorrhö auftreten. Andersherum wissen Sie dann aber auch gleich, dass Antagonisten am Dopaminrezeptor (z. B. Neuroleptika, Metoclopramid) Galaktorrhö verursachen.

Kontraindikationen

D_2-Agonisten sollten nicht verwendet werden bei Psychosen, KHK, Hypertonie, Ulcus duodeni und ventriculi (Reaktivierung möglich) und auch nicht in der Schwangerschaft.

Tab. 22.1 Vergleich der Dopaminrezeptoragonisten. Ergot-Derivate sind Mutterkornalkaloide. Non-Ergot-Derivate sind keine Mutterkornalkaloide.

Dopaminrezeptoragonist		HWZ [h]	Affinität zum Dopaminrezeptor
Ergot-Derivate	Bromocriptin	3	D_2
	Cabergolin	60	D_2 (zusätzlich 5-HT_{2B} Rezeptoragonist)
	Lisurid	2–3	$D_2 > D_1$
	Pergolid	16	$D_2 > D_1$ (zusätzlich 5-HT_{2B}-Rezeptoragonist)
Non-Ergot-Derivate	Pramipexol	8–12	D_2 und D_3
	Ropinirol	6	D_2
	Rotigotin	5–7	D_1, D_2 und D_3 (transdermales Pflaster)
	Apomorphin	2,5	D_1, D_2 (s. c.-Anwendung)

22.4.2 Apomorphin

Apomorphin nimmt als D_2-Agonist eine Sonderstellung ein. Es wirkt als zentraler und peripherer Agonist an D_1- und D_2-Rezeptoren. Bei **Intoxikationen wird es als Emetikum angewandt,** um Erbrechen auszulösen, ist jedoch dafür nicht mehr Mittel der Wahl (► Kap. 46.2.2.1). Bei der **Parkinson-Therapie** hingegen wird es in Kombination mit Domperidon verwendet, sodass der emetische Effekt unterdrückt wird. Apomorphin wird subkutan eingesetzt, wirkt rasch nach 5–20 min für ca. 2,5 h und kann über eine Infusionspumpe kontinuierlich appliziert werden. In Deutschland ist Apomorphin wegen erheblicher unerwünschter Wirkungen (Atemdepression, Blutdruckabfall) nicht zur Parkinson-Therapie zugelassen, darf aber in Ausnahmefällen vom Spezialisten bei Parkinson-Patienten **mit schwersten motorischen Wirkungsschwankungen** eingesetzt werden, bei denen die orale Therapie voll ausgeschöpft wurde. Außerdem ist es bei **akinetischen Krisen** wirksam. Für eine weitere Anwendung von Apomorphin bei erektiler Dysfunktion (sublingual) besteht keine Zulassung mehr.

22.5 MAO-B-Hemmer

Wirkstoffe

Selegilin · Rasagilin

Wirkmechanismus

Es handelt sich um selektive **irreversible Hemmer von MAO-B,** wodurch der Abbau von Dopamin gehemmt wird und der extrazelluläre Dopaminspiegel im Striatum ansteigt (► Abb. 22.1). Weiterhin werden diskutiert:

- **„Radikalentheorie“:** MAO ist an der Bildung von O_2-Radikalen beteiligt, die zu einer Zellschädigung führen. MAO-B-Hemmer könnten somit die Radikalbildung vermindern und dadurch neuroprotektiv wirken.
- **Selegilin** wird selbst zum Amphetamin metabolisiert, was als indirektes Sympathomimetikum die Dopaminfreisetzung steigern kann.

Indikationen

MAO-B-Hemmer dienen der Therapie des **idiopathischen Parkinson-Syndroms,** entweder zur Monotherapie bei milder Symptomatik oder in Kombination mit L-Dopa.

Unerwünschte Wirkungen

Nebenwirkungen sind selten, allerdings kommt es bei Kombination mit L-Dopa zur Verstärkung der unerwünschten Wirkungen von L-Dopa (deshalb Dosisreduktion von L-Dopa).

Kontraindikationen

Die Kontraindikationen sind ähnlich wie bei den D_2-Agonisten: KHK, Arrhythmie, Hypertonie, Ulcus duodeni und ventriculi.

22.6 NMDA-Antagonisten

Wirkstoffe

Amantadin · Budipin

Wirkmechanismus

Amantadin

Amantadin wurde ursprünglich als **Virustatikum** bei Influenzainfektionen eingeführt. Sein Wirkmechanismus bei idiopathischem Parkinson-Syndrom ist weiterhin unklar. Diskutiert werden (► Abb. 22.1):

- **Verstärkung der Dopaminfreisetzung** und **-synthese, Hemmung der Wiederaufnahme** von Dopamin, antimuskarinerger Mechanismus, evtl. auch eine neuroprotektive Wirkung
- außerdem **NMDA-Rezeptorantagonismus:** Glutamat als physiologischer Agonist am NMDA-Rezeptor stimuliert die Aktivität des Striatums. Amantadin könnte über den NMDA-Rezeptorantagonismus die bei idiopathischem Parkinson-Syndrom erhöhte striatale Aktivität reduzieren.

Budipin

Budipin ist ebenfalls ein NMDA-Rezeptorantagonist. Zusätzlich ist es ein zentral wirksamer Muskarinrezeptorantagonist (► Kap. 22.7).

Indikationen

Amantadin

Amantadin wird beim **idiopathischen Parkinson-Syndrom** zur Monotherapie bei milder Symptomatik oder in Kombination mit L-Dopa verwendet und kann zur Therapie der **akinetischen Krise** i. v. eingesetzt werden. Außerdem dient Amantadin zur Behandlung des **neuroleptikainduzierten Parkinson-Syndroms.**

Wie bereits erwähnt, ist es ein Virustatikum und dient der **Prophylaxe und Therapie der Influenza-A-Infektion** (▸ Kap. 23.4.4.1).

Budipin

Budipin wird nur bei der Kombinationstherapie des idiopathischen Parkinson-Syndroms eingesetzt, und die Anwendung ist an bestimmte Auflagen gebunden (z. B. QT-Zeit-Kontrollen im EKG).

Pharmakokinetik

Amantadin wird vollständig resorbiert und hat eine Halbwertszeit von 15 h. Die Elimination erfolgt renal (Cave: Niereninsuffizienz).

Unerwünschte Wirkungen

Amantadin gilt als gut verträglich, selten treten Unterschenkelödeme, Hautveränderungen, Unruhe, Mundtrockenheit auf. Bei Budipin sind von Bedeutung: anticholinerge Nebenwirkungen sowie QT-Zeit-Verlängerung mit der Gefahr von Herzrhythmusstörungen.

22.7 Zentral wirksame Muskarinrezeptorantagonisten

Wirkstoffe

Biperiden · Trihexiphenidyl

Wirkmechanismus

Wie der Name schon sagt, handelt es sich um zentral wirksame, kompetitive **Antagonisten** an **Muskarinrezeptoren** (Parasympatholytika, Anticholinergika) (▸ Kap. 2.3.4, ▸ Abb. 22.1). Dadurch wird die **exzitatorische** Wirkung **cholinerger Interneurone** des Striatums aufgehoben. Besonders gut ist die Wirkung auf den **Tremor.** Zentral wirksame Anticholinergika eignen sich deshalb als Ergänzung zu L-Dopa und D_2-Agonisten.

Indikationen

Bei **idiopathischem Parkinson-Syndrom** werden zentral wirksame Muskarinrezeptorantagonisten zusätzlich zur Standardtherapie eingesetzt, wenn sonst keine ausreichende Kontrolle des **Tremors** erreicht wird.

Außerdem werden sie beim **neuroleptikainduzierten Parkinson-Syndrom (Frühdyskinesie, Parkinsonoid)** verwendet.

Unerwünschte Wirkungen

Entsprechend dem Wirkmechanismus treten **anticholinerge Symptome** als Nebenwirkungen auf (▸ Kap. 2.3.4): Mundtrockenheit, Obstipation, Akkommodationsstörung, Mydriasis, Tachykardie, kognitive Leistung ↓, **Harnverhalt.** Antidot für die peripheren Nebenwirkungen ist Carbachol, ein nur peripher wirksamer Muskarinrezeptoragonist. Ansonsten kann bei Intoxikation neben Allgemeinmaßnahmen auch der zentral wirksame Muskarinrezeptoragonist Physostigmin verwendet werden.

22.8 Wirkstoffe gegen andere extrapyramidale Erkrankungen

Wirkstoffe

Tetrabenazin · Tiaprid

22.8.1 Tetrabenazin

Wirkmechanismus

Die zentralen Wirkungen von Tetrabenazin sind denen vom Reserpin (▸ Kap. 2.4.5) sehr ähnlich, mit dem Unterschied der kürzeren Halbwertszeit und der geringeren peripheren Aktivität. Tetrabenazin **hemmt die Wiederaufnahme von Monoaminen in die präsynaptischen Nervenendigungen** im ZNS, indem es den Transporter für die Monoamine – den vesikulären Monoamintransporter 2 (VMAT2) – reversibel inhibiert. Dadurch kommt es zu einer **Entleerung der Speicher von Dopamin und anderen Monoaminen.** Die Dopamindepletion wiederum verursacht eine Hypokinese, was bei Chorea Huntington zu einer Abnahme hyperkinetischer Bewegungsstörungen führt.

Indikation

Mit Tetrabenazin werden hyperkinetische Bewegungsstörungen bei **Chorea Huntington** behandelt, einer genetisch bedingten Erkrankung mit unwillkürlichen Hyperkinesen.

22.8.2 Tiaprid

Wirkmechanismus

Von der Wirkungsweise lässt sich Tiaprid den Neuroleptika zuordnen, wird aber an dieser Stelle ausführlicher besprochen, da seine Indikation Dyskinesien sind. Tiaprid ist also ein **Dopaminrezeptorantagonist an D_2- und D_3-Rezeptoren** und zwar besonders aktiv an jenen Rezeptoren, die zuvor durch Dopamin sensibilisiert wurden. Darin liegt wohl der **antidyskinetische Effekt** begründet. Dagegen besitzt es keine sedative Wirkung und keine kognitive Beeinflussung.

Indikationen

Tiaprid wird zur Behandlung von **neuroleptikainduzierten Spätdyskinesien,** bei Bewegungsstörungen der **Chorea Huntington** und bei Tic-Störungen verwendet.

22.9 Zu guter Letzt

Klinischer Fall

1. Ein Patient schildert, dass ihm heute Morgen übel gewesen sei, er ein Medikament gegen Erbrechen eingenommen habe und jetzt komische Zuckungen und Verkrampfungen aufträten (er beschreibt Schlundkrämpfe und Arm-Dystonie). An welches Antiemetikum und welches Gegenmittel denken Sie?
2. Welche Möglichkeiten bestehen, die Wirkung von L-Dopa bei der Parkinson-Therapie effektiver zu gestalten?

Antworten:

1. Der Patient hat vermutlich Metoclopramid (► Kap. 15.3.4) eingenommen, das als zentraler Dopaminrezeptorantagonist extrapyramidal-motorische Störungen verursachen kann, die man mit einem zentralen Muskarinrezeptorantagonisten (Biperiden) behandeln könnte.
2. Um den Abbau von L-Dopa peripher zu hemmen, damit mehr in das ZNS gelangen kann (und gleichzeitig weniger periphere Nebenwirkungen auftreten), wird L-Dopa immer mit einem Decarboxylasehemmer (Benserazid, Carbidopa) kombiniert. Außerdem kann zusätzlich die Kombination mit einem COMT-Hemmer (Entacapon, Tolcapon) erfolgen, der den Abbau von L-Dopa (und Dopamin) hemmt und somit wie die Decarboxylasehemmer die Verfügbarkeit von L-Dopa für das ZNS erhöht. Nach der Effektivität gefragt, könnte man natürlich auch die Kombination mit anderen Antiparkinsonmitteln (D_2-Agonisten, selektive MAO-B-Hemmer) nennen, die im Prinzip die L-Dopa-Wirkung verstärken bzw. dazu führen, dass man die L-Dopa-Dosis reduzieren kann (L-Dopa-Spareffekt).

Lerntipp

Wenn Sie jetzt den klinischen Einsatz der in diesem Kapitel besprochenen Wirkstoffe lernen möchten, lesen Sie bitte weiter in ► Kap. 42.3: Pharmakotherapie des idiopathischen Parkinson-Syndroms und in ► Kap. 42.4: Pharmakotherapie des Restless-Legs-Syndroms.

23

Antimikrobielle Substanzen

23.1 Wegweiser ... 306

23.2 Antibiotika ... 306
23.2.1 Allgemeine Aspekte ... 306
23.2.2 β-Lactam-Antibiotika ... 312
23.2.3 Glykopeptidantibiotika ... 318
23.2.4 Fosfomycin ... 318
23.2.5 Polypeptidantibiotika ... 319
23.2.6 Lipopeptide ... 319
23.2.7 Aminoglykoside ... 320
23.2.8 Makrolide ... 321
23.2.9 Lincosamide ... 322
23.2.10 Tetrazykline ... 323
23.2.11 Glycylcycline ... 323
23.2.12 Oxazolidinone ... 324
23.2.13 Chloramphenicol ... 324
23.2.14 Fusidinsäure ... 325
23.2.15 Fluorchinolone (Gyrasehemmer) ... 326
23.2.16 Sulfonamide ... 327
23.2.17 Diaminopyrimidine ... 328
23.2.18 Kombination Sulfonamid – Diaminopyrimidin ... 328
23.2.19 Metronidazol ... 329
23.2.20 Nitrofurantoin ... 329
23.2.21 Fidaxomicin ... 330
23.2.22 Antituberkulotika ... 330
23.2.23 Zusammenfassung: Wirkungsspektrum der Antibiotika ... 333

23.3 Antimykotika ... 334
23.3.1 Allgemeine Aspekte ... 334
23.3.2 Azolderivate ... 336
23.3.3 Allylamine ... 337
23.3.4 Morpholin-Derivate ... 338
23.3.5 Amphotericin B ... 338
23.3.6 Nystatin ... 338
23.3.7 Echinocandine ... 338
23.3.8 Flucytosin ... 339
23.3.9 Griseofulvin ... 339

23.4 Virustatika ... 339
23.4.1 Allgemeine Aspekte ... 339
23.4.2 Angriffspunkte von Virustatika ... 340
23.4.3 Virustatika zur Therapie von Influenzainfektionen ... 341
23.4.4 Virustatika zur Therapie von Herpesvirus-Infektionen ... 341
23.4.5 Virustatika zur Therapie von Hepatitisvirus-Infektionen ... 342
23.4.6 Virustatika zur antiretroviralen Therapie ... 343

23.5 Antiprotozoenmittel ... 347
23.5.1 Allgemeine Aspekte ... 347
23.5.2 Exkurs: Malariaerreger und Entwicklungszyklen ... 347
23.5.3 Antimalariamittel ... 348

23.6 Anthelmintika ... 350

23.7 Desinfektionsmittel ... 351

23.8 Zu guter Letzt ... 351

IMPP-Hits

Dieses Kapitel ist nicht nur lang, sondern auch oft in den schriftlichen Prüfungen gefragt. In absteigender Häufigkeit wurden Fragen zu folgenden antiinfektiösen Substanzen gestellt:

1. Antibiotika (78 % aller Fragen!)
2. Virustatika (12 % aller Fragen)
3. Anthelmintika
4. Antimykotika

Bei den Antibiotika wurden folgende Wirkstoffklassen in absteigender Häufigkeit gefragt:
1. β-Lactam-Antibiotika (⅓ aller Fragen zu Antibiotika)
2. Makrolide, Tetrazykline, Metronidazol, Tuberkulosemedikamente (jeweils 10–12 % aller Antibiotikafragen)
3. Aminoglykoside, Gyrasehemmer, Vancomycin (jeweils 5–8 % aller Antibiotikafragen)
4. Clindamycin, Co-trimoxazol, Sulfonamide, Linezolid, das Desinfektivum Chlorhexidin (jeweils 1–2 % aller Antibiotikafragen)

23.1 Wegweiser

In diesem Kapitel werden Arzneistoffe zur Behandlung von Infektionen durch Bakterien, Pilze, Viren, Protozoen und Würmer dargestellt. Der Fokus in diesem Kapitel liegt auf den Antibiotika (► Kap. 23.2). Damit wird nicht nur den häufigen IMPP-Fragen zu diesem Thema Rechnung getragen, sondern auch dem klinischen Alltag. Denn in fast jedem Fachgebiet wird man es mit bakteriellen Infektionen zu tun haben, und so wird man sich später auf „seine" Antibiotika spezialisieren können. Das erspart leider nicht, dass jetzt so ziemlich alle Wirkstoffe gelernt werden müssen. Zur Einleitung werden allgemeine Aspekte zu Antibiotika und Bakterien erläutert (► Kap. 23.2.1). Die Beschreibung der Antibiotika erfolgt dann sortiert nach Wirkmechanismus:

- Wirkung auf die Zellwandsynthese (► Kap. 23.2.2 bis ► Kap. 23.2.4)
- Wirkung auf Zellwandstabilität (► Kap. 23.2.5, ► Kap. 23.2.6)
- Wirkung auf Proteinsynthese (► Kap. 23.2.7 bis ► Kap. 23.2.14)
- Wirkung auf Nukleinsäuresynthese (► Kap. 23.2.15 bis ► Kap. 23.2.21).
- Den Abschluss dieses Antibiotikateils bilden die Wirkstoffe zur Behandlung der Tuberkulose, die aus didaktischen Gründen für sich dargestellt und nicht in die o.g. Mechanismen einsortiert wurden (► Kap. 23.2.22).

Wenn Sie dann ca. ⅔ dieses Kapitels durchgelesen haben, stoßen Sie endlich auf die übrigen Antiinfektiva:

- Das Unterkapitel **Antimykotika** (► Kap. 23.3) gibt zunächst einen kurzen Überblick über Pilze und Pilzmittel (► Kap. 23.3.1); die Wirkstoffgruppen sind nachfolgend wieder nach Wirkmechanismus unterteilt (► Kap. 23.3.2 bis ► Kap. 23.3.9).
- Die **Virustatika** (► Kap. 23.4) hingegen wurden nach einem kurzen allgemeinem Überblick (► Kap. 23.4.1 und ► Kap. 23.4.2) hinsichtlich ihrer Anwendung unterteilt in solche, die gegen Influenzaviren (► Kap. 23.4.3), Herpesviren (► Kap. 23.4.4), Hepatitisviren (► Kap. 23.4.5) und HI-Viren (► Kap. 23.4.6) wirksam sind.
- Im nächsten Kapitel werden die Antiprotozoenmittel mit besonderem Fokus auf den Wirkstoffen zur Behandlung der Malaria vorgestellt (► Kap. 23.5).
- Den Abschluss dieses Kapitels bilden dann in aller Kürze die Wurmmittel (**Anthelmintika,** ► Kap. 23.6).

Zu guter Letzt (► Kap. 23.7) gibt es in diesem Kapitel statt der üblichen Fragen eine Tabelle, in der alle Wirkstoffe aufgelistet sind, zu denen das IMPP die Wirksamkeit auf bestimmte Erreger im letzten Jahrzehnt abgefragt hat. Die Wirkstoffe wurden dabei alphabetisch sortiert, damit Sie abschließend gedanklich prüfen können, ob Sie die Substanzen korrekt zuordnen können und das Wirkungsspektrum kennen.

23.2 Antibiotika

23.2.1 Allgemeine Aspekte

23.2.1.1 Bakterien – ein kurzer Überblick

Merkmale von Bakterien

Bakterien sind einzellige Prokaryonten. Sie unterscheiden sich von menschlichen Zellen u.a. hinsichtlich folgender, pharmakologisch relevanter Merkmale:

- Die äußere Begrenzung bildet die **Zellwand,** die sich außen an die Zellmembran anlagert. Ausnahme: Mykoplasmen haben keine Zellwand. Eukaryonten besitzen keine Zellwand – ihre Zellmembran ist eine Lipiddoppelschicht!
- Unterschiede im Aufbau der bakteriellen Zellwand führen zur Einteilung der Bakterien in grampositive und gramnegative Erreger. **Grampositive Bakterien** haben eine dicke Peptidoglyk-

anschicht (Mureinschicht). Diese besteht aus Aminozuckerketten (Glykane) und Oligopeptiden für die Quervernetzung der Glykanstränge. Die Mureinschicht macht bei grampositiven Erregern 50 % der Zellwand aus, bei **gramnegativen Bakterien** ist diese Schicht dünner ausgebildet (5–10 % Anteil an der Zellwand), dafür ist eine lipopolysaccharidreiche äußere Membran angelagert. Beim Anfärben mit bestimmten Farbstoffen bleibt die Zellwand der grampositiven Bakterien trotz Spülen mit Alkohol violett; bei den gramnegativen Bakterien entfärbt sie sich.

- Es gibt keinen Zellkern. Die **DNA liegt frei im Zytoplasma** auf einem Ringchromosom. Zusätzlich kann DNA auf einem Ringplasmid vorkommen. Bei Eukaryonten liegt die DNA auf mehreren Chromosomen im Zellkern.
- Das **70-S-Ribosom** der Bakterien besteht aus einer 50-S- und einer 30-S-Untereinheit; dort findet die Proteinsynthese statt.
  Bei Eukaryonten besteht das 80-S-Ribosom aus einer 60-S- und 40-S-Untereinheit.
- Es fehlen Zellorganellen wie endoplasmatisches Retikulum, Golgiapparat, Mitochondrien.

Replikation und Genexpression

Replikation

Bakterien müssen vor der Teilung ihre DNA verdoppeln. Dieser Prozess heißt Replikation. Daran beteiligt sind **Topoisomerasen** (DNA-Gyrasen), die für das Öffnen, Verdrillen und Verschließen der zweisträngigen DNA zuständig sind sowie **DNA-Polymerasen,** die falsch eingebaute Nukleotide in den neu gebildeten DNA-Strängen korrigieren.

Genexpression

Als Genexpression bezeichnet man die Vorgänge, mit denen aus den Genen RNA und vor allem funktionsfähige Proteine gebildet werden. Dafür wird zunächst die DNA in mRNA umgeschrieben **(Transkription)**. Daran sind **RNA-Polymerasen** beteiligt. Die eigentliche Proteinsynthese findet dann am Ribosom statt, wo die mRNA-Sequenz in eine Aminosäuresequenz „übersetzt" wird (Translation).

Einteilung der Bakterien

Bakterien werden nach verschiedenen Kriterien, z. B. Morphologie, Färbbarkeit, O_2-Stoffwechsel, in unterschiedliche Gruppen eingeteilt (▸ Tab. 23.1).

23.2.1.2 Einteilung der Antibiotika

Die Einteilung der Antibiotika ist nach vielerlei Gesichtspunkten möglich, z. B. hinsichtlich der Angriffspunkte, über die sie zu einer Schädigung oder gar Abtötung der Bakterien führen. Vier wesentliche Mechanismen werden verwendet (▸ Abb. 23.1):

1. Hemmung der Zellwandsynthese
2. Destabilisierung der Zellwand
3. Hemmung der Proteinsynthese
4. Hemmung der Nukleinsäuresynthese

Tab. 23.1 Einteilung der Bakterien nach Morphologie, Färbbarkeit, O_2-Stoffwechsel. Diese Tabelle erfasst nur wichtige Vertreter ohne Anspruch auf Vollständigkeit zu erheben.*

Bakteriengruppe		Vertreter
Kokken	grampositiv	• Staphylococcus (inkl. MRSA) • Streptococcus (dazu gehören auch die Pneumokokken = Streptococcus pneumoniae) • Entercoccus (E. faecium, E. faecalis)
	gramnegativ	• Neisseria (Gonokokken, Meningokokken) • Moraxella • Acinetobacter
Stäbchen	grampositiv	• Listeria • Corynebakterium (C. diphteriae) • Propionibakterium • Gardnerella (G. vaginalis) • Bacillus (B. anthracis: aerob) • Clostridium (C. botulinum, C. difficile, C. tetani) • Actinomyces • Tropheryma (T. whipplei) • Mykobakterium (M. tuberculosis, M. leprae)

Tab. 23.1 Einteilung der Bakterien nach Morphologie, Färbbarkeit, O_2-Stoffwechsel. Diese Tabelle erfasst nur wichtige Vertreter ohne Anspruch auf Vollständigkeit zu erheben.* *(Forts.)*

Bakteriengruppe		Vertreter
	gramnegativ	• Enterobakterien (Enterobacter, Escherichia coli, Klebsiella, Morganella, Proteus, Salmonella, Serratia, Shigella, Yersinia) • Campylobacter • Vibrio cholerae • Helicobacter pylori • Pseudomonas aeruginosa • Legionella pneumophila • Haemophilus influenzae • Bordetella pertussis
Obligat anaerobe Bakterien		• Actinomyces (grampositive Stäbchen) • Bacteroides (gramnegative Stäbchen) • Clostridium (grampositive Stäbchen) • Fusobakterien (gramnegative Stäbchen)
Spirochäten		• Borrelia • Treponema • Leptospira
Zellwandlose Bakterien		• Mykoplasma • Ureaplasma
Obligat intrazelluläre Erreger		• Rickettsia • Chlamydia • Coxiella • Bartonella

* Diese Tabelle soll Ihnen nur der Übersicht dienen und ist nicht zum auswendig lernen gedacht (das müssen Sie ggf. in der Mikrobiologie machen). Aber vielleicht finden Sie es hilfreich, gelegentlich in der Tabelle nachzuschlagen, wenn Sie lernen, dass ein bestimmtes Antibiotikum z. B. gut gegen grampositive Kokken wirksam ist und Sie nochmal wissen wollen, welches Bakterium dazu zählt.

Weiterhin können Antibiotika entsprechend ihres Wirkungstyps in bakterizide und bakteriostatische Substanzen untergliedert werden:

- **bakterizid:** irreversible Schädigung und **Abtötung** einer Bakterienpopulation werden
- **bakteriostatisch:** reversible **Hemmung des Wachstums** einer Bakterienpopulation, die Bakterien werden jedoch nicht abgetötet. Zur endgültigen Elimination sind körpereigene Abwehrmechanismen besonders wichtig.

Lerntipp

Als Faustregel kann man sich merken:

- Antibiotika, die die Zellwand destabilisieren bzw. die Zellwandsynthese hemmen, wirken bakterizid.
- Antibiotika, die die Protein- und Nukleinsäuresynthese hemmen, wirken bakteriostatisch.

Nichts ist aber ohne Ausnahme (▸ Tab. 23.2).

Aber auch diese Einteilung darf man nicht zu streng kategorisch betrachten. Denn es gibt durchaus bakteriostatische Antibiotika, die in höheren Konzentrationen (z. B. Makrolide) oder abhängig vom Erreger (z. B. Linezolid) bakterizid wirken und andersherum gibt es bakterizide Wirkstoffe, die auf bestimmte Erreger „nur“ bakteriostatisch wirksam sind.

23.2.1.3 Kombination von Antibiotika

Entscheidet man sich für eine Kombination verschiedener Antibiotika, so sollen die Einzelkomponenten

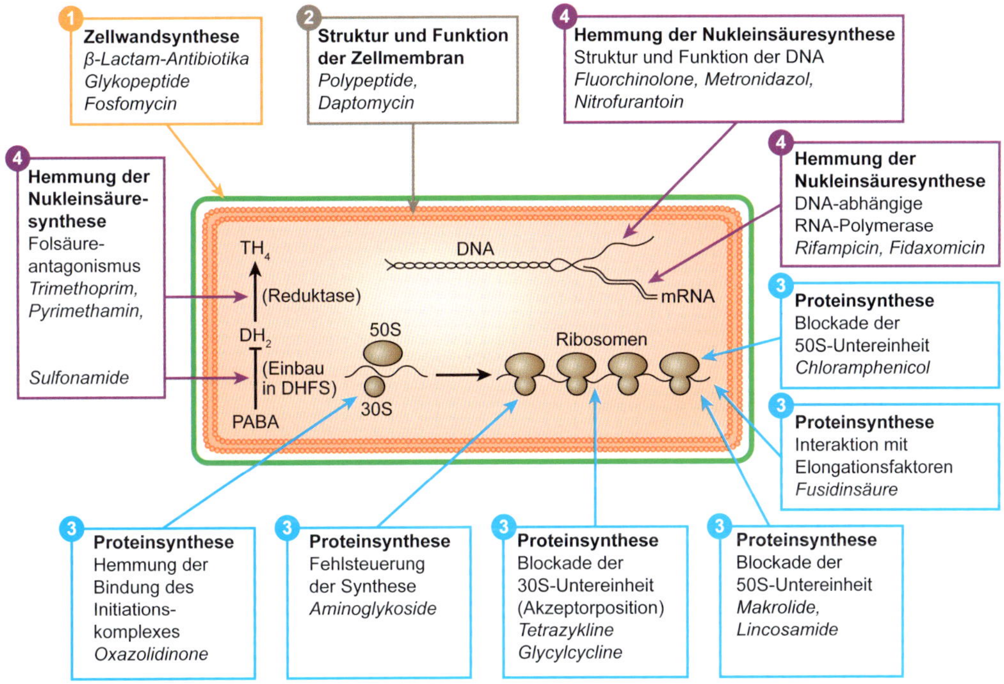

Abb. 23.1 Angriffspunkte verschiedener Antibiotika. Für die Abkürzungen DH_2, TH_4, PAPA, DHFS wird auf ▸ Kap. 23.2.16 und ▸ Kap. 23.2.17 verwiesen.

Tab. 23.2 Einteilung wichtiger Antibiotikaklassen nach ihrem Angriffspunkt und ihrer bakteriziden oder bakteriostatischen Wirkung

Angriffspunkt	Bakterizid	bakteriostatisch
Hemmung der Zellwandsynthese	• β-Lactam-Antibiotika • Glykopeptidantibiotika • Fosfomycin	–
Destabilisierung der Zellwand	• Polypeptidantibiotika • Lipopeptide	–
Hemmung der Proteinsynthese	• Aminoglykoside	• Makrolide • Lincosamide, Tetrazykline • Glycylcycline • Oxazolidinone • Chloramphenicol • Fusidinsäure
Hemmung der Nukleinsäuresynthese	• Fluorchinolone • Metronidazol • Fidaxomicin (RNA)	• Sulfonamide • Diaminopyrimidine

Nicht aufgelistet sind Antituberkulotika, da es sich hinsichtlich des Wirkmechanismus um sehr verschiedene Substanzen handelt, die ausführlicher in ▸ Kap. 23.2.22 besprochen werden.

einen unterschiedlichen Wirkmechanismus haben, dürfen keine Parallelresistenzen aufweisen und werden jeweils in voll wirksamer Dosis gegeben.

Eine Kombinationstherapie hat folgende **Ziele:**
- Steigerung der antibakteriellen Aktivität
- Erweiterung des Wirkungsspektrums
- Verzögerung der Resistenzentwicklung

Sie wird bei folgenden **Indikationen** eingesetzt:
- Mischinfektionen
- schwere Infektionen mit unklarem Erreger
- Langzeitbehandlung chronischer Infektionen, z. B. Tuberkulose

Bewährte Kombinationen sind:
- β-Lactam-Antibiotika + Aminoglykoside (synergistische Wirkung bei schweren Infektionen: Endokarditis, Sepsis, Pseudomonas-aeruginosa-Infektion)
- Sulfonamide + Diaminopyrimidine
- β-Lactam-Antibiotika + Metronidazol (gegen aerobe + anaerobe Keime)
- β-Lactam-Antibiotika + Makrolide (Erweiterung des Wirkungsspektrums bei Pneumonie)

Cave

Vor einigen Jahren galt noch der Leitsatz: Keine Kombination von bakteriziden mit bakteriostatischen Antibiotika. Klinisch hat sich jedoch die Kombination eines bakteriziden β-Lactam-Antibiotikums mit einem bakteriostatischen Makrolid bei der Behandlung der Pneumonie bewährt, um dem breiten Spektrum der Erreger Rechnung zu tragen.

23.2.1.4 Resistenz

Um die Resistenzentwicklung im Rahmen der Antibiotikatherapie zu verringern, sollten Antibiotika nur verabreicht werden:
- **bei klarer Indikation** und wenn möglich (und nötig) **nach Antibiogramm**
- **ausreichend lange** und in **ausreichender Dosierung** („volle Dosis, volle Zeit"), in Abhängigkeit von der Leber- und Nierenfunktion

Üblicherweise erfolgt eine mikrobiologische Diagnostik zur Bestimmung des Antibiogramms nur bei schweren Infektionen. Dabei wird die Empfindlichkeit der gewonnenen Erreger (z. B. aus dem Blut, Urin, Punktat) auf verschiedene Antibiotika getestet und die minimale Hemmkonzentration bzw. minimale bakterizide Konzentration bestimmt.

Merke

Die **minimale Hemmkonzentration (MHK)** bzw. **minimale bakterizide Konzentration (MBK)** gibt die niedrigste Konzentration eines Antibiotikums an, bei der in vitro das Wachstum eines bestimmten Erregerstamms gehemmt bzw. der Erregerstamm abgetötet wird. Im Antibiogramm werden die Erreger dann klassifiziert als „sensibel", „intermediär empfindlich" oder „resistent" auf ein bestimmtes Antibiotikum. Als resistent wird ein Keim eingestuft, wenn die MHK höher ist, als die in vivo erreichbare, nichttoxische Konzentration des Antibiotikums.

Bei der Resistenz unterscheidet man die natürliche Resistenz und die durch Mutation erworbene Resistenz. Weitere wichtige Begriffe im Zusammenhang mit Resistenzen werden in der Folge erklärt.

Natürliche Resistenz

Es gibt einige Spezies, die prinzipiell unempfindlich gegen bestimmte Antibiotika sind, z. B. gramnegative Keime gegen Vancomycin, da Vancomycin die Zellwand nicht penetrieren kann.

Mutationsbedingte Resistenz

Bei der mutationsbedingten Resistenz unterscheidet man:
- primäre Resistenz ohne Antibiotikakontakt
- sekundäre Resistenz durch **Selektionsdruck** nach Antibiotikagabe
- **plasmidische** bzw. **Transposon**-bedingte Resistenz: Übertragung von Resistenzfaktoren auf Plasmiden über zytoplasmatische Kontakte (Pili) bzw. durch direktes Überspringen auf ein Chromosom (Transposon). Folge: z. B. Bildung von inaktivierenden Enzymen.

Kreuzresistenz

Als Kreuzresistenz bezeichnet man die Resistenz eines Bakterienstamms **gegen verschiedene Antibiotika** aus einer Klasse oder aus unterschiedlichen Klassen. Ursache ist meist ein **ähnlicher Wirkmechanismus der einzelnen Antibiotika.** Beispiel: Bakterien, die gegen Makrolide resistent sind, sind auch gegen Lincosamide resistent, da sich die ribosomalen Bindungsstellen beider Wirkstoffklassen überlappen.

Persistenz

Obwohl der Keim als sensibel gilt, überlebt er die Antibiotikatherapie und weist somit eine Persistenz auf. Beispiel: Penicilline wirken nur auf die wachsende Phase, wohingegen ruhende Keime persistieren, deshalb ist eine ausreichend lange Therapie notwendig. Ansonsten findet sich eine Persistenz häufig bei intrazellulären Erregern, da diese nur von bestimmten Antibiotika erreicht werden.

Multiresistente Erreger

Folgende multiresistente Erreger sind häufig Ursache nosokomialer Infektionen:

- MRSA: *M*ethicillin-*r*esistenter *S*taphylococcus *a*ureus
- ESBL-Bildner: *E*xtended *s*pectrum *b*eta*l*actamases bildende gramnegative Bakterien
- VRE: *V*ancomycin-*r*esistente *E*nterokokken
- CDAD: *C*lostirium-*d*ifficile-*a*ssoziierte *D*iarrhö

MRSA

Methicillin-resistente Staphylococcus-aureus-Stämme sind resistent gegen alle β-Lactam-Antibiotika, indem sie ein verändertes Penicillin-Bindeprotein bilden (Ausnahme und neuer Wirkstoff Ceftarolin: Cephalosporin der 5. Gruppe wirkt auch gegen MRSA). Zuerst aufgefallen ist diese Resistenz bei Methicillin (daher der Name), einem Penicillin, das heutzutage nicht mehr zur Therapie verwendet wird, sondern nur als Testantibiotikum im Labor.

MRSA-Stämme verursachen u. a. Wundinfektionen, Pneumonien, Sepsis, Endokarditis. Zur Therapie einer systemischen Infektion dient **Vancomycin** als Mittel der ersten Wahl. Weitere wirksame Substanzen sind: Tigecyclin, Daptomycin, Linezolid, Ceftarolin.

ESBL-Bildner

ESBL-Bildner sind meist gramnegative Bakterien, die β-Lactamasen bilden, die fast alle β-Lactam-Antibiotika unwirksam werden lassen (daher extended spectrum betalactamases, ESBL). Häufige ESBL-Bildner sind **Enterobacteriaceae (E. coli, Klebsiella pneumoniae), Pseudomonas aeruginosa und Acinetobacter.** Hervorgerufene Erkrankungen sind Harnwegsinfekte, Pneumonie und Sepsis. Therapie: Carbapeneme (allerdings gibt es auch einige ESBL-Bildner, die auch Carbapeneme inaktivieren können), Fluorchinolone, Aminoglykoside, Tigecyclin, Fosfomycin, Colistin.

VRE

Enterokokken, die auf Vancomycin resistent sind, können Harnwegs-, Wundinfektionen und Sepsis hervorrufen. Therapiert wird mit Linezolid, Daptomycin und Tigecyclin.

CDAD

Clostridium difficile ist ein natürlich im Darm vorkommendes grampositives Stäbchen, das eine ausgeprägte Resistenz gegen viele Antibiotika besitzt. Bei einer Antibiotikatherapie hat es somit einen Selektionsvorteil, vermehrt sich sehr stark und kann Toxine freisetzen, die die Darmwand schädigen. Die Folgen sind Diarrhö, pseudomembranöse Kolitis und toxisches Megakolon. Die Therapie erfolgt mit Vancomycin, Metronidazol oder Fidaxomicin.

23.2.1.5 Postantibiotischer Effekt

Als postantibiotischen Effekt bezeichnet man das **Anhalten der antibiotischen Wirkung** trotz absinkender Plasmaspiegel, d. h. das Bakterium ist nach Exposition zum Antibiotikum funktionell längerfristig gehemmt, auch wenn das Antibiotikum nicht mehr am Wirkort ist. Die meisten Antibiotika haben bei grampositiven Kokken einen postantibiotischen Effekt. Bei Aminoglykosiden, Fluorchinolonen, Tetrazyklinen und Makroliden tritt dieser Effekt zusätzlich auch bei gramnegativen Stäbchen auf.

Neben dem postantibiotischen Effekt tritt bei **Aminoglykosiden** noch ein sog. **Phänomen der ersten Dosis** auf. Das bedeutet, dass die Bakterien gegenüber einer wiederholten Aminoglykosidgabe vorübergehend unempfindlicher werden, da die Aufnahme des Antibiotikums ins Bakterium passager abnimmt.

Beide Effekte bedingen, dass Aminoglykoside, die eigentlich eine sehr kurze Halbwertszeit aufweisen, meist nur noch einmal täglich gegeben werden. Dabei treten weniger unerwünschte Wirkungen auf als bei mehrfacher Gabe.

23.2.1.6 Grundsätze der Antibiotikatherapie

Antibiotika dienen der Therapie einer bakteriellen Infektion, sind aber **nicht bei jedem Fieber indiziert.**

Cave

Antibiotika sind keine Antipyretika.

- Vor jeder Antibiotikatherapie sollte bei kompliziertem Verlauf bzw. bei schwerer Infektion möglichst eine **Erregerisolierung** erfolgen.
- Antibiotika benötigen häufig **2–3 Tage,** bis sie die **erste Wirkung** zeigen. Zu frühes Umsetzen

ist genauso sinnlos wie zu langes Weitertherapieren bei Ausbleiben der Wirkung nach 4 Tagen.
- Nicht jeder Infekt muss mit Breitbandantibiotika oder Kombinationspräparaten behandelt werden.
- Wurde mit einem Breitbandantibiotikum begonnen, so sollte im Verlauf nach Erhalt des Antibiogramms deeskaliert werden, d. h. auf eine Monotherapie mit einem Antibiotikum mit schmalerem Spektrum umgestellt werden. Damit soll der Entwicklung von Resistenzen vorgebeugt werden.
- Indikationen für eine prophylaktische Gabe: Malaria, rheumatisches Fieber, Endokarditisprophylaxe bei vorgeschädigtem Endokard, Kolon-OP, vaginale Hysterektomie, Kontaktpersonen zu Meningokokken-Erkrankten.
- Vor der Antibiotikatherapie auf **Allergien, Leber-** und **Nierenfunktionsstörungen** achten.

23.2.1.7 Eingeschränkte Anwendung

Schwangerschaft

In der Schwangerschaft gilt eine gründliche Nutzen-Risiko-Abwägung beim Einsatz von Antibiotika!
- **Einsetzbare Antibiotika** sind: Penicilline, Cephalosporine, Makrolide.
- **Absolut kontraindiziert** sind: Aminoglykoside, Gyrasehemmer, Tetrazykline, Sulfonamide, Chloramphenicol, Lincosamide.
- Für die übrigen Substanzen gilt eine strenge Indikationsstellung.

Niereninsuffizienz

Substanzen, die renal eliminiert werden, reichern sich bei Niereninsuffizienz an, sodass die Toxizität zunimmt.
- **Anwendung ohne Dosisreduktion:** Doxycyclin, Makrolide, Penicilline (solange GFR > 20 ml/min), Co-trimoxazol, Metronidazol
- **Dosisreduktion:** Aminoglykoside, Gyrasehemmer, einzelne Cephalosporine (insbesondere der 1. und 2. Gruppe)

Leberinsuffizienz

Analog zur Niereninsuffizienz erhöht sich bei einer Leberinsuffizienz die Toxizität von Substanzen, die in der Leber abgebaut werden. Deshalb muss eine **Dosisreduktion** erfolgen bei: Makroliden, Tetrazyklinen, einigen Cephalosporinen (insbes. der 3. Gruppe), Gyrasehemmern, Sulfonamiden, Lincosamiden und Metronidazol.

Kinder

Kontraindiziert bei Kindern sind: Tetrazykline, Gyrasehemmer.

23.2.2 β-Lactam-Antibiotika

β-Lactam-Antibiotika werden eingeteilt in:
- Penicilline
- Cephalosporine
- Carbapeneme
- Monobactame

Wirkmechanismus

> **Merke**
>
> β-Lactam-Antibiotika sind **bakterizid** und **hemmen die Zellwandsynthese** durch irreversible Bindung an Transpeptidasen der Bakterienzellwand.

β-Lactam-Antibiotika besitzen einen viergliedrigen β-Lactamring (▶ Abb. 23.2). Dieser bindet nach Öffnung kovalent an Serin im aktiven Zentrum der bakteriellen **Transpeptidase.** Das Enzym wird dadurch **irreversibel gehemmt.**

Die Transpeptidase ist für die **Zellwandsynthese** notwendig und führt zur Quervernetzung der Peptidoglykanstränge des Mureins während der Zellteilung. Somit wird verständlich, dass β-Lactam-Antibiotika bakteriolytisch wirken, aber nur proliferierende Keime erfassen.

Die Transpeptidase und weitere an der Peptidoglykansynthese beteiligte Enzyme fasst man als penicillinbindende Proteine (PBP) zusammen, da ihnen die Eigenschaft gemeinsam ist, Penicillin und

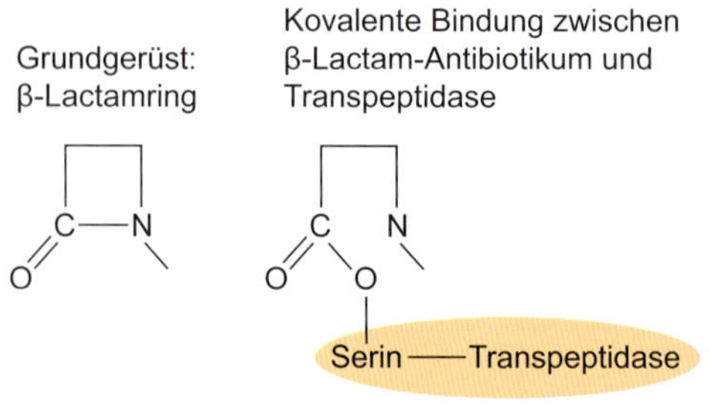

Abb. 23.2 Grundgerüst der β-Lactam-Antibiotika sowie Bindung an die bakterielle Transpeptidase

andere β-Lactam-Antibiotika zu binden. Alle Bakterien, die für ihre Zellwand Murein synthetisieren müssen, besitzen spezifische penicillinbindende Proteine.

Merke

Eukaryontenzellen besitzen keine Zellwand und somit keine Transpeptidasen – deshalb ist die Toxizität der β-Lactam-Antibiotika sehr gering.
Demgegenüber steht aber das Risiko für allergische Reaktionen, da der β-Lactamring auch körpereigene Proteine binden und dann als Antigen wirken kann. Das Risiko ist besonders hoch bei lokaler Anwendung, weshalb β-Lactam-Antibiotika nicht lokal verwendet werden dürfen.

Die Wirkung von β-Lactam-Antibiotika ist abhängig von:

- der **Proliferationsrate** der Bakterien (nur bei der Zellteilung wirksam; somit keine Wirkung bei sehr langsam wachsenden Bakterien wie Mykobakterien)
- der **Penetration des Antibiotikums** in die Zellwand
- dem **Aufbau der Bakterienzellwand:** Grampositive Keime haben einen hohen Anteil an Murein, gramnegative haben einen geringen Mureinanteil. Keine Wirkung erzielen β-Lactam-Antibiotika bei zellwandlosen Bakterien (Mykoplasmen) und bei intrazellulären Keimen (Chlamydien, Rickettsien).
- der **Affinität zu den verschiedenen penicillinbindenden Proteinen** (breites Spektrum bei Hemmung mehrerer PBP)
- der **Inaktivierung der Antibiotika** bzw. Ausbildung von Resistenzmechanismen

Resistenzmechanismen

Es gibt drei wesentliche Resistenzmechanismen auf β-Lactam-Antibiotika:

1. Bildung von β-Lactamasen
2. Bildung unempfindlicher penicillinbindender Proteine
3. Membranveränderungen

β-Lactamasen

β-Lactamasen sind bakterielle Enzyme, die den β-Lactamring des Antibiotikums spalten. Sie sind strukturell der Transpeptidase ähnlich und binden an einen Serinrest des β-Lactam-Antibiotikums, wodurch das Antibiotikum inaktiviert wird. Je nach Spezifität für die Antibiotika unterscheidet man: Penicillinasen, Cephalosporinasen, Breitspektrum-β-Lactamasen (Carbapenemasen). ESBL (extended spectrum betalactamases, ▸ Kap. 23.2.1.4) sind β-Lactamasen mit erweitertem Spektrum gegen fast alle β-Lactam-Antibiotika.

Unempfindliche penicillinbindende Proteine (PBP)

Wichtigstes Beispiel ist die Bildung eines zusätzlichen PBP bei MRSA-Stämmen, an das β-Lactam-Antibiotika nicht binden können und somit auch die Transpeptidaseaktivität nicht hemmen können. Deshalb sind bei MRSA-Stämmen alle β-Lactam-Antibiotika wirkungslos (Ausnahme: Ceftarolin, ▸ Kap. 23.2.2.2). Zudem bestehen weitere Resistenzmechanismen gegen viele andere Antibiotika.

Membranveränderungen

Durch Mutationen insbesondere bei gramnegativen Erregern können Membrantransportproteine so verändert sein, dass die Aufnahme der β-Lactam-Antibiotika beeinträchtigt ist.

Kontraindikationen

Kein Einsatz von β-Lactam-Antibiotika (da unwirksam) bei:

- zellwandlosen Bakterien (Mykoplasmen, Ureaplasmen)
- obligat intrazellulär wachsenden Bakterien (Chlamydien, Rickettsien)
- vorwiegend intrazellulär parasitierenden Bakterien (Salmonella typhi, Brucellen)
- langsam wachsenden Bakterien (Mykobakterien)

23.2.2.1 Penicilline

Wirkstoffe

- **Penicillin G** (= Benzylpenicillin)
- **Penicillin V** (= Phenoxymethylpenicillin)
- **penicillinasefeste Penicilline** (Flucloxacillin und Oxacillin)
- **Aminopenicilline** (Amoxicllin, Ampicillin und Sultamicillin)
- **Breitspektrumpenicilline** (Mezlocillin und Piperacillin)

Penicilline sind bei entsprechenden sensiblen Keimen aufgrund ihrer guten Wirksamkeit und geringen Toxizität **Mittel der ersten Wahl.** In etwa **2%** der Fälle treten **Allergien** auf, sodass auf Alternativen ausgewichen werden muss. Wichtig bei der

Charakterisierung der verschiedenen Penicilline ist die Säure- und Penicillinasestabilität (▶ Tab. 23.3). Nichtsäurestabile Wirkstoffe „überstehen sozusagen nicht die Magensäure“ und können nur parenteral angewandt werden. Penicillinasefeste Penicilline tragen eine polare Seitenkette, die die Inaktivierung durch β-Lactamasen verhindert.

Wirkungsspektrum

Lerntipp

- Als Faustregel kann man sich merken, dass das „einfachste“ der Penicilline, **Penicillin G,** nicht säurestabil, nicht penicillinasefest und hauptsächlich auf grampositive Erreger wirksam ist – und zwar auf **grampositive Kokken, Stäbchen und Anaerobier;** ansonsten sind nur gramnegative Kokken und Spirochäten empfindlich. Penicillin gibt es auch als **Depotpräpaparat** zur i. m.-Injektion für wenige Indikationen, bei denen das langfristige Aufrechterhalten von antibiotischen Spiegeln notwendig ist.
- **Penicillin V** verhält sich wie Penicillin G, kann jedoch oral angewandt werden (ist also säurestabil und wird deshalb auch als Oralpenicillin bezeichnet), hat allerdings eine geringere Wirkstärke (deshalb bei schweren Infekten Penicillin G i. v. bevorzugen).
- **Penicillinasefeste Penicilline (Flucloxacillin, Oxacillin)** sind die einzigen Penicilline, die penicillinasefest sind, da sie eine polare Seitenkette besitzen, die den Abbau durch β-Lactamasen (Penicillinasen) verhindert. Aufgrund der Seitenkette ist jedoch die Penetration in die Zellwand schlechter und die max. Wirkstärke ca. 10–20 × schwächer als von Penicillin G. Sie wirken nicht auf gramnegative Erreger und werden (fast) nur gegen **Staphylokokken** verwendet – sie werden deshalb auch als „Staphylokokkenpenicilline“ bezeichnet.
- **Aminopenicilline** (Amoxicillin, Ampicillin, Sultamicillin) haben ein **erweitertes Wirkungsspektrum,** das sich deutlich in den gramnegativen Bereich ausdehnt. Sie sind säurestabil und nicht penicillinasefest.
- Die **Acylaminopenicilline** schließlich sind **zusätzlich gegen gramnegative Problemkeime** wirksam (Pseudomonas aeruginosa, Proteus) und werden bei schweren Infekten parenteral angewandt. Sie sind nicht säurestabil und nicht penicillinasefest.

Tab. 23.3 Wirkungsspektrum der Penicilline mit Angabe der Säure- und Penicillinasestabilität (+ säurestabil bzw. penicillinasefest, – nicht säurestabil bzw. nicht penicillinasefest)

Penicillin	säurestabil	penicillinasefest	wichtige empfindliche Erreger
Penicillin G (Benzylpenicillin)	–	–	• grampos. Kokken: Strepto-, Pneumokokken • grampos. Stäbchen: Corynebakterien, Bac. anthracis • gramneg. Kokken: Meningo-, Gonokokken • Spirochäten: Treponema, Borrelia, Leptospiren • grampos. Anaerobier: Clostridium • **nicht:** penicillinasebildende Staphylokokken, Enterokokken, Listerien, Bacteroides
Penicillin V (Phenoxymethylpenicillin)	+	–	
penicillinasefeste Penicilline Flucloxacillin, Oxacillin	+	+	• penicillinasebildende Staphylokokken (sowie Streptokokken) • **nicht:** MRSA (wie auch alle anderen Penicilline nicht), gramneg. Erreger
Aminopenicilline Ampicillin, Amoxicillin, Sultamicillin	+	–	• grampos. und gramneg. Keime, insbesondere H. influenzae, E. coli, Listerien, Salmonellen, Shigellen • **nicht:** Pseudomonas aeruginosa, Klebsiellen, Enterobacter, Proteus vulgaris, Serratien
Breitspektrumpenicilline Mezlocillin, Piperacillin	–	–	zusätzlich Pseudomonas aeruginosa, Proteus, Klebsiellen, Enterobacter

Merke

Alle Penicilline sind unwirksam auf MRSA.

Indikationen

Wie schon erwähnt sind Penicilline bei entsprechenden Keimen Mittel der ersten Wahl und werden entsprechend ihres Wirkungsspektrums eingesetzt:

Penicillin G, Penicillin V, Depotpenicillin (lang wirksames Penicillin G)	• bei Infektionen mit grampositiven Keimen, z. B. Angina tonsillaris, Erysipel, Endocarditis lenta • Meningokokkenmeningitis, Gonorrhö, Borreliose • Depotpenicillin: zur Rezidivprophylaxe des rheumatischen Fiebers, Therapie der Gonorrhö
Penicillinasefeste Penicilline Oxacillin, Flucloxacillin	• Infekte mit grampositiven penicillinasebildenden Staphylokokken wie akute Endokarditis oder Osteomyelitis • strenge Indikationsstellung, da die Penicillinasebildung gefördert wird
Aminopenicilline Amoxicillin, Ampicillin, Sultamicillin	häufige Anwendung (von Pneumonie bis Harnwegsinfekt), da sie sehr gut verträglich sind (auch Anwendung in der Schwangerschaft möglich) und ein verbreitertes Wirkungsspektrum auch auf gramnegative Keime besitzen: Harnwegs-, Atemwegsinfektion, Otitis media, Sinusitis, Listeriose, Enterokokken-Endokarditis
Breitspektrumpenicilline Mezlocillin, Piperacillin	schwere Infektionen wie Peritonitis oder Sepsis, mit Beteiligung von Pseudomonas aeruginosa, Proteus, Klebsiellen oder Enterobacter

Pharmakokinetik

Penicilline haben aufgrund der raschen renalen Elimination eine kurze Halbwertszeit (Ausnahme: Depotpenicilline). Die Elimination erfolgt renal über den tubulären Säuresekretionsmechanismus. Bei Niereninsuffizienz kommt es daher zur Kumulation, jedoch ist eine **Dosisreduktion** aufgrund der geringen Toxizität erst bei einer **GFR < 20 ml/min** notwendig.

Penicillin G, Oralpenicillin, Depotpenicillin

- **Penicillin G** (Benzylpenicillin) ist **nicht säurestabil** und muss parenteral verabreicht werden. Die Halbwertszeit liegt bei 0,5 h.
- **Oralpenicillin** (Penicillin V = Phenoxymethylpenicillin) hingegen ist **säurestabil** und wird oral eingenommen.
- **Depotpenicilline** entstehen durch Salzbildung von Benzylpenicillin mit Procain oder Benzathin und haben eine sehr lange Wirkdauer von mehreren Tagen bis Wochen, da sie nach **i. m.-Gabe** nur sehr langsam aus dem Muskel resorbiert werden.

Penicillinasefeste Penicilline

Die penicillinasefesten Penicilline Flucloxacillin und Oxacillin sind **säurestabil** und können **oral** gegeben werden.

Aminopenicilline

Die Aminopenicilline Amoxicillin, Ampicillin und Sultamicillin sind **säurestabil.**

- **Ampicillin** wird aber schlecht resorbiert, sodass es bevorzugt zur systemischen Anwendung i. v. gegeben wird, da der Wirkstoff sonst im Darm zu einer stärkeren Schädigung der Darmflora führt.
- **Sultamicillin** ist ein Ester aus Ampicillin und dem β-Lactamase-Inhibitor Sulbactam. Durch die Veresterung besteht eine gute orale Bioverfügbarkeit, sodass Sultamicillin oral angewandt wird. Während des Resorptionsvorgangs wird Sultamicillin in seine beiden Bestandteile hydrolysiert.
- **Amoxicillin** wird gut resorbiert und ist für die orale Therapie geeignet.

Breitspektrumpenicilline

Mezlocillin und Piperacillin sind **nicht säurestabil.** Die Anwendung erfolgt i. v.

Unerwünschte Wirkungen

Penicilline haben eine große therapeutische Breite. Unerwünschte Wirkungen sind selten, am ehesten treten gastrointestinale Beschwerden durch Störung der Darmflora auf. In hoher Dosierung sind Penicilline jedoch neurotoxisch (Krämpfe, Koma). Zudem können Allergien auftreten (2 %), insbesondere bei lokaler Anwendung, deshalb sollen Penicilline nur systemisch eingesetzt werden.

Cave

Eine besondere Nebenwirkung kann bei **Ampicillin** auftreten. Bei bestehender **infektiöser Mononukleose** (Virusinfektion mit EBV) kann sich ein **makulopapulöses**

Exanthem entwickeln. Es handelt sich dabei nicht um eine allergische Reaktion, das Exanthem verschwindet auch häufig trotz fortgeführter Therapie. Dennoch besteht für Aminopenicilline eine Kontraindikation zur Anwendung bei gleichzeitig bestehendem Virusinfekt.

Wechselwirkung

Cave

Durch Konkurrenz um den Säuresekretionsmechanismus steigern Probenecid (► Kap. 13.5.2) und Acetylsalicylsäure (► Kap. 16.3.3.4) die Konzentration von Penicillin.

β-Lactamase-Inhibitoren

Wirkstoffe

Clavulansäure · Sulbactam · Tazobactam

β-Lactamase-Inhibitoren enthalten zwar auch einen β-Lactamring, sind jedoch nicht antibiotisch wirksam (sind keine Antibiotika)! Sie blockieren irreversibel die β-Lactamase (Penicillinase) und werden mit nichtpenicillinasefesten Penicillinen kombiniert. Gängige Kombinationen sind:

- Amoxicillin + Clavulansäure
- Ampicillin + Sulbactam
- Piperacillin + Tazobactam

23.2.2.2 Cephalosporine

Wirkstoffe

Gruppe 1: Cefazolin · Cefaclor · Cefalexin
Gruppe 2: Cefuroxim
Gruppe 3a: Cefotaxim · Ceftriaxon · Cefixim · Cefpodoxim
Gruppe 3b: Ceftazidim
Gruppe 4: Cefepim
Gruppe 5: Ceftarolin

Lerntipp

Cephalosporine fangen alle mit *Cef-* an.

Die Einteilung der Cephalosporine folgt nach Empfehlung der Paul-Ehrlich-Gesellschaft in die Gruppen 1 bis 5.

Wirkungsspektrum

Lerntipp

Als Faustregel kann man sich merken, dass von der 1. zur 4. Gruppe die Wirksamkeit gegen gramnegative Keime zunimmt (► Tab. 23.4). Gruppe 5 wurde abgetrennt von den Übrigen, da es wirksam ist gegen MRSA-Keime und abgesehen davon ein breites Spektrum gegen grampositive und gramnegative Erreger aufweist.

Ceftarolin ist seit 2012 in Deutschland zugelassen und das einzige β-Lactam-Antibiotikum, das gegen MRSA wirksam ist, da es an die modifizierten penicillinbindenden Proteine binden kann, die von MRSA gebildet werden.
Ein weiteres Cephalosporin ist Cefoxitin, das in das Schema der Gruppen 1 bis 5 nicht einsortiert ist. In Deutschland ist es nicht mehr auf dem Markt, in Österreich jedoch noch im Handel. Bezüglich der Wirkung auf gramnegative Erreger steht es zwischen den Gruppen 1, 2 und 3. Es weist jedoch eine gute und klinisch relevante Aktivität gegen Anaerobier auf.

Merke

Alle Cephalosporine sind unwirksam gegen Enterokokken (sog. Enterokokkenlücke).

Indikationen

- **1. Gruppe:** wird häufig bei ambulant erworbenen Infektionen oder zur perioperativen Prophylaxe eingesetzt
- **2. Gruppe:** Wegen des verbreiterten Wirkungsspektrums gegenüber gramnegativen Erregern besteht eine breite Anwendung insbesondere bei Infektionen des Respirationstrakts (Epiglottitis, Pneumonie)
- **3. Gruppe:** Anwendung bei schweren Infektionen mit gramnegativen Erregern, z. B. bei einer bakteriellen Meningitis durch H. influenzae oder bei Sepsis
- **4. Gruppe:** Anwendung bei schweren Infektionen mit gramnegativen Erregern, z. B. bei Sepsis, Pneumonie, Harnwegsinfektionen, Infektionen des Bauchraums inkl. Peritonitis.

Tab. 23.4 Wirkungsspektrum der Cephalosporine

Gruppe	typische Vertreter	Wirkungsspektrum
1	Cefazolin (i. v.) Cefaclor (p. o.) Cefalexin (p. o.) β-Lactamase-stabil	• grampos./gramneg. Keime: z. B. E. coli, Proteus, Klebsiellen, • **nicht:** Pseudomonas aeruginosa, Enterokokken (letzteres trifft für alle Cephalosporine zu)
2	Cefuroxim (i. v./p. o.) β-Lactamase-stabil	• besser wirksam gegen gramneg. Keime: z. B. E. coli, Proteus, H. influenzae • **nicht:** Pseudomonas aeruginosa, Enterokokken
3 a	Cefotaxim (i. v.) Ceftriaxon (i. v.) Cefixim (p. o.) Cefpodoxim (p. o.)	• sehr gut wirksam gegen gramneg. Keime, **außer** Pseudomonas aeruginosa • schwächer wirksam gegen grampos. Kokken als Gruppe 1 und 2
3 b	Ceftazidim (i. v.)	• sehr gut wirksam gegen gramneg. Keime inkl. Pseudomonas aeruginosa, Serratia • **nicht:** grampos. Kokken, Anaerobier
4	Cefepim (i. v.)	• sehr gut wirksam gegen gramneg. Keime inkl. Pseudomonas sowie β-lactamasebildende Enterobacteriaceae
5	Ceftarolin (i. v.)	• einziges β-Lactam-Antibiotikum, das gegen MRSA wirksam ist, außerdem breites Spektrum gegen grampositive und gramnegative Erreger • **nicht:** ESBL-bildende Enterobacteriaceae und Pseudomonas aeruginosa

- **5. Gruppe:** Anwendung bei komplizierten Haut- und Weichgewebeinfektionen sowie ambulant erworbener Pneumonie, insbesondere, wenn die Infektionen durch MRSA ausgelöst wurden.

Pharmakokinetik

Die **Resorption** ist meist **gering** (einige Cephalosporine sind säurestabil und daher auch p. o. zu verabreichen, z. B. Cefuroxim). Die Halbwertszeit liegt meist bei 1,5–2 h (Ausnahme: Ceftriaxon: 8 h wegen hoher Plasmaeiweißbindung). Die Elimination erfolgt renal (filtriert und sezerniert), z. T. werden die Substanzen auch metabolisiert.

Unerwünschte Wirkungen

In 10 % besteht eine **Kreuzallergie** mit Penicillinen. Cephalosporine sind neurotoxisch und **nephrotoxisch** (Tubulusnekrosen bei älteren Präparaten). Bei oraler Anwendung kommt es zur Schädigung der Darmflora.

23.2.2.3 Carbapeneme

Wirkstoffe

Imipenem · Meropenem · Doripenem · Ertapenem

Lerntipp

Carbapeneme enden auf *-penem.*

Wirkungsspektrum

Carbapeneme sind Breitspektrumantibiotika. Sie wirken auf **grampositive und gramnegative** Erreger, inkl. Pseudomonas aeruginosa (außer Ertapenem) und auf **Anaerobier.** Carbapeneme wirken auch gegen ESBL-Bildner (z. B. E. coli, Klebsiellen), allerdings gibt es in Südeuropa mittlerweile β-Lactamasen, die auch Carbapeneme inaktivieren können (sog. Carbapenemasen).

Nicht wirksam sind Carbapeneme gegen MRSA und E. faecium.

Indikationen

Entsprechend ihrer breiten Wirkung sollen sie als Reserveantibiotikum bei schweren Infektionen angewandt werden.

Pharmakokinetik

Carbapeneme sind β-lactamasestabil. **Sie werden i. v. angewandt.** Die Elimination erfolgt renal und durch hepatische Metabolisierung. Imipenem wird rasch durch Dihydropeptidasen im Bürstensaum in Tubuluszellen der Niere abgebaut. Um die Halbwertszeit zu verlängern (1 h), erfolgt eine Kombination mit Cilastatin, das die Peptidasen hemmt.

Unerwünschte Wirkungen

Carbapeneme sind nephrotoxisch.

23.2.2.4 Monobactame

Wirkstoffe

Aztreonam

Wirkungsspektrum

Aztreonam wirkt gegen **aerobe gramnegative Bakterien** inkl. **Pseudomonas.**

Es ist **nicht** wirksam gegen grampositive Keime und Anaerobier.

Indikationen

Aztreonam dient der Behandlung von schweren Infektionen der Nieren, Harnwege, des Respirationstrakts und einer Meningitis in Kombination mit anderen Antibiotika.

Pharmakokinetik

Aztreonam ist β-lactamasestabil. Die Elimination erfolgt renal und durch hepatische Metabolisierung.

23.2.3 Glykopeptidantibiotika

Wirkstoffe

Vancomycin · Teicoplanin

Wirkmechanismus

Merke

Vancomycin und Teicoplanin sind **bakterizid.** Sie **stören die Zellwandsynthese** bei **grampositiven** Keimen durch Bindung an die Seitenkette des Mureins. Dadurch wird die Quervernetzung des Mureins bei der Zellwandsynthese behindert. Es kommt zur Bakteriolyse.

Wirkungsspektrum

Glykopeptide wirken **nur** auf **grampositive** Keime, insbesondere **multiresistente Staphylokokken, Enterokokken und Clostridium difficile.**

Nicht wirksam sind sie bei gramnegativen Bakterien, da sie deren Zellwand nicht penetrieren können.

Indikationen

Vancomycin und Teicoplanin dienen der Behandlung schwerer Infektionen mit **multiresistenten Staphylokokken** (MRSA) und **ampicillinresistenten Enterokokken** (i. v.). Bei oraler Anwendung entfalten sie nur eine lokale Wirkung im Darm und werden zur Therapie der **pseudomembranösen Enterokolitis** (verursacht durch Clostridium difficile) genutzt.

Anwendung

Es handelt sich um **Reserveantibiotika,** die nur angewandt werden, wenn andere nebenwirkungsärmere Substanzen nicht wirken. Durch die häufige Anwendung in der Vergangenheit haben sich mittlerweile auch Vancomycinresistenzen ausgebildet, z. B. VRE: Vancomycin-resistente Enterokokken.

Pharmakokinetik

Glykopeptidantibiotika werden nicht resorbiert und deshalb für einen systemischen Effekt i. v. angewandt. Bei parenteraler Gabe erfolgt die Elimination renal. Die Halbwertszeit liegt bei 5 h für Vancomycin und > 30 h für Teicoplanin.

Unerwünschte Wirkungen

Die Nebenwirkungen sind nicht unerheblich. Glykopeptidantibiotika sind **nephro-** und **ototoxisch,** weshalb unter Therapie ein Drug monitoring erfolgt. Außerdem kann als allergische Reaktion ein **Red-man-Syndrom** (Hauterythem) mit Blutdruckabfall auftreten.

23.2.4 Fosfomycin

Wirkmechanismus

Merke

Fosfomycin wirkt **bakterizid.** Es **hemmt die Zellwandsynthese durch Blockade der Peptidoglykansynthese** (erster Schritt des Zellwandaufbaus von Bakterien). Dafür muss Fosfomycin aktiv in die Bakterien aufgenommen werden.

Wirkungsspektrum

Fosfomycin wirkt gut auf **grampositive** und **einige gramnegative** Bakterien **inkl. multiresistente** Stämme (MRSA, VRE, ESBL-Bildner).

Indikationen
Es dient als Reserveantibiotikum bei **Staphylococcus-aureus-Infektion** (wenn andere Antibiotika kontraindiziert sind, bei schwer erreichbarem Infektionsherd und Multiresistenz des Erregers), z. B. Hirnventrikel-Shunt-Infektion, Staphylokokken-Osteomyelitis. Als Fosfomycin-Trometamol ist es Mittel der ersten Wahl zur oralen Einmaltherapie bei **unkompliziertem Harnwegsinfekt.**

Pharmakokinetik
Fosfomycin ist sehr gut permeabel in interstitielle Flüssigkeiten (auch liquorgängig) und hat eine Halbwertszeit von 2 h. Die Elimination erfolgt renal.

Unerwünschte Wirkungen
An Nebenwirkungen sind Exantheme und ein Anstieg der Leberenzyme beschrieben.

23.2.5 Polypeptidantibiotika

Wirkstoffe

Polymyxin · Bacitracin · Tyrothricin

Wirkmechanismus

Merke

Polypeptidantibiotika wirken **bakterizid,** indem sie in die bakterielle Zellmembran eingebaut werden und zur **Destabilisierung der Zellmembran** führen. Dadurch kommt es zur Bakteriolyse.

Wirkungsspektrum
- **Polymyxin:** gramnegative Keime inkl. Pseudomonas aeruginosa, E. coli, Salmonellen
- **Bacitracin:** grampositive und gramnegative Kokken
- **Tyrothricin:** grampositive Keime

Indikationen
Polypeptidantibiotika werden nur zur lokalen Therapie verwendet. Dazu zählen:
- **Darm- und Hautdesinfektion,** häufig mit dem Aminoglykosid Neomycin kombiniert (▸ Kap. 23.2.6)
- **Aerosolbehandlung** von **Tracheobronchitiden**
- **Halsschmerzen** (als Halsbonbons in Kombination mit einem Lokalanästhetikum)

Anwendung
Polypeptidantibiotika sind stark toxisch. Da sie jedoch nur **lokal** eingesetzt werden, verursachen sie keine systemischen unerwünschten Wirkungen bei Anwendung auf gesunder Haut bzw. Schleimhaut.

Pharmakokinetik
Polypeptide werden nicht resorbiert und entfalten nur lokale Wirkungen.

Cave

Bei Haut- oder Schleimhautdefekten können Polypeptidantibiotika resorbiert werden und die Zellwand menschlicher Zellen schädigen.

Unerwünschte Wirkungen
Bei lokaler Anwendung treten praktisch keine unerwünschten Wirkungen auf. Bei **Resorption,** z. B. über Wundflächen, sind Polypeptide stark **nephro- und neurotoxisch.**

23.2.6 Lipopeptide

Wirkstoffe

Daptomycin

Wirkmechanismus

Merke

Daptomycin wirkt **bakterizid.** Es **bindet an die Bakterienzellwand** in Anwesenheit von Kalziumionen und wird dann als Lipopeptid in die Zellwand eingebaut. Dieser Schritt ist nur bei grampositiven Erregern möglich. Mehrere Daptomycinmoleküle oligomerisieren und **bilden Ionenkanäle** aus, **über die Kalium aus dem Bakterium ausströmt.** Die Folge ist die Depolarisation des Bakteriums und der Zelltod.

Wirkungsspektrum
Wie anhand des Wirkmechanismus beschrieben, wirkt Daptomycin **nur auf grampositive Bakterien** dafür aber inkl. **multiresistenten Keimen wie MRSA.**

Indikationen
Daptomycin dient als Reserveantibiotikum bei komplizierten Haut- und Weichteilinfektionen und zur Behandlung der Staphylokokkenendokarditis.

Nicht angewandt werden darf es – trotz empfindlicher Erreger – bei der Pneumonie, da Daptomycin durch Surfactant der Lunge inaktiviert wird.

Pharmakokinetik

Die Halbwertszeit liegt bei 8 h, eliminiert wird es unverändert renal.

Unerwünschte Wirkungen

Unter einer Therapie mit Daptomycin kann es zur Myopathie, zum Anstieg der Muskelenzyme (CK) und zur Rhabdomyolyse kommen. Zudem können lokale Reaktionen an der Injektionsstelle auftreten.

23.2.7 Aminoglykoside

Wirkstoffe

Tobramycin · Gentamicin · Amikacin · Streptomycin · Neomycin · Paromomycin · Kanamycin

Aminoglykoside zeichnen sich durch ein breites Wirkungsspektrum insbesondere im gramnegativen Bereich, aber eine enge therapeutische Breite aus. Das älteste Präparat ist Streptomycin, das nur noch bei der Behandlung der Tuberkulose Einsatz findet. Ansonsten sind Aminoglykoside bei schweren Infektionen trotz der Nebenwirkungen auch heute noch unentbehrlich für die antibiotische Therapie.

Wirkmechanismus

Merke

Aminoglykoside sind **bakterizid.** Sie **hemmen die Proteinsynthese** durch irreversible Bindung an die 30-S-Untereinheit der Ribosomen.

Dadurch kommt es zu Fehlablesungen bei der Translation und zur Bildung von giftigen „Nonsense-Proteinen", die zu Membranschäden und schließlich zur Bakteriolyse führen.

Wirkungsspektrum

Aminoglykoside haben ein breites Wirkungsspektrum und wirken gegen **Staphylokokken** und **gramnegative Keime** inkl. **Pseudomonas aeruginosa.**

Sie sind jedoch **nicht** wirksam gegen **Streptokokken, Pneumokokken, Anaerobier.** Da Aminoglykoside wegen der Hydrophilie nicht in die Körperzellen penetrieren, sind sie auch **nicht** wirksam gegen **intrazelluläre Keime.**

Indikationen

Aminoglykoside werden bei schweren Infektionen häufig in Kombination mit anderen Antibiotika eingesetzt. Grund dafür ist u. a. die zwar gute Wirksamkeit auf Erreger im Blut, z. B. bei der Sepsis, jedoch die schlechte Wirkung im sauren oder anaeroben Milieu, sodass der Fokus der Infektion mit Aminoglykosiden nicht saniert werden kann. Folgende Indikationen bestehen für die einzelnen Wirkstoffe:

- **Tobramycin, Gentamicin, Amikacin:** schwere Infektionen wie Endokarditis und Infektionen mit Problemkeimen wie Pseudomonas aeruginosa (Tobramycin, Amikacin), außerdem zur Lokaltherapie am Auge
- **Streptomycin:** Kombinationstherapie der Tuberkulose (► Kap. 23.2.22)
- **Neomycin, Paromomycin, Kanamycin:** zur lokalen Anwendung bei Haut-, Schleimhaut-, Augeninfektionen, per os zur Darmdekontamination. Paromomycin wird außerdem zur Behandlung der intestinalen Amöbiasis verwendet.
- Nicht mehr verfügbar ist Spectinomycin, das früher bei der Gonorrhö (i. m.) als Mittel der zweiten Wahl bei Penicillinallergie angewandt wurde.

Anwendung

Für Aminoglykoside besteht eine besonders strenge Indikationsstellung aufgrund schneller Resistenzentwicklung durch Bildung von inaktivierenden Enzymen. Außerdem haben sie eine enge therapeutische Breite, sodass bei systemischer Anwendung ein **Drug monitoring** erfolgt.

Trotz ihrer kurzen Halbwertszeit werden Aminoglykoside aufgrund des „postantibiotischen Effekts" und wegen des Phänomens der ersten Dosis (► Kap. 23.2.1.4) heutzutage meist **nur einmal täglich** in hoher Dosis gegeben. Die Rate der unerwünschte Wirkungen ist dabei sogar geringer und die Wirkung besser als bei mehrfacher Gabe. Eine Aminoglykosidtherapie sollte nicht länger als 8 Tage dauern.

Sinnvolle Kombinationspartner mit **synergistischer Wirkung** sind **β-Lactam-Antibiotika.** Eine Kombination mit anderen nephrotoxischen oder ototoxischen Substanzen wie z. B. mit Furosemid ist zu vermeiden.

Pharmakokinetik

Aminoglykoside werden nicht resorbiert und müssen zum Erreichen einer systemischen Wirkung

parenteral angewandt werden. Bei oraler Gabe erzielt man eine lokale Wirkung im Darm, was man sich bei der Darmdekontamination mit Neomycin zunutze macht. Die Halbwertszeit liegt bei 3 h, aber aufgrund des **postantibiotischen Effekts** ist die Wirkdauer länger. Die Elimination erfolgt renal, sodass es bei Niereninsuffizienz zur Akkumulation kommt.

Lerntipp

IMPP-Stolperfalle: Aminoglykoside werden glomerulär filtriert, Penicilline tubulär sezerniert – beide also renal eliminiert.

Aminoglykoside sind plazentagängig, aber nicht liquorgängig. Sie reichern sich in tiefere Kompartimente an: Perilymphe des Innenohrs, Tubuluszelle der Niere, wodurch die Oto- und Nephrotoxizität bedingt ist.

Unerwünschte Wirkungen

Aminoglykoside sind **nephrotoxisch** und irreversibel **ototoxisch** durch Störungen im Gleichgewichts- und Hörorgan (Hörverlust im Hochtonbereich). Des Weiteren können Allergien auftreten.

Wechselwirkungen

Cave

- Aminoglykoside weisen einen **Synergismus mit β-Lactam-Antibiotika** auf, da die Aufnahme der Aminoglykoside ins Bakterium durch **β-Lactam-Antibiotika** verbessert wird.
- Andere ototoxische Substanzen wie Furosemid steigern die Gefahr der **Innenohrschädigung.**
- Andere nephrotoxische Substanzen wie Furosemid, einige Cephalosporine, Amphotericin B, Ciclosporin, Cisplatin steigern die Gefahr der **Nierenschädigung.**
- Aminoglykoside verstärken die Wirkung nichtdepolarisierender Muskelrelaxanzien.

23.2.8 Makrolide

Wirkstoffe

Erythromycin · Clarithromycin · Roxithromycin · Azithromycin · Telithromycin · Spiramycin

Wirkmechanismus

Merke

Makrolide wirken **bakteriostatisch.** Sie **hemmen die Proteinsynthese** durch reversible Bindung an die 50-S-Untereinheit der Ribosomen und behindern die korrekte Translokation der tRNA, wodurch die Verlängerung der Peptidkette gestört wird.

Dadurch kommt es zur Hemmung des Bakterienwachstums. Die neueren Präparate Clarithromycin, Roxithromycin, Azithromycin und Telithromycin wirken in höheren Konzentrationen auch bakterizid. Aus chemischer Sicht werden von den Makroliden abgegrenzt:

- das Azalid Azithromycin mit verbesserter Säurestabilität (und damit besserer oraler Anwendbarkeit) im Vergleich zum Erythromycin und
- das Ketolid Telithromycin mit zusätzlicher Keto-Gruppe, die für eine hohe Säurestabilität und bessere antibakterielle Wirksamkeit verantwortlich ist. Telithromycin hemmt zusätzlich zum o. g. Wirkmechanismus die Bildung der 50-S- und 30-S-Untereinheit.

Wirkungsspektrum

Makrolide wirken gegen **grampositive** (aerobe und anaerobe) und einige **gramnegative** Keime wie Helicobacter, **Legionellen,** Hämophilus. Außerdem wirken sie gegen **zellwandlose** Erreger **(Mykoplasmen),** gegen **intrazelluläre** Keime und gegen Toxoplasma gondii. Telithromycin wirkt besonders gut bei grampositiven Erregern und Haemophilus influenzae.

Indikationen

Makrolide sind sehr gut verträgliche und gut wirksame Antibiotika, die sogar in der Schwangerschaft einsetzbar sind. Sie dienen als **Alternative bei Penicillinallergie** (z. B. Tonsillitis, Erysipel, Scharlach, Otitis media) und zur Behandlung der **Pneumonie** (pulmonale Anreicherung).

- **Clarithromycin** wird außerdem zur **Eradikationstherapie** von Helicobacter pylori bei der Ulkusbehandlung (► Kap. 34.5.2.1) verwendet.
- **Erythromycin** wirkt abgesehen von seinen antibiotischen Eigenschaften im Gastrointestinaltrakt prokinetisch und wird als **Prokinetikum** bei Darmträgheit (i. v.; in niedriger Dosierung), z. B. bei Intensivpatienten, verwendet (► Kap. 15.7.3). Ansonsten wird Erythromycin als älteres

Makrolidantibiotikum nur noch selten eingesetzt, da neuere Substanzen wie Roxithromycin oder Clarithromycin eine bessere Pharmakokinetik und weniger unerwünschte Wirkungen aufweisen.
- **Spiramycin** wird zur Behandlung der Toxoplasmose bis zur 16. Schwangerschaftswoche verwendet.

Pharmakokinetik

Makrolide werden gut resorbiert (insbes. die neueren Substanzen) und reichern sich in verschiedenen Geweben an (Lunge, Muttermilch), jedoch sind sie nicht liquorgängig. Die Elimination erfolgt biliär nach Metabolisierung über Cytochrom P450.

Unerwünschte Wirkungen

Wie schon erwähnt, sind Makrolide gut verträglich und auch in der Schwangerschaft zugelassen. Selten treten gastrointestinale Beschwerden, cholestatische Hepatitis und Allergie auf.

Außerdem ist eine **Verlängerung der QT-Zeit** im EKG möglich, sodass die Gefahr für das Auftreten von Torsades-de-pointes-Tachykardien erhöht ist, insbesondere bei Kombination mit anderen QT-Zeit-verlängernden Medikamenten (kontraindiziert ist deshalb z. B. die Kombination mit Terfenadin, einem Antihistaminikum, ► Kap. 10.2.2).

Wechselwirkungen

Cave

- Makrolide **hemmen CYP3A4:** verminderter Abbau von z. B. Cumarinen, Digitoxin, Theophyllin.
- Gehäuft treten **Rhabdomyolysen bei der Kombination mit Statinen** auf, insbesondere Simvastatin und Lovastatin, weshalb diese Kombination kontraindiziert ist.
- Aufgrund ähnlicher Wirkmechanismen bestehen Kreuzresistenzen mit Clindamycin, Chloramphenicol, Oxazolidinonen.

23.2.9 Lincosamide

Wirkstoffe

Clindamycin

Wirkmechanismus

Merke

Clindamycin wirkt **bakteriostatisch.** Sein Wirkmechanismus ist mit dem der Makrolide vergleichbar. Clindamycin **hemmt die Proteinsynthese** durch reversible Bindung an die 50-S-Untereinheit der Ribosomen und behindert die korrekte Translokation der tRNA, wodurch die Verlängerung der Peptidkette gestört wird. Dadurch kommt es zur Hemmung des Bakterienwachstums.

Wirkungsspektrum

Clindamycin wirkt gegen **grampositive Kokken,** insbesondere Staphylokokken und **anaerobe gramnegative Stäbchen** inkl. Bakteroidesstämme. Für seine Anwendung ist insbesondere auch die Anreicherung im Knochen wichtig.

Indikationen

Aus dem Wirkungsspektrum ergeben sich folgende Indikationen:
- **Anaerobierinfektionen** (Abszesse, Aspirationspneumonie, Infektionen des Gastrointestinaltrakts und des Beckenbereichs)
- **Staphylokokken-Osteomyelitis** (Anreicherung im Knochen)
- **Endokarditisprophylaxe** bei Penicillinunverträglichkeit

Pharmakokinetik

Clindamycin wird gut resorbiert und hat eine kurze Halbwertszeit von 3 h. Wie schon erwähnt, reichert es sich im Knochen an. Clindamycin wird metabolisiert, die Ausscheidung erfolgt renal und fäkal.

Unerwünschte Wirkungen

Gastrointestinale Störungen wie Durchfälle treten relativ häufig auf. Im Extremfall kann sich wie bei anderen Antibiotika eine **pseudomembranöse Enterokolitis** ausbilden, die durch Clostridium difficile bedingt ist (CDAD, ► Kap. 23.2.1.3).

Wechselwirkungen

Cave

Clindamycin verstärkt die Wirkung nichtdepolarisierender Muskelrelaxanzien. Ansonsten besteht aufgrund ähnlicher Wirkmechanismen Kreuzresistenz mit Makroliden.

23.2.10 Tetrazykline

Wirkstoffe

Tetrazyklin · Doxycyclin · Minocyclin

Wirkmechanismus

Merke

Tetrazykline wirken **bakteriostatisch.** Sie **hemmen die Proteinsynthese,** indem sie an die 30-S-Untereinheit der Ribosomen binden und die Anlagerung der Aminoacyl-tRNA an die ribosomale Akzeptorstelle verhindern. Dadurch wird die Peptidkette nicht mehr verlängert und das Bakterienwachstum gestört.

Wirkungsspektrum

Tetrazykline haben ein breites Wirkungsspektrum gegen **grampositive** und viele **gramnegative** Keime sowie Spirochäten (Borrelien, Treponemen, Leptospiren). Therapeutisch bedeutsam ist außerdem die Wirkung gegen **zellwandlose Keime** (Mykoplasmen, Ureaplasmen) und **intrazelluläre Erreger** (z. B. Chlamydien). Doxycyclin wirkt auch gegen Plasmodium falciparum.

Nicht wirksam sind Tetrazykline gegen Pseudomonas aeruginosa, Proteus- und Enterobacter-Arten. Zudem bestehen häufig **Resistenzen** bei Staphylokokken, Streptokokken und Pneumokokken.

Indikationen

Gemäß ihres breiten Wirkspektrums haben Tetrazykline ein breites Anwendungsgebiet: interstitielle Pneumonie, Syphilis, nichtgonorrhoische Urethritis, Borreliose, Cholera, Q-Fieber, Epididymitis, Adnexitis, Akne – kurzum bei zahlreichen Erkrankungen der Atemwege, des Gastrointestinaltrakts, des Urogenitalbereichs und der Haut.

Anwendung

Da sich Tetrazykline in **Knochen** und **Zähnen** anreichern und zu Wachstumsstörungen und Zahnverfärbungen führen können, dürfen sie **nicht in der Schwangerschaft** und **nicht bei Kindern** bis zum Alter von 8 Jahren angewandt werden.

Die älteren Vertreter (Tetrazyklin) hatten eine ungünstige Pharmakokinetik, durften nicht bei Niereninsuffizienz eingesetzt werden und sind durch neuere Substanzen wie Doxycyclin oder Minocyclin ersetzt worden.

Pharmakokinetik

Die neueren Substanzen (Doxycyclin, Minocyclin) weisen eine **gute Resorption** auf.

Allerdings wird die Resorption der Tetrazykline durch andere Medikamente und Nahrungsmittel, die mehrwertige Metallionen (Kalzium-, Magnesium-, Aluminium-, Eisenionen) enthalten, gehemmt; von Bedeutung ist das z. B. bei gleichzeitiger Einnahme von Milch, Eisen oder Antazida.

Die Elimination der neueren Substanzen erfolgt durch Metabolismus, die älteren Substanzen werden renal eliminiert. Die Halbwertszeit liegt für die neueren Präparate bei > 10 h. Tetrazykline werden **in Knochen, Zähnen** und der **Haut gespeichert.** Sie sind **plazentagängig,** reichern sich in Muttermilch an, sind aber nicht liquorgängig.

Unerwünschte Wirkungen

Tetrazykline verursachen irreversible **Zahnveränderungen** (gelbbraune Verfärbung) und einen **ossären Wachstumsstopp.** Zudem sind sie **phototoxisch** (Sonnenlicht meiden). Wie bei anderen Antibiotika kann es zu gastrointestinalen Beschwerden kommen. Die Wirkstoffe mit hepatischem Metabolismus weisen zudem eine Hepatotoxizität auf, sodass die Dosis bei Leberinsuffizienz reduziert werden muss.

Kontraindikationen

Wichtigste Kontraindikationen wegen der Zahnveränderungen und des Wachstumsstopps sind Schwangerschaft und Kinder bis 8 Jahre.

23.2.11 Glycylcycline

Wirkstoffe

Tigecyclin

Es handelt sich um einen relativ neuen Wirkstoff, der der Gruppe der Glycylcycline zugeordnet wird, wobei Tigecyclin eigentlich ein Tetrazyklinderivat ist. Da es sich von den übrigen Tetrazyklinen deutlich unterscheidet, wird es in einem gesonderten Kapitel besprochen.

Lerntipp

Nehmen Sie sich einmal einen Stift und schreiben Sie das Wort „Glycylcycline" auf. Und klappte das ohne Vorlage und in einem „tigecyclischen" Guss? Vergessen werden Sie das Wort jedenfalls nicht mehr so schnell.

Wirkmechanismus

Merke

Tigecyclin wirkt **bakteriostatisch,** indem es die **Proteinsynthese** durch Bindung an die 30-S-Untereinheit der Ribosomen **hemmt** (gleicher Wirkmechanismus wie Tetrazykline). Allerdings hat Tigecyclin eine deutlich höhere Affinität für die Ribosomen und wirkt auch gegen Tetrazyklin-resistente Bakterien.

Wirkungsspektrum

Tigecyclin besitzt ein sehr breites Spektrum. Es erfasst **grampositive** und **gramnegative** Erreger inkl. multiresistente Keime wie **MRSA** und **Vancomycin-resistente Enterokokken** (VRE).
Nicht wirksam ist es jedoch gegen Pseudomonas aeruginosa.

Indikationen

Es dient als Reserveantibiotikum bei komplizierten Haut- und Weichteilinfektionen und intraabdominellen Infektionen, insbesondere bei Vorliegen von multiresistenten Erregern.

Pharmakokinetik

Im Gegensatz zu den Tetrazyklinen ist Tigecyclin nicht oral anwendbar, es wird i. v. eingesetzt. Es ist dann aber gut gewebegängig, die Halbwertszeit liegt bei 40 h und die Elimination erfolgt hauptsächlich unverändert fäkal.

Unerwünschte Wirkungen

An Nebenwirkungen sind Übelkeit und Erbrechen nennenswert.

23.2.12 Oxazolidinone

Wirkstoffe

Linezolid

Wirkmechanismus

Merke

Linezolid wirkt **bakteriostatisch** auf Enterokokken und Staphylokokken, aber **bakterizid** auf Streptokokken. Es **hemmt die bakterielle Proteinsynthese** in einer sehr frühen Phase, indem es an die 50-S-Untereinheit der bakteriellen Ribosomen bindet und die Bildung des 70-S-Initiationskomplexes, der für die Translation wichtig ist, verhindert.

Wirkungsspektrum

Linezolid wirkt nur gegen **grampositive Erreger** (Streptokokken, Staphylokokken, Enterokokken) inkl. **multiresistente grampositive Kokken** und **grampositive Anaerobier.**
Nicht wirksam ist Linezolid bei gramnegativen Erregern.

Indikationen

Linezolid stellt ein Reserveantibiotikum bei nosokomialer oder ambulant erworbener **Pneumonie** und **schweren Haut- und Weichteilinfektionen** durch grampositive Erreger und insbesondere durch multiresistente Keime dar.

Pharmakokinetik

Linezolid wird gut resorbiert, sodass die Anwendung oral erfolgen kann; die i. v.-Anwendung ist allerdings auch verfügbar. Die Halbwertszeit liegt bei 6 h. Die Elimination erfolgt renal (unverändert und als Metaboliten).

Unerwünschte Wirkungen

Unter Linezolid kann es zu Blutbildveränderungen durch Myelosuppression kommen; weiterhin zu Exanthemen und Pruritus.

Wechselwirkungen

Cave

Linezolid ist ein reversibler, nichtselektiver MAO-Hemmer (jedoch ohne antidepressive Wirkung bei normaler Dosierung): ein übermäßiger Konsum von tyraminhaltigen Nahrungsmitteln sollte während einer Therapie mit Linezolid gemieden werden (► Kap. 20.2.4).
Linezolid verstärkt die Wirkung von gleichzeitig verabreichten Sympathomimetika.

23.2.13 Chloramphenicol

Wirkmechanismus

Merke

Chloramphenicol wirkt **bakteriostatisch.** Es **hemmt die Proteinsynthese** durch reversible Bindung an die 50-S-Untereinheit der Ribosomen und verhindert die

Elongation der Peptidkette, wodurch das Bakterienwachstum gehemmt wird.

Wirkungsspektrum
Chloramphenicol hat ein breites Spektrum gegen **grampositive** und **gramnegative** Erreger, **Anaerobier** und **intrazelluläre Erreger.** Wegen schwerer unerwünschter Wirkungen wird es aber nur noch bei **Meningitiserregern** (H. influenzae, Meningokokken, Typ-B-Streptokokken), **Salmonella typhi** und **Rickettsien** eingesetzt.

Indikationen, Anwendung
Chloramphenicol ist ein gut wirksames Antibiotikum mit **schweren unerwünschten Wirkungen.** Daher wird es nur angewandt, wenn andere Antibiotika nicht verwendet werden können bzw. nicht wirksam sind, insbesondere bei **Typhus** und **lebensgefährlichen Meningitiden** (Chloramphenicol ist sehr gut ZNS-gängig).

Pharmakokinetik
Chloramphenicol wird gut resorbiert und penetriert in Liquor, Kammerwasser, Muttermilch und ist plazentagängig. Die Halbwertszeit beträgt 2 h. Die Elimination erfolgt per Metabolismus über Cytochrom P450. Chloramphenicol ist ein Enzymhemmer.

Unerwünschte Wirkungen
Die gefährlichste unerwünschte Wirkung ist eine irreversible **Knochenmarkaplasie** (häufig letal!), die nicht streng dosisabhängig und vermutlich allergisch bedingt ist.

Abgesehen davon kann eine reversible dosisabhängige Knochenmarkdepression auftreten. Außerdem ist Chloramphenicol neurotoxisch.

Merke

Weitere schwere Komplikationen einer Chloramphenicoltherapie sind:

Grey-Syndrom bei Neugeborenen:
- **Symptome:** Erbrechen, Meteorismus, Atemdepression
- **Ursache:** verminderte Metabolisierung von Chloramphenicol wegen reduzierter Enzymaktivität beim Neugeborenen

Herxheimer-Reaktion, z. B. bei Typhus:
- **Symptome:** Schock
- **Ursache:** Chloramphenicol kann bei hoher Dosierung zu einer massiven Abtötung der Erreger führen, wodurch Endotoxine freigesetzt werden, die einen Schock auslösen können.

Kontraindikationen
Chloramphenicol darf auf keinen Fall angewandt werden bei Blutbildstörungen, in Schwangerschaft und Perinatalperiode, bei Leberinsuffizienz.

Wechselwirkungen

Cave

- Chloramphenicol **hemmt Cytochrom P450** und verstärkt dadurch die Wirkung u. a. von Cumarinen, Phenytoin, Sulfonylharnstoffen.
- **Enzyminduktoren** (Barbiturate, Phenytoin, Rifampicin) beschleunigen den Abbau von Chloramphenicol.
- Es besteht eine **Kreuzresistenz** mit Makrolidantibiotika und Lincosamiden.

23.2.14 Fusidinsäure

Wirkmechanismus

Merke

Fusidinsäure wirkt **bakteriostatisch.** Es **hemmt die Eiweißsynthese** in einem späten Stadium am Ribosom durch Interaktion mit Elongationsfaktoren.

Wirkungsspektrum
Fusidinsäure hat ein relativ **breites Spektrum** und wirkt gegen **grampositive Bakterien** (Staphylokokken, Streptokokken inkl. Penicillinasebildnern und MRSA) und **gramnegative Kokken.**

Nicht wirksam ist Fusidinsäure bei gramnegativen Stäbchen (Enterobacteriaceae, Pseudomonas aeruginosa).

Indikationen
Fusidinsäure wird nur als Lokalantibiotikum angewandt bei infizierten Hauterkrankungen (Creme, Gel) und bakterieller Konjunktivitis (Augentropfen).

Pharmakokinetik
Fusidinsäure penetriert als Steroidantibiotikum die oberen Hautschichten und auch Wundbeläge. Sys-

temisch aufgenommene Fusidinsäure wird hepatisch eliminiert.

Unerwünschte Wirkungen

Fusidinsäure ist sehr gut verträglich, evtl. kann ein Brennen der Haut oder Augen auftreten.

23.2.15 Fluorchinolone (Gyrasehemmer)

Wirkstoffe

Gruppe I: Norfloxacin
Gruppe II: Ciprofloxacin, Ofloxacin, Enoxacin
Gruppe III: Levofloxacin
Gruppe IV: Moxifloxacin

Wirkmechanismus

Merke

Fluorchinolone wirken **bakterizid.** Sie **hemmen die DNA-Synthese** durch Inhibition der bakteriellen DNA-Gyrase (= Topoisomerase).

Die **Gyrase** dient der **Superspiralisierung der DNA** durch Öffnen, Verdrillen und Verschließen, was wichtig für das Verpacken der DNA ist. Gyrasehemmer inhibieren das Enzym und behindern dadurch das Verschließen der DNA. Dadurch wird der Bakterienstoffwechsel gestört. Es kommt zur Bakteriolyse.

Wirkungsspektrum und Indikationen

Lerntipp

Als Faustregel kann man sich merken, dass von der Gruppe I zur Gruppe IV die Wirksamkeit auf grampositive Keime zunimmt (► Tab. 23.5).

Anwendung

Häufig angewandt werden **Ciprofloxacin, Ofloxacin, Levofloxacin** und **Moxifloxacin.** Ofloxacin ist ein Racemat, wobei die L-Form (= Levofloxacin) der eigentlich antibakterielle Bestandteil ist. Levofloxacin ist stärker antibakteriell wirksam als das Racemat, kann in höherer Dosierung angewandt werden und wirkt besser auf Pneumokokken. Deshalb wurde es der Gruppe III zugeordnet.

Aufgrund der **raschen Resistenzbildung** besteht eine **strenge Indikationsstellung,** z. B. bei Infektionen mit Pseudomonas aeruginosa, Serratien und nosokomialen Infektionen, die gegen andere Antibiotika resistent sind. Da Fluorchinolone in der Wachstumsphase zu **Knorpelschäden** führen können, dürfen sie **nicht bei Kindern** und in der **Schwangerschaft** angewandt werden.

Pharmakokinetik

Fluorchinolone werden gut resorbiert. Die Elimination erfolgt renal (Ofloxacin, Levofloxacin) bzw. durch Metabolisierung (stark bei Moxifloxacin). Aufgrund der renalen Ausscheidung sind Fluorchinolone bei Harnwegsinfekten gut wirksam (außer

Tab. 23.5 Wirkungsspektrum und Indikationen der Fluorchinolone

Gruppe	Wirkungsspektrum	Indikationen
I Norfloxacin	gramnegative Erreger inkl. H. influenzae, Meningokokken, Gonokokken, Enterobakterien (z. B. E. coli, Shigellen)	Harnwegsinfektionen, infektiöse Gastroenteritis
II Ciprofloxacin, Ofloxacin, Enoxacin	zusätzlich wirksam auf zellwandlose und intrazelluläre Keime (Mykoplasmen, Chlamydien). Außerdem: Pseudomonas aeruginosa. Ciprofloxacin ist das aktivste Fluorchinolon gegen Pseudomonas.	breite Anwendung (Harnwegsinfektionen, infektiöse Gastroenteritis, Haut-, Knocheninfektionen, systemische Infektionen). Ciprofloxacin ist nicht gut wirksam bei Pneumokokken, deshalb nicht zur Monotherapie der Pneumonie verwenden.
III Levofloxacin	wie II, aber bessere Aktivität gegen grampositive Keime inkl. Pneumokokken und atypische Erreger	wie II, zusätzlich Pneumonie
IV Moxifloxacin	wie III, zusätzlich gegen Anaerobier wirksam	Pneumonie, komplizierte Haut- und Weichgewebeinfektionen

Moxifloxacin: geringe renale Elimination). Einzelne Vertreter sind Inhibitoren von Cytochrom P450. Die Halbwertszeiten sind kurz (3–6 h), außer bei Moxifloxacin (13 h). Fluorchinolone **reichern** sich **in Knorpel und Knochen an.**

Unerwünschte Wirkungen

Unter Fluorchinolonen können gastrointestinale Beschwerden und Blutbildveränderungen auftreten. Selten bewirken sie ZNS-Störungen: Schwindel, Kopfschmerzen, Krämpfe.

> **Merke**
>
> In der Wachstumsphase können Fluorchinolone zu einer Schädigung des Gelenkknorpels führen.

Kontraindikation

Fluorchinolone sind kontraindiziert in Schwangerschaft und Stillzeit sowie bei Kindern bis zum Abschluss der Wachstumsphase. Eine weitere Kontraindikation stellt die Epilepsie dar.

Wechselwirkungen

> **Lerntipp**
>
> - Kombination mit **NSAID** (außer ASS): Erniedrigung der Krampfschwelle
> - **Anstieg des Theophyllinspiegels** (Inhibition von Cytochrom P450)
> - verminderte Resorption bei Einnahme von Antazida und Metallionen (Fe^{2+})

23.2.16 Sulfonamide

> **Wirkstoffe**
>
> Sulfadiazin · Sulfamethoxazol · Sulfadoxin

Wirkmechanismus

> **Merke**
>
> Sulfonamide wirken **bakteriostatisch.** Sie **hemmen die Nukleinsäuresynthese** durch einen **Folsäureantagonismus.**

Dabei wirken sie als kompetitive **Antagonisten** zur **para-Aminobenzoesäure (PABA).** PABA ist notwendig zur Synthese der bakteriellen Tetrahydrofolsäure (TH_4) – einem Coenzym bei der Übertragung von Methylgruppen (C_1), die für die Synthese von DNA, RNA und Methionin benötigt werden. Sulfonamide bewirken somit eine **Wachstumsstörung** der Bakterien. Die **Wirkung** tritt **verzögert** ein, da zunächst die TH_4-Speicher entleert werden müssen.

Sulfonamide haben keinen Einfluss auf die menschliche DNA-Synthese, da menschliche Zellen auf die exogene Zufuhr von Folsäure angewiesen sind.

Wirkungsspektrum

Sulfonamide hatten ursprünglich ein breites Spektrum gegen grampositive und gramnegative Erreger, jedoch entwickelten sich viele Resistenzen. Heutzutage sind sie noch wirksam gegen:

- Streptokokken, Pneumokokken, E. coli, Chlamydien, Nocardien
- **Protozoen:** Malariaplasmodien, Pneumocystis jirovecii, Toxoplasmen

Indikationen

Sulfonamide werden bei Harnwegsinfekten und Gastroenteritiden eingesetzt, bei der Kombinationstherapie der **Malaria,** zur Behandlung der **Toxoplasmose** und der **Pneumocystis-jirovecii-Pneumonie** (einst Pneumocystis-carinii-Pneumonie genannt).

Anwendung

Sulfonamide wurden bereits 1935 zur antimikrobiellen Therapie eingeführt. Wegen der Resistenzentwicklung werden sie **nur noch in Kombination** verwendet, meist mit den synergistisch wirkenden **Diaminopyrimidinen** (▸ Kap. 23.2.17).

Pharmakokinetik

Sulfonamide werden gut resorbiert (Ausnahme: Sulfasalazin, das jedoch nicht für die antibiotische Therapie verwendet wird).

> **Cave**
>
> Sulfasalazin wird im Darm bakteriell gespalten in 5-Aminosalicylsäure und das Sulfonamid Sulfapyridin und wird als Antiphlogistikum bei der Therapie der Colitis ulcerosa, bei Morbus Crohn (▸ Kap. 34.7) und als Basistherapeutikum bei der rheumatoiden Arthritis (▸ Kap. 40.2.2.1) verwendet.

Die Elimination erfolgt durch Metabolisierung (Acetylierung), wobei sich unterschiedliche Halbwertszeiten bei Schnell- und Langsamacetylierern ergeben. Teilweise werden die Substanzen unverändert renal ausgeschieden. Heute werden meist Mittelzeitsulfonamide wie **Sulfadiazin** und **Sulfamethoxazol** (mit einer Halbwertszeit von ca. 10 h, je nach Metabolisierungsrate) eingesetzt.

Unerwünschte Wirkungen

Sulfonamide können **gastrointestinale Beschwerden** und **allergische Reaktionen** bis hin zum Lyell-Syndrom verursachen, wobei aufgrund der Sulfonamidkomponente eine Kreuzallergie mit Sulfonylharnstoffen und Thiaziddiuretika besteht. Außerdem sind sie **phototoxisch** (Sonnenlicht meiden), **nephrotoxisch** (ausreichend Flüssigkeitsaufnahme zum Vermeiden von Kristallisationen) und selten hepato-, neuro-, hämatotoxisch.

Kontraindikationen

Sulfonamide sollten nicht angewandt werden bei: Leber-, Niereninsuffizienz, Porphyrie, Glukose-6-Phosphat-Dehydrogenase-Mangel, Schwangerschaft, Stillzeit, Neugeborenen.

23.2.17 Diaminopyrimidine

Wirkstoffe

Trimethoprim · Pyrimethamin

Wirkmechanismus

Merke

Diaminopyrimidine wirken **bakteriostatisch.** Sie **hemmen die Nukleinsäuresynthese** durch einen **Folsäureantagonismus,** allerdings an einer anderen Stelle als die Sulfonamide.

Diaminopyrimidine sind kompetitive **Antagonisten** der **Dihydrofolatreduktase.** Die Dihydrofolatreduktase katalysiert die Umwandlung von Dihydrofolsäure (DH_2) in Tetrahydrofolsäure (TH_4) – einem Coenzym bei der Übertragung von Methylgruppen (C_1), die für die Synthese von DNA, RNA und Methionin benötigt werden. Diaminopyrimidine bewirken somit eine **Wachstumsstörung** der Bakterien. Hinsichtlich des Wirkmechanismus sind sie synergistisch zu den Sulfonamiden.

Auch in menschlichen Zellen gibt es eine Dihydrofolatreduktase, jedoch haben die Antibiotika eine viel höhere Affinität zum bakteriellen Enzym. Deshalb haben sie bei normaler Dosierung **keinen Einfluss auf** den **menschlichen Folsäuremetabolismus.**

Wirkungsspektrum

Das Wirkungsspektrum entspricht dem der Sulfonamide (▶ Kap. 23.2.16).

Indikationen

Trimethoprim	Harnwegsinfekte, Gastroenteritiden, Bronchitis, Gallenwegsinfektionen, Pneumocystis-jirovecii-Pneumonie
Pyrimethamin	Toxoplasmose, Malaria **(Antiprotozoenmittel)**

Anwendung

Diaminopyrimidine werden nur als **Kombinationspräparate mit Sulfonamiden** eingesetzt (▶ Kap. 23.2.16 und ▶ Kap. 23.2.18).

Pharmakokinetik

Diaminopyrimidine werden gut resorbiert. Die Halbwertszeiten liegen bei ca. 10 h.

Unerwünschte Wirkungen

Bei Überdosierung kommt es zur Störung des menschlichen Folsäuremetabolismus mit **hämatopoetischen Störungen** (Anämie). Selten treten allergische Reaktionen auf.

23.2.18 Kombination Sulfonamid – Diaminopyrimidin

Wirkstoffe

Co-trimoxazol = Sulfamethoxazol + Trimethoprim
Cotrimazin = Sulfadiazin + Trimethoprim
Weitere „freie Kombinationen": z. B. Pyrimethamin + Sulfadiazin

Wirkungmechanismus

Sulfonamide und Diaminopyrimidine wirken synergistisch, indem sie beide – an verschiedenen Stellen – die **Folsäuresynthese hemmen** (▶ Kap. 23.2.16 und ▶ Kap. 23.2.17).
Die Kombination dient der:

- Verminderung der Resistenzbildung
- Erweiterung des Wirkungsspektrums
- Verstärkung der Wirksamkeit.

Wirkungsspektrum

Die Kombinationspräparate wirken auf folgende Keime:

- **grampositive** und **gramnegative** Keime, insbesondere **Enterobakterien** wie E. coli, Salmonellen, Shigellen, Klebsiellen, Proteus
- Protozoen: Malariaplasmodien, Pneumocystis jirovecii, Toxoplasmen

Indikationen

Die Kombinationspräparate dienen der:

- Therapie von **Harnwegsinfekten, Gastroenteritiden** inkl. Typhus, Cholezystitiden
- Prophylaxe und Therapie der **Pneumocystis-jirovecii-Pneumonie**
- Malariatherapie (Sulfadoxin + Pyrimethamin)
- Toxoplasmosetherapie

Zur Pharmakokinetik und unerwünschten Wirkungen: ▸ Kap. 23.2.16 und ▸ Kap. 23.2.17.

23.2.19 Metronidazol

Wirkmechanismus

Merke

Metronidazol ist ein Nitroimidazol-Derivat und wirkt **bakterizid.** Es **schädigt die DNA** unter anaeroben Bedingungen.

Dafür penetriert es zunächst als Prodrug ins Bakterium, wo unter anaeroben Bedingungen die Nitrogruppe von Metronidazol reduziert wird. Dabei bilden sich toxische Metaboliten, die die DNA schädigen und zur Bakteriolyse führen.

Auf die menschliche DNA sind die Wirkungen aufgrund des aeroben Stoffwechsels der Zellen und der geringen Penetration von Metronidazol durch die nukleäre Membran nur minimal. Abgesehen vom antibiotischen Effekt hat Metronidazol einen gewissen **immunsuppressiven Effekt,** weshalb diese Substanz auch bei chronisch entzündlichen Darmerkrankungen (▸ Kap. 34.7) angewandt wird.

Wirkungsspektrum

Metronidazol wirkt auf obligat **anaerobe** Keime (außer Aktinomyzeten), Helicobacter und **Protozoen.**

Lerntipp

Die Erreger, die von Metronidazol getroffen werden, sind ein echter IMPP-Hit. Deshalb die klangvollen Namen im Detail: **Entamoeba histolytica, Trichomonas vaginalis, Giardia lamblia, Gardnerella vaginalis, Bacteroides fragilis, Clostridium difficile.**

Indikationen

Metronidazol wird angewandt bei:

- Infektionen mit **Anaerobiern:** Abszesse, Pankreatitis, Peritonitis, Aspirationspneumonie, **Aminkolpitis**
- Infektionen mit **Protozoen:** Amöbiasis, Trichomoniasis, Lambliasis
- **pseudomembranöse Enterokolitis** (Clostridium difficile)
- Eradikationstherapie von Helicobacter pylori
- chronisch entzündliche Darmerkrankungen (Morbus Crohn)

Pharmakokinetik

Metronidazol wird gut resorbiert, die Halbwertszeit liegt bei 6 h. Nach hepatischer Metabolisierung wird es biliär eliminiert. Metronidazol weist eine gute Penetration in Liquor, Entzündungsherde und Abszesse auf.

Unerwünschte Wirkungen

Als Nebenwirkungen können gastrointestinale Beschwerden auftreten. Außerdem ist Metronidazol neurotoxisch.

Wechselwirkungen

Cave

- Als **„Antabussyndrom"** bezeichnet man eine Alkoholunverträglichkeit unter Metronidazoltherapie aufgrund des verzögerten Alkoholabbaus (Metronidazol hemmt die Aldehydoxidase – die Datenlage dazu ist allerdings nicht eindeutig).
- Metronidazol hemmt den Abbau der Cumarine und verstärkt deshalb deren Wirkung.

23.2.20 Nitrofurantoin

Nitrofurantoin ist ein Harnwegstherapeutikum aus der Gruppe der Nitrofurane.

Wirkmechanismus

Merke

Nitrofurantoin bzw. seine Metaboliten wirken **bakteriostatisch.** Dabei ist Nitrofurantoin ein Prodrug, das erst von den bakteriellen Nitroreduktasen metabolisiert wird. Dabei entstehen Reduktionsmetaboliten, die einerseits die DNA schädigen, andererseits Stoffwechselprozesse hemmen.

Wirkungsspektrum

Nitrofurantoin wirkt auf **grampositive Kokken** (Enterococcus faecalis, Staphylokokken) und **E. coli.**

Indikation

Da nur im Nierengewebe ausreichend therapeutisch wirksame Konzentrationen von Nitrofurantoin erreicht werden, eignet es sich ideal zur Behandlung von **Harnwegsinfekten** und wird sowohl zur Akut- als auch Rezidivprophylaxe bei chronisch rezidivierenden, aszendierenden Harnwegsinfekten eingesetzt. Wegen des Nebenwirkungsprofils werden aber besser verträgliche Substanzen bevorzugt.

Pharmakokinetik

Nitrofurantoin wird gut resorbiert und verteilt sich in allen Geweben und Flüssigkeiten inkl. Plazenta und Muttermilch. Therapeutisch wirksame Konzentrationen werden aber nur im Nierengewebe erreicht. Die Elimination ist hauptsächlich renal.

Unerwünschte Wirkungen

Nitrofurantoin ist neurotoxisch (Schwindel, Ataxie, Kopfschmerzen), kann ein Lungenödem, Lungenfibrose und interstitielle Pneumonie verursachen. Häufig treten gastrointestinale Beschwerden (Diarrhö) auf, selten gefährliche Leberschädigungen. Wie bei anderen Antibiotika können allergische Reaktionen auftreten.

23.2.21 Fidaxomicin

Fidaxomicin ist ein neuer Wirkstoff und wird der Substanzklasse der Makrozykline zugeordnet. Strukturell ist es den Makroliden sehr ähnlich.

Wirkmechanismus

Merke

Fidaxomicin wirkt **bakterizid.** Es **hemmt die RNA-Synthese** durch das bakterielle Enzym RNA-Polymerase.

Wirkungsspektrum

Das Wirkungsspektrum ist sehr eng – im Prinzip wirkt es **nur auf Clostridium difficile.** Gramnegative Keime werden nicht beeinträchtigt, bei oraler Gabe wird daher die normale Darmflora wenig geschädigt.

Indikation

Einzige Indikation ist die **Clostridium-difficile-assoziierte Diarrhö (CDAD).**

Pharmakokinetik

Fidaxomicin wird nur in geringem Ausmaß resorbiert. Bei oraler Anwendung wirkt es also hauptsächlich im Darm, wo seine Wirkung erwünscht ist. Fidaxomicin ist Substrat von P-Glykoprotein (P-Gp) und wahrscheinlich ein Inhibitor von intestinalem P-Gp. Die Kombination mit anderen Inhibitoren von P-Gp soll gemieden werden.

23.2.22 Antituberkulotika

Wirkstoffe

Isoniazid · Rifampicin · Pyrazinamid · Ethambutol · Streptomycin

23.2.22.1 INH (Isoniazid)

Üblicherweise wird von INH gesprochen, die Abkürzung steht für Isonicotinsäurehydrazid.

Wirkmechanismus

Merke

INH wirkt **bakterizid,** nachdem es im Mykobakterium enzymatisch zum aktiven Metaboliten umgewandelt wurde und dann eine Störung der **Nukleinsäuresynthese** und der Synthese bestimmter **Zellwandbestandteile** bewirkt.

Bei einer INH-Resistenz ist häufig die enzymatische Aktivierung in den Mykobakterien betroffen. Unter einer Monotherapie würde sich immer eine Erregerresistenz innerhalb von 6–8 Monaten entwickeln. Daher darf keine Monotherapie erfolgen.

Merke

Keines der Antituberkulotika wird jemals zur Monotherapie eingesetzt!

Wirkungsspektrum

INH wirkt auf **proliferierende extra- und intrazelluläre** Mykobakterien. INH wirkt nicht auf andere Bakterien.

Indikation

INH ist ein Standardmedikament der Tuberkulosetherapie in der Initial- und Stabilisierungsphase.

Pharmakokinetik

INH wird oral angewandt, weist eine gute Resorption auf und ist **liquorgängig.** Die Metabolisierung erfolgt durch Acetylierung, wobei die Metabolisierungsrate genetisch determiniert ist:

- Schnellacetylierer: Halbwertszeit = 1 h
- Langsamacetylierer: Halbwertszeit = 3 h

Unerwünschte Wirkungen

INH ist **hepato- und neurotoxisch** (Polyneuropathie, Krämpfe, Psychose).

Merke

Die neurotoxische Nebenwirkung ist durch einen Vitamin-B_6-Antagonismus von INH bedingt und kann durch die gleichzeitige Gabe von **Vitamin B_6** vermieden werden, ohne die antituberkulotische Wirkung von INH zu verlieren.

Wechselwirkungen

Cave

INH verstärkt die Wirkung von Alkohol und Phenytoin.

23.2.22.2 Rifampicin

Rifampicin gehört zur Wirkstoffklasse der Rifamycine (gehören wiederum zu den Ansamycinen). Ein weiterer Vertreter davon ist Rifabutin, das ebenfalls zur Therapie der Tuberkulose, aber auch von Mycobacterium-avium-Infektionen bei AIDS-Patienten verwendet werden kann und in einer ganz anderen Indikation der Zweitlinientherapie bei H. p.-positivem Ulkus dient (▸ Kap. 34.5.2.1).

Wirkmechanismus

Merke

Rifampicin wirkt **bakterizid** durch Hemmung der DNA-abhängigen bakteriellen RNA-Polymerase (▸ Abb. 23.1).

Wirkungsspektrum

Rifampicin ist wirksam **gegen ruhende** und **schnell wachsende Keime,** gegen **intrazelluläre** und **extrazelluläre** Tuberkelbakterien inkl. solchen, die **in verkäsenden Tuberkulomen** vorkommen.

Rifampicin hat ein breites Wirkungsspektrum und wirkt nicht nur gegen M. tuberculosis. Es ist auch gegen atypische Mykobakterien, Lepraerreger, gramnegative Bakterien und Staphylokokken wirksam.

Indikationen

Rifampicin ist ein Standardmedikament der Tuberkulosetherapie in der Initial- und Stabilisierungsphase. Entsprechend des breiten Wirkmechanismus wird es aber auch bei anderen bakteriellen Erkrankungen eingesetzt:

- Pneumonie durch atypische Mykobakterien oder Legionellen
- Lepra, Brucellose, Staphylokokken-Endokarditis, zur Kombinationstherapie von MRSA-Infektionen
- Prophylaxe der Meningokokken-Meningitis

Pharmakokinetik

Rifampicin wird oral eingesetzt und weist eine gute Resorption auf. Nach Metabolisierung wird es überwiegend biliär eliminiert.

Cave

Rifampicin ist ein Enzyminduktor von Cytochrom P450! Seine kurze Halbwertszeit nimmt im Verlauf der Therapie aufgrund der Enzyminduktion noch weiter ab.

Unerwünschte Wirkungen und Kontraindikationen

Unerwünschte Wirkungen	Kontraindikationen
hepatotoxisch, gastrointestinale Störungen	Leberinsuffizienz, Schwangerschaft

Wechselwirkungen

Cave

Durch Enzyminduktion beschleunigter Abbau anderer Medikamente (Cumarine, Antikonzeptiva, Kortikosteroide, Digitalisglykoside, Barbiturate).

23.2.22.3 Pyrazinamid

Wirkmechanismus

> **Merke**
>
> Pyrazinamid wirkt **bakterizid.** Der genaue Wirkmechanismus ist nicht vollständig aufgeklärt. Ähnlich wie INH wird es in die Mykobakterien aufgenommen und dort zunächst durch die Pyrazinamidase zur Pyrazinamidcarbonsäure aktiviert. Diese greift in die Proteinbiosynthese ein. Pyrazinamid ist nur im sauren Milieu gut wirksam.

Unter einer Monotherapie kommt es rasch zu Resistenzen, da die Pyrazinamidase inaktiviert wird.

Wirkungsspektrum

Pyrazinamid ist besonders gut wirksam gegen **intrazelluläre** und in **verkäsenden Nekrosen** lebende Tuberkelbakterien.

Indikation

Pyrazinamid ist ein Standardmedikament der Tuberkulosetherapie in der Initialphase.

Pharmakokinetik

Pyrazinamid wird oral angewandt und gut resorbiert. Es ist liquorgängig.

Unerwünschte Wirkungen und Kontraindikationen

Unerwünschte Wirkungen	Kontraindikationen
Hyperurikämie, Arthralgie, Fotosensibilisierung, Leberschäden	Leber- und Niereninsuffizienz, Gicht, Schwangerschaft

23.2.22.4 Ethambutol

Wirkmechanismus

> **Merke**
>
> Ethambutol wirkt **bakteriostatisch,** indem es intrazellulär in den Mykobakterien die Synthese von Bausteinen der Bakterienzellwand hemmt. Dadurch wird die Zellwand auch besser permeabel für andere Wirkstoffe.

Wirkungsspektrum

Ethambutol wirkt auf **extra-** und **intrazelluläre proliferierende** Tuberkelbakterien.

Es wirkt übrigens nur auf Tuberkelbakterien.

Indikation

Ethambutol ist ein Standardmedikament der Tuberkulosetherapie in der Initialphase.

Pharmakokinetik

Ethambutol wird oral angewandt und weist eine gute Resorption auf. Es hat eine kurze Halbwertszeit. Die Elimination erfolgt renal. Bei Niereninsuffizienz muss eine Dosisreduktion erfolgen. Ethambutol ist gut liquorgängig.

Unerwünschte Wirkungen und Kontraindikationen

Unerwünschte Wirkungen	Kontraindikationen
• **z. T. irreversible Sehstörungen durch retrobulbäre Neuritis (Verlust des Grünsehens, Visusverlust)** • Hyperurikämie	Sehstörungen, Hyperurikämie

23.2.22.5 Streptomycin

Streptomycin ist ein Aminoglykosid (▶ Kap. 23.2.7), das bei der Tuberkulose eingesetzt wird. Es zählte lange mit zu den Standardmedikamenten, ist jedoch nur i. v. anwendbar und wird in den meisten Ländern nicht zur First-Line-Therapie eingesetzt.

Wirkmechanismus und Wirkungsspektrum

Streptomycin wirkt **bakterizid** gegen **extrazelluläre** Keime.

Für weitere Details wird auf ▶ Kap. 23.2.7 verwiesen.

Indikation

Streptomycin ist heutzutage ein Zweitrangmedikament bei der Tuberkulose und wird z. B. bei multiresistenten Tuberkelbakterien intravenös in einer Kombinationstherapie mit anderen Wirkstoffen eingesetzt.

Unerwünschte Wirkungen

Als wichtigste Nebenwirkung sei die Nephro- und Ototoxizität genannt.

23.2.22.6 Weitere Wirkstoffe

Als weitere Zweitrangmedikamente (also Medikamente der zweiten Wahl), die bevorzugt bei multiresistenten Erregern eingesetzt werden, zählen:

- intravenös anwendbare Aminoglykoside: neben Streptomycin auch Amikacin, Kanamycin
- intravenös anwendbare Polypeptidantibiotika: Capreomycin
- Fluorchinolone: Levofloxacin, Moxifloxacin, Ofloxacin

- orale bakteriostatische Wirkstoffe: z. B. Paraaminosalicylsäure, Ethionamid
- weitere Antibiotika: z. B. Clarithromycin, Imipenem, Linezolid

Lerntipp

Die Wirkstoffe zur Therapie der Tuberkulose wurden relativ häufig vom IMPP geprüft. Insbesondere lag der Fokus auf den Nebenwirkungen von INH (Polyneuropathie – Gabe von Vitamin B_6, Leberschädigung), Ethambutol (Schädigung des N. opticus, Farbsehstörungen), Pyrazinamid (Hyperurikämie, Arthralgie), Streptomycin (Hörstörungen) und auf der Pharmakokinetik von INH (genetisch bedingte Metabolisierungsrate, Acetylierung, gute Resorption), Rifampicin (Enzyminduktion, Abnahme der Wirkung von Kontrazeptiva) sowie dem Wirkmechanismus von Rifampicin (Hemmung der bakteriellen RNA-Polymerase).

23.2.23 Zusammenfassung: Wirkungsspektrum der Antibiotika

Lerntipp

Nachfolgend sind zur besseren Übersicht und Wiederholung die beschriebenen Wirkungsspektren der Antibiotika in ► Tab. 23.6 zusammengefasst.

Tab. 23.6 Wirkungsspektrum der verschiedenen Antibiotikaklassen (Antituberkulotika wurden nicht mit aufgeführt)

Wirkstoffgruppe	Wirkungsspektrum	Nicht wirksam auf
Penicilline (► Kap. 23.2.2.1)	► Tab. 23.3	
Cephalosporine (► Kap. 23.2.2.2)	► Tab. 23.4	
Carbapeneme (► Kap. 23.2.2.3)	breites Spektrum: grampositive, gramnegative Erreger, inkl. Pseudomonas aeruginosa (außer Ertapenem), Anaerobier	MRSA und E. faecium
Aztreonam (► Kap. 23.2.2.4)	aerobe gramnegative Bakterien inkl. Pseudomonas	grampositive Keime, Anaerobier
Glykopeptide (► Kap. 23.2.3)	nur grampositive Keime, insbesondere multiresistente Staphylokokken, Enterokokken und Clostridium difficile	gramnegative Erreger
Fosfomycin (► Kap. 23.2.4)	grampositive und einige gramnegative Bakterien inkl. multiresistente Stämme (MRSA, VRE, ESBL-Bildner)	
Polypeptidantibiotika (► Kap. 23.2.5)	nur lokal grampositive und gramnegative Erreger inkl. Pseudomonas aeruginosa	
Daptomycin (► Kap. 23.2.6)	nur grampositive Bakterien inkl. multiresistente Keime wie MRSA	
Aminoglykoside (► Kap. 23.2.7)	breites Wirkungsspektrum: Staphylokokken, gramnegative Keime inkl. Pseudomonas aeruginosa	Streptokokken, Pneumokokken, Anaerobier, intrazelluläre Keime
Makrolide (► Kap. 23.2.8)	grampositive (aerobe und anaerobe), einige gramnegative Keime (Helicobacter, Legionellen, Hämophilus), zellwandlose und intrazelluläre Keime (Mykoplasmen), Toxoplasma gondii	
Clindamycin (► Kap. 23.2.9)	grampositive Kokken, insbesondere Staphylokokken und anaerobe gramnegative Stäbchen inkl. Bakteroidesstämme	

Tab. 23.6 Wirkungsspektrum der verschiedenen Antibiotikaklassen (Antituberkulotika wurden nicht mit aufgeführt) *(Forts.)*

Wirkstoffgruppe	Wirkungsspektrum	Nicht wirksam auf
Tetrazykline (► Kap. 23.2.10)	breites Spektrum gegen grampositive und viele gramnegative Keime, Spirochäten (Borrelien, Treponemen, Leptospiren), zellwandlose Keime (Mykoplasmen, Ureaplasmen), intrazelluläre Erreger, Doxycyclin zusätzlich Plasmodium falciparum	Pseudomonas aeruginosa, Proteus- und Enterobacter-Arten, häufig Resistenzen bei Staphylokokken, Streptokokken, Pneumokokken
Tigecyclin (► Kap. 23.2.11)	breites Spektrum gegen grampositive und gramnegative Keime inkl. MRSA, VRE	Pseudomonas aeruginosa
Linezolid (► Kap. 23.2.12)	grampositive Erreger (Streptokokken, Staphylokokken, Enterokokken, Anaerobier) inkl. MRSA, VRE	gramnegative Erreger
Chloramphenicol (► Kap. 23.2.13)	breites Spektrum gegen grampositive und gramnegative Erreger (z. B. Salmonella typhi), Anaerobier und intrazelluläre Erreger (z. B. Rickettsien)	
Fusidinsäure (► Kap. 23.2.14)	breites Spektrum gegen grampositive Bakterien (Staphylokokken, Streptokokken inkl. Penicillinasebildnern und MRSA) und gramnegative Kokken	gramnegative Stäbchen (Enterobacteriaceae, Pseudomonas aeruginosa)
Fluorchinolone (► Kap. 23.2.15)	► Tab. 23.5	
Sulfonamide, Trimethoprim, Pyrimethamin (► Kap. 23.2.16 bis ► Kap. 23.2.18)	Streptokokken, Pneumokokken, Enterobakterien, Chlamydien, Nokardien, Protozoen (Malariaplasmodien, Pneumocystis jirovecii, Toxoplasmen)	
Metronidazol (► Kap. 23.2.19)	obligat anaerobe Keime (z. B. Bacteroides fragilis, Clostridium difficile), Helicobacter und Protozoen (Entamoeba histolytica, Trichomonas vaginalis, Giardia lamblia, Gardnerella vaginalis)	Aktinomyzeten
Nitrofurantoin (► Kap. 23.2.20)	grampositive Kokken (Enterococcus faecalis, Staphylokokken) und E. coli	
Fidaxomicin (► Kap. 23.2.21)	nur Clostridium difficile	

23.3 Antimykotika

23.3.1 Allgemeine Aspekte

23.3.1.1 Pilze – ein kurzer Überblick

Wir beschäftigen uns nun mit der Mykologie (nicht zu verwechseln mit der Mythologie) – also der Pilzkunde. Pilze sind eine ziemlich heterogene Spezies. Man denke jetzt nur an eine Portion Pfifferlinge oder selbstgesammelte Steinpilze. Echte Trüffel gehören übrigens auch dazu und wenn man diese nicht selber findet, dann erhält man sie für mehrere Tausend Euro pro kg. Im Folgenden sollen aber nicht Speise-, Edel- oder Giftpilze auf dem Programm stehen, sondern die humanpathogenen Pilze.

Merkmale von Pilzen

Pilze sind Eukaryonten. Sie stellen eine eigene Gattung dar (also weder Pflanze noch Tier) und kommen als Einzeller oder Mehrzeller vor. Sie besitzen eine Zellwand aus Polysacchariden wie Glucanen und Chitin. Die darunter liegende Zellmembran besteht aus Ergosterol. Die Synthese von Ergosterol (► Abb. 23.3) ist dabei über viele Schritte identisch mit der Cholesterolsynthese beim Menschen (In der Leber wird beim Menschen aus dem Zwischen-

Tab. 23.7 Einteilung der Antimykotika nach ihrem Angriffspunkt und ihrer Wirkung auf Dermatophyten (D), Hefen (H) und Schimmelpilze (S)

Wirkmechanismus	Wirkstoff	D	H	S
Hemmung der Ergosterolsynthese der Zellmembran	Azolderivate (Wirkungsspektrum ist präparateabhängig)	+	+	+
	Terbinafin	+	–	–
	Amorolfin	+	–	–
Hemmung der Funktion der Zellmembran	Amphotericin B	–	+	+
	Nystatin	+	+	–
Hemmung der Glucansynthese der Zellwand	Echinocandine	–	+	+
Hemmung der Nukleinsäuresynthese	Flucytosin	–	+	+
Mitosehemmung	Griseofulvin	+	–	–

„+" bedeutet, dass der Wirkstoff auf die entsprechende Pilzart wirksam ist, allerdings kann es sein, dass nur einige Subspezies dieser Gruppe vom Antimykotikum getroffen werden. Deshalb wird für Details auf die entsprechenden Kapitel verwiesen.

produkt Lanosterol über einige Zwischenschritte Cholesterol gebildet, bei Pilzen Ergosterol.)

Pilze gehören zur Normalflora des Menschen, können aber auch Lokalinfektionen oder schwere systemische Infekte auslösen. Disponierende Faktoren sind Diabetes mellitus, maligne Erkrankungen, Immunschwäche, Antibiotikatherapie, Glukokortikoide, Zytostatika.

Einteilung der pathogenen Pilze

Wir teilen die Pilze nach dem DHS-System in drei Gruppen ein:

- **D**ermatophyten (Trichophyton, Microsporum, Epidermophyton): verursachen lokale Infekte der Haut (Tinea), Nägel (Onychomykosen), Haare
- **H**efen (Kandida, Cryptococcus): verursachen Infekte von Schleimhäuten, von inneren Organen und systemische schwere Infektionen bei immungeschwächten Patienten
- **S**chimmelpilze (Aspergillus, Zygomyzeten, Pneumocystis jirovecii): verursachen Infekte von inneren Organen und systemische schwere Infektionen bei immungeschwächten Patienten.

23.3.1.2 Einteilung der Antimykotika

Folgende Angriffspunkte werden von Antimykotika genutzt (▸ Tab. 23.7):

1. Hemmung der **Ergosterolsynthese** der **Zellmembran** (▸ Abb. 23.3)
2. Hemmung der **Funktion** der **Zellmembran**
3. Hemmung der **Glucansynthese** der **Zellwand**
4. Hemmung der **Nukleinsäuresynthese**
5. Mitosehemmung

Lerntipp

Sie müssen nicht die genauen Namen der Enzyme lernen, die von den Ergosterolsynthesehemmern inhibiert werden – ebenso auch nicht die Ergosterolsynthese im Detail. Vom IMPP ist das bislang noch nicht abgefragt worden. Die Abbildung ist eher dafür gedacht, dass man sich zumindest ein paar Antimykotika auch graphisch einprägen kann.

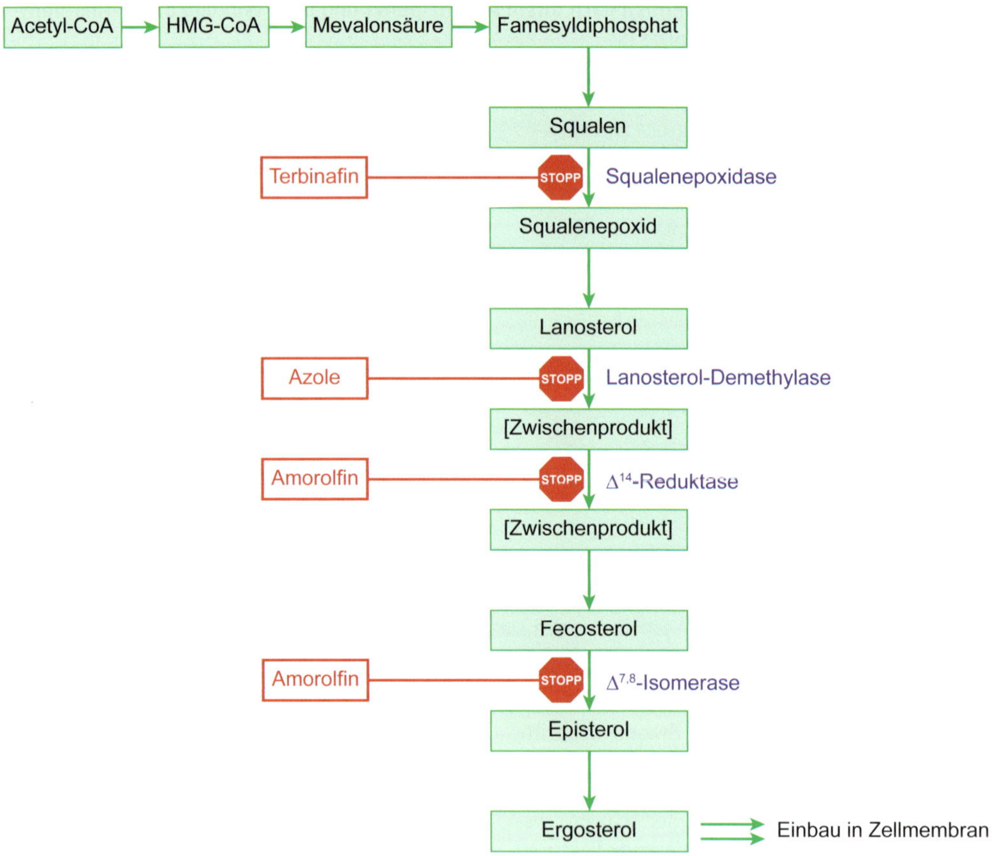

Abb. 23.3 Angriffspunkte von Antimykotika in der Ergosterolsynthese

23.3.2 Azolderivate

Wirkstoffe

Lokale Anwendung: Clotrimazol · Ketoconazol
Systemische Anwendung: Fluconazol · Itraconazol · Voriconazol · Posaconazol

Lerntipp

Azolderivate enden – wer hätte es gedacht – alle auf *-azol.*

Wirkmechanismus

Azol-Antimykotika **hemmen die Synthese von Ergosterolen der Zellmembran** (durch Inhibition der Lanosterol-Demethylase), was zu einer Störung der Membranfunktion führt (► Abb. 23.3). Durch Veränderungen der Membranpermeabilität können wichtige Bestandteile nicht mehr in die Pilzzelle aufgenommen werden bzw. treten aus den Zellen aus, sodass letztendlich das Wachstum gestört wird und es z. T. zur Lyse der Zellen kommt.
Bei den Azolen unterscheidet man:

- Substanzen, die aufgrund erheblicher Nebenwirkungen bei systemischer Anwendung nur der Lokaltherapie dienen
- neuere, besser verträgliche Wirkstoffe zur systemischen Therapie.

Wirkungsspektrum

Es handelt sich um Breitspektrum-Antimykotika, allerdings haben die einzelnen Substanzen doch ein etwas unterschiedliches Spektrum (► Tab. 23.8).

Tab. 23.8 Wirkungsspektrum der einzelnen Azol-Antimykotika

Anwendung	Wirkstoff	Wirkungsspektrum
Lokal	Clotrimazol	Dermatophyten, Hefen, Schimmelpilze
	Ketoconazol	Dermatophyten, Hefen
Systemisch	Fluconazol	Hefen
	Itraconazol	Dermatophyten, Hefen, Schimmelpilze
	Voriconazol	Hefen, Schimmelpilze (wirkt auch gegen seltene Kandida-/Aspergillusarten)
	Posaconazol	Hefen, Schimmelpilze (wirkt auch gegen seltene Kandida-/Aspergillusarten und gegen Zygomyzeten)

Merke

Pneumocystis jirovecii hat kein Ergosterol in der Zellmembran und ist daher resistent gegen alle Azole und sonstige Ergosterolsynthesehemmer.

Indikationen

Azolderivate dienen der Therapie von **Haut- und Schleimhautmykosen,** die systemisch wirksamen Substanzen zusätzlich zur Behandlung von **Organ-/Systemmykosen.**

Anwendung, Pharmakokinetik

Azolderivate sind bei systemischer Anwendung besser verträglich als andere Antimykotika und werden daher bei entsprechender Indikation bevorzugt.

Unerwünschte Wirkungen

Selten treten Leberschädigungen auf, die jedoch z. T. schwer verlaufen können und deshalb Kontrollen der Leberparameter unter der Therapie notwendig machen.

Wechselwirkungen

Alle Azolderivate **hemmen CYP3A4,** Fluconazol und Voriconazol zusätzlich noch CYP2C9 und CYP2C19. Dementsprechend besteht das Potenzial für viele Medikamenteninteraktionen.

Lerntipp

Das IMPP fragt gerne nach den Wechselwirkungen, so z. B. geschehen für Itraconazol, das den Ciclosporin-A-Spiegel erhöht.

Kontraindikationen und Wechselwirkungen

Azolderivate dürfen nicht in Schwangerschaft (teratogen) und Stillzeit eingesetzt werden.
Wegen der CYP3A4-Enzymhemmung darf keine Kombination mit Pharmaka erfolgen, die über CYP3A4 metabolisiert werden und die QT-Zeit verlängern können (Gefahr von Torsades-de-pointes-Tachykardie). Dazu zählen z. B. Antihistaminika (Terfenadin, Astemizol), Chinidin, Pimozid. Auch bei anderen Medikamenten erhöht sich die Toxizität, wenn sie über CYP3A4 metabolisiert werden.
Außerdem keine Anwendung bei schweren Lebererkrankungen.

23.3.3 Allylamine

Wirkstoffe

Terbinafin

Wirkmechanismus

Allylamine (Terbinafin) **hemmen die Synthese von Ergosterolen der Zellmembran** (durch Inhibition der Squalenepoxidase). Sie haben somit einen früheren Angriffspunkt in der Ergosterolsynthese als die Azolderivate (▸ Abb. 23.3). Die Konsequenzen sind die gleichen: Störung der Membranfunktion und Membranpermeabilität, Wachstumsstörung.

Wirkungsspektrum

Terbenafin wirkt auf **Dermatophyten.**

Indikation, Anwendung und Pharmakokinetik
Terbenafin kann systemisch und lokal zur Behandlung schwerer **Hautmykosen** angewandt werden. Es ist sehr lipophil und unterliegt einem starken Metabolismus.

Unerwünschte Wirkungen
Bei systemischer Anwendung können gastrointestinale Beschwerden, Hautreaktionen und Leberfunktionsstörungen auftreten.

23.3.4 Morpholin-Derivate

Wirkstoffe

Amorolfin

Wirkmechanismus
Amorolfin **hemmt die Synthese von Ergosterolen der Zellmembran** (durch Inhibition der Δ^{14}-Reduktase und der $\Delta^{7,8}$-Isomerase, ► Abb. 23.3). Damit ähnelt der Wirkmechanismus wiederum den Azolderivaten, der Angriffspunkt ist später. Die Konsequenzen sind wiederum dieselben: Störung der Membranfunktion und Membranpermeabilität, Wachstumsstörung.

Wirkungsspektrum
Amorolfin wirkt insbesondere auf **Dermatophyten.**

Indikationen
Amorolfin dient der lokalen Therapie von **Haut- und Nagelmykosen.**

23.3.5 Amphotericin B

Amphotericin B ist ein Polyen-Antimykotikum, wie auch Nystatin (► Kap. 23.3.6). Da sich beide Substanzen aber erheblich unterscheiden, werden sie separat besprochen.

Wirkmechanismus
Amphotericin B **bildet Komplexe mit Ergosterolen der Zellmembran,** wodurch transmembranöse Transportprozesse gestört werden. Amphotericin B ist eines der wirksamsten Antimykotika, aber hoch toxisch, da auch Cholesterol der menschlichen Membran gebunden wird.

Wirkungsspektrum
Amphotericin B ist ein Breitspektrum-Antimykotikum. Es ist wirksam gegen **Hefen** (Kandida, Cryptococcus) und **Schimmelpilze** (Aspergillus).

Indikationen
Amphotericin B wird zur Therapie **schwerer Organmykosen** (i. v.) eingesetzt. Bei immunsupprimierten Patienten kann es auch zur Prophylaxe von lokalen Pilzinfektionen verwendet werden, z. B. in Form von Lutschtabletten.
Außerdem wird Amphotericin B zur Behandlung der Leishmaniose verwendet. Die Leishmaniose ist eine Erkrankung, die durch Protozoen hervorgerufen wird.

Anwendung, Pharmakokinetik
Da Amphotericin B nicht resorbiert wird, muss es zur systemischen Therapie i. v. angewandt werden. Zur Verbesserung der Verträglichkeit wurden Lipidformulierungen entwickelt. Zur Therapie erfolgt häufig eine **Kombination mit Flucytosin** (► Kap. 23.3.8).

Unerwünschte Wirkungen
Amphotericin B ist stark toxisch: **nephro-,** hepato-, neurotoxisch. Ferner können Fieber, Schüttelfrost, Erbrechen, Diarrhö und allergische Reaktionen auftreten.

23.3.6 Nystatin

Wirkmechanismus und Wirkungsspektrum
Der Wirkmechanismus entspricht dem Polyen-Antimykotikum Amphotericin B (► Kap. 23.3.5). Es wirkt auf **Hefen** (insbesondere **Kandida**) und Dermatophyten.

Indikationen und Anwendung
Wie Amphotericin B wird Nystatin nicht resorbiert. Angewandt wird es bei der **lokalen Therapie** von **Kandida-Infektionen,** z. B. auch bei Säuglingen.

Unerwünschte Wirkungen
Wegen der lokalen Anwendung ist es sehr gut verträglich.

23.3.7 Echinocandine

Wirkstoffe

Caspofungin · Anidulafungin

Wirkmechanismus
Echinocandine **hemmen die Synthese von Glucan,** einem essenziellen Bestandteil der Zellwand. Dadurch kommt es zur Instabilität der Zelle und zur Lyse.

Wirkungsspektrum
Echinocandine wirken gegen **Hefen** (Kandida) und **Schimmelpilze** (Aspergillus und Pneumocystis jirovecii).
Allerdings wirken sie **nicht** gegen Cryptococcus (Hefeart) und Zygomyzeten (Schimmelpilzart).

Indikationen
Echinocandine werden bei der Therapie der **invasiven Kandidiasis** eingesetzt. Caspofungin ist auch für die Therapie der invasiven Aspergillose zugelassen.

Unerwünschte Wirkungen
An Nebenwirkungen können Fieber, gastrointestinale Beschwerden, Hautreaktionen, Erhöhung der Leberwerte auftreten.

23.3.8 Flucytosin

Wirkmechanismus
Flucytosin **hemmt die fungale DNA- und RNA-Synthese** nach Aktivierung durch ein bestimmtes Enzym, das nur in den Pilzen existiert.

Wirkungsspektrum
Das Wirkungsspektrum von Flucytosin umfasst **Hefen** (Kandida, Cryptococcus) und **Schimmelpilze** (Aspergillus).

Indikationen, Anwendung und Pharmakokinetik
Flucytosin dient der Therapie **systemischer Mykosen** und ist auch bei Pilzmeningitis wirksam, da es liquorgängig ist. Häufig wird es in **Kombination** mit **Amphotericin B** angewandt. Beide Wirkstoffe sind synergistisch; die Wirksamkeit wird erhöht, die Resistenzbildung vermindert und die Dosis des toxischen Amphotericin B kann reduziert werden. Flucytosin wird zwar gut resorbiert, dennoch wird die **i. v.-Gabe** bevorzugt, da dann weniger unerwünschte Wirkungen auftreten.

Unerwünschte Wirkungen
Selten treten gastrointestinale Beschwerden, Allergien, Agranulozytose auf. Die unerwünschten Wirkungen sind bei oraler Gabe häufiger, da die Substanz durch die Darmbakterien zu Metaboliten umgewandelt wird, die für die unerwünschten Wirkungen verantwortlich sind.

23.3.9 Griseofulvin

Wirkmechanismus
Der genaue Wirkmechanismus ist nicht vollständig geklärt. Griseofulvin ist ein Mitosehemmer und **stört die Funktion der Mikrotubuli.** Dadurch werden die Mitose gehemmt, Transportprozesse gestört und die Chitinbildung für die Zellwand beeinträchtigt, was letztendlich eine Wachstumshemmung bewirkt.

Wirkungsspektrum
Das Wirkungsspektrum ist sehr eng, denn **nur Dermatophyten** können Griseofulvin über einen speziellen Transporter aufnehmen.

Indikation, Anwendung und Pharmakokinetik
Griseofulvin wird zur Behandlung von **Hautmykosen** eingesetzt, die durch andere lokale Antimykotika nicht therapierbar sind. Die Anwendung muss allerdings p. o. und damit systemisch erfolgen, da Griseofulvin bei lokaler Gabe nicht in die Tiefe penetriert.

Unerwünschte Wirkungen
Griseofulvin kann zu Allergien führen, Leberschäden und Photosensibilisierung auslösen. Im Tierversuch ist es embryotoxisch und mutagen (keine Anwendung in Schwangerschaft).

23.4 Virustatika

23.4.1 Allgemeine Aspekte

Viren bestehen aus RNA oder DNA und einer Proteinhülle und enthalten meist auch Enzyme, die sie zur Vermehrung benötigen. Sie führen keine eigenen Stoffwechselprozesse durch und sind zur Vermehrung auf Wirtszellen angewiesen.
Viren heften sich an Wirtszellen an bestimmte Rezeptoren an (Adhäsion) und werden durch Fusion mit der Zellmembran der Wirtszelle (Endozytose) in die Zelle aufgenommen. Intrazellulär werden die virale Nukleinsäure und die Enzyme freigesetzt (Uncoating). Es erfolgt die Transkription zur mRNA entweder im Zellkern der Wirtszelle (meist bei DNA-Viren) oder im Zytoplasma (meist bei RNA-Viren) und nachfolgend die Proteinsynthese (Translation). Bei Retroviren wird zunächst durch die virale reverse Transkriptase die RNA in DNA umgeschrieben und dann mittels der Integrase in die Wirts-DNA eingebaut und zu einem späteren Zeitpunkt für die Transkription in mRNA und zur Proteinsynthese verwendet. Neu gebildete virale Proteine und Nukleinsäure werden zu neuen Viruspartikeln zusammengesetzt und durch Fusion mit der Zellmembran der Wirtszelle freigesetzt. Wir unterscheiden dabei folgende Infektionsformen:

- **Lytische Virusinfektion:** Die Wirtszelle wird beim Freisetzen der Viren zerstört.
- **Persistierende Virusinfektion:** Die Wirtszelle wird beim Freisetzen der Viren nicht zerstört und bildet kontinuierlich neue Viren und gibt diese Fähigkeit auch an ihre Tochterzellen weiter.
- **Latente Virusinfektion:** Die virale Nukleinsäure ist in das Genom der Wirtszelle integriert, ohne dass aber Viren gebildet werden. Allerdings werden die genetischen Informationen der Viren an die Tochterzellen der Wirtszelle weitergegeben. Erst zu einem späteren Zeitpunkt erfolgt die Vermehrung der Viren. Während der Latenzphase besteht keine Möglichkeit der pharmakologischen Behandlung der Virusinfektion oder andersherum formuliert: Virustatika wirken in der Regel nur, wenn eine Virusvermehrung stattfindet.

23.4.2 Angriffspunkte von Virustatika

Da es zur Therapie von Virusinfektionen nur wenige Medikamente gibt, ist eine Prophylaxe durch eine **aktive Immunisierung** (wenn möglich) wichtig. Virustatika greifen an verschiedenen Entwicklungsstufen der Viren an (▶ Abb. 23.4):

- Hemmung der Virusaufnahme in die Wirtszelle: Entry- und Fusionsinhibitoren bei HIV
- Hemmung der Freisetzung der viralen Nukleinsäure: Uncoating-Inhibitoren bei Influenza-A-Viren
- Hemmung der Nukleinsäuresynthese: Reverse-Transkriptase-Inhibitoren bei HIV, Integrase-Inhibitoren bei HIV und Polymeraseinhibitoren bei Herpesviren (HSV), HBV, HCV, RSV
- Hemmung der posttranslationalen Modifikation: Proteaseinhibitoren bei HIV, HCV
- Hemmung der Virusfreisetzung: Neuraminidaseinhibitoren bei Influenza-A/B-Viren

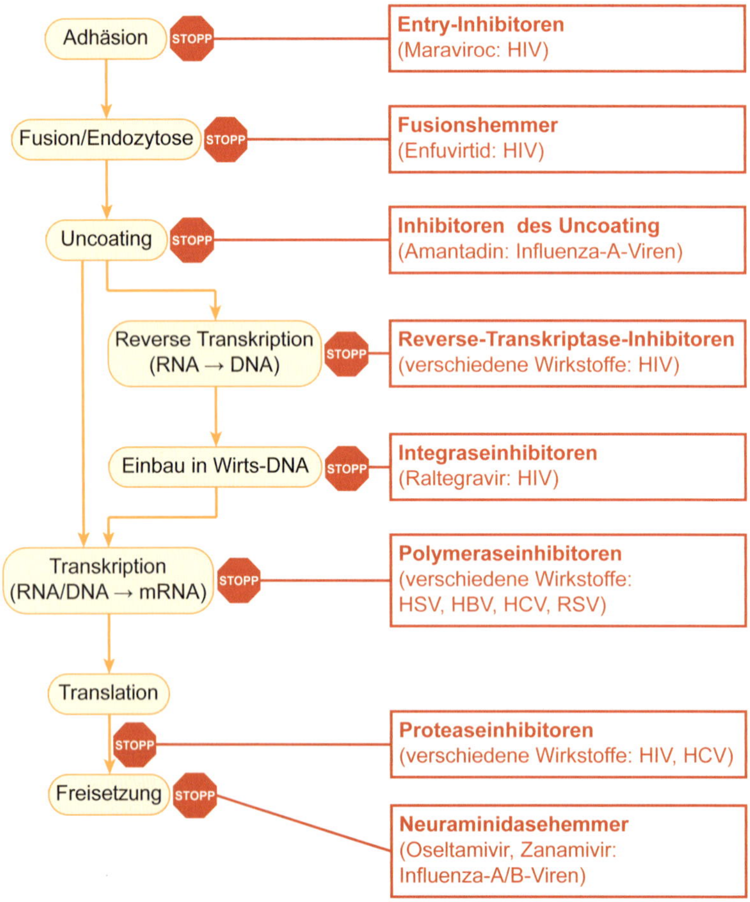

Abb. 23.4 Angriffspunkte von Virustatika

23.4.3 Virustatika zur Therapie von Influenzainfektionen

Wirkstoffe

Amantadin · Neuraminidasehemmer

23.4.3.1 Amantadin

Wirkmechanismus

Amantadin **verhindert das Uncoating** von Influenza-A- und -C-Viren, d.h., die Freisetzung der Virus-DNA in der Wirtszelle wird gehemmt (▸ Abb. 23.4). Dafür interagiert Amantadin mit dem M_2-Protein der viralen Membranhülle, einem Ionenkanal, über den Protonen in den Virus transportiert werden und der für das Uncoating benötigt wird.

Wirkungsspektrum

Influenza-A- und -C-Viren.

Indikationen

Amantadin wird zur Prophylaxe und Therapie der Influenza-A-Infektion verwendet. Wegen der neurologischen Nebenwirkungen – Amantadin ist auch ein Antiparkinsonmedikament – wird es allerdings kaum noch eingesetzt. Folgende Anwendungsgebiete bestehen im Detail:

- **Prophylaxe der Influenza-A-Infektion** bei Risikopatienten, bei denen eine Grippeschutzimpfung nicht erfolgte bzw. nicht möglich ist
- Therapie der **Influenzainfektion** innerhalb der ersten 48 h
- Therapie des **idiopathischen und neuroleptikainduzierten Parkinson-Syndroms** (▸ Kap. 22.6)

Für weitere Details wird auf ▸ Kap. 22.6 verwiesen.

23.4.3.2 Neuraminidasehemmer

Wirkstoffe

Zanamivir · Oseltamivir

Wirkmechanismus

Wie der Name schon sagt, hemmen Zanamivir und Oseltamivir das virale Enzym Neuraminidase (▸ Abb. 23.4). Die Neuraminidase (und Hämagglutinin) sind charakteristische Oberflächenmerkmale auf Influenzaviren. Dabei ist die Neuraminidase für die Freisetzung von Viruspartikeln aus infizierten Zellen notwendig und erleichtert die Virusreplikation und Ausbreitung der Viren in den Epithelzellen des Respirationstrakts. Durch Hemmung des Enzyms bleiben die Viren quasi auf der infizierten Zelle haften, und ihre Ausbreitung wird gehemmt.

Wirkungsspektrum

Influenza-A- und -B-Viren (**nicht** Influenza-C-Viren).

Indikationen

Neuraminidasehemmer wirken **prophylaktisch** (Anwendung bei Risikopatienten) und **therapeutisch** bei einer Influenzainfektion. Wichtig ist allerdings ein Therapiebeginn **innerhalb der ersten 48 h.**

Pharmakokinetik

Zanamivir hat eine geringe orale Bioverfügbarkeit und wird deshalb per inhalationem angewandt. Oseltamivir ist ein Prodrug; es wird p.o. angewandt.

Unerwünschte Wirkungen

Es können gastrointestinale Beschwerden (Übelkeit, Erbrechen) und neuropsychiatrische Störungen (Verhaltensänderungen insbes. bei Jugendlichen) auftreten.

23.4.4 Virustatika zur Therapie von Herpesvirus-Infektionen

Zu den Herpesviren zählen Herpes-simplex-Viren (HSV-1, HSV-2), Zytomegalieviren (CMV), Varizella-Zoster-Viren (VZV) und Epstein-Barr-Viren (EBV). Die drei erstgenannten Gruppen können durch die nachfolgenden Virustatika behandelt werden. EBV-Infektionen (Pfeiffersches Drüsenfieber, Mononukleose) werden symptomatisch behandelt.

Wirkstoffe

Aciclovir · Valaciclovir · Famciclovir · Ganciclovir · Brivudin · Foscarnet

Wirkmechanismus

Es handelt sich um Nukleosid- oder Nukleotidanaloga, die eine **Hemmung der DNA-Polymerase** bewirken (von den aufgelisteten Wirkstoffen ist Foscarnet das einzigste Nukleotidanalogon). Zunächst werden die Wirkstoffe in infizierten Zellen zum aktiven Metabolit umgewandelt. Bei den

Tab. 23.9 Wirkungsspektrum, Indikationen und Besonderheiten verschiedener Virustatika zur Therapie von Herpesvirus-Infektionen. Die Angabe Ns beim Wirkstoff bedeutet, dass diese Substanz ein Nukleosidanalogon ist und Nt ein Nukleotidanalogon.

Wirkstoff	Wirkungsspektrum	Indikationen	Besonderes
Aciclovir (Ns)	HSV, VZV	**HSV-** und **VZV-Infektionen,** insbesondere bei schweren Verläufen und Immunsupprimierten	Anwendung i. v. (bei schweren Verläufen, bei Immunsuppression), p. o., lokal Elimination: renal
Valaciclovir (Ns)	HSV, VZV	**HSV-** und **VZV-Infektionen**	Prodrug von Aciclovir mit besserer Resorption
Famciclovir (Ns)	HSV, VZV	**HSV-** und **VZV-Infektionen**	Prodrug
Brivudin (Ns)	HSV-1, VZV	**VZV-Infektionen**	keine Kombination mit 5-FU (= Zytostatikum), da Brivudin den Abbau von 5-FU hemmt und somit die Toxizität steigert
Ganciclovir (Ns)	wirkt gegen alle Herpesviren, besonders gegen **CMV**	• **schwere CMV-Infektion** bei Immunsupprimierten • CMV-Retinitis	geringe Resorption → i. v.-Gabe oder Verwendung von Valganciclovir (gut resorbierbares Prodrug)
Foscarnet (Nt)	Herpesviren (auch gegen CMV), HIV	• **schwere CMV- und HSV-Infektion** bei AIDS-Patienten (i. v.) • lokal: **Herpes labiales**	

meisten der Wirkstoffe erfolgt diese Aktivierung selektiv durch die virale Thymidinkinase. Die so gebildeten aktiven Triphosphate werden als falscher Baustein in die DNA eingebaut und hemmen die DNA-Polymerase. Dadurch wird die virale DNA-Synthese abgebrochen und die Virusvermehrung verhindert (► Abb. 23.4).

Wirkungsspektrum, Indikationen

Die Charakteristika der verschiedenen Wirkstoffe sind in ► Tab. 23.9 zusammengefasst.

Unerwünschte Wirkungen

- **Aciclovir** verursacht selten Exantheme und Nierenschädigungen (auf ausreichend Flüssigkeit achten zum Vermeiden von Kristallisationen).
- **Ganciclovir** ist toxischer als Aciclovir, da es auch in nichtinfizierten Zellen phosphoryliert wird und dadurch die menschliche DNA-Synthese hemmt. Dadurch kann es zur **Knochenmarksuppression** mit Neutro- und Thrombozytopenie kommen.
- **Brivudin** hemmt das Enzym, das 5-FU abbaut. Dadurch steigt die 5-FU-Konzentration und -Toxizität an (tödlicher Verlauf möglich).

23.4.5 Virustatika zur Therapie von Hepatitisvirus-Infektionen

Primär hepatotrope Viren, die eine Hepatitis auslösen können sind Hepatitis-A-, -B-, -C-, -D-, -E-Viren. Virustatisch können Infektionen mit Hepatitis-B-Viren (DNA-Virus) und Hepatitis-C-Viren (RNA-Virus) behandelt werden.

Wirkstoffe

DNA-Polymerase-Inhibitoren · Ribavirin · Proteaseinhibitoren

23.4.5.1 DNA-Polymeraseinhibitoren

Wirkstoffe

- Nukleosidanaloga: Lamivudin · Telbivudin · Entecavir
- Nukleotidanaloga: Adefovir · Tenofovir

Wirkmechanismus

Die DNA-Polymerase der Hepatitis-B-Viren kann durch Nukleotid- und Nukleosidanaloga gehemmt werden. Dazu werden die Wirkstoffe zunächst intrazellulär durch Phosphorylierung zum Triphosphat aktiviert (Nukleotidanaloga besitzen bereits eine Phosphatgruppe, erhalten also zwei weitere Phosphatgruppen, Nukleosidanaloga erhalten drei Phosphatgruppen). Sie **hemmen** dann die **HBV-DNA-Polymerase,** wodurch es zum Kettenabbruch der Virus-DNA kommt und die virale Replikation gehemmt wird (▸ Abb. 23.4).
Lamivudin und Tenofovir hemmen in höheren Konzentrationen auch die reverse Transkriptase des HI-Virus.

Wirkungsspektrum

Die genannten Nukleotid- und Nukleosidanaloga wirken alle gegen Hepadnaviren (Hepatitis-B-Viren), Lamivudin und Tenofovir wirken auch gegen HI-Viren.

Indikationen

Die Substanzen werden zur Therapie der **chronischen Hepatitis B mit aktiver Virusreplikation** eingesetzt. Entsprechend des Wirkungsspektrums werden Lamivudin und Tenofovir zur Kombinationstherapie bei HIV-Infektion eingesetzt (▸ Kap. 41.11.3).

23.4.5.2 Ribavirin

Wirkmechanismus

Ribavirin ist zwar auch ein Nukleosidanalogon, unterscheidet sich aber in der Wirkweise von den zuvor genannten Substanzen. Nach intrazellulärer Aktivierung (Phosphorylierung) hemmt es die Bildung von Guanosinnukleotiden, die Bestandteile der viralen RNA und DNA sind. Dadurch wird sowohl die **RNA- als auch die DNA-Synthese gehemmt.** Darüber hinaus scheint es weitere Angriffspunkte zu geben, wobei der genaue Wirkmechanismus bei HCV nicht vollständig bekannt ist.

Wirkungsspektrum

Ribavarin erfasst RNA- und DNA-Viren. Die Anwendung erfolgt insbesondere bei Infektionen mit **Hepatitis-C-Viren** (HCV).

Indikationen

Ribavarin wird bei der Therapie der **chronischen Hepatitis C** in Kombination mit pegyliertem Interferon α eingesetzt. Darüber hinaus dient es der Behandlung von **Respiratory-Syncytial-Virus** bei Kindern, zur Therapie des hämorrhagischen Fiebers mit renalem Verlauf bei **Hantavirus-Infektion** und zur Behandlung von **Lassafieber** (Arenaviren).

Pharmakokinetik

Ribavirin wird schnell resorbiert, allerdings besteht ein deutlicher First-Pass-Effekt, sodass die orale Bioverfügbarkeit nur 50 % beträgt.

Unerwünschte Wirkungen

Nebenwirkungen von Ribavirin sind Anämie, gastrointestinale Störungen, Neurotoxizität, Exanthem.

23.4.5.3 Proteaseinhibitoren

Wirkstoffe

Boceprevir · Telaprevir

Wirkmechanismus

Es handelt sich um **Proteaseinhibitoren, die selektiv die HCV-Protease hemmen** und dadurch die Replikation der Viren in infizierten Zellen verhindern (▸ Abb. 23.4).

Wirkungsspektrum

Die Proteaseinhibitoren wirken **nur bei HCV vom Genotyp 1.**

Indikationen

Sie werden (nur) **in Kombination** mit Ribavirin und Peginterferon α zur Therapie der **chronischen Hepatitis-C-Infektion** eingesetzt.

Pharmakokinetik

Die Proteaseinhibitoren werden über CYP3A4 metabolisiert und hemmen dieses Enzym, sodass zahlreiche Interaktionsmöglichkeiten bestehen.

23.4.6 Virustatika zur antiretroviralen Therapie

Im Replikationszyklus von HIV gibt es vier Zielstrukturen, die derzeit von retroviralen Wirkstoffen angegriffen werden können (▸ Abb. 23.5):

1. Hemmung der Anheftung und Fusion des Virus mit der Wirtszelle: **Eintrittsinhibitoren (Fusionsinhibitoren, Korezeptorantagonisten)**
2. Hemmung der RNA-abhängigen DNA-Synthese durch die virale reverse Transkriptase: **Reverse-Transkriptase-Inhibitoren** (nukleosidische/nu-

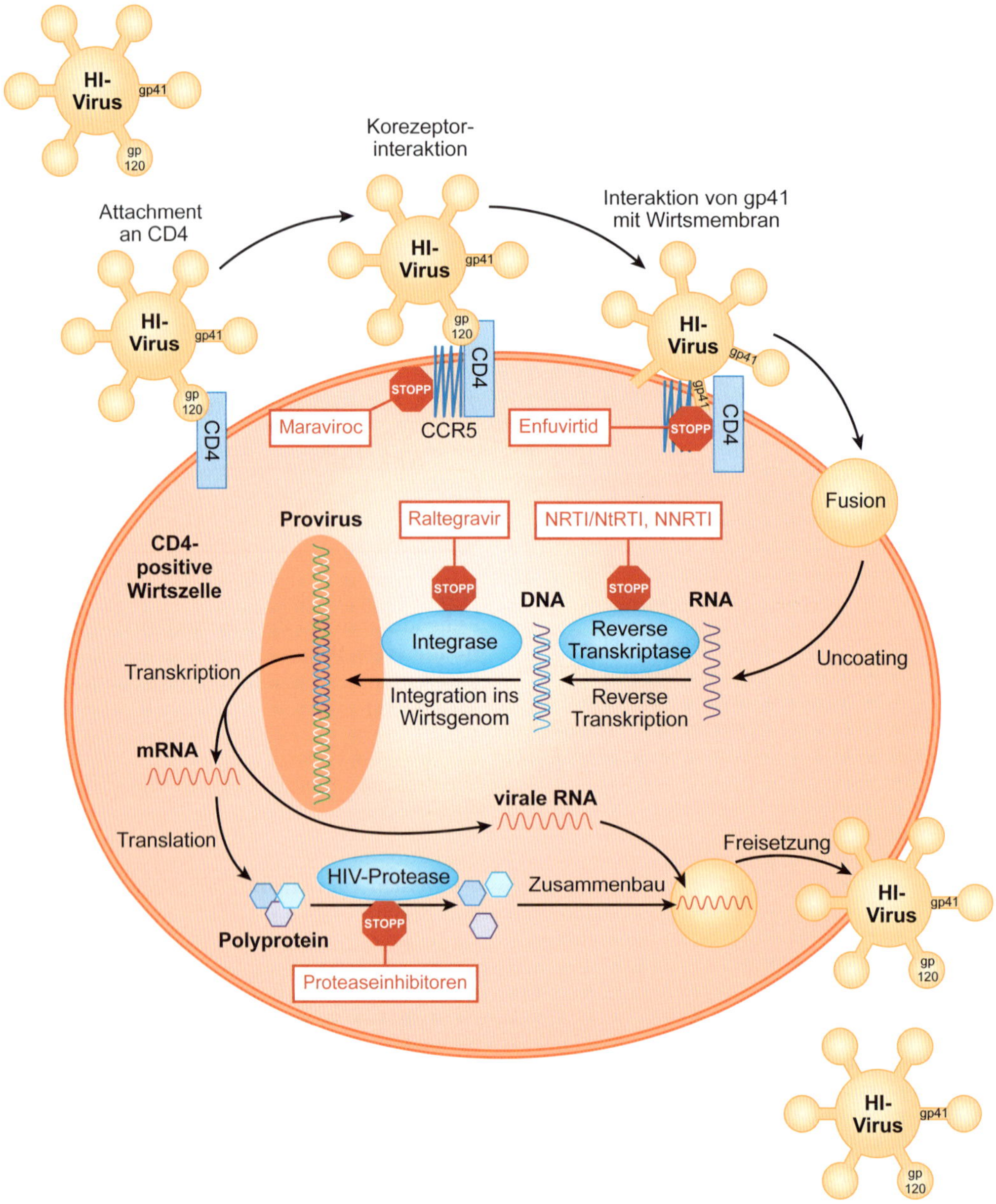

Abb. 23.5 Replikationszyklus des HI-Virus und Angriffspunkte retroviraler Wirkstoffe. Anmerkung: statt CCR5 kann auch CXCR4 als Korezeptor fungieren.

kleotidische Reverse-Transkriptase-Inhibitoren [NRTI, = Nukleosidanaloga; NtRTI, = Nukleotidanaloga] und nichtnukleosidische Reverse-Transkriptase-Inhibitoren [NNRTI])

3. Hemmung des Einbaus der viralen DNA in das Wirtsgenom durch die virale Integrase: **Integraseinhibitoren** (INI)

4. Hemmung der Reifung der Virionen und Freisetzung durch die virale Protease: **Proteaseinhibitoren** (PI)

23.4.6.1 Nukleosidische/nukleotidische Reverse-Transkriptase-Inhibitoren (NRTI/NtRTI)

Wirkstoffe

- Nukleosidische Reverse-Transkriptase-Inhibitoren (NRTI): Didanosin · Emtricitabin · Lamivudin · Zidovudin
- Nukleotidische Reverse-Transkriptase-Inhibitoren (NtRTI): Tenofovir

Wirkmechanismus

Es handelt sich um nukleosidische oder nukleotidische Reverse-Transkriptase-Inhibitoren. Nochmals zur Erinnerung: Nukleosid- oder Nukleotidanaloga sind Prodrugs und werden zunächst intrazellulär durch Phosphorylierung zum Triphosphat aktiviert (Nukleotidanaloga besitzen bereits eine Phosphatgruppe, erhalten also zwei weitere Phosphatgruppen, Nukleosidanaloga erhalten drei Phosphatgruppen). Dann binden sie an die reverse Transkriptase und werden in die DNA des Provirus eingebaut, wo sie die virale Nukleinsäuresynthese stören und zum Abbruch führen (▸ Abb. 23.5). NRTI/NrRTI sind **nur gegen neu in die Wirtszellen eingedrungene HI-Viren wirksam** – nicht gegen bereits im Wirtsgenom integrierte virale DNA, sog. Proviren.

Indikation

NRTI/NtRTI sind **Bestandteil jeder antiretroviralen Primärtherapie bei HIV.** Dabei sollte einer der Bestandteile Emtricitabin oder Lamivudin sein. Dieser wird dann mit einem weiteren NRTI/NtRTI kombiniert: z. B. Emtricitabin + Tenofovir, Lamivudin + Zidovudin.

Pharmakokinetik

Die Substanzen werden gut resorbiert, sind gut liquorgängig. Sie unterliegen meist einer hepatischen Metabolisierung und werden in unterschiedlichem Ausmaß renal eliminiert.

Unerwünschte Wirkungen

Bei allen NRTI/NtRTI treten gastrointestinale Symptome, Kopfschmerzen, Laktatazidose, Hepatitis auf. Typisch für Zidovudin ist eine Knochenmarksdepression (Anämie, Leukopenie), für Didanosin das Auftreten einer Pankreatitis und Neuropathie und für Tenofovir Nierenfunktionsstörungen.

23.4.6.2 Nichtnukleosidische Reverse-Transkriptase-Inhibitoren (NNRTI)

Wirkstoffe

Efavirenz · Nevirapin · Rilpivirin

Wirkmechanismus

Es handelt sich um nichtnukleosidische Reverse-Transkriptase-Inhibitoren. Sie **binden an die reverse Transkriptase** und hemmen das Enzym (▸ Abb. 23.5). Damit stören sie ebenfalls die virale Nukleinsäuresynthese.

Indikation

NNRTI werden bei der HIV-Therapie üblicherweise **in Kombination mit zwei NRTI zur Primärtherapie** eingesetzt.

Pharmakokinetik

NNRTI werden gut resorbiert und haben eine lange Halbwertszeit (Tage). Sie werden über Cytochrom P450 metabolisiert und bieten daher viele Interaktionsmöglichkeiten. Durch die Enzyminduktion wird die eigene Halbwertszeit vermindert.

Kontraindikation

Efavirenz darf wegen der Gefahr von Fehlbildungen nicht in der Schwangerschaft eingesetzt werden.

23.4.6.3 Integraseinhibitor (INI)

Wirkstoffe

Raltegravir

Wirkmechanismus

Durch Hemmung der Integrase wird der Einbau der neu synthetisierten Virus-DNA in Chromosomen der Wirtszelle gehemmt (▸ Abb. 23.5) und dadurch die Virusvermehrung verhindert.

Indikation

Raltegravir wird bei der HIV-Therapie üblicherweise **in Kombination mit zwei NRTI zur Primärtherapie** eingesetzt, als Alternative zu der Kombination mit einem NNRTI oder einem Proteaseinhibitor.

Pharmakokinetik

Raltegravir wird hepatisch unabhängig von Cytochrom P450 metabolisiert.

Unerwünschte Wirkungen

Der Integraseinhibitor ist gut verträglich.

23.4.6.4 Proteaseinhibitoren (PI)

Wirkstoffe

Atazanavir · Darunavir · Lopinavir · Saquinavir (· Ritonavir)

Anmerkung: Indinavir ist auch ein Proteaseinhibitor und wahrscheinlich bekannter als andere Wirkstoffe dieser Klasse. Wegen ungenügender Wirksamkeit und hoher Toxizität wird diese Substanz aber nicht mehr empfohlen.

Wirkmechanismus

Die HIV-Protease spaltet die für die Replikation notwendigen Proteine aus einem Vorläuferprotein ab. Proteaseinhibitoren hemmen dieses virusspezifische Enzym (► Abb. 23.5). Dadurch wird die Virusvermehrung gestört; es bilden sich nur noch funktionslose Polyproteine, jedoch keine infektiösen Viren mehr aus.

Merke

Boosterung mit Ritonavir: Ritonavir ist in therapeutischer Dosierung wegen gastrointestinaler unerwünschter Wirkungen unverträglich. Es wird jedoch in niedriger Dosis, in der es nicht antiviral wirksam ist, anderen Proteaseinhibitoren zugesetzt. Dabei erhöht Ritonavir die Plasmakonzentration und Halbwertszeit der anderen Proteaseinhibitoren.

Indikation

Proteaseinhibitoren werden „geboostert", also **gemeinsam mit Ritonavir** bei der HIV-Therapie üblicherweise **in Kombination mit zwei NRTI zur Primärtherapie** eingesetzt, als Alternative zu der Kombination mit einem NNRTI oder einem Integraseinhibitor.

Pharmakokinetik

Die Wirkstoffe werden gut resorbiert und weisen eine kurze Halbwertszeit auf. Die Eliminierung erfolgt hepatisch über Metabolisierung mit CYP3A4. Proteaseinhibitoren sind nicht nur Substrate von Cytochrom P450, sondern auch Hemmstoffe und Induktoren. Dadurch bieten sich viele Interaktionsmöglichkeiten.

Unerwünschte Wirkungen

Es können Kopfschmerzen, gastrointestinale Beschwerden, Nephrolithiasis, Leberschädigung, Hyperlipidämie auftreten.

23.4.6.5 Fusionsinhibitor („Entry-Inhibitor")

Wirkstoffe

Enfuvirtid

Wirkmechanismus

Damit die HI-Viren in die Wirtszelle eindringen können, tritt das virale Hüllprotein gp120 (Glykoprotein 120) mit zwei Oberflächenmolekülen der Wirtszelle in Kontakt, nämlich zuerst mit CD4 und dann mit einem Chemokinrezeptor, den man als Korezeptor bezeichnet. Als Korezeptoren wirken CCR5 oder CXCR4. Durch die Interaktion erreicht nun ein weiteres virales Oberflächenmolekül gp41 Zugang zur Zellmembran der Wirtszelle, sodass Virus- und Wirtsmembran miteinander fusionieren.

Enfuvirtid bindet an das virale Glykoprotein gp41 und verhindert dadurch die Fusion des Virus mit CD4-positiven Zellen. Somit wird die Infektion der Zellen gehemmt. Es entwickeln sich ziemlich schnell Resistenzen gegen Enfuvirtid.

Indikation

Enfuvirtid wird als **„Salvage-Medikament"** bei Patienten eingesetzt, bei denen die Erkrankung trotz adäquater Therapie mit anderen Wirkstoffen nicht kontrolliert werden kann.

Pharmakokinetik

Enfuvirtid wird durch Peptidasen im Gastrointestinaltrakt abgebaut und muss daher parenteral (s. c.) appliziert werden.

Unerwünschte Wirkungen

An Nebenwirkungen treten Hautreaktionen an der Injektionsstelle auf sowie Kopfschmerzen, Schlaflosigkeit, Depressionen, Pneumonien und Pankreatitis.

23.4.6.6 Korezeptorantagonist („Entry-Inhibitor")

Wirkstoffe

Maraviroc

Wirkmechanismus

Maraviroc verhindert die Bindung der HI-Viren an den CCR5-Korezeptor der Wirtszelle. Dadurch wird die Infektion der Wirtszelle gehemmt. Maraviroc verhindert allerdings nicht die Infektion von Zellen, wenn die Adhäsion über den anderen Chemokinrezeptor CXCR4 erfolgt, was häufig im fortgeschrittenen Stadium der Erkrankung vorkommt. Die Anwendung ist **nur sinnvoll beim Nachweis von CCR5-tropen Viren** (80 % der HIV-Infizierten).

Indikation

Maraviroc wird **nicht in der Primärtherapie** einer HIV-Erkrankung eingesetzt, da es weniger effektiv als andere Therapien ist. Die Anwendung setzt außerdem einen Ausschluss eines dual- oder CXCR4-tropen Virus voraus. Bei reinen CCR5-tropen Viren kann es in der Folgetherapie eingesetzt werden, wenn die initiale Therapie versagt hat.

Pharmakokinetik

Maraviroc wird über Cytochrom P450 (CYP3A4) metabolisiert.

Unerwünschte Wirkungen

Die Substanz ist gut verträglich, meist auch besser als andere Substanzen.

23.5 Antiprotozoenmittel

23.5.1 Allgemeine Aspekte

Protozoen sind **tierische Einzeller** mit parasitärer Lebensweise. Weitverbreitet sind sie in den Tropen und Subtropen. Wichtige Erkrankungen, die durch Protozoen hervorgerufen werden können, sind:

- Malaria, verursacht durch Plasmodien
- Trypanosomiasis (Schlafkrankheit, Chagas), verursacht durch Trypanosoma
- Amöbiasis, verursacht durch Entamoeba histolytica
- Leishmaniose (Kala-Azar, Orientbeule), verursacht durch Leishmania
- Toxoplasmose, verursacht durch Toxoplasma gondii
- Trichomoniasis (Kolpitis, Urethritis), verursacht durch Trichomonas vaginalis
- Lambliasis (Durchfallerkrankung), verursacht durch Giardia lamblia.

In den vorangegangenen Unterkapiteln wurden bereits einige Medikamente erwähnt, die gegen Protozoen wirksam sind. Dazu zählen:

- Metronidazol (▸ Kap. 23.2.19)
- Sulfonamide und Pyrimethamin (▸ Kap. 23.2.16 und ▸ Kap. 23.2.17)
- Paromomycin (▸ Kap. 23.2.7)
- Amphotericin B (▸ Kap. 23.3.5)

Jetzt sollen die Wirkstoffe zur Behandlung der Malaria ausführlicher dargestellt werden; die Therapie der Malaria ist dann in ▸ Kap. 41.9 erläutert. Die Therapie anderer Protozoenerkrankungen wird stichpunktartig im Speziellen Teil in ▸ Tab. 41.11 dargestellt. Die Amöbenruhr als Durchfallerkrankung wird in ▸ Kap. 41.3.2.2 beschrieben.

23.5.2 Exkurs: Malariaerreger und Entwicklungszyklen

Zum Verständnis der Wirkungsweise der Antimalariamittel ist es unerlässlich, die verschiedenen Malariaformen und vor allem den Entwicklungszyklus der Plasmodien zu kennen. Daher erfolgt zunächst ein kleiner Exkurs.

23.5.2.1 Plasmodien

Malaria wird durch Protozoen der Gattung Plasmodium verursacht. Es gibt verschiedene Plasmodiumarten, die verschiedene Malariaformen hervorrufen:

- **Malaria quartana:** Plasmodium malariae
- **Malaria tertiana:** Plasmodium vivax und ovale
- **Malaria tropica:** Plasmodium falciparum
- Und falls Sie es noch nicht gehört haben: es gibt in Südostasien noch eine Art, Plasmodium knowlesi, die ebenfalls zu lebensbedrohlichen Verläufen wie der Malaria tropica führen kann und daher wie diese behandelt wird.

Plasmodien sind intrazelluläre Parasiten mit zwei Entwicklungszyklen: die geschlechtliche Vermehrung läuft in der Mücke ab (Sporogonie), die ungeschlechtliche Vermehrung im Menschen (Schizogonie).

23.5.2.2 Entwicklungszyklus im Menschen

Die **Anophelesmücke** gibt bei einer „Blutmahlzeit" über ihren Speichel **Sporozoiten** ab (▸ Abb. 23.6). Diese gelangen über das Blut in die Leberparenchymzellen und entwickeln sich dort zu **Gewebe-**

schizonten (präerythrozytäre Phase). Wenn diese Gewebeschizonten rupturieren, werden **Merozoiten** ins Blut freigesetzt. Allerdings geht auch ein Teil der Schizonten in eine Ruhephase über und verweilt dann als **Hypnozoiten** über Monate bis Jahre in der Leber und kann zu Rückfällen führen (typisch bei Malaria tertiana). Die Merozoiten heften sich an Erythrozyten an und entwickeln sich über die Zwischenstufe der **Trophozoiten** in einer geschaffenen Vakuole zum **Blutschizonten** (erythrozytäre Phase). Bei Ruptur des Erythrozyten werden wieder Merozoiten frei, die neue Erythrozyten befallen können. Ein Teil dieser Merozoiten differenziert sich im Erythrozyt in die geschlechtlichen Formen, die **Mikro- und Makrogametozyten.**

23.5.2.3 Entwicklungszyklus in der Anophelesmücke

Die Anophelesmücke nimmt bei ihrer „Blutmahlzeit" Mikro- und Makrogametozyten auf, die sich im Gastrointestinaltrakt der Mücke vereinigen und **Oozysten** ausbilden. Aus den Oozysten gehen Sporozoiten hervor, die wieder einen neuen Wirt infizieren können.

23.5.3 Antimalariamittel

Wirkstoffe

- **Hemmstoffe der Hämpolymerase:** Chloroquin · Mefloquin · Artemether/Lumefantrin · Chinin
- **Hemmstoffe der Atmungskette:** Primaquin · Atovaquon
- **Hemmstoffe des Folsäurestoffwechsels:** Proguanil · Pyrimethamin
- **sonstige Wirkstoffe:** Dihydroartemisinin/Piperaquin · Doxycyclin

Wirkmechanismus

Vom Wirkmechanismus her lassen sich die Antimalariamittel unterschiedlichen Gruppen zuordnen:

- **Hemmstoffe der Hämpolymerase** verhindern die Inaktivierung von toxischem Häm und bewirken eine Schädigung der Plasmodienmembran. Toxisches Häm entsteht übrigens, wenn die Plasmodien Hämoglobin in den Erythrozyten abbauen, um daraus essenzielle Aminosäuren zu gewinnen.
- **Hemmstoffe der Atmungskette** hemmen den mitochondrialen Elektronentransport, wodurch

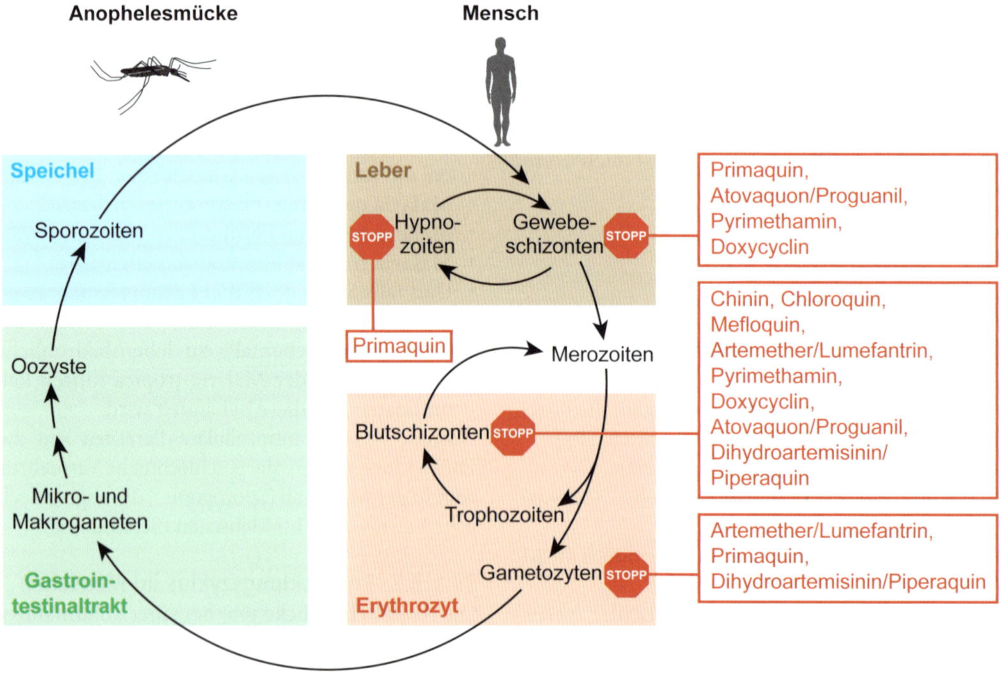

Abb. 23.6 Entwicklungszyklus von Plasmodien und Hauptangriffspunkte der Antimalariamittel

das mitochondriale Membranpotenzial und damit der ganze mitochondriale Stoffwechsel sowie alle Transportprozesse der Mitochondrienmembran zusammenbrechen, so dass die Plasmodien absterben.

- **Hemmstoffe des Folsäurestoffwechsels** hemmen die Dihydrofolatreduktase und dadurch die Reduktion von Dihydrofolsäure in Tetrahydrofolsäure (▸ Kap. 23.2.17), wodurch letztendlich die Nukleinsäuresynthese gehemmt wird. Es entwickeln sich häufig Resistenzen, deshalb wird Pyrimethamin in Deutschland nicht mehr für die Malariatherapie verwendet.
- **Sonstige Wirkstoffe:** Doxycyclin ist ein Tetrazyklin (▸ Kap. 23.2.10) und führt zur Störung der Proteinsynthese. Dihydroartemisinin wirkt ähnlich wie Artemether hemmend auf die Nukleinsäure- und Proteinsynthese. Piperaquin beeinflusst ähnlich wie Chloroquin den Hämabbau.

Ansonsten kann man die Wirkstoffe, nach ihrer Hauptwirkung auf den Entwicklungszyklus der Plasmodien einteilen (▸ Abb. 23.6):

- **gewebeschizontozid:** Primaquin, Atovaquon/Proguanil, Pyrimethamin, Doxycyclin; hemmen die Entwicklung in der Leber (vor Ery-Befall)
- **hypnozoitozid:** Primaquin; tötet die Ruheformen der Erreger in der Leber, verhindert Rückfälle
- **blutschizontozid:** Chinin, Chloroquin, Mefloquin, Artemether/Lumefantrin, Pyrimethamin, Doxycyclin, Atovaquon/Proguanil, Dihydroartemisinin/Piperaquin; hemmen die Vermehrung der Parasiten in den Erythrozyten; die meisten Wirkstoffe gehören zu dieser Gruppe
- **gametozoid:** Artemether/Lumefantrin, Primaquin, Dihydroartemisinin/Piperaquin; gametozoide Wirkstoffe wirken auf die Geschlechtsformen von Plasmodien und verhindern die Übertragung vom Menschen auf die Mücke

Gewebeschizontozide Stoffe hemmen die Entwicklung der Parasiten in der Leber, also noch bevor Erythrozyten befallen sind. Hypnozoitozide Substanzen töten die Ruheformen der Erreger in der Leber ab und verhindern somit einen Rückfall.

Merke

Primaquin ist der einzige Wirkstoff, der auf Hypnozoiten wirkt und für die Rezidivprophylaxe bei Malaria tertiana eingesetzt wird. Es wirkt nicht auf Blutschizonten, deshalb ist keine akute Wirkung zu erwarten.

Indikation

Antimalariamittel können zur Prophylaxe und/oder Therapie der Malaria eingesetzt werden.

- Zur **Prophylaxe** eignen sich: Chloroquin, Doxycyclin, Mefloquin, Atovaquon/Proguanil.
- Zur **Therapie** finden Anwendung: Artemether/Lumefantrin, Atovaquon/Proguanil, Chloroquin, Mefloquin, Dihydroartemisinin/Piperaquin sowie bei ganz speziellen Indikationen Chinin und Primaquin. Der Einsatz der einzelnen Wirkstoffe richtet sich jedoch nach der Malariaform und möglichen Resistenzen und ist detailliert in ▸ Tab. 23.10 und ▸ Kap. 41.9.3 beschrieben.

Einige Wirkstoffe haben noch ganz andere Indikationen:

- Chloroquin: Einsatz bei rheumatoider Arthritis (▸ Kap. 40.2.2), Porphyria cutanea tarda
- Atovaquon: Pneumocystis-jirovecii-Pneumonie, wenn andere Wirkstoffe nicht eingesetzt werden können (▸ Kap. 41.11.4.1)
- Pyrimethamin: Toxoplasmose (▸ Kap. 41.11.4.2)
- Doxycyclin: Antibiotikum mit vielseitiger Anwendung (▸ Kap. 23.2.10)

Unerwünschte Wirkungen

Wirkstoff	Unerwünschte Wirkung/Besonderheiten
Chloroquin	• bei kurzfristiger Anwendung: **gut verträglich** (evtl. gastrointestinale Störungen, Kopfschmerzen) • bei Langzeitanwendung: Neuropathie, Kardiomyopathie, **Augenschäden** (Hornhauttrübung, irreversible Retinopathie), hämolytische Krisen bei bestehendem Glukose-6-Phosphat-Dehydrogenase-Mangel
Mefloquin	• **neurotoxisch** (Psychosen, Krämpfe), **Herzrhythmusstörungen** (Extrasystolen, AV-Block) • Bei Epilepsie und psychischen Störungen sowohl zur Prophylaxe als auch zur Therapie kontraindiziert.
Artemether/Lumefantrin	• neurologische Beschwerden (Schwindel, Kopfschmerzen, Schlafstörungen) • Verlängerung der QT-Zeit im EKG • Abbau über Cytochrom P450
Chinin	Chinin ist relativ toxisch: Hör-, Sehstörungen, Herzrhythmusstörungen, Blutdruckabfall, Hypoglykämien (Chinin induziert Hyperinsulinämie), hämolytische Krisen bei Glukose-6-Phosphat-Dehydrogenase-Mangel
Primaquin	gut verträglich, jedoch hämolytische Krisen bei Glukose-6-P-Dehydrogenase-Mangel

Tab. 23.10 Wirkmechanismus der Antimalariamittel und ihre Indikation bei der Malariaprophylaxe und -therapie.

Wirkstoff	Wirkmechanismus	Blu	Ge	Hy	Ga	Indikation
Chloroquin	Hemmung der Hämpolymerase	+	–	–	–	• Malariaprophylaxe • Malariatherapie: erste Wahl bei M. quartana, M. tertiana, M. tropica außer bei Chloroquinresistenz[1]
Primaquin	Hemmung der Atmungskette	–	+	+	+	Rezidivprophylaxe bei M. tertiana, in Kombination mit Chloroquin oder mit einem alternativen Wirkstoff bei Chloroquinresistenz
Mefloquin	Hemmung der Hämpolymerase	+	–	–	–	• Malariaprophylaxe • Malariatherapie bei Chloroquinresistenz[1] der M. tertiana und unkomplizierten M. tropica
Artemether/ Lumefantrin	Hemmung der Hämpolymerase und der Nukleinsäure- und Proteinsynthese	+	–	+	–	Malariatherapie der M. tertiana (bei Chloroquinresistenz[1]) und der unkomplizierten M. tropica (bei Chloroquin[1]-, Mefloquinresistenz[2])
Atovaquon/ Proguanil	Hemmung der Atmungskette und des Folsäurestoffwechsels	+	+	–	–	• Malariaprophylaxe • Malariatherapie der M. tertiana (bei Chloroquinresistenz[1]) und der unkomplizierten M. tropica (bei Chloroquin[1]-, Mefloquinresistenz[2]) • Atovaquon auch bei P.-jirovecii-Pneumonie
Dihydroartemisinin/ Piperaquin	Hemmung der Hämpolymerase und der Nukleinsäure- und Proteinsynthese	+	+	–	–	Malariatherapie der unkomplizierten M. tropica bei Chloroquin[1]-, Mefloquinresistenz[2]
Chinin	Hemmung der Hämpolymerase	+	–	–	–	Malariatherapie der komplizierten M. tropica
Doxycyclin	Tetrazyklin	+	+	–	–	• Malariaprophylaxe • zur Kombinationstherapie der komplizierten M. tropica

[1] Chloroquinresistenz bei M. tertiana in Ozeanien, Brasilien, Peru; bei M. tropica fast überall außer in Mittelamerika inkl. Haiti und Dominikanischer Republik. [2]Mefloquinresistenz in Südostasien (z. B. Thailand, Vietnam).
Blu = Blutschizonten, Ge = Gewebeschizonten, Hy = Hypnozoiten, Ga = Gametozyten, +/– = pos./neg. Wirkung.

Tab. 23.11 Wichtige Anthelmintika

Anthelmintikum	Spektrum	Wirkmechanismus
Praziquantel	Bandwürmer, Schistosomen	bewirkt eine Dauerdepolarisation der motorischen Endplatte beim Wurm → Lähmung des Wurms → Ausscheidung des Wurms
Mebendazol, Albendazol	Fadenwürmer, Echinokokken **nicht:** Schistosomen	Interferenz mit Mikrotubuli und Hemmung der Glukoseaufnahme in den Wurm
Niclosamid	Bandwürmer	Hemmung der ATP-Bildung in den Würmern, Störung im Kohlenhydratstoffwechsel

Tab. 23.11 Wichtige Anthelmintika *(Forts.)*

Anthelmintikum	Spektrum	Wirkmechanismus
Pyrantel	Fadenwürmer	verursacht neuromuskuläre Blockade → Lähmung des Wurms → Ausscheidung des Wurms
Pyrvinium	Madenwurm	Hemmung von Enzymen im Kohlenhydratstoffwechsel

23.6 Anthelmintika

Wirkstoffe

Praziquantel · Mebendazol · Albendazol · Niclosamid · Pyrantel · Pyrvinium

Anthelmintika sind Pharmaka zur Behandlung von **Wurminfektionen;** ihr Wirkungsspektrum und Wirkmechanismus sind in ▸ Tab. 23.11 zusammengefasst.

Wir unterscheiden bei den humanpathogenen Würmern: Zestoden (Bandwürmer), Nematoden (Fadenwürmer) und Trematoden (Saugwürmer).

- Zu den **Bandwürmern** gehören: Rinderbandwurm (**Taenia** saginata), Schweinebandwurm (Taenia solitum), Fischbandwurm (Diphyllobothrium latum), Fuchsbandwurm (**Echinococcus multilocularis**), Hundebandwurm (**Echinococcus granulosus**).
- Zu den **Fadenwürmern** zählen: Spulwurm (**Ascaris** lumbricoides), Madenwurm (**Enterobius [Oxyuris]** vermicularis), Hakenwurm (**Ancylostoma** duodenale), Blutfadenwurm (Wuchereria [Filaria] bancrofti), Trichine (**Trichinella** spiralis), Peitschenwurm (Trichinella trichiura).
- Zu den **Saugwürmern** zählen: Egel (**Schistosoma** haematobium und mansoni).

23.7 Desinfektionsmittel

Von der Vielzahl der desinfizierend wirkenden Substanzen (z. B. Alkohole, Aldehyde, Halogene wie Jod) sei an dieser Stelle nur noch zum Abschluss dieses umfangreichen Kapitels Chlorhexidin vorgestellt, da es anscheinend gern vom IMPP angewandt – d. h. abgefragt – wird.

Chlorhexidin ist stark antibakteriell wirksam, indem es die Erregerzellwand schädigt. Zusätzlich ist es fungistatisch und virustatisch. Es wird zur **Haut- und Schleimhautdesinfektion,** insbesondere für **Mundspülungen** angewandt **(hemmt die Neubildung von Zahnplaque).** Chlorhexidin hat den Vorteil, lange auf den Zähnen und der Mundschleimhaut zu haften, ohne resorbiert zu werden. An Nebenwirkungen können **Geschmacksstörungen** und Zahnverfärbungen auftreten.

23.8 Zu guter Letzt

Lerntipp

Falls Sie sich einen besonders ausführlichen Überblick über die vom IMPP abgefragten Wirkstoffe und Wirkungsspektren machen möchten, können Sie ▸ Tab. 23.12 als Lernkontrolle nutzen. Darin sind alle Wirkstoffe abgefragt, zu denen vom IMPP im letzten Jahrzehnt Fragen hinsichtlich des Wirkungsspektrums gestellt wurden. Die Auflistung erfolgte alphabetisch. Am besten, Sie decken die Spalten 2 bis 5 ab und gehen dann jeden Wirkstoff von links nach rechts in Gedanken durch, ob sie ihn richtig zuordnen können und das Wirkungsspektrum parat haben. Sie sollten jedoch beachten, dass beim Wirkungsspektrum nur die vom IMPP gefragten Erreger genannt sind, nicht das gesamte Wirkungsspektrum abgebildet ist; wenn Sie das wiederholen möchten: ▸ Tab. 23.6.

Lerntipp

Wenn Sie jetzt den klinischen Einsatz der antimikrobiellen Wirkstoffe lernen möchten, lesen Sie bitte weiter in ▸ Kap. 41: Therapie von Infektionskrankheiten.

Tab. 23.12 Antiinfektiöse Wirkstoffe, vom IMPP hinsichtlich des Wirkungsspektrums abgefragt.

Wirkstoff	Zuordnung Antiinfektivum	Wirkstoffgruppe	Wirkt auf	Wirkt nicht auf	Kap.
Aciclovir	Virustatikum	DNA-Polymerase-hemmer	HSV, VZV		► Kap. 23.4.4
Amantadin	Virustatikum	Uncoating-Hemmer	Influenzaviren		► Kap. 23.4.3
Amoxicillin	Antibiotikum	β-Lactam-Antibiotikum (Penicillin)	Helicobacter pylori		► Kap. 23.2.2
Ampicillin	Antibiotikum	β-Lactam-Antibiotikum (Penicillin)	Listerien	Mykoplasmen	► Kap. 23.2.2
Azithromycin	Antibiotikum	Makrolid	Legionellen		► Kap. 23.2.8
Brivudin	Virustatikum	DNA-Polymerase-hemmer	HSV		► Kap. 23.4.4
Cefazolin	Antibiotikum	β-Lactam-Antibiotikum (Cephalosporin)	Staphylococcus aureus	Pseudomonas aeruginosa	► Kap. 23.2.2
Cefotaxim	Antibiotikum	β-Lactam-Antibiotikum (Cephalosporin)	Klebsiellen		► Kap. 23.2.2
Ceftazidim	Antibiotikum	β-Lactam-Antibiotikum (Cephalosporin)	Pseudomonas aeruginosa	Anaerobier	► Kap. 23.2.2
Ceftriaxon	Antibiotikum	β-Lactam-Antibiotikum (Cephalosporin)	Borrelien, Gonokokken, Proteus	Enterokokken, Pseudomonas aeruginosa	► Kap. 23.2.2
Cefuroxim	Antibiotikum	β-Lactam-Antibiotikum (Cephalosporin)	Grampositive und gramnegative Keime	Pseudomonas aeruginosa, Enterokokken, Anaerobier	► Kap. 23.2.2
Chloroquin	Antiprotozoen-mittel	Antimalariamittel	M. tertiana		► Kap. 23.5.3
Ciprofloxacin	Antibiotikum	Fluorchinolone (Gyrasehemmer)	Salmonella typhi, Mykoplasmen, Pseudomonas aeruginosa		► Kap. 23.2.15
Clarithromycin	Antibiotikum	Makrolid	Helicobacter pylori		► Kap. 23.2.8
Clotrimazol	Antimykotikum	Azolderivat	Kandida		► Kap. 23.3.2

Tab. 23.12 Antiinfektiöse Wirkstoffe, vom IMPP hinsichtlich des Wirkungsspektrums abgefragt. *(Forts.)*

Wirkstoff	Zuordnung Antiinfektivum	Wirkstoff-gruppe	Wirkt auf	Wirkt nicht auf	Kap.
Co-trimoxazol	Antibiotikum	Sulfonamid + Diaminopyrimidin (Sulfamethoxazol + Trimethoprim)	Pneumocystis jirovecii		► Kap. 23.2.18
Diloxandin-furoat	Antiprotozoen-mittel		Entamoeba histolytica		► Kap. 41.3.2.2
Doxycyclin	Antibiotikum	Tetrazyklin	Chlamydien, Borrelien		► Kap. 23.2.10
Entecavir	Virustatikum	DNA-Polymera-seinhibitoren	Hepatitis-B-Virus		► Kap. 23.4.5
Erythromycin	Antibiotikum	Makrolid	Mykoplasmen, Legionellen, Streptokokken		► Kap. 23.2.8
Ethambutol	Antibiotikum	Antituberkulotikum	Mycobacterium tuberculosis		► Kap. 23.2.22.4
Flucloxacillin	Antibiotikum	β-Lactam-Antibiotikum (Penicillin)	Staphylokokken		► Kap. 23.2.2
Fluconazol	Antimykotikum	Azolderivat	Kandida		► Kap. 23.3.2
Flucytosin	Antimykotikum		Kandida		► Kap. 23.3.8
Fluorchinolone	Antibiotikum		Legionellen		► Kap. 23.2.15
Ganciclovir	Virustatikum	DNA-Polymerase-hemmer	CMV		► Kap. 23.4.4
Gentamicin	Antibiotikum	Aminoglykoside	gramnegative Kokken	Anaerobier (Bacteroides), intrazelluläre Erreger	► Kap. 23.2.7
Imipenem	Antibiotikum	β-Lactam-Antibiotikum (Carbapenem)	ESBL-Bildner (E. coli), Pseudomonas aeruginosa		► Kap. 23.2.2
Isoniazid	Antibiotikum	Antituberkulotikum	Mycobacterium tuberculosis		► Kap. 23.2.22.1
Linezolid	Antibiotikum	Oxazolidinone	MRSA		► Kap. 23.2.11

Tab. 23.12 Antiinfektiöse Wirkstoffe, vom IMPP hinsichtlich des Wirkungsspektrums abgefragt. *(Forts.)*					
Wirkstoff	**Zuordnung Antiinfektivum**	**Wirkstoff-gruppe**	**Wirkt auf**	**Wirkt nicht auf**	**Kap.**
Mebendazol	Anthelmintikum		Ascaris	Schistosomen	► Kap. 23.5
Meropenem	Antibiotikum	β-Lactam-Antibiotikum (Carbapenem)	ESBL-Bildner (Klebsiellen), Pseudomonas aeruginosa		► Kap. 23.2.2
Metronidazol	Antibiotikum, Antiprotozoenmittel		Gardnerella vaginalis, Entamoeba histolytica, Lamblien, Clostridium difficile, Bacteroides fragilis, Trichomonas vaginalis, Helicobacter pylori	Malariaerreger, Kandida, E. coli	► Kap. 23.2.19
Moxifloxacin	Antibiotikum	Fluorchinolone (Gyrasehemmer)	Chlamydien, grampositive Erreger, Anaerobier, Mycobacterium tuberculosis		► Kap. 23.2.15, ► Kap. 23.2.22.6
Paromomycin	Antibiotikum, Antiprotozoenmittel	Aminoglykosid	Entamoeba histolytica		► Kap. 23.2.7
Penicillin G	Antibiotikum	β-Lactam-Antibiotikum (Penicillin)	Pneumokokken, Streptokokken		► Kap. 23.2.2
Penicillin V	Antibiotikum	β-Lactam-Antibiotikum (Penicillin)	Streptokokken		► Kap. 23.2.2
Piperacillin	Antibiotikum	β-Lactam-Antibiotikum (Penicillin)	Pseudomonas aeruginosa		► 23.2.2
Praziquantel	Anthelmintikum		Schweine-, Rinderbandwurm, Schistosomen		► Kap. 23.5
Primaquin	Antiprotozoenmittel	Antimalariamittel	M. tertiana		► Kap. 23.5.3
Pyrazinamid	Antibiotikum	Antituberkulotikum	Mycobacterium tuberculosis		► Kap. 23.2.22.3
Ribavirin	Virustatikum		Hepatitis-C-Viren		► Kap. 23.4.5
Rifabutin	Antibiotikum	Rifamycin	Helicobacter pylori		► Kap. 23.2.22.2, ► Kap. 34.5.2.1

Tab. 23.12 Antiinfektiöse Wirkstoffe, vom IMPP hinsichtlich des Wirkungsspektrums abgefragt. *(Forts.)*

Wirkstoff	Zuordnung Antiinfektivum	Wirkstoffgruppe	Wirkt auf	Wirkt nicht auf	Kap.
Rifampicin	Antibiotikum	Antituberkulotikum (Rifamycin)	Mycobacterium tuberculosis		▸ Kap. 23.2.22.2
Streptomycin	Antibiotikum	Antituberkulotikum	Mycobacterium tuberculosis		▸ Kap. 23.2.22.5
Terbinafin	Antimykotikum	Allylamin	Trichophyton		▸ Kap. 23.3.3
Tetrazykline	Antibiotikum		Mykoplasmen, Chlamydien	Pseudomonas aeruginosa, Mycobacterium tuberculosis	▸ Kap. 23.2.10
Vancomycin	Antibiotikum	Glykopeptidantibiotika	MRSA, Clostridium difficile		▸ Kap. 23.2.3
Zanamivir	Virustatikum	Neuraminidasehemmer	Influenzaviren (Typ A, B)	nicht Influenza C	▸ Kap. 23.4.3

Die aufgelisteten Wirkstoffe wurden vom IMPP in den letzten Jahren hinsichtlich des Wirkungsspektrums abgefragt. Die Wirkstoffe wurden alphabetisch sortiert und sollen der Lernkontrolle dienen. Unter „Wirkt auf" und „Wirkt nicht auf" sind nur die vom IMPP abgefragten Erreger genannt – nicht das gesamte Wirkungsspektrum. Zudem wurde eine Eingruppierung der Wirkstoffe in Spalte 2 und Spalte 3 vorgenommen, um Ihnen die Zuordnung der Wirkstoffe zu erleichtern.

24 Zytostatika

24.1 Wegweiser ... 358

24.2 Allgemeine Aspekte ... 358
24.2.1 Exkurs: Molekularbiologie ... 358
24.2.2 Zellzyklus ... 359
24.2.3 Angriffspunkte von Zytostatika ... 359
24.2.4 Chemotherapie ... 359

24.3 Alkylierende Zytostatika ... 361
24.3.1 Cyclophosphamid und weitere Stickstofflost-Derivate ... 361
24.3.2 Platinkomplexe ... 362
24.3.3 Weitere alkylierende Substanzen ... 362

24.4 Mitosehemmer ... 362
24.4.1 Vinca-Alkaloide ... 363
24.4.2 Taxane ... 363

24.5 Topoisomerasehemmer ... 363

24.6 Antimetaboliten ... 364
24.6.1 Folsäureantagonisten ... 364
24.6.2 Purinanaloga ... 365
24.6.3 Pyrimidinanaloga ... 365

24.7 Zytostatische Antibiotika ... 366
24.7.1 Anthrazykline ... 366
24.7.2 Bleomycin ... 367
24.7.3 Weitere zytostatische Antibiotika ... 367

24.8 Hydroxyharnstoff (Hydroxycarbamid) ... 368

24.9 Enzyme und Differenzierungsinduktoren ... 368
24.9.1 Asparaginase ... 368
24.9.2 Tretinoin (All-trans-Retinsäure) ... 368
24.9.3 Thalidomid ... 368

24.10 Hemmstoffe von Tumorsignalwegen ... 369

24.11 Proteasominhibitor ... 369

24.12 Hormone und Hormonantagonisten ... 370

24.13 Antikörper zur Tumortherapie ... 371

24.14 Zu guter Letzt ... 372

IMPP-Hits

Zytostatika werden zwar nicht so häufig abgefragt, allerdings sind die Fragen dann doch sehr speziell. In absteigender Häufigkeit wurden vom IMPP Fragen zu folgenden Wirkstoffgruppen gestellt, wobei der Fokus eindeutig auf den ersten drei Plätzen liegt, die fast 80 % der Zytostatikafragen ausmachen:

1. zytostatische Antibiotika
2. alkylierende Zytostatika
3. Mitosehemmer
4. Hormone bzw. Antihormone
5. Hydroxyurea
6. Topoisomerasehemmer, Antimetaboliten, Kinaseinhibitoren

Wenn man allerdings die Fragen der über letzten 10 Jahre durchsieht, dann fällt schon auf, dass sich das IMPP auf bestimmte Wirkstoffe „spezialisiert" hat. Häufiger abgefragt wurden folgende Wirkstoffe:
Vincristin, Doxorubicin, Cyclophosphamid, Bleomycin, Hydroxyurea und Temozolomid.

24.1 Wegweiser

Die Therapie mit Zytostatika unterliegt einem ständigen Wandel, neue Medikamente werden verwendet, viele befinden sich noch in experimentellen Phasen. Insofern kann man mit solch einem Kapitel nie ganz aktuell sein und auch nie umfassend alle Wirkstoffe darstellen. Nach einem kurzen allgemeinen Überblick (▸ Kap. 24.2) werden wichtige Zytostatika sortiert nach Wirkmechanismus vorgestellt (▸ Kap. 24.3 bis ▸ Kap. 24.13). Dabei liegt der Schwerpunkt beim Vermitteln des Wirkmechanismus, während die Anwendungsgebiete meist nur sehr knapp aufgezählt sind. Bei den unerwünschten Wirkungen wurden häufig nur die substanzspezifischen Nebenwirkungen vorgestellt; während allgemeine Nebenwirkungen bereits im Übersichtskapitel (▸ Kap. 24.2.4.3) zusammengefasst sind.

Wegen der Komplexität der antitumoralen Therapie wurde in diesem Buch bewusst auf ein klinisches Kapitel zur Chemotherapie maligner Erkrankungen verzichtet. Dies würde nicht nur den Rahmen dieses Kurzlehrbuchs sprengen, sondern auch über das Ziel des Fachs Pharmakologie für Medizinstudenten hinausgehen. Damit Sie aber trotzdem bestimmte Therapiepläne zuordnen können, wurden einige ausgewählte Schemata zur Behandlung bestimmter Tumoren in diesem Kapitel hier in Form von Praxistipps integriert.

24.2 Allgemeine Aspekte

Zytostatika führen zu einer Schädigung von **Tumorzellen.** Die meisten Wirkstoffe lösen jedoch keine tumorspezifische Wirkung aus, sondern können auch zur Schädigung **teilungsaktiver körpereigener Zellen** führen, insbesondere des Knochenmarks, der Gonaden und der Schleimhäute, wodurch **schwere unerwünschte Wirkungen** auftreten. Zytostatika sind nicht die einzige antitumorale therapeutische Maßnahme: Eine operative Therapie steht – wenn möglich – immer an erster Stelle.

24.2.1 Exkurs: Molekularbiologie

Zum besseren Verständnis der Wirkmechanismen von Zytostatika folgt ein kleiner Exkurs durch die Molekularbiologie – reduziert auf ein Minimum.

DNA und RNA sind Nukleinsäuren. Nukleinsäuren bestehen aus:

- einer organischen Base,
- einem Zucker (Pentose) und
- Phosphat.

Aufbau der DNA/RNA

Bei der DNA ist der Zucker Desoxyribose und bei der RNA Ribose. Daher die Namen **Desoxyribonukleinsäure** und **Ribonukleinsäure.**

Bei den Basen handelt es sich um Purine oder Pyrimidine.

- Purine bestehen aus zwei Ringen: einem 6-gliedrigen und einem 5-gliedrigen. **Purinbasen** sind: Adenin und Guanin.
- Pyrimidine bestehen aus einem Ring: einem 6-gliedrigen. **Pyrimidinbasen** sind Cytosin und Thymin. Bei der RNA wird Uracil statt Thymin verwendet.

Wird an die Base (Adenin, Guanin, Cytosin, Thymin, Uracil) der Zucker angehängt, entstehen **Nukleoside** (Adenosin, Guanosin, Cytidin, Thymidin, Uridin).

Werden die Nukleoside mit einer oder mehreren Phosphatgruppen verbunden entstehen die **Nukleotide** (z. B. Adenosinmonophosphat, Adenosindiphosphat, Adenosintriphosphat, usw.)

DNA besteht also aus Nukleotiden und weist eine **Doppelhelixstruktur** auf, die mehrfach um **Histone** gewickelt und spiralisiert ist.

Chromosomen und Zellteilung

Ein ganzer in kompakter Form vorliegender DNA-Strang wird als **Chromosom** bezeichnet. Menschliche Zellen tragen einen diploiden Chromosomensatz bestehend aus 46 Chromosomen (2 × 23 Chromosomenpaare bzw. 44 Autosomen und 2 Gonosomen [XY]). Bei der Zellteilung **(Mitose)** wird das gesamte Genmaterial an zwei erbgleiche Tochterzellen weitergegeben (Ausnahme Keimzellen: Meiose führt zum haploiden Chromosomensatz). Für die Zellteilung ist die Ausbildung eines **Spindelapparats** wichtig. Dieser besteht aus Mikrotubuli und wird für die Trennung der Schwesterchromatiden benötigt.

Bevor sich jedoch Körperzellen teilen können, muss in der S-Phase der DNA-Gehalt verdoppelt werden **(Replikation).** Dafür muss die DNA-Doppelhelix aufgetrennt werden. Die Einzelstränge dienen dann als Matrize zur Bildung komplementärer Stränge. An der Replikation ist ein Multienzymkomplex beteiligt. Das Entspiralisieren der DNA wird durch **Topoisomerasen** übernommen, das Aufspalten des

Doppelstrangs durch **Helikasen** und das Verknüpfen von Nukleotiden sowie die Korrektur und Reparatur von DNA durch **DNA-Polymerasen.**

Transkription und Translation

DNA-Abschnitte, die für ein bestimmtes Protein codieren, nennt man **Gene.** Damit ein Protein gebildet werden kann, wird die DNA zunächst umgeschrieben **(Transkription).** Ein DNA-Strang dient dabei als Matrize zur Bildung eines komplementären RNA-Strangs (**mRNA,** messenger-RNA). Der Vorgang findet im Zellkern unter Beteiligung von DNA-abhängigen RNA-Polymerasen statt.
Im Zytoplasma findet dann an den Ribosomen das Umschreiben der mRNA-Sequenz in eine Aminosäuresequenz statt **(Translation).** Drei Nukleotidbasen codieren dabei für eine Aminosäure (Codon). Die **tRNA** (transfer-RNA) besitzt das komplementäre Anticodon und transportiert die dazugehörige Aminosäure zum Ribosom, sodass dort die Bildung von Polypeptiden erfolgen kann. Einige Proteine müssen dann bis zur endgültigen biologisch aktiven Form die **posttranslationale Modifikation** durchlaufen. Es werden also noch abschließende Veränderungen vorgenommen, z. B. Glykosylierung, Proteolyse, Methylierung.

24.2.2 Zellzyklus

Die Zellphasen werden eingeteilt in:
- **M-Phase:** Mitosephase: Bildung zweier diploider Tochterzellen
- **G_1-Phase:** Wachstumsphase 1, Synthese der RNA und von Proteinen
- **S-Phase:** DNA-Synthesephase, Reduplikation der DNA
- **G_2-Phase:** Wachstumsphase 2
- **G_0-Phase:** Ruhephase

Schnell wachsende Zellen befinden sich überwiegend in der S-Phase, wenig wachsende Zellen in der G_0- und G_1-Phase. Die Zellen sind in der **G_0- und G_1-Phase** besonders **unempfindlich** gegenüber Zytostatika.

24.2.3 Angriffspunkte von Zytostatika

Heutzutage wird eine Vielzahl an Angriffspunkten für eine zytostatische Therapie ausgenutzt. Dementsprechend lassen sich nach dem Wirkmechanismus die Zytostatika unterteilen in (▸ Abb. 24.1):
- Antimetaboliten, die die Purin- und Pyrimidinsynthese hemmen
- alkylierende Zytostatika, die die DNA schädigen
- Topoisomerasehemmstoffe, die die DNA-Replikation hemmen
- Enzyme, die essenzielle Substanzen der Tumorzellen abbauen
- Hormone und Hormonantagonisten, die hormonabhängiges Tumorwachstum hemmen
- Mitosehemmer, die die Mikrotubuli-Funktion hemmen
- Antikörper, die die Aktivierung von Rezeptoren durch Wachstumsfaktoren hemmen
- Kinasehemmer, die das Wachstum durch Beeinflussung von intrazellulären Signalmolekülen hemmen
- Proteasominhibitoren, die durch Störung des Proteinabbaus zur Apoptose führen

Zytostatika können phasenunspezifisch (d. h. in allen Phasen) oder phasenspezifisch wirken:
- **phasenunspezifisch:** Alkylanzien, zytostatische Antibiotika
- **phasenspezifisch:** Mitosehemmer, Antimetaboliten, Topoisomerasehemmer

24.2.4 Chemotherapie

24.2.4.1 Ziele

Es gibt unterschiedliche Ziele, die mit einer Chemotherapie erreicht werden sollen:
- **kurative** primäre **Chemotherapie:** primär heilende Chemotherapie, z. B. bei malignen Lymphomen
- **palliative Chemotherapie:** zur Verbesserung der Lebensqualität
- **adjuvante Chemotherapie:** im Anschluss an eine operative Tumorresektion zur Abtötung möglicher Restzellen in kurativer Absicht, evtl. auch in Kombination mit einer Radiatio
- **neoadjuvante Chemotherapie:** zur präoperativen Tumorverkleinerung (= Downstaging) eines Tumors.

24.2.4.2 Anwendung

Heute wird meist eine **Polychemotherapie** durch Kombination mehrerer Zytostatika durchgeführt. Die Kombination soll:
- die **Resistenzbildung vermindern,**
- die Wirkung und die **Erfolgsquote** der Therapie **steigern,**
- ohne die Rate unerwünschter Wirkungen zu erhöhen.

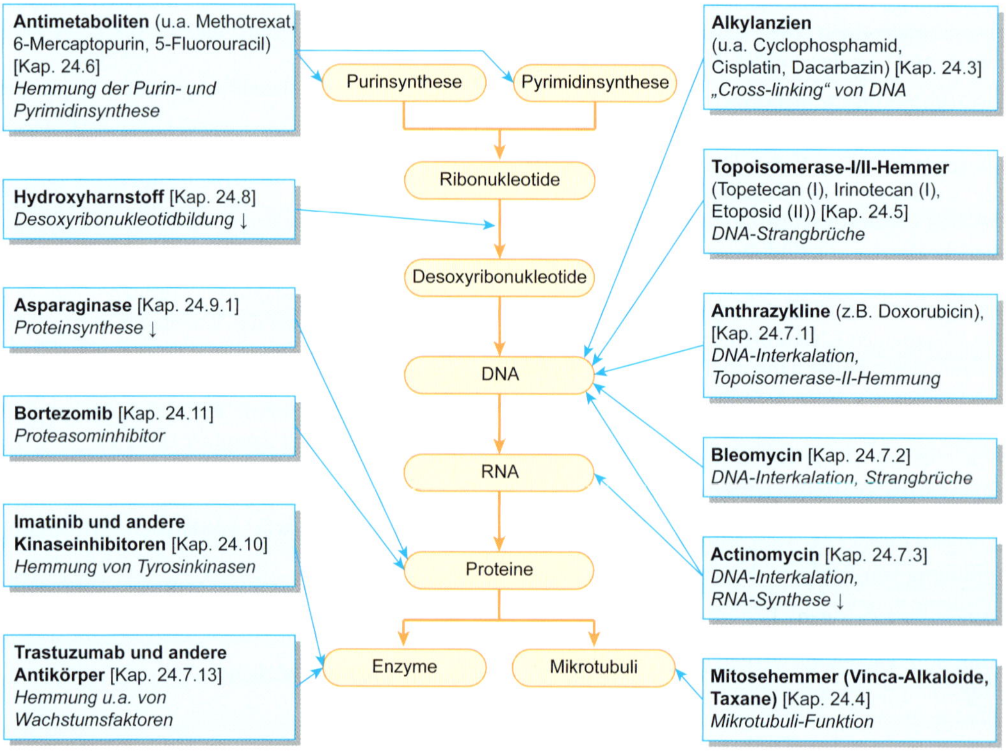

Abb. 24.1 Angriffspunkte von Zytostatika. Anmerkung: es werden nicht alle Wirkstoffgruppen und Wirkstoffe aus Kapitel 24 dargestellt.

24.2.4.3 Unerwünschte Wirkungen

Allgemeine Nebenwirkungen einer zytostatischen Therapie sind:

- **Frühreaktion:** Erbrechen, Fieber
- **Spätreaktion:**
  - gastrointestinale Beschwerden: Diarrhö, Emesis
  - Thrombo-, Leukopenie → erhöhte Blutungs- und Infektionsgefahr
  - Anämie
  - Haarausfall
  - Hepatotoxizität
  - Entstehung von Zweittumoren
  - Infertilität, Teratogenität
  - Hyperurikämie durch die Zytolyse
- **Resistenzbildung:** verursacht z. B. durch Mutationen und Selektion von Tumorzellen, geringe Anreicherung der Substanz im Tumorgewebe, enzymatische Inaktivierung des Zytostatikums, Bildung von Proteinen, die das Zytostatikum aus der Zelle transportieren.

24.2.4.4 Nadir

Als Nadir bezeichnet man den **tiefsten Leukozytenwert,** der meist 6–10 d nach Therapiebeginn erreicht wird. Wegen der Leukozytopenie besteht eine hohe **Infektionsgefahr.**

24.2.4.5 Zytostatikainduzierte Emesis

Die Emesis führt zu einem hohen Leidensdruck, insbesondere zu Beginn der Zytostatikatherapie. Man unterscheidet sog. frühes (akutes) Erbrechen von verzögert auftretendem Erbrechen.

Folgende Wirkstoffe können prinzipiell zum Einsatz kommen:

- **5-HT$_3$-Antagonist** (Ondansetron, Granisetron, Palonosetron, jeweils oral und i. v. verfügbar ► Kap. 15.3.5): gute Wirkung auf akute Emesis
- **NK$_1$-Rezeptor-Antagonist** (Aprepitant p. o., Fosaprepitant i. v.; ► Kap. 15.3.6): Anwendung bei akuter und verzögerter Emesis
- **Dexamethason:** Anwendung bei akuter und verzögerter Emesis (► Kap. 9.2)

- **D_2-Antagonist** (Metoclopramid): Anwendung bei geringer akuter Emesis (▸ Kap. 15.3.4)

Für die Auswahl des am besten geeigneten Antiemetikums ist es wichtig, die Einteilung der Zytostatika entsprechend ihres emetogen Potenzials zu berücksichtigen und, ob es notwendig ist, frühes und spätes Erbrechen zu behandeln.

Merke

Zu den hoch emetogenen Zytostatika zählen Cisplatin (Alkylans), Cyclophosphamid in hoher Dosis (Alkylans), Dacarbazin (Alkylans), Carmustin (Alkylans) sowie die Kombination aus Cyclophosphamid + Anthrazyklin (zytostatisches Antibiotikum).

Akutes Erbrechen

Therapiemöglichkeiten in Abhängigkeit vom emetogenen Potenzial der Zytostatika:

- **hoch emetogen:** 5-HT_3-Antagonist + NK_1-Rezeptorantagonist + Dexamethason
- **moderat emetogen:** Palonosetron + Dexamethason
- **gering emetogen:** 5-HT_3-Antagonist *oder* Dexamethason *oder* D_2-Antagonist
- **minimal emetogen:** keine Routineprophylaxe

Verzögertes Erbrechen

Therapiemöglichkeiten in Abhängigkeit vom emetogenen Potenzial der Zytostatika:

- **hoch emetogen:** NK_1-Rezeptorantagonist + Dexamethason
- **moderat emetogen:** Dexamethason
- **gering emetogen** und **minimal emetogen:** keine Routineprophylaxe

24.3 Alkylierende Zytostatika

Wirkstoffe

Stickstofflost-Derivate · Platinkomplexe · Busulfan · Pro-/Dacarbazin · Temozolomid · Nitroseharnstoffe

Wirkmechanismus

Alkylierende Zytostatika **vernetzen DNA-Stränge** (sog. Cross-link-Bildung) und führen zu **fehlerhaften Basenpaarungen.** Dadurch werden die Nukleinsäuresynthese und die Zellteilung gestört. Sie sind in allen Zellphasen wirkungsvoll **(zellphasenunspezifisch).**

Tab. 24.1 Indikationen von Stickstofflost-Derivaten

Zytostatikum	Indikationen
Cyclophosphamid	• breites Spektrum: Lymphome, Plasmozytom, Bronchial-, Mammakarzinom • Hochdosischemotherapie vor Knochenmarktransplantation zur Konditionierung • Immunsuppressivum nach Transplantationen und bei Autoimmunkrankheiten
Chlorambucil	**CLL,** Morbus Hodgkin (zytotoxisch bevorzugt auf lymphatische Zellen)
Melphalan	**Plasmozytom,** Melanom (wie Chlorambucil stark myelotoxisch)
Bendamustin	Lymphome, Leukämie, Mammakarzinom

24.3.1 Cyclophosphamid und weitere Stickstofflost-Derivate

Wirkstoffe

Cyclophopsphamid · Melphalan · Chlorambucil · Bendamustin

Bei dem Begriff Stickstofflost handelt es sich keineswegs um die englische Übersetzung eines „verlorenen Stickstoffs“. Lost ist der chemische Name für Dichlordiethylsulfid. Bei Stickstofflost ist das Sulfid durch Stickstoff ersetzt.

Indikationen

Der bekannteste Vertreter mit breitem Anwendungsgebiet ist dabei Cyclophosphamid (▸ Tab. 24.1).

Pharmakokinetik

Cyclophosphamid ist ein Prodrug und wird zu mehreren aktiven Metaboliten biotransformiert. Dabei entsteht u. a. **Acrolein** → verursacht hämorrhagische Zystitis als Nebenwirkung. Durch die Gabe von **Mesna** (= 2-Mercapto-Ethansulfonat) wird Acrolein gebunden und als nichttoxisches Produkt renal eliminiert.

Tab. 24.2 Indikationen und Besonderheiten weiterer alkylierender Zytostatika		
Zytostatikum	**Indikationen**	**Besonderheit**
Busulfan	**CML,** Konditionierung (Hochdosischemotherapie) vor Knochenmarktransplantation (wirkt eher auf myeloische Zellen)	spezifische Nebenwirkung: interstitielle Lungenfibrose, venöse Verschlusskrankheit der Leber
Pro-, Dacarbazin	**Lymphome**	–
Temozolomid	**Hirntumoren**	sehr lipophil und ZNS-gängig
Nitroseharnstoffe (Carmustin, Lomustin)	**Hirntumoren**	sehr lipophil und ZNS-gängig; Nadir tritt sehr spät ein (nach 4–6 Wochen) und ist lang anhaltend

Unerwünschte Wirkungen

Wichtigste substanzspezifische Nebenwirkungen von **Cyclophosphamid** sind:

- **hämorrhagische Zystitis** (vermeidbar durch **Mesna**)
- **Kardiomyopathie**
- **Emesis** (Cyclophosphamid ist hoch emetogen)

24.3.2 Platinkomplexe

Wirkstoffe

Cisplatin · Carboplatin · Oxaliplatin

Die Platinkomplexe besitzen als Zentralatom zweiwertiges Platin.

Indikationen

Platinkomplexe haben ein breites Spektrum:

- Cis- und Carboplatin: Zervix-, Endometrium-, Prostata-, Hoden-, Blasen-, Bronchial- und Hautkarzinome
- Oxaliplatin: Kolonkarzinom.

Pharmakokinetik

Platinkomplexe sind Prodrugs, die intrazellulär in die eigentliche Wirkform umgewandelt werden.

Unerwünschte Wirkungen

Merke

Platinkomplexe sind **nephro- und ototoxische, hoch emetogene** Zytostatika – diese Nebenwirkungen sind besonders ausgeprägt bei Cisplatin.
Cis- und Oxaliplatin sind zudem **neurotoxisch.** Carboplatin bewirkt eine starke Knochenmarkdepression.

Um die Nephrotoxizität insbesondere von Cisplatin zu reduzieren, muss auf eine ausreichende Hydratration geachtet werden. Außerdem kann Amifostin eingesetzt werden. Amifostin selbst ist ein Prodrug und wird in gesunden Zellen durch alkalische Phosphatasen zu einem Metabolit umgewandelt, der gesundes Gewebe vor der Wirkung von Platinkomplexen schützt.

24.3.3 Weitere alkylierende Substanzen

Weitere alkylierende Zytostatika werden nur stichpunktartig vorgestellt (► Tab. 24.2).

24.4 Mitosehemmer

Wirkstoffe

Vinca-Alkaloide · Taxane

Wirkmechanismus

Wie der Name schon sagt, wird die Mitose und damit der Zellzyklus gehemmt durch **Beeinflussung des Spindelapparats:**

- **Vinca-Alkaloide** hemmen dabei den **Aufbau** des Spindelapparats.
- **Taxane** hemmen den **Abbau** des Spindelapparats.

Vom Wirkmechanismus her ist es verständlich, dass Mitosehemmer eine **phasenspezifische** Wirkung in der **Mitosephase (M-Phase)** aufweisen.

Lerntipp

Ein weiteres „Spindelgift" ist Colchicin. Es hemmt wie die Vinca-Alkaloide den Aufbau des Spindelapparats. Es wird jedoch nicht als Zytostatikum, sondern zur Therapie eines akuten Gichtanfalls angewandt. Durch seine

Wirkung auf Leukozyten hemmt es deren Phagozytoseaktivität und greift somit in die Reaktionskette bei der Entstehung des akuten Gichtanfalls ein (▸ Kap. 13.6.1).

24.4.1 Vinca-Alkaloide

Wirkstoffe

Vinblastin · Vincristin · Vinorelbin

Indikationen

Vinca-Alkaloide haben ein breites Anwendungsgebiet, allerdings sehr abhängig von der jeweiligen Substanz.

Wirkstoff	Indikation
Vinblastin	Lymphome, Karposi-Sarkom bei AIDS
Vincristin	Lymphome, Leukämie, kleinzelliges Bronchialkarzinom, Mammakarzinom, Hirntumoren, Wilms-Tumor, Sarkome
Vinorelbin	Bronchial-, Mammakarzinom

Unerwünschte Wirkungen

Insbesondere Vincristin weist eine neurotoxische Wirkung auf, die zu **neuromuskulären Störungen** (Reflexausfall, Ataxie, Paresen) führen kann.

Lerntipp

Vincristin und Vinblastin sind gern gefragte Wirkstoffe beim schriftlichen Examen. Das IMPP wollte bislang Wirkmechanismus, Indikationen und v. a. die Nebenwirkung **periphere Polyneuropathie** wissen.

24.4.2 Taxane

Wirkstoffe

Paclitaxel · Docetaxel · Cabazitaxel

Taxane kommen natürlich in der Eibe vor. Zur Therapie werden die Wirkstoffe partialsynthetisch hergestellt.

Indikationen

Taxane werden u. a. bei Mamma-, Ovarial- und Bronchialkarzinom eingesetzt.

Unerwünschte Wirkungen

Es können schwere **allergische Reaktionen** auftreten. Um dies zu vermeiden, erfolgt eine Vormedikation mit **Dexamethason** und einem **H_1- und H_2-Antagonisten.** Außerdem verursachen sie eine Knochenmarksuppression und eine periphere Neuropathie.

Praxistipp

Die Erstlinientherapie beim fortgeschrittenen **Ovarialkarzinom** besteht aus Carboplatin (Alkylans) + Paclitaxel.

24.5 Topoisomerasehemmer

Wirkstoffe

Topoisomerase-I-Inhibitoren: Irinotecan · Topotecan
Topoisomerase-II-Inhibitoren: Etoposid

Wirkmechanismus

Im Zellkern liegt die DNA verdrillt vor. Voraussetzung für die Replikation und somit für die Zellteilung ist die vorherige Entspiralisierung der DNA. Dafür gibt es Topoisomerasen, die sich an die DNA binden, die DNA-Stränge vorübergehend unterbrechen und nach Entspiralisierung und Replikation die DNA-Stränge wieder verschließen.

- Die **Topoisomerase I** bindet an einen der beiden DNA-Stränge und führt zu **DNA-Einzelstrangbrüchen** (Voraussetzung für die Replikation).
- Die **Topoisomerase II** bindet an beide DNA-Stränge und führt zu **DNA-Doppelstrangbrüchen** (Voraussetzung für die Rotation der DNA-Stränge).

Topoisomeraseinhibitoren verhindern ein Ablösen der an die DNA gebundenen Topoisomerasen, sodass es zu DNA-Strangbrüchen und letztendlich zum Zelltod kommt.

- Die Topoisomerase-I-Inhibitoren bewirken DNA-Einzelstrangbrüche.
- Die Topoisomerase-II-Inhibitoren bewirken DNA-Doppelstrangbrüche.

Topoisomeraseinhibitoren hemmen den Zellzyklus in der **S-** und **G_2-Phase (phasenspezifisch).**

Indikationen

- Die Topoisomerase-I-Inhibitoren werden zur Behandlung des metastasierten kolorektalen Karzinoms, des Ovarialkarzinoms und des kleinzelligen Bronchialkarzinoms eingesetzt.
- Die Topoisomerase-II-Inhibitoren haben ein breites Anwendungsgebiet: Lymphome, AML, Bronchial-, Hoden-, Chorionkarzinom.

Praxistipp

- Bei der Chemotherapie des kleinzelligen Bronchialkarzinoms ist die erste Wahl eine Kombination aus Cisplatin (Alkylans) + Etoposid (sog. PE).
- Für das nichtkleinzellige Bronchialkarzinom liegen die meisten Erfahrungen mit Vinorelbin (Mitosehemmer) + Cisplatin (sog. VC) vor.

Unerwünschte Wirkungen

Für **Topoisomerase-I-Inhibitoren** ist das verzögerte Auftreten einer schweren **Diarrhö,** meist am 5. Tag nach Therapiebeginn, typisch. Außerdem kann ein **akutes cholinerges Syndrom** auftreten (Therapie mit Atropin), da Topoisomerase-I-Inhibitoren auch eine **Hemmung der Acetylcholinesterase** bewirken.

24.6 Antimetaboliten

Wirkstoffe

Folsäureantagonisten · Purinanaloga · Pyrimidinanaloga

Wirkmechanismus

Antimetaboliten behindern auf unterschiedliche Weise den Stoffwechsel und damit die Zellteilung. Sie wirken **phasenspezifisch** in der **S-Phase.** Im Detail werden die Wirkmechanismen nachfolgend bei den Wirkstoffgruppen erläutert.

24.6.1 Folsäureantagonisten

Wirkstoffe

Methotrexat

Wirkmechanismus

Methotrexat **hemmt** kompetitiv die **Dihydrofolatreduktase.** Somit kann Dihydrofolsäure nicht mehr ausreichend zur Tetrahydrofolsäure reduziert werden. Tetrahydrofolsäure wird zum C_1-Transfer benötigt, d.h. Übertragung von Methylgruppen bei der Bildung von u.a. Thymidin und Purinbasen. Dadurch wird sowohl die DNA- als auch die RNA-Synthese gehemmt. Bei der Anwendung als Zytostatikum sind hauptsächlich die **teilungsaktiven Tumorzellen** von der Methotrexatwirkung betroffen, da sie einen hohen Bedarf an Dihydrofolsäure haben.

Merke

Zum zusätzlichen Schutz der normalen Körperzellen vor der Methotrexatwirkung wird **Folinsäure substituiert (Rescue-Therapie):** Folinsäure (= die aktive Form der Folsäure) konkurriert mit Methotrexat um denselben Membrantransport-Carrier. Die Aufnahme von Folinsäure in Tumorzellen wird durch Methotrexat gehemmt, während Methotrexat selbst bei hoher Konzentration direkt in die Tumorzelle diffundieren kann. In gesunden Zellen hingegen hemmt Folinsäure die Wirkung von Methotrexat. Die Rescue-Therapie erfolgt zeitlich versetzt zum Methotrexat, da vermutlich Methotrexat zunächst die Tumorzellen angreift und erst später in Körperzellen gelangt.

Lerntipp

Die Hemmung der Dihydrofolatreduktase wird auch in einem anderen Bereich therapeutisch genutzt – bei den Antibiotika. Diaminopyrimidine (Trimethoprim, Pyrimethamin) haben genau diesen Wirkmechanismus mit allerdings höherer Affinität zum Enzym der Bakterien und Protozoen (► Kap. 23.2.17).

Indikationen

Methotrexat wird als Zytostatikum zur Behandlung von Leukämien, Lymphomen, verschiedenen soliden und zerebralen Tumoren eingesetzt. Ferner wird es als Immunsuppressivum und zur Basistherapie der rheumatoiden Arthritis eingesetzt (► Kap. 25.2.3.3 und ► Kap. 40.2.2.1).

Pharmakokinetik

Methotrexat wird oral gut resorbiert; bei einer Hochdosistherapie wird es allerdings i.v. verwendet, da dann die gastrointestinale Aufnahme nicht ausreichend ist. Methotrexat wird z.T. metabolisiert und z.T. unverändert renal mit einer Halbwertszeit von ca. 12 h ausgeschieden. Metabolisiertes und noch aktives Methotrexat kann jedoch in

Niere, Leber und Dritträumen (Aszites oder Pleuraerguss) mehrere Wochen verweilen.

Unerwünschte Wirkungen

Dosislimitierend ist die **Knochenmarksuppression und Panzytopenie.** Methotrexat ist nephro- und hepatotoxisch. Es verursacht gastrointestinale Ulzerationen, Mukositis und Diarrhö.

24.6.2 Purinanaloga

Wirkstoffe

6-Mercaptopurin · 6-Thioguanin · Fludarabin · Cladribin

Wirkmechanismus

Zur Erinnerung: Purinbasen sind Adenin und Guanin.

6-Mercaptopurin und 6-Thioguanin

6-Mercaptopurin und 6-Thioguanin **hemmen die Purin-De-novo-Synthese** durch Inhibition verschiedener Enzyme; außerdem werden sie als falsche Bausteine in die DNA eingebaut. Die Folge ist eine Hemmung der DNA- und RNA-Synthese. 6-Mercaptopurin ist dabei ein Analogon vom Hypoxanthin – einem Zwischenprodukt im Purinbasenstoffwechsel (▸ Abb. 13.2). 6-Thioguanin ist ein Analogon von Guanin.

Fludarabin und Cladribin

Fludarabin und Cladribin sind Adenosinanaloga, die nach intrazellulärer Phosphorylierung als falsche Bausteine in die DNA eingebaut werden und verschiedene Enzyme hemmen. Die Folge sind Strangbrüche der DNA und letztlich der Zelltod.

Indikationen

Wirkstoffe	Indikationen
6-Mercaptopurin, 6-Thioguanin	akute und chronische Leukämien
Fludarabin	CLL
Cladribin	Haarzellleukämie, niedrigmaligne NHL, CLL, akute Leukämie

Pharmakokinetik und Wechselwirkungen

Cave

Wichtig ist die Metabolisierung von 6-Mercaptopurin in inaktive Metaboliten über die Xanthinoxidase. Bei Hemmung der Xanthinoxidase – z. B. durch gleichzeitige Gabe von Allopurinol – wird der Abbau von 6-Mercaptopurin gehemmt → die Toxizität des Zytostatikums steigt also an. Deshalb muss bei gleichzeitiger Anwendung beider Wirkstoffe die Dosis von 6-Mercaptopurin um 75 % reduziert werden (▸ Kap. 13.5.1).

24.6.3 Pyrimidinanaloga

Wirkstoffe

5-Fluorouracil (5-FU) · Tegafur · Capecitabin · Cytosinarabinosid · Gemcitabin

Wirkmechanismus

Zur Erinnerung: Pyrimidinbasen sind Cytosin, Thymin, Uracil. In der chemischen Struktur besonders ähnlich sind sich Thymin und Uracil, die sich nur an einer Position des Pyrimidinrings unterscheiden: Thymin ist an der 5er-Position methyliert.

5-FU

5-FU ist ein Analogon von Thymin bzw. Uracil. Nach Aktivierung hemmt 5-FU die Thymidilatreduktase, also das Enzym, das aus Uridin durch Hinzufügen der Methylgruppe Thymidin macht. Folglich wird durch 5-FU die Thymidinsynthese gehemmt und damit die Bildung eines Bausteins der DNA. Außerdem wird 5-FU als falscher Baustein in DNA und RNA eingebaut.
Klinisch im Einsatz sind neben 5-FU zwei Prodrugs von 5-FU, nämlich Tegafur und Capecitabin, die dann im Körper in 5-FU umgewandelt werden. Sie sollen im Vergleich zu 5-FU etwas besser wirksam sein bzw. weniger Nebenwirkungen verursachen und können oral angewandt werden.

Praxistipp

- FOLFOX stellt ein Protokoll zur Behandlung des **kolorektalen Karzinoms** dar und besteht aus Folinsäure (*FOL*), 5-FU (*F;* Pyrimidinanalogon) und Oxaliplatin (*OX;* alkylierendes Zytostatikum).
- FOLFIRI stellt ein weiteres Protokoll zur Behandlung des kolorektalen Karzinoms dar und besteht aus Folinsäure (*FOL*), 5-FU (*F;* Pyrimidinanalogon) und Irinotecan (*IRI;* Topoisomerase-I-Hemmstoff).

Cytosinarabinosid

Cytosinarabinosid (Syn. Cytarabin, Ara-C) ist, wie der Name vermuten lässt, ein Cytosinderivat. Es wird als falscher Baustein in die DNA eingebaut und hemmt u.a. die DNA-Polymerase. Dadurch wird die Replikation gestört, d.h. die DNA-Synthese gehemmt.

Praxistipp

Die Induktionstherapie der **AML** erfolgt nach dem sog. DA-Schema (3+7): 3 Tage Anthrazyklin (z.B. *Daunorubicin*) + 7 Tage *Ara*-C. Die Erhaltungstherapie erfolgt mit Ara-C.

Gemcitabin

Man kann es am Namen gerade noch erahnen, dass Gem*cit*abin ein *Cyt*idinanalogon ist. Es wird selbst phosphoryliert und hemmt die Verknüpfung von Cytidindiphosphat mit seinem Zucker. Gemcitabin wird außerdem als „falsche" Base in die DNA eingebaut und führt zum Abbruch der DNA-Synthese.

Indikationen

Wirkstoffe	Indikationen
5-FU	kolorektales Karzinom, Mamma-, Ovarial-, Pankreas- und Magenkarzinom
Tegafur, Capecitabin	kolorektales Karzinom, Magenkarzinom, Capecitabin auch bei fortgeschrittenem Mammakarzinom
Cytosinarabinosid	Leukämie, Lymphome
Gemcitabin	Pankreaskarzinom

Unerwünschte Wirkungen

Erwähnenswert ist die myelosuppressive Wirkung von 5-FU.

Wechselwirkungen

Cave

Wie schon erwähnt, ist für den C_1-Transfer auf Thymidin Tetrahydrofolsäure notwendig. Durch Gabe von Folinsäure wird also die Toxizität von 5-FU erhöht (die Toxizität von Methotrexat wurde verringert; ▸ Kap. 24.6.1)! Therapeutisch wird diese Kombination genutzt, um die Erfolgsquote unter 5-FU zu erhöhen.

24.7 Zytostatische Antibiotika

Wirkstoffe

Anthrazykline · Bleomycin · Actinomycin · Mitomycin

Einige Antibiotika, die für eine antibakterielle Therapie zu toxisch sind, werden als Zytostatika verwendet. Sie haben ganz unterschiedliche Wirkmechanismen.

24.7.1 Anthrazykline

Syn.: Anthrachinone

Wirkstoffe

Doxorubicin · Daunorubicin · Idarubicin · Epirubicin

Lerntipp

Wenn von Adriamycin gesprochen wird, dann ist Doxorubicin gemeint. Leider kam es schon vor, dass das IMPP in seinen Fragen den Handelsnamen (Adriamycin) benutzte, statt den Wirkstoffnamen.

Wirkmechanismus

Anthrazykline haben eine komplexe Wirkung. Sie führen zu:

- Interkalation der DNA → Hemmung der DNA- und RNA-Synthese
- Interaktion mit der Topoisomerase II → Doppelstrangbrüche der DNA
- Schädigung der Zellmembran.

Anthrazykline wirken insbesondere in der **S-** und **G_2-Phase.**

Indikationen

Anthrazykline sind sehr wichtige Zytostatika und werden bei Leukämien, Lymphomen und vielen verschiedenen soliden Tumoren eingesetzt. Die Anwendung erfolgt meist i.v.; Idarubicin kann auch oral eingesetzt werden.

Unerwünschte Wirkungen

Anthrazykline sind irreversibel **kardiotoxisch** (Linksherzinsuffizienz), vermutlich durch die eisenabhängige Bildung von freien Radikalen. Deshalb soll die empfohlene kumulative Gesamtdosis nicht überschritten werden. Wenn dies trotzdem notwendig ist, kann als **„Entgiftungsmittel" Dexrazoxan** eingesetzt werden. Dexrazoxan wird von

Kardiomyozyten aufgenommen und wirkt als EDTA-Analogon wie ein Chelatbildner, der Metallionen bindet und somit die eisenabhängige Radikalbildung verhindern soll. Es wird 30 min vor dem Anthrazyklin i. v. gegeben.

Merke

Zur Therapieüberwachung der Toxizität von Anthrazyklinen ist unbedingt die echokardiografische Beurteilung der Herzfunktion notwendig.

24.7.2 Bleomycin

Wirkmechanismus

Bleomycin ist in der Wirkweise den Anthrazyklinen ähnlich:

- Interkalation der DNA
- Strangbrüche der DNA.

Es wirkt insbesondere in der G_2- und M-Phase.

Indikationen

Bleomycin wirkt bei Plattenepithelkarzinom, Hodenkarzinom und Lymphomen.

Unerwünschte Wirkungen

Für Bleomycin typische Nebenwirkungen sind das Auftreten einer **interstitiellen Pneumonie, Lungenfibrose** (insbes. bei Kombination mit einer Bestrahlung) und **Sklerodermie.**

Merke

Zur Therapieüberwachung der Toxizität von Bleomycin ist unbedingt das Durchführen einer Lungenfunktion notwendig.

Praxistipp

Je nach Stadium erfolgt beim **Hodgkin-Lymphom** eine Polychemotherapie mit:

- ABVD: Doxorubicin (= *A*driamycin; Anthrazyklin) + *B*leomycin + *V*inblastin (Mitosehemmstoff) + *D*acarbazin (Alkylans)
- BEACOPP: *B*leomycin + *E*toposid (Topoisomerase-II-Hemmstoff) + Doxorubicin (= *A*driamycin; Anthrazyklin) + *C*yclophosphamid (Alkylans) + Vincristin (= *O*ncovin; Mitosehemmstoff) + *P*rocarbazin (Alkylans) + *P*rednison (Glukokortikoid)

24.7.3 Weitere zytostatische Antibiotika

Wirkstoffe

Actinomycine · Mitomycine · Mitoxantron · Amsacrin

Wirkmechanismus

- **Actinomycine** (angewandter Wirkstoff ist Dactinomycin = Actinomycin D) **interkalieren mit der DNA** (bevorzugt mit den Guanin-Cytosin-Basenpaaren) und hemmen die RNA-Synthese und folglich die Proteinsynthese.
- Auch **Mitoxantron** und **Amsacrin** bewirken eine **Interkalation der DNA** sowie eine Hemmung der Topoisomerase II.
- **Mitomycine** (angewandter Wirkstoff ist Mitomycin C) sind zytotoxisch durch **Alkylierung und somit Quervernetzung der DNA-Stränge.**

Indikationen

Wirkstoffe	Indikationen
Actinomycine	Hoden-, Chorionkarzinom, **Wilms-Tumor,** Ewing-Sarkom, Rhabdomyosarkom
Mitomycine	Pankreas-, Magen-, Ösophagus-, **Harnblasenkarzinom,** CML
Mitoxantron	Leukämie, Lymphome, Mamma-, Prostatakarzinom
Amsacrin	akute Leukämien

Unerwünschte Wirkungen

- Actinomycin ist lungentoxisch und kann eine venöse Verschlusskrankheit der Leber verursachen.
- Mitomycin ist schwer nephro- und lungentoxisch (interstitielle Pneumonitis).
- Mitoxantron und Amsacrin sind kardiotoxisch.

Lerntipp

IMPP-Lerntipp: Die zytostatischen Antibiotika werden bevorzugt abgefragt – und zwar fast ausschließlich zu den Nebenwirkungen. Nochmals zur Erinnerung: Doxorubicin und Daunorubicin sind kardiotoxisch, Bleomycin verursacht Pneumonitis und Lungenfibrose.

24.8 Hydroxyharnstoff (Hydroxycarbamid)

Wirkmechanismus

Hydroxyharnstoff (Hydroxyurea, Hydroxycarbamid) hemmt die Ribonukleotid-Reduktase, die für die Bildung von Desoxyribonukleotiden benötigt wird. Dadurch wird die DNA-Synthese inhibiert. Hydroxyharnstoff bewirkt eine Synchronisation der Tumorzellen und **blockiert** den Übergang von der **G_1**- in die **S-Phase.**

Indikationen

Hydroxyharnstoff wird zur Therapie **chronischer myeloproliferativer Erkrankungen** eingesetzt, also **CML,** Polycythaemia vera.

24.9 Enzyme und Differenzierungsinduktoren

Wirkstoffe

Asparaginase · Tretinoin · Thalidomid

24.9.1 Asparaginase

Wirkmechanismus

Die Asparaginase ist ein Enzym, das die Hydrolyse von Asparagin zur Asparaginsäure steuert und dadurch den **Asparaginspiegel senkt.** Für bestimmte Tumoren stellt **Asparagin** eine essenzielle Aminosäure dar, für normale Körperzellen hingegen ist sie nicht essenziell und kann synthetisiert werden. Die Asparaginase **hemmt** somit die **Proteinsynthese** und das **Wachstum** der Tumorzellen.

Indikationen

Asparaginase wird bei akuten Leukämien und Lymphomen eingesetzt.

Praxistipp

Die Induktionstherapie der ALL erfolgt mit: Vincristin (Mitosehemmer) + Dexamethason (Glukokortikoide) + Anthrazyklin (z. B. Daunorubicin) + Asparaginase. Zur Vermeidung eines Tumorlysesyndroms wird vorbehandelt mit Dexamethason und Cyclophosphamid (Alkylans).

24.9.2 Tretinoin (All-trans-Retinsäure)

Wirkmechanismus

Tretinoin ist ein endogener Metabolit von Vitamin A. Es **induziert die Zelldifferenzierung** und **hemmt die Zellproliferation.** Bei der akuten promyeloischen Leukämie ist der Kernrezeptor für Tretinoin in Promyelozyten „unempfindlich" für physiologische Tretinoinkonzentrationen. Erst hohe pharmakologische Konzentrationen aktivieren den Rezeptor und induzieren die Differenzierung und Hemmung der Proliferation.

Indikationen

Tretinoin wird bei der **akuten promyeloischen Leukämie** eingesetzt. Zudem kann es **lokal** in niedriger Dosierung bei der Therapie der **Akne** verwendet werden.

Praxistipp

Zur Induktionstherapie der akuten Promyelozytenleukämie erfolgt eine Kombination mit All-trans-Retinsäure (ATRA) + Anthrazyklin ± Ara-C (= Cytosinarabinosid, Pyrimidinanalogon).

Unerwünschte Wirkungen

Merke

Unter Tretinoin kann das **Retinsäuresyndrom** auftreten, das durch Fieber, Dyspnoe, Ödeme, Pleura- und Perikardergüsse, Hypotonie, Leber- und Nierenversagen gekennzeichnet ist.

Tretinoin ist außerdem teratogen.

24.9.3 Thalidomid

Wirkmechanismus

Thalidomid hat immunmodulatorische und antiangiogenetische Wirkungen. Der genaue zytostatische Wirkmechanismus ist allerdings unklar, angenommen wird u. a. eine Hemmung der Zytokinproduktion und -signalübertragung.

Indikation

Thalidomid wird zur Behandlung des multiplen Myeloms eingesetzt, da Thalidomid neben der Inhibition der Angiogenese insbesondere verschiedene hämatopoetische Vorläuferzellen hemmt.

Unerwünschte Wirkungen

Müdigkeit: deshalb wurde Thalidomid in den 1960er Jahren als Schlafmittel verwendet (Contergan®). Wegen der Teratogenität musste es jedoch damals vom Markt genommen werden. Das S-Enantiomer ist teratogen, das R-Entantiomer wirkt schlafanstoßend. Allerdings bilden sich beide Formen spontan im Blut und eine Trennung ist nicht möglich.

24.10 Hemmstoffe von Tumorsignalwegen

Wirkstoffe

Imatinib · Sunitinib · Erlotinib · Gefitinib · Vemurafenib · Temsirolimus

Die Wirkstoffe greifen in tumorspezifische Signalwege ein, sodass eine sehr gezielte zytostatische Therapie möglich ist. Die Liste der Kinasehemmstoffe ist mittlerweile sehr lang und es werden hier nur einige Wirkstoffe bzw. Wirkprinzipien exemplarisch vorgestellt (▸ Tab. 24.3).

Praxistipp

Die Erstlinientherapie der CML besteht aus: Hydroxyurea + Proteintyrosinkinaseinhibitor (z. B. Imatinib).

24.11 Proteasominhibitor

Wirkstoffe

Bortezomib

Wirkmechanismus

Proteasomen sind für den Abbau vieler funktionell wichtiger Proteine verantwortlich. Bortezomib hemmt insbesondere das S26-Proteasom, einen großen Proteinkomplex, der ubiquitingebundene Proteine abbaut, was für die Metabolisierung bestimmter Proteine und die Homöostase der Zelle wichtig ist. Durch Hemmung des S26-Proteasoms kommt es nicht zur Proteolyse, was Auswirkungen auf eine Vielzahl von Signalwegen hat und letztendlich zur Apoptose der Tumorzelle führt.

Tab. 24.3 Wirkmechanismus und Indikationen von Kinasehemmstoffen

Wirkstoff	Wirkmechanismus	Indikation
Imatinib	**Hemmstoff der Proteintyrosinkinase Bcr-Abl.** Bei der CML besteht eine erhöhte Aktivität dieser Proteintyrosinkinase (Fusion von Chromosom 9 (Abl-Gen) mit Chromosom 22 (Bcr-Gen) zum Philadelphia-Chromosom). Imatinib hemmt die Bindung von ATP an die Tyrosinkinase und somit ihre Aktivierung. Die Tumorzellproliferation wird gehemmt, es kommt zur Apoptose.	CML
Sunitinib	**Multikinasehemmstoff** (d. h. Hemmung verschiedener Rezeptortyrosinkinasen) mit antiproliferativen und antiangiogenen Eigenschaften	fortgeschrittenes Nierenzellkarzinom, maligne gastrointestinale Stromatumoren
Erlotinib, Gefitinib	**Hemmstoff der Tyrosinkinase von EGFR** (epidermaler Wachstumsfaktor-Rezeptor)	fortgeschrittenes EGFR positives Lungenkarzinom
Vemurafenib	**Hemmstoff der BRAF-Serin-Threonin-Kinase** mit einer bestimmten Mutation, die zu einer dauerhaften Aktivierung dieser Kinase führt, sodass die Zellen wachstumsfaktorunabhängig proliferieren. Diese Mutation kommt beim malignen Melanom häufig vor.	malignes Melanom im fortgeschrittenen Stadium
Temsirolimus	**Hemmstoff der Serin-Threonin-Kinase mTOR,** einem wichtigen Regulator der Proteinsynthese und des Zellzyklus	fortgeschrittenes Nierenzellkarzinom, refraktäres Mantelzell-Lymphom

Indikation

Bortezomib ist zur Behandlung des multiplen Myeloms zugelassen.

Praxistipp

Je nach Stadium werden zur Behandlung des multiplen Myeloms folgende Kombinationschemotherapien eingesetzt: Bortezomib (Proteasominhibitor) + Cyclophosphamid (Alkylans) + Dexamethason (Glukokortikoid). Oder statt Cyclophosphamid auch Doxorubicin (Anthrazyklin) oder Thalidomid (Differenzierungsinduktor) oder Melphalan (Alkylans).

24.12 Hormone und Hormonantagonisten

Bei der Therapie des **hormonabhängigen Mamma-, Endometrium-** und **Prostatakarzinoms** kann das Tumorwachstum durch Hormone und Hormonantagonisten gehemmt werden. Die meisten Wirkstoffe sind bereits ausführlich in ► Kap. 8 und ► Kap. 9 erläutert. Deshalb erfolgt jetzt nur eine kurze Zusammenfassung (► Tab. 24.4).

Unerwünschte Wirkungen

Eine substanzspezifische Nebenwirkung von Tamoxifen sind Augenschäden, von Katarakt über Optikusneuritis und selten bis zur Erblindung.

Tab. 24.4 Hormone und Hormonantagonisten zur zytostatischen Therapie

Wirkstoff	Wirkmechanismus	Indikation
Tamoxifen (► Kap. 9.4.1.4)	selektiver Estrogenrezeptormodulator: Antagonist am Estrogenrezeptor im Brustgewebe und Agonist am Estrogenrezeptor in Uterus und Knochen	Mammakarzinom
Fulvestrant (► Kap. 9.4.1.5)	Estrogenrezeptorantagonist	estrogenrezeptorpositives lokal fortgeschrittenes oder metastasiertes Mammakarzinom
Aminoglutethimid, Anastrozol, Letrozol (► Kap. 9.4.1.6)	Aromatasehemmer (Estrogensynthese ↓)	fortgeschrittenes Mammakarzinom
Medroxyprogesteronacetat, Megestrolacetat	Gestagen (besitzt u. a. antiestrogene Wirkungen)	fortgeschrittenes Mamma-, Endometriumkarzinom
Buserelin, Goserelin (► Kap. 8.2.1.1)	GnRH-Analoga (Down-Regulation des GnRH-Rezeptors: LH ↓, FSH ↓ → Sexualhormone ↓)	fortgeschrittenes Prostata-, Mammakarzinom
Abarelix, Ganirelix (► Kap. 8.2.1.2)	GnRH-Antagonisten (LH ↓, FSH ↓ → Sexualhormone ↓)	fortgeschrittenes Prostatakarzinom
Cyproteronacetat, Flutamid (► Kap. 9.4.3.3), Bicalutamid	Androgenrezeptorantagonisten	fortgeschrittenes Prostatakarzinom
Abirateronacetat (► Kap. 9.4.3.5)	Androgen-Biosynthese-Inhibitor	metastasiertes Prostatakarzinom
Prednisolon, Dexamethason (► Kap. 9.2)	Glukokortikoide (haben u. a. antiproliferative Wirkung, die bei der Therapie von Tumoren ausgenutzt wird)	• Prednisolon: zur zytostatischen Kombinationstherapie von Leukämien • Dexamethason: antiödematöse Therapie bei der Bestrahlung von Hirnmetastasen; außerdem antiemetische Therapie
Mitotan	Hemmung verschiedener Steroidbiosyntheseenzyme und oxidative Schädigung der Nebennierenzellen → Zellnekrose	Nebennierenrindenkarzinom

Deshalb sind augenärztliche Untersuchungen regelmäßig notwendig. Außerdem ist wegen der agonistischen Wirkung im Uterus das Risiko für Endometriumkarzinome erhöht.

24.13 Antikörper zur Tumortherapie

Wirkstoffe

Alemtuzumab · Bevacizumab · Cetuximab · Rituximab · Trastuzumab

Wirkmechanismus

Antikörper ermöglichen eine gezielte antitumorale Therapie, da sie gegen bestimmte Oberflächenantigene gerichtet sind, die von Tumorzellen exprimiert werden. Auch die Liste dieser Wirkstoffe ist lang und wird durch Neuentwicklungen immer länger. An dieser Stelle wird deshalb nur eine Auswahl von fünf Antikörpern zur zytostatischen Therapie vorgestellt.

Alemtuzumab

- Antikörper gegen CD52, das auf Lymphozyten und Monozyten lokalisiert ist, nicht jedoch auf Vorläufer- und Stammzellen.
- Die genaue Funktion von CD52 ist noch nicht geklärt.
- Durch Bindung von Alemtuzumab an CD52 kommt es zur Lyse der Zellen. Es werden also bevorzugt Lymphozyten abgetötet – dementsprechend treten auch häufig als Nebenwirkungen Infektionen auf.
- Aus kommerziellen Gründen wurde Alemtuzumab 2012 in Europa vom Markt genommen.

Bevacizumab

- Antikörper gegen VEGF (vascular endothelial growth factor).
- VEGF ist ein Gefäßwachstumsfaktor und Schlüsselfaktor der Vaskulo- und Angiogenese.
- Die Bindung des Antikörpers an VEGF verhindert die Interaktion von VEGF mit seinen Rezeptoren auf Endothelzellen und neutralisiert somit die biologische Aktivität des Wachstumsfaktors. Die Vaskularisierung von Tumoren nimmt ab, wodurch das Wachstum gehemmt wird.

Cetuximab

- Antikörper gegen EGFR (epidermal growth factor receptor)
- EGFR-Signalwege sind an der Steuerung der Überlebensfähigkeit der Zellen, der Regulation des Zellzyklus, der Angiogenese, Migration, Invasion und Metastasierung beteiligt. Eines der am häufigsten aktivierten Onkogene bei Krebserkrankungen (K-ras) ist dem EGFR nachgeschaltet. Mutationen des K-ras-Gens bewirken eine dauerhafte Aktivierung von K-ras, sodass die Zellen unabhängig von EGFR proliferieren. In diesem Fall ist die Behandlung mit dem EGFR-Antikörper nutzlos bzw. andersherum: Cetuximab wirkt nur bei Patienten mit der K-ras-Wildtypform.
- Durch Bindung an den Rezeptor wird einerseits die Bindung der endogenen Liganden an den Rezeptor verhindert, andererseits kommt es zur Endozytose des Rezeptors (Down-Regulation), sodass die rezeptorvermittelte Wachstumsaktivierung vermindert wird. Außerdem induziert der Antikörper eine Aktivierung des Immunsystems. Diese zelluläre Zytotoxizität führt zum Abtöten von antikörpergebundenen Tumorzellen.

Rituximab

- Antikörper gegen CD20-Protein auf B-Zellen.
- CD20 ist ein transmembranöses Protein auf gesunden und malignen B-Zellen (> 95 % aller Zellen bei Non-Hodgkin-Lymphomen vom B-Zell-Typ), nicht jedoch auf Stammzellen.
- Die Bindung des Antikörpers an CD20 führt zur komplementvermittelten Lyse und Depletion von B-Zellen.

Trastuzumab

- Antikörper gegen das HER2-Onkoprotein (human epidermal growth factor receptor 2)
- HER2 ist ein Wachstumsfaktor, der auf 20–30 % der Mammakarzinomzellen exprimiert wird. Eine Überexpression findet sich auch bei bis zu ⅓ der Magenkarzinome.
- Die Bindung des Antikörpers führt zur Endozytose von HER2 und nachfolgendem Abbau dieses Wachstumsfaktors.

Indikationen

Wirkstoffe	Indikationen
Alemtuzumab	CLL Außerdem als Immunmodulator bei allogener Stammzelltransplantation zur Reduktion einer Graft-versus-Host-Reaktion, bei Nierentransplantation zur Verhinderung einer Abstoßungsreaktion und bei Multipler Sklerose.

Bevacizumab	metastasierte kolorektale Tumoren, Mamma-, nichtkleinzelliges Bronchial-, Nierenzell-, Ovarialkarzinom
Cetuximab	EGFR-positives metastasierendes Kolonkarzinom mit K-ras-Wildtyp-Gen, Plattenepithelkarzinom in Hals-/Kopfbereich
Rituximab	B-Zell-NHL, CLL; außerdem bei rheumatoider Arthritis, Wegener-Granulomatose, mikroskopischer Polyangiitis
Trastuzumab	HER2-positives Mammakarzinom, metastasiertes HER2-positives Adenokarzinom des Magens

Praxistipp

Folgende Protokolle finden u. a. Anwendung bei der Behandlung des **Mammakarzinoms:**

- FEC: 5-*F*U (Pyrimidinanalogon) + *E*pirubicin (Anthrazyklin) + *C*yclophosphamid (Alkylans)
- TAC: Pacli*t*axel (Taxan, Mitosehemmer) + Doxorubicin (= *A*driamycin; Anthrazyklin) + *C*yclophosphamid (Alkylans)
- Trastuzumab simultan zu o. g. Protokollen bei HER2-positiven Tumoren
- Tamoxifen (Hormonantagonist), GnRH-Analoga oder Aromatasehemmer zur Anschlusstherapie

Bei der Therapie des **hoch malignen B-Zell-Lymphoms** wird R-CHOP eingesetzt: *R*ituximab (Antikörper gegen B-Zellen) + *C*yclophosphamid (Alkylans) + Doxorubicin (*H*ydroxy-Doxorubicin; Anthrazyklin) + Vincristin (Handelsname: *O*ncovin; Vinca-Alkaloid, Mitosehemmer) + *P*rednison (Glukokortikoid).

Die **Erstlinientherapie der CLL** umfasst die Kombination aus: Fludarabin (Purinanalogon) + Cyclophosphamid (Alkylans) + Rituximab (Antikörper gegen B-Zellen).

Unerwünschte Wirkungen

Bei den meisten Antikörpern kann es zu Fieber und anaphylaktischen Reaktionen kommen. Weitere substanzspezifische Nebenwirkungen sind:

- Alemtuzumab: Dyspnoe, Rigor, Hypotonie durch versärkte Zytokinfreisetzung (Prämedikation mit Antihistaminikum und Analgetikum)
- Trastuzumab: kardiotoxisch

24.14 Zu guter Letzt

Klinischer Fall

1. Nennen Sie Zytostatika, die typischerweise die nachfolgend genannten unerwünschten Wirkungen verursachen können: Kardio-, Nephro-, Neuro-, Ototoxizität, hämorrhagische Zystitis, Lungenfibrose.
2. Nachfolgend genannte Zytostatika sind die vom IMPP abgefragten Wirkstoffe der letzten Jahre. Ordnen Sie den Substanzen aus ► Tab. 24.5 die Wirkstoffklasse sowie den Angriffspunkt hinsichtlich ihrer Wirkungsweise zu.

Antworten:

- Kardiotoxizität: Anthrazykline (Doxorubicin, Daunorubicin, Idarubicin, Epirubicin), Mitoxantron, Amsacrin, Trastuzumab
- Nephrotoxizität: Platinkomplexe (Cis-, Carbo-, Oxaliplatin), Methotrexat, Mitomycin
- Neurotoxizität: Vinca-Alkaloide (insbes. Vincristin), Taxane (Paclitaxel), Platinkomplexe (Cis-, Oxaliplatin), Cytarabin
- Ototoxizität: Platinkomplexe (Cis-, Carbo-, Oxaliplatin)
- hämorrhagische Zystitis: Cyclophosphamid
- Lungenfibrose: Bleomycin, Busulfan

► 2.► Tab. 24.5

Tab. 24.5 Lernkontrolle: Zytostatika, die vom IMPP in den letzten Jahren geprüft wurden sowie die Zuordnung zur Wirkstoffklasse und dem Angriffspunkt ihrer Wirkung. Die Sortierung der Wirkstoffe erfolgte willkürlich.

Wirkstoff	Wirkstoffklasse	Angriffspunkt
Idarubicin	Anthrazyklin (► Kap. 24.7.1)	DNA (Interkalation, Strangbrüche), Zellmembranschäden
Paclitaxel	Taxan (► Kap. 24.4.2)	Mitosehemmung (Hemmung des Abbaus des Spindelapparats)
Melphalan	Stickstofflost-Derivat (► Kap. 24.3.1)	DNA (Alkylierung)
Hydroxyurea	(► Kap. 24.8)	Hemmung DNA-Synthese

Tab. 24.5 Lernkontrolle: Zytostatika, die vom IMPP in den letzten Jahren geprüft wurden sowie die Zuordnung zur Wirkstoffklasse und dem Angriffspunkt ihrer Wirkung. Die Sortierung der Wirkstoffe erfolgte willkürlich. *(Forts.)*

Wirkstoff	Wirkstoffklasse	Angriffspunkt
Daunorubicin	Anthrazyklin (► Kap. 24.7.1)	DNA (Interkalation, Strangbrüche), Zellmembranschäden
Cyclophosphamid	Stickstofflost-Derivat (► Kap. 24.3.1)	DNA (Alkylierung)
Bleomycin	zytostatisches Antibiotikum (► Kap. 24.7.2)	DNA (Interkalation, Strangbrüche)
Doxorubicin	Anthrazyklin (► Kap. 24.7.1)	DNA (Interkalation, Strangbrüche), Zellmembranschäden
Vincristin	Vinca-Alkaloid (► Kap. 24.4.1)	Mitosehemmung (Hemmung des Aufbaus des Spindelapparats)
Etoposid	Topoisomerase-II-Inhibitor (► Kap. 24.5)	DNA (Doppelstrangbrüche)
Cisplatin	Platinkomplex (► Kap. 24.3.2)	DNA (Alkylierung)
Vinblastin	Vinca-Alkaloid (► Kap. 24.4.1)	Mitosehemmung (Hemmung des Aufbaus des Spindelapparats)
Temozolomid	Alkylans (► Kap. 24.3.3)	DNA (Alkylierung)
Actinomycin D	zytostatisches Antibiotikum (► Kap. 24.7.3)	DNA (Interkalation)
Mitotan	Hormonantagonist (► Kap. 24.12)	Hemmung der Steroidbiosynthese, Schädigung der Nebennierenzellen
Capecitabin	Antimetabolit (► Kap. 24.6.3)	Prodrug von 5-FU, Hemmung der Thymidinsynthese
Imatinib	Kinaseinhibitor (► Kap. 24.10)	Inhibitor der Proteintyrosinkinase Bcr-Abl
Tamoxifen	Antihormon (► Kap. 24.12)	selektiver Estrogenrezeptormodulator mit antagonistischer Wirkung im Brustgewebe
Carboplatin	Platinkomplex (► Kap. 24.3.2)	DNA (Alkylierung)

25 Pharmakologische Beeinflussung des Immunsystems

25.1	**Wegweiser**	375
25.2	**Immunsuppressiva**	375
25.2.1	Glukokortikoide	377
25.2.2	Calcineurininhibitoren	377
25.2.3	Zytostatika	378
25.2.4	Mycophenolatmofetil	380
25.2.5	TOR-Inhibitoren	380
25.2.6	Antikörper gegen den Interleukin-2-Rezeptor	381
25.2.7	Kostimulationsblocker	381
25.2.8	Antilymphozytenglobuline	381
25.3	**Immunmodulierende Zytokine**	382
25.3.1	Interferone	382
25.3.2	Interleukine	383
25.3.3	Koloniestimulierende Faktoren	383
25.3.4	Tumornekrosefaktoren (TNF)	384
25.4	**Übersicht von Antikörpern zur Modulation und Suppression der Immunreaktion**	385
25.5	**Zu guter Letzt**	385

IMPP-Hits

Immunsuppressiva und Immunmodulatoren werden hinsichtlich der allgemeinen Pharmakologie selten abgefragt. In absteigender Häufigkeit wurden vom IMPP Fragen zu folgenden Themen gestellt:

1. Ciclosporin
2. Interferone und Azathioprin
3. Selten Cyclophosphamid und Methotrexat (nur Fragen als Immunsuppressivum, nicht berücksichtigt wurden Fragen hinsichtlich Zytostatikum bzw. Methotrexat als Basistherapeutikum bei der rheumatoiden Arthritis)

25.1 Wegweiser

Das Immunsystem hat die komplexe Aufgabe, schädliche Stoffe, Mikroorganismen und andere Krankheitserreger zu eliminieren. Dafür stehen eine Vielzahl an Mechanismen zur Verfügung: unspezifische und spezifische Abwehrmechanismen, humorale und zelluläre Prozesse. Für die pharmakologische Beeinflussung des Immunsystems kommen Immunsuppressiva und Immunmodulatoren zu Anwendung. Immunsuppressiva (▶ Kap. 25.2) haben den Zweck, körpereigene Immunreaktionen zu unterdrücken. Dies wird notwendig bei pathologisch gesteigerten Immunreaktionen im Rahmen von Autoimmunkrankheiten. Außerdem wird das Immunsystem nach Organtransplantationen supprimiert, um Abstoßungsreaktionen zu vermeiden. Immunmodulatoren (▶ Kap. 25.3) dienen der Stimulation oder Inhibierung bestimmter immunologischer Reaktionen. Genutzt werden sie bei manchen Tumorerkrankungen, chronischen Virushepatitiden und der Multiplen Sklerose, und sie dienen auch der gezielten Stimulation bestimmter hämatopoetischer Zelllinien. In ▶ Kap. 25.4 erhalten Sie noch einmal einen Überblick über Antikörper, die zur Immunsuppression und -modulation klinisch angewandt werden.

25.2 Immunsuppressiva

Wirkstoffe

Glukokortikoide · Calcineurininhibitoren · Zytostatika · Mycophenolatmofetil · TOR-Inhibitoren · Interleukin-2-

Rezeptor-Antikörper · Kostimulationsblocker · Antilymphozytenglobulin

Immunsuppressiva unterdrücken die körpereigene Immunreaktion und sind indiziert:

- zur Unterdrückung einer **Transplantatabstoßung**
- bei **Autoimmunerkrankungen.**

Immunreaktionen sind sehr komplexe Vorgänge mit einer bedeutenden Rolle für die Lymphozyten. Für die spezifische zelluläre Abwehr sind **T-Lymphozyten** verantwortlich, die Antigene erkennen, die ihnen in Verbindung mit **MHC-Molekülen** von verschiedenen Zellen präsentiert werden. Dadurch werden die T-Lymphozyten aktiviert und zur Bildung zahlreicher Zytokine angeregt, die zu einer Stimulation der eigenen Zelle und vieler anderer Zellen (T-Zellen, B-Zellen, Makrophagen, Neutrophile, Eosinophile, Endothelzellen) führen. Eine besondere Rolle spielt dabei **Interleukin 2,** ein essenzieller Wachstumsfaktor von T-Lymphozyten. Die meisten derzeit verfügbaren Immunsuppressiva greifen in die Bildung und Wirkung von Interleukin 2 ein (► Abb. 25.1).

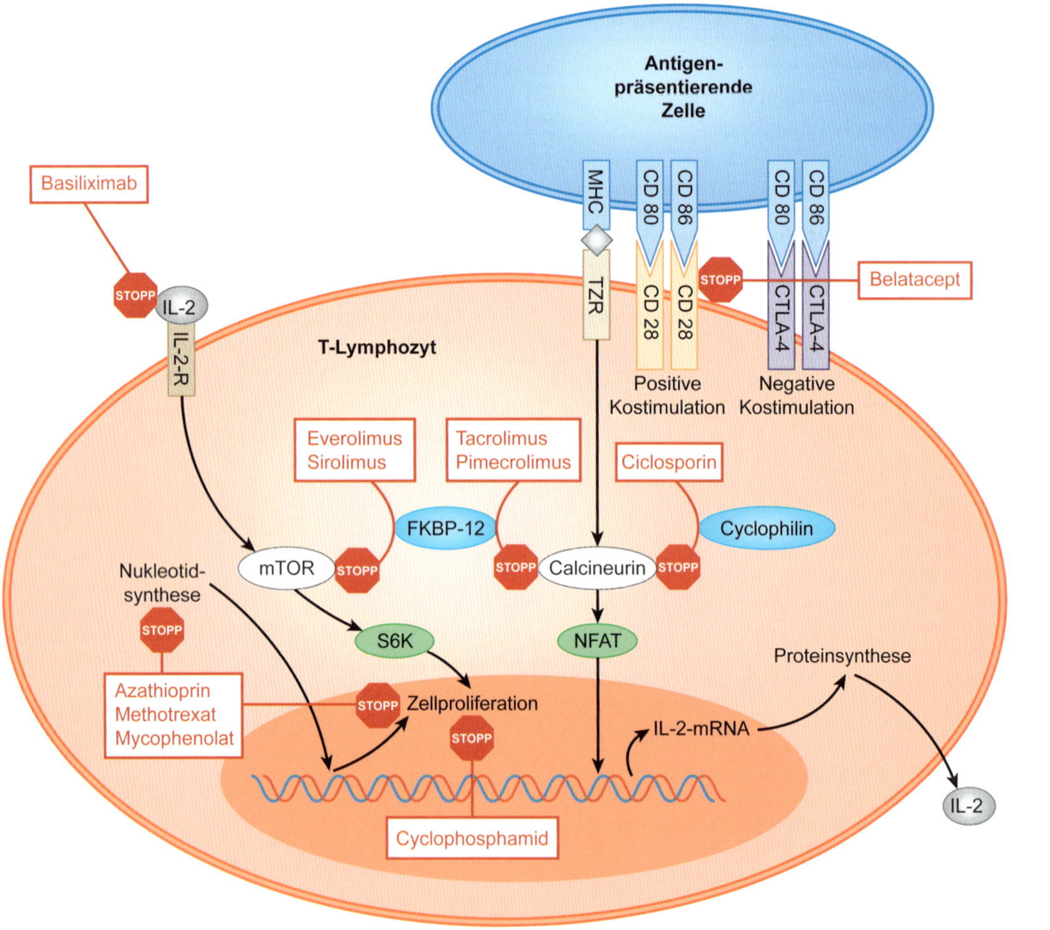

Abb. 25.1 Angriffspunkte wichtiger Immunsuppressiva. Die Signalkaskaden wurden soweit vereinfacht, wie zur Darstellung der Wirkmechanismen der Immunsuppressiva nötig ist. Der Signalweg auf der rechten Hälfte der Abbildung via Calcineurin führt zur gesteigerten Interleukin-2-*Synthese.* Die Signalwege links via Nukleotidsynthese bzw. Interleukin-2-Rezeptor-Stimulation und mTOR fördern die *Zellproliferation.* Anmerkung: Glukokortikoide wurden nicht dargestellt, da sie einen sehr komplexen Wirkmechanismus aufweisen. Abkürzungen: IL-2: Interleukin 2, TZR: T-Zellrezeptor, weitere Abkürzungen sind im Text erläutert.

- **Glukokortikoide und Calcineurininhibitoren hemmen die Bildung von Interleukin 2.** Dadurch fehlt dieser für T-Lymphozyten wichtige Wachstumsfaktor. Die Zellen arretieren in der G_0-Phase des Zellzyklus.
- Die für die Immunsuppression verwendeten **Zytostatika, Mycophenolatmofetil und TOR-Inhibitoren hemmen die Interleukin-2-abhängige Zellproliferation.** Dadurch wird der Übergang der Zellen von der G_1- in die S-Phase gehemmt.
- **Basiliximab ist ein Antikörper gegen den Interleukin-2-Rezeptor,** der somit die Stimulation von T-Lymphozyten durch Interleukin-2 verhindert.
- Belatacept ist nicht direkt mit dem Interleukin-2-Weg verbunden. Es hebt aber die positive Kostimulation von CD28 auf, was eine wichtige Voraussetzung ist, damit T-Lymphozyten überhaupt aktiviert werden können.

25.2.1 Glukokortikoide

Wirkmechanismus

Glukokortikoide wirken über verschiedene Mechanismen immunsuppressiv zu einem sehr frühen Zeitpunkt der Immunreaktion. Sie hemmen die Synthese verschiedener Zytokine u. a. von **Interleukin 1, 2, 6.** Dadurch wird die Aktivierung von T-Lymphozyten gehemmt, die Entwicklung von Makrophagen aus Monozyten vermindert und die Phagozytoseaktivität der Makrophagen reduziert.
Auf molekularer Ebene erreichen Glukokortikoide diese Wirkungen nach Bindung an ihren intrazellulären Rezeptor, der dann als Komplex in den Zellkern transloziert. Dort bindet der Komplex an den Transkriptionsfaktor NF-κB, der die Expression verschiedener proinflammatorischer Zytokine steuert. Glukokortikoide können NF-κB inaktivieren, sodass weniger proinflammatorische und immunmodulierende Proteine gebildet werden.

Indikationen

Glukokortikoide werden als Immunsuppressiva eingesetzt bei

- **Autoimmunkrankheiten,** insbesondere in der akut entzündlichen Phase und
- der **Prophylaxe einer Abstoßungsreaktion** bei Z. n. Transplantation in Kombination mit anderen Immunsuppressiva.

Für weitere Details wird auf ▸ Kap. 9.2 verwiesen.

25.2.2 Calcineurininhibitoren

Wirkstoffe

Ciclosporin (Cyclosporin A) · Tacrolimus · Pimecrolimus

25.2.2.1 Ciclosporin

Wirkmechanismus

Merke

Der wesentliche Wirkmechanismus von Ciclosporin ist die **Hemmung der Interleukin-2-Synthese durch Inaktivierung von Calcineurin** (▸ Abb. 25.1).

Dafür bindet Ciclosporin in T-Lymphozyten an einen zytosolischen Rezeptor (Cyclophilin). Dieser Komplex hemmt dann Calcineurin. Calcineurin ist eine Phosphatase, die den Transkriptionsfaktor NFAT (nukleärer Faktor aktivierter T-Zellen) aktiviert, der im Zellkern die Transkription z. B. von Interleukin 2 steigert. Durch Hemmung von Calcineurin infolge einer Behandlung mit Ciclosporin bleibt die Stimulation auf die Interleukin-2-Synthese aus. Da NFAT praktisch nur in T-Lymphozyten vorkommt, wirkt Ciclosporin sehr selektiv. Die Antikörpersynthese (B-Zellfunktion) und die bakterielle Abwehr des Organismus bleiben erhalten.

Indikationen

- **Prophylaxe einer Abstoßungsreaktion** bei Z. n. Transplantation (unterdrückt sehr gut die Abstoßungsreaktion, ohne stark myelotoxisch zu wirken)
- **rheumatoide Arthritis** (▸ Kap. 40.2) und **einige Hauterkrankungen** (▸ Kap. 44.2)

Pharmakokinetik

Ciclosporin wird oral angewandt trotz der geringen (und zudem stark schwankenden) oralen Bioverfügbarkeit (eine intravenöse Anwendung ist aber auch möglich). Es unterliegt einer sehr starken Metabolisierung (u. a. über CYP3A4). Ciclosporin hemmt allerdings auch selbst das Cytochrom CYP3A4 und den Multidrug-Efflux-Transporter P-Glykoprotein, sodass es das Potenzial für zahlreiche Medikamenteninteraktionen hat. Die Halbwertszeit liegt bei 24 h.

Merke

Ciclosporin besitzt eine geringe therapeutische Breite, sodass auch aufgrund der schwankenden Bioverfügbarkeit zur Therapiekontrolle ein Drug monitoring erfolgt.

Unerwünschte Wirkungen

Ciclosporin ist **nephrotoxisch (!), kardio-, hepatotoxisch, verursacht Hypertonie,** Ödeme, Hypomagnesiämie und **Gingivahyperplasie.** Bei langfristiger Anwendung können sich auch eine Hyperlipidämie und ein Diabetes mellitus entwickeln.

Wechselwirkungen

Cave

Wegen der **Nephrotoxizität** sollte möglichst keine Kombination mit anderen nephrotoxischen Substanzen erfolgen.
Andere **CYP3A4-Inhibitoren** erhöhen die Konzentration (und Toxizität) von Ciclosporin wie z. B. Ketoconazol, Itraconazol und andere Azolderivate, Makrolidantibiotika, Doxycyclin, orale Kontrazeptiva.
Andererseits erhöht Ciclosporin die Toxizität anderer hepatisch metabolisierter Medikamente, wie z. B. einiger Statine.

Lerntipp

Ciclosporin ist in diesem Kapitel der absolute IMPP-Liebling: gefragt wurden der Wirkmechanismus, die Nebenwirkungen und Medikamenteninteraktionen (Azole, Erythromycin).

25.2.2.2 Tacrolimus

Wirkmechanismus

Merke

Der wesentliche Wirkmechanismus von Tacrolimus ist die **Hemmung der Interleukin-2-Synthese durch Inaktivierung von Calcineurin** (► Abb. 25.1).

Tacrolimus (FK 506) **hemmt** über einen ähnlichen Wirkmechanismus wie Ciclosporin die **Aktivierung der T-Lymphozyten** – darüber hinaus aber auch die Aktivierung von B-Zellen. Tacrolimus wirkt insgesamt stärker immunsuppressiv als Ciclosporin.
Es bindet an einen anderen zytosolischen Rezeptor als Ciclosporin (nämlich FKBP-12). Der FKBP-12-Tacrolimus-Komplex hemmt wie der Cyclophilin-Ciclosporin-Komplex die Phosphatase Calcineurin und verhindert dadurch die Interleukin-2-Synthese.

Indikationen

Tacrolimus dient der **Prophylaxe einer Abstoßungsreaktion** bei Z. n. Transplantation. Lokal wird es zur Behandlung der Neurodermitis und off-label bei der Psoriasis (► Kap. 44.2.2 und ► Kap. 44.2.4) angewandt.

Pharmakokinetik und unerwünschte Wirkungen

Auch Tacrolimus hemmt CYP3A4 und P-Glykoprotein, sodass sich die gleichen Interaktionsmöglichkeiten wie bei Ciclosporin ergeben. Ein Drug monitoring wird zur Therapiekontrolle empfohlen. Auch die Nebenwirkungen sind ähnlich: nephrotoxisch, Blutdruckanstieg, Herzinsuffizienz, Arrhythmien.

25.2.2.3 Pimecrolimus

Wirkmechanismus

Pimecrolimus wirkt wie Tacrolimus über FKBP-12 und Calcineurin hemmend auf die Interleukin-2-Synthese.

Indikationen

Es wird nur lokal angewandt bei der Therapie der Neurodermitis und off-label bei der Psoriasis (► Kap. 44.2.2 und ► Kap. 44.2.4).

25.2.3 Zytostatika

Wirkstoffe

Cyclophosphamid · Methotrexat · Azathioprin

25.2.3.1 Cyclophosphamid

Wirkmechanismus

Cyclophosphamid ist ein alkylierendes Zytostatikum, das zur Quervernetzung von DNA-Strängen und fehlerhaften Basenpaarungen führt. Dadurch werden die Replikation blockiert und letztendlich die **Zellteilung gehemmt** (► Kap. 24.3, ► Abb. 25.1). Besonders empfindlich reagieren Lymphozyten auf Cyclophosphamid. Somit bewirkt Cyclophosphamid eine Lymphozytopenie, und zwar von B- und T-Lymphozyten, sodass sowohl die humorale (Antikörperbildung durch B-Zellen) als auch die zelluläre (T-Zellen) Immunantwort gehemmt werden (→ starke immunsuppressive Wirkung).

Indikationen

Cyclophosphamid wird verwendet:

- zur **Prophylaxe einer Abstoßungsreaktion** bei Z. n. Transplantation
- zur medikamentösen Induktion einer Knochenmarkaplasie vor einer Knochenmarktransplantation
- in hoher Dosierung als **Zytostatikum**
- in niedrigerer Dosierung bei **Autoimmunkrankheiten.**

Für weitere Details wird auf ▸ Kap. 24.3.1 verwiesen.

25.2.3.2 Azathioprin

Wirkmechanismus

Azathioprin wird fast vollständig durch die Thiopurinmethyltransferase zum **6-Mercaptopurin** metabolisiert und ist somit ein **Purinanalogon** (▸ Kap. 24.6.2). Die **Purinbiosynthese wird gehemmt,** wodurch Purine für die DNA- und RNA-Synthese fehlen. Außerdem erfolgt ein Einbau in die DNA als falscher Baustein, wodurch die DNA zusätzlich geschädigt wird (▸ Abb. 25.1). Azathioprin scheint aber auch unabhängig von seinem Metaboliten 6-Mercaptopurin zusätzliche immunsuppressive Wirkungen zu entfalten.

Die Wirkungen von Azathioprin sind stärker auf die T- als B-Lymphozyten ausgerichtet, sodass bevorzugt die zelluläre Abwehr gehemmt wird.

Indikationen

Azathioprin dient der **Prophylaxe einer Abstoßungsreaktion,** z. B. nach **Nieren-, Leber-, Herztransplantation** in Kombination mit anderen Immunsuppressiva. Außerdem wird es bei vielen **Autoimmunkrankheiten** (z. B. rheumatoide Arthritis, systemischer Lupus erythematodes, multiple Sklerose) meist in Kombination mit Glukokortikoiden verwendet.

Lerntipp

Azathioprin ist zwar vom Wirkmechanismus her den Zytostatika zugeordnet, therapeutisch genutzt wird es aber nicht für die Tumortherapie, sondern als Immunsuppressivum bei Organtransplantationen und zahlreichen Autoimmunerkrankungen.

Unerwünschte Wirkungen

An Nebenwirkungen kommt es zu Störungen der Hämatopoese (Thrombozyto-, Leukopenie). Außerdem können gastrointestinale Beschwerden auftreten (Nausea, Erbrechen) und sich eine cholestatische Hepatitis entwickeln.

Wechselwirkungen

Cave

Azathioprin bzw. 6-Mercaptopurin werden über die Xanthinoxidase metabolisiert. Die Hemmung der Xanthinoxidase durch Allopurinol (▸ Kap. 13.5.1) erhöht die Toxizität von Azathioprin.

Lerntipp

Zu Azathioprin will das IMPP ziemlich viele Details wissen, z. B. Metabolisierung über die Thiopurinmethyltransferase, Hemmung der Purinbiosynthese, Interaktionen mit Allopurinol und die Indikationen.

25.2.3.3 Methotrexat

Wirkmechanismus

Methotrexat ist ein weiterer zytostatischer Antimetabolit, der zur Immunsuppression verwendet wird. Er wirkt als **Folsäureantagonist** durch kompetitive Hemmung der Dihydrofolatreduktase. Dadurch können wichtige Bausteine für die DNA- und RNA-Synthese nicht mehr gebildet werden (▸ Kap. 24.6.1; ▸ Abb. 25.1). B-Lymphozyten scheinen auf Methotrexat empfindlicher zu reagieren als T-Lymphozyten, sodass die humorale Abwehr (Antikörperbildung) stärker beeinträchtigt wird als die zelluläre. Dabei sind die Wirkungen von Methotrexat dosisabhängig:

- hohe Dosis: zytostatisch
- mittlere Dosis: immunsuppressiv
- niedrige Dosis: antiinflammatorisch (es werden bevorzugt Entzündungszellen gehemmt, nicht Lymphozyten)

Indikationen

Methotrexat hat gemäß seines Wirkungsspektrums drei wichtige Indikationen:

- **Zytostatikum**
- **Prophylaxe einer Abstoßungsreaktion** bei Z. n. Transplantation
- Basistherapeutikum bei **rheumatoider Arthritis**

Unerwünschte Wirkungen

Unter Methotrexat kommt es zur Panzytopenie. Es ist nephro- und hepatotoxisch und verursacht gastrointestinale Ulzerationen und Diarrhö.

25.2.4 Mycophenolatmofetil

Wirkmechanismus

Mycophenolatmofetil ist ein Prodrug, das zur Mycophenolsäure (Mycophenolat) metabolisiert wird. Dieser Metabolit hemmt die Inosinmonophosphat-Dehydrogenase, ein Schlüsselenzym bei der De-novo-Synthese von Purinen. (Wenn Sie es ganz genau wissen wollen, nehmen Sie sich ► Abb. 13.2 zur Hand: die Inosinmonophosphat-Dehydrogenase ist dort zwar nicht eingezeichnet, da sie für die Allopurinolwirkung nicht von Bedeutung ist. Sie katalysiert aber die Umwandlung von Inosinmonophosphat [IMP] zu einem Zwischenprodukt [Xanthosinmonophosphat], aus dem dann Guanosinmonophosphat [GMP] entsteht.) Mycophenolatmofetil **hemmt** also wie Azathioprin **die Purinbiosynthese.**

T- und B-Lymphozyten sind auf die Neusynthese der Purine angewiesen, während andere Zellen Purine wiederverwerten können (salvage pathway). Dadurch **hemmt** Mycophenolsäure **selektiv die DNA-Synthese in B- und T-Lymphozyten** und dadurch die Proliferation dieser Zellen (► Abb. 25.1).

Indikationen

Mycophenolatmofetil wird zur **Prophylaxe einer Abstoßungsreaktion** bei Z. n. Transplantation von Nieren, Leber oder Herz in Kombination mit Ciclosporin und Glukokortikoiden eingesetzt.

Unerwünschte Wirkungen

An Nebenwirkungen kann es zu Diarrhö, Leuko- und Thrombozytopenie, Anämie und Hypertonie kommen.

25.2.5 TOR-Inhibitoren

Wirkstoffe

Sirolimus (Rapamycin) · Everolimus

Wirkmechanismus

Everolimus ist ein Sirolimus-Derivat. Beide Wirkstoffe haben die gleiche Pharmakodynamik und unterscheiden sich nur hinsichtlich einiger pharmakokinetischer Parameter. Sie bewirken eine **Hemmung der intrazellulären Signaltransduktion, die für die Proliferation von T- und B-Lymphozyten verantwortlich** ist.

Die beiden Substanzen weisen chemisch eine Ähnlichkeit zum Tacrolimus auf und binden an denselben intrazellulären Rezeptor (FKBP-12) (► Abb. 25.1). Dieser Komplex hemmt dann aber nicht Calcineurin, sondern die multifunktionelle Serin/Threoninkinase mTOR (mammalian Target Of Rapamycin). Diese Kinase ist für die Transduktion des Interleukin-2-Signals auf die Zellproliferation wichtig.

Außerdem hemmen die Substanzen auch das Wachstum von Nicht-Immunzellen, Tumorwachstum und Angiogenese. Insbesondere Everolimus ist ein starker Wachstums- und Proliferationsinhibitor von Tumorzellen, Endothelzellen, Fibroblasten und Gefäßmuskelzellen.

Indikationen

TOR-Inhibitoren werden bei der **Prophylaxe einer Abstoßungsreaktion** nach Nieren-, Herz-, Lebertransplantationen eingesetzt. Everolimus wird außerdem als **Zytostatikum** bei fortgeschrittenem hormonrezeptorpositivem Mammakarzinom, neuroendokrinen Tumoren und Nierenzellkarzinomen verwendet.

Die antiproliferative Wirkung auf andere Zellen wie Gefäßzellen macht man sich in der Kardiologie durch die Beschichtung von Koronarstents mit diesen Wirkstoffen zunutze, um die Restenosierung eines Gefäßes zu verhindern.

Anwendung

Bei der Anwendung als Immunsuppressiva erfolgt zunächst eine Kombination mit Ciclosporin und Glukokortikoiden. Ciclosporin wird dann langsam ausgeschlichen. Vorteil von Sirolimus/Everolimus: fehlende Nephro- und Neurotoxizität im Vergleich zu Ciclosporin.

Unerwünschte Wirkungen und Wechselwirkungen

Nebenwirkungen sind Hyperlipidämie, Ödeme, Anämie, Infektionen insbesondere der Harnwege und Wundheilungsstörungen. Da die TOR-Inhibitoren über CYP3A4 fast vollständig metabolisiert werden, bieten sich mit CYP3A4-Hemmern und -Induktoren zahlreiche Medikamenteninteraktionen.

25.2.6 Antikörper gegen den Interleukin-2-Rezeptor

Wirkstoffe

Basiliximab

Wirkmechanismus

Basiliximab bindet an die α-Untereinheit des Interleukin-2-Rezeptors und verhindert dadurch die Bindung von Interleukin-2 an seinen Rezeptor auf aktivierten T-Lymphozyten (▸ Abb. 25.1). Dadurch wird die IL-2-induzierte Proliferation der T-Lymphozyten verhindert. Basiliximab führt nicht zur Zerstörung der T-Zellen und bindet auch nicht an ruhende T-Lymphozyten, da die α-Untereinheit des Interleukin-2-Rezeptors nur auf aktivierten Zellen vorkommt.

Indikation

Basiliximab wird zur **Prophylaxe einer akuten Abstoßungsreaktion nach einer Nierentransplantation** in Kombination mit Ciclosporin und Glukokortikoiden eingesetzt. In Kombination mit anderen Immunsuppressiva darf es auch für eine immunsuppressive Dauertherapie eingesetzt werden.

25.2.7 Kostimulationsblocker

Wirkstoffe

Belatacept

Wirkmechanismus

Belatacept ist ein Fusionsprotein bestehend aus dem Fc-Fragment von humanem IgG und der extrazellulären Domäne von CTLA-4, einem zytotoxischen T-lymphozytenassoziierten Antigen.
Die Aktivierung von T-Lymphozyten ist mehrfach „abgesichert", um eine überschießende Reaktion zu verhindern, d. h. zur Aktivierung sind mindestens zwei Signale notwendig (▸ Abb. 25.1):

1. Die T-Zelle erkennt ein Antigen in Verbindung mit MHC-Molekülen auf einer antigenpräsentierenden Zelle und bindet daran mit seinem T-Zell-Rezeptor. Noch ist die T-Zelle aber nicht aktiviert. Dafür benötigt es eine **Kostimulation.**
2. CD28 ist einer dieser Kostimulatoren und wird auf der T-Zelle exprimiert und kann mit CD80 und CD86 auf der antigenpräsentierenden Zelle interagieren. Erst wenn dieser Schritt erreicht ist, werden T-Zellen aktiviert.

Der Gegenspieler von CD28 ist CTLA-4, das ebenfalls auf den T-Lymphozyten exprimiert wird und auch mit CD80 und CD86 interagiert, aber die T-Zell-Aktivierung unterdrückt (negative Kostimulation). Belatacept bindet wie endogenes CTLA-4 an CD80 und CD86. Dadurch wird CD28 verdrängt, die Kostimulation bleibt aus und der Transplantatabstoßung wird vorgebeugt. Deshalb nennt man Belatacept einen Kostimulationsblocker.

Indikation

Belatacept wird in Kombination mit anderen Immunsuppressiva bei der **Prophylaxe einer Abstoßung nach Nierentransplantation** eingesetzt.

25.2.8 Antilymphozytenglobuline

Wirkmechanismus

Polyklonale Antilymphozytenglobuline sind ein Gemisch von Antikörpern (z. B. aus immunisiertem Kaninchenserum isoliert), die gegen die meisten Moleküle gerichtet sind, die bei der T-Zell-Aktivierungskaskade eine Rolle spielen. Antikörpergebundene T-Zellen werden dann aus dem Kreislauf über das Komplementsystem und Monozyten-Phagozytensystem entfernt. Es kommt somit zu einer starken Lymphopenie.
Ein monoklonaler Antikörper (aus Mäusen) gegen spezifische Antigene auf T-Lymphozyten, nämlich gegen den CD3-Komplex auf T-Lymphozyten, war Muromonab-CD3, der zur Behandlung akuter Abstoßungsreaktionen nach Transplantation verwendet wurde. Allerdings steht er wegen erheblicher Nebenwirkungen (grippeähnliche Symptome mit Fieber, Schüttelfrost, Atemnot durch initiale Zytokinfreisetzung aus T-Lymphozyten) nicht mehr zur Verfügung.

Indikationen

Polyklonales Antilymphozytenglobulin wird bei der Prophylaxe und Therapie von Abstoßungsreaktionen nach Nieren-, Herz-, Leber- und Pankreastransplantation eingesetzt.

25.3 Immunmodulierende Zytokine

Zytokine sind **endogene Glykoproteine,** die das Wachstum und die Differenzierung von Zellen (insbes. des hämatopoetischen Systems) regulieren. Zu den Zytokinen zählen:

- Interferone
- Interleukine
- koloniestimulierende Faktoren (CSF)
- Tumornekrosefaktoren (TNF)

25.3.1 Interferone

25.3.1.1 Synthese und Funktion

Interferone werden entsprechend ihrer Herkunft unterschieden in:

- **Interferon α:** gebildet von Lymphoblasten und Leukozyten
- **Interferon β:** gebildet von Fibroblasten
- **Interferon γ:** gebildet von T-Lymphozyten

Die Synthese von INF-α und -β wird insbesondere durch Viren ausgelöst, aber auch durch Bestandteile von Bakterien und Pilzen. INF-γ wird bei der Aktivierung von T-Lymphozyten gebildet.

Interferone wirken:

- **immunmodulierend** (INF-α, -β und -γ): Verbesserung der Immunreaktion
- **antiviral** (INF-α und -β): keine virusspezifische Wirkung, jedoch Verhinderung des Virusbefalls von noch nicht infizierten Zellen
- **antiproliferativ** (INF-α und -β)

25.3.1.2 Therapie mit Interferonen

Wirkstoffe

- Interferon alfa-2a · Interferon alfa-2b · Peginterferon alfa-2a · Peginterferon alfa-2b
- Interferon beta-1a · Interferon beta-1b
- Interferon gamma-1b

Wirkmechanismus

Die zur Therapie verwendeten Interferone entfalten die gleichen Wirkungen wie die endogenen: Immunmodulation, antivirale und antiproliferative Effekte.

Indikationen

Entsprechend ihrer Wirkungen werden Interferone bei der Therapie von bestimmten Tumorerkrankungen, Viruserkrankungen und Autoimmunerkrankungen eingesetzt (▶ Tab. 25.1).

Tab. 25.1 Indikationen von Interferonen

Wirkstoff	Indikationen
Interferon alfa-2a	**chronische Hepatitis B und C, Haarzellleukämie, CML,** follikuläres NHL, **malignes Melanom, Kaposi-Sarkom bei AIDS,** kutane T-Zell-Lymphome, fortgeschrittenes Nierenzellkarzinom
Interferon alfa-2b	**chronische Hepatitis B und C, Haarzellleukämie, CML,** follikuläres NHL, malignes Melanom, multiples Myelom, Karzinoidsyndrom
Peginterferon alfa-2a	**chronische Hepatitis B und C**
Peginterferon alfa-2b	**chronische Hepatitis C**
Interferon beta-1a und -1b	**Multiple Sklerose** (▶ Kap. 42.7)
Interferon gamma-1b	septische Granulomatose (= seltene Erbkrankheit, Immunschwäche durch Funktionsstörung der Granulozyten)

Pharmakokinetik

Da es sich um Proteine handelt, müssen sie parenteral angewandt werden (i. m., s. c.). Die Halbwertszeit der Interferone ist recht kurz (nach s. c.-Anwendung wenige Stunden), konnte aber durch kovalente Bindung mit Polyethylenglykol (= Pegylierung) verlängert werden (Peginterferone).

Unerwünschte Wirkungen

Merke

Typisch für eine Interferontherapie sind **grippeähnliche Symptome** (Fieber, Schüttelfrost, Abgeschlagenheit, Muskelschmerzen).

Weitere Nebenwirkungen sind:

- Thrombo-, Leukozytopenie
- Neurotoxizität: Depression, Polyneuropathie
- Exazerbation einer Autoimmunerkrankung

Kontraindikationen

Entsprechend dem Nebenwirkungsspektrum sollen Interferone nicht angewandt werden bei Autoimmunerkrankungen, Immunschwäche, Blutbildstörungen sowie in der Schwangerschaft.

Tab. 25.2 Synthese und Funktion einiger koloniestimulierender Faktoren (CSF)

Wachstumsfaktor	Synthese in	Stimulation des Wachstums von
Granulozyten-CSF (G-CSF)	Makrophagen, Fibroblasten, Endothelzellen	Vorläufern neutrophiler Granulozyten
Makrophagen-CSF (M-CSF)	Lymphozyten, Makrophagen, Fibroblasten, Endothelzellen	Vorläufern von Monozyten
Granulozyten-Makrophagen-CSF (GM-CSF)	T-Zellen, Makrophagen, Fibroblasten, Endothelzellen	Vorläufern von Granulozyten und Monozyten
Erythropoetin (EPO)	Leber, Niere	erythrozytären Vorläufern
Thrombopoetin (TPO)	Leber, Niere, Muskel, Knochenmark	Megakaryozyten

Lerntipp

Hinsichtlich Interferonen sind für das IMPP zwei Dinge wichtig: Indikation von Interferon alpha bzw. Peginterferon alpha (chronische Hepatitis C) und die Nebenwirkungen (grippeähnliche Symptome).

25.3.2 Interleukine

25.3.2.1 Synthese und Funktion

Es sind über 70 Interleukine bekannt, die an dieser Stelle nicht aufgeführt werden sollen. Produziert werden sie hauptsächlich von Lymphozyten, Makrophagen, Monozyten, Fibroblasten und antigenpräsentierenden Zellen. Sie sind hauptsächlich für die Stimulation von Lymphozyten wichtig. Ein wichtiges Interleukin, das auch für die Therapie verwendet wird, ist Interleukin 2. Es wird von T-Zellen freigesetzt und aktiviert B- und T-Lymphozyten.

25.3.2.2 Therapie mit Interleukinen

Wirkstoffe

Aldesleukin

Wirkmechanismus

Aldesleukin ist rekombinant hergestelltes Interleukin 2. Es hat die gleichen Wirkungen wie endogenes IL-2: also Wachstumsfaktor für T-Lymphozyten, Aktivierung von B-Zellen und NK-Zellen (natürliche Killerzellen).

Indikationen

Interleukin 2 wird bei der Therapie des **metastasierenden Nierenkarzinoms** verwendet. (Dabei greifen die durch Aldesleukin aktivierten T-Lymphozyten spezifisch das Tumorgewebe an.)

Unerwünschte Wirkungen

Es handelt sich um eine nebenwirkungsreiche Therapie mit Hautveränderungen, neurotoxischen Wirkungen, gastrointestinalen Komplikationen, Dyspnoe, Hypotonie, Tachykardie, Ödemen, Panzytopenie, Fieber, Schüttelfrost, Muskelschmerzen.

25.3.3 Koloniestimulierende Faktoren

25.3.3.1 Synthese und Funktion

Es handelt sich um Wachstumsfaktoren bestimmter hämatopoetischer Zelllinien, die von ganz unterschiedlichen Zellen und Organen gebildet werden (▸ Tab. 25.2).

25.3.3.2 Therapie mit koloniestimulierenden Faktoren

Wirkstoffe

Filgastrim (G-CSF) · Pegfilgastrim (G-CSF) · Lenogastrim (G-CSF) · Epoetin (EPO) · Darbepoetin alfa (EPO) · Eltrombopag (TPO)

Wirkmechanismus

Es handelt sich um rekombinant hergestellte Formen von humanen G-CSF (Filgastrim, die pegylierte Form mit längerer Halbwertszeit Pegfilgastrim und die glykosylierte Form Lenogastrim) und von EPO (Epoetin, Darbepoetin), die dieselben Wirkungen wie die endogenen koloniestimulierenden Faktoren erzielen. Eltrombopag ist ein niedermolekularer Agonist am TPO-Rezeptor und stimuliert wie TPO das Wachstum von Megakaryozyten.

Indikationen

Filgastrim, Pegfilgastrim, Lenogastrim	Leukopenie bei zytotoxischer Tumortherapie, Mobilisation von Stammzellen bei Spendern
Epoetin, Darbepoetin alfa	renale Anämie, chemotherapieinduzierte Anämie
Eltrombopag	chronische ITP (immunthrombozytopenische Purpura), bevorzugt bei splenektomierten Patienten

Unerwünschte Wirkungen

Für G-CSF-Präparate sind das Auftreten von Knochen-, Muskelschmerzen, Fieber und Blutdruckabfall typisch. Unter EPO-Präparaten können arterielle Hypertonie, Thrombozytose und thromboembolische Ereignisse auftreten. Eltrombopag kann Leberfunktionsstörungen verursachen.

Kontraindikationen

G-CSF-Präparate dürfen nicht bei einer chronisch-myeloischen Leukämie und myelodysplastischem Syndrom angewandt werden; EPO-Präparate nicht bei unkontrollierter arterieller Hypertonie.

25.3.4 Tumornekrosefaktoren (TNF)

Tumornekrosefaktoren (TNF-α, TNF-β) haben vielfältige Funktionen, von der **Wundheilung** bis zur **Tumornekrose.** TNF-α wird von Makrophagen und T-Lymphozyten gebildet, TNF-β von B- und T-Lymphozyten. TNF-α ist nicht nur ein Apoptose-Induktor bei Tumorzellen, sondern auch ein wichtiger Entzündungsmediator. Bei der Tumortherapie haben sich die Tumornekrosefaktoren nicht bewährt. Für die antiinflammatorische Therapie bei rheumatoider Arthritis und Psoriasis werden aber TNF-α-blockierende Substanzen eingesetzt, die in ► Tab. 25.3 aufgelistet sind und näher im Kapitel zur Therapie der rheumatoiden Arthritis vorgestellt werden (► Kap. 40.2).

Tab. 25.3 Antikörper zur Immunsuppression und -modulation

Antikörper	Gerichtet gegen	Indikation
Adalimumab	TNF-α	rheumatoide Arthritis, Psoriasis, Morbus Crohn
Basiliximab	Interleukin-2-Rezeptor	Nierentransplantation
Belimumab	BLys (= Stimulator von B-Lymphozyten)	Lupus erythematodes
Certolizumab	TNF-α	rheumatoide Arthritis
Eculizumab	C5-Komplement	paroxysmale nächtliche Hämoglobinurie (PNH)
Golimumab	TNF-α	rheumatoide Arthritis, Psoriasis
Infliximab	TNF-α	rheumatoide Arthritis, Psoriasis, Morbus Crohn, Colitis ulcerosa
Ipilimumab	CTLA-4 auf T-Lymphozyten (hebt die negative Kostimulation von CTLA-4 auf: Aktivierung von T-Lymphozyten)	malignes Melanom
Natalizumab	leukozytäre Oberflächenantigene (Integrine)	Multiple Sklerose
Palivizumab	F-Protein von RSV (respiratory syncytial virus)	Prophylaxe einer RSV-Infektion bei immungeschwächten Säuglingen
Tocilizumab	IL-6-Rezeptor	rheumatoide Arthritis
Ustekinumab	IL-12, IL-23	Plaque-Psoriasis

Lerntipp

Die TNF-α-blockierenden Substanzen werden vom IMPP häufig abgefragt, werden aber nicht in diesem Kapitel berücksichtigt, sondern erst in ▸ Kap. 40.2.2.1.

25.4 Übersicht von Antikörpern zur Modulation und Suppression der Immunreaktion

Neben den in diesem Kapitel ausführlich besprochenen Antikörpern, gibt es noch eine ganze Reihe weiterer Antikörper, die bei der Immunsuppression und -modulation eingesetzt werden. Einen Überblick soll ▸ Tab. 25.3 geben. Die Antikörper, die bei der Behandlung von rheumatoider Arthritis, Psoriasis und Multipler Sklerose eingesetzt werden, werden in den entsprechenden Kapiteln im speziellen Teil dieses Buches ausführlicher vorgestellt.

25.5 Zu guter Letzt

Klinischer Fall

1. Ein Patient mit einer Ciclosporindauertherapie kommt zur Therapiekontrolle in Ihre Praxis. Welche Laborparameter und welche klinischen Parameter erheben Sie, um Nebenwirkungen erfassen zu können?
2. Nennen Sie Prinzipien der immunsuppressiven Therapie.

Antworten:

1. Labor: Ciclosporinspiegel, Blutbild, Nierenretentionswerte (Kreatinin, Harnstoff, Kalium), Harnsäure, Magnesium, Leberwerte, Lipide, Glukose, ggf. HbA_{1c}. Körperliche Untersuchung: Ödeme, Blutdruck, Zahnfleischinspektion.
2. Die derzeit angewandten Immunsuppressiva wirken über Interleukin 2, einen essenziellen Aktivator von T-Lymphozyten, und hemmen darüber die spezifische zelluläre Immunreaktion. Erreicht wird das durch Hemmung der Interleukin-2-Synthese (Glukokortikoide, die Calcineurininhibitoren Ciclosporin, Tacrolimus, Pimecrolimus), Hemmung der Interleukin-2-abhängigen Zellproliferation (Cyclophosphamid, Azathioprin, Methotrexat, Mycophenolatmofetil, die TOR-Inhibitoren Sirolimus und Everolimus), durch Hemmung der Stimulation des Interleukin-2-Rezeptors durch Interleukin 2 (Basiliximab als Antikörper). Ein weiteres Prinzip ist die Aufhebung der positiven Kostimulation von CD28 durch Belatercept.

Lerntipp

Wenn Sie jetzt den klinischen Einsatz der Immunsuppressiva lernen möchten, lesen Sie bitte weiter in folgenden Kapiteln:

- ▸ Kap. 32.5: Therapie der renalen Anämie
- ▸ Kap. 40: Therapie rheumatischer Erkrankungen
- ▸ Kap. 42.7: Therapie der multiplen Sklerose
- ▸ Kap. 44.2: Pharmakotherapie in der Dermatologie

II Spezielle Pharmakologie

26 Blutdrucktherapie 389

27 Therapie der Herzinsuffizienz 403

28 Therapie der koronaren Herzkrankheit 413

29 Antithrombotische und thrombolytische Therapie 425

30 Therapie von Herzrhythmusstörungen 439

31 Therapie von Störungen des Wasser-, Elektrolyt- und Säure-Basen-Haushalts 447

32 Therapie von Anämien 457

33 Therapie von Atemwegserkrankungen 461

34 Therapie von Erkrankungen des Gastrointestinaltrakts . . . 471

35 Therapie von Schilddrüsenerkrankungen 487

36 Therapie der Osteoporose 493

37 Therapie des Diabetes mellitus 497

38 Therapie von Hyperlipoproteinämien und der Gicht 507

39 Praktische Schmerztherapie 513

40 Therapie rheumatischer Erkrankungen 521

41 Antimikrobielle Therapie 527

42 Therapie neurologischer Erkrankungen 545

43 Therapie psychiatrischer Erkrankungen 559

44 Therapie von Haut- und Augenerkrankungen 567

45 Klinischer Einsatz von Pharmaka in Gynäkologie, Urologie und Anästhesie 577

46 Therapie von Vergiftungen 585

26 Blutdrucktherapie

26.1 Wegweiser ... 389

26.2 Arterielle Hypertonie ... 390
26.2.1 Definition ... 390
26.2.2 Therapieprinzip ... 390
26.2.3 Antihypertensiva der ersten Wahl ... 392
26.2.4 Mono- und Kombinationstherapie ... 393
26.2.5 Resistente Hypertonie ... 393
26.2.6 Hypertensiver Notfall ... 393
26.2.7 Arterielle Hypertonie in der Schwangerschaft ... 395
26.2.8 Differenzialtherapeutischer Einsatz von Antihypertensiva ... 397
26.2.9 Typische Nebenwirkungen von Antihypertensiva ... 397

26.3 Pulmonale Hypertonie ... 399
26.3.1 Definition ... 399
26.3.2 Therapieprinzip ... 399
26.3.3 Pulmonal-arterielle Hypertonie ... 400

26.4 Portale Hypertonie ... 400

26.5 Therapie der arteriellen Hypotonie ... 401

26.6 Zu guter Letzt ... 401

IMPP-Hits

In absteigender Häufigkeit wurden vom IMPP Fragen zu folgenden Themen gestellt:

1. Mehr als die Hälfte der Fragen beschäftigte sich mit der Differenzialtherapie, d.h., es wird das am besten geeignete Hypertensivum für einen Hypertoniker mit einer bestimmten Begleiterkrankung gesucht.
2. Die übrigen Fragen verteilten sich ziemlich gleichmäßig auf: Kombinationstherapie (was darf man oder darf man nicht kombinieren), Mittel der Wahl zur Monotherapie, antihypertensive Therapie in der Schwangerschaft und beim Phäochromozytom, Notfallbehandlung der hypertensiven Krise, Senkung eines erhöhten Pfortaderdrucks.

26.1 Wegweiser

In diesem Kapitel steht die Behandlung der arteriellen Hypertonie im Vordergrund (▸ Kap. 26.2). Während die einzelnen Wirkstoffe Ihnen bereits aus dem allgemeinen Teil dieses Buches bekannt sind und noch einmal in ▸ Tab. 26.1 zusammengefasst sind, wird nun die Anwendung dieser Wirkstoffe unter differenzialtherapeutischen Aspekten betrachtet. In ▸ Kap. 26.3 ist dann in aller Kürze die Behandlung der pulmonal-arteriellen Hypertonie beschrieben, für die mittlerweile sehr spezifische Medikamente zur Verfügung stehen. ▸ Kap. 26.4 schildert die wichtigsten Pharmaka, mit denen der Druck in der Pfortader gesenkt werden kann. Den Abschluss bildet ▸ Kap. 26.5 mit der Behandlung der arteriellen Hypotonie, wobei in diesem Kapitel nur die chronische (und milde) Form berücksichtigt wurde. Die Behandlung der akuten Hypotonie bzw. Schock wird kurz in ▸ Kap. 27.3.2 besprochen, dort mit Fokus auf der akuten Herzinsuffizienz.

Tab. 26.1 Antihypertensiva. Es werden bei den Wirkstoffen maximal vier Vertreter pro Substanzklasse aufgeführt.

Substanzklasse	Wirkstoffe (Beispiele)	Antihypertensive Wirkung	Kapitel
ACE-Hemmer	Captopril, Enalapril, Lisinopril, Ramipril	hemmen Angiotensin-Converting-Enzym: Angiotensin II ↓ → u. a. Vasodilatation, weniger Na^+-/H_2O-Retention	▸ Kap. 3.3
Angiotensin-II-Rezeptorantagonisten (= AT_1-Rezeptorantagonisten)	Candesartan, Losartan, Valsartan	hemmen Wirkung von Angiotensin II am AT_1-Rezeptor: u. a. Vasodilatation, weniger Na^+-/H_2O-Retention	▸ Kap. 3.4
Kalziumkanalblocker	Nifedipin, Amlodipin, Verapamil, Diltiazem	hemmen L-Typ-Kalziumkanäle der Gefäßmuskelzelle → Relaxation	▸ Kap. 4.3
Diuretika	Xipamid, Furosemid, Spironolacton	Plasmavolumen ↓, Vasodilatation	▸ Kap. 7
β-Blocker	Bisoprolol, Carvedilol, Nebivolol, Metoprolol,	Renin ↓, peripherer Gefäßwiderstand ↓, negative Inotropie	▸ Kap. 2.4.4.2
α-Blocker	Doxazosin, Urapidil, Phenoxybenzamin	Aufhebung der vasokonstriktorischen Wirkung von Noradreanlin an α-Rezeptoren → Vasodilatation	▸ Kap. 2.4.4.1
Antisympathotonika	Clonidin, Moxonidin, α-Methyldopa	Noradrenalinkonzentration ↓, peripherer Gefäßwiderstand ↓	▸ Kap. 2.4.5
Renin-Inhibitor	Aliskiren	hemmt Bildung von Angiotensinogen → Angiotensin II ↓ → u. a. Vasodilatation, weniger Na^+-/H_2O-Retention	▸ Kap. 3.5
Kaliumkanalöffner	Minoxidil	Hyperpolarisation der glatten Gefäßmuskelzelle → Relaxation	▸ Kap. 4.4
NO-Donatoren	Nitroglyzerin, Nitroprussidnatrium	Freisetzung von vasodilatatorischem NO	▸ Kap. 4.6
Hydralazin, Dihydralazin		peripherer Gefäßwiderstand ↓ über unbekannten Wirkmechanismus	▸ Kap. 4.5

26.2 Arterielle Hypertonie

26.2.1 Definition

Eine arterielle Hypertonie liegt bei Blutdruckwerten von $\mathbf{RR_{systolisch} \geq 140\,mmHg}$ und/oder $\mathbf{RR_{diastolisch} \geq 90\,mmHg}$ vor. Die Einteilung der unterschiedlichen Blutdruckwerte ist in ▸ Tab. 26.2 dargestellt.

26.2.2 Therapieprinzip

26.2.2.1 Zielblutdruck

Merke

Der Blutdruck soll immer auf Werte unter 140/90 mmHg gesenkt werden.
Ausnahmen:

- ältere Patienten > 80 Jahre: Zielblutdruck 140–150/< 90 mmHg
- Diabetiker: Zielblutdruck < 140/< 85 mmHg

Tab. 26.2 Einteilung der Blutdruckwerte

Kategorie	systolischer Wert (mmHg)		diastolischer Wert (mmHg)
Optimal	< 120	und	< 80
Normal	120–129	und/oder	80–84
Hoch normal	130–139	und/oder	85–89
Hypertonie Grad 1	140–159	und/oder	90–99
Hypertonie Grad 2	160–179	und/oder	100–109
Hypertonie Grad 3	≥ 180	und/oder	≥ 110
Isolierte systolische Hypertonie	≥ 140	und	< 90

Entsprechend der aktuellen ESH/ESC-Leitlinie zum Management der arteriellen Hypertonie 2013.

Anmerkung: Die Empfehlungen des Zielblutdrucks insbesondere für Diabetiker änderten sich in den letzten Jahren häufiger. Hier aufgeführt sind die aktuellsten Ratschläge der ESH/ESC-Leitlinie zum Management der arteriellen Hypertonie aus dem Jahr 2013.

26.2.2.2 Stadiengerechte Therapie

Um den Zielblutdruck zu erreichen, können Allgemeinmaßnahmen (Lifestyle-Modifikation) und antihypertensive Pharmaka eingesetzt werden, abhängig von der Höhe des Blutdrucks und dem kardiovaskulären Risiko (▸ Tab. 26.3).

Lerntipp

Als Faustregel können Sie sich merken, dass eine Pharmakotherapie wirklich erst bei Blutdruckwerten > 140/> 90 mmHg notwendig ist, nicht bei hoch normalen Blutdruckwerten. Bei Grad-1-Hypertonie wird zunächst gewartet, ob Lifestyle-Modifikationen erfolgreich sind; erst nach einer gewissen Zeit wird dann mit Antihypertensiva behandelt. Bei höheren Blutdruckwerten und insbesondere bei Vorliegen mehrerer Risikofaktoren wird sofort mit einer Pharmakotherapie begonnen.

Zu den **Allgemeinmaßnahmen** zählen:

- Gewichtsnormalisierung (pro kg Gewichtsverlust sinkt der Blutdruck um ca. 2 mmHg)
- gesunde Ernährung und Salzrestriktion (5–6 g NaCl/d)
- körperliche Bewegung (mindestens 30 min an 5–7 Tagen/Woche)
- Reduktion des Alkoholkonsums (< 30 g/d Männer, < 20 g/d Frauen)
- Beendigung des Rauchens (assoziiertes Risiko)
- Stressreduktion

Tab. 26.3 Stadiengerechte Therapie der arteriellen Hypertonie

Blutdruck (mmHg)	Risikofaktoren	Therapie
RR hoch normal (130–139/ 85–89)	–	keine
	+	Lifestyle-Modifikation, Ø Pharmakotherapie
Grad 1 (140–159/ 90–99)	–	Lifestyle-Modifikation (einige Monate), bei unzureichender Wirkung dann Pharmakotherapie
	+	Lifestyle-Modifikation (einige Wochen), bei unzureichender Wirkung dann Pharmakotherapie; bei sehr hohem Risiko* sofort Pharmakotherapie
Grad 2 (160–179/ 100–109)	0, 1, 2	Lifestyle-Modifikation (einige Wochen), bei unzureichender Wirkung dann Pharmakotherapie
	≥ 3 und hohes Risiko*	Lifestyle-Modifikation + Pharmakotherapie
Grad 3 (≥ 180/≥ 110)	–/+	Lifestyle-Modifikation + Pharmakotherapie

Entsprechend der aktuellen ESH/ESC-Leitlinie zum Management der arteriellen Hypertonie 2013. Als kardiovaskuläre Risikofaktoren gelten u. a.: männliches Geschlecht, Alter (Mann ≥55, Frau ≥65 Jahre), Rauchen, erhöhte Fett-, Glukose-, BMI-Werte (≥ 30 kg/m²), positive Familienanamnese für arterielle Hypertonie in jungen Jahren.
*Ein hohes Risiko liegt vor bei Vorhandensein von Organschäden, Diabetes mellitus, Niereninsuffizienz (ab Stadium 3), KHK.

Cave

Überprüfen Sie auch immer die Notwendigkeit zusätzlicher Pharmaka, die den Blutdruck steigern können: Glukokortikoide, NSAID, Ciclosporin, orale Kontrazeptiva.

26.2.3 Antihypertensiva der ersten Wahl

Bestimmte Substanzen werden bevorzugt, da sie in großen Studien nicht nur eine gute Blutdrucksenkung aufwiesen, sondern weniger Nebenwirkungen hervorriefen und die kardiovaskuläre Morbidität und Mortalität senkten.

Merke

Antihypertensiva der ersten Wahl zur Mono- oder auch Kombinationstherapie sind daher:
- ACE-Hemmer
- Angiotensin-II-Rezeptorantagonisten (= AT_1-Rezeptorantagonisten)
- Kalziumkanalblocker
- Thiaziddiuretika
- β-Blocker

Alle anderen Antihypertensiva werden entweder in ganz bestimmten Situationen verwendet (z. B. akute Blutdrucksenkung, Begleiterkrankungen, Kontraindikationen oder Unverträglichkeiten gegen die Antihypertensiva der ersten Wahl) oder einer Kombinationstherapie hinzugefügt, wenn mit den Medikamenten der ersten Wahl keine ausreichende Blutdrucksenkung erzielt werden kann.
Diese sind jedoch deshalb Mittel zweiter Wahl, da bisher keine Senkung der kardiovaskulären Morbidität und Mortalität nachgewiesen werden konnte und relativ häufig Nebenwirkungen auftreten. Insbesondere unter Doxazosin (α_1-Blocker) kann sich eine Herzinsuffizienz entwickeln. Der neue Renin-Inhibitor hat bisher noch keinen Eingang als Monotherapeutikum der ersten Wahl in den Leitlinien gefunden. Er ist aber in der Monotherapie gut wirksam.
Wenn man sich für eine antihypertensive Therapie entschieden hat, hat man die Qual der Wahl zwi-

Tab. 26.4 Differenzialtherapeutische Überlegungen beim Einsatz von Antihypertensiva

Antihypertensivum	Vorteil, anwenden bei	Nachteil, nicht anwenden bei
ACE-Hemmer	• Herzinsuffizienz • KHK • diabetische Nephropathie	• Schwangerschaft • Hyperkaliämie • beidseitige Nierenarterienstenose • angioneurotisches Ödem
Angiotensin-II-Rezeptorantagonist	• ACE-Hemmer-Husten • Herzinsuffizienz • KHK • diabetische Nephropathie	• Schwangerschaft • Hyperkaliämie • beidseitige Nierenarterienstenose
Kalziumkanalblocker	stabile Angina pectoris	• ACS • Herzinsuffizienz • Dihydropyridine: Ödeme, Tachykardie • Nicht-Dihydropyridine: Bradykardie, AV-Block II°, III°
β-Blocker	• KHK • Tachykardie • chronische Herzinsuffizienz	• Asthma • COPD: nur mit besonderer Vorsicht anwendbar • AV-Block II°, III° • Diabetes mellitus, metabolisches Syndrom • Sportler, sportlich aktive Patienten
Thiaziddiuretikum	Herzinsuffizienz	• Diabetes mellitus, metabolisches Syndrom • Hyperurikämie, Hypokaliämie, Hyperkalzämie • Schwangerschaft

Aus der Leitlinie der Deutschen Hochdruckliga 2008 und der ESH/ESC-Leitilinie 2013.

schen immerhin fünf Substanzklassen der ersten Wahl. Dabei soll man das für den Patienten am besten geeignete und verträgliche Medikament finden.

Praxistipp

Ein junger sportlicher Mann mit arterieller Hypertonie – ansonsten gesund – wird nicht gut mit einem β-Blocker klarkommen, wenn bei seinen sportlichen Aktivitäten die Herzfrequenz nicht steigt. Und wenn er dann noch hört, dass, wenn auch selten, Libido und Potenz unter dem β-Blocker leiden, wird er ihn bestimmt nicht einnehmen. Ein anderer Patient mit Herzrasenattacken ist u. U. dankbar für einen β-Blocker.

Zur Orientierung sind in ► Tab. 26.4 Vorteile und Nachteile der fünf Antihypertensivaklassen der ersten Wahl aufgelistet.

26.2.4 Mono- und Kombinationstherapie

Ob man eine Neueinstellung eines Bluthochdrucks mit einer Monotherapie oder gleich mit einer Zweierkombination beginnt, hängt von den Begleitfaktoren und der Schwere der Hypertonie ab.

- **Beginn mit Monotherapie:** niedriges/mittleres kardiovaskuläres Risiko, milde Blutdruckerhöhung
- **Beginn mit Zweierkombination:** hohes kardiovaskuläres Risiko, starke Blutdruckerhöhung

Bei unzureichender Wirkung wird auf die Maximaldosis dosiert oder auf eine andere Substanz gewechselt oder ein anderer Wirkstoff hinzugenommen. Zu beachten ist, dass die volle antihypertensive Wirkung erst innerhalb von 2–4 Wochen eintritt.

Merke

Verbotene Kombinationen:
ACE-Hemmer sollen nicht mit Angiotensin-II-Rezeptorantagonisten kombiniert werden. Das hat man früher durchaus anders gesehen und gehandhabt – was jedoch zu vermehrten Komplikationen (Nierenfunktionsstörungen, Hyperkaliämie) führte.
Weitere antihypertensive No-Gos:

- ACE-Hemmer/Angiotensin-II-Rezeptorantagonisten + Spironolacton (Blutdrucktherapie verboten; bei Herzinsuffizienztherapie erlaubt!)
- ACE-Hemmer/Angiotensin-II-Rezeptorantagonisten + Amilorid (kaliumsparendes Diuretikum)
- ACE-Hemmer/Angiotensin-II-Rezeptorantagonisten + Aliskiren (Renin-Inhibitor)
- Verapamil/Diltiazem + β-Blocker (Dihydropyridine [z. B. Amlodipin] + β-Blocker erlaubt)

In ► Abb. 26.1 sind die Antihypertensiva und mögliche Kombinationen dargestellt. ► Abb. 26.2 fasst noch einmal alle Medikamente der ersten Wahl für die Mono- und Kombinationstherapie zusammen.

26.2.5 Resistente Hypertonie

Als resistent bezeichnet man eine Hypertonie, wenn trotz Lifestyle-Modifikation und medikamentöser Kombinationstherapie bestehend aus einem Diuretikum und mindestens zwei weiteren Medikamenten aus anderen Wirkstoffklassen, der Blutdruck nicht unter 140/90 mmHg einzustellen ist. Folgende medikamentöse Maßnahmen können dann effektiv sein:

- Erhöhung der Dosis des Diuretikums.
- Ersatz des Thiaziddiuretikums durch ein Schleifendiuretikum bei Niereninsuffizienz.
- Hinzunahme von Aldosteronrezeptorantagonisten in niedriger Dosis (Eplerenon, Spironolacton) (oder von Amilorid): kaliumsparende Diuretika mit Angriffspunkt im spätdistalen Tubulus und Sammelrohr, die die Wirkung von Aldosteron aufheben. Aldosteron ist häufig bei einer resistenten Hypertonie erhöht. Kontraindikationen sind aber zu beachten: Niereninsuffizienz, Hyperkaliämie.
- Hinzunahme des α_1-Blockers Doxazosin.

26.2.6 Hypertensiver Notfall

26.2.6.1 Definition

Ein hypertensiver Notfall liegt bei starker **Blutdruckerhöhung ($RR_{systolisch}$ > 180 mmHg und/oder $RR_{diastolisch}$ > 120 mmHg)** mit **Organschäden** (Hochdruckenzephalopathie, zerebrale Ischämie, intrakranielle Blutungen, Lungenödem, Angina-pectoris-Anfall, Myokardinfarkt, Aortendissektion) vor.

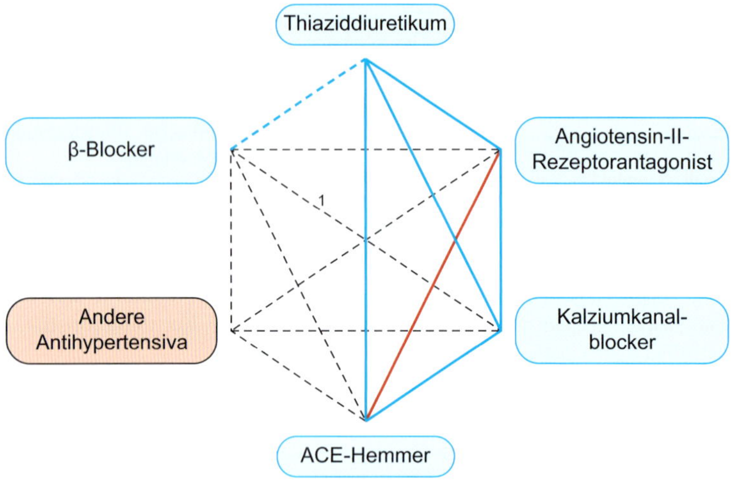

Abb. 26.1 Antihypertensiva in blauen Kästen sind erste Wahl und sollten sowohl bei einer Monotherapie als auch einer Kombinationstherapie bevorzugt werden. Bevorzugte Kombinationspartner sind mit blauer durchgehender Linie verbunden. Geeignet für eine Kombination, aber mit Einschränkungen: blaue gestrichelte Linie. Schwarze gestrichelte Linien: Kombination möglich. Rote Linie: keine Kombination.
[1]Bei der Kombination von β-Blockern mit Kalziumkanalblockern nur Dihydropyridine als Kalziumkanalblocker verwenden (ESH/ESC-Leitlinie 2013).

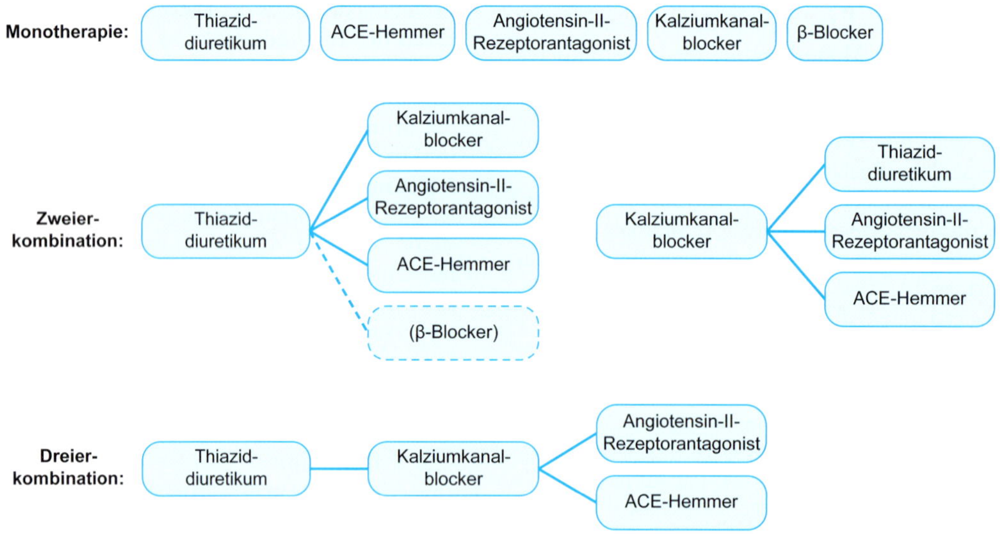

Abb. 26.2 Antihypertensiva der ersten Wahl für die Mono- oder Kombinationstherapie. Insbesondere bei der Dreierkombination können auch Antihypertensiva der zweiten Wahl verwendet werden (hier nicht dargestellt); mögliche Kombinationen lassen sich auch aus ► Abb. 26.1 ableiten.

26.2.6.2 Therapie

Abgesehen von einigen Ausnahmen (s. u. „Therapeutische Sonderfälle") ist es das Ziel, den Blutdruck zügig, aber nicht zu schnell zu senken. Als Faustregel kann man sich merken, dass in der ersten Stunde der Blutdruck um ca. 25 % des Ausgangswerts gesenkt werden soll.

Häufig präsentiert sich der Patient mit einem hypertensiven Notfall beim Hausarzt oder Notarzt, sodass eine prähospitale und hospitale Therapie unterschieden werden können.

Prähospitale antihypertensive Therapie

Prähospital können schnell wirksame, sublingual applizierbare Medikamente verwendet werden:

- **Nitroglyzerin** (ein Nitratpräparat)
- **Nifedipin** (ein Dihydropyridin-Kalziumkanalblocker)

Beide sind innerhalb weniger Minuten wirksam. Nitroglyzerin ist vorteilhaft, da es auch Mittel der Wahl ist, wenn gleichzeitig ein Lungenödem oder ein akutes Koronarsyndrom vorliegt. Hingegen sind Dihydropyridin-Kalziumkanalblocker kontraindiziert bei einem akuten Koronarsyndrom.

- Besteht die Möglichkeit zur intravenösen Injektion, hat sich **Urapidil** bewährt. Urapidil ist ein selektiver α_1-Blocker + 5-HT_{1A}-Rezeptoragonist.
- Alternativ eignet sich **Clonidin** i. v. zur akuten Blutdrucksenkung. Clonidin ist ein zentrales Antisympathotonikum. Es wirkt allerdings sedierend.

Hospitale antihypertensive Therapie

Es erfolgt eine intravenöse Therapie. Geeignet sind:

- Urapidil i. v. (insbesondere auch günstig bei Phäochromozytom)
- Clonidin i. v.
- Nitroglyzerin i. v. (insbesondere auch günstig bei Lungenödem und akutem Koronarsyndrom)
- Dihydralazin i. v.
- Furosemid i. v. (insbesondere auch günstig bei Niereninsuffizienz, akuter Linksherzinsuffizienz und akutem Lungenödem)
- Nitroprussidnatrium i. v.

Therapeutische Sonderfälle bei hypertensiven Notfällen mit bestimmten Organschäden

In folgenden Situationen ist ein Abweichen bei der Therapie des erhöhten Blutdrucks notwendig:

- **Ischämischer Schlaganfall:** starke Blutdruckabfälle sind in der Akutphase zu vermeiden, um die zerebrale Perfusion aufrechtzuerhalten. Deshalb werden erhöhte Blutdruckwerte akzeptiert. Eine blutdrucksenkende Therapie wird erst bei $RR_{systolisch} \geq$ 220 mmHg und $RR_{diastolisch} \geq$ 120–140 mmHg empfohlen. Zielwerte bei Patienten mit arterieller Hypertonie in der Vorgeschichte sind 180/100–105 mmHg und für Patienten ohne arterielle Hypertonie in der Vorgeschichte 160–180/90–100 mmHg. Empfohlen werden Urapidil, Captopril, Clonidin, Dihydralazin, ggf. Nitroglyzerin i. v., Nitroprussidnatrium. Nicht angewandt werden sollte Nifedipin. Ist eine Thrombolyse geplant, muss der systolische Blutdruckwert auf < 185 mmHg gesenkt werden, am besten auf 140–150 mmHg, ansonsten ist die Thrombolyse kontraindiziert.
- **Aortendissektion:** Ein aggressives und schnelles Senken des Blutdrucks ist notwendig. Bei der Aortendissektion werden systolische Werte von 100–120 mmHg empfohlen. Als Antihypertensiva sind besonders geeignet: β-Blocker i. v. (Ziel-Herzfrequenz 60–80/min) und nachfolgend Nitroprussidnatrium i. v.
- **(hypertensives) Lungenödem:** wie bei Aortendissektion schnelles und aggressives Senken des Blutdrucks.

26.2.7 Arterielle Hypertonie in der Schwangerschaft

26.2.7.1 Einteilung

> **Merke**
>
> Ein Hypertonus in der Schwangerschaft gefährdet Mutter und Kind. Deshalb ist eine optimale Blutdruckeinstellung sehr wichtig.

Es werden verschiedene Formen der Hypertonie unterschieden:

1. präexistente Hypertonie (also bereits vor der Schwangerschaft bzw. bis zur 20. Schwangerschaftswoche)
2. Gestationshypertonie (nach der 20. Schwangerschaftswoche)
3. Präeklampsie (= Gestose: Gestationshypertonie mit Proteinurie)
4. präexistente Hypertonie mit aufgepfropfter Gestationshypertonie mit Proteinurie

Bei der Mutter kann sich eine **Eklampsie** (arterielle Hypertonie mit Proteinurie, zerebralen Krämpfen, Zyanose, Apnoe und Bewusstlosigkeit) oder ein **HELLP-Syndrom** (arterielle Hypertonie und Proteinurie mit Hämolyse, Anstieg der Leberenzyme und Abfall der Thrombozytenzahl) entwickeln. Durch degenerative Prozesse in der Plazenta kann es zu **Entwicklungsstörungen beim Fetus** kommen.

Entsprechend der Blutdruckwerte unterscheidet man zwei Stufen:

- leichte Hypertonie (140–159/90–109 mmHg)
- schwere Hypertonie (≥ 160/≥ 110 mmHg)

26.2.7.2 Therapiebeginn

In Ermangelung größerer Studien sind die Empfehlungen zur Behandlung einer Hypertonie bei Schwangeren in verschiedenen Ländern durchaus unterschiedlich. Unumstritten ist eine medikamentöse Therapie bei der schweren Hypertonie, also Blutdruckwerten ≥ 160/≥ 110 mmHg. In Deutschland wird ein Therapiebeginn bereits bei 150/95 mmHg empfohlen.

Ein „früheres Eingreifen" bereits ab einem Blutdruck von 140/90 mmHg soll erfolgen bei Frauen mit Gestationshypertonie, Präeklampsie oder präexistentem Hypertonus mit aufgepfropfter Gestationshypertonie (also Gruppe 2–4 bei der Einteilung unter ► Kap. 26.2.7.1) oder bei Hypertonie mit Organsymptomen.

26.2.7.3 Antihypertensiva in der Schwangerschaft

„Erlaubt" in der Schwangerschaft (und in Deutschland verfügbar) sind folgende Antihypertensiva:

- α-Methyldopa: Antisympathotonikum
- Nifedipin: Dihydropyridin-Kalziumkanalblocker
- Metoprolol: selektiver β_1-Blocker
- (Dihydralazin: Vasodilatator)
- (Verapamil: gefäß- und herzwirksamer Kalziumkanalblocker)
- Urapidil (i. v.): selektiver α_1-Blocker + 5-HT_{1A}-Rezeptoragonist
- Nitroprussidnatrium (i. v.): Vasodilatator (NO-Donator)
- Nitroglyzerin (i. v.): Vasodilatator (NO-Donator)

Orale „Langzeit"therapie

Merke

Langzeittherapie, also orale Therapie während der Schwangerschaft mit:
- erste Wahl: α-Methyldopa
- zweite Wahl: Nifedipin, selektive β_1-Blocker (Metoprolol)

Patientinnen, die bereits wegen einer präexistenten Hypertonie vor der Schwangerschaft behandelt wurden, sollen bei dieser Medikation bleiben, außer es handelt sich um ACE-Hemmer, Angiotensin-II-Rezeptorantagonisten, Renin-Inhibitoren oder Diuretika, die umzustellen sind.

Bei einer Neueinstellung ist das Mittel der Wahl α-Methyldopa. Als zweite Wahl darf Nifedipin oder ein selektiver β_1-Blocker (meist Metoprolol) verwendet werden. Bei β-Blockern muss aber berücksichtigt werden, dass sie zu Wachstumsstörungen beim Kind führen können, insbesondere in der Frühschwangerschaft.

Lerntipp

Bei den IMPP-Fragen wurde Nifedipin bei den in der Schwangerschaft kontraindizierten Antihypertensiva aufgelistet. Dies entspricht allerdings nicht dem aktuellen Stand der Leitlinien, die Nifedipin (als Mittel der zweiten Wahl) in der Schwangerschaft empfehlen.
Auch Dihydralazin wird in den aktuellen Leitlinien anders gehandhabt als vom IMPP gefragt. Dihydralazin wurde vom IMPP als erste Wahl zur Akuttherapie angesehen, in den Leitlinien taucht es gar nicht mehr auf. Ältere Publikationen weisen darauf hin, dass Dihydralazin mit vermehrten Nebenwirkungen bei der Mutter und einem erhöhten Risiko für Komplikationen beim Kind (z. B. vorzeitige Plazentaablösung) assoziiert ist.

Akuttherapie

Merke

Akuttherapie:
- Nifedipin p. o.
- alternativ eignen sich Urapidil i. v. (oder Dihydralazin i. v.), Nitroglyzerin i. v. oder Nitroprussidnatrium i. v.

Eine abrupte Blutdrucksenkung und Werte < 140/90 mmHg sollen vermieden werden, um die uteroplazentare Durchblutung nicht zu gefährden.

Bei der Eklampsie wird zusätzlich zur Senkung der zerebralen Erregbarkeit Magnesiumsulfat i. v. gegeben und die Entbindung durchgeführt. Beim HELLP-Syndrom ist zusätzlich die Gabe von Freshfrozen-Plasma und Thrombozyten notwendig.

Merke

Absolut kontraindiziert in der Schwangerschaft sind:
- ACE-Hemmer
- Angiotensin-II-Rezeptorantagonisten
- Renin-Inhibitor
- Diuretika
- Diltiazem
- nichtselektive β-Blocker

- Clonidin, Reserpin
- α-Blocker (Ausnahme: Urapidil zur akuten Blutdrucksenkung).

26.2.8 Differenzialtherapeutischer Einsatz von Antihypertensiva

Bestehen bei den Patienten Komorbiditäten, dürfen einige Antihypertensiva nicht mehr eingesetzt werden, andere hingegen sind besonders gut geeignet (▸ Tab. 26.5). Die Kenntnis dieser differenzialtherapeutischen Aspekte ist sehr wichtig, um Komplikationen unter einer antihypertensiven Therapie zu vermeiden.

26.2.9 Typische Nebenwirkungen von Antihypertensiva

Zur Wiederholung seien noch einmal typische Nebenwirkungen der Antihypertensiva in ▸ Tab. 26.6 zusammengefasst.

Tab. 26.5 Medikamentöse Differenzialtherapie der arteriellen Hypertonie bei bestimmten Begleiterkrankungen

Hypertonie *plus*	Bemerkungen
Diabetes mellitus	• günstig (u. a. wegen der Nephroprotektion): **ACE-Hemmer, Angiotensin-II-Rezeptorantagonist** • ungünstig: – β-Blocker: können eine durch Insulin ausgelöste Hypoglykämie verstärken und dazugehörige Symptome wie Tachykardie und Tremor unterdrücken – Diuretika: verschlechtern die Glukosetoleranz • Ziel-Wert < 140/< 85 mmHg
Metabolisches Syndrom	• günstig: **ACE-Hemmer, Angiotensin-II-Rezeptorantagonist, Kalziumkanalblocker** • ungünstig: β-Blocker, Diuretika: Unter β-Blockern und Diuretika tritt bei Patienten mit hohem Diabetesrisiko häufiger ein Diabetes mellitus auf als bei Therapie mit anderen Antihypertensiva.
Nephropathie (diabetische, hypertensive)	• günstig: **ACE-Hemmer, Angiotensin-II-Rezeptorantagonist** • Kombination mit: Diuretika, β-Blockern • Bei fortgeschrittener Niereninsuffizienz sind ACE-Hemmer/Angiotensin-II-Rezeptorantagonisten kontraindiziert. Von den Diuretika ist dann nur noch Furosemid wirksam.
Herzinsuffizienz	• prognostisch günstig: **ACE-Hemmer, Angiotensin-II-Rezeptorantagonisten, β-Blocker, Aldosteronrezeptorantagonisten** • + **Diuretika** zur symptomatischen Therapie • kontraindiziert: Kalziumkanalblocker (Verapamil, Diltiazem), α_1-Blocker, Moxonidin • Dihydropyridin-Kalziumkanalblocker dürfen nur angewandt werden, wenn der Blutdruck trotz der o. g. Antihypertensiva noch erhöht ist.
KHK	• günstig: **β-Blocker, ACE-Hemmer, Angiotensin-II-Rezeptorantagonist** • kontraindiziert: Kalziumkanalblocker (Dihydropyridine) bei akutem Koronarsyndrom
Bradykardie, AV-Block	• günstig: **ACE-Hemmer, Angiotensin-II-Rezeptorantagonist, α_1-Blocker, Dihydropyridin-Kalziumkanalblocker** • kontraindiziert: Substanzen mit negativ chronotroper und dromotroper Wirkung: β-Blocker, Verapamil, Diltiazem, Antisympathotonika
Tachykardie, Tachyarrhythmie	• günstig: **β-Blocker, Verapamil, Diltiazem, Antisymathotonika** • kontraindiziert: α_1-Blocker, Dihyropyridin-Kalziumkanalblocker, Dihydralazin
pAVK	• günstig: **Kalziumkanalblocker, ACE-Hemmer, Angiotensin-II-Rezeptorantagonist, α_1-Blocker** • Vorsicht bei β-Blockern: Verschlechterung der pAVK möglich. Ausnahme: Carvedilol (β-Blocker + α_1-Blocker), Nebivolol (β-Blocker + NO-Freisetzung)

Tab. 26.5 Medikamentöse Differenzialtherapie der arteriellen Hypertonie bei bestimmten Begleiterkrankungen *(Forts.)*

Hypertonie *plus*	Bemerkungen
Obstruktive Atemwegserkrankung	• günstig: **ACE-Hemmer, Angiotensin-II-Rezeptorantagonist, Kalziumkanalblocker, α_1-Blocker** • Cave β-Blocker: Bei Asthma bronchiale sind β-Blocker kontraindiziert, bei COPD können kardioselektive β-Blocker mit gewisser Vorsicht eingesetzt werden.
Gicht	ungünstig: Diuretika (Anstieg des Harnsäurespiegels)
benigne Prostatahyperplasie	günstig: **α_1-Blocker** (nicht bei Herzinsuffizienz)
Osteoporose	• günstig: **Thiaziddiuretika** wegen des kalziumretinierenden Effekts • ungünstig: Schleifendiuretika
Hyperlipoproteinämie	• günstig (ohne Einfluss auf den Lipidspiegel): **ACE-Hemmer, Angiotensin-II-Rezeptorantagonist, Kalziumkanalblocker** • ungünstig: Diuretika, β-Blocker
Aortenaneurysma, Marfan-Syndrom	günstig: **β-Blocker**
Phäochromozytom	Immer zuerst einen α-Blocker einsetzen (z. B. Phenoxybenzamin, Urapidil), erst dann einen β-Blocker zur Behandlung der Tachykardie. Macht man es andersherum, so wirken die endogenen Katecholamine nur noch an den nicht blockierten α-Rezeptoren und verursachen schwere hypertensive Krisen. Lerntipp: Nicht nur beim Phäochromozytom, sondern auch im Alphabet kommt schließlich α vor β.

Tab. 26.6 Typische Nebenwirkungen der Antihypertensiva.
Anmerkung: Alle Wirkstoffe können als Nebenwirkung eine Hypotonie bewirken, daher ist diese Nebenwirkung in der Tabelle nicht aufgelistet.

Substanzklasse	Typische unerwünschte Wirkung
ACE-Hemmer	Verschlechterung der Nierenfunktion, **Hyperkaliämie, Reizhusten,** angioneurotisches Ödem
Angiotensin-II-Rezeptorantagonist	Verschlechterung der Nierenfunktion, **Hyperkaliämie**
Kalziumkanalblocker: Dihydropyridine	reflektorische Tachykardie, **Angina-pectoris-Anfall,** Kopfschmerzen, Flush, **Knöchelödeme,** Nifedipin: **Zahnfleischhypertrophie**
Kalziumkanalblocker: Verapamil, Diltiazem	**bradykarde Herzrhythmusstörungen, AV-Block,** Verschlechterung einer Herzinsuffizienz, Verapamil: **Obstipation**
Thiaziddiuretika	Hypovolämie, Kreislaufkollaps, Thrombosebildung, **Hypokaliämie, LDL** ↑, HDL ↓, **Glukosetoleranz** ↓, **Harnsäure** ↑, **Kalzium** ↑, **allergische Reaktionen gegenüber der Sulfonamidkomponente**
Schleifendiuretika	Hypovolämie, Kreislaufkollaps, Thrombosebildung, **Hypokaliämie, LDL** ↑, HDL ↓, **Glukosetoleranz** ↓, **Harnsäure** ↑, **ototoxisch, Verstärkung der nephrotoxischen Wirkung** anderer Pharmaka, z. B. von Cephalosporinen

Tab. 26.6 Typische Nebenwirkungen der Antihypertensiva.
Anmerkung: Alle Wirkstoffe können als Nebenwirkung eine Hypotonie bewirken, daher ist diese Nebenwirkung in der Tabelle nicht aufgelistet. *(Forts.)*

Substanzklasse	Typische unerwünschte Wirkung
Aldosteronrezeptor-antagonisten	**Hyperkaliämie, Gynäkomastie,** Impotenz, Amenorrhö, Hirsutismus, Stimmveränderungen (tiefere Stimme bei Frauen, z. T. irreversibel)
β-Blocker	bronchiale **Obstruktion, Hypoglykämie** bei medikamentös behandelten Diabetikern, **periphere Durchblutungsstörungen,** Fettstoffwechselstörungen (Triglyzeride ↑, HDL ↓), **Impotenz, Erektionsstörung,** Verschlechterung einer **Psoriasis**
α-Blocker	**Reflextachykardie, Na^+-/H_2O-Retention,** Kopfschmerzen, verstopfte Nase; Priapismus
Antisympathotonika	**Orthostasestörung, Na^+-/H_2O-Retention,** Sedierung, Müdigkeit, Mundtrockenheit α-Methyl-Dopa zusätzlich: **parkinsonähnliche Symptome,** Leber-, Blutbildschädigung
Renin-Inhibitor	Diarrhö, Verschlechterung der Nierenfunktion, **Hyperkaliämie**
Kaliumkanalöffner	**Reflextachykardie, Na^+-/H_2O-Retention, Hypertrichose**
NO-Donatoren: Nitroglyzerin	Kopfschmerz, Flush, orthostatische Dysregulation, **Reflextachykardie,** Toleranzentwicklung
NO-Donatoren: Nitroprussidnatrium	**Zyanidvergiftung**
Hydralazin, Dihydralazin	**Reflextachykardie, Na^+-/H_2O-Retention,** Ödeme, Kopfschmerzen, rheumatoide Arthritis, **medikamentöser Lupus erythematodes**

26.3 Pulmonale Hypertonie

26.3.1 Definition

Eine pulmonale Hypertonie liegt vor, wenn in der Rechtsherzkatheteruntersuchung der mittlere pulmonal-arterielle Druck ≥ 25 mmHg ist. Im Gegensatz zur arteriellen Hypertonie ist die pulmonale Hypertonie sehr selten, jedoch in der Pathogenese sehr komplex und die Prognose sehr ungünstig. Allerdings gab es in den letzten Jahren zahlreiche medikamentöse Neuentwicklungen, sodass mittlerweile mehrere Medikamente zur Senkung des pulmonal-arteriellen Drucks zur Verfügung stehen.

Eine pulmonale Hypertonie kann viele Ursachen haben, z. B. eine Linksherzerkrankung, COPD, rezidivierende Lungenembolien. Eine Form, die nicht assoziiert ist mit einer der genannten Erkrankungen, ist die pulmonal-arterielle Hypertonie, für die die meisten Medikamente explizit zugelassen sind. Deshalb sollen im Folgenden die pharmakotherapeutischen Optionen für die pulmonal-arterielle Hypertonie (PAH) vorgestellt werden.

26.3.2 Therapieprinzip

Eine medikamentöse Therapie der pulmonal-arteriellen Hypertonie wird ab der WHO-funktionellen Klasse II empfohlen, also bei Symptomen, die zu einer leichten Einschränkung der körperlichen Aktivität führen mit Dyspnoe, Müdigkeit, Schmerzen, Schwäche ohne Beschwerden in Ruhe.

Merke

Neben der spezifischen Medikation (▶ Kap. 26.3.3) werden folgende Basismaßnahmen durchgeführt:
- **orale Antikoagulation:** wegen der erhöhten Thromboseneigung (nur bei bestimmten Formen der PAH)
- **Sauerstofftherapie:** um den arteriellen pO_2 ≥ 60 mmHg zu halten
- **Diuretika:** zur Behandlung der peripheren Ödeme als Folge der Rechtsherzinsuffizienz
- ggf. **Digoxin:** insbesondere zur Frequenzsenkung bei gleichzeitigem Vorhofflimmern

26.3.3 Pulmonal-arterielle Hypertonie

Es stehen vier Wirkstoffklassen zur Verfügung, um den Gefäßwiderstand der Lungengefäße zu reduzieren (► Tab. 26.7).

Kalziumkanalblocker sind eigentlich die erste Wahl – allerdings reagieren nur ca. 10 % der Patienten gut darauf. Deshalb erfolgt vor Beginn der Therapie der pulmonal-arteriellen Hypertonie eine Testung im Rechtsherzkatheter, um festzustellen, ob der Patient ein sog. **Responder** ist. Responder – wie gesagt nur 10 % – werden zuerst mit Kalziumkanalblockern behandelt, die eine Senkung des Pulmonalarteriendrucks bewirken, wofür jedoch relativ hohe Dosierungen notwendig sind. Deshalb treten oft kardiovaskuläre Nebenwirkungen auf, z. B. eine arterielle Hypotonie durch Senkung des systemischen Blutdrucks.

Die **Non-Responder** werden entweder mit einem **Endothelinrezeptorantagonisten** oder einem **Phosphodiesterase-5-Hemmstoff** als erste Wahl behandelt. In fortgeschrittenen Stadien kann auch ein Prostanoid verwendet werden, z. B. Iloprost inhalativ.

Bei unzureichender Wirkung erfolgt eine Kombinationstherapie, wobei alle drei Wirkstoffklassen – Endothelinrezeptorantagonist, Phosphodiesterase-5-Hemmstoff, Prostanoid – miteinander kombiniert werden können.

Cave

Bosentan ist Substrat und Induktor von CYP3A4 und CYP2C9 und bietet das Potenzial für viele Medikamenteninteraktionen.

- Es senkt den Spiegel von Sildenafil und Tadalafil (beides Substrate von CYP3A4).
- Es senkt den Spiegel von Simvastatin.
- Es senkt die Wirkung oraler Kontrazeptiva.

Andere Inhibitoren von CYP3A4 hingegen steigern den Bosentanspiegel. Dazu zählen Ketoconazol, Fluconazol, Ciclosporin, Erythromycin.

Phosphodiesterase-5-Inhibitoren dürfen nicht mit Nitraten kombiniert werden wegen der Gefahr schwerer systemischer Hypotonien.

26.4 Portale Hypertonie

Ein Pfortaderhochdruck bei Leberzirrhose kann zu Ösophagusvarizenblutungen führen. Therapie der Wahl sind endoskopische Maßnahmen. Medikamentös kann der Pfortaderdruck gesenkt werden durch Hervorrufen einer Vasokonstriktion im Splanchnikusgebiet. Eingesetzt werden intravenös:

- **Terlipressin:** ein Vasopressinrezeptoragonist (ADH-Analogon; ► Kap. 8.3.4.1)
- **Octreotid:** ein Somatostatinanalogon (► Kap. 8.2.2).

Da häufig bakterielle Infektionen begleitend auftreten, erfolgt meist auch eine antibiotische Behandlung mit einem **Fluorchinolon** (z. B. Ciprofloxacin). Nach der Akuttherapie (oder bereits zur Primärprophylaxe) wird eine Rezidivprophylaxe durchgeführt, um eine erneute gastrointestinale Blutung zu verhindern. Verwendet werden nichtselektive β-Blocker **(Propranolol).** Eine ausreichende Dosierung richtet sich nach der Ruhe-Herzfrequenz; diese soll um ca. 25 % abnehmen auf ca. 50–60/min. Die Kombination von Propranolol mit einem Nitrat (ISDN) zur weiteren bzw. stärkeren Drucksenkung des Pfortaderdrucks ist umstritten.

Tab. 26.7 Spezifische medikamentöse Therapie der pulmonal-arteriellen Hypertonie

Wirkstoffklasse	Wirkstoffvertreter	Wirkung	Kapitel
Kalziumkanalblocker	Diltiazem, Nifedipin, Amlodipin	Hemmung der L-Typ-Ca^{2+}-Kanäle → Relaxation der glatten Muskelzelle → Vasodilatation	► Kap. 4.3
Endothelinrezeptorantagonisten	Bosentan, Ambrisentan	Aufhebung der vasokonstriktorischen Wirkung von Endothelin-1 am Endothelinrezeptor	► Kap. 4.8
Phosphodiesterase-5-Inhibitoren	Sildenafil, Tadalafil	Hemmung PDE5 → cGMP ↑ → Ca^{2+} intrazellulär ↓ → Relaxation der glatten Muskelzelle → Vasodilatation	► Kap. 4.7
Prostanoide	Iloprost (i. v., inhalativ), Epoprostenol (i. v.)	Prostazyklinderivate, die die selektive vasodilatative Wirkung der Prostaglandine besitzen; außerdem Thrombozytenaggregationshemmung	► Kap. 10.4.3

26.5 Therapie der arteriellen Hypotonie

Eine Hypotonie tritt meist als primäre Hypotonie bei jungen Frauen mit vagotoner Kreislauflage auf. Die Therapie besteht aus **Allgemeinmaßnahmen:** Sport, Stützstrümpfe, Wechselduschen etc. Nur selten ist tatsächlich eine Pharmakotherapie indiziert.

Merke

Zur medikamentösen Behandlung der orthostatischen Hypotonie können verwendet werden:
- **Etilefrin** (α- und β-Mimetikum, ▸ Kap. 2.4.2.2),
- **Amezinium** (indirektes Sympathomimetikum, ▸ Kap. 2.4.3.5)
- **Dihydroergotamin** (Derivat der Mutterkornalkaloide und α-Mimetikum, ▸ Kap. 10.3.3.4)

26.6 Zu guter Letzt

Klinischer Fall

1. Sie visitieren sieben Hypertoniker – alle mit anderen Begleiterkrankungen. Nennen Sie jeweils ein geeignetes Antihypertensivum: Patient 1: benigne Prostatahyperplasie, Patient 2: Asthma, Reizhusten unter ACE-Hemmer, Patient 3: Osteoporose, Patient 4: AV-Block II°, Patientin 5: schwanger in der 28. SSW, Proteinurie, Patient 6: diabetische Nephropathie, Patient 7: Hyperkaliämie
2. In der Notaufnahme wird ein älterer Herr von seinen Angehörigen hereingebracht. Er ist stark dyspnoeisch, „brodelt" über der Lunge, peripher zyanotisch, gut kontaktierbar, keine neurologischen Auffälligkeiten, keine Schmerzen. Die Krankenschwester bestimmt die Vitalparameter und ruft Ihnen den Blutdruck zu: 230/140 mmHg. Was machen Sie?

Antworten:

1. Patient 1: Doxazosin, Patient 2: Angiotensin-II-Rezeptorantagonist (oder auch Kalziumkanalblocker oder Diuretikum; auf keinen Fall β-Blocker), Patient 3: Thiaziddiuretikum, Patient 4: ACE-Hemmer, Angiotensin-II-Rezeptorantagonist, Diuretikum, Dihydropyridin-Kalziumkanalblocker wie Amlodipin (auf keinen Fall: β-Blocker, Nicht-Dihydropyridin-Kalziumkanalblocker wie Verapamil, Diltiazem), Patientin 5: α-Methyldopa, Patient 6: ACE-Hemmer oder Angiotensin-II-Rezeptorantagonist, Patient 7: Thiazid- oder Schleifendiuretikum (Vorsicht bei ACE-Hemmer, Angiotensin-II-Rezeptorantagonist, kein Aldosteronrezeptorantagonist).
2. Sie stellen die Diagnose eines hypertensiven Notfalls mit Lungenödem. Bis der intravenöse Zugang liegt, soll die Schwester dem Patienten eine Zerbeißkapsel mit NTG geben. Dann erfolgt die intravenöse Therapie, mit dem Ziel, den Blutdruck in Anbetracht des lebensbedrohlichen Lungenödems rasch zu senken: Urapidil i. v. + Furosemid i. v. (Alternativen: NTG i. v., Clonidin i. v., Nitroprussidnatrium i. v.)

27 Therapie der Herzinsuffizienz

27.1	**Wegweiser**	403
27.2	**Chronische Herzinsuffizienz**	404
27.2.1	Definition und Einteilung	404
27.2.2	Ursachen und Kompensationsmechanismen	404
27.2.3	Therapieprinzip	404
27.2.4	Verbotene Medikamente	409
27.3	**Akute Herzinsuffizienz**	409
27.3.1	Definition und Ursachen	409
27.3.2	Therapieprinzip	409
27.4	**Zu guter Letzt**	411

IMPP-Hits

Fragen zur Pharmakotherapie der Herzinsuffizienz kommen nicht so häufig vor. Dabei wird die Therapie der chronischen Herzinsuffizienz etwas mehr abgefragt, als die akute. Oft wird ein Potpourri an Medikamenten angeboten, von denen eines dann ganz sicher nicht für die Behandlung der chronischen oder akuten Herzinsuffizienz geeignet ist oder es wird nach dem besten geeigneten Wirkstoff gefragt. Es wurde in den letzten Jahren die typische Medikation abgefragt, jedoch keine Kolibris.

27.1 Wegweiser

Dieses Kapitel beschäftigt sich mit der Pharmakotherapie der chronischen (► Kap. 27.2) und akuten Herzinsuffizienz (► Kap. 27.3). Die dafür notwendigen Wirkstoffe haben Sie bereits in früheren Kapiteln gelernt. Hier noch einmal eine Zusammenfassung, der für die Herzinsuffizienz relevanten Wirkstoffklassen (► Tab. 27.1).

Tab. 27.1 Wirkstoffklassen, die zur Pharmakotherapie der chronischen und akuten Herzinsuffizienz eingesetzt werden.

Herzinsuffizienz	Wirkstoffklasse	Kapitel
Chronische Herzinsuffizienz	ACE-Hemmer	► Kap. 3.3
	Angiotensin-II-Rezeptorantagonisten	► Kap. 3.4
	β-Blocker	► Kap. 2.4.3.2
	Thiazid- und Schleifendiuretika	► Kap. 7.4 und ► Kap. 7.5
	Aldosteronrezeptorantagonisten	► Kap. 7.6.1
	Ivabradin	► Kap. 5.6.6
	Digitalisglykoside	► Kap. 5.6.1

Tab. 27.1 Wirkstoffklassen, die zur Pharmakotherapie der chronischen und akuten Herzinsuffizienz eingesetzt werden. *(Forts.)*

Herzinsuffizienz	Wirkstoffklasse	Kapitel
Akute Herzinsuffizienz	Schleifendiuretika	► Kap. 7.4
	Vasodilatatoren (Nitrate, Nitroprussidnatrium)	► Kap. 4.6
	Katecholamine und Dobutamin	► Kap. 2.4.1
	Inodilatatoren	► Kap. 4.9

27.2 Chronische Herzinsuffizienz

27.2.1 Definition und Einteilung

Bei einer Herzinsuffizienz besteht die Unfähigkeit des Herzens, ein für die Bedürfnisse des Organismus notwendiges Herz-Zeit-Volumen (HZV) zur Verfügung zu stellen. Entsprechend der Symptomatik erfolgt eine Einteilung nach den NYHA-Klassen I–IV, benannt nach der *N*ew *Y*ork *H*eart *A*ssociation (► Tab. 27.2).

Tab. 27.2 Definition der NYHA-Klassen

NYHA-Klasse	Symptome
I	klinische Beschwerdefreiheit
II	Beschwerden bei starker körperlicher Belastung
III	Beschwerden bei leichter körperlicher Belastung
IV	Beschwerden in Ruhe

27.2.2 Ursachen und Kompensationsmechanismen

Als Ursachen einer Herzinsuffizienz kommen u. a. in Frage:

- **erhöhte Vorlast (Preload):** bezeichnet eine Volumenüberlastung der Ventrikel, z. B. durch Klappeninsuffizienzen
- **erhöhte Nachlast (Afterload):** bezeichnet eine Drucküberlastung der Ventrikel, z. B. durch Klappenstenosen, arteriellen Hypertonus
- **myokardiale Dysfunktion:** bezeichnet eine Pumpfunktionsstörung der Ventrikel, z. B. bei Z. n. Myokardinfarkt, Myokarditis

Folgen der Volumenbelastung sind eine **Herzdilatation,** Folgen der Druckbelastung eine **Herzhypertrophie.** Außerdem kommt es zu neuroendokrinen Anpassungsreaktionen:

- **Aktivierung des sympathischen Nervensystems** mit den Folgen: myokardiale Kontraktilität ↑, Herzfrequenz ↑, Vasokonstriktion
- **Aktivierung des RAAS** mit den Folgen: Vasokonstriktion, Blutvolumen ↑, Na^+-Retention
- **ADH** ↑ → H_2O-Retention
- **ANP** ↑ → wirkt der Wasserretention und Vasokonstriktion zwar entgegen, kann aber die Wirkungen der anderen Systeme nicht kompensieren.

Merke

Alle Kompensationsmechanismen dienen initial der Aufrechterhaltung von HZV und Blutdruck, bewirken jedoch im weiteren Verlauf eine Verschlechterung der Herzinsuffizienz durch die Erhöhung von Vorlast, Nachlast und kardialem O_2-Bedarf (Circulus vitiosus).

27.2.3 Therapieprinzip

Ziel der medikamentösen Therapie ist es, eine Progredienz der Herzinsuffizienz zu vermeiden, Symptome zu reduzieren und die Herzfunktion wieder zu bessern. Die Hospitalisierungsrate soll vermindert und – ganz entscheidend – die langfristige Prognose verbessert werden.

Folgende Therapieprinzipien werden dafür umgesetzt:

Merke

- Senkung der **Vor- und Nachlast:** Diuretika und ACE-Hemmer
- Hemmung der ungünstigen Umbauprozesse im Myokard **(Remodeling):** ACE-Hemmer, Aldosteronrezeptorantagonisten

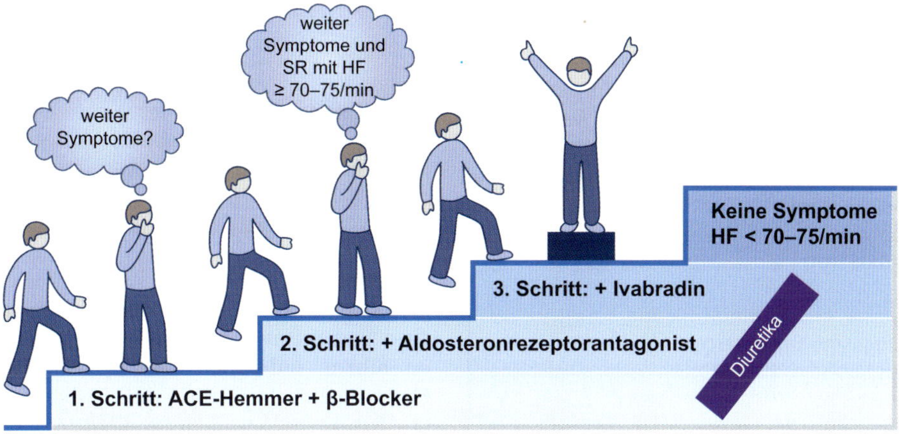

Abb. 27.1 Pharmakotherapie der chronischen symptomatischen Herzinsuffizienz (NYHA II–IV). Als Alternative für einen ACE-Hemmer bei Unverträglichkeit kann als erster Schritt auch ein Angiotensin-II-Rezeptorantagonist eingesetzt werden.
Abkürzung: HF: Herzfrequenz, SR: Sinusrhythmus.

- Senkung der **Aktivität des Sympathikus:** β-Blocker
- Senkung der **Herzfrequenz:** β-Blocker, Ivabradin → Senkung des kardialen O_2-Bedarfs
- Steigerung der **Inotropie** bei fortgeschrittener Herzinsuffizienz: Digitalisglykoside (nur noch als Reservemedikament verwendet)
- Verbesserung der **Prognose:** ACE-Hemmer/Angiotensin-II-Rezeptorantagonisten, β-Blocker, Aldosteronrezeptorantagonisten, Ivabradin

Das Fundament der Behandlung der chronischen Herzinsuffizienz stellen ACE-Hemmer (als Alternative: Angiotensin-II-Rezeptorantagonisten), β-Blocker und, bei anhaltenden Beschwerden, noch Aldosteronrezeptorantagonisten dar. Diuretika werden zur symptomatischen Behandlung von Ödemen hinzugenommen.

27.2.3.1 Erster Schritt

ACE-Hemmer

Merke

Jeder Patient mit einer symptomatischen Herzinsuffizienz (NYHA II–IV) sollte mit einem ACE-Hemmer behandelt werden – und zwar beginnend mit der Diagnosestellung (▸ Abb. 27.1).

Wirkungen

ACE-Hemmer **senken** die **Vor-** und **Nachlast** (▸ Abb. 3.1, ▸ Kap. 3.3), insbesondere durch:

- Reduktion der Angiotensin-II-Bildung → Abnahme der Vasokonstriktion
- Reduktion der Aldosteronbildung → Abnahme der Na^+-/H_2O-Retention
- Reduktion der Katecholaminausschüttung → Abnahme des Sympathikotonus
- Reduktion des Bradykininabbaus → Vasodilatation

ACE-Hemmer **vermindern** zusätzlich die **ungünstigen Remodelingprozesse** am Herzen und verbessern die Prognose bei Patienten mit klinisch manifester Herzinsuffizienz.

Merke

Da ACE-Hemmer auch die Entwicklung einer manifesten Herzinsuffizienz bei asymptomatischen Patienten mit linksventrikulärer Funktionsstörung (also NYHA I) verzögern, ist es sinnvoll, bereits Patienten mit einer verminderten linksventrikulären Funktion im NYHA-I-Stadium mit einem ACE-Hemmer zu behandeln. Dies ist insbesondere dann vorteilhaft, wenn gleichzeitig z. B. ein Hypertonus mit einer Hypertrophie des linken Ventrikels, eine KHK oder eine diabetische Nephropathie besteht.

Anwendung

Für die Therapie der Herzinsuffizienz werden folgende fünf ACE-Hemmer empfohlen: Captopril, Enalapril, Lisinopril, Ramipril, Trandolapril.

Die Wirkung der ACE-Hemmer tritt verzögert ein. Um jedoch den prognoseverbessernden Effekt zu erzielen, sollte die empfohlene **Maximaldosis** bzw. die maximal tolerable Dosis angestrebt werden. Bei Patienten mit sekundär aktiviertem RAAS, wie es bei einer Herzinsuffizienz oder unter einer Diuretikatherapie vorkommt, können ACE-Hemmer eine Hypotonie auslösen.

Praxistipp

ACE-Hemmer müssen **initial niedrig** dosiert werden, dann **langsame Dosissteigerung,** d. h. Verdopplung der Dosis frühestens alle 2 Wochen bis zur empfohlenen Maximaldosis bzw. maximal tolerablen Dosis („Auch ein bisschen ACE-Hemmer ist besser als kein ACE-Hemmer").
Vor und unter einer Therapie mit ACE-Hemmern müssen folgende Laborwerte kontrolliert werden: Kreatinin, Harnstoff, Kalium.
Der Beginn einer Therapie mit einem ACE-Hemmer ist kontraindiziert, wenn:

- Kalium > 5,0 mmol/l
- Kreatinin > 2,5 mg/dl (> 220 µmol/l)
- bilateral Nierenarterienstenosen, eine schwere Aortenstenose oder eine Anamnese für ein Angioödem vorliegen.

Angiotensin-II-Rezeptorantagonisten

Lerntipp

Die Angiotensin-II-Rezeptorantagonisten (► Kap. 3.4) sind die Ersatzmänner, die auf der Bank auf ihren Einsatz warten.

Sie werden nämlich nur empfohlen, wenn:

- ACE-Hemmer wegen eines ACE-Hemmer-Hustens nicht toleriert werden
- Aldosteronrezeptorantagonisten nicht toleriert werden.

Für den letzteren Fall wird doch dann tatsächlich die Kombination aus ACE-Hemmer + Angiotensin-II-Rezeptorantagonisten empfohlen – ein No-Go aus der Blutdrucktherapie. Bei der Herzinsuffizienz ist es erlaubt. Die Kombination von beiden erhöht aber das Hyperkaliämierisiko.

β-Blocker

Merke

Jeder Patient mit einer symptomatischen Herzinsuffizienz (NYHA II–IV) sollte mit einem β-Blocker behandelt werden – und zwar beginnend mit der Diagnosestellung (► Abb. 27.1).

Wirkungen

β-Blocker (► Kap. 2.4.4.2) können zu einer deutlichen Verbesserung der linksventrikulären Funktion führen, indem sie eine Verminderung von Herzfrequenz, Herzarbeit und insbesondere des O_2-Verbrauchs bewirken. Außerdem verhindern sie ventrikuläre Arrhythmien. Sie verbessern die Prognose bei Patienten mit klinisch manifester Herzinsuffizienz.

Cave

Früher waren β-Blocker bei der Behandlung der Herzinsuffizienz aufgrund ihrer negativ inotropen Wirkung absolut kontraindiziert. Jedoch können sie den **gesteigerten Sympathikotonus reduzieren,** der im Verlauf der Erkrankung zu einer Verschlechterung der myokardialen Funktion führt (► Kap. 27.2.2).

Anwendung

β-Blocker dürfen nur bei stabiler Herzinsuffizienz eingesetzt werden. Zur Herzinsuffizienzbehandlung werden die kardioselektiven β-Blocker (β_1-selektiv: Bisoprolol, Metoprolol oder Nebivolol) und Carvedilol bevorzugt. Carvedilol ist ein nichtselektiver β-Blocker mit zusätzlicher blockierender Wirkung an α_1-Rezeptoren (vasodilatierend).

Praxistipp

Um eine Dekompensation der Herzinsuffizienz zu vermeiden, muss die Therapie mit einem β-Blocker **niedrig dosiert und einschleichend** begonnen werden: also wieder Verdopplung der Dosis frühestens alle 2 Wochen bis zur empfohlenen Maximaldosis oder maximal tolerablen Dosis („Auch ein bisschen β-Blocker ist besser als kein β-Blocker").
Unter einer Therapie mit einem β-Blocker sind auf Herzfrequenz, Blutdruck und Zeichen einer Dekompensation zu achten.
Der Beginn einer Therapie mit einem β-Blocker ist kontraindiziert, wenn Asthma oder ein AV-Block II°–III° vorliegt.

Auf keinen Fall sollten Verapamil oder Diltiazem mit einem β-Blocker kombiniert werden. Vorsicht bei der Kombination von β-Blockern mit Amiodaron, Digitalis, Ivabradin: alle senken die Herzfrequenz.

Diuretika

Merke

Diuretika (▸ Kap. 7.4 und ▸ Kap. 7.5) sind bei **jeder symptomatischen Form** der Herzinsuffizienz (NYHA II – IV) zur **additiven** Therapie mit einem ACE-Hemmer und β-Blocker indiziert (▸ Abb. 27.1). Sie wirken symptomatisch gegen Luftnot und periphere Ödeme, was die Patienten sehr zu schätzen wissen. Sie weisen aber keine prognosebessernden Effekte auf.

Wirkungen und Anwendung

Diuretika **vermindern die Vorlast** durch Steigerung der renalen Na^+-/H_2O-Ausscheidung. Bei normaler Nierenfunktion werden die milde wirkenden **Thiaziddiuretika** bevorzugt; bei Niereninsuffizienz **Schleifendiuretika.** Bei einer Diuretikaresistenz wird eine **sequenzielle Nephronblockade** (Schleifendiuretikum + Thiaziddiuretikum) durchgeführt.

Praxistipp

Um das Auftreten von Nebenwirkungen gering zu halten, sollte die **Ödemausschwemmung** bei der chronischen Herzinsuffizienz **langsam** erfolgen (nicht mehr als 1 kg Gewichtsverlust/d). Ansonsten sollte sich der Patient unter einer diuretischen Dauertherapie täglich wiegen und bei einer Gewichtszunahme von 2 kg innerhalb von 3 Tagen die Diuretikadosis erhöhen.

Unter einer diuretischen Therapie sind Kreatinin, Harnstoff und Kalium zu kontrollieren. Thiazid- und Schleifendiuretika verursachen Hypokaliämien. Die Komedikation mit ACE-Hemmern und Aldosteronrezeptorantagonisten wirkt dem jedoch entgegen.

27.2.3.2 Zweiter Schritt

Aldosteronrezeptorantagonist

Merke

Wenn der herzinsuffiziente Patient unter einem ACE-Hemmer (oder Angiotensin-II-Rezeptorblocker) + β-Blocker weiterhin Beschwerden hat (also weiterhin in NYHA II–IV ist und nicht nach NYHA I aufgestiegen ist), kommt ein Aldosteronrezeptorantagonist hinzu (▸ Abb. 27.1).

Bei der Kombination aus ACE-Hemmer + Aldosteronrezeptorantagonist haben wir es also wieder mit einem „No-Go“ aus der Hypertonietherapie zu tun, das wir bei der Herzinsuffizienztherapie „missachten“.

Wirkungen

Aldosteronrezeptorantagonisten (▸ Kap. 7.6.1) verbessern die Prognose, indem sie ungünstige Effekte des Aldosterons aufheben. Zu den Aldosteronwirkungen zählen: K^+- und Mg^{2+}-Verlust (Arrhythmiegefahr), Verstärkung der Katecholaminwirkung, Stimulation der Kollagensynthese im Myokard und dadurch Induktion einer Myokardfibrose und Herzhypertrophie (Remodeling), Na^+-Retention, Erhöhung des Blutdrucks.

Cave

Normalerweise würde man erwarten, dass durch die Hemmung von ACE (ACE-Hemmer) oder die Blockierung der Angiotensin-II-Wirkung (Angiotensin-II-Rezeptorantagonisten) die Aldosteronsynthese gehemmt wird und somit die negativen Wirkungen von Aldosteron gar nicht zum Tragen kommen. Allerdings wird die Aldosteronsynthese nicht vollständig gehemmt bzw. steigt der Aldosteronspiegel häufig im weiteren Verlauf wieder an. Grund dafür sind Nebenwege über die Chymase, über die Angiotensin II und letztendlich Aldosteron unabhängig vom ACE gebildet werden können. Durch die zusätzliche Gabe eines Aldosteronrezeptorantagonisten können die nachteiligen Wirkungen von Aldosteron dann endgültig aufgehoben werden.

Anwendung

Die Aldosteronrezeptorantagonisten **Spironolacton** und **Eplerenon** werden in niedriger Dosierung verwendet. Spironolacton kann zur Gynäkomastie führen, dann wird Epleronon alternativ eingesetzt. Wichtigste, weil gefährliche, Nebenwirkung ist die Hyperkaliämie, insbesondere, da die Substanzen hinsichtlich einer Hyperkaliämie mit den synergistisch wirkenden ACE-Hemmern kombiniert werden.

Praxistipp

Vor und unter einer Therapie mit Aldosteronrezeptorantagonisten müssen Kreatinin und Kalium kontrolliert werden.
Die Therapie ist kontraindiziert bei:
- Kalium > 5,0 mmol/l
- Kreatinin > 2,5 mg/dl (>220 µmol/l)
- Auf keinen Fall gleichzeitig andere kaliumsparende Diuretika einsetzen (Amilorid, Triamteren).
- Wegen Metabolisierung von Eplerenon über CYP3A4 dürfen gleichzeitig keine starken CYP3A4-Inhibitoren eingesetzt werden (z. B. Ketoconazol und andere Azolderivate, Makrolidantibiotika).
- Niemals: Dreierkombination aus ACE-Hemmer + Angiotensin-II-Rezeptorantagonist + Aldosteronrezeptorantagonist (das ist jetzt wirklich ein „No-Go").

27.2.3.3 Dritter Schritt

Ivabradin

Merke

Wenn der herzinsuffiziente Patient unter einem ACE-Hemmer (oder Angiotensin-II-Rezeptorblocker) + β-Blocker + Aldosteronrezeptorantagonist weiterhin Beschwerden hat (also weiterhin in NYHA II–IV ist und nicht nach NYHA I aufgestiegen ist) und die Herzfrequenz höher als 70–75/min ist, kommt Ivabradin hinzu (► Abb. 27.1).

Außerdem ist es als Alternative zu β-Blockern gedacht, wenn der Patient Kontraindikationen gegen β-Blocker aufweist (dann also schon beim ersten Schritt).

Lerntipp

Sie sollten sich immer fragen: „Ist mein Patient noch Maus oder schon Elefant?" Die Maus hat eine Herzfrequenz von bis zu 500/min – sie lebt ca. 18 Monate. Der Elefant hat eine Herzfrequenz von 25/min und lebt ca. 70 Jahre.
Kurz zusammengefasst: „Sie müssen die Herzfrequenz senken, wenn Ihr Patient länger leben soll." Das Ziel beim herzinsuffizienten Menschen ist dabei eine Herzfrequenz von weniger als 70–75/min – aber auf alle Fälle mehr als die Elefantenfrequenz.

Wirkungen

Ivabradin (► Kap. 5.6.6) ist ein spezifischer I_f-Kanal-Blocker, der am Herzen selektiv am Sinusknoten wirkt und die Herzfrequenz senkt. Dadurch werden die Herzarbeit und insbesondere der O_2-Verbrauch reduziert (wie bei den β-Blockern). Ivabradin verbessert die linksventrikuläre Funktion, die Lebensqualität und die Prognose. Zudem weist es ein sehr günstiges Nebenwirkungsprofil auf.

Praxistipp

Ivabradin wirkt nur bei Sinusrhythmus. Geben Sie es nicht einem Patienten mit Vorhofflimmern – es ist dann nutzlos.

27.2.3.4 Vierter Schritt – Sonstiges

Digitalispräparate

Digitalispräparate (► Kap. 5.6.1) findet man heute in der Rubrik „unter ferner liefen" – theoretisch. Denn praktisch werden sie noch häufig eingesetzt. Dabei verbessern sie nicht die Prognose und weisen viel zu viele Nebenwirkungen auf bei enger therapeutischer Breite.
Zur Therapie der chronischen Herzinsuffizienz sind sie wirklich nur noch Reservemedikamente, wenn nach den Schritten 1 bis 3 und sonstigen apparativen kardiologischen Methoden der Patient trotzdem noch Symptome hat.

Merke

Die beste Indikation für Digitaliglykoside ist die Anwendung zur Frequenzkontrolle bei tachykardem Vorhofflimmern bei einem herzinsuffizienten Patienten, wenn β-Blocker oder andere frequenzsenkende Medikamente nicht helfen.

Kalziumkanalblocker

Merke

Kalziumkanalblocker (► Kap. 4.3) sind bei der Herzinsuffizienz wegen ihrer negativ inotropen Wirkung kontraindiziert. Sie führen zur Übersterblichkeit (außer Amlodipin und Felodipin).

Praxistipp

Bei einem herzinsuffizienten Patienten **mit persistierenden Angina-pectoris-Beschwerden oder therapierefraktärer arterieller Hypertonie,** die nicht durch andere Medikamente wie β-Blocker und Nitrate behandelt werden können, kann **Amlodipin** oder **Felodipin** als Kalziumkanalblocker **additiv** zur Standardtherapie angewandt werden. Nur dann – und sozusagen zur Behandlung der KHK und des Hypertonus – aber nicht zur Behandlung der Herzinsuffizienz.

27.2.4 Verbotene Medikamente

Folgende Medikamente sollte ein herzinsuffizienter Patient nicht erhalten (▸ Tab. 27.3).

27.3 Akute Herzinsuffizienz

27.3.1 Definition und Ursachen

Eine akute Herzinsuffizienz ist eine lebensbedrohliche Situation, die den plötzlichen Beginn oder die plötzliche Verschlechterung von Symptomen und Zeichen einer Herzinsuffizienz bezeichnet. Ursachen können sein:

- **Herzinfarkt** (großer Infarkt mit Pumpversagen oder infarktbedingten Komplikationen wie z. B. Ventrikelseptumdefekt, Papillarmuskelabriss)
- **hypertensive Krise**
- **Myokarditis**
- Dekompensation einer chronischen Herzinsuffizienz
- Arrhythmie

Es kommt zu einer pulmonalen Stauung und der Entwicklung eines **akuten Lungenödems** mit plötzlich massiver Dyspnoe, Zyanose, Tachykardie, Blutdruckabfall und Rechtsherzinsuffizienz mit peripherer Stauung.

27.3.2 Therapieprinzip

Unmittelbare Therapieziele sind die Verbesserung der Symptome und Stabilisierung der hämodynamischen Situation. Folgende Maßnahmen stehen zur Verfügung (▸ Abb. 27.2):

- **Sauerstoffgabe** (ggf. nichtinvasive oder invasive Beatmung) zur Behandlung der Hypoxämie

Tab. 27.3 Medikamente, die nicht bei einer Herzinsuffizienz angewandt werden sollen

Wirkstoff	Wirkstoffklasse	Auswirkungen
Doxazosin (▸ Kap. 2.4.3.1)	α_1-Blocker	Verschlechterung einer Herzinsuffizienz, u. a. durch Reflextachykardie und erhöhten O_2-Verbrauch
Aliskiren (▸ Kap. 3.5)	Renin-Inhibitor	prognostischer Nutzen bei Herzinsuffizienz noch unklar
Verapamil, Diltiazem (▸ Kap. 4.3.2)	kardial (und gefäß-)wirksame Kalziumkanalblocker	negativ inotrop, Verschlechterung der Herzinsuffizienz
Dronedaron, Flecainid (▸ Kap. 5.2 und ▸ Kap. 5.4)	Antiarrhythmika	erhöhte Mortalität
Mannitol (▸ Kap. 7.2)	Osmodiuretikum	erhöht intravasales Volumen: also niemals Mannitol zur Behandlung des Lungenödems verwenden
Metformin (▸ Kap. 11.4.1)	orales Antidiabetikum	Gefahr der Laktatazidose
Pioglitazon (▸ Kap. 11.4.3)	orales Antidiabetikum	Verschlechterung der Herzinsuffizienz
Diclofenac und Co. (▸ Kap. 16.3.3)	NSAID	Na^+-/H_2O-Retention, Verschlechterung der Nieren- und Herzfunktion
Celecoxib und Co. (▸ Kap. 16.3.3)	Coxibe, Analgetika	Na^+-/H_2O-Retention, Verschlechterung der Nieren- und Herzfunktion

- **Opiate** (z. B. Morphin): gegen Schmerzen und Unruhe/Angst. Wirken zusätzlich als Venodilatatoren (Vorlast ↓) und senken den Sympathikotonus. Verursachen allerdings Übelkeit und sind atemdepressiv.
- **Diuretika** zur Vorlastsenkung und Behandlung des Lungenödems
- **Vasodilatatoren** zur Behandlung der Vasokonstriktion, die im Rahmen der Kompensationsmechanismen zur Aufrechterhaltung des Blutdrucks auftritt, aber als Circulus vitiosus zur weiteren Verschlechterung durch Erhöhung des Afterload führt.
- **Inotrope** und **vasopressive** Substanzen zur Behandlung von Hypotonie/Schock.

Nach den Akutmaßnahmen und Stabilisierung des Patienten wird frühzeitig, aber besonders vorsichtig, mit den prognostisch wichtigen Wirkstoffen ACE-Hemmer, β-Blocker und Aldosteronrezeptorantagonisten begonnen, die dann für die Langzeittherapie gedacht sind.

27.3.2.1 Diuretika

Die Behandlung des Lungenödems mit i. v.-Diuretika ist fundamental und bewirkt eine schnelle Besserung der Luftnot. Üblicherweise wird ein Schleifendiuretikum verwendet: Furosemid 40 mg i. v., dann Anpassung der Dosis an die Wirkung. Bei unzureichender Wirkung erfolgt die Kombination mit einem Thiaziddiuretikum (sequenzielle Nephronblockade).

Praxistipp

Diuretika zählen zu den Antihypertensiva – sie senken also den Blutdruck!
Bei bestehender Hypotonie können bereits geringe Mengen von Furosemid (20 mg) zu einem drastischen Blutdruckabfall führen. Also Vorsicht!
Unter der verstärkten intravenösen diuretischen Therapie muss darauf geachtet werden, dass keine Hypokaliämie, Hypovolämie und Verschlechterung der Niereninsuffizienz auftreten.

27.3.2.2 Vasodilatatoren

Wirkstoffe

Nitroglyzerin · Isosorbiddinitrat · Nitroprussidnatrium

Die NO-Donatoren (► Kap. 4.6) bewirken eine Vasodilatation im venösen und arteriellen System – senken also Vor- und Nachlast. Da der Wirkmechanismus das Senken des Blutdrucks zur Folge hat, dürfen sie nicht bei systolischen Blutdruckwerten < 110 mmHg angewandt werden

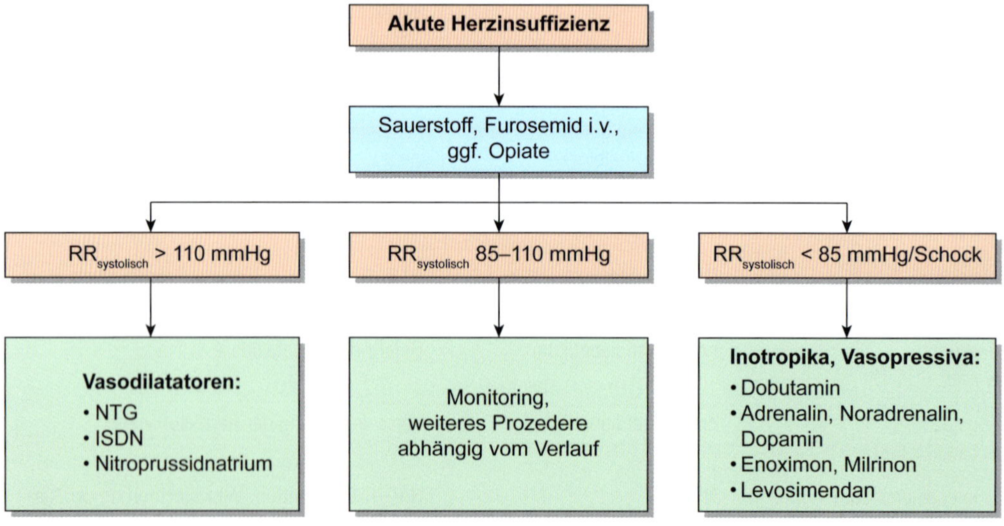

Abb. 27.2 Pharmakotherapie der akuten Herzinsuffizienz. Eindeutig sind die Empfehlungen bei einem systolischem Blutdruck > 110 mmHg oder < 85 mmHg. Für Blutdruckwerte dazwischen muss der Patient engmaschig beobachtet und das weitere Prozedere vom Verlauf abhängig gemacht werden (nach der ESC-Leitlinie 2012).

und der Blutdruck ist unter einer Therapie engmaschig zu überwachen.

Nitroglyzerin kann **sublingual** (0,8–1,6 mg alle 5–10 min) oder **i. v.** (0,5–3 mg/h, max. 6 mg/h) eingesetzt werden. Auch Isosorbiddinitrat steht für die sublinguale und intravenöse Therapie zur Verfügung. Nitroprussidnatrium muss i. v. verwendet werden, es ist sehr instabil und lichtempfindlich.

Praxistipp

Vasodilatatoren sind bei einer akuten Herzinsuffizienz am besten bei hypertensiven Patienten anzuwenden. Nitrate eignen sich außerdem gut bei Patienten mit pektanginösen Beschwerden.
Absolute Vorsicht ist geboten bei der Anwendung von Vasodilatatoren bei relevanter Aorten- oder Mitralklappenstenose.

27.3.2.3 Inotrope und vasopressive Substanzen

Wirkstoffe

Dobutamin · Dopamin · Adrenalin · Noradrenalin · Milrinon · Enoximon · Levosimendan

Bei einem Blutdruck von < 85 mmHg und Schock bei Patienten mit vermindertem HZV werden Katecholamine und Dobutamin (▸ Kap. 2.4.2.1) intravenös eingesetzt. Sie wirken über β_1-Rezeptoren am Herzen positiv inotrop, allerdings verursachen sie gleichzeitig eine Tachykardie, erhöhen den Sauerstoffverbrauch des Myokards, können Herzrhythmusstörungen hervorrufen und wahrscheinlich erhöhen sie sogar die Mortalität. Über eine Stimulation von α-Rezeptoren bewirken Noradrenalin und hohe Dosierungen von Adrenalin und Dopamin auch eine Vasokonstriktion und erhöhen somit sogar die Nachlast. Deshalb wird bei Schock aufgrund einer akuten Herzinsuffizienz **Dobutamin** häufig bevorzugt, da es weniger Wirkungen auf die Gefäße ausübt.

Aus pharmakologischer Sicht ist beim kardiogenen Schock, bei dem der periphere Gefäßwiderstand erhöht ist, der Einsatz von **Inodilatatoren** (▸ Kap. 4.9) sinnvoll – also Substanzen die positiv inotrop am Herzen sind, aber eine Vasodilatation bewirken. Dazu zählen die Phosphodiesterase-3-Hemmer **Milrinon** und **Enoximon** sowie der Kalziumsensitizer **Levosimendan.** Insbesondere die Phosphodiesterase-3-Hemmer haben aber erhebliche Nebenwirkungen wie Herzrhythmusstörungen und erhöhen sogar die Mortalität, wenn sie langfristig eingesetzt werden.

Cave

Anders als beim kardiogenen Schock ist beim septischen, anaphylaktischen und neurogenen Schock der periphere Gefäßwiderstand erniedrigt, sodass dann Vasopressoren, insbesondere Noradrenalin bzw. höhere Dosierungen von Adrenalin notwendig sind.

27.4 Zu guter Letzt

Klinischer Fall

1. Als Student prüfen Sie, ob Ihr neu aufgenommener dyspnoeischer Patient wirklich alle Medikamente hat, die zur Behandlung seiner seit Jahren bekannten und medikamentös behandelten Herzinsuffizienz notwendig sind. Was gehört dazu?
2. Der Patient hat tatsächlich folgende Medikamente: Candesartan (bei Ramipril hatte er früher Husten), Ivabradin (β-Blocker hat er nicht erhalten wegen Asthma in der Kindheit) und Xipamid, alles in maximaler Dosierung. Der Ruhe-Blutdruck liegt bei ca. 160/90 mmHg. Welche Medikation empfehlen Sie als nächstes und worauf müssen Sie achten.

Antworten:

1. Wenn die Herzinsuffizienz seit Jahren behandelt wird, hat der Patient hoffentlich einen ACE-Hemmer (z. B. Ramipril) und einen β-Blocker (z. B. Bisoprolol) in maximaler oder zumindest maximal tolerabler Dosis und wegen der Symptome ein Diuretikum (z. B. Xipamid). Da er weiterhin symptomatisch ist, sollte ein Aldosteronrezeptorantagonist dazugenommen werden (z. B. Spironolacton). Ist er dann immer noch symptomatisch und hat einen Sinusrhythmus mit einer Herzfrequenz von > 70–75/min (trotz optimaler β-Blockerdosis), sollte Ivabradin noch dazukommen.
2. Auf alle Fälle sollte mit Spironolacton begonnen werden: in niedriger Dosierung. Vorher und unter der Therapie sind Kontrollen von Kreatinin, Harnstoff und Kalium notwendig. Insbesondere die Kombination mit Candesartan kann das Hyperkaliämierisiko erhöhen. Kontraindiziert ist Spironolacton, wenn das Kalium > 5 mmol/l und das Kreatinin

> 2,5 mg/dl (> 220 µmol/l) ist. Aldosteronrezeptorantagonisten können bei einer resistenten Hypertonie gut blutdrucksenkend wirken, insbesondere wenn erhöhte Aldosteronspiegel vorliegen (► Kap. 26.2.5). Insofern hätte man dadurch zwei Dinge (Herzinsuffizienz, Hypertonie) gleichzeitig behandelt. Erst wenn der Blutdruck auch dann nicht < 140/90 mmHg ist, sollte ein peripher wirksamer Kalziumkanalblocker eingesetzt werden (z. B. Amlodipin).

28

Therapie der koronaren Herzkrankheit

28.1	**Wegweiser**	413
28.2	**Akutes Koronarsyndrom**	414
28.2.1	Definition	414
28.2.2	STEMI	414
28.2.3	NSTEMI	418
28.2.4	Instabile Angina pectoris	419
28.3	**Stabile KHK**	419
28.3.1	Therapieprinzip	419
28.3.2	Antianginosa	420
28.3.3	Zusammenfassung antianginöse Therapie	422
28.4	**Verbotene Medikamente**	422
28.5	**Zu guter Letzt**	423

IMPP-Hits

Dieses Kapitel vereint zwar Wirkstoffe aus acht unterschiedlichen Kapiteln, dennoch wird die Pharmakotherapie der KHK in den Prüfungen nicht so oft abgefragt – die Wirkstofffragen an sich wurden bereits in den früheren Kapiteln berücksichtigt. Vom IMPP wurden Fragen in absteigender Häufigkeit gestellt:

1. zur Sekundärprophylaxe
2. zum ACS
3. zur antianginösen Therapie

Häufig wird ein Potpourri an Medikamenten präsentiert und man muss dann eines herausfischen, das nicht der Sekundärprophylaxe oder Behandlung des ACS dient.

28.1 Wegweiser

Die koronare Herzkrankheit (KHK) ist die klinische Manifestation einer Koronarinsuffizienz durch Einengung oder Verschluss von Herzkranzgefäßen mit der Folge einer **Minderdurchblutung des Myokards.** Sie präsentiert sich als:

- **stumme Myokardischämie:** Durchblutungsstörung vorhanden, aber keine Symptome
- **stabile Angina pectoris:** anfallsartige retrosternale Schmerzen, Enge- oder Druckgefühl, evtl. mit Ausstrahlung in die Arme, den Hals oder den Rücken, ausgelöst durch körperliche oder psychische Belastung
- **akutes Koronarsyndrom:** akute, lebensbedrohliche pektanginöse Beschwerden
- **plötzlicher Herztod.**

Merke

Eine Sonderform der Angina pectoris ist die Prinzmetal-Angina, bei der pektanginöse Beschwerden durch Koronarspasmen (und nicht durch Atherosklerose) hervorgerufen werden.

In diesem Kapitel wird die Pharmakotherapie des akuten Koronarsyndroms (► Kap. 28.2) und der stabilen KHK (► Kap. 28.3) vorgestellt. Die dafür benötigten Wirkstoffklassen sind in ► Tab. 28.1

Tab. 28.1 Wirkstoffklassen, die zur Pharmakotherapie der KHK eingesetzt werden

KHK	Wirkstoffklasse	Kapitel
Antithrombozytäre und antithrombotische Therapie	ASS	► Kap. 6.3.1
	ADP-Rezeptorantagonist	► Kap. 6.3.2
	GPIIb/IIIa-Hemmstoff	► Kap. 6.3.3
	unfraktioniertes und niedermolekulares Heparin, Fondaparinux	► Kap. 6.5
	direkter parenteraler Thrombininhibitor	► Kap. 6.6.1
	Fibrinolytikum	► Kap. 6.8
Antiischämische Therapie	β-Blocker	► Kap. 2.4.4.2
	Nitrat, Molsidomin	► Kap. 4.6.2, ► Kap. 4.6.3
	Kalziumkanalblocker	► Kap. 4.3
	Ivabradin	► Kap. 5.6.6
	Ranolazin	► Kap. 5.6.7
Sekundärprophylaxe	ASS	► Kap. 6.3.1
	ACE-Hemmer/ Angiotensin-II-Rezeptorantagonisten	► Kap. 3.3, ► Kap. 3.4
	β-Blocker	► Kap. 2.4.4.2
	Statin	► Kap. 13.3.1
	Aldosteronrezeptorantagonist	► Kap. 7.6.1
Sonstiges	Opioide	► Kap. 16.2

zusammengefasst. Komplikationen der KHK bzw. des akuten Herzinfarkts, wie Herzrhythmusstörungen, akute und chronische Herzinsuffizienz, werden in anderen Kapiteln behandelt (► Kap. 30, ► Kap. 27).

28.2 Akutes Koronarsyndrom

28.2.1 Definition

Das akute Koronarsyndrom wird durch folgende drei Parameter charakterisiert:

1. akuter Thoraxschmerz
2. EKG-Veränderungen
3. Laborveränderungen.

Dabei werden drei Erscheinungsformen des akuten Koronarsyndroms unterschieden:

- **STEMI (ST-Streckenhebungsinfarkt):** akuter Thoraxschmerz + ST-Streckenhebung
- **NSTEMI (Nicht-ST-Streckenhebungsinfarkt):** akuter Thoraxschmerz + ST-Streckenveränderung (aber keine Hebung) + Troponinerhöhung
- **instabile Angina pectoris (AP):** akuter Thoraxschmerz + normales EKG oder unspezifische Veränderungen + normales Troponin

28.2.2 STEMI

28.2.2.1 Therapieprinzip

Dem STEMI liegt ein komplett verschlossenes Koronargefäß zugrunde. Die entscheidende Maßnahme ist deshalb die Wiedereröffnung des verschlossenen Gefäßes – die Reperfusion. Je schneller das erreicht wird, desto weniger Myokard stirbt ab und umso weniger Komplikationen treten auf. Die beste Maßnahme zur Reperfusion ist die perkutane Koronarintervention (Herzkatheteruntersuchung mit Ballondilatation und Stentimplantation im Bereich des verschlossenen Gefäßes).

Dennoch ist die Pharmakotherapie keineswegs zu vernachlässigen. Denn einerseits dient die medikamentöse Fibrinolyse als alternative Reperfusionstherapie. Andererseits ist die Antikoagulation fundamental für den akuten und anhaltenden Erfolg der Koronarintervention. Abgesehen davon werden Medikamente zur Schmerzlinderung, hämodynamischen Stabilisierung und Sekundärprophylaxe eingesetzt. Medikamente zur Langzeittherapie dienen dazu, die Entwicklung einer Herzinsuffizienz nach einem Herzinfarkt zu vermeiden.

Somit lässt sich die Pharmakotherapie des STEMI unterteilen in:

1. Basismaßnahmen
2. Antikoagulation inkl. antithrombozytäre Therapie
3. Reperfusionstherapie
4. Langzeittherapie und Sekundärprophylaxe

28.2.2.2 Basismaßnahmen

Die Basismaßnahmen umfassen die Gabe von:

- Sauerstoff (bei O_2-Sättigung < 95 %)
- einem **Opioid** (z. B. Morphin i. v. oder s. c.; ▸ Kap. 16.2): dient nicht nur der Analgesie, wirkt häufig auch beruhigend, senkt den Sympathikotonus. Kann jedoch Übelkeit, Erbrechen, Hypotonie, Bradykardie und Atemdepression verursachen. Antidot ist: Naloxon i. v.
- ggf. einem **Benzodiazepin** (z. B. Lorazepam) zur Sedierung

Praxistipp

Wegen der potenziellen Möglichkeit, eine Fibrinolyse durchführen zu müssen, sollte keines der Medikamente i. m. gespritzt werden.

28.2.2.3 Antikoagulation

Es wird zweigleisig gefahren: sowohl Wirkstoffe zur Hemmung der Thrombozytenfunktion als auch Hemmstoffe der plasmatischen Gerinnung werden eingesetzt (denn beide Kaskaden interagieren miteinander; ▸ Abb. 6.1). Ziel ist es, möglichst jeden noch „frei schwimmenden" Thrombozyten daran zu hindern, sich an den bestehenden Koronarthrombus oder den rupturieren Plaque zu haften und sich aktivieren zu lassen.

Antithrombozytäre Therapie

Wirkstoffe

- ASS
- ADP-Rezeptorantagonist: Prasugrel · Ticagrelor · Clopidogrel
- ggf. GPIIb/IIIa-Inhibitor: Abciximab · Eptifibatid · Tirofiban

„Viel hilft viel": es erfolgt eine **duale Thrombozytenfunktionshemmung mit ASS und einem ADP-Rezeptorantagonisten** (▸ Tab. 28.2). Beide Wirkstoffe wirken synergistisch:

- **ASS** (▸ Kap. 6.3.1) hemmt irreversibel die Cyclooxygenase und dadurch die Thromboxansynthese. Thromboxan A_2 ist ein Prostaglandin der Thrombozyten, das zur Aktivierung weiterer Blutplättchen und zur Vasokonstriktion führt.
- **ADP-Rezeptorantagonisten** (▸ Kap. 6.3.2) verhindern die Aktivierung der Thrombozyten durch ADP. Heutzutage werden die neueren Wirkstoffe Prasugrel und Ticagrelor gegenüber Clopidogrel bevorzugt, da sie stärker, schneller und zuverlässiger wirken. Prasugrel und Clopidogrel hemmen den ADP-Rezeptor ($P2Y_{12}$) irreversibel, Ticagrelor reversibel.

Tab. 28.2 Antikoagulation beim STEMI

Duale Thrombozytenfunktionshemmung			+	Antithrombozytäre Therapie
ASS	+	Prasugrel oder Ticagrelor oder Clopidogrel	+	Bivalirudin oder Enoxaparin oder unfraktioniertes Heparin

Cave

Prasugrel wird beim STEMI eingesetzt, wenn keine Vorbehandlung mit Clopidogrel besteht, kein Schlaganfall/TIA in der Vorgeschichte vorliegen und die Patienten möglichst nicht älter als 75 Jahre sind (Reduktion der Erhaltungsdosis). Trifft einer oder mehrere dieser Punkte zu, wird Ticagrelor bevorzugt.

Praxistipp

Die antithrombozytäre Therapie beginnt so schnell wie möglich, z. B. bereits durch den Not- oder Hausarzt.

- ASS: p. o. (150–300 mg) oder i. v. (250–500 mg)
- ADP-Rezeptorantagonist: p. o. (die drei Wirkstoffe haben unterschiedliche Dosierungen, alle haben jedoch eine Startdosis (loading dose), die quasi als Bolus fungiert und oberhalb der Erhaltungsdosis liegt)

Das Ganze kann noch gesteigert werden, indem **GPIIb/IIIa-Inhibitoren** (▸ Kap. 6.3.3) eingesetzt werden, die die Bindung u. a. von Fibrinogen und des von-Willebrand-Faktors an den GPIIb/IIIa-Rezeptor verhindern, der für die Aggregation der Thrombozyten notwendig ist. Damit wird die Endstrecke jeglicher Thrombozytenaktivierung gehemmt. Sie werden nur bei Hochrisikopatienten eingesetzt. Angewandt werden **Abciximab** (Antikörper gegen den GPIIb/IIIa-Rezeptor), **Eptifibatid** oder **Tirofiban** (beides Rezeptorantagonisten). Das Blutungsrisiko ist deutlich erhöht.

Praxistipp

Es gibt kein Antidot, das bei schweren Blutungen unter einer Therapie mit Thrombozytenfunktionshemmern gegeben werden könnte. Lediglich durch die Gabe von Thrombozytenkonzentraten kann die Wirkung gemindert werden.

Antikoagulanzien der plasmatischen Gerinnung

Wirkstoffe

Unfraktioniertes Heparin · Enoxaparin (niedermolekulares Heparin) · Bivalirudin (direkter Thrombininhibitor)

Die Hemmung der plasmatischen Gerinnung beginnt mit einem intravenösen Bolus unfraktioniertem Heparin, Enoxaparin oder Bivalirudin (▸ Kap. 6.5 und ▸ Kap. 6.6).
Auch diese Therapie soll bereits durch den Notarzt begonnen werden, meist wird dann unfraktioniertes Heparin eingesetzt.

- **Unfraktioniertes Heparin** hemmt nach Komplexbildung mit Antithrombin die Faktoren Xa und IIa (Thrombin) gleichermaßen.
- **Enoxaparin** als niedermolekulares Heparin hemmt nach Komplexbildung mit Antithrombin den Faktor Xa stärker als IIa.
- **Bivalirudin** ist ein direkter Thrombininhibitor, der also unabhängig von Antithrombin wirkt.

Praxistipp

Bei schweren Blutungen kann als **Antidot Protamin** bei unfraktioniertem und niedermolekularem Heparin eingesetzt werden, wobei allerdings Letzteres maximal zu 60 % neutralisiert wird. Für Bivalirudin gibt es kein Antidot.
Ein Patient mit einer heparininduzierten Thrombozytopenie Typ 2 in der Vorgeschichte darf keine Heparine erhalten! Hier können Sie aber Bivalirudin verabreichen.

Praxistipp

Also hat der Patient in der Akutphase mindestens drei verschiedene antithrombotische Wirkstoffe erhalten, z. B. die Kombination: ASS + Prasugrel + unfraktioniertes Heparin. Manchmal sind es sogar vier, wenn noch ein GPIIb/IIIa-Inhibitor dazukommt.

28.2.2.4 Reperfusionstherapie – Fibrinolyse

Wirkstoffe

Alteplase · Reteplase · Tenecteplase · Streptokinase

Die medikamentöse Fibrinolyse zur Reperfusion ist **Mittel der zweiten Wahl** und wird **nur** dann durchgeführt, **wenn eine Koronarintervention nicht innerhalb von 2 h möglich ist.** Ist solch eine Situation abzusehen, soll die Fibrinolyse aber so schnell wie möglich begonnen werden, am besten innerhalb von 30 min und kann auch prähospital durchgeführt werden. Bevorzugt werden die fibrinspezifischen Fibrinolytika: Alteplase, Reteplase, Tenecteplase, da sie bevorzugt nur fibringebundendes Plasminogen aktivieren (also im Thrombus wirksam sind, weniger systemisch). Streptokinase hingegen ist systemisch wirksam.

Auch bei einer Fibrinolyse müssen die oben genannten Antikoagulanzien und Thrombozytenfunktionshemmer gegeben werden (▸ Kap. 28.2.2.3).
Je früher die Thrombolysetherapie beginnt, umso größer ist der Nutzen. Am besten ist ein Therapiebeginn innerhalb von 6 h nach Beginn der Symptome. Ein geringer Nutzen ist noch bei einem Zeitintervall von 12 h zu verzeichnen, danach geht der Nutzen jedoch verloren.
Eine erfolgreiche Thrombolyse ist am Rückgang der Beschwerden und an der Abnahme der ST-Streckenhebungen zu erkennen. Immerhin erreicht man durch die Fibrinolyse in 70–80 % der Fälle innerhalb von 90 min eine Rekanalisation. Schwerwiegendste Nebenwirkung ist das Auftreten intrakranieller Blutungen (bei 0,7 % der Patienten). Deshalb ist vor Beginn einer Fibrinolyse auf alle Kontraindikationen zu achten (▸ Tab. 6.8). Aber auch der Pharmakologe muss eingestehen: die PCI ist erfolgreicher (> 90 % erfolgreiche Reperfusion) bei weniger schweren Nebenwirkungen (quasi keine intrakranielle Blutungen) und weniger Re-Infarkten (5 % vs. 15 %).

28.2.2.5 Langfristige Therapie – Sekundärprophylaxe

Wirkstoffe

ASS · ADP-Rezeptorantagonist (für 1 Jahr nach STEMI) · ACE-Hemmer/Angiotensin-II-Rezeptorantagonist · β-Blocker · Statin · Aldosteronrezeptorantagonist (bei Herzinsuffizienz)

Ziel der Langzeittherapie ist es, ein erneutes koronarvaskuläres Ereignis und die Entwicklung einer (ischämischen) Herzinsuffizienz zu verhindern. Abgesehen von der Pharmakotherapie sind natürlich Allgemeinmaßnahmen (Beendigung des Rauchens, körperliche Aktivität, Gewichtsnormalisierung, optimale Behandlung von Begleiterkrankungen wie Diabetes mellitus oder arterielle Hypertonie etc.) entscheidend für den Therapieerfolg, sollen aber in diesem Buch nicht weiter erläutert werden.
Zur Sekundärprophylaxe werden nachfolgend aufgelistete sechs Wirkstoffgruppen eingesetzt:

- **ASS** und **ADP-Rezeptorantagonisten** reduzieren das Auftreten weiterer vaskulärer Ereignisse.
- **ACE-Hemmer/Angiotensin-II-Rezeptorantagonisten** reduzieren die Früh- und Spätmortalität und die Reinfarktrate und sind besonders günstig bei gleichzeitig bestehender arterieller Hypertonie und Herzinsuffizienz.
- **β-Blocker** wirken symptomatisch (antianginös) und reduzieren die Früh- und Spätmortalität, senken die Reinfarktrate, wirken antiarrhythmisch und sind besonders günstig bei gleichzeitig bestehender arterieller Hypertonie und chronischer Herzinsuffizienz.
- **Statine (HMG-CoA-Reduktasehemmer)** reduzieren die Inzidenz und Mortalität weiterer koronarer Ereignisse, verzögern die Entwicklung der Atherosklerose.
- **Aldosteronrezeptorantagonisten** reduzieren die Mortalität bei Postinfarktpatienten mit eingeschränkter linksventrikulärer Pumpfunktion.

Thrombozytenfunktionshemmer

Die Therapie mit **ASS (75–100 mg/d)** wird **lebenslang** fortgeführt. Zusätzlich wird für das erste Jahr der ADP-Rezeptorantagonist verwendet, der in der Akutphase bereits eingesetzt wurde. Somit wird die **duale Thrombozytenfunktionshemmung für 1 Jahr** durchgeführt, danach wird nur noch mit ASS behandelt.

ACE-Hemmer/Angiotensin-II-Rezeptorantagonist, β-Blocker und Aldosteronrezeptorantagonist

Alle drei Wirkstoffe sollen der Entwicklung einer (ischämischen) Herzinsuffizienz entgegenwirken bzw. eine eventuell eingeschränkte linksventrikuläre Funktion bessern:

- **ACE-Hemmer** (z. B. Enalapril, Ramipril) bzw. bei Unverträglichkeit Angiotensin-II-Rezeptorantagonisten (z. B. Telmisartan) sollen bei stabilen Patienten noch am ersten Tag der Aufnahme begonnen werden. Somit sollen frühzeitig die ungünstigen durch die Ischämie hervorgerufenen **Remodelingprozesse gehemmt** werden. Dieselbe Aufgabe hat der **Aldosteronrezeptorantagonist** (Spironolacton, Eplerenon), der bei allen Herzinfarktpatienten eingesetzt wird, die eine Herzinsuffizienz entwickelt haben.
- Ein **β-Blocker** wird ebenfalls bei stabilen Patienten möglichst früh angewandt – er hemmt u. a. das Auftreten tachykarder **Herzrhythmusstörungen** und wirkt durch Senkung des kardialen O_2-Verbrauchs der Entwicklung einer Herzinsuffizienz entgegen. Da β-Blocker jedoch negativ inotrop sind, ist Vorsicht geboten: möglichst nur orale Anwendung (nicht i. v.) und nur bei stabilen Patienten. Weitere Details zur Anwendung dieser Medikamente finden Sie in ▸ Kap. 27.2.3.

Statin

Statine (▸ Kap. 13.3.1) sind HMG-CoA-Reduktasehemmer, die nicht nur den LDL-Cholesterinspiegel senken. Sie besitzen sog. pleiotrope Wirkungen und führen u. a. zur **Plaquestabilisierung** und Verbesserung der Prognose bei Herzinfarktpatienten. Sie werden frühzeitig und in möglichst hoher Dosierung eingesetzt. Ziel ist es, im Verlauf den LDL-Cholesterinspiegel auf < 1,8 mmol/l (< 70 mg/dl) zu senken.
Statine sind sehr gut verträglich, aber nichts ist ohne Nebenwirkungen. Es kann zum Anstieg der **Transaminasen** und zu **Myalgie** und **Myositis (CK-Anstieg)** kommen. Außerdem haben sie durch ihre Metabolisierung über CYP3A4 (Atorvastatin, Lovastatin, Simvastatin) und CYP2C9 (Fluvastatin) das Potenzial zu vielen Medikamenteninteraktionen.

Cave

Möglichst keine CYP3A4-Hemmer (z. B. Erythromycin, Azolantimykotika, Verapamil, Amiodaron, Ciclosporin, Grapefruitsaft) gleichzeitig verordnen bei Atorvastatin,

Lovastatin und Simvastatin, denn dadurch steigt das Myopathie- und Rhabdomyolyserisiko an. Alternativ Pravastatin (nicht CYP-abhängig metabolisiert) oder Rosuvastatin (nur gering über CYP2C9 metabolisiert) bevorzugen. Außerdem keine Kombination mit Gemfibrozil (einem Fibrat), da es den Transporter für die Aufnahme der Statine in die Leberzellen hemmt. Bei anderen Fibraten ist diese Interaktion geringer ausgeprägt – dennoch Vorsicht.

Zusammenfassend ist die Therapie des STEMI in ▸ Abb. 28.1 dargestellt.

28.2.3 NSTEMI

28.2.3.1 Therapieprinzip

Dem NSTEMI liegt meist ein akuter subtotaler thrombotischer Verschluss im Bereich eines rupturieren atherosklerotischen Koronarplaque zugrunde, der zur kritischen Reduktion des Blutflusses im betroffenen Gefäß führt. Auch hier kommt es zu einer Ischämie. Daher sind die pharmakotherapeutischen Maßnahmen sehr ähnlich zum STEMI mit folgenden Unterschieden:

- Es gibt Unterschiede hinsichtlich der Wahl des Antithrombotikums.
- In der Akutphase werden **antiischämische Wirkstoffe,** z. B. Nitrate, eingesetzt. Nitrate helfen beim STEMI nicht, und werden dort allenfalls bei der Behandlung eines hypertensiven Lungenödems verwendet.
- **Keine Fibrinolyse.** Das Management zur Durchführung der Herzkatheteruntersuchung unterscheidet sich beim NSTEMI und STEMI (was aber nicht Gegenstand dieses Buches sein soll).

Somit lässt sich die Pharmakotherapie des NSTEMI unterteilen in:

- Basismaßnahmen
- Antikoagulation inkl. antithrombozytäre Therapie
- Langzeittherapie und Sekundärprophylaxe

28.2.3.2 Basismaßnahmen

Die Basismaßnahmen sind ähnlich – aber nicht identisch zum STEMI:

- Sauerstoff (bei O_2-Sättigung < 90 %)
- **Opioid** (z. B. Morphin i. v. oder s. c.)
- **Nitrate** (z. B. Glyzeroltrinitrat sublingual oder i. v.); Vorsicht bei Blutdruck < 90 mmHg

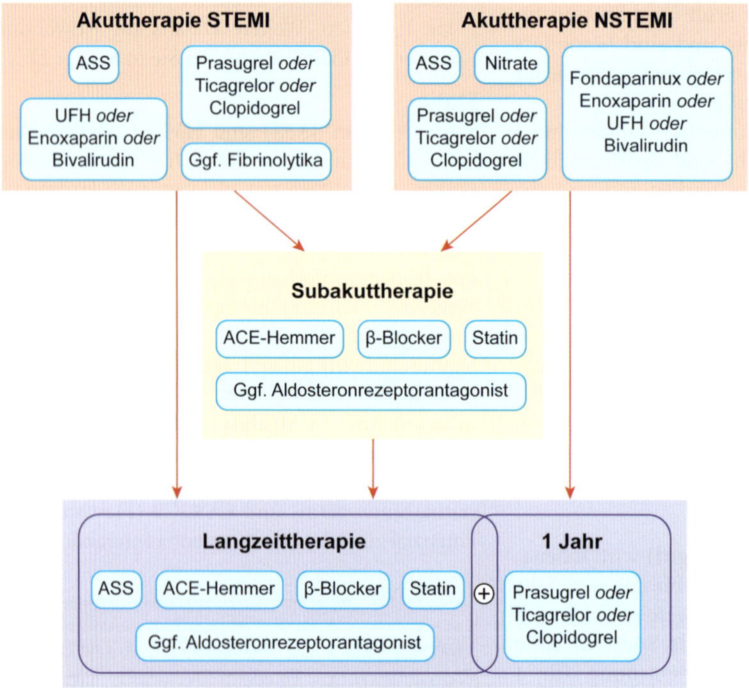

Abb. 28.1 Behandlung des akuten Koronarsyndroms (ACS). Die Akuttherapie wurde für STEMI (links) und NSTEMI (rechts) getrennt dargestellt. Die Subakuttherapie und die Langzeittherapie sind für beide gleich. Alternativ zum ACE-Hemmer kann ein Angiotensin-II-Rezeptorantagonist eingesetzt werden (nicht angegeben in der Abbildung).

28.2.3.3 Antikoagulation

Sehr ähnlich zum STEMI. Im Prinzip nur Nuancen bei der Wahl der Wirkstoffe, die die Unterschiede ausmachen (▸ Abb. 28.1).

Antithrombozytäre Therapie

Wirkstoffe

- ASS
- ADP-Rezeptorantagonist: Prasugrel · Ticagrelor · Clopidogrel
- Gegebenenfalls GPIIb/IIIa-Inhibitor: Abciximab · Eptifibatid · Tirofiban

Der einzige Unterschied ist eigentlich, dass **Ticagrelor beim NSTEMI gegenüber Prasugrel eher bevorzugt** wird; prinzipiell können alle drei ADP-Rezeptorantagonisten verwendet werden.
Ansonsten wie gehabt: ASS p.o. (150–300 mg), ADP-Rezeptorantagonist p.o. mit loading dose. GPIIb/IIIa-Inhibitor nur bei Hochrisikopatienten.

Antikoagulanzien der plasmatischen Gerinnung

Wirkstoffe

Fondaparinux · unfraktioniertes Heparin · Enoxaparin (niedermolekulares Heparin) · Bivalirudin (direkter Thrombininhibitor)

Die beim NSTEMI verwendeten Antikoagulanzien (▸ Tab. 28.3) werden in ähnlicher Weise wie beim STEMI eingesetzt – allerdings wird **Fondaparinux bevorzugt.** Fondaparinux (▸ Kap. 6.5) ist ein Faktor-Xa-Inhibitor, die Anwendung erfolgt s.c. Bei nachfolgender perkutaner Koronarintervention wird dann für die Prozedur noch unfraktioniertes Heparin i.v. eingesetzt.

Tab. 28.3 Antikoagulation beim NSTEMI

Duale Thrombozytenfunktionshemmung			+	Antithrombozytäre Therapie
ASS	+	Ticagrelor oder Prasugrel oder Clopidogrel	+	Fondaparinux oder unfraktioniertes Heparin oder Enoxaparin oder Bivalirudin

28.2.3.4 Langfristige Therapie

Wirkstoffe

ASS · ADP-Rezeptorantagonist (für 1 Jahr nach NSTEMI) · ACE-Hemmer/Angiotensin-II-Rezeptorantagonist · β-Blocker · Statin · Aldosteronrezeptorantagonist (bei Herzinsuffizienz)

Die langfristige Therapie ist identisch mit der des STEMI und wird hier nicht mehr detailiert geschildert (▸ Kap. 28.2.2.5).

28.2.4 Instabile Angina pectoris

Die instabile Angina pectoris zählt zum akuten Koronarsyndrom. Die Pharmakotherapie ist im Prinzip identisch mit der des NSTEMI und wird daher nicht erneut aufgeführt. Wichtigster Unterschied ist das Management der perkutanen Koronarintervention.

28.3 Stabile KHK

28.3.1 Therapieprinzip

Wirkstoffe

ASS · ACE-Hemmer/Angiotensin-II-Rezeptorantagonist · β-Blocker · Statin · Aldosteronrezeptorantagonist (bei Herzinsuffizienz) · Antianginosa

Die Behandlung der stabilen KHK ist im Prinzip identisch mit der Sekundärprophylaxe und langfristigen Therapie nach einem akuten Koronarsyndrom mit zwei Unterschieden:

1. Die Thrombozytenfunktionshemmung erfolgt „einfach“, bevorzugt mit ASS (bei ASS-Unverträglichkeit Clopidogrel).
2. Bei stabiler Angina pectoris kommen antianginös wirkende Medikamente zum Einsatz.

Cave

Ausnahme: eine vorübergehende *duale* Thrombozytenfunktionshemmung erfolgt, wenn der Patient eine Koronarintervention hatte. Die Dauer dieser Maßnahme ist jedoch abhängig von der Art der Prozedur (angegeben in ▸ Kap. 6.3.2 unter Indikationen). Und natürlich immer bei einem akuten Koronarsyndrom für 1 Jahr – aber dann ist es ja keine stabile KHK mehr.

Praxistipp

Der Medikamentenplan für einen Patienten mit einer KHK – ohne weitere Erkrankungen und ohne Symptome – sollte so oder so ähnlich wie nachfolgendes Beispiel aussehen:
- ASS 100 mg 1–0–0
- Ramipril 10 mg 1–0–0
- Bisoprolol 10 mg 1–0–0
- Rosuvastatin 20 mg 1–0–0

Anmerkung: Die meisten Statine werden abends eingenommen, da nachts die Cholesterinsynthese am höchsten ist. Rosuvastatin hat jedoch eine Halbwertszeit von ≥ 1 Tag und wirkt somit auch nachts, selbst, wenn es früh eingenommen wird.

Zum Einsatz von ASS, ACE-Hemmern, β-Blockern und Statinen wird auf ► Kap. 28.2.2.5 verwiesen. Nachfolgend werden nur die Antianginosa besprochen, die der Behandlung pektanginöser Beschwerden dienen.

28.3.2 Antianginosa

Wirkstoffe

β-Blocker · Nitrate · Molsidomin · Kalziumkanalblocker · Ranolazin · Ivabradin

Zur antiischämischen Therapie und damit zur Behandlung und Prophylaxe pektanginöser Beschwerden werden zwei Strategien angewandt:
- **Senkung des myokardialen O_2-Verbrauchs** durch Senkung der Herzfrequenz, Verminderung der myokardialen Kontraktilität und der Wandspannung
- **Verbesserung der O_2-Versorgung des Myokards** durch Verlängerung der Diastolendauer und Dilatation der Koronarien

28.3.2.1 β-Blocker

β-Blocker dienen der **Anfallsprophylaxe** (Langzeittherapie).

Sie reduzieren die Häufigkeit pektanginöser Anfälle bzw. verbessern die Belastungstoleranz. Sie verbessern die Prognose der KHK-Patienten und sind deshalb **Mittel der ersten Wahl** bei der Therapie der Angina pectoris.

Cave

β-Blocker sind sowieso Bestandteil der Langzeittherapie, d. h. (fast) alle KHK-Patienten haben diesen Wirkstoff bereits auf dem Medikamentenplan. Normalerweise sollten Sie daher gar nicht in die Verlegenheit kommen, einem Patienten mit stabiler Angina pectoris einen β-Blocker als Antianginosum verordnen zu müssen, sondern müssen meist ein zusätzliches Medikament ansetzen, um die Beschwerden zu behandeln.

β-Blocker wirken **antiischämisch** über eine **Blockade von β_1-Rezeptoren** am Herzen, indem sie durch Reduktion der Herzfrequenz und negative Inotropie eine Abnahme der myokardialen Arbeitsbelastung und Senkung des myokardialen O_2-Verbrauchs erreichen. Weitere Effekte, die ein Fortschreiten der KHK bzw. akute Komplikationen vermindern, sind ihre antihypertensiven, antiarrhythmischen, antithrombotischen (Verminderung der Thrombozytenaggregation) und antiatherosklerotischen Wirkungen.

Anwendung

Es sollen **hoch selektive β_1-Blocker** bevorzugt werden (Metoprolol, Bisoprolol, Atenolol, Nebivolol), insbesondere bei Diabetikern und COPD-Patienten, um die Rate der Nebenwirkungen, die β_2-Rezeptor-bedingt sind, gering zu halten. Außerdem eignen sich lang wirksame Präparate und Retardpräparate besser, da sie ihre Wirkung über 24 h entfalten und keine Schwankungen auftreten (Metoprolol ret., Nebivolol, Bisoprolol).

Praxistipp

Bei KHK-Patienten mit gleichzeitig bestehender **pAVK** sollten β-Blocker möglichst zurückhaltend verwendet werden und solche mit zusätzlicher vasodilatativer Komponente bevorzugt werden:
- **Carvedilol:** zusätzliche α_1-Blockade
- **Nebivolol:** Stimulation der endothelialen NO-Freisetzung

Für alles Weitere wird auf ► Kap. 2.4.4.2 verwiesen.

28.3.2.2 Nitrate

Nitrate dienen der **Akuttherapie** (Behandlung eines pektanginösen Anfalls) und der **Anfallsprophylaxe** (Langzeittherapie).

Nitrate sind **akut antianginös.** Sie wirken rein symptomatisch, haben aber keinen prognosebessernden Effekt. Sie führen zur **Vasodilatation** (venös > arteriell), senken dadurch Vor- und Nachlast und bewirken eine Dilatation der Koronargefäße. Somit wird die Wandspannung im Ventrikel gesenkt, der O_2-Verbrauch vermindert und die koronare Durchblutung verbessert. Die Schmerzen lassen nach.

Praxistipp

Auch wenn Nitrate nicht die Prognose bessern, dem Patienten ist natürlich sehr geholfen, wenn der Thoraxschmerz schnell besser wird. Und für diese Indikation ist Glyzeroltrinitrat s.l. Mittel der ersten Wahl mit einem Wirkungseintritt innerhalb der ersten Minute.
Was Usain Bolt auf der 100-m-Bahn (Stand 2013), ist GTN bei den Koronarien – unschlagbar schnell am Ziel.

- Zur Behandlung des **pektanginösen Anfalls** wird **Glyzeroltrinitrat s.l.** verwendet. Auch ISDN s.l. kann zum Kupieren eines Anfalls verwendet werden, wirkt aber etwas langsamer, dafür etwas länger als Glyzeroltrinitrat.
- **Lang wirksame Präparate** (ISDN ret., ISMN) dienen der **Anfallsprophylaxe.** Sie werden dann eingesetzt, wenn z. B. durch die alleinige Gabe von β-Blockern keine andauernde Beschwerdefreiheit erreicht werden kann.

Anwendung

Der Patient, der gelegentlich pektanginöse Beschwerden bei Belastung hat, hat ein Nitratspray dabei, das er einsetzen kann, wenn er es braucht. Sollten jedoch häufiger Anfälle auftreten, so sollte dem prophylaktisch entgegengewirkt werden. Also zuerst mit dem β-Blocker und wenn das nicht reicht, dann z. B. zusätzlich mit einem lang wirksamen Nitratpräparat.

Cave

Aufgrund der Toleranzbildung muss eine **Nitratpause von 8–12 h** eingehalten werden. Am besten erfolgt die Pause **nachts,** da in der Ruhephase seltener pektanginöse Beschwerden auftreten. Sollten auch nachts Beschwerden bestehen, so kann zur Überbrückung der Nitratpause Molsidomin verwendet werden.

Für alles Weitere wird auf ► Kap. 4.6.2 verwiesen.

28.3.2.3 Molsidomin

Molsidomin dient der **Anfallsprophylaxe** (Langzeittherapie), die Wirkung tritt langsam ein (20 min). Es wird z. B. zur Überbrückung der Nitratpause bei nächtlichen pektanginösen Beschwerden verwendet, nicht jedoch zur Anfallstherapie. Eine Toleranzentwicklung wie bei den Nitraten tritt nicht auf.

Molsidomin zählt wie die Nitrate zu den Nitrovasodilatatoren, die über eine NO-Freisetzung vasodilatierend wirken. Nur die Art der NO-Freisetzung unterscheidet Molsidomin von den Nitraten. Bei den Nitraten ist die NO-Freisetzung enzymatisch, bei Molsidomin nichtenzymatisch. Das Ergebnis ist in beiden Fällen gleich: Senkung der Vorlast und Nachlast sowie die Koronardilatation führen zur Verminderung des O_2-Verbrauchs und Besserung der Koronardurchblutung mit Abnahme der pektanginösen Beschwerden.

Alles Weitere zu Molsidomin finden Sie in ► Kap. 4.6.3.

28.3.2.4 Kalziumkanalblocker

Kalziumkanalblocker werden zur **Anfallsprophylaxe** (Langzeittherapie) bei stabiler KHK als **Mittel der zweiten Wahl** verwendet, da sie nicht wie die β-Blocker prognosebessernd sind. Vorteilhaft ist ihre Anwendung bei einer spastischen Angina, da sie relaxierend auf die glatte Muskulatur wirken.

Kalziumkanalblocker entfalten ihre antiischämische Wirkung durch die **Blockade** der spannungsabhängigen Kalziumkanäle vom L-Typ, die am Myokard und in der glatten Gefäßmuskulatur vorkommen. Darüber wirken sie u. a. negativ inotrop und chronotrop sowie dilatierend auf die Gefäße (Nachlastsenkung) inkl. Dilatation der Koronarien. Dadurch werden das Sauerstoffangebot gebessert und der Sauerstoffbedarf gesenkt.

Nifedipin kann bei instabiler Angina pectoris den Übergang in einen akuten Myokardinfarkt fördern. Dieser Effekt scheint durch die sympathische Gegenregulation bedingt zu sein. Da Nifedipin am Herzen keine eigene Wirkung erzielt (keine negative Chronotropie), steigert der Sympathikus reflektorisch die Herzfrequenz und den myokardialen O_2-Verbrauch.

Merke

Aus diesem Grund gilt: Keine Anwendung von Nifedipin und anderen Dihydropyridinen beim akuten Koronarsyndrom (instabile Angina pectoris, NSTEMI, STEMI).

Alles Weitere zu den Kalziumkanalblockern finden Sie in ► Kap. 4.3.

28.3.2.5 Ivabradin

Ivabradin wird zur **Anfallsprophylaxe** (Langzeittherapie) eingesetzt, wenn β-Blocker kontraindiziert sind oder nicht ausreichend wirken. Als unzureichend wirksam bezeichnet man einen β-Blocker bei der stabilen KHK, wenn pektanginöse Beschwerden bestehen und die Herzfrequenz nicht unter 60/min liegt. Therapieziel bei der Kombination von Ivabradin mit β-Blocker bei der KHK ist eine Herzfrequenz von 50–60/min (Anmerkung: die „Zielfrequenz" ist bei der KHK [50–60/min] und Herzinsuffizienz [< 70–75/min; ► Kap. 27.2.3.3] etwas unterschiedlich und spiegelt verschiedene Studienergebnisse wider).

Es handelt sich um einen neuen Wirkstoff, der über eine **Senkung der Herzfrequenz** antianginös wirkt. Ivabradin ist ein Hemmstoff des I_f-Kationen-Kanals, der die spontane Depolarisation am Sinusknoten kontrolliert und dadurch die Herzfrequenz reguliert. Im Gegensatz zu den anderen herzfrequenzsenkenden Wirkstoffen (β-Blocker, Verapamil, Diltiazem) verlängert Ivabradin nicht die Reizleitung am AV-Knoten, in den Vorhöfen oder Ventrikeln, ist nicht negativ inotrop und senkt nicht den Blutdruck. Ivabradin ist derzeit noch Mittel der zweiten Wahl bei der KHK.

Alles Weitere zu Ivabradin finden Sie in ► Kap. 5.6.6.

28.3.2.6 Ranolazin

Ranolazin dient der **Anfallsprophylaxe,** wenn β-Blocker oder Kalziumkanalblocker nicht ausreichend wirken oder kontraindiziert sind (sozusagen derzeit noch Medikament der dritten Wahl).

Es handelt sich um einen neuen Wirkstoff, wobei der genaue antiischämische Wirkmechanismus nicht ganz geklärt ist. Über eine Hemmung des späten Natriumeinstroms in die Herzmuskelzelle (sog. I_{Na}-Late-Inhibitor) bewirkt es letztendlich eine myokardiale Relaxation und Besserung der Koronarperfusion, sodass die Angina-pectoris-Symptomatik abnimmt. Im Vergleich zu anderen Medikamenten für die Therapie der Angina pectoris senkt Ranolazin weder den Blutdruck noch die Herzfrequenz.

Alles Weitere zu Ranolazin lesen Sie in ► Kap. 5.6.7.

28.3.3 Zusammenfassung antianginöse Therapie

1. Der **akute Angina-pectoris-Anfall** wird mit Glyzeroltrinitrat (oder ISDN) sublingual behandelt.
2. Zur **Anfallsprophylaxe** sind β-Blocker Mittel der ersten Wahl. Wenn diese nicht ausreichend wirken oder kontraindiziert sind, können verschiedene Substanzen eingesetzt werden: länger wirksame Nitrate (z. B. ISMN, ISDN ret.), Molsidomin, Kalziumkanalblocker, Ivabradin, Ranolazin.
3. Zur Behandlung der **spastischen Angina** (Prinzmetal-Angina) eignen sich Koronardilatatoren: Kalziumkanalblocker (Nifidipin-Zerbeißkapsel) oder Nitrate sublingual zur Akuttherapie und jeweils lang wirksame Präparate davon zur Langzeittherapie.

Merke

- Keine Kombination von β-Blockern mit den Kalziumkanalblockern Verapamil, Gallopamil oder Diltiazem – sie wirken alle negativ inotrop, chronotrop, dromotrop. Alle anderen Kalziumkanalblocker (Dihydropyridine) können mit β-Blockern kombiniert werden.
- Keine β-Blocker bei der spastischen Angina, da sie selbst Koronarspasmen hervorrufen können.

28.4 Verbotene Medikamente

Die in ► Tab. 28.4 aufgelisteten Medikamente sollte ein Patient mit einer KHK nicht erhalten.

Tab. 28.4 Medikamente, die nicht bei einer KHK angewandt werden sollen

Wirkstoff	Wirkstoffklasse	Auswirkungen
Nifedipin (▸ Kap. 4.3.1)	kurz wirksamer Dihydropyridin-Kalziumkanalblocker	keine Anwendung beim ACS, da erhöhte Mortalität (vermutlich über Reflextachykardie)
Sildenafil und Co. (▸ Kap. 4.7)	Phosphodiesterase-5-Hemmstoff	keine Anwendung bei Therapie der KHK mit Nitraten, da beides zusammen synergistisch blutdrucksenkend wirkt
Flecainid, Lidocain und Co. (▸ Kap. 5.4)	Klasse-I-Antiarrhythmika	erhöhte Mortalität
Sumatriptan und Co (▸ Kap. 10.3.3.3)	Serotoninrezeptoragonist (Migränemittel)	Vasokonstriktion in Koronararterien: pektanginöse Beschwerden bis hin zum Myokardinfarkt
Diclofenac und Co. (▸ Kap. 16.3.3)	NSAID	erhöhte Rate an Herzinfarkten (trifft aber nicht für ASS niedrig dosiert zu)
Celecoxib und Co. (▸ Kap. 16.3.3)	Coxibe, Analgetika	erhöhte Rate an Herzinfarkten

28.5 Zu guter Letzt

Klinischer Fall

1. Sie werden als Notarzt von den Rettungssanitätern zu einem Patienten mit sehr starken Brustschmerzen gerufen, bei dem diese im EKG typische ST-Streckenhebungen gesehen haben. Der Blutdruck ist 140/70 mmHg, die Herzfrequenz regelmäßig bei 90/min. Welche Medikamente verabreichen Sie dem Patienten?
2. Sortieren Sie den Medikamentenplan dieses Patienten: Herzinfarkt vor 2 Jahren, kardial beschwerdefrei und sehr gut belastbar, Hypertonus (RR 160/85 mmHg), LDL-Cholesterin 3,1 mmol/l (120 mg/dl), Kalium und Kreatinin normal; er erhält: ASS 1 × 100 mg, Clopidogrel 1 × 75 mg, Simvastatin 1 × 20 mg, Enalapril 2 × 20 mg (Maximaldosis), Nebivolol 1 × 10 mg (Maximaldosis), ISDN ret. 1 × 40 mg.

Antworten:

1. ASS (p.o., 300 mg), Clopidogrel (p.o., loading dose; Prasugrel würde man bevorzugen, war aber im Notarztwagen nicht verfügbar), Heparinbolus i.v., Morphin (3–5 mg i.v.). Wenn eine Herzkatheteruntersuchung innerhalb von 2 h möglich ist, wird keine Fibrinolyse durchgeführt und direkt in das entsprechende Krankenhaus gefahren. Ansonsten sollte man bereits als Notarzt eine Fibrinolyse z.B. mit Tenecteplase i.v. beginnen.
2. Clopidogrel absetzen (duale Thrombozytenfunktionshemmung für 1 Jahr nach Akutereignis ausreichend), Simvastatin erhöhen (LDL-Cholesterinziel ist nicht erreicht), weiteres Antihypertensivum zur besseren Blutdruckeinstellung. Am ehesten würde sich ein Thiaziddiuretikum eignen, z.B. HCT, sozusagen als drittes Antihypertensivum zum ACE-Hemmer und β-Blocker dazu; alternativ wäre auch ein lang wirksames Dihydropyridin (z.B. Amlodipin) möglich. Die Notwendigkeit von ISDN muss man mit dem Patienten diskutieren: Wurde es wegen Angina pectoris bei Belastung angesetzt (die dann damit weggegangen ist)? Dann würde man ISDN eher weitergeben. Wenn der Patient nach dem Herzinfarkt hingegen immer beschwerdefrei war, könnte man es auch absetzen.

29

Antithrombotische und thrombolytische Therapie

29.1	**Wegweiser**	426
29.2	**Prophylaxe thromboembolischer Erkrankungen**	427
29.2.1	Ziel der Prophylaxe	427
29.2.2	Prinzip zur Anwendung der Prophylaxe	427
29.2.3	Medikamentöse Thromboseprophylaxe	428
29.3	**Therapeutische Antikoagulation bei venöser Thromboembolie**	429
29.3.1	Therapieziel	429
29.3.2	Therapieprinzip	429
29.3.3	Herkömmliche Antikoagulation	429
29.3.4	Moderne Antikoagulation	431
29.4	**Antikoagulation bei Vorhofflimmern**	432
29.4.1	Therapieziel	432
29.4.2	Therapieprinzip	432
29.4.3	Herkömmliche Antikoagulation	432
29.4.4	Moderne Antikoagulation	433
29.5	**Antikoagulation und Sekundärprophylaxe bei ischämischem Schlaganfall**	433
29.5.1	Definition	433
29.5.2	Therapieprinzip	433
29.5.3	Basismaßnahmen	433
29.5.4	Reperfusion	434
29.5.5	Sekundärprophylaxe	434
29.6	**Antikoagulation und Sekundärprophylaxe der peripheren arteriellen Verschlusskrankheit (pAVK)**	435
29.6.1	Definition und Einteilung	435
29.6.2	Therapieziele und Therapieprinzip	435
29.6.3	Sekundärprävention	435
29.6.4	Vasoaktive Substanzen	436
29.6.5	Antikoagulation in der Akutphase	436
29.7	**Heparin-induzierte Thrombozytopenie Typ 2 (HIT Typ 2)**	436
29.7.1	Definition	436
29.7.2	Therapieprinzip	436
29.7.3	Thromboseprophylaxe bei anamnestischer HIT Typ 2	437
29.8	**Zu guter Letzt**	437

IMPP-Hits

Die Antikoagulanzien stellen für die Prüfung ein wichtiges Thema dar, wobei zu den Wirkstoffen viele Grundlagen abgefragt werden, die bereits in ► Kap. 6 berücksichtigt wurden. Im Kontext der verschiedenen Erkrankungen werden deutlich weniger Fragen gestellt. Hierbei bilden aber folgende drei Themen den Schwerpunkt:

1. Heparin-induzierte Thrombozytopenie Typ 2 (häufig als Fall geschildert und nach Therapie gefragt)
2. Therapie der venöse Thromboembolie
3. Thromboseprophylaxe
4. sehr selten: Behandlung des ischämischen Schlaganfalls

29.1 Wegweiser

In diesem Kapitel werden die Prophylaxe und Therapie thrombotischer Erkrankungen besprochen. Es handelt sich dabei um Krankheitsbilder aus ganz unterschiedlichen Fachrichtungen: Innere Medizin, Angiologie, Gefäßchirurgie, Neurologie – von der Lungenembolie bis zum Schlaganfall. Nur die antithrombotische Behandlung der KHK wurde hier ausgegliedert und bereits in ► Kap. 28 erläutert. Und es wird die ganze Bandbreite an Antikoagulanzien, die Sie in ► Kap. 6 gelernt haben, nun unter dem Gesichtspunkt der zugrunde liegenden Erkrankung besprochen.

Zunächst wird die Thromboseprophylaxe vorgestellt (► Kap. 29.2) – dies ist ein fächerübergreifendes Thema und sehr wichtig für den klinischen Alltag. Wenn dann trotzdem Thrombosen aufgetreten sind und embolisieren, kann sich ein lebensgefährliches Krankheitsbild entwickeln, man spricht von der venösen Thromboembolie (► Kap. 29.3). Da therapeutisch sehr ähnlich, wird in ► Kap. 29.4 die Antikoagulation bei Vorhofflimmern vorgestellt. In den nächsten beiden Kapiteln werden dann die Antikoagulation und Sekundärprophylaxe bei ischämischem Schlaganfall (► Kap. 29.5) und pAVK (► Kap. 29.6) besprochen.

Die beiden schwersten Komplikationen unter einer Antikoagulation sind:

1. Blutungen (können bei allen Antikoagulanzien und Fibrinolytika auftreten)
2. die Heparin-induzierte Thrombozytopenie (HIT) Typ 2 unter Heparinen.

Deshalb widmet sich ► Kap. 29.7 der Behandlung der HIT Typ 2.

Um die richtigen Antikoagulanzien auszuwählen, ist es wichtig, die pathophysiologischen Unterschiede zwischen Thromben im venösen und Thromben im arteriellen System zu verstehen:

Tab. 29.1 Antikoagulanzien, die in diesem Kapitel Anwendung finden, mit ihrem Wirkmechanismus

	Wirkstoff/-gruppe	Wirkmechanismus	Kapitel
Thrombozytenfunktionshemmer	ASS	Cyclooxygenasehemmer	► Kap. 6.3.1
	Clopidogrel	ADP-Rezeptorantagonist	► Kap. 6.3.2
Hemmer der plasmatischen Gerinnung	Cumarine (Phenprocoumon, Warfarin)	Vitamin-K-Antagonist (Synthesehemmung von Faktor II, VII, IX, X)	► Kap. 6.4
	unfraktioniertes Heparin	indirekte Hemmung von Faktor Xa und IIa	► Kap. 6.5
	niedermolekulare Heparine (z. B. Enoxaparin)	indirekte Hemmung von Faktor Xa > IIa	► Kap. 6.5
	Fondaparinux, Danaparoid	indirekte Hemmung von Faktor Xa	► Kap. 6.5, ► Kap. 6.7.6
	Lepirudin, Bivalirudin, Argatroban	direkte Hemmung von Faktor IIa (Thrombininhibitor)	► Kap. 6.6.1
	neue orale Antikoagulanzien (Apixaban, Dabigatran, Rivaroxaban)	direkte Hemmung von Faktor IIa (Thrombininhibitor; Dabigatran) bzw. von Faktor Xa (Faktor-Xa-Inhibitor; Apixaban, Rivaroxaban)	► Kap. 6.6.2
Vasoaktive Substanzen (Vasodilatation + Thrombozytenaggregationshemmung)	Alprostadil	Prostaglandinderivat	► Kap. 6.7.1
	Cilostazol	Phosphodiesterase-3-Hemmer	► Kap. 6.7.3
	Dipyridamol	lokale Adenosinerhöhung	► Kap. 6.7.5
	Naftidrofuryl	5-HT_2-Blocker	► Kap. 6.7.4
Fibrinolytika	Alteplase (rtPA) Streptokinase	Aktivierung von Plasminogen	► Kap. 6.8

- Bei der Entstehung von **Thromben im venösen System** und von Thromben im linken Vorhof(ohr) bei Vorhofflimmern sind ein **verlangsamter Blutfluss und die plasmatische Gerinnung** von übergeordneter Bedeutung. Deshalb werden bei diesen Erkrankungen Antikoagulanzien eingesetzt, die Gerinnungsfaktoren hemmen.
- Im Gegensatz dazu bilden sich **arterielle Thromben** hauptsächlich durch **Thrombozyten** aus, die z. B. durch rupturierte Plaques aktiviert wurden. Deshalb liegt hier die Domäne der Thrombozytenfunktionshemmer.

Beide Systeme interagieren natürlich, weshalb gerade bei den arteriellen Thromben häufig zusätzlich auch Hemmstoffe der plasmatischen Gerinnung zumindest vorübergehend eingesetzt werden. Und als Drittes müssen Sie sich merken, dass **akut lebensbedrohliche Thromboembolien** (z. B. schwere Lungenembolie, ischämischer Schlaganfall) mit einer **Fibrinolyse** behandelt werden.

In ▸ Tab. 29.1 sind noch einmal für die Systematik alle Wirkstoffe für die Antikoagulation aufgelistet.

29.2 Prophylaxe thromboembolischer Erkrankungen

29.2.1 Ziel der Prophylaxe

Die **venöse Thromboembolie (VTE)** bezeichnet das Krankheitsbild der venösen Thrombose und der potenziell lebensgefährlichen Lungenembolie. Die Lungenembolie hat in den allermeisten Fällen ihren Ursprung in einer Thrombose. Ziel der Prophylaxe ist somit, das Auftreten einer Thrombose zu verhindern, um auch die Lungenembolie zu vermeiden.

Für Krankenhauspatienten besteht gegenüber der Normalbevölkerung ein erhöhtes Risiko für das Auftreten venöser Thromboembolien. So beträgt die Thrombosehäufigkeit bei Patienten ohne prophylaktische Maßnahmen bis zu 60 % in der Orthopädie bei Hüft-/Kniegelenkersatz. Das individuelle Risiko ist allerdings stark abhängig von den dispositionellen Risikofaktoren des Patienten (z. B. bereits früher eine Thrombose, maligne Erkrankung) und den expositionellen Faktoren (Art des Eingriffs). Prophylaktische Maßnahmen werden daher an das individuelle Risiko angepasst.

29.2.2 Prinzip zur Anwendung der Prophylaxe

Zur Beurteilung des individuellen Risikos werden die Patienten in **drei Risikogruppen** eingeteilt, die aus Tabellen abgelesen werden können (z. B. S3-Leitlinie zur Prophylaxe der Venösen Thromboembolie (VTE), AWMF, 2010):

- **hohes VTE-Risiko:** u. a. Polytrauma, Sepsis, große Bauch-OP, große Hüft-/Kniegelenk-OP, intensivmedizinische Behandlung
- **mittleres VTE-Risiko:** u. a. Arthroskopie des Kniegelenks, länger dauernde Operation, stationär behandeltes Malignom, akute Herzinsuffizienz, kein/geringes dispositionelles Risiko
- **niedriges VTE-Risiko:** kleine Operation, ZVK, kein/geringes dispositionelles Risiko

Abgesehen von den drei Risikogruppen gibt es **drei Behandlungsmaßnahmen:**

- **Basismaßnahmen** (Frühmobilisation)
- **physikalische Maßnahmen** (z. B. Thrombose-Prophylaxe-Strümpfe, intermittierende pneumatische Kompression)
- **medikamentöse Prophylaxe**

Die Anwendung der jeweiligen Behandlungsmaßnahme auf die jeweilige Risikogruppe ist in ▸ Tab. 29.2 zusammengefasst.

Tab. 29.2 Risikoadaptiertes Vorgehen zur Thromboseprophylaxe

	Niedriges VTE-Risiko	Mittleres VTE-Risiko	Hohes VTE-Risiko
Basismaßnahmen	ja	nach Möglichkeit	
Medikamentöse Prophylaxe	nein	ja	ja
Physikalische Maßnahmen	nein	nach Möglichkeit	ja

Nach der S3-Leitlinie zur Prophylaxe der venösen Thromboembolie, AWMF, 2010.

29.2.3 Medikamentöse Thromboseprophylaxe

Wirkstoffe

- **subkutan:** niedermolekulares Heparin (NMH) · Fondaparinux · unfraktioniertes Heparin (UFH) · (Danaparoid)
- **oral:** Apixaban · Dabigatran · Rivaroxaban

Eine medikamentöse Thromboseprophylaxe erfolgt bei Patienten mit **mittlerem und hohem Thromboserisiko.**

Zur Thromboseprophylaxe werden die o.g. Substanzen in niedriger Dosierung eingesetzt, daher sind Blutungskomplikationen selten. **Kontrollen der Gerinnungsparameter** sind **nicht notwendig,** jedoch möglich:

- für unfraktioniertes Heparin: PTT-Kontrolle
- für niedermolekulares Heparin/Fondaparinux: Anti-Faktor-Xa-Aktivität

Bei chirurgischen/orthopädischen Patienten beginnt man mit der Thromboseprophylaxe bei:

- NMH, UFH: präoperativ
- Fondaparinux, Apixaban, Dabigatran, Rivaroxaban: wenige Stunden postoperativ

Die Thromboseprophylaxe wird bei internistischen Patienten meist für die Dauer des stationären Aufenthalts durchgeführt. Bei chirurgischen Patienten, insbesondere nach onkologischer Operation mit anhaltender Immobilisation (z.B. Gipsverband), und bei orthopädischen Patienten wird die Thromboseprophylaxe nach der Entlassung ambulant noch für mehrere Wochen aufrechterhalten.

Merke

- Thrombozytenfunktionshemmer (z.B. ASS) sind zur Prophylaxe venöser Thromboembolien ungeeignet und erhöhen das perioperative Blutungsrisiko.
- Vitamin-K-Antagonisten sind bei der Thromboseprophylaxe unpraktisch wegen der lang anhaltenden Wirkung und des notwendigen Gerinnungsmonitorings.

29.2.3.1 Heparine und Fondaparinux

Niedermolekulare Heparine (NMH) sind in den meisten Bereichen **Mittel der ersten Wahl** zur Thromboseprophylaxe (► Kap. 6.5). Allerdings ist **Fondaparinux** mindestens genauso gut und hat den Vorteil der noch einfacheren Dosierung mit einer einheitlichen Prophylaxedosis für alle Patienten. Insofern ist es gerechtfertigt, Fondaparinux und niedermolekulare Heparine in Bezug auf die Thromboseprophylaxe als gleichwertig zu betrachten. Bei den niedermolekularen Heparinen hat jeder Wirkstoff seine eigene Dosierung und einige Wirkstoffe haben noch einmal unterschiedlich hohe Dosierungen in Abhängigkeit vom Thromboserisiko der Patienten.

Praxistipp

Für den Kliniker ist dies jedoch meist kein Nachteil, denn niemand verwendet die ganze Bandbreite der niedermolekularen Heparine und muss deshalb auch nicht die Dosierung jedes Wirkstoffs wissen, sondern man kennt ein bis zwei Präparate, die man dann immer wieder anwendet.

Heparine und Fondaparinux sind indirekte Inhibitoren der Faktoren Xa und IIa (Thrombin) und müssen für ihre antikoagulatorische Wirkung erst einen Komplex mit Antithrombin eingehen. Die Hemmung der beiden Faktoren ist bei den drei genannten Wirkstoffklassen aber unterschiedlich stark ausgeprägt (UFH hemmt beide, NMH hemmt mehr Xa als IIa, Fondaparinux hemmt nur Xa).

Praxistipp

Niedermolekulare Heparine und Fondaparinux werden zur Thromboseprophylaxe 1× täglich s.c. verwendet.

Unfraktioniertes Heparin (UFH) zur Thromboseprophylaxe ist heutzutage Mittel „letzter" Wahl und sollte nur noch angewandt werden, wenn **niedermolekulare Heparine und Fondaparinux** wegen einer schweren **Niereninsuffizienz nicht mehr eingesetzt** werden dürfen.

Nachteil beim UFH ist seine 2–3× tägliche s.c.-Anwendung und das Risiko, eine Heparin-induzierte Thrombozytopenie zu entwickeln. Dieses Risiko ist bei NMH geringer und besteht bei Fondaparinux nicht. Deshalb müssen unter einer Therapie mit UFH zwischen dem 5. und 14. Tag die Thrombozytenzahlen regelmäßig kontrolliert werden.

29.2.3.2 Neue orale Antikoagulanzien

Die **neuen oralen Antikoagulanzien** (► Kap. 6.6.2) sind direkte Hemmstoffe von Faktor Xa

(Apixaban, Rivaroxaban) oder Thrombin (Faktor IIa, Dabigatran). Zur Thromboseprophylaxe haben sie die Zulassung nur für orthopädische Patienten. Sie haben neben der sehr guten Wirksamkeit und Verträglichkeit den Vorteil der oralen Anwendbarkeit mit fester Dosierung.

Praxistipp

Fragen Sie mal Ihren Patienten oder sich selber: Wie hätten Sie denn heute am liebsten die Thromboseprophylaxe: als Tablette neben das Brötchen gelegt, als Spritze ins Bein zum Frühstück oder doch lieber als Spritze ins Bein zum Frühstück, Mittag und Abendbrot? Schon allein deshalb ist unfraktioniertes Heparin letzte Wahl – wer wird schon von drei Spritzen satt…

29.2.3.3 Danaparoid

Danaparoid (▸ Kap. 6.7.5) ist ähnlich wie Fondaparinux ein indirekter Hemmstoff von Faktor Xa und wirkt über Antithrombin. Es wird zur Thromboseprophylaxe bei Patienten mit einer **HIT Typ 2 in der Vorgeschichte** zweimal täglich s. c. gespritzt.

Merke

Bei Vorhandensein einer **HIT Typ 2 in der Vorgeschichte** dürfen zur **Thromboseprophylaxe keine UFH und NMH** gegeben werden. **Erlaubt** sind: **Danaparoid (s. c.),** Fondaparinux (s. c.), Apixaban (p. o.), Dabigatran (p. o.), Rivaroxaban (p. o.). Allerdings hat nur Danaparoid explizit für diese Indikation eine Zulassung. Mit den neuen oralen Antikoagulanzien sind die Erfahrungen für diese Situation extrem dürftig.

29.3 Therapeutische Antikoagulation bei venöser Thromboembolie

29.3.1 Therapieziel

Ist erst einmal eine tiefe Venenthrombose (TVT) und/oder Lungenembolie aufgetreten, so sollen eine weitere Thromboseausdehnung, Embolisationen und die Entstehung des postthrombotischen Syndroms verhindert werden.

29.3.2 Therapieprinzip

Wir unterscheiden wieder Allgemeinmaßnahmen und pharmakotherapeutische Maßnahmen.

Zu den Allgemeinmaßnahmen zählen die Kompressionstherapie und die Frühmobilisation. Die Pharmakotherapie untergliedert sich in eine initiale Antikoagulation (Akuttherapie) und die Sekundärprophylaxe. Bei schweren Verläufen wird initial zusätzlich zur Antikoagulation eine Thrombolyse durchgeführt.

Cave

Mit den neuen oralen Antikoagulanzien befindet sich die therapeutische Antikoagulation derzeit im Wandel. Das Indikationsgebiet der neuen Wirkstoffe wird fast jährlich erweitert, weil sie hinsichtlich der Wirksamkeit mindestens genauso gut oder sogar besser sind, als die herkömmliche Therapie (Vitamin-K-Antagonist) bei gleicher oder sogar geringerer Blutungsrate. Daher bieten sich heute meist zwei Möglichkeiten an, wie wir unsere Patienten mit Blutverdünnern behandeln. Da die neueren Substanzen deutlich teurer sind, sind eindeutige Empfehlungen zur flächendeckenden Anwendung noch zurückhaltend. In diesem Kapitel werden daher die herkömmliche Therapie und die moderne Therapie separat dargestellt.

29.3.3 Herkömmliche Antikoagulation

29.3.3.1 Akuttherapie

Wirkstoffe

Niedermolekulares Heparin · Fondaparinux · unfraktioniertes Heparin · Fibrinolytika (nur instabile Patienten)

Merke

Wichtig ist die sofortige Antikoagulation – bei den meisten Patienten bereits beim Verdacht auf das Vorliegen einer Thrombose oder Lungenembolie. Bei hämodynamisch stabilen Patienten sind **niedermolekulare Heparine und Fondaparinux Mittel der ersten Wahl,** nur bei Niereninsuffizienz wird unfraktioniertes Heparin verwendet.

- Bei Patienten im Schock muss unfraktioniertes Heparin verwendet werden, da es besser steuerbar und zur Kombination mit Fibrinolytika geeignet ist.
  - Bei instabilen Patienten ($RR_{systolisch}$ < 90 mmHg) mit einer Lungenembolie erfolgt **zusätzlich zur Antikoagulation mit UFH eine systemische Thrombolyse** mit: **Alteplase,** Streptokinase oder Urokinase unter

Beachtung der Kontraindikationen (► Tab. 6.8). Nur Alteplase ist von den drei genannten Fibrinolytika fibrinspezifsch und aktiviert bevorzugt nur fibringebundenes Plasminogen im Thrombus/Embolus, sodass es heutzutage auch wegen der einfacheren Handhabung bevorzugt wird.

Die weiteren fibrinspezifischen Fibrinolytika (Tenecteplase, Reteplase) haben keine Zulassung für die Lungenembolie und ihre Anwendung dafür wäre dann off-label.

Sollte es unter einer Thrombolyse und Antikoagulation mit UFH zu einer **überschießenden Fibrinolyse** mit schweren Blutungen kommen, sind folgende Maßnahmen zu ergreifen:

- Beendigung des Fibrinolytikums und UFH
- Fresh-Frozen-Plasma (FFP), Ordern von Erythrozytenkonzentraten
- Antagonisierung der UFH-Wirkung mit Protamin
- Antagonisierung der Wirkung des Fibrinolytikums mit Tranexamsäure (► Kap. 6.9.1)

Anwendung

Fondaparinux und niedermolekulare Heparine werden bei der therapeutischen Antikoagulation s. c. angewandt, allerdings in höherer Dosierung als zur Prophylaxe. Eine **Therapiekontrolle ist nicht notwendig,** aber möglich (Anti-Xa-Aktivität). **Unfraktioniertes Heparin** muss zur therapeutischen Antikoagulation kontinuierlich i. v. verabreicht werden und bedarf einer **täglichen Therapiekontrolle** (Bestimmung der PTT).

- **Fondaparinux:** 1 × tgl. s. c.
- **NMH:** gewichtsadaptierte Dosis 1–2 × tgl. s. c. (je nach Substanz)
- **UFH:** i. v., zunächst als Bolus (80 IU/kg), dann Dauerinfusion, Ziel-PTT: 1,5–2,5-fache Verlängerung

Diese parenterale Antikoagulation erfolgt für mindestens 5 Tage. Parallel beginnt bei stabilen Patienten bereits am 1. oder 2. Tag die Einstellung auf einen Vitamin-K-Antagonisten zur oralen Antikoagulation. Die Heparine/Fondaparinux können erst abgesetzt werden, wenn an zwei aufeinanderfolgenden Tagen das Therapieziel der Vitamin-K-Antagonisten erreicht ist (► Kap. 29.3.3.2).

29.3.3.2 Sekundärprophylaxe

Wirkstoffe

Vitamin-K-Antagonist: Phenprocoumon · Warfarin

Bis vor Kurzem waren die Vitamin-K-Antagonisten die einzigen oralen Antikoagulanzien und so gab es gar keine Alternative, als die Patienten darauf einzustellen. Da sie einen sehr verzögerten Wirkungseintritt aufweisen, gab es somit auch keine Alternative zu den Heparinen/Fondaparinux in der Akuttherapie.

Wegen der interindividuellen Unterschiede in der Pharmakokinetik und wegen vieler Interaktionsmöglichkeiten muss unter einer Therapie mit Vitamin-K-Antagonisten eine regelmäßige Kontrolle der Blutverdünnung durch Bestimmung des INR-Werts erfolgen (Ziel-INR bei venöser Thromboembolie: **2,0–3,0**).

Anwendung

Vitamin-K-Antagonisten werden bei stabilen Patienten am ersten oder zweiten Tag bereits begonnen. Man beginnt meist mit einer höheren Initialdosis, um möglichst bald den therapeutischen Ziel-INR zu erreichen – das dauert aber auch oft 4–5 Tage. Die Kunst ist es dann, die richtige Erhaltungsdosis zu finden, um den Patienten schön stabil im INR-Fenster von 2–3 zu halten.

Praxistipp

Die Einstellung auf einen Vitamin-K-Antagonisten muss heutzutage nicht mehr stationär erfolgen, solange gewährleistet ist, dass der Patient sich selbst Fondaparinux oder NMH subkutan spritzen kann (oder dies durch eine andere Person erfolgt) und die INR-Werte beim Hausarzt kontrolliert werden können.

Bei der Neueinstellung mit Phenprocoumon beginnt man oft mit 2–3 Tabletten am 1. Tag gefolgt von 2 Tabletten am 2. Tag. Beim Warfarin wird meist mit ½–1 Tablette pro Tag begonnen. Ab dem 3. Tag sind INR-Kontrollen notwendig! Beginnen Sie also als Krankenhausarzt nicht am Donnerstag, einen Patienten, den sie gleichtags entlassen, auf einen Vitamin-K-Antagonisten einzustellen (denn dann müsste er Samstag zum Hausarzt zur INR-Kontrolle), sondern geben Sie ihm Spritzen für das niedermolekulare Heparin oder Fondaparinux mit und ein Rezept für den Vitamin-K-Antagonisten, sodass er am Samstag mit dem oralen Antikoagulans beginnen und sich am Montag beim Hausarzt zur INR-Kontrolle vorstellen kann.

Tab. 29.3 Dauer der Sekundärprophylaxe nach venöser Thromboembolie

Thromboembolie bzw. Ursache		Therapiedauer
Erste Thromboembolie	transienter Risikofaktor (Trauma, Operation)	3 Monate
	idiopathische Genese: distale Thrombose	3 Monate
	idiopathische Genese: proximale Thrombose oder Lungenembolie	> 3 Monate, möglichst dauerhaft
Rezidivierte idiopathische Thromboembolie		dauerhaft
Thromboembolie bei Krebserkrankung		• NMH: 3–6 Monate • dann NMH oder Vitamin-K-Antagonist: dauerhaft

Nach den Leitlinien „Diagnostik und Therapie der Venenthrombose und der Lungenembolie", Stand 2010.

Die Wirkung der Vitamin-K-Antagonisten kann mit Vitamin K antagonisiert werden, jedoch setzt diese Wirkung verzögert ein, da erst Gerinnungsfaktoren neu gebildet werden müssen. Im Notfall müssen die Faktoren substituiert werden (PPSB; ▸ Kap. 6.9.4).

Therapiedauer

Merke

Die Antikoagulation ist für mindestens 3 Monate durchzuführen (▸ Tab. 29.3).

Bei idiopathischer Genese einer proximalen Thrombose bzw. Lungenembolie und bei rezidivierenden Ereignissen muss länger behandelt werden (am besten dauerhaft in Abhängigkeit vom Blutungsrisiko unter dem Vitamin-K-Antagonisten). Bei malignen Erkrankungen wird für die ersten 3–6 Monate eine Antikoagulation mit einem niedermolekularem Heparin empfohlen, da diese prognostisch besser sind, bevor auf einen Vitamin-K-Antagonisten umgestellt wird, der dann dauerhaft bzw. bis die Krebserkrankung als geheilt gilt, eingenommen wird.

29.3.4 Moderne Antikoagulation

Wirkstoffe

Rivaroxaban

Von den neuen oralen Antikoagulanzien besitzt nur Rivaroxaban die Zulassung zur Therapie der Thrombose und Lungenembolie (erwartet wird demnächst auch die Zulassung für Apixaban).
Angewandt werden darf es nur bei stabilen Patienten (zum Glück sind aber die meisten Patienten mit einer venösen Thromboembolie stabil). Die Akuttherapie für instabile Patienten bleibt unfraktioniertem Heparin (i.v.) und Fibrinolytika (i.v.) vorbehalten.
Die Anwendung ist im Vergleich zur herkömmlichen Therapie extrem einfach, denn Rivaroxaban **wirkt so schnell wie subkutan injiziertes niedermolekulares Heparin.** D.h. Rivaroxaban wird bei einer venösen Thromboembolie direkt (p.o.) als Mono-Antikoagulans gegeben, für die ersten 3 Wochen 2× täglich, dann 1× täglich. Bei Niereninsuffizienz wird die Dosis reduziert. Bei einer Clearance < 15 ml/min ist es kontraindiziert. Eine **Therapiekontrolle durch Laborparameter ist nicht notwendig:** feste Dosis für alle Patienten. Die Therapiedauer ist wie bei der herkömmlichen Therapie (▸ Tab. 29.3).

Cave

Eine Bestimmung des INR-Werts sollte unterbleiben, denn dieser ist nur für Vitamin-K-Antagonisten kalibriert, wird aber auch von den neuen oralen Antikoagulanzien beeinflusst, ohne jedoch eine Aussage zum Ausmaß der Blutverdünnung machen zu können. In Ausnahmefällen können bestimmte Analysen zur Bestimmung der Blutverdünnung unter Rivaroxaban herangezogen werden, das sind die Prothrombinzeit und die Faktor-Xa-Aktivität.

29.4 Antikoagulation bei Vorhofflimmern

29.4.1 Therapieziel

Bei Vorhofflimmern können sich im Herzen Thromben ausbilden, bevorzugt im linken Vorhofohr, die bei Embolisation zu einem Schlaganfall, einem akuten Verschluss einer Extremitätenarterie oder einem Mesenterialinfarkt führen können. Um diese schwere Komplikation zu verhindern, wird prophylaktisch eine therapeutische Antikoagulation durchgeführt.

Lerntipp

Das mag jetzt verwirrend klingen:

- In ► Kap. 29.2 wurde die Thromboseprophylaxe vorgestellt mit *niedrig dosierten* Antikoagulanzien.
- In ► Kap. 29.3 wurde die *therapeutische* Antikoagulation mit *höher dosierten* Antikoagulanzien zur Therapie der Thrombose und Lungenembolie vorgestellt.
- Jetzt in ► Kap. 29.4 wird eine *therapeutische* Antikoagulation (also *hohe Dosis*) *zur Prophylaxe* von arteriellen Thromboembolien bei Vorhofflimmern besprochen.

Merken Sie sich daher am besten:

- zur Prophylaxe venöser Thromben – niedrige Dosis
- zur Therapie venöser Thromben und Embolien – hohe Dosis
- zur Prophylaxe arterieller Thromben und Embolien bei Vorhofflimmern – hohe Dosis

29.4.2 Therapieprinzip

Ähnlich wie bei den venösen Thromben spielt bei der Thrombusbildung bei Vorhofflimmern im linken Vorhof(ohr) die plasmatische Gerinnung eine wichtige Rolle. Deshalb werden Hemmstoffe der Gerinnungsfaktoren verwendet, die viel effektiver sind als Thrombozytenfunktionshemmer.

Auch hier – oder besser gesagt, besonders hier – haben die neuen oralen Antikoagulanzien ihren Siegeszug abgehalten. Deshalb wird wieder zwischen herkömmlicher und moderner Therapie unterschieden. Eine therapeutische Antikoagulation ist aber bei beiden Methoden indiziert bei:

- allen Patienten, bei denen eine Kardioversion durchgeführt wird: ca. 4 Wochen vor und 4 Wochen nach der Kardioversion. Das Intervall vor der Kardioversion kann verkürzt werden, wenn mittels transösophagealem Echokardiogramm ein Thrombus im linken Vorhof(ohr) ausgeschlossen wird.
- allen Patienten, die in der Risikostratifizierung ≥ 2 Risikopunkte haben (nach dem CHA_2DS_2-VASc-Score) und zwar langfristig. Erwogen werden sollte es allerdings bereits bei 1 Risikopunkt, wenn das Blutungsrisiko vertretbar ist.

Praxistipp

Patienten, die eine indizierte orale Antikoagulation ablehnen (Vitamin-K-Antagonisten oder neue orale Antikoagulanzien) wird die Einnahme von ASS + Clopidogrel oder zumindest ASS allein empfohlen, allerdings ist die prophylaktische Wirkung gegen Thromboembolien geringer als bei den anderen Antikoagulanzien.

29.4.3 Herkömmliche Antikoagulation

Wirkstoffe

- initial: niedermolekulares Heparin (s. c.) · unfraktioniertes Heparin (i. v.)
- langfristig: Vitamin-K-Antagonist (p. o.)

29.4.3.1 Anwendung

Das Handling kennen Sie bereits aus ► Kap. 29.3.3, weshalb es an dieser Stelle nur ganz knapp zusammengefasst wird.

Um eine schnelle Antikoagulation zu erreichen, werden zunächst parenterale Antikoagulanzien eingesetzt. Dabei sind wegen der einfacheren Handhabung und weniger Nebenwirkungen niedermolekulare Heparine (s. c.) die erste Wahl. Übrigens wird Fondaparinux beim Vorhofflimmern nicht verwendet. Unfraktioniertes Heparin wird bei einer Niereninsuffizienz statt NMH eingesetzt. UFH muss kontinuierlich i. v. infundiert werden, mit täglichen Kontrollen der PTT-Zeit.

Frühzeitig wird mit dem oralen Vitamin-K-Antagonisten begonnen. Bei Erreichen des Ziel-INR-Werts von 2,0–3,0 an zwei aufeinanderfolgenden Tagen wird das niedermolekulare Heparin (oder UFH) abgesetzt.

29.4.3.2 Bridging

Gelegentlich müssen Patienten für eine geplante Operation die Antikoagulation mit dem Vitamin-

K-Antagonisten auf ein kürzer wirksames und besser steuerbares Antikoagulans (niedermolekulares Heparin, unfraktioniertes Heparin) umstellen. Das nennt man **„Bridging“**. Bridging wird notwendig, weil:

- das Blutungsrisiko für eine größere elektive Operation unter dem Vitamin-K-Antagonisten zu hoch ist. Kleinere Operationen können jedoch mit Vitamin-K-Antagonisten und INR-Wert im unteren Zielbereich durchgeführt werden.
- das Thromboembolierisiko zu hoch ist, um die Antikoagulation komplett für mehrere Tage zu pausieren. Deshalb wird mit einem Heparin überbrückt.

Nach Absetzen des Vitamin-K-Antagonisten ca. 7 Tage vor der geplanten Operation wird regelmäßig der INR-Wert bestimmt und bei Unterschreiten des unteren Zielbereichs mit einem Heparin (z. B. NMH, s. c.; therapeutische Dosis) begonnen, das dann kurzfristig für die Operation pausiert werden kann. Postoperativ fängt man wieder mit dem Heparin, dann überlappend mit dem Vitamin-K-Antagonisten an.

29.4.4 Moderne Antikoagulation

Wirkstoffe

Apixaban · Dabigatran · Rivaroxaban

Alle drei Wirkstoffe dürfen bei Vorhofflimmern angewandt werden. Erwähnenswert ist die überwiegend renale Elimination von Dabigatran, während die anderen beiden metabolisiert werden und bei einer Niereninsuffizienz zu bevorzugen sind. Ab einer Clearance von < 15 ml/min darf allerdings keiner der Wirkstoffe eingesetzt werden.

Wie bei den Vitamin-K-Antagonisten kann es unter einer Dauertherapie mit den neuen oralen Antikoagulanzien notwendig werden, dass die Antikoagulation für eine Operation unterbrochen werden muss. Die Erfahrungen, wie das am besten geschieht, sind noch sehr limitiert. Kleine Eingriffe wird man auch unter einer Therapie mit Antikoagulanzien machen können. Bei größeren Eingriffen müssen sie aber 24–48 h vorher pausiert werden.

29.5 Antikoagulation und Sekundärprophylaxe bei ischämischem Schlaganfall

29.5.1 Definition

Der ischämische Schlaganfall ist durch ein akutes fokal neurologisches Defizit aufgrund einer umschriebenen Durchblutungsstörung im Gehirn gekennzeichnet und hat thromboembolische (z. B. infolge von Vorhofflimmern), mikroangiopathische oder hämodynamische Ursachen.

29.5.2 Therapieprinzip

Die Pharmakotherapie ist integriert in folgenden Schritten der Schlaganfalltherapie:

- Basismaßnahmen
- Reperfusionstherapie
- Sekundärprophylaxe

29.5.3 Basismaßnahmen

Abgesehen von der Sicherung der Vitalparameter sind aus pharmakologischer Sicht das Aufrechterhalten optimaler Blutdruckwerte und Vermeiden ausgeprägter Hyperglykämien wichtig.

> In der Akutphase sind erhöhte Blutdruckwerte erwünscht, um die zerebrale Perfusion aufrechtzuerhalten. Eine blutdrucksenkende Therapie ist erst bei $RR_{systolisch}$ ≥ 220 mmHg und $RR_{diastolisch}$ ≥ 120–140 mmHg empfohlen. Zielwerte bei Patienten mit arterieller Hypertonie in der Vorgeschichte sind 180/100–105 mmHg und für Patienten ohne arterielle Hypertonie in der Vorgeschichte 160–180/90–100 mmHg. Empfohlen werden Urapidil, Captopril, Clonidin, Dihydralazin, ggf. Nitroglyzerin, Nitroprussidnatrium. Nicht angewandt werden soll Nifedipin, da dies zu einem drastischen Blutdruckabfall führen kann.
>
> Die medikamentöse Normalisierung des Blutdrucks wird erst nach 2–3 Tagen begonnen.

Andererseits müssen hypotone Blutdruckwerte behandelt werden, wenn möglich ursächlich. Um einem möglichen Volumenmangel entgegenzuwirken, werden kristalline Volumengaben verordnet (Cave: Lungenödem vorher ausschließen). Wenn dies nicht ausreicht, können auch Dobutamin oder Noradrenalin notwendig werden.

Der Blutzucker sollte ab > 200 mg/dl (> 11,1 mmol/l) mit Insulin s. c. behandelt werden.

29.5.4 Reperfusion

Wirkstoffe

Alteplase (rtPA)

Merke

Eine systemische intravenöse Thrombolyse mit Alteplase wird durchgeführt, wenn seit Symptombeginn nicht mehr als 4,5 h vergangen sind.

Der Therapiebeginn soll so schnell wie möglich erfolgen und zwar innerhalb der ersten 60 min nach Krankenhausaufnahme („door-to-needle-time"). Vorher muss im CT eine intrakranielle Blutung ausgeschlossen werden, die eine absolute Kontraindikation darstellt. Der Blutdruck soll vor und während der Thrombolyse < 185/110 mmHg betragen.

29.5.5 Sekundärprophylaxe

Wirkstoffe

- Thrombozytenfunktionshemmer: ASS · Dipyridamol · Clopidogrel
- orale Antikoagulanzien (bei Vorhofflimmern): Vitamin-K-Antagonisten · neue orale Antikoagulanzien
- Statin
- Antihypertensiva

29.5.5.1 Thrombozytenfunktionshemmer und Antikoagulanzien

Die Anwendung der Thrombozytenfunktionshemmer und oralen Antikoagulanzien unterscheidet sich in Abhängigkeit von der Ursache des ischämischen Schlaganfalls.

Nichtkardiogene Ursache

Liegt keine kardiale Emboliequelle als Ursache des ischämischen Schlaganfalls vor, werden **Thrombozytenfunktionshemmer** verwendet. Frühzeitig, d. h. innerhalb der ersten 48 h, wird mit ASS 100 mg 1× tgl. begonnen. Eine Alternative ist die Kombination aus ASS (2 × 25 mg) mit Dipyridamol (2 × 200 mg). Statt ASS/Dipyridamol kann auch Clopidogrel (75 mg, 1× tgl.) verwendet werden. Dipyridamol (► Kap. 6.7.5) hemmt übrigens nicht nur die Thrombozytenaggregation, sondern bewirkt auch lokal eine Vasodilatation.

Vorhofflimmern

Bei Vorhofflimmern und somit einer kardialen Emboliequelle werden **orale Antikoagulanzien** verwendet. Bislang wurden Vitamin-K-Antagonisten mit einem Ziel-INR von 2–3 eingesetzt. Wegen des besseren Nutzen-Risiko-Profils der neuen oralen Antikoagulanzien sind diese nicht nur eine Alternative, sondern finden immer häufiger Bevorzugung.
Beim Einsatz oraler Antikoagulanzien sollte *keine* Kombination mit einem Thrombozytenfunktionshemmer erfolgen.

Offenes Foramen ovale

Eine Sonderstellung stellt das offene Foramen ovale dar – die optimale Therapie ist dabei sicherlich immer noch Gegenstand vieler Diskussionen. Zur Sekundärprophylaxe nach einem ersten Schlaganfall wird **ASS (100 mg)** verwendet. Bei einem Rezidivereignis unter ASS oder wenn ein PFO von einem Vorhofseptumaneurysma begleitet ist, erfolgt die Gabe **oraler Antikoagulanzien.** Formal müssen Vitamin-K-Antagonisten eingesetzt werden, da die neuen oralen Antikoagulanzien explizit nur für das Vorhofflimmern bei Schlaganfallpatienten zugelassen sind.

29.5.5.2 Statine und Antihypertensiva

Wie bei KHK-Patienten wird auch bei Schlaganfallpatienten die Gabe von Statinen empfohlen. Über die Zielwerte sind sich die verschiedenen Gesellschaften, die die Leitlinien erarbeiten, anscheinend nicht ganz einig. Die neurologische Gesellschaft empfiehlt, das LDL-Cholesterin auf Werte < 100 mg/dl (< 2,6 mmol/l) zu senken; die kardiologische Gesellschaft empfiehlt, bei Schlaganfallpatienten analog zur KHK Werte < 70 mg/dl (< 1,8 mmol/l) anzustreben (beide Leitlinien aus 2012).
Der Blutdruck soll in der Sekundärprophylaxe (nicht Akuttherapie!) auf < 140/90 mmHg gesenkt werden. Zur antihypertensiven Therapie: ► Kap. 26.2.

29.6 Antikoagulation und Sekundärprophylaxe der peripheren arteriellen Verschlusskrankheit (pAVK)

29.6.1 Definition und Einteilung

Was die KHK in den Koronarien ist die pAVK in den Beinarterien und Aorta: eine atherosklerotische Erkrankung mit Minderdurchblutung der Extremitäten mit dem Leitsymptom der Claudicatio intermittens. Eine Einteilung kann anhand der Fontaine-Stadien erfolgen (▸ Tab. 29.4).

29.6.2 Therapieziele und Therapieprinzip

Therapieziele sind in Abhängigkeit vom Stadium, die Progression der Atherosklerose aufzuhalten und das Risiko kardiovaskulärer Erkrankungen zu vermindern (ab Stadium I), die schmerzfreie Gehstrecke zu verbessern und die Mobilität zu wahren (Stadium II) und Gliedmaßen zu erhalten (Stadium III und IV, kritische Extremitätenischämie). Es wird klar, dass somit auch die Therapie stadienorientiert erfolgt (▸ Tab. 29.5). Die konservative Therapie umfasst als Basistherapie Gehtraining und die Behandlung von Risikofaktoren sowie die Verwendung von vasoaktiven Substanzen.

Tab. 29.4 Schweregrade der pAVK (Klassifikation nach Fontaine)

Stadium	Klinisches Bild
I	asymptomatisch
IIa	Claudicatio intermittens, Gehstrecke > 200 m
IIb	Claudicatio intermittens, Gehstrecke < 200 m
III	ischämischer Ruheschmerz
IV	Ulkus, Gangrän

29.6.3 Sekundärprävention

Alle Patienten mit einer pAVK haben ein erhöhtes kardiovaskuläres Risiko, sodass die Sekundärprophylaxe zur Verbesserung der Prognose von fundamentaler Bedeutung ist. Es werden die gleichen Methoden angewandt wie bei der KHK:

- **Elimination von Risikofaktoren** (z. B. Lebensstilmodifikation, Rauchstopp, Gewichtsnormalisierung)
- **Blutdrucktherapie:** Ziel-RR < 140/< 90 mmHg (optimal sind ACE-Hemmer und β-Blocker wegen der prognostisch guten Effekte bei kardiovaskulären Erkrankungen)

Praxistipp

β-Blocker sind bei der pAVK nicht kontraindiziert (außer im fortgeschrittenen Stadium); vasodilatierende β-Blocker sollten aber bevorzugt werden: Carvedilol, Nebivolol.

Tab. 29.5 Stadiengerechte Therapie der pAVK

Maßnahme	Fontaine-Stadium			
	I	II	III	IV
Sekundärprophylaxe: u. a. Blutdrucktherapie, Statine, Rauchstopp	+	+	+	+
Thrombozytenfunktionshemmer: ASS oder Clopidogrel	+	+	+	+
Gehtraining	+	+	–	–
Vasoaktive Wirkstoffe: Cilostazol, Naftidrofuryl	–	+	–	–
Vasoaktive Wirkstoffe: Alprostadil	–	–	+	+
Interventionelle/operative Maßnahmen	–	(+)	+	+

Nach der Leitlinie zur „Diagnostik und Therapie der pAVK", 2009, AWMF.

- **Statin:** Ziel-LDL-Cholesterin < 70 mg/dl (< 1,8 mmol/l)
- **Thrombozytenfunktionshemmer:** ASS (100 mg) oder Clopidogrel (75 mg)

29.6.4 Vasoaktive Substanzen

Wirkstoffe

Cilostazol · Naftidrofuryl · Alprostadil

Als vasoaktive Substanzen finden **Cilostazol** und **Naftidrofuryl im Stadium II** zur Verbesserung der maximal schmerzfreien Gehstrecke Anwendung, wenn andere Maßnahmen, insbesondere Gehtraining, unzureichend oder nicht möglich sind. Cilostazol (▸ Kap. 6.7.3) hemmt die Thrombozytenfunktion und wirkt vasodilatativ durch Inhibition der Phosphodiesterase 3. Naftidrofuryl (▸ Kap. 6.7.4) erzielt ähnliche Effekte durch Blockade von 5-HT_2-Rezeptoren. Eine langfristige Therapie mit diesen Wirkstoffen sollte nur erfolgen, wenn es nach dreimonatiger Behandlung zu einer Besserung der Symptomatik gekommen ist. Anderenfalls sind sie abzusetzen. Andere vasoaktive Substanzen (z. B. Pentoxifyllin, ▸ Kap. 6.7.2) sind deutlich unterlegen.
Bei der kritischen Extremitätenischämie **(Stadium III, IV)** werden bei Patienten, die nicht revaskularisiert werden können, intravenöse Prostanoide angewandt und zwar ausschließlich **Alprostadil** (▸ Kap. 6.7.1), ein Prostaglandin-E_1-Derivat.

29.6.5 Antikoagulation in der Akutphase

In der Akutphase erfolgt außerdem eine Antikoagulation mit Heparinen (UFH, i. v.). In Einzelfällen bei frischen Thromboembolien ist eine Thrombolyse (z. T. lokal intraarteriell) möglich.

29.7 Heparin-induzierte Thrombozytopenie Typ 2 (HIT Typ 2)

29.7.1 Definition

Die Heparin-induzierte Thrombozytopenie Typ 2 ist eine schwere Nebenwirkung unter einer Therapie mit Heparinen, insbesondere mit unfraktioniertem Heparin. Bei niedermolekularen Heparinen ist das Risiko um den Faktor 10 geringer.

Ursache ist eine immunologische Reaktion auf Heparin mit Ausbildung von Antikörpern gegen den Komplex aus Plättchenfaktor 4 und Heparin. Dadurch kommt es zur Aktivierung und zum Verbrauch von Thrombozyten sowie zur Aktivierung der Gerinnungskaskade. Typischweise fällt die Thrombozytenzahl **zwischen dem 5. und 14. Tag** der Heparinexposition.

Merke

Trotz Thrombozytopenie besteht aber ein erhöhtes Risiko für Thrombosen! Die Thrombosen treten übrigens sowohl im venösen als auch im arteriellen System auf.

29.7.2 Therapieprinzip

Wirkstoffe

Alternative Antikoagulanzien: Lepirudin · Argatroban · Danaparoid

Merke

Treten unter einer HIT Typ 2 Thrombosen auf, müssen zwei Maßnahmen ergriffen werden:

- Beendigung des auslösenden Agens: Stopp UFH und NMH!
- therapeutische Antikoagulation: Beginn mit einem alternativen Antikoagulans!

Praxistipp

Denken Sie daran, dass manche intravenöse Katheter heparinbeschichtet sind. Auch diese müssen entfernt werden. Und vergessen Sie nicht, dass zum Spülen von intravenösen Kathetern oder Ports häufig Heparinboli verwendet werden. Die dürfen Sie auch nicht mehr geben.

Zur therapeutischen Antikoagulation bei HIT Typ 2 sind folgende Nicht-Heparin-Antikoagulanzien zur intravenösen Therapie geeignet:

- direkte Thrombininhibitoren: **Lepirudin** (Dosisreduktion bei Niereninsuffizienz) oder **Argatroban** (Dosisreduktion bei Leberinsuffizienz). Die Therapiekontrolle erfolgt über Bestimmung der PTT.

- Antithrombin-abhängiger Faktor-X_a-Inhibitor: **Danaparoid.** Die Therapiekontrolle erfolgt über Bestimmung der Anti-Faktor-X_a-Aktivität.

Unzureichend ist die Datenlage zur Therapie von Thrombosen im Rahmen einer HIT Typ 2 mit Bivalirudin (direkter Thrombininhibitor), Fondaparinux (indirekter Faktor-X_a-Inhibitor) und den neuen oralen Antikoagulanzien. Vom Wirkmechanismus her sollten sie sich zur Therapie eignen – allerdings sollte abgewartet werden, bis durch entsprechende Studien Empfehlungen dafür ausgesprochen werden.

29.7.3 Thromboseprophylaxe bei anamnestischer HIT Typ 2

Abgesehen von der Akuttherapie ist ein Patient mit einer HIT Typ 2 lebenslang geprägt: er darf nie wieder Heparine erhalten.

Ist dennoch eine Thromboseprophylaxe notwendig (also nicht die Therapie einer Thrombose, sondern die Prophylaxe), können folgende Wirkstoffe eingesetzt werden:

- **Danaparoid** s. c.: einziger Wirkstoff mit Zulassung für diese Indikation
- Fondaparinux s. c.
- die neuen oralen Antikoagulanzien: Apixaban, Dabigatran, Rivaroxaban: alle p. o.

29.8 Zu guter Letzt

Klinischer Fall

1. Ein Patient wurde von Ihnen wegen einer Lungenembolie und Thrombose im rechten Bein antikoaguliert. Wegen einer sehr schweren Niereninsuffizienz musste unfraktioniertes Heparin verwendet werden und eine Einstellung auf einen Vitamin-K-Antagonisten erfolgen (auch die neuen oralen Antikoagulanzien dürfen nicht bei sehr schwerer Niereninsuffizienz verwendet werden). Eigentlich ging es ihm schon besser und er sollte heute am 10. Tag entlassen werden, als er über starke Schmerzen in beiden Beinen klagt, schwindelig und blass ist. Beide Beine sind stark angeschwollen, zyanotisch und kühl, die Pulse nicht palpabel. An was denken Sie und was tun Sie?
2. Drei Jahre später braucht der Patient eine neue Hüfte. Braucht er eine Thromboseprophylaxe und wenn ja, womit?

Antwort:

1. Man würde eine Phlegmasia coerulea dolens als Extremform einer venösen Thrombose vermuten, die durch starke Schwellung der Extremität auch die arterielle Blutversorgung beeinträchtigt. Ursache könnte sein, dass sich bei dem Patienten eine Cava-Thrombose im Rahmen einer Heparin-induzierten Thrombozytopenie Typ 2 infolge der Therapie mit unfraktioniertem Heparin ausgebildet hat. Es handelt sich um einen Notfall, sodass schnell der Gefäßchirurg informiert wird und eine alternative Antikoagulation mit Argatroban erfolgt (Lepirudin darf wegen der Niereninsuffizienz nicht gegeben werden) sowie alle heparinhaltigen Präparate abgesetzt werden.
2. Thromboseprophylaxe notwendig. Kein UFH, kein NMH wegen HIT Typ 2. Deshalb Danaparoid s. c.

30

Therapie von Herzrhythmusstörungen

30.1 **Wegweiser** 439

30.2 **Supraventrikuläre Herzrhythmusstörungen** 440
30.2.1 Sinustachykardie 440
30.2.2 AV-Knoten-Reentry-Tachykardie 441
30.2.3 WPW-Syndrom 442
30.2.4 Vorhofflimmern 442
30.2.5 Sinusbradykardie, AV-Block 444
30.2.6 Tachykardie-Bradykardie-Syndrom 444

30.3 **Ventrikuläre Herzrhythmusstörungen** 444
30.3.1 Ventrikuläre Tachykardie 444
30.3.2 Kammerflimmern 445

30.4 **Zu guter Letzt** 446

IMPP-Hits

Bei den Fragen zur Therapie von Herzrhythmusstörungen fällt auf, dass das IMPP immer wieder sehr ähnliche Aspekte abfragt. In absteigender Häufigkeit waren das Fragen:

1. zu Vorhofflimmern (insbes. Frequenzsenkung mit β-Blockern und Digitalis)
2. zur Anwendbarkeit von Amiodaron bei Herzinsuffizienz und zur Nicht-Anwendbarkeit der Klasse-I-Antiarrhythmika
3. zu Wirkstoffen für die Therapie der supraventrikulären Tachykardie (Adenosin, β-Blocker, Verapamil)
4. zu Medikamenten, die nicht beim WPW-Syndrom eingesetzt werden dürfen (Verapamil, Adenosin, Digitalis)
5. zur Behandlung des Sick-Sinus-Syndroms
6. zu Chinidin, das die QT-Zeit verlängert
7. zum Einsatz von Amiodaron bei Kammerflimmern und erfolgloser Defibrillation
8. zur Akuttherapie eines AV-Blocks III° mit Atropin

30.1 Wegweiser

Dieses Kapitel stellt die Behandlung von Herzrhythmusstörungen vor. Als Herzrhythmusstörung bezeichnet man einen veränderten Herzrhythmus durch **Reizbildungs- und/oder Reizleitungsstörungen.** Sie können ihren **Ursprung in den Vorhöfen oder in den Ventrikeln** haben, sie können **tachykard oder bradykard** sein. Die Ursachen können ganz verschieden sein: u. a. Ischämie (akuter Myokardinfarkt), Elektrolytstörungen, Kardiomegalie (z. B. bei dilatativer Kardiomyopathie), Vitien, gesteigerter Sympathiko- oder Vagotonus, Schilddrüsenfunktionsstörungen, Medikamente, Drogen, angeborene Defekte. An Symptomen und Komplikationen kann bei harmlosen einzelnen Extrasystolen das subjektive Wohlbefinden gestört sein, es können aber auch lebensbedrohliche Zustände mit thromboembolischen Komplikationen (ischämischer Schlaganfall) bei Vorhofflimmern, akuter Herzinsuffizienz bei stark bradykarden oder tachykarden Rhythmusstörungen und Tod durch Kammerflimmern oder Asystolie auftreten.

Abgesehen von einer möglichen kausalen Therapie werden Herzrhythmusstörungen durch **Herzschrittmacher/Defibrillatoren** und durch **Antiarrhythmika** behandelt. Antiarrhythmika sind aber

Tab. 30.1 Antiarrhythmika, die in diesem Kapitel zur Pharmakotherapie von Herzrhythmusstörungen verwendet werden

Antiarrhythmikum	Wirkmechanismus	Kapitel
β-Blocker	Klasse-II-Antiarrhythmika: blockieren β_1-Rezeptoren am Herzen	► Kap. 2.4.4.2, ► Kap. 5.3
Adenosin	aktiviert über Adenosinrezeptor K^+-Kanäle	► Kap. 5.6.4
Ajmalin	Klasse-IA-Antiarrhythmikum: Hemmung schneller spannungsabhängiger Na^+-Kanäle	► Kap. 5.2
Amiodaron	Klasse-III-Antiarrhythmikum: hemmt K^+-Kanäle	► Kap. 5.4
Atropin	Muskarinrezeptorantagonist	► Kap. 5.2
Chinidin	Klasse-IA-Antiarrhythmikum: Hemmung schneller spannungsabhängiger Na^+-Kanäle	► Kap. 5.2
Digitalisglykoside	Antagonisten der Na^+-/K^+-ATPase	► Kap. 5.6.1
Dronedaron	Klasse-III-Antiarrhythmikum: hemmt K^+-Kanäle	► Kap. 5.4
Ivabradin	hemmt I_f-Kanal im Sinusknoten	► Kap. 5.6.6
Magnesium	Membranstabilisierung, Hemmung Katecholaminfreisetzung, Kalziumantagonismus	
Orciprenalin	β-Mimetikum	► Kap. 5.6.3
Propafenon	Klasse-IC-Antiarrhythmikum: Hemmung schneller spannungsabhängiger Na^+-Kanäle	► Kap. 5.2
Sotalol	Klasse-II/III-Antiarrhythmikum: blockiert β-Rezeptoren und hemmt K^+-Kanäle	► Kap. 5.4
Verapamil	Hemmung von L-Typ-Ca^{2+}-Kanälen in glatten Gefäß- und Herzmuskelzellen	► Kap. 4.3.2
Vernakalant	blockiert verschiedene Kationenkanäle insbesondere den Ultrarapid- und Rapid-K^+-Kanal	► Kap. 5.6.5

nur bei schweren, lebensbedrohlichen Arrhythmien indiziert. Denn, auch wenn sie effektiv hinsichtlich der Arrhythmie sind, so erhöhen einige der Antiarrhythmika die Mortalität. Lediglich für β-Blocker (= Klasse-II-Antiarrhythmika) wurde ein prognosebessernder Effekt gezeigt.

Die Pharmakotherapie von supraventrikulären Herzrhythmusstörungen wird in ► Kap. 30.2 vorgestellt, die von ventrikulären Arrhythmien in ► Kap. 30.3. Zur Übersicht sind in ► Tab. 30.1 alle in diesem Kapitel vorkommenden Antiarrhythmika in alphabetischer Reihenfolge mit dazugehörigem Wirkmechanismus zusammengestellt.

30.2 Supraventrikuläre Herzrhythmusstörungen

30.2.1 Sinustachykardie

Wirkstoffe

β-Blocker · Ivabradin · Verapamil

30.2.1.1 Definition und Ursachen

Die Sinustachykardie ist definiert als eine Herzfrequenz von ≥ 100/min bei Sinusrhythmus. Ursachen können u. a. ein erhöhter Sympathikotonus, eine

Hyperthyreose, Fieber oder eine ausgeprägte Anämie sein.

30.2.1.2 Therapie

Die Therapie sollte an der zugrunde liegenden Ursache ausgerichtet sein.

Cave

Zu beachten ist, dass eine Sinustachykardie einen Kompensationsmechanismus darstellen kann, über den der Organismus versucht, das Herzminutenvolumen aufrechtzuerhalten (z. B. wenn das Schlagvolumen vermindert ist, wie bei einem Herzinfarkt) oder zu erhöhen (z. B. bei einer Anämie), denn das Herzminutenvolumen ist das Produkt aus Schlagvolumen × Herzfrequenz. In diesen Fällen würde eine medikamentöse Senkung der Herzfrequenz den Kompensationsmechanismus stören und das Herzminutenvolumen vermindern.

Wenn dennoch eine negativ chronotrope Therapie notwendig ist, u. U. auch nur vorübergehend bis die ursächliche Erkrankung ausgeheilt ist, werden β-Blocker (▸ Kap. 2.4.4.2) oder Verapamil (▸ Kap. 4.3.2) eingesetzt.
Bei den β-Blockern bevorzugt man üblicherweise **kardioselektive β_1-Blocker** (z. B. Bisoprolol, Metoprolol), außer bei der Hyperthyreose, bei der gern Propranolol verwendet wird. **Propranolol** ist ein unselektiver β-Blocker, der über β_1-Rezeptoren am Herzen die Tachykardie vermindert und über periphere β_2-Rezeptoren den Tremor bei der Hyperthyreose reduziert. Zudem soll Propranolol die Konversion von freiem T_4 zu freiem T_3 in der Peripherie hemmen.
Wenn es allein um die Behandlung der Sinustachykardie geht, ist **Ivabradin** (▸ Kap. 5.6.6) ideal geeignet, da es sehr gut verträglich ist und am Herzen isoliert am Sinusknoten wirkt und dort die Schrittmacherfrequenz senkt durch Hemmung des I_f-Kanals. Anders als die β-Blocker und Verapamil wirkt es nicht auf den AV-Knoten und verursacht somit auch keine AV-Blockierungen und wirkt nicht negativ inotrop. Für die Behandlung der Sinustachykardie hat es jedoch formal keine Zulassung.
In folgenden Situationen dürfen Sie zur Behandlung einer Sinustachykardie die genannten Medikamente nicht einsetzen (▸ Tab. 30.2).

Tab. 30.2 Kontraindikationen von Wirkstoffen, die zur Behandlung einer Sinustachykardie verwendet werden

Wirkstoff	Kontraindikation
β-Blocker	Asthma (Vorsicht bei COPD), AV-Block II°–III°, dekompensierte Herzinsuffizienz, Hypotonie, schwere pAVK
Verapamil	AV-Block II°–III°, Herzinsuffizienz, Hypotonie, WPW-Syndrom mit Vorhofflimmern
Ivabradin	schwere Leberinsuffizienz, dekompensierte Herzinsuffizienz, akuter Myokardinfarkt, gleichzeitige Therapie mit CYP3A4-Inhibitoren (wie Ketoconazol, Erythromycin: Wirkungsverstärkung von Ivabradin)

30.2.2 AV-Knoten-Reentry-Tachykardie

30.2.2.1 Definition und Ursachen

Es handelt sich um eine **paroxysmale supraventrikuläre Tachykardie** mit kreisenden Bewegungen der Erregung im AV-Knoten bei unterschiedlich schnell leitenden Leitungsbahnen. Typisch sind der plötzliche Beginn und das abrupte Ende mit Herzfrequenzen zwischen 160–220/min.

30.2.2.2 Therapie

Wirkstoffe

Akuttherapie: vagale Manöver · Adenosin
Langzeittherapie: Ablation · ggf. β-Blocker oder Verapamil

Wenn vagale Manöver (Valsalva-Manöver, kaltes Wasser trinken, Karotisdruck) nicht helfen, gelingt es quasi immer, die Tachykardie durch die rasche intravenöse Gabe von **Adenosin** (▸ Kap. 5.6.4) zu durchbrechen. Adenosin hat eine extrem kurze Halbwertszeit (< 10 s) und muss deshalb sehr schnell in eine große periphere Vene oder einen ZVK gespritzt werden.

Praxistipp

Erklären Sie ihrem Patienten, dass Adenosin für wenige Sekunden eine Pause am Herzen verursacht, die für den Patienten unangenehm sein kann.

Adenosin kann einen Bronchospasmus verursachen und darf deshalb **nicht** bei **Asthma**patienten eingesetzt werden. Da Adenosin einen AV-Block verursacht, darf es nicht bei vorbestehenden **höhergradigen AV-Blockierungen** (> I°) angewandt werden. Eine weitere Kontraindikation stellt **Vorhofflimmern/-flattern** dar:

1. Weil Adenosin bei dieser Form der Vorhoftachykardie gar nicht wirkt, denn nicht der AV-Knoten ist beim Vorhofflimmern/-flattern das Problem, sondern die ektopen Erregungen aus dem Vorhof.
2. Wenn der Patient eine akzessorische Leitungsbahn zwischen Vorhof und Kammer wie beim **WPW-Syndrom** besitzt (► Kap. 30.2.3), ist nach Blockade des AV-Knotens durch Adenosin die ungehinderte Übertragung der Vorhoferregung auf die Kammer über die akzessorische Bahn möglich, sodass schnelle Kammerfrequenzen resultieren.

Die langfristige Behandlung erfolgt durch Ablation. Nur wenn dies nicht möglich oder nicht erfolgreich ist, kann die negativ dromotrope Wirkung von β-Blockern oder Verapamil genutzt werden, in seltenen Fällen und nur bei ansonsten Herzgesunden sind auch Klasse-I-Antiarrhythmika (z. B. Flecainid) möglich.

30.2.3 WPW-Syndrom

30.2.3.1 Definition und Ursachen

Es bestehen **akzessorische atrioventrikuläre Leitungsbahnen,** über die die Erregungen auf die Kammer und von dort über den AV-Knoten zurück in den Vorhof kreisen (oder anders herum; AV-Reentry-Tachykardie). Klinisch kommt es zu plötzlichem Beginn und Ende einer Tachykardie, meist um 150–220/min. Besteht Vorhofflimmern, so kann die schnelle Vorhoffrequenz bei gut leitenden Bahnen auf die Kammer übertragen werden, was im Extremfall zu Kammerflimmern führen kann.

30.2.3.2 Therapie

Wirkstoffe

Ajmalin · Amiodaron

Für die Akuttherapie hat sich **Ajmalin** i. v. bewährt. Es ist ein Klasse-IA-Antiarrhythmikum und somit ein Natriumkanalblocker (► Kap. 5.2).

Bei unzureichender Wirkung kann auch Amiodaron, ein Klasse-III-Antiarrhythmikum (► Kap. 5.4), intravenös eingesetzt werden.

Merke

Kontraindiziert sind **Digitalis, Verapamil, Diltiazem und Adenosin,** da sie zwar den AV-Knoten blockieren, nicht jedoch die akzessorische Bahn. Darüber können dann schnelle Erregungen direkt auf die Kammer übertragen werden, mit der Gefahr einer ventrikulären Tachykardie.

Die langfristige Therapie erfolgt durch Ablation der akzessorischen Bahn. Ist diese nicht möglich oder nicht erfolgreich, können β-Blocker oder Amiodaron verwendet werden.

30.2.4 Vorhofflimmern

30.2.4.1 Definition und Ursache

Beim Vorhofflimmern bestehen chaotische kreisende Bewegungen in beiden Vorhöfen, die dann gefiltert durch den AV-Knoten auf die Kammer übertragen werden. Während die **Vorhoffrequenz sehr hoch** ist (**> 350/min),** liegt die Frequenz der Ventrikel meist bei 120–150/min (das ist natürlich auf Dauer auch zu hoch); der Puls ist unregelmäßig, weshalb man auch von absoluter Arrhythmie spricht. Ursachen können u. a. Mitralvitien, KHK, Hypertonie, Cor pulmonale, Myokarditis oder Hyperthyreose sein.

Durch die schnelle Vorhoffrequenz ist die normale Kontraktion der Vorhöfe aufgehoben. Es besteht ein verlangsamter Blutfluss in den Vorhöfen, sodass sich dort Thromben bilden können. Bei Embolisation kann als schwere Komplikation von Vorhofflimmern ein Schlaganfall auftreten.

30.2.4.2 Therapie

Die Therapie besteht aus vier Säulen:

- **Frequenzkontrolle**
- **Thromboembolieprophylaxe** (Antikoagulation)
- **Rhythmisierung**
- **Rezidivprophylaxe**

Frequenzkontrolle

Wirkstoffe

β-Blocker · Verapamil · Digitalisglykoside

Zur Frequenzkontrolle eignen sich Substanzen, die die AV-Überleitung reduzieren. In Anbetracht der häufigen Begleiterkrankungen bei Vorhofflimmern, wie arterielle Hypertonie, KHK, stellen **β-Blocker** meist die erste Wahl dar. **Verapamil** ist eine Alternative bei Kontraindikationen gegen β-Blocker, es muss aber darauf geachtet werden, dass es nicht bei herzinsuffizienten Patienten eingesetzt wird. **Digitalisglykoside** (▶ Kap. 5.6.1) werden wiederum nur bei Vorhofflimmern mit einer Herzinsuffizienz eingesetzt. Sie senken die Kammerfrequenz meist nur in Ruhe, sodass eine Kombination mit einem β-Blocker zur Frequenzkontrolle unter Belastung notwendig wird.

Thromboembolieprophylaxe

Die Antikoagulation ist die entscheidende Maßnahme, um thromboembolische Komplikationen beim Vorhofflimmern zu vermeiden und wurde ausführlich in ▶ Kap. 29.4 dargestellt.

Rhythmisierung

Das Wiederherstellen des Sinusrhythmus nennt man Kardioversion. Prinzipiell sind zwei Methoden dafür geeignet: die elektrische und die medikamentöse Kardioversion.

Merke

Es sei noch einmal daran erinnert, dass eine Kardioversion immer unter einer therapeutischen Antikoagulation erfolgen muss und dass diese mindestens für 4 Wochen fortgeführt wird, da in dieser Zeit das Risiko für eine Thromboembolie besonders hoch ist (▶ Kap. 29.4). Besteht das Vorhofflimmern länger als 48 h, so muss vor der Kardioversion eine therapeutische Antikoagulation für ≥ 3 Wochen erfolgen oder es müssen durch eine transösophageale Echokardiografie Thromben im linken Vorhof ausgeschlossen werden.

Für die Wahl des am besten geeigneten Antiarrhythmikums teilt man die Patienten in zwei Gruppen ein: Patienten ohne strukturelle Herzerkrankung und Patienten mit struktureller Herzerkrankung, wie z. B. einer KHK oder einer dilatativen Kardiomyopathie (▶ Tab. 30.3).

Merke

Das einzige Antiarrhythmikum, das zur Kardioversion bei Patienten mit struktureller Herzerkrankung erlaubt ist, ist **Amiodaron.**

Tab. 30.3 Antiarrhythmika zur Kardioversion und Rezidivprophylaxe bei Patienten mit Vorhofflimmern ohne oder mit struktureller Herzerkrankung

Strukturelle Herzerkrankung	Nein	Ja
Kardioversion	Flecainid, Propafenon, Vernakalant, Amiodaron	Amiodaron
Rezidivprophylaxe	Flecainid, Propafenon, Sotalol, Dronedaron, Amiodaron	Amiodaron

Bei Patienten, die nur gelegentlich eine symptomatische Vorhofflimmerepisode erleiden und sonst herzgesund sind, kann **Flecainid oder Propafenon als „Pill-in-the-pocket“** angewandt werden, d. h. der Patient trägt sozusagen das Antiarrhythmikum mit sich und wendet es nur an, wenn Vorhofflimmern auftritt.

Praxistipp

Antiarrhythmika werden nicht zur Kardioversion bei instabilen Patienten angewandt, denn hier ist die elektrische Kardioversion schneller erfolgreich.

Rezidivprophylaxe

Eine langfristige antiarrhythmische Therapie ist immer kritisch zu überdenken, da trotz der antiarrhythmischen Effektivität schwere Nebenwirkungen auftreten können und bei einigen Antiarrhythmika die Mortalität erhöht ist. Deshalb sollen nur Patienten mit Antiarrhythmika längerfristig behandelt werden, die durch rezidivierende Ereignisse stark symptomatisch sind.

Auch hier wird unterschieden zwischen Patienten mit oder ohne strukturelle Herzerkrankung (▶ Tab. 30.3). Es bietet sich an, das Antiarrhythmikum fortzuführen, mit dem der initiale Erfolg eintrat, z. B. mit Flecainid bei Patienten ohne strukturelle Herzerkrankung.

Bei **„Herzgesunden“** wird ansonsten **Dronedaron** empfohlen, ein Klasse-III-Antiarrhythmikum (▶ Kap. 5.4). Es darf auch bei einer linksventrikulären Hypertrophie und bei einer KHK verwendet werden, nicht jedoch bei einer Herzinsuffizienz. **Sotalol,** als β-Blocker und Kaliumkanalblocker (Klasse-II- und -III-Antiarrhythmikum) darf bei Herzgesunden und einer KHK eingesetzt werden. Ansonsten bleibt für „herzkranke" Vorhofflimmerpatienten, insbesondere bei einer Herzinsuffizienz, nur **Amiodaron** mit all seinen Nebenwirkungen übrig.

Merke

Amiodaron ist im Vergleich zu anderen Antiarrhythmika am wenigsten negativ inotrop und darf deshalb bei Herzinsuffizienz eingesetzt werden – sowohl bei chronischer als auch bei akuter.
β-Blocker werden natürlich auch bei Herzinsuffizienz eingesetzt, obwohl sie negativ inotrop sind. Aber sie sind eben prognostisch günstig im Gegensatz zu den anderen Substanzen. Sie dürfen allerdings nicht bei einer kardialen Dekompensation verwendet werden.
Ansonsten gilt: keine Klasse-I- und Klasse-IV-Antiarrhythmika bei Herzinsuffizienz, ebenfalls kein Dronedaron.

30.2.5 Sinusbradykardie, AV-Block

30.2.5.1 Definition und Ursachen

Als Sinusbradykardie beschreibt man formal eine **Sinusknotenfrequenz < 60/min.** Allerdings ist eine Frequenz zwischen 50–60/min als normal anzusehen und bei Sportlern können sogar Ruhefrequenzen um 40/min bestehen. Deshalb hängt es von den Symptomen ab, die meist erst bei Frequenzen < 40/min auftreten, ob eine Sinusbradykardie pathologisch ist und behandelt werden muss.
Beim **AV-Block** liegt eine Störung der Erregungsleitung vom Vorhof zur Kammer, also im AV-Knoten, vor. Die Ursachen können vielfältig sein, nicht selten werden bradykarde Herzrhythmusstörungen durch Medikamente hervorgerufen (β-Blocker, Verapamil), außerdem durch einen starken Vagotonus (Schädel-Hirn-Trauma) oder als Komplikation eines Herzinfarkts.

30.2.5.2 Therapie

Wirkstoffe

Akut: Atropin · Orciprenalin

Bradykarde Herzrhythmusstörungen werden durch **Herzschrittmacher** als Mittel der Wahl behandelt. Bei der Langzeittherapie spielen Pharmaka daher keine Rolle.

Nur in der Akuttherapie werden symptomatische Bradykardien mit **Atropin (erste Wahl)** oder **Orciprenalin (zweite Wahl)** behandelt, um die Zeit bis zur Schrittmacherimplantation zu überbrücken oder bis die Ursache der Bradykardie behoben bzw. abgeklungen ist (z. B. bei Herzinfarkt oder β-Blockerüberdosierung):

- Atropin (► Kap. 5.6.2) ist ein Muskarinrezeptorantagonist, der die parasympathischen Wirkungen am Sinus- und AV-Knoten aufhebt und positiv chrono- und dromotrop ist. Es hat keine Wirkung auf die Ventrikel.
- Orciprenalin (► Kap. 5.6.3) ist ein β-Mimetikum, das sowohl an β_1- als auch β_2-Rezeptoren agonistisch wirksam ist. Über die kardialen β_1-Rezeptoren steigert es die Herzfrequenz, die Erregungsleitung und die Herzkontraktilität: positiv ino-, chrono- und dromotrop.

30.2.6 Tachykardie-Bradykardie-Syndrom

30.2.6.1 Definition

Es handelt sich um eine Vorhofrhythmusstörung mit Wechsel von bradykarden Phasen (z. B. Sinusbradykardie, Sinusarrest) und tachykarden Phasen (z. B. Vorhofflimmern, Vorhofflattern) und wird dem sog. **Sick-Sinus-Syndrom** zugeordnet.

30.2.6.2 Therapie

Die Therapie ist schwierig, denn will man die Tachykardie behandeln bzw. ihr vorbeugen, z. B. mit β-Blockern, so läuft man Gefahr, die Bradykardien zu verstärken. Tachykardien können evtl. mittels Ablation behandelt werden (z. B. Vorhofflattern). Akute symptomatische Bradykardien werden, wie in ► Kap. 30.2.5 beschrieben, mit Atropin oder Orciprenalin behandelt. Gelegentlich ist auch zur Behandlung der bradykarden Phasen die Implantation eines Herzschrittmachers notwendig; danach können natürlich β-Blocker zur Therapie und Prophylaxe der tachykarden Phasen eingesetzt werden.

30.3 Ventrikuläre Herzrhythmusstörungen

30.3.1 Ventrikuläre Tachykardie

30.3.1.1 Definition und Ursachen

Charakteristischerweise liegen bei ventrikulären Tachykardien im EKG breite Kammerkomplexe vor. Je nach Frequenz sprechen wir von:

Tab. 30.4 Auswahl von Medikamenten, die zu einer Verlängerung der QT-Zeit führen können. Ausführliche Liste unter www.QTdrugs.org

Wirkstoffgruppe	Wirkstoff
Antiarrhythmika	**Sotalol, Ajmalin, Propafenon, Chinidin, Amiodaron**
Antiinfektiva	Makrolidantibiotika, Fluorchinolone, Pentamidin, Azol-Antimykotika, Mefloquin, Lumefantrin
Antidepressiva	Amitriptylin, Clomipramin, Citalopram, Trazodon
Neuroleptika	Haloperidol
Antihistaminika	Terfenadin, Astemizol, Diphenhydramin

- **ventrikulärer Tachykardie:** > 120/min
- **Kammerflattern:** 250–320/min mit konstanter Morphologie im EKG
- **Kammerflimmern:** > 320/min mit irregulären Undulationen

Eine Sonderform stellt die **Torsade-de-Pointes-Tachykardie** dar, die auch als Spitzenumkehrtachykardie bezeichnet wird, bei der der elektrische Vektor kontinuierlich wechselt. Diese Form der ventrikulären Tachykardie tritt beim angeborenen Long-QT-Syndrom auf und wird auch durch Medikamente hervorgerufen, die die QT-Zeit verlängern können, u. a. durch einige Antiarrhythmika (▶ Tab. 30.4). Deshalb ist vor und unter einer Therapie mit diesen Wirkstoffen die QT-Zeit im EKG zu bestimmen.

30.3.1.2 Therapie

Wirkstoffe

- β-Blocker · Amiodaron
- bei Digitalisintoxikation: Lidocain
- bei Torsades-de-pointes-Tachykardie: Magnesium

Ventrikuläre Tachykardien, die zur Beeinträchtigung der Hämodynamik führen, müssen sofort elektrisch kardiovertiert werden. In allen anderen Fällen kann eine Pharmakotherapie erfolgen.

Meistens kann mit einem **β-Blocker** behandelt werden, insbesondere beim Myokardinfarkt. Bei unzureichender Wirkung wird **Amiodaron** verwendet (Amiodaron nicht bei verlängerter QT-Zeit einsetzen).

Ist eine Digitalisintoxikation ursächlich für die ventrikuläre Tachykardie, wird **Lidocain** als Antiarrhythmikum bevorzugt (▶ Kap. 5.6.1).

Cave

Torsades-de-pointes-Tachykardien werden mit **Magnesium** i. v. und **Elektrokardioversion** behandelt. Kein Amiodaron oder andere Antiarrhythmika einsetzen, die die QT-Zeit verlängern.

Magnesium wirkt antiarrhythmisch u. a. durch eine membranstabilisierende Wirkung, Hemmung der Freisetzung von Noradrenalin und Adrenalin und einen gewissen kalziumantagonistischen Effekt.

Neben dieser typischen Indikation bei Torsades-de-pointes-Tachykardien wird Magnesium häufig bei vielen anderen ventrikulären Rhythmusstörungen begleitend zu anderen Antiarrhythmika oder Kardioversionen/Defibrillationen verwendet, insbesondere, wenn die Rhythmusstörungen häufig rezidivieren und die Hämodynamik beeinträchtigen.

30.3.2 Kammerflimmern

30.3.2.1 Ursachen

Kammerflimmern ist eine lebensbedrohliche ventrikuläre Tachykardie mit stark erhöhter Kammerfrequenz, sodass die mechanische Pumpfunktion des Herzens zum Erliegen kommt.

Ursachen sind u. a. akuter Myokardinfarkt, Herzinsuffizienz, Elektrolytstörungen, Vorhofflimmern, WPW-Syndrom.

30.3.2.2 Therapie

Der Patient muss sofort defibrilliert und reanimiert werden. Versagt die Defibrillation, wird Amiodaron eingesetzt.

30.4 Zu guter Letzt

Klinischer Fall

1. Sie sind in der Notaufnahme tätig, als ein junger Mann mit einer AV-Knoten-Reentry-Tachykardie (132/min, RR 120/75 mmHg) aufgenommen wird. Wie behandeln Sie ihn medikamentös?
2. Im Nachbarzimmer liegt eine junge Patientin mit Vorhofflimmern seit 4 Tagen (~ 90–100/min, RR 115/70 mmHg), bislang habe sie nie was am Herzen gehabt; sie sei überhaupt noch nie krank gewesen. Abgesehen davon, dass sie ihren Puls als unregelmäßig wahrnimmt, ist sie nicht beeinträchtigt. Sie will (muss) so schnell wie möglich wieder nach Hause, da sie die Kinder von der Schule abholen muss. Wie behandeln Sie sie medikamentös?
3. Heute ist Rhythmustag: kommt doch kurz vor Dienstschluss noch ein junger Patient in die Notaufnahme mit Vorhofflimmern (165/min, RR 105/65 mmHg), der angibt, er sei vor 5 Jahren bereits stationär gewesen, damals hätte man ein WPW festgestellt. Wie behandeln Sie ihn medikamentös?

Antworten:

1. Adenosin i. v. (schnelle Injektion in große periphere Vene).
2. Antikoagulation (z. B. niedermolekulares Heparin in therapeutischer Dosis s. c. oder Dabigatran): sofort beginnen. Frequenzkontrolle mit einem β-Blocker (z. B. Bisoprolol). Die Patientin soll am nächsten Tag beim Hausarzt die Herzfrequenz und das EKG kontrollieren lassen, ansonsten in 3–4 Wochen bei einem Kardiologen vorstellig werden für eine Kardioversion (z. B. mit Flecainid, Vernakalant oder elektrisch). Die Antikoagulation ist bis dahin sowie 4 Wochen danach fortzuführen.
3. Ajmalin i. v., ggf. Amiodaron i. v. Kein Adenosin, Digitalis, Verapamil, Diltiazem.

31

Therapie von Störungen des Wasser-, Elektrolyt- und Säure-Basen-Haushalts

31.1 Wegweiser 447

31.2 Störungen des Wasserhaushalts 447
31.2.1 Ödeme 447
31.2.2 Diabetes insipidus 450
31.2.3 Hypovolämischer Schock 450

31.3 Störungen des Elektrolyt-Haushalts 451
31.3.1 Hypokaliämie 451
31.3.2 Hyperkaliämie 452
31.3.3 Hypokalzämie 453
31.3.4 Hyperkalzämie 453
31.3.5 Hyperphosphatämie 453
31.3.6 Syndrom der inadäquaten ADH-Sekretion (SIADH) 454

31.4 Störungen des Säure-Basen-Haushalts 455
31.4.1 Alkalose 455
31.4.2 Azidose 455

31.5 Zu guter Letzt 455

IMPP-Hits

Man könnte dieses Kapitel schon als „weniger wichtiges" Kapitel für die Prüfung bezeichnen – es ist aber sicherlich nicht unwichtig, denn es gibt einige Themen, die vom IMPP gefragt wurden:

1. Behandlung der Hyperkaliämie (macht 50 % der Fragen aus)
2. Therapie der Hyperkalzämie
3. Therapie der Hyperphosphatämie und des Hyperparathyreoidismus bei Niereninsuffizienz
4. Therapie des Diabetes insipidus renalis

31.1 Wegweiser

In diesem Kapitel wird die medikamentöse Therapie von Störungen des Wasser-, Elektrolyt- und Säure-Basen-Haushalts vorgestellt. Es geht dabei immer wieder darum, wie ein „Zuviel" oder ein „Zuwenig" von z. B. Elektrolyten behandelt werden kann. Die Therapie von „Zuwenig" ergibt sich meist von selbst, z. B. dass man eine Hypokaliämie mit Kalium behandelt. Schwieriger oder komplexer ist die Behandlung von einem „Zuviel", wie z. B. zu viel Wasser, zu viel Kalium, zu viel Kalzium. Da kommen ganz unterschiedliche Wirkstoffe in Betracht. Die Wirkstoffe, die bereits in vorangestellten Kapiteln ausführlich besprochen wurden und jetzt zur Therapie von Störungen des Wasser-, Elektrolyt- und Säure-Basen-Haushalt eingesetzt werden, sind in ▶ Tab. 31.1 zusammengefasst. Das Kapitel selbst ist so gegliedert, dass zunächst die Therapie von Störungen des Wasserhaushalts erläutert wird (▶ Kap. 31.2), dann Störungen des Elektrolythaushalts (▶ Kap. 31.3) und zum Abschluss Störungen des Säure-Basen-Haushalts (▶ Kap. 31.4).

31.2 Störungen des Wasserhaushalts

31.2.1 Ödeme

31.2.1.1 Ursachen

Die Ursachen von Ödemen sind vielfältig. Sie können bedingt sein durch:

- **eine Erhöhung des hydrostatischen Drucks:** Thrombose, Herzinsuffizienz, Na^+-/H_2O-Retention bei Cushing-Syndrom, Hyperaldosteronismus

Tab. 31.1 Wirkstoffe zur Behandlung von Störungen des Wasser-, Elektrolyt- und Säure-Basen-Haushalts. Es wurden in dieser Tabelle nur die Wirkstoffe aufgelistet, die bereits in früheren Kapiteln dieses Buches vorgestellt wurden. Die Reihenfolge richtet sich dabei nach der Erstnennung in Kapitel 31.

Wirkstoff/-gruppe	Zugehörigkeit zu/bewirkt	Kapitel
Furosemid	Schleifendiuretikum	► Kap. 7.4
HCT	Thiaziddiuretikum	► Kap. 7.5
Spironolacton	Aldosteronrezeptorantagonist	► Kap. 7.6.1
Mannitol	Osmodiuretikum	► Kap. 7.2
Desmopressin	ADH-Analogon, Agonist am V_2-Rezeptor	► Kap. 8.3.4.1
Salbutamol	β_2-Mimetikum (Stimulation der zellulären K^+-Aufnahme)	► Kap. 2.4.3.1
Insulin	K^+-Aufnahme in Muskel- und Fettzellen	► Kap. 11.2
Vitamin D	Kalziumresorption ↑	► Kap. 12.4
Bisphosphonate	Hemmung der Osteoklastentätigkeit	► Kap. 12.5.2
Glukokortikoide	Vitamin-D-Antagonismus	► Kap. 9.2
Cinacalcet	Kalzimimetikum	► Kap. 12.5.8
Tolvaptan	Aquaretikum und Antagonist am Vasopressin-V_2-Rezeptor	► Kap. 8.3.4.2

- **eine Verminderung des onkotischen Drucks:** Leberzirrhose, nephrotisches Syndrom, exsudative Enteropathie
- **Kapillarwandschäden:** Allergie
- **Lymphabflussstörungen:** Lymphödem
- **Medikamente**

Merke

Folgende Medikamente können Ödeme verursachen: Glukokortikoide, NSAID, einige Antihypertensiva: α-Blocker, Antisympathotonika, Vasodilatatoren, Dihydropyridine.

31.2.1.2 Grundsätze der Therapie

Ödeme werden mit Diuretika behandelt. Dabei sollen folgende Grundsätze beachtet werden:

- Die Ausschwemmung **chronischer Ödeme** sollte **langsam** erfolgen mit einem Gewichtsverlust < 1kg/d, um die Rate der Nebenwirkungen gering zu halten. **Thiaziddiuretika** sind Mittel der ersten Wahl. Sie hemmen den Na^+/Cl^--Symporter im frühdistalen Tubulus (► Kap. 7.5). Es müssen regelmäßige **Laborkontrollen** für Elektrolyte, Harnsäure, Glukose, Lipide sowie tägliche **Gewichtskontrollen** erfolgen. Die Gesamtdosis wird üblicherweise am Morgen gegeben, um eine Nykturie zu vermeiden.
- Die Ausschwemmung **akuter Ödeme** muss schnell erfolgen und sehr effektiv sein. **Schleifendiuretika** sind daher Mittel der ersten Wahl; sie hemmen den $Na^+/K^+/2Cl^-$-Symporter im dicken aufsteigenden Ast der Henle-Schleife (► Kap. 7.4). Noch vor dem diuretischen Effekt entwickelt Furosemid seine vasodilatative Wirkung und senkt dadurch rasch Vor- und Nachlast.
- Thiazid- und Schleifendiuretika bewirken als Nebenwirkung eine **Hypokaliämie.** Bei langfristiger Anwendung reicht bei normaler Nierenfunktion ggf. eine kaliumreiche Kost (Obst) aus oder es muss mit den kaliumsparenden Diuretika Triamteren oder Amilorid (► Kap. 7.6.2) kombiniert werden bzw. Kalium substituiert werden.

- Bei **eingeschränkter Nierenfunktion** werden Thiaziddiuretika zunehmend unwirksam, dann muss auch bei chronischen Ödemen auf Schleifendiuretika umgestellt werden, wobei manchmal sehr hohe Dosen notwendig sind und die Rate der unerwünschten Wirkungen ansteigt. Alternativ kann man die sequenzielle Nephronblockade anwenden (▸ Kap. 31.2.1.3).

31.2.1.3 Sequenzielle Nephronblockade

Als sequenzielle Nephronblockade bezeichnet man die **Kombination** von einem **Schleifendiuretikum mit** einem **Thiaziddiuretikum.** Durch die Kombination mehrerer Diuretika kann man in **verschiedenen Abschnitten im Nephron** die Na^+-/H_2O-Resorption effizient hemmen, indem man eine kompensatorisch gesteigerte Resorption in einem Teil des Nephrons während einer Monotherapie verhindert.

- Niedrigere Dosen der einzelnen Präparate sind in der Kombination wirksamer und weniger gefährlich als in einer maximal ausgereizten Monotherapie.
- Die Nephronblockade ist effizient bei einer **Niereninsuffizienz,** bei der sonst hohe Dosen eines Schleifendiuretikums erforderlich wären. Durch das Thiaziddiuretikum, das allein gering bzw. unwirksam wäre, kann die Dosis des Schleifendiuretikums vermindert werden.

31.2.1.4 Forcierte Diurese

Die forcierte Diurese dient der beschleunigten renalen Ausscheidung von Toxinen (z. B. Salicylsäure, Methanol) bei Vergiftungen. Eingesetzt wird eine **Elektrolytlösung kombiniert mit einem Schleifendiuretikum** (oder Mannitol) i. v.. Wegen der Volumenbelastung darf keine forcierte Diurese bei Herzinsuffizienz, Niereninsuffizienz, Hirnödem erfolgen.

31.2.1.5 Ödeme bei chronischer Herzinsuffizienz

Die Anwendung von Diuretika bei der chronischen Herzinsuffizienz dienen der symptomatischen Behandlung (also ab NYHA II), sie haben jedoch keine prognostischen Effekte. Sie werden immer in Kombination mit den „Basismedikamenten" der Herzinsuffizienz angewandt, also ACE-Hemmer und β-Blocker (▸ Kap. 27.2.3).

Die Ödeme sollen langsam ausgeschwemmt werden. **Thiaziddiuretika** sind dafür Medikamente der **ersten Wahl,** bei unzureichender Wirkung werden sie mit einem Schleifendiuretikum kombiniert (sequenzielle Nephronblockade).

Cave

Herzinsuffiziente Patienten sind meist vorbehandelt mit ACE-Hemmern. ACE-Hemmer wirken der Entwicklung einer Hypokaliämie unter Diuretika entgegen, andererseits ist das mögliche Auftreten einer Hyperkaliämie, insbesondere bei eingeschränkter Nierenfunktion, zu beachten. Einige herzinsuffiziente Patienten sind mit einem Digitalispräparat behandelt. Eine Hypokaliämie sollte unter der Diuretikatherapie unbedingt vermieden werden, da sonst die Toxizität des Digitalisglykosids zunimmt.

31.2.1.6 Akutes Lungenödem

Bei einem akuten Lungenödem infolge einer akut dekompensierten Linksherzinsuffizienz ist eine schnelle Diurese notwendig. Deshalb stellen Schleifendiuretika die erste Wahl dar. Gegeben wird **Furosemid 40 mg i. v.,** dann wird die Dosis angepasst an die Wirkung. Weitere Maßnahmen: ▸ Kap. 27.3.2.

31.2.1.7 Aszites bei Leberzirrhose

Bei einer Leberzirrhose entwickelt sich ein sekundärer Hyperaldosteronismus. Zudem kumuliert Aldosteron, da es in der Leber nicht abgebaut werden kann. Aldosteron und die bestehende Hypoalbuminämie sind wesentliche Faktoren für die Entwicklung von Ödemen und Aszites bei einer Leberzirrhose. Behandelt wird (neben einer Na^+- und H_2O-Restriktion) deshalb mit Aldosteronrezeptorantagonisten **(Spironolacton)** mit deutlich höheren Dosierungen (bis zu 400 mg/d) als man sie von der Behandlung der chronischen Herzinsuffizienz her kennt (▸ Kap. 27.2.3.2). Sollte damit keine Wirkung erzielt werden, kann eine **Kombination mit** einem **Schleifendiuretikum** erfolgen. Ziel ist aber in jedem Fall eine milde Ödem-/Aszitesreduktion mit einer Gewichtsreduktion von < 0,5 kg/d. Bei zu starker Diurese **verschlechtern** sich:

- die **Nierenfunktion** wegen der Hypovolämie,
- die **hepatische Enzephalopathie,** da sich bei der Diuretikatherapie eine Alkalose bilden kann, unter der Ammoniak besser die Blut-Hirn-Schranke penetriert und zerebrale Symptome verursacht.

31.2.1.8 Hirnödem

Ein Hirnödem ist ein lebensbedrohliches Krankheitsbild. Deshalb muss schnell eine intravenöse Osmotherapie erfolgen mit **Mannitol** i. v.. Mannitol wirkt schnell und gut, darf aber nur bei intakter Nieren- und Herzfunktion und nur während der ersten 48 h gegeben werden, da danach eine Störung der Blut-Hirn-Schranke vorliegen kann; dann würde Mannitol ins Gewebe eindringen und eine Flüssigkeitsanreicherung im Gehirn bewirken.

Eine Alternative stellen Schleifendiuretika dar. Außerdem wird häufig Dexamethason eingesetzt. Eine Hyperventilation senkt übrigens auch den Hirndruck.

31.2.1.9 Lymphödeme

Lymphödeme stellen keine Indikation für Diuretika dar, sie werden durch lokale Therapie behandelt.

31.2.2 Diabetes insipidus

31.2.2.1 Definition

Beim Diabetes insipidus kommt es zu einer extremen Harnausscheidung (Polyurie), verbunden mit starkem Durstgefühl (Polydipsie). Es besteht die Gefahr der hypertonen Dehydratation. Ursache ist ein Mangel an antidiuretischem Hormon (ADH; Diabetes insipidus centralis) oder eine mangelhafte Wirkung des Hormons in den Nieren (Diabetes insipidus renalis). Für den Diabetes insipidus renalis kommen Gendefekte im ADH-Rezeptor oder im Aquaporin-2-Wasserkanal oder erworbene tubuläre Schädigungen, z. B. durch Vergiftungen und Medikamente, infrage.

31.2.2.2 Therapie

Wirkstoffe

- Diabetes insipidus centralis: Desmopressin
- Diabetes insipidus renalis: Thiaziddiuretika

Beim zentralen Diabetes insipidus wird der Mangel an ADH ausgeglichen durch die Gabe von ADH-Analoga. **Desmopressin** (► Kap. 8.3.4.1) wirkt als Agonist am Vasopressinrezeptor V_2, über den in der Niere die antidiuretische Wirkung erzielt wird.

Beim renalen Diabetes insipidus wirken ADH-Analoga nicht. Es werden **Thiaziddiuretika** (► Kap. 7.5) eingesetzt, was zunächst als kontraproduktiv anmutet. Es handelt sich auch tatsächlich um eine paradoxe Wirkung.

Thiaziddiuretika vermindern beim Diabetes insipidus renalis das Harnvolumen wahrscheinlich über zwei Mechanismen:

1. Durch Hemmung der Na^+-Resorption nimmt die Osmolarität des Plasmas ab, sodass der Patient weniger Durstgefühl hat und weniger trinkt. Infolge dessen nimmt die GFR ab, wodurch sich im Nephron die tubuläre Rückresorption verbessert.
2. Zudem haben Thiaziddiuretika einen Vasopressin-ähnlichen Effekt, sodass die Wasserpermeabilität in distalem Tubulus und Sammelrohren zunimmt (also mehr Wasser resorbiert werden kann).

31.2.3 Hypovolämischer Schock

Wirkstoffe

Elektrolytlösungen · Plasmaexpander · Frischplasma · Erythrozytenkonzentrate

Bei einem Volumenmangelschock, z. B. durch ausgeprägte Blutverluste, ist der Füllungsdruck in den Gefäßen und der venöse Rückstrom zum Herzen vermindert, sodass das Herzzeitvolumen abnimmt und es zum Schock kommt (formal handelt es sich beim Blutverlust um einen hämorrhagischen Schock). Die wichtigste Maßnahme bei hypovolämischem Schock ist daher die **Volumensubstitution.**

- Bei Blutverlusten < 30 % des Blutvolumens werden Plasmaexpander und Elektrolytlösungen verwendet.
- Bei Blutverlusten > 30 % (> 1,5 l Blutverlust) des Blutvolumens müssen zusätzlich **Blutkonserven** und **Frischplasma** gegeben werden, um Erythrozyten und körpereigene Proteine zu ersetzen.

31.2.3.1 Elektrolytlösungen

Elektrolytlösungen sind kristalloide Lösungen (z. B. Ringer-Lösung), die nur einen **geringen Volumeneffekt** haben (25 %), da Elektrolyte und Wasser in den interstitiellen und intrazellulären Raum abwandern und nur kurz intravasal verweilen. Deshalb werden sie bei **schwerem Volumenmangel häufig** in **Kombination mit kolloidalen Lösungen** verwendet. In den letzten Jahren erfolgt die Volumensubstitution meist zugunsten eines höheren Anteils an Elektrolytlösungen im Vergleich zu Plasmaexpandern.

31.2.3.2 Plasmaexpander

Wirkstoffe

HES · Gelatine · Albumin

Plasmaexpander sind kolloidale Plasmaersatzmittel mit einem **hohen Volumeneffekt** ($\geq$ 100 %). Sie fördern den Einstrom von extravasaler Flüssigkeit in den intravasalen Raum.

HES (Hydroxyethylstärke)

HES ist ein Polysaccharid mit gutem Volumeneffekt (100–130 %). Es verbessert die Mikrozirkulation, hemmt die Erythrozyten- und Thrombozytenaggregation. Die intravasale Verweildauer liegt bei 2–3 h; die Ausscheidung erfolgt hauptsächlich renal. Insbesondere bei wiederholter Anwendung können allergische Reaktionen auftreten.

Gelatine

Gelatinepräparate sind gut verträglich, der Volumeneffekt liegt bei ca. 100 %. Sie werden überwiegend renal ausgeschieden, die Verweildauer ist kürzer als bei HES. Gelatine hat keinen Einfluss auf die Mikrozirkulation und ist weitestgehend gerinnungsneutral. Leichte allergische Reaktionen können auftreten.

Albumin

Humanalbuminlösungen sind natürliche Kolloide, die meist aus gepooltem Plasma gewonnen werden. Die Lösungen sind frei von Antikörpern, eine Blutgruppenbestimmung ist daher nicht notwendig. Je nach Konzentration gibt es isoonkotische (5 %) und hyperonkotische Lösungen (20 %). Aus Kostengründen werden Albumine weniger zum Volumenersatz als eher zum Albuminersatz bei pathologischen Albuminverlusten oder Albuminsynthesestörungen eingesetzt. Weitere albuminhaltige Lösungen sind sog. Plasmaprotein-Lösungen, die zusätzlich auch Globuline enthalten. Sie können neben dem Ersatz von Albumin auch dem Ausgleich eines Antikörpermangels dienen. Da sie keine Hämolysine enthalten, sind sie auch ohne Blutgruppentestung zu geben.

Dextrane

Dextrane sind wegen häufiger **allergischer Reaktionen** und **Gerinnungsstörungen** (Erhöhung der Blutungsneigung) vom Markt genommen worden.

31.2.3.3 Frischplasma, Erythrozytenkonzentrate

- **Frischplasma** (Fresh-Frozen-Plasma): dient dem Ersatz von physiologischen Plasmaproteinen (Albumin) und Gerinnungsfaktoren, ersetzt kein Volumen, AB0-kompatible Transfusion notwendig (Frischplasma enthält Antikörper gegen die Blutgruppenantigene).
- **Erythrozytenkonzentrate** (EK): dienen der Substitution von Erythrozyten. Mit einer EK kann der Hb um ca. 1 g/dl angehoben werden, AB0-kompatible Transfusion notwendig.

31.3 Störungen des Elektrolyt-Haushalts

31.3.1 Hypokaliämie

31.3.1.1 Definition und Ursachen

Definition	Serum-Kalium < 3,6 mmol/l
Ursachen	u. a. Diarrhö, Erbrechen, Diuretikatherapie, Conn-Syndrom, Laxanzienabusus, Alkalose

31.3.1.2 Therapie

Wirkstoffe

KCl-Brausetabletten · KCl i. v.

Kalium sollte nach Möglichkeit oral substituiert werden, auch wenn Kaliumionen schlecht verträglich sind, da sie lokal reizende Wirkungen besitzen. Deshalb wird Kalium entweder als Retardpräparat eingenommen oder in verdünnten Lösungen als Brausetabletten.

Cave

Bei eingeschränkter Nierenfunktion besteht unter einer Kaliumtherapie die Gefahr der Hyperkaliämie, insbesondere bei i. v.-Anwendung.

Muss Kalium i. v. angewandt werden, sollte der Kaliumbedarf möglichst vorher berechnet werden, um keine Hyperkaliämie auszulösen.

Praxistipp

Zum Anheben des Kalium-Serumspiegels um **1 mmol/l** benötigt man insgesamt ca. **100 mmol K^+ i. v.** bei intakter Nierenfunktion. Auch hier gilt, die Lösung ausreichend zu verdünnen und langsam zu infundieren (ca. 10 mmol/h), da Kalium die Venen schädigt. Außerdem sind Kontrollen von EKG (Monitor) und Kaliumspiegel notwendig.

31.3.2 Hyperkaliämie

31.3.2.1 Definition und Ursachen

Definition	Serum-Kalium > 5 mmol/l
Ursachen	u. a. Niereninsuffizienz, Azidose, Morbus Addison, Hämolyse, Medikamente (z. B. bei Kombination eines ACE-Hemmers mit einem kaliumsparenden Diuretikum)

31.3.2.2 Therapie

Wirkstoffe

Kalziumglukonat · β_2-Mimetika · Insulin-Glukose-Infusion · $NaHCO_3$ · Kationenaustauscher · forcierte Diurese · Hämodialyse

Es bieten sich viele Möglichkeiten, wie man einen erhöhten Kaliumspiegel senken kann. Welche Methode man anwendet oder miteinander kombiniert hängt von der klinischen Situation und Schwere der Hyperkaliämie ab.

Lerntipp

Auf alle Fälle sind die in ► Tab. 31.2 genannten Maßnahmen ein IMPP-Renner – davon abgesehen auch in der Klinik wichtig: Ein Patient mit einer gefährlichen Hyperkaliämie kann auf jeder Station liegen und man sollte dann schnell ein paar Maßnahmen parat haben.

Tab. 31.2 Maßnahmen zur Behandlung einer Hyperkaliämie

Therapie mit	Wirkmechanismus
Kalziumglukonat i. v.	beseitigt die kardiotoxischen und neuromuskulären Wirkungen von Kalium als funktioneller Antagonist
β_2-Mimetika (Salbutamol) p. i., i. v.	Stimulation der zellulären K^+-Aufnahme (Cave: Tachykardiegefahr)
Glukose und Insulin i. v.	Insulin fördert die K^+-Aufnahme in Muskel- und Fettzellen
$NaHCO_3$ (Natriumbikarbonat) i. v.	zum Ausgleich einer gleichzeitig bestehenden Azidose
Kationenaustauscher (z. B. Natriumpolystyrol-Sulfonat = Resonium®) p. o.	intestinaler Austausch von Na^+ gegen K^+, Gabe p. o., langsamer Wirkungseintritt
Forcierte Diurese: 0,9-prozentige NaCl-Lösung + Furosemid i. v.	Steigerung der renalen K^+-Ausscheidung
Hämodialyse	Ultima Ratio, wenn andere Maßnahmen nicht ausreichen

- Am schnellsten – quasi sofort – hebt **Kalzium** als funktioneller Antagonist die Wirkung von Kalium auf. Die Wirkung hält aber auch nur ca. 30 min an, und vor allem ändert sich dadurch nichts am Kaliumspiegel.
- **β_2-Mimetika** (p. i. oder i. v.), **Glukose/Insulin i. v.** und bei Vorliegen einer Azidose **Natriumbikarbonat** verschieben Kalium aus dem Extra- in den Intrazellularraum. Der Gesamtkaliumgehalt bleibt aber gleich. Bei Natriumbikarbonat ist zudem bei Herzinsuffizienz und Volumenbelastung der Natriumgehalt problematisch.
- Die Elimination von Kalium kann über **Furosemid und Kationenaustauscher** erfolgen. Insbesondere bei Letzterem ist die Wirkung verzögert und der Natriumgehalt hoch. Die Hämodialyse kann dann – insofern die entsprechenden Katheter gelegt sind und die Maschine startklar gemacht ist – sofort und sehr effektiv den Kaliumspiegel senken.

Tab. 31.3 Pharmaka, die eine Hyperkaliämie oder Hypokaliämie als unerwünschte Wirkung hervorrufen können

Hyperkaliämie	Hypokaliämie
• Aldosteronrezeptorantagonisten (► Kap. 7.6.1) • kaliumsparende Diuretika (► Kap. 7.6.2) • ACE-Hemmer (► Kap. 3.3) • Angiotensin-II-Rezeptorantagonisten (► Kap. 3.4) • Renin-Inhibitoren (► Kap. 3.5) • Suxamethonium (► Kap. 17.4.2)	• Schleifendiuretika (► Kap. 7.4) • Thiaziddiuretika (► Kap. 7.5) • β_2-Mimetika (► Kap. 2.4.2.3) • Insulin (► Kap. 11.2) • Glukokortikoide (► Kap. 9.2) • Laxanzien (► Kap. 15.5)

Zur Erinnerung sind in ► Tab. 31.3 noch einmal wichtige Medikamente aufgezählt, die als Nebenwirkung eine Hyperkaliämie oder Hypokaliämie verursachen.

31.3.3 Hypokalzämie

31.3.3.1 Definition und Ursachen

Definition	Gesamtkalzium im Serum < 2,2 mmol/l
Ursachen	u. a. Malabsorptionssyndrom, Niereninsuffizienz, Hypoparathyreoidismus, akute Pankreatitis

31.3.3.2 Therapie

Wirkstoffe

- **Vitamin D · kalziumreiche Diät** (Milchprodukte) · Ca^{2+}-Tabletten
- **Ca^{2+} i. v.:** akut bei hypokalzämischer Tetanie

Da einer Hypokalzämie häufig ein Vitamin-D-Mangel (z. B. bei Niereninsuffizienz, Malabsorptionssyndrom) zugrunde liegt, wird mit Vitamin D behandelt (► Kap. 12.4). Ist das nicht ausreichend oder nicht ursächlich, wird ein Kalziummangel durch eine kalziumreiche Kost ausgeglichen bzw. durch Kalziumtabletten (z. B. als Kalziumkarbonat, Kalziumlaktat). Bei intravenöser Injektion verursacht Kalzium einen Blutdruckabfall und Herzrhythmusstörungen. Dementsprechend muss die Injektion langsam erfolgen.

31.3.4 Hyperkalzämie

31.3.4.1 Definition und Ursachen

Definition	Gesamtkalzium im Serum > 2,7 mmol/l
Ursachen	u. a. Malignome, Hyperparathyreoidismus, Vitamin-D-Intoxikation

31.3.4.2 Therapie

Wirkstoffe

Forcierte Diurese · Hämodialyse · bei Malignomen: Bisphosphonate · bei Vitamin-D-Intoxikation: Glukokortikoide

Es gibt zwei Therapieansätze: Volumengabe zur Verdünnung der Kalziumplasmakonzentration und Steigerung der renalen Ausscheidung. Beides wird durch die forcierte Diurese mit 0,9-prozentiger NaCl-Lösung + **Furosemid** erreicht, denn Schleifendiuretika steigern die Kalziumausscheidung.

Cave

Thiaziddiuretika hemmen die Kalziumausscheidung und sind bei einer Hyperkalzämie kontraindiziert.

Glukokortikoide steigern ebenfalls die Kalziumausscheidung und hemmen die Kalziumresorption im Darm, sie haben also einen Vitamin-D-antagonistischen Effekt. Deshalb werden sie bei Vitamin-D-Intoxikationen eingesetzt. Bei Malignomen hingegen verwendet man **Bisphosphonate.** Ansonsten hilft zum Entfernen von Kalzium die Hämodialyse.

31.3.5 Hyperphosphatämie

31.3.5.1 Definition und Ursachen

Definition	Serum-Phosphor > 1,3 mmol/l
Ursachen	chronische Niereninsuffizienz

Erhöhte Phosphatspiegel werden bei Niereninsuffizienz mit einer deutlich erhöhten kardiovaskulären Sterblichkeit in Zusammenhang gebracht, da Phosphor endotheltoxisch ist und die Verkalkung von Gefäßen und Herzklappen fördert.

31.3.5.2 Therapie

Wirkstoffe

Diätetische Phosphatrestriktion · Phosphatbinder · Cinacalcet

Die diätetische Phosphatrestriktion wird dadurch limitiert, dass es bei streng phosphatarmer Kost gleichzeitig zum Eiweißmangel kommt. Deshalb sind meist ergänzende medikamentöse Maßnahmen zur Senkung des Phosphatspiegels notwendig. Die alleinige Gabe von Vitamin D behandelt zwar gut den sekundären Hyperparathyreoidismus, da jedoch Vitamin D die intestinale Kalzium- und Phosphatresorption erhöht, begünstigt es die Hyperphosphatämie mit all ihren Konsequenzen.

Phosphatbinder

Wirkstoffe

Kalziumkarbonat · Kalziumacetat · Sevelamer · Lanthankarbonat

Erste Wahl bei der medikamentösen Behandlung der Hyperphosphatämie bei Niereninsuffizienz stellen Phosphatbinder dar. Das Wirkprinzip der verschiedenen Phosphatbinder ist ähnlich: Sie bilden im Gastrointestinaltrakt mit den Nahrungsphosphaten schwerlösliche Salze aus (z. B. Kalziumphosphat), die fäkal ausgeschieden werden und vermindern somit die intestinale Phosphatresorption. Alle Phosphatbinder müssen mit der Nahrung eingenommen werden und zwar, was die Dosierung angeht, in Relation zum Phosphatgehalt des Essens, um möglichst effektiv zu wirken.

Bevorzugt wird **Kalziumacetat** als Phosphatbinder eingesetzt, da es eine geringere Kalziumbelastung als Kalziumkarbonat verursacht. Nichtsdestotrotz kann auch unter Kalziumacetat eine Hyperkalzämie auftreten, insbesondere, wenn es mit Vitamin D kombiniert wird.

Deshalb gibt es mittlerweile kalziumfreie Phosphatbinder. **Sevelamer** ist ein metallfreies Polymer, das negativ geladene Ionen wie Phosphat bindet, sodass Phosphat nicht mehr zur Resorption aus dem Magen-Darm-Trakt zur Verfügung steht. Allerdings ist Sevelamer ein eher schwacher Phosphatbinder.

Ein sehr starker kalziumfreier Phosphatbinder ist **Lanthankarbonat,** das jedoch zu einem geringen Anteil selbst resorbiert wird und für das es unzureichende Langzeiterfahrungen gibt (fragliche Aufnahme von Lanthan in den Knochen).

Cave

Der früher gebräuchliche Phosphatbinder Aluminiumhydroxid soll möglichst nicht mehr eingesetzt werden, da er insbesondere bei Niereninsuffizienz zur Aluminiumbelastung führt und eine Enzephalopathie verursachen kann.

Cinacalcet

Wenn mit den genannten Maßnahmen und mit einer Dialyse kein ausreichender Erfolg erzielt wird, kann das **Kalzimimetikum** Cinacalcet (▶ Kap. 12.5.8) eingesetzt werden, das die PTH-Sekretion hemmt. In der Folge nehmen der Knochenabbau und somit die Phosphatmobilisation aus dem Knochen ab, sodass der Phosphatspiegel abfällt. Cinacalcet darf zur Behandlung des sekundären Hyperparathyreoidismus aber **nur bei dialysepflichtiger terminaler Niereninsuffizienz** angewandt werden, nicht in besseren Stadien der Niereninsuffizienz: Bei noch vorhandener (aber eingeschränkter) Nierenfunktion kann Cinacalcet den Phosphorspiegel sogar erhöhen, indem es die renale Phosphatclearance vermindert.

31.3.6 Syndrom der inadäquaten ADH-Sekretion (SIADH)

31.3.6.1 Definition und Ursachen

Definition	Verdünnungshyponatriämie (Serum-Natrium < 135 mmol/l) infolge erhöhter Sekretion von ADH (= Vasopressin)
Ursachen	z. B. paraneoplastisch, medikamentös (u. a. Antidepressiva, Antiepileptika)

31.3.6.2 Therapie

Wirkstoffe

Kausal · Flüssigkeitsrestriktion · Tolvaptan

Eine Hyponatriämie wird möglichst kausal behandelt. Bei der Verdünnungshyponatriämie hilft zudem eine Flüssigkeitsrestriktion. **Tolvaptan** (▶ Kap.

8.3.4.2) ist ein Aquaretikum und Antagonist am Vasopressin-V_2-Rezeptor, über den die ADH-bedingte Wasserresorption in der Niere gehemmt wird. Tolvaptan bewirkt also eine Wasserdiurese, beeinflusst dabei aber im Gegensatz zu den Diuretika nicht die Elektrolytausscheidung.

31.4 Störungen des Säure-Basen-Haushalts

31.4.1 Alkalose

31.4.1.1 Definition und Ursachen

Definition	pH > 7,45
Ursachen	• **respiratorisch:** Hyperventilation • **metabolisch:** Diuretikatherapie, Erbrechen, Conn-Syndrom, häufig einhergehend mit einer Hypokaliämie

31.4.1.2 Therapie

Wirkstoffe

Sedation · NaCl- und KCl-Lösung

Die **respiratorische** Alkalose, die durch Hyperventilation verursacht wird, behandelt man mit Beruhigung, Sedation, Rückatmung in eine Tüte.
Bei der **metabolischen** Alkalose wird der Flüssigkeitsverlust mit 0,9-prozentiger **NaCl**-Lösung behandelt, eine Hypokaliämie (und damit auch eine Alkalose) durch **KCl**-Lösung ausgeglichen. Selten sind azidifizierende Lösungen wie Arginin-, Lysin- oder Ammoniumchlorid notwendig. Wichtig ist die Kontrolle des K^+-Spiegels während der Therapie, damit sich keine Hyperkaliämie entwickelt.

31.4.2 Azidose

31.4.2.1 Definition und Ursachen

Definition	pH < 7,37
Ursachen	• **respiratorisch:** Hypoventilation bei respiratorischer Insuffizienz • **metabolisch:** diabetisches Koma, Schock, Niereninsuffizienz, Intoxikation mit Alkohol, Salizylaten, Methanol, Metformin

31.4.2.2 Therapie

Wirkstoffe

Beatmung · 8,4-prozentige $NaHCO_3$-Lösung

Ein Patient mit **respiratorischer** Azidose durch Hypoventilation muss beatmet werden.
Eine **metabolische** Azidose behandelt man durch Alkalisierung mit 8,4-prozentiger $NaHCO_3$-Lösung. Der Bedarf errechnet sich aus folgender Formel:

$$NaHCO_3 \text{ (mmol)} = \text{negativer Base Excess} \times \text{kg KG}/3$$

Davon wird zunächst die Hälfte substituiert. Wichtig ist die Kontrolle des Kaliumspiegels, damit sich keine Hypokaliämie entwickelt.

Weitere alkalisierende Lösungen sind Na^+-Laktat, Na^+-Zitrat und Trometamol (TRIS). Jedoch ist Vorsicht geboten, da z. B. Laktat bei Schock oder diabetischem Koma nicht metabolisiert wird und sich anreichert.

31.5 Zu guter Letzt

Klinischer Fall

1. Ein herzinsuffizienter Patient mit ausgeprägten Beinödemen wird mit Herzrhythmusstörungen in die Notaufnahme aufgenommen. Im Labor fällt eine Hyperkaliämie von 7,5 mmol/l auf. Was könnte die Ursache sein? Was machen Sie?
2. Nach der Akutbehandlung wird klar, dass bei dem Patienten eine chronische Niereninsuffizienz vorliegt, die bereits zu einer Hyperphosphatämie geführt hat. Welche Maßnahmen würden Sie zunächst ergreifen, um den Phosphatspiegel zu senken?

Antworten:

1. Ursache: Herzinsuffizienztherapie z. B. mit ACE-Hemmer ± Aldosteronrezeptorantagonist ± Verschlechterung der Nierenfunktion: fördert alles eine Hyperkaliämie. Therapie: Kalziumglukonat i. v., Insulin-Glukose-Infusion, Furosemid i. v. (wegen der Überwässerung wurde nur Furosemid als Bolus gegeben, ohne zusätzliches großzügiges Volumen), Salbutamol i. v., Natriumbikarbonat i. v., Kationenaustauscher p. o., Hämodialyse.
2. Zunächst: Phosphatrestriktion bei der Ernährung, Phosphatbinder (wenn keine Hyperkalzämie vorliegt: Kalziumacetat, ansonsten z. B. Sevelamer).

32 Therapie von Anämien

32.1	Wegweiser	457
32.2	Eisenmangelanämie	457
32.2.1	Ursachen	457
32.2.2	Therapie	457
32.3	Perniziöse Anämie	458
32.3.1	Ursachen	458
32.3.2	Therapie	459
32.4	Folsäuremangelanämie	459
32.4.1	Ursachen	459
32.4.2	Therapie	459
32.5	Renale Anämie	459
32.5.1	Ursachen	459
32.5.2	Therapie	459
32.6	Zu guter Letzt	459

IMPP-Hits

Pharmakologische Prüfungsfragen zu Anämien sind eine absolute Rarität und widmeten sich bisher der Eisensubstitution bei Blutungsanämie.

32.1 Wegweiser

In diesem Kapitel wird die Pharmakotherapie verschiedener Anämieformen vorgestellt. Per definitionem liegt eine Anämie vor, wenn der Hämoglobinwert beim Mann < 13 g/dl und bei der Frau < 12 g/dl beträgt, also die Normwerte unterschritten sind. Andere Definitionen sprechen von einer Anämie erst bei einem Hb-Wert < 11 g/dl; als transfusionsrelevante kritische Grenze wird häufig ein Wert < 8 g/dl angesehen, aber auch dieser Wert ist patientenabhängig.

Im Prinzip wird bei allen Anämieformen das, was fehlt ersetzt. Also bei der Eisenmangelanämie (► Kap. 32.2) wird mit Eisen behandelt, die perniziöse Anämie mit Vitamin B_{12} (► Kap. 32.3), die Folsäuremangelanämie (► Kap. 32.4) mit Folsäure und die renale Anämie (► Kap. 32.5) mit Erythropoetin. Insofern ist dieses Kapitel schon fast selbsterklärend. Nichtsdestotrotz muss bei der Therapie mit den verschiedenen Wirkstoffen einiges beachtet werden, was nachfolgend erläutert wird.

32.2 Eisenmangelanämie

32.2.1 Ursachen

Die Eisenmangelanämie ist die häufigste Anämieform. Es handelt sich um eine hypochrome, mikrozytäre Anämie. Ursachen sind chronische Blutungen (80 % der Ursachen), erhöhter Eisenbedarf, mangelhafte Eisenzufuhr und -resorption.

32.2.2 Therapie

Wirkstoffe

Fe^{2+} p. o. · Fe^{3+} i. v.

Die sicherste Methode zur Behandlung ist, Eisen oral zu verabreichen, da der Eisenbestand im Körper lediglich über die Eisenresorption reguliert wird. Die Eisenausscheidung kann nicht gesteigert werden.

32.2.2.1 Fe^{2+} p.o.

Bei der **oralen Eisenzufuhr** besteht bei intakten Regulationsmechanismen keine Gefahr der Eisenüberladung.
Zweiwertiges Eisen (Fe^{2+}) wird besser resorbiert als dreiwertiges Eisen (Fe^{3+}). Deshalb werden bei der oralen Therapie **Eisen(II)-Salze** (z. B. Fe-II-Sulfat) verwendet und oft mit **Vitamin C** als Antioxidans kombiniert, da Vitamin C die Oxidation zu Fe^{3+} verhindert.

Die Resorption ist am besten **bei nüchternem Magen** – die Verträglichkeit jedoch nicht. Sollten gastrointestinale Beschwerden auftreten, können die Eisenpräparate auch mit den Mahlzeiten eingenommen werden.

> **Merke**
>
> Die Eisenresorption wird vermindert durch: **Antazida, Milch, Antibiotika** (Tetrazykline, Gyrasehemmer).

An unerwünschten Wirkungen tritt unter eine Eisentherapie eine harmlose Dunkelfärbung des Stuhls auf. Außerdem können gastrointestinale Beschwerden vorkommen.

32.2.2.2 Fe^{3+} i.v.

Die **parenterale Eisentherapie** birgt die Gefahr der Eisenüberladung und wird daher nur verwendet, wenn eine orale Eisensubstitution nicht möglich ist.
Im Blut wird Eisen als dreiwertiges Eisen (Fe^{3+}) an **Transferrin** gebunden. Deshalb muss die **parenterale Therapie** mit **dreiwertigem Eisen** erfolgen. Es ist sinnvoll, den Eisenbedarf nach folgender Formel zu berechnen, um eine Eisenüberladung zu vermeiden:

$$\text{Benötigte Eisenmenge (mg)} = \text{Körpergewicht (kg)} \times \text{Hb (g/dl)} \times 3{,}5$$

Hämosiderose (Eisenüberladung)

Eine Eisenüberladung kann zwar durch eine unangemessen hohe Eisensubstitution bedingt sein, häufiger steckt aber die parenterale Zufuhr von Eisen bei regelmäßigen Bluttransfusionen dahinter. Weitere Ursachen können hereditäre Hämochromatosen oder Anämien mit ineffektiver Erythropoese sein. Bei einer Eisenüberladung kommt Eisen nicht transferringebunden vor und ist in dieser Form toxisch, insbesondere für Herz, Leber und endokrine Organe (Pankreas, Hypophyse, Schilddrüse, Nebenschilddrüse, Gonaden). Zur Eisenelimination können Eisenchelatoren verwendet werden:

- **Deferoxamin** bildet Komplexe mit dreiwertigen Ionen (Fe^{3+} und Al^{3+}; weniger mit zweiwertigen Ionen wie Fe^{2+}, Cu^{2+}, Ca^{2+}). Es bindet freies Eisen sowohl im Plasma als auch in Zellen. Die Komplexe im Plasma werden dann renal ausgeschieden. Intrahepatisch gebildete Komplexe werden fäkal ausgeschieden. Gefürchtete Nebenwirkungen sind **Innenohrschäden und Visusverlust,** weshalb regelmäßige Kontrollen beim Ohren- und Augenarzt erfolgen müssen. Deferoxamin kann **nur parenteral** angewandt werden (z. B. als langsame subkutane Infusion über eine Infusionspumpe).
- Oral anwendbar sind die Eisenchelatoren **Deferipron** (gefährliche Nebenwirkung: Neutropenie bis hin zur Agranulozytose; wöchentliche Kontrolle des Differenzialblutbilds), das allerdings nur zur Behandlung der Eisenüberlast bei Patienten mit Thalassaemia major als zweite Wahl nach Deferoxamin zugelassen ist und **Deferasirox** (Nebenwirkung: nephrotoxisch), ebenfalls als zweite Wahl nach Deferoxamin zur Anwendung insbesondere bei Thalassaemia major.

32.3 Perniziöse Anämie

32.3.1 Ursachen

Bei der perniziösen Anämie handelt es sich um eine hyperchrome, makrozytäre Anämie, die durch eine **verminderte Resorption von Vitamin B_{12}** aufgrund von Autoantikörpern gegen den Intrinsic-Faktor und gegen Parietalzellen des Magens bedingt ist. Neben der Anämie kommt es zu neurologischen Symptomen (funikuläre Myelose), bedingt durch die verminderte Myelinbildung bei Vitamin-B_{12}-Mangel.
Vitamin B_{12} zeichnet sich durch eine sehr lange Halbwertszeit von 1 Jahr aus. Es wird im Körper gespeichert, insbesondere in der Leber. Die Ausscheidung erfolgt über die Galle mit Rückresorption über den enterohepatischen Kreislauf. Der tägliche Verbrauch liegt bei 1 µg.
Wird einem gesunden Organismus jegliche Vitamin-B_{12}-Zufuhr entzogen, braucht es einen Zeitraum von 3–5 Jahren, bis kritische Werte erreicht werden, die einen Vitaminmangelzustand anzeigen.

32.3.2 Therapie

Wirkstoffe

Vitamin B_{12} i. m.

Die Initialtherapie der perniziösen Anämie erfolgt parenteral mit Vitamin-B_{12}-Präparaten, z. B. als **Hydroxocobalamin** oder **Cyanocobalamin** i. m. Die Dauerbehandlung nach Rekompensation kann dann entweder weiter parenteral oder auch oral mit Cyanocobalamin erfolgen. Die orale Therapie ist bei der perniziösen Anämie nur deshalb möglich, weil ein sehr geringer Anteil (1–3 %) durch passive Diffusion über den Magen-Darm-Trakt in das Blut gelangt – sozusagen unabhängig vom Intrinsic-Faktor. Werden also 100 µg oral zugeführt und davon 1 % (1 µg) durch passive Diffusion aufgenommen, so kann der tägliche Bedarf auch unabhängig vom Intrinsic-Faktor durch eine orale Therapie gedeckt werden. Üblicherweise werden sogar 300-µg-Tabletten zur täglichen Anwendung eingesetzt. Damit wird aber auch verständlich, dass nur die Erhaltungstherapie oral erfolgen kann; das Auffüllen der Speicher muss parenteral erfolgen.

32.4 Folsäuremangelanämie

32.4.1 Ursachen

Die Folsäuremangelanämie ist eine hyperchrome, makrozytäre Anämie, aber im Gegensatz zur perniziösen Anämie ohne neurologische Beschwerden. Ursachen sind meist eine mangelhafte Zufuhr (Alkoholiker) oder Resorption, ein erhöhter Bedarf (Schwangerschaft) oder die Therapie mit Folsäureantagonisten (▸ Kap. 24.6.1)

32.4.2 Therapie

Wirkstoffe

Folsäure p. o.

Folsäure wird p. o. substituiert.

Merke

Folsäure kann zwar auch die Anämie bei Vitamin-B_{12}-Mangel bessern, nicht jedoch die neurologischen Symptome. Deshalb muss eine perniziöse Anämie immer mit Vitamin B_{12} behandelt werden.

32.5 Renale Anämie

32.5.1 Ursachen

Es handelt sich bei der renalen Anämie um eine normochrome Anämie, die durch einen **Mangel an Erythropoetin** (EPO) bei einer Niereninsuffizienz bedingt ist. EPO wird von der Niere in Abhängigkeit von der Sauerstoffsättigung des Gewebes gebildet und bindet an EPO-Rezeptoren auf erythroiden Vorläuferzellen im Knochenmark, über die die Erythropoese gesteigert wird.

32.5.2 Therapie

Wirkstoffe

Epoetin · Darbepoetin

Zur Therapie wird endogenes EPO ersetzt durch gentechnisch hergestelltes Erythropoetin. Die Substanzen müssen parenteral substituiert werden (i. v., s. c.). Neben der renalen Anämie werden Epoetin und Darbepoetin bei einer Tumoranämie eingesetzt, wenn ein erhöhter Transfusionsbedarf besteht. Nebenwirkungen sind arterielle Hypertonie, Thrombozytose und thromboembolische Ereignisse.

32.6 Zu guter Letzt

Klinischer Fall

1. Ein Patient mit einer perniziösen Anämie soll von Ihnen behandelt werden. Wie gehen Sie vor?
2. Warum wird die Eisenmangeltherapie bevorzugt oral mit zweiwertigem Eisen behandelt?

Antworten:

1. Zunächst bis zum Auffüllen der Speicher parenterale Behandlung mit Vitamin B_{12}. Dann zur Dauertherapie parenterale oder orale Gabe von Vitamin B_{12}.
2. Orale Therapie bevorzugt, da der Eisenspiegel nur über die Resorption aus dem Gastrointestinaltrakt vom Körper reguliert werden kann und auf diese Weise eine Eisenüberladung vermieden wird. Zweiwertiges Eisen, da es besser resorbiert wird als dreiwertiges Eisen. Um die Oxidation zu Fe^{3+} zu verhindert, wird es meist mit Vitamin C kombiniert.

33

Therapie von Atemwegserkrankungen

33.1	**Wegweiser**	461
33.2	**Asthma bronchiale**	461
33.2.1	Definition	461
33.2.2	Einteilung	462
33.2.3	Therapieprinzip	463
33.2.4	Bedarfsmedikation (Reliever)	463
33.2.5	Dauermedikation (Controller)	465
33.2.6	Schwerer Asthmaanfall	466
33.2.7	Verbotene Medikamente	466
33.3	**Allergische Rhinitis**	466
33.3.1	Definition	466
33.3.2	Therapieprinzip	466
33.4	**COPD**	467
33.4.1	Definition	467
33.4.2	Einteilung	467
33.4.3	Therapieprinzip	468
33.4.4	Bedarfsmedikation (Reliever)	468
33.4.5	Dauermedikation (Controller)	469
33.4.6	Akute Exazerbation bei COPD	470
33.5	**Zu guter Letzt**	470

IMPP-Hits

Die Therapie der Atemwegserkrankungen – insbesondere Asthma bronchiale – sind ein beliebtes Thema des IMPP. In den letzten Jahren wurden in abnehmender Häufigkeit Fragen gestellt:

1. zur Asthmatherapie (gern war der Stufenplan gefragt, was ist Bedarfsmedikation, welche Medikamente darf ein Asthmatiker nicht erhalten)
2. zur Therapie des schweren Asthmaanfalls
3. zur COPD (machte aber nur ca. 10 % der Fragen aus und war ausschließlich mit der Therapie der Exazerbation beschäftigt).

33.1 Wegweiser

Nachdem in ► Kap. 14 bereits die Wirkstoffe zur Therapie von Lungenerkrankungen zusammengefasst wurden, wird nun ihre Anwendung bei den beiden obstruktiven Lungenerkrankungen Asthma bronchiale (► Kap. 33.2) und COPD (► Kap. 33.4) beschrieben. Zwischen diesen beiden Themen ist aus didaktischen Gründen die Therapie der allergischen Rhinitis eingebaut (► Kap. 33.3) – sozusagen zum wortwörtlichen Verschnaufen, falls die Nase nicht allergisch verstopft ist. Nachfolgend sind in der ► Tab. 33.1 alle Wirkstoffe aufgelistet, denen Sie in diesem Kapitel begegnen.

33.2 Asthma bronchiale

33.2.1 Definition

Als Asthma bronchiale bezeichnet man ein anfallsartiges Auftreten von Atemnot durch reversible Obstruktion der Bronchialwege infolge von Entzündung und Hyperreaktivität. Es ist gekennzeichnet durch die Trias: **Bronchospasmus, Dyskrinie, Schleimhautschwellung.** Man unterscheidet:

Tab. 33.1 Wirkstoffklassen mit dazugehörigen Wirkstoffen und Wirkung, die der Therapie von Lungenerkrankungen dienen

Wirkstoffklasse	Wirkstoffe	Wirkung	Kapitel
SABA, RABA	Fenoterol, Salbutamol, Terbutalin	β_2-Mimetikum: Bronchodilatation	► Kap. 14.2.1
SABA	Reproterol		
LABA, RABA	Formoterol		
LABA	Salmeterol		
SAAC	Ipratropium	Anticholinergikum: Bronchodilatation	► Kap. 14.2.2
LAAC	Aclidinium, Tiotropium		
Glukokortikoid lokal	Beclometason, Budesonid, Ciclesonid, Fluticason, Mometason	antiinflammatorisch, antiallergisch	► Kap. 9.2, ► Kap. 14.3.1
Glukokortikoid systemisch	Prednisolon		
Xanthinderivat	Theophyllin	Bronchodilatation	► Kap. 14.2.3
Antileukotrien	Montelukast	antiinflammatorisch, antiobstruktiv	► Kap. 14.3.3
Mastzellstabilisator	Cromoglicinsäure	antiinflammatorisch, antiallergisch	► Kap. 14.3.2
Phosphodiesterase-4-Hemmer	Roflumilast	antiinflammatorisch	► Kap. 14.3.5
Antihistaminikum	Cetirizin	antiallergisch	► Kap. 10.2.2
α-Mimetikum	Oxymetazolin, Xylometazolin	Vasokonstriktion (Schleimhautabschwellung)	► Kap. 2.4.2.2
Indirektes Sympathomimetikum	Ephedrin	Vasokonstriktion (Schleimhautabschwellung)	► Kap. 2.4.3
Mukopharmakon	Ambroxol, Bromhexin, N-Acetylcystein	Sekretverdünnung	► Kap. 33.4.4.3
Antibiotika	Amoxicillin, Cefepim, Ceftazidim, Imipenem, Meropenem, Piperacillin	β-Lactame	► Kap. 23.2.2
	Ciprofloxacin, Levofloxacin, Moxifloxacin	Fluorchinolone	► Kap. 23.2.15
	Doxycyclin	Tetrazyklin	► Kap. 23.2.10

Abkürzungen: SABA: short-acting beta-agonist, RABA: rapid-acting beta-agonist, LABA: long-acting beta-agonist, SAAC: short-acting anticholinergic agent, LAAC: long-acting anticholinergic agent.

- **allergisches Asthma (extrinsisch):** IgE-vermittelt
- **nichtallergisches Asthma (intrinsisch):** bedingt durch Infektionen, chemisch-physikalische Inhalationsreize etc.

Als auslösende Faktoren kommen u. a. Antigenkontakt, Inhalationsreize, Anstrengung, respiratorische Infekte, kalte Luft, Medikamente (β-Blocker, ASS) infrage.

33.2.2 Einteilung

Bisher wurde Asthma in vier Schweregrade klassifiziert, abhängig von Symptomen und dem exspira-

Tab. 33.2 Grade der Asthmakontrolle für Erwachsene

Kriterium	Kontrolliertes Asthma (alle Kriterien erfüllt)	Teilweise kontrolliertes Asthma (ein bis zwei Kriterien innerhalb einer Woche erfüllt)	Unkontrolliertes Asthma
Symptome tagsüber	keine (≤ 2× pro Woche)	> 2× pro Woche	≥ 3 Kriterien des „teilweise kontrollierten Asthmas" innerhalb einer Woche erfüllt
Einschränkung von Aktivitäten im Alltag	nein	ja	
Nächtliche/s Symptome/Erwachen	nein	ja	
Einsatz einer Bedarfsmedikation/Notfallbehandlung	≤ 2× pro Woche	> 2× pro Woche	
Lungenfunktion (PEF oder FEV_1)	normal	< 80 % des Sollwerts (FEV_1) oder des persönlichen Bestwerts (PEF)	
Exazerbation	nein	eine oder mehrere pro Jahr	eine pro Woche

Nach der Nationalen Versorgungsleitlinie „Asthma beim Erwachsenen", Kitteltaschenversion, 2011. Die Angaben beziehen sich auf eine beliebige Woche in den letzten 4 Wochen. Als Exazerbation bezeichnet man eine Zunahme von Dyspnoe, Husten, obstruktiven Atemgeräuschen und/oder Brustenge einhergehend mit einem Abfall von PEF oder FEV_1.

torischen Spitzenfluss (PEF). Diese Einteilung ist jedoch nur bei Patienten sinnvoll, die bisher keine Therapie erhielten. Die neue Beurteilung berücksichtigt das Ansprechen auf die Therapie und ist damit für die Verlaufskontrolle besser geeignet (▸ Tab. 33.2).

33.2.3 Therapieprinzip

Wenn möglich, sollte natürlich eine kausale Therapie erfolgen, d. h. die auslösenden Faktoren sollten gemieden werden. Bei allergisch bedingtem Asthma kann ggf. eine Hyposensibilisierung erfolgen.

Die Pharmakotherapie erfolgt stadiengerecht. Und jetzt wird es erst einmal verwirrend. Während die Schweregrade der Erkrankung in drei Stufen eingeteilt sind, gibt es für die **Therapie fünf Stufen** (▸ Abb. 33.1). Die Therapiestufen entsprechen also nicht dem Asthmaschweregrad. Die Zuordnung des Patienten erfolgt vielmehr anhand des aktuellen Grads der Asthmakontrolle:

- Bisher unbehandelte Patienten mit teilweise kontrolliertem Asthma werden auf Stufe 2 behandelt, mit unkontrolliertem Asthma mindestens auf Stufe 3.
- Bei behandelten Patienten richtet man sich nach dem aktuellen Grad der Asthmakontrolle und geht bei teilweise kontrolliertem bzw. unkontrolliertem Zustand eine oder zwei Stufen höher. Bei kontrolliertem Asthma kann man die Stufe reduzieren.

Abgesehen von den Stufen wird die Pharmakotherapie unterschieden in:

- **Bedarfsmedikation (Reliever)** und
- **Dauermedikation (Controller).**

Die Bedarfsmedikation gibt es auf jeder Stufe zur Akutbehandlung von Symptomen und ist akutbroncholytisch. Die Dauermedikation wird ab Stufe 2 eingesetzt und ist antiinflammatorisch ausgerichtet.

33.2.4 Bedarfsmedikation (Reliever)

Wirkstoffe

RABA: Fenoterol · Salbutamol · Terbutalin · Formoterol

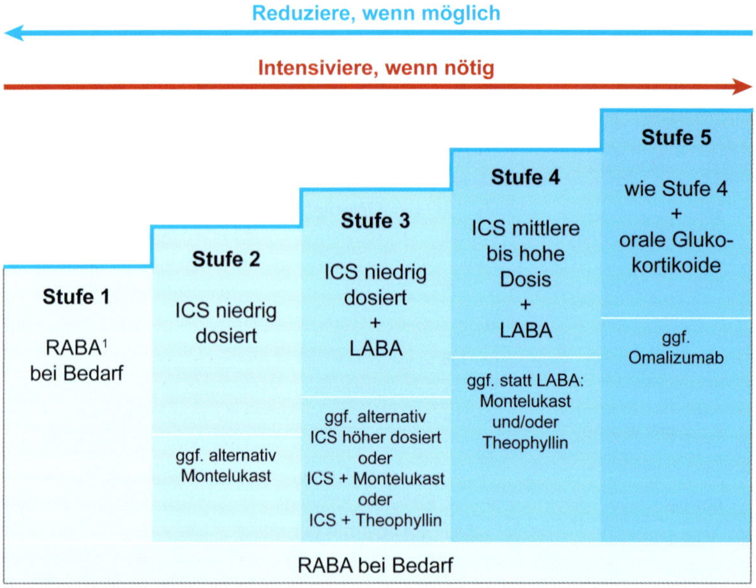

RABA (rapid-acting beta-agonist): Fenoterol, Salbutamol, Terbutalin, Formoterol
LABA: (long-acting beta-agonist): Formoterol, Salmeterol
ICS (inhalative Kortikosteroide): z.B. Budesonid, Beclometason
[1]Formoterol nicht in Stufe 1, da es nicht für die langfristige Monotherapie geeignet ist.

Abb. 33.1 Stufenschema für die Langzeittherapie des Asthma bronchiale bei Erwachsenen. Nach der Nationalen Versorgungsleitlinie „Asthma", Kitteltaschenversion 2011

Zur Bedarfsmedikation werden schnell wirksame β_2-Mimetika (RABA; ► Kap. 14.2.1, ► Abb. 14.1) eingesetzt.

Merke

Kein anderes Asthmamedikament kann so schnell einen Bronchospasmus lösen wie ein β_2-Mimetikum (RABA)!

In Stufe 1 sollte jedoch kein Formoterol eingesetzt werden, da es zwar ein RABA, aber gleichzeitig auch ein LABA, also lang wirksames β_2-Mimetikum, ist (► Abb. 14.1) und LABA in der Langzeit-Monotherapie prognostisch ungünstig sind.

- Also auf Stufe 1 nur SRABA (short and rapid): Fenoterol, Salbutamol, Terbutalin.
- Ab Stufe 2 zur Bedarfsmedikation RABA: Fenoterol, Salbutamol, Terbutalin, Formoterol.

Die Wirkstoffe erzielen eine schnelle symptomatische Besserung der Atemwegsobstruktion und Dyspnoe, haben aber praktisch keinen Einfluss auf die entzündliche Komponente. Sie werden bei Bedarf eingesetzt, sollten aber **nicht häufiger als alle 4–6 h** verwendet werden, da sonst die Rate der unerwünschten Wirkungen ansteigt und die Wirkung durch Down-Regulation der β-Rezeptoren abnehmen kann. Bei zu häufigem Gebrauch muss rechtzeitig auf die nächsthöhere Stufe der Asthmatherapie übergegangen werden und eine Kombination mit anderen Medikamenten erfolgen.

Merke

Bei Kindern kann bei Unverträglichkeit von β_2-Mimetika als zweite Wahl inhalatives Ipratropium als kurz wirksames Anticholinergikum angewandt werden. Bei Erwachsenen werden Anticholinergika nur beim akuten Asthmaanfall angewandt.

Praxistipp

Je nachdem, welches Dosieraerosol verordnet wurde, sind 100 bis 200 Einzeldosen enthalten. Bei 1–2 Hüben pro Anwendung sollten also im Minimum 50 Bedarfstherapien möglich sein. Für ein kontrolliertes Asthma sollte also der „Reliever" mindestens ein halbes Jahr reichen (Einsatz ≤ 2×/Woche). Kommt Ihr Patient für ein Verlängerungsrezept schon nach einem Quartal, dann ist das Asthma nur noch teilweise kontrolliert und es muss eine Stufe nach oben gegangen werden.

33.2.5 Dauermedikation (Controller)

Wirkstoffe

Glukokortikoide · LABA · Antileukotriene · Theophyllin

33.2.5.1 Glukokortikoide

Wirkstoffe

- **inhalativ:** Budesonid · Beclometason · Fluticason · Mometason · Ciclesonid
- **systemisch:** Prednisolon

Die **Basis** der Langzeittherapie beim Asthma stellen Glukokortikoide (▸ Kap. 9.2) dar, bevorzugt als Inhalativa (▸ Kap. 14.3.1).

Merke

Glukokortikoide sind die **am stärksten antiinflammatorisch** wirksamen Medikamente.

Früher wurden Glukokortikoide oral als Mittel der letzten Wahl aufgrund schwerer systemischer Nebenwirkungen verwendet. Deshalb sind sie auch heute noch oft unbeliebt bei Patienten. Sie sind aber wegen verbesserter Pharmakokinetik mittlerweile sehr gut verträglich und Mittel erster Wahl für die Langzeitbehandlung (ab Stufe 2).

Inhalative Anwendung

Inhalative Glukokortikoide werden 1–2-mal täglich vor dem Essen eingesetzt. Nach der Inhalation sollten zur Vermeidung von Soor der Mund ausgespült und die Zähne geputzt werden. Durch Spacer kann die bronchiale Deposition verbessert werden. **Ciclesonid** hat den Vorteil, dass es erst in der Lunge durch Esterasen bioaktiviert wird und somit der Anteil, der im Mund-Rachen-Raum verbleibt, inaktiv ist.

Nebenwirkungen bei der inhalativen Anwendung sind Soor und Heiserkeit durch Stimmbandatrophie (außer Ciclosenid) sowie, insbesondere bei hoher Dosierung, auch systemische unerwünschte Wirkungen wie Glaukom, Katarakt (regelmäßige augenärztliche Kontrollen!), Osteoporose, Suppression der Nebennierenrindenfunktion, Wachstumsstörungen bei Kindern.

Orale Anwendung

Systemisch wirksame orale Glukokortikoide werden nur bei schwerem Asthma (Stufe 5) eingesetzt. Die Initialdosis liegt meist bei 0,5–2 mg/kg KG Prednisolon pro Tag. Bei Besserung der Symptome wird stufenweise auf eine Erhaltungsdosis von 2,5–10 mg/d reduziert. Die Dauertherapie sollte möglichst **unterhalb** der **Cushing-Schwelle** erfolgen (▸ Kap. 9.2.2), um die Rate der Nebenwirkungen gering zu halten. Die **Gesamtdosis** wird **morgens** gegeben, bei schweren Verläufen evtl. ⅔ der Dosis morgens, ⅓ der Dosis nachmittags. Nach Erreichen der Erhaltungsdosis erfolgt eine langsame weitere Reduktion (1 mg/Monat), um den **Minimalbedarf** zu erkennen. Die Nebenwirkungen einer Langzeittherapie mit systemischen Glukokortikoiden entnehmen Sie bitte ▸ Kap. 9.2.2.

33.2.5.2 LABA

Wirkstoffe

Formoterol · Salmeterol

LABA (▸ Kap. 14.2.1, ▸ Abb. 14.1) werden **ab Stufe 3** *und* **nur in Kombination mit einem inhalativen Glukokortikoid** angewandt. Sie wirken bronchospasmolytisch, aber nicht antiinflammatorisch.

Merke

Kein LABA für die langfristige Monotherapie (also in Stufe 1), da darunter vermehrt asthmabedingte Todesfälle auftraten.

33.2.5.3 Antileukotriene (Montelukast)

Montelukast (▸ Kap. 14.3.3) wirkt antiobstruktiv und antiinflammatorisch – jedoch setzen beide Wirkungen sehr verzögert ein, sodass es keineswegs für die Akut- oder Bedarfstherapie geeignet ist. Als Alternative zu inhalativen Glukokortikoiden **wird es ab Stufe 2 in der Dauertherapie insbesondere bei Kindern** eingesetzt. Ansonsten ist es in Kombination mit niedrig dosierten inhalativen Glukokortikoiden ab Stufe 3 zugelassen. Die Anwendung erfolgt p. o. (also systemische Wirkung).

33.2.5.4 Theophyllin

Theophyllin (▸ Kap. 14.2.3) hat zum Glück aufgrund der engen therapeutischen Breite (Drug monitoring!) bei der Asthmatherapie an Bedeutung verloren. **Ab Stufe 3** kann es in Kombination mit einem inhalativen Glukokortikoid als Alternative zu LABA verwendet werden, andere Alternativen sollten aber zunächst ausgereizt sein.

33.2.5.5 Omalizumab

Omalizumab wird bei der 5. Stufe bei schwerem IgE-vermitteltem allergischem Asthma eingesetzt. Es ist ein monoklonaler Anti-IgE-Antikörper. Als Nebenwirkung kann ein anaphylaktischer Schock auftreten.

33.2.6 Schwerer Asthmaanfall

33.2.6.1 Definition

Der schwere Asthmaanfall ist durch folgende Kriterien charakterisiert:

- Patient ist so kurzatmig, dass er kaum sprechen kann.
- Atemfrequenz > 25/min
- Herzfrequenz > 110/min
- Peak flow < 50 % vom Soll- oder Bestwert.

33.2.6.2 Therapieprinzip

Wirkstoffe

O_2 · RABA · Prednisolon

Beim schweren Asthmaanfall wird **Sauerstoff** über die Nasensonde gegeben. Im Gegensatz zu COPD-Patienten ist beim Asthma die Gefahr geringer, durch hohe O_2-Flussraten eine Hyperkapnie auszulösen. Eine Hyperkapnie ist vielmehr Zeichen eines lebensbedrohlichen Asthmaanfalls. Dennoch sollte die Atmung während einer Sauerstoffinhalation beobachtet werden. Ziel ist es, die Sättigung auf Werte ≥ 92 % zu bringen.

Als schnell wirksamer Bronchodilatator wird wiederholt ein **RABA** eingesetzt. Wenn RABAs zu häufig eingesetzt werden, können infolge der Überdosierung unerwünschte Wirkungen (z. B. Tachykardien, Tremor) auftreten. Die antiinflammatorische und antiallergische Wirkung wird durch **Prednisolon 50–100 mg i.v.** alle 4–6 h abgedeckt; der Wirkungseintritt erfolgt jedoch frühestens nach 4 h.

Bei unzureichender Wirkung können noch folgende Maßnahmen greifen:

- Anticholinergikum (► Kap. 14.2.2): Vernebelung mit Ipratropium
- SABA parenteral: z. B. Terbutalin (s. c.) oder Reproterol (ein weiteres SABA; nur zur i. v.-Anwendung)
- Theophyllin 5 mg/kg KG mg i. v. Kurzinfusion (Initialdosis, dann niedrigere Erhaltungsdosis)
- ggf. Adrenalininhalation über Vernebler
- Magnesiumsulfat (2 g i. v.)

33.2.7 Verbotene Medikamente

Cave

Folgende Medikamente sollen bei Asthmatikern nicht eingesetzt werden:

- β-Blocker (absolut kontraindiziert!)
- ASS (kann sog. Analgetika-Asthma auslösen)
- Parasympathomimetika, z. B. Donepezil zur Alzheimer-Therapie
- atemdepressive Medikamente wie Opioidanalgetika.

Nicht wirklich verboten – aber nicht besonders wirksam sind übrigens Antihistaminika beim Asthma. Sie kommen deshalb im Stufenplan nicht vor.

33.3 Allergische Rhinitis

33.3.1 Definition

Durch Pollen, Hausstaubmilben etc. hervorgerufene **Hypersekretion der Nasenschleimhaut,** gehäuft bei Atopikern auftretend in Kombination mit Konjunktivitis und Asthma bronchiale.

33.3.2 Therapieprinzip

Wirkstoffe

- **kausal:** Antigenkarenz · Hyposensibilisierung
- **symptomatisch:** Mastzellstabilisatoren · Glukokortikoide · Antihistaminika · abschwellende Nasentropfen

Wenn möglich sollte wieder kausal behandelt werden. Die beste Therapie ohne Nebenwirkung ist das Meiden des Antigens. Ansonsten bestehen durch eine **Hyposensibilisierung,** meist **über 3 Jahre,** gute Erfolgsaussichten. Reichen diese Maßnahmen nicht aus, ist das Einleiten einer medikamentösen

Therapie notwendig. Ähnlich wie beim Asthma werden lokal wirksame Glukokortikoide eingesetzt oder anstatt der Glukokortikoide häufig antiinflammatorische und antiallergische Alternativen (z. B. Mastzellstabilisatoren, Antihistaminika), die beim Asthma gar keine Rolle mehr spielen.

33.3.2.1 Cromoglicinsäure

Cromoglicinsäure hemmt über einen noch unbekannten Mechanismus die Mediatorfreisetzung aus Mastzellen (▸ Kap. 14.3.2). Es ist in seiner antiinflammatorischen/antiallergischen Wirkung den Glukokortikoiden unterlegen. Der Wirkungseintritt ist sehr langsam (mehrere Tage bis Wochen). Es wird lokal (als Nasenspray oder bei allergischer Konjunktivitis als Augentropfen) bei der **Prophylaxe** angewandt – also für die Dauer der Antigenexposition z. B. im Frühjahr während der Pollensaison. Für die Akuttherapie ist es nicht geeignet. Für die Asthmatherapie wird Cromoglicinsäure nicht mehr empfohlen.

33.3.2.2 Glukokortikoide

Auch Glukokortikoide (▸ Kap. 9.2 und ▸ Kap. 14.3.1) werden lokal appliziert – alternativ zur Cromoglicinsäure oder in Kombination bei unzureichender Wirkung des Mastzellstabilisators. Sie wirken ebenfalls **prophylaktisch.** Selten kann es als Nebenwirkung zur trockenen Nasenschleimhaut kommen.

33.3.2.3 Antihistaminika

Antihistaminika wirken antiallergisch über eine Blockade der H_1-Rezeptoren (▸ Kap. 10.2.2). Bei der allergischen Rhinitis sind sie in > 50 % der Fälle erfolgreich. Neben Histamin sind aber weitere Mediatoren (z. B. Leukotriene) an der allergischen Reaktion beteiligt, weshalb Antihistaminika nicht immer wirksam sind (und deshalb beim Asthma bronchiale keine Anwendung finden).
Die meisten Antihistaminika werden oral eingenommen, sind also systemisch wirksam. Lediglich neuere Substanzen wie Azelastin sind auch für die Lokalbehandlung geeignet (Nasenspray, Augentropfen). Möglichst sollten **peripher wirksame H_1-Antagonisten** bevorzugt werden (z. B. Cetirizin), da sie keinen bzw. allenfalls einen geringen sedierenden Effekt als Nebenwirkung besitzen.

Cave

Keine Anwendung von Antihistaminika bei Leberschäden oder Einnahme von Substanzen, die Cytochrom P450 hemmen (z. B. Makrolidantibiotika). Dann wird die Metabolisierung der Antihistaminika vermindert und es treten gehäuft unerwünschte Wirkungen auf (z. B. Herzrhythmusstörungen, epileptische Anfälle bei prädisponierten Patienten).

33.3.2.4 Abschwellende Nasentropfen

Wirkstoffe

Oxymetazolin · Xylometazolin

Oxymetazolin und Xylometazolin wirken als **α-Mimetika vasokonstriktorisch** (▸ Kap. 2.4.2.2), wodurch die Nasenatmung verbessert wird. Sie sollen nur als **Bedarfsmedikament** und nur **zeitlich begrenzt** eingesetzt werden. Bei zu häufigem Gebrauch aufgrund reaktiver Schleimhautschwellung nach Abklingen der Wirkung besteht nämlich die **Gefahr der chronischen Schleimhautschädigung („Privinismus“).** Ephedrinhaltige Nasentropfen wirken als indirekte Sympathomimetika vasokonstriktorisch (▸ Kap. 2.4.3). Aufgrund des Abhängigkeitspotenzials sind sie nicht zu empfehlen.

33.4 COPD

33.4.1 Definition

Die COPD ist eine chronische Lungenkrankheit mit progredienter, nach Gabe von Bronchodilatatoren und/oder Glukokortikoiden nicht vollständig reversibler Atemwegsobstruktion auf dem Boden einer chronischen Bronchitis und/oder eines Lungenemphysems.

- Symptome: chronischer Husten, Auswurf und Dyspnoe
- Risikofaktoren: Zigarettenrauchen, Staubinhalation, häufige Atemwegsinfekte

33.4.2 Einteilung

Die COPD wird in fünf Schweregrade eingeteilt (▸ Tab. 33.3). Die wichtigsten Parameter für die **Stadieneinteilung der COPD** sind die **Symptome** (Husten, Auswurf, Dyspnoe) und die **Lungenfunktion.**

Tab. 33.3 Stadieneinteilung der COPD

Stufe	Schweregrad	Definition
0	COPD-Risiko	• normale Lungenfunktion • Symptome (Husten, Auswurf)
I	leichtgradig	• $FEV_1 \geq 80\,\%$ des Sw. und $FEV_1/VC < 70\,\%$ • mit/ohne Symptome (Husten, Auswurf)
II	mittelgradig	• FEV_1 50–79 % des Sw. und $FEV_1/VC < 70\,\%$ • mit/ohne Symptome (Husten, Auswurf, Dyspnoe)
III	schwer	• FEV_1 30–49 % des Sw. und $FEV_1/VC < 70\,\%$ • mit/ohne Symptome (Husten, Auswurf, Dyspnoe)
IV	sehr schwer	• $FEV_1 < 30\,\%$ des Sw. und $FEV_1/VC < 70\,\%$ oder • $FEV_1 < 50\,\%$ des Sw. und $FEV_1/VC < 70\,\%$ mit respiratorischer Insuffizienz bzw. Zeichen der Rechtherzinsuffizienz

Nach der Nationalen VersorgungsLeitlinie „COPD“, 2010.
FEV_1: forciertes exspiratorisches Volumen in einer Sekunde (Einsekundenkapazität), VK: inspiratorische Vitalkapazität, Sw.: Sollwert, respiratorische Insuffizienz: arterieller $pO_2 < 60$ mmHg mit/ohne erhöhtem arteriellen $pCO_2 > 50$ mmHg unter Raumluft.

33.4.3 Therapieprinzip

Wirkstoffe

- **kausal:** Meiden der Risikofaktoren
- **symptomatisch:** β_2-Mimetika · Anticholinergika · Glukokortikoide · Theophyllin · (Mukopharmaka · Antibiotika)

Die Therapie erfolgt stadiengerecht nach einem Stufenschema (▸ Abb. 33.2). Dabei korrelieren Therapiestadium und COPD-Schwergrad. Das Stadium 0 ist das Stadium, in dem Risikofaktoren für das Auftreten einer COPD vorliegen (meist Rauchen), die Lungenfunktion aber normal ist. Die Risikofaktoren sind zu eliminieren. Zudem sollen bereits in diesem Stadium Schutzimpfungen gegen Influenza und Pneumokokken erfolgen.

Ansonsten weist die COPD-Therapie Parallelen zum Asthma-Stufenplan auf, es gibt aber auch wichtige Unterschiede. Zunächst teilt man auch die COPD-Therapie in:

- **Bedarfsmedikation (Reliever)** und
- **Dauermedikation (Controller).**

Die Bedarfsmedikation gibt es auf jeder Stufe (ab Stufe I) zur Akutbehandlung von Symptomen. Sie wirkt akut-broncholytisch. Die Dauermedikation wird ab Stufe II eingesetzt und ist ebenfalls bronchodilatatorisch ausgerichtet. Hierin liegt ein wesentlicher Unterschied zur Asthmatherapie: Ab Stufe II werden beim Asthma antiinflammatorische Wirkstoffe eingesetzt, die die Basis für die Dauertherapie sind. Bei der COPD stellen Bronchodilatatoren die Grundlage der medikamentösen Therapie dar.

33.4.4 Bedarfsmedikation (Reliever)

Wirkstoffe

Rasch wirksame Bronchodilatatoren:

- **S/RABA:** Fenoterol · Salbutamol · Terbutalin
- **SAAC:** Ipratropium

Zur Bedarfsmedikation werden alleine oder in Kombination rasch wirksame β_2-Mimetika (S/RABA; ▸ Kap. 14.2.1, ▸ Abb. 14.1) und/oder ein kurz wirksames Anticholinergikum (SAAC; ▸ Kap. 14.2.2) eingesetzt.

Hier liegt wieder ein Unterschied zum Asthma, denn Anticholinergika spielen bei der Asthmatherapie des Erwachsenen keine Rolle (außer beim schweren Asthmaanfall).

Als Mittel dritter Wahl kann Theophyllin (▸ Kap. 14.2.3) eingesetzt werden, wenn β_2-Mimetika und Anticholinergika nicht ausreichend helfen. Es hat jedoch eine sehr enge therapeutische Breite und bietet Möglichkeiten für viele Medikamenteninteraktionen.

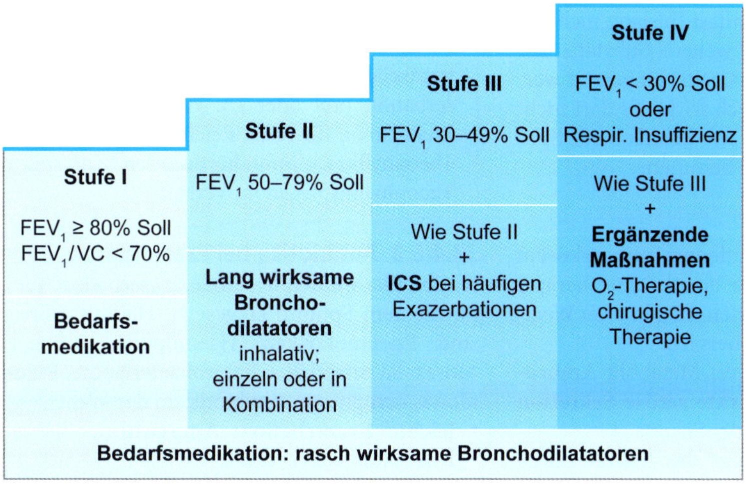

Rasch wirksame Bronchodilatatoren: Fenoterol, Salbutamol, Terbutalin, Ipratropium
Lang wirksame Bronchodilatatoren: Formoterol, Salmeterol, Tiotropium, Aclidinium
ICS (inhalative Kortikosteroide): z.B. Budesonid, Beclometason

Abb. 33.2 Stufenschema für die Langzeittherapie COPD. Modifiziert nach der Nationalen Versorgungsleitlinie „COPD", aktualisierte Fassung 2012

Cave

Vorsicht bei Anwendung von:
- β_2-Mimetika bei KHK, Herzinsuffizienz, Herzrhythmusstörungen
- Anticholinergika bei Prostatahyperplasie und Engwinkelglaukom.

Praxistipp

Etwa die Hälfte der COPD-Patienten profitiert von Theophyllin. Die „Responder" identifiziert man durch einen Auslassversuch über 3 Tage während einer stabilen Krankheitsphase. Bei Verschlechterung → Theophyllintherapie indiziert.

33.4.5 Dauermedikation (Controller)

33.4.5.1 Bronchodilatatioren

Wirkstoffe

Lang wirksame inhalative Bronchodilatatoren:
- LABA: Formoterol, Salmeterol
- LAAC: Tiotropium-, Aclidiniumbromid
- weitere: Theophyllin

Für die Dauertherapie ab Stufe II werden lang wirksame β_2-Mimetika und/oder lang wirksame Anticholinergika eingesetzt. Theophyllin (retardiert) stellt wieder nur die 3. Wahl dar.

Merke

Rauchen (ein häufiges Begleitphänomen bei COPD-Patienten) bewirkt eine Enzyminduktion, sodass der Theophyllinspiegel sinkt. Raucher haben also einen erhöhten Theophyllinbedarf.

33.4.5.2 Antiphlogistika

Wirkstoffe

Glukokortikoide · Roflumilast

Der Nutzen von Glukokortikoiden ist bei der COPD nur für die Exazerbation belegt. Inhalative Glukokortikoide sollen deshalb nur angewandt werden, wenn **mehr als zwei Exazerbationen pro Jahr** auftreten. Ansonsten sollten inhalative Glukokortikoide nur bei COPD-Patienten mit einer begleitenden asthmatischen Komponente bei Vorliegen einer bronchialen Hyperreagibilität und Besserung der Lungenfunktion unter Therapie (positiver Reversibilitätstest) eingesetzt werden. Keine oralen Glukokortikoide in der Langzeittherapie anwenden, sondern nur bei akuter Exazerbation.

Relativ neu steht mit Roflumilast (bislang nicht im Stufenplan enthalten) eine weitere Substanz zur Verfügung, die bei schwerer COPD eingesetzt werden kann und antiphlogistisch wirkt. Es darf nicht mit Theophyllin kombiniert werden, da beide Substanzen Phosphodiesterasen hemmen.

33.4.5.3 Mukopharmaka

Expektoranzien sind bei Patienten mit viskösem Sekret sinnvoll, der Nutzen einer Dauertherapie bei COPD ist jedoch umstritten. Es gibt zwei Wege, die Sekretelimination zu verbessern:

- **Bromhexin** und sein aktiver Metabolit **Ambroxol** bewirken eine **verstärkte seröse Sekretion** der Drüsen, → Viskosität des Sekrets ↓.
- **N-Acetylcystein verflüssigt das Sekret** durch Spaltung von Disulfidbrücken in Proteinen der Schleimmoleküle.

Für eine optimale Wirkung der Mukopharmaka ist eine **ausreichende Hydrierung** notwendig (Cave bei Cor pulmonale!).

33.4.6 Akute Exazerbation bei COPD

33.4.6.1 Definition

Als Exazerbation bezeichnet man eine akute Verschlechterung von Auswurf, Dyspnoe und/oder Husten, die einer zusätzlichen Medikation bedürfen. Hauptursache: Bronchialinfekte.

33.4.6.2 Therapieprinzip

Wirkstoffe

O_2-Inhalation · S/RABA · SAAC · systemische Glukokortikoide · Theophyllin i. v. · Antibiotika bei purulentem Sputum

Bei einer Sauerstoffsättigung < 60 % sollte die Gabe von Sauerstoff erfolgen – unter Kontrolle der Blutgase und Beobachtung der Atmung.

Cave

Bei langjährigen COPD-Patienten mit chronischer Hyperkapnie wird der Atemantrieb über den Sauerstoffmangel gesteuert. Deshalb kann es bei zu großzügiger Sauerstoffgabe zum Atemstillstand kommen.

Ansonsten wird die bestehende Therapie mit **rasch wirksamen Bronchodilatatoren** verstärkt: also 2 Hübe SABA und 2 Hübe Ipratropium, ggf. die Substanzen über einen Vernebler geben. **Systemische Glukokortikoide** werden bei der Exazerbation oral oder i. v. verabreicht (20–40 mg Prednisolon für 14 d). Reicht das nicht aus, kann Theophyllin i. v. infundiert werden (Kontrolle des Theophyllinspiegels im Verlauf).

33.4.6.3 Antibiotika bei Exazerbation

Antibiotika werden bei einer Exazerbation nur bei purulentem Sputum eingesetzt. Häufigste Erreger sind Pneumokokken, Haemophilus influenzae, Moraxella catarrhalis, Enterobacteriaceae, Pseudomonas aeruginosa. Antibiotikum der Wahl:

- **leichte Exazerbation: Amoxicillin,** alternativ: Makrolid, Doxycyclin
- **mittelschwere und schwere Exazerbation: Amoxicllin + Clavulansäure,** alternativ: Cephalosporin der 2.–3. Gruppe, pneumokokkenwirksames Fluorchinolon (Levofloxacin, Moxifloxacin)
- bei **Pseudomonas: Piperacillin + Tazobactam,** alternativ: pseudomonaswirksames Cephalosporin (Ceftazidim, Cefepim), Carbapenem (Imipenem, Meropenem) oder Gyrasehemmer (Levofloxacin, Ciprofloxacin).

33.5 Zu guter Letzt

Klinischer Fall

1. Erklären Sie wesentliche Unterschiede und Gemeinsamkeiten bei der Asthma- und COPD-Therapie.
2. Ein junger Mann kommt mit einem schweren Asthmaanfall in die Notaufnahme. Er ist ansprechbar, tachypnoeisch, tachykard und hat bereits zu Hause mehrfach sein Salbutamol-Dosieraerosol verwendet. Wie behandeln Sie ihn akut?

Antworten:

1. Beides folgt einem (eigenen) Stufenschema. Beide haben eine Bedarfs- und eine Dauermedikation. Bedarf Asthma: SABA. Bedarfsmedikation COPD: SABA, SAAC (Theophyllin als dritte Wahl). Dauermedikation ist beim Asthma: antiallergisch (ICS, Montelukast) und erst ab Stufe 3 zusätzlich LABA; bei COPD: bronchodilatatorisch (LABA, LAAC) und erst ab Stufe III bei häufigen Exazerbationen ICS.
2. Sauerstoff p. i. unter Kontrolle der Sättigung und Atmung, Reproterol i. v., Vernebelung mit Ipratropium, Prednisolon 50–100 mg i. v. Weitere Maßnahmen je nach Wirkung: z. B. Theophyllin i. v., Adrenalinvernebelung.

34 Therapie von Erkrankungen des Gastrointestinaltrakts

34.1 **Wegweiser** ... 471

34.2 **Obstipation** ... 473
34.2.1 Definition und Ursachen ... 473
34.2.2 Therapieprinzip ... 473

34.3 **Diarrhö** ... 474
34.3.1 Definition und Ursachen ... 474
34.3.2 Therapieprinzip ... 475

34.4 **Erbrechen** ... 476
34.4.1 Definition und Ursachen ... 476
34.4.2 Therapieprinzip ... 476
34.4.3 Antiemetika-Nebenwirkungen ... 476

34.5 **Ulkustherapie** ... 477
34.5.1 Definition und Ursachen ... 477
34.5.2 Therapieprinzip ... 477

34.6 **Refluxösophagitis** ... 478
34.6.1 Definition und Ursachen ... 478
34.6.2 Therapieprinzip ... 479

34.7 **Chronisch-entzündliche Darmerkrankungen** ... 479
34.7.1 Definition ... 479
34.7.2 Therapieprinzip ... 479
34.7.3 Zusammenfassung chronisch-entzündlicher Darmerkrankungen ... 483

34.8 **Gallenkolik** ... 483
34.8.1 Definition ... 483
34.8.2 Therapieprinzip ... 483

34.9 **Pankreatitis** ... 484
34.9.1 Definition und Ursachen ... 484
34.9.2 Therapieprinzip ... 484

34.10 **Zu guter Letzt** ... 485

IMPP-Hits

Dieses Kapitel ist prüfungsrelevant (vergleichbar z. B. mit dem Blutdruckkapitel; ► Kap. 26). In absteigender Häufigkeit hat das IMPP Fragen zu folgenden Themen in den letzten Jahren gestellt, wobei sich ¾ der Fragen ziemlich gleichmäßig auf die Plätze 1 bis 4 verteilen:

1. Ulkus
2. Emesis
3. Morbus Crohn
4. Refluxkrankheit
5. Colitis ulcerosa
6. Diarrhö
7. Laxanzienabusus
8. Gallenkolik

34.1 Wegweiser

In diesem Kapitel wird die pharmakologische Behandlung von wichtigen gastrointestinalen Symptomen und Erkrankungen vorgestellt. Beschrieben werden die Therapien der Obstipation (► Kap. 34.2), der Diarrhö (► Kap. 34.3) und der Emesis (► Kap. 34.4) – Symptome, die nicht unbedingt ihren Ursprung in einer gastrointestinalen Erkrankung haben, sondern sozusagen fächerübergreifend auftreten. An typischen gastrointestinalen Erkrankungen wurden die Ulkus- und Refluxkrankheit (► Kap. 34.5 und ► Kap. 34.6), chronisch-entzündliche Darmer-

Tab. 34.1 Wirkstoffklassen mit dazugehörigen Wirkstoffen und Wirkung, die der Therapie von Erkrankungen des Gastrointestinaltrakts dienen.

Wirkstoffklasse	Wirkstoff: Wirkmechanismus	Kapitel
Laxanzien	Macrogol (Polyethylenglykol), Lactulose, Sorbit: osmotisches Laxans	▸ Kap. 15.5.3
	Bisacodyl/Natriumpicosulfat, Anthrachinone: antiresorptives, sekretagoges Laxans	▸ Kap. 15.5.4
	Prucaloprid: Prokinetikum (5-HT_4-Agonist)	▸ Kap. 15.5.5.1
	Linaclotid: Guanylatzyklase-C-Rezeptoragonist	▸ Kap. 15.5.5.2
	Methylnaltrexon, Naloxon: Opioidrezeptorantagonist	▸ Kap. 16.2.2.2
Antidiarrhoika	Colestyramin: Ionenaustauscher	▸ Kap. 13.3.3
	Loperamid: peripherer Opioidrezeptoragonist	▸ Kap. 15.6.1
	Racecadotril: Enkephalinasehemmstoff	▸ Kap. 15.6.2
Antiemetika	Scopolamin: Muskarinrezeptorantagonist	▸ Kap. 2.3.4, ▸ Kap. 15.3.2
	Dimenhydrinat, Diphenhydramin, Doxylamin, Promethazin: Antihistaminika	▸ Kap. 15.3.3
	Metoclopramid, Domperidon, Phenothiazine: Dopaminrezeptorantagonisten	▸ Kap. 15.3.4
	Ondansetron, Granisetron, Palonosetron: 5-HT_3-Antagonisten	▸ Kap. 15.3.5
	Dexamethason: systemisches Glukokortikoid	▸ Kap. 9.2
	Aprepitant, Fosaprepitant: NK_1-Antagonisten	▸ Kap. 15.3.6
Ulkustherapeutika	Protonenpumpenhemmer	▸ Kap. 15.2.2
	Amoxicillin, Clarithromycin, Metronidazol: Antibiotika	▸ Kap. 23.2.2, ▸ Kap. 23.2.8, ▸ Kap. 23.2.19
	H_2-Antagonisten	▸ Kap. 15.2.3
	Misoprostol: Prostaglandinderivat	▸ Kap. 15.2.5
Antiphlogistika und Immunsuppressiva	Budesonid: lokal wirksames Glukokortikoid	▸ Kap. 9.2
	Prednisolon: systemisch wirksames Glukokortikoid	▸ Kap. 9.2
	5-ASA (Mesalazin), Sulfasalazin, Olsalazin: lokal antiphlogistisch	▸ Kap. 34.7.2.1, ▸ Kap. 34.7.2.2
	Azathioprin, 6-Mercaptopurin: Purinanaloga; immunsuppressiv	▸ Kap. 25.2.3.2
	Methotrexat: Folsäureantagonist: immunsuppressiv	▸ Kap. 25.2.3.3, ▸ Kap. 24.6.1
	Ciclosporin, Tacrolimus: Calcineurininhibitoren; immunsuppressiv	▸ Kap. 25.2.2
	Adalimumab, Infliximab: Anti-TNF-α-Antikörper	▸ Kap. 25.3.4, ▸ Kap. 40.2

Tab. 34.1 Wirkstoffklassen mit dazugehörigen Wirkstoffen und Wirkung, die der Therapie von Erkrankungen des Gastrointestinaltrakts dienen. *(Forts.)*

Wirkstoffklasse	Wirkstoff: Wirkmechanismus	Kapitel
Spasmolytika	N-Butylscopolamin: Muskarinrezeptorantagonist	▸ Kap. 2.3.4
	Nitroglyzerin: NO-Donator	▸ Kap. 4.6.2
Analgetika	Diclofenac, Indometacin, Metamizol, Pethidin, Buprenorphin: Analgetika	▸ Kap. 16.2.2, ▸ Kap. 16.3.3.2, ▸ Kap. 16.3.3.3
Weitere Antibiotika	Carbapeneme (Imipinem), Cephalosporine, Co-trimoxazol, Fluorchinolone, Rifabutin	▸ Kap. 23.2.2.3, ▸ Kap. 23.2.2.2, ▸ Kap. 23.2.18, ▸ Kap. 23.2.15

krankungen (▸ Kap. 34.7), die Gallenkolik (▸ Kap. 34.8) und die Pankreatitis (▸ Kap. 34.9) ausgewählt. In ▸ Tab. 34.1 sind wieder alle Pharmaka aufgelistet, die Sie im ersten Teil des Buches bereits gelernt haben und nun hier zur Therapie wiederfinden.

34.2 Obstipation

34.2.1 Definition und Ursachen

Als chronische Obstipation bezeichnet man unbefriedigende Stuhlentleerungen, die seit mindestens 3 Monaten bestehen und mindestens zwei der folgenden Leitsymptome aufweisen:

- starkes Pressen, klumpiger oder harter Stuhl, subjektiv unvollständige Entleerung, subjektive Obstruktion oder manuelle Manöver zur Erleichterung der Defäkation, jeweils bei ≥ 25 % der Stuhlentleerungen, oder
- < drei Stühle pro Woche.

Ursachen für Obstipationen sind vielfältig. Auch wenn es Assoziationen zwischen z. B. ballaststoffarmer Kost oder geringer Flüssigkeitsaufnahme und dem Auftreten einer Obstipation gibt, ist ein kausaler Zusammenhang nicht in Studien belegt. Vermutlich triggern solche Faktoren eine bereits bestehende Obstipationsneigung. Wahrscheinlich ist auch die Gewöhnung und jahrelange Anwendung von Laxanzien als Ursache chronischer Obstipation überbewertet, obwohl dieser Circulus vitiosus pathophysiologisch sehr einleuchtend ist.

Lerntipp

Dennoch sei an dieser Stelle erwähnt – da gern pharmakologisch nachgefragt – dass **chronischer Laxanzienabusus** und übrigens auch die Anwendung von **Diuretika** zu Wasser- und Elektrolytverlust führen, einen sekundären Hyperaldosteronismus und dadurch einen Kaliummangel hervorrufen, was die Darmmotilität vermindert und zur Obstipation führen kann. Kalium geht also beim Laxanzienabusus sowohl im Darm als auch renal verloren.

Unumstritten wirken einige Medikamente obstipierend. Dazu zählen: Opioide, Antidepressiva, Anticholinergika, Sedativa, Anionenaustauscher (Colestyramin), aluminiumhaltige Präparate (z. B. Antazida), Diuretika (wie oben erläutert).

Ferner können organische Darmerkrankungen (Tumoren, Strikturen, Hernien, Fremdkörper) ein Passagehindernis darstellen. Zu den endokrinen Erkrankungen als Ursache der Obstipation zählen die Hypothyreose und die diabetische Gastropathie (i. S. einer Neuropathie).

34.2.2 Therapieprinzip

Die Therapie der Obstipation folgt einem Stufenplan (▸ Abb. 34.1):

- **Stufe Ia:** Allgemeinmaßnahmen
- **Stufe Ib:** zusätzlich Ballaststoffe
- **Stufe II:** Laxanzien
- **Stufe III:** neue Wirkstoffe

34.2.2.1 Stufe I: Allgemeinmaßnahmen und Ballaststoffe

Zu den Allgemeinmaßnahmen (Stufe Ia) zählen faserreiche Kost, ausreichend Flüssigkeitszufuhr, körperliche Bewegung, um, wie schon erwähnt, die „Trigger" zu eliminieren. Reicht das nicht, können Allgemeinmaßnahmen durch zusätzliche Zufuhr

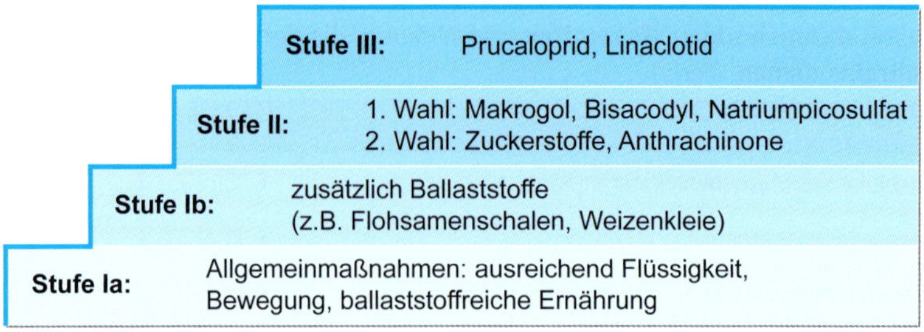

Abb. 34.1 Pharmakotherapie der chronischen Obstipation (ohne Entleerungsstörung) nach dem Stufenplan. Modifiziert nach der S2-Leitlinie „Chronische Obstipation", 2013

von Ballaststoffen (Flohsamenschalen, Weizenkleie) ergänzt werden (Stufe Ib). Die nächste Stufe ist dann die Anwendung von Laxanzien.

Wirkstoffe

Pharmakotherapie der Obstipation auf Stufe II:
- erste Wahl: Macrogol · Bisacodyl · Natriumpicosulfat
- zweite Wahl: Lactulose · Sorbit · Anthrachinone

Pharmakotherapie der Obstipation auf Stufe III:
Prucaloprid · Linaclotid

34.2.2.2 Stufe II: Laxanzien

Wegen der sehr guten Wirksamkeit und Sicherheit werden **Macrogol (Polyethylenglycol), Bisacodyl und sein Derivat Natriumpicosulfat als erste Wahl** empfohlen. Sie dürfen sogar in der Schwangerschaft angewandt werden. Die Verträglichkeit ist besser als z. B. von Lactulose.

Als **Alternativen** zu den Medikamenten der ersten Wahl können Zucker **(Lactulose)** und Zuckeralkohole **(Sorbit)** oder **Anthrachinone** verwendet werden, ggf. auch in Kombination mit den Wirkstoffen der ersten Wahl. Nachteilig bei den Zuckern und Zuckeralkoholen ist die viele Patienten störende Gasbildung.

Salinische Laxanzien (z. B. Magnesiumsulfat) und Paraffinöl sollen wegen der Nebenwirkungen nicht für die Behandlung der chronischen Obstipation verwendet werden.

34.2.2.3 Stufe III: Neue Wirkstoffe

Die neuen Wirkstoffe haben nur eingeschränkte Zulassungen:

- **Prucaloprid** wirkt über einen 5-HT_4-Rezeptoragonismus prokinetisch. Es ist sehr gut bei schwerer Obstipation wirksam, hat aber bislang nur die Zulassung für die Behandlung von Frauen, wenn andere Laxanzien unzureichend wirken. Man geht davon aus, dass es auch bei Männern effektiv ist, was aber in Studien noch bewiesen werden muss.
- Ein weiterer neuer Wirkstoff ist **Linaclotid** mit viszeralen analgetischen und sekretorischen Wirkungen. Die Zulassung in Deutschland besteht für das Reizdarmsyndrom mit Obstipation.
- Ein weiterer Wirkstoff – **Lubiproston** – das als Chlorid-Kanal-Aktivator wirkt und daher die Chlorid- und Wassersekretion ins Darmlumen und das intraluminale Volumen erhöht sowie den Stuhl aufweicht, ist in Deutschland zur Behandlung der Obstipation bislang nicht zugelassen.

Merke

Ein spezifischer Ansatz bietet sich bei einer opioidinduzierten Obstipation durch Gabe von Methylnaltrexon (einem peripheren Opioidrezeptorantagonisten) oder die orale Einnahme von Naloxon (Opioidrezeptorantagonist mit hohem First-Pass-Effekt und damit praktisch ohne systemische Wirkung; ► Kap. 16.2.2.2).

34.3 Diarrhö

34.3.1 Definition und Ursachen

Als Diarrhö bezeichnet man die gehäufte Entleerung (> 3× täglich und Stuhlmenge > 250 g) in Form wässriger oder breiiger Stuhlgänge. Auch die Diarrhö hat viele Ursachen:

- Infektionen (z. B. durch E. coli, Salmonellen, Shigellen, Campylobacter, Viren, Amöben)
- Intoxikationen (z. B. durch bakterielle Toxine, Quecksilber)
- chologen (Gallensäureverlustsyndrom, z. B. nach Ileumresektion)
- medikamentös (u. a. Antibiotika, Zytostatika, Laxanzien, Colchicin)
- organische Darmerkrankungen (Zöliakie, Durchblutungsstörungen, Laktasemangel, Morbus Crohn, Tumoren)
- diabetische Gastropathie, Hyperthyreose

34.3.2 Therapieprinzip

Wirkstoffe

Rehydratation · spezifische Therapie

34.3.2.1 Rehydration

Merke

Die wichtigste therapeutische Maßnahme bei einer akuten Diarrhö ist die Rehydratation!

Verwendet werden muss eine glukosehaltige Elektrolytlösung, denn bei Gastroenteritiden ist die normale Elektrolytresorption häufig gestört. Deshalb muss Natrium über andere Mechanismen resorbiert werden. Zunutze macht man sich den Glukose-Natrium-Cotransporter, über den Glukose und Natrium resorbiert werden, Wasser und Chlorid strömen dann nach. Kalium dient dem Ausgleich intrazellulärer Kaliumverluste. Die WHO empfiehlt eine **orale Rehydratationslösung** (Glukose 111 mmol/l, Na^+ 90 mmol/l, K^+ 20 mmol/l, HCO_3^- 30 mmol/l, Cl^- 80 mmol/l), die eigentlich zur Behandlung der cholerabedingten Diarrhö gedacht ist (▸ Tab. 34.2). Statt Natriumhydrogenkarbonat ($NaHCO_3$) wird heute meist Natriumzitrat verwendet, das der gleichen Wirkung dient, nämlich die metabolische Azidose auszugleichen, aber gleichzeitig den Geschmack der Lösung verbessert. Wenn man die Lösung nicht zur Behandlung der cholerabedingten Diarrhö verwenden möchte, kann die Natriummenge niedriger gehalten werden (40–60 mmol/l).

Praxistipp

Wenn man die WHO-Lösung nicht gerade im Gepäck dabei hat – z. B. weil man im Urlaub ist – und die Diarrhö ein Ausmaß hat, das man noch selbst behandeln kann, können Tee und Salzstangen aushelfen.

34.3.2.2 Spezifische Therapie

In einigen Fällen kann die auslösende Ursache gezielt behandelt werden (▸ Tab. 34.3).

Zwar nicht spezifisch, aber symptomatisch können zudem Bauchkrämpfe im Rahmen einer Durchfallerkrankung mit dem spasmolytisch

Tab. 34.2 Herstellung der von der WHO empfohlenen oralen Rehydratationslösung

Bestandteile	Auf 1.000 ml Wasser
Glukose	20 g
NaCl	3,5 g
$NaHCO_3$	2,5 g
KCl	1,5 g

Tab. 34.3 Spezifische Therapie zur Behandlung einiger Diarrhö-Ursachen

Ursache der Diarrhö	Spezifische Therapie (Rehydratation nicht vergessen!)
Infektiös	• meist selbstlimitierend, **keine spezifische Therapie** • **bei schwerem Verlauf** (blutige Diarrhö, Fieber), bei schlechtem Allgemeinzustand, hohem Alter, Säuglingen: **Antibiotika** (▸ Kap. 41.3)
Chologen	Bindung der Gallensäuren als auslösende Ursache des Durchfalls durch die Gabe eines **Ionenaustauschers** (z. B. Colestyramin, ▸ Kap. 13.3.3)
Malabsorptionssyndrom	**diätetische** Therapie
Nichtinfektiöse Diarrhö	**Antidiarrhoika (Loperamid, Racecadotril):** • **Loperamid:** wirkt obstipierend als peripherer Opioidrezeptoragonist (▸ Kap. 15.6.1), darf jedoch nicht bei infektiöser Genese verabreicht werden, da die Ausscheidung der Erreger verzögert wird. Eine Ausnahme kann bei der **leichten Reisediarrhö** (kein Fieber, keine blutige Diarrhö) gemacht werden, bei der Loperamid eingenommen wird, um sich den Urlaub nicht durch Durchfälle verderben zu lassen (▸ Kap. 41.3.2.1). • Der Enkephalinasehemmstoff **Racecadotril** (▸ Kap. 15.6.2) wirkt ebenfalls obstipierend und darf bereits bei Säuglingen ab 3 Monaten eingesetzt werden (Loperamid darf nicht bei Kindern < 2 Jahre verwendet werden).

wirksamen **N-Butylscopolamin** behandelt werden, das als peripherer Muskarinrezeptorantagonist wirkt (► Kap. 4.1.3).

34.4 Erbrechen

34.4.1 Definition und Ursachen

Die Ursachen von Erbrechen sind vielfältig und wurden bereits ausführlich in ► Kap. 15.3.1 diskutiert (siehe auch ► Abb. 15.2). Einige seien an dieser Stelle noch einmal aufgelistet:

- Kinetose
- gastrointestinale Ursachen (infektiöse oder toxische Gastritis, Ulkusleiden, Pankreatitis)
- Urämie, Hirndrucksymptomatik, Morbus Menière
- medikamentös: Dopaminagonisten (Parkinson-Therapie), Opioidanalgetika, Ergotamine (Migränetherapie), Herzglykoside, Zytostatika, Sirup ipecacuanha, Apomorphin
- Schwangerschaft

34.4.2 Therapieprinzip

Zunächst sollte immer die zugrunde liegende Ursache von Übelkeit und Erbrechen behandelt werden. Antiemetika dienen der symptomatischen Therapie. Sie werden aber je nach Ursache unterschiedlich eingesetzt.

Kinetose

Zur **Prophylaxe** von Übelkeit und Erbrechen bei Kinetosen wird **Scopolamin** (**Muskarinrezeptorantagonist,** ► Kap. 2.3.4, ► Kap. 15.3.2) als transdermales Pflaster verwendet. Es wird 5–6 h oder bereits am Abend vor Reisebeginn aufgeklebt und wirkt dann für 72 h.

Ansonsten eignen sich **Antihistaminika (Dimenhydrinat, Diphenhydramin, Doxylamin, Promethazin)** für die **Prophylaxe und Therapie** von Kinetosen (► Kap. 15.3.3). Bei Antihistaminika scheint nicht nur die blockierende Wirkung auf Histaminrezeptoren (H_1) im Vestibularapparat von Bedeutung zu sein, sondern auch noch ein Antagonismus an Muskarinrezeptoren.

Gastrointestinale Ursache

Hier wirken **Dopaminrezeptorantagonisten** wie Metoclopramid, Domperidon und Phenothiazine gut (► Kap. 15.3.4). Auch **Antihistaminika** können eingesetzt werden.

Zytostatikainduziertes Erbrechen

Die Therapie von zytostatikainduziertem Erbrechen wurde bereits in ► Kap. 24.2.4.5 beschrieben, so dass an dieser Stelle nicht weiter darauf eingegangen wird.

Zentrales Erbrechen

Bei zentral bedingter Emesis werden Dopaminrezeptorantagonisten eingesetzt (Phenothiazine, Metoclopramid, Domperidon).

Schwangerschaft

In der Schwangerschaft sollte möglichst auf Antiemetika verzichtet werden bzw. sie sollten nur bei schwerem Flüssigkeits- und Elektrolytverlust eingesetzt werden. Explizit für die Schwangerschaft zugelassen ist kein Wirkstoff. Als Mittel der Wahl werden H_1-Antagonisten (Dimenhydrinat, Doxylamin) bei unkompliziertem Schwangerschaftserbrechen verwendet. Zweite Wahl ist der Dopaminrezeptorantagonist Metoclopramid. Dritte Wahl, mit limitierten Erfahrungen, bei sehr schweren Formen ist Ondansetron.

34.4.3 Antiemetika-Nebenwirkungen

Nachfolgend sind noch einmal typische Nebenwirkungen der Antiemetika zusammengefasst, die aus differenzialtherapeutischer Sicht berücksichtigt werden müssen:

- **Muskarinrezeptorantagonisten:** Müdigkeit, Mundtrockenheit
- **H_1-Antagonisten:** Müdigkeit
- **Dopaminrezeptorantagonisten:** Dyskinesie, Parkinson-Syndrom
- **5-HT_3-Antagonisten:** Kopfschmerzen, Obstipation
- **NK_1-Rezeptor-Antagonist:** Schluckauf, Obstipation, Transaminasenanstieg

Praxistipp

„Kontraproduktiv", ja sogar schädlich, wäre z. B., wenn man jemandem wegen einer Kinetose einen Muskarinrezeptorantagonisten empfiehlt, der dann aber nicht nur Beifahrer ist, sondern auch mal selber fahren möchte.
Ein zentraler Dopaminrezeptorantagonist (z. B. Metoclopramid) wäre nun wiederum ungünstig bei einem Parkinson-Patienten. Domperidon darf man aber geben, da diese Substanz zwar die Dopaminrezeptoren der Area postrema erreicht, nicht jedoch die Substantia nigra.

34.5 Ulkustherapie

34.5.1 Definition und Ursachen

Bei einem gastroduodenalen Ulkus handelt es sich um einen Schleimhautdefekt, der die Lamina muscularis mucosae überschritten hat und im Magen oder Duodenum vorkommt. Es handelt sich um ein relativ häufiges Krankheitsbild; Magen-Darm-Ulzera treten bei ca. 10 % der Bevölkerung im Laufe des Lebens auf.

Ohne Säure kein Ulkus! Auch nach der Entdeckung des Bakteriums Helicobacter pylori (H. p.) als häufige Ulkusursache behält der Leitsatz seine Bedeutung, da eine schädigende Wirkung auf die Magenschleimhaut nur in Zusammenarbeit mit der Magensäure möglich ist. Substanzen, die die Säuresekretion und Säurewirkung hemmen, sind die Grundlage jeder Ulkustherapie.

Abgesehen von einer H. p.-Infektion können u. a. folgende Ursachen vorliegen:

- Medikamente: NSAID, ASS, Glukokortikoide
- Zollinger-Ellison-Syndrom
- Tumoren
- Morbus Crohn des Magens/Duodenums
- Bestrahlung
- schwere systemische Erkrankungen

34.5.2 Therapieprinzip

Für die Therapie unterscheiden wir zwischen H. p.-positivem und H. p.-negativem Ulkus.

34.5.2.1 H. p.-positives Ulkus

Wirkstoffe

Empirische Erstlinientherapie:
- **italienische Triple-Therapie:** PPI + Clarithromycin + Metronidazol
- **französische Triple-Therapie:** PPI + Clarithromycin + Amoxicillin

H. pylori ist ein obligat pathogenes, gramnegatives Bakterium, das die Magenschleimhaut besiedelt und dort eine chronisch-aktive Typ-B-Gastritis induziert. Daraus können sich die gastroduodenale Ulkuskrankheit, das distale Magenkarzinom und das Marginalzonen-B-Zell-Lymphom entwickeln. Die Durchseuchungsrate mit H. p. liegt bei Kindern bei 5 % und bei Erwachsenen bei 30 %. Der Übertragungsweg ist oral-oral, gastral-oral, fäkal-oral. Rezidivinfektionen bei Erwachsenen sind aber selten (1 % pro Jahr).

Merke

Grundlage einer erfolgreichen Therapie des H. p.-positiven Ulkus ist daher die Eradikation des Erregers. Es handelt sich um eine antibiotische Kombinationstherapie + Hemmung der Magensäuresekretion (▸ Tab. 34.4).

- **Protonenpumpenhemmer (PPI)** (▸ Kap. 15.2.2) reduzieren die Säurekonzentration im Magen, wodurch die Ausheilung des Ulkus gefördert wird. In ihrer Wirksamkeit sind sie allen anderen säurehemmenden Medikamenten eindeutig überlegen. Gleichzeitig wird die Wirksamkeit von Amoxicillin und Clarithromycin verbessert. Einige PPI-Vertreter, die angewandt werden können, sind: Omeprazol, Esomeprazol, Pantoprazol.
- **Amoxicillin** (▸ Kap. 23.2.2) wirkt besser im weniger sauren Milieu.
- **Clarithromycin** (▸ Kap. 23.2.8) erreicht höhere Konzentrationen, da der Abbau über Cytochrom P450 durch Omeprazol verzögert wird.

Die Kombination zwei verschiedener, synergistisch wirkender Antibiotika verbessert die Wirksamkeit und ist zur Vermeidung einer Resistenzbildung notwendig. Die Erfolgsquote liegt bei > 90 %. Ein Versagen der Therapie ist meist durch Einnahmefehler bedingt.

Für die empirische Erstlinientherapie, d. h. ohne Resistenzbestimmung nach Nachweis einer H. p.-Infektion, sind die **italienische und französische Triple-Therapie erste Wahl:** beide beinhalten ein PPI und Clarithromycin. Sie unterscheiden sich nur im zweiten Antibiotikum: italienisch mit Metronidazol (▸ Kap. 23.2.19) und französisch mit Amoxicillin. Die Medikamente sollen vor der Mahlzeit eingenommen werden.

In Deutschland liegt der Vorzug bei den „Italienern". Das liegt nicht an den besseren Restaurants oder Fußballern – sondern an einer **besseren Verträglichkeit der italienischen Kombinationstherapie** und an der Tatsache, dass die Resistenzrate von H. p. auf Metronidazol bei uns unter 40 % liegt. In Regionen mit höheren Resistenzraten muss die französische Triple-Therapie verwendet werden. Unter einer Metronidazoltherapie finden sich im Verlauf hohe Mutationsraten. Erhalten Patienten aufgrund einer anderen Indikation bereits eine Therapie mit Metronidazol, so sollen sie nicht mit einer italienischen Triple-Therapie behandelt werden.

Merke

Die Eradikationstherapie muss für 7 Tage erfolgen – nicht kürzer!
Volle Dosis – volle Zeit – sonst gibt's Resistenzen.

Alternativen für die italienische und die französische Triple-Therapie sind eine Sequenzialtherapie (PPI + Amoxicillin für die ersten 5 Tage, dann PPI + Clarithromycin + Metronidazol für die nächsten 5 Tage) oder Vierfachtherapie (PPI + Clarithromycin + Metronidazol + Amoxicillin für 7 Tage), wobei die Wirkstoffe letztendlich dieselben sind (► Tab. 34.4). Die Wirksamkeit soll etwas besser sein.

Cave

Die früher noch als Alternative empfohlene Quadrupel-Therapie (PPI + Wismutsalz + Metronidazol + Tetrazyklin) wird bei uns nicht mehr empfohlen und ist schon allein deshalb schwierig, da es bei uns gar keine Wismutsalze mehr gibt. Wismutsalze wurden wegen ihrer bakteriziden Wirkung auf H. p. eingesetzt.

Beim Versagen der Erstlinientherapie wird auf die Zweitlinientherapie übergegangen. Dieser kann

Tab. 34.4 Empirische Erstlinientherapie zur Eradikation von Helicobacter pylori; Abkürzung: PPI = Protonenpumpenhemmer

Therapieform	Tag	Medikament
Italienische Triple-Therapie	1–7	PPI (2× tgl.)
	1–7	Clarithromycin (250–500 mg, 2× tgl.)
	1–7	Metronidazol (400–500 mg, 2× tgl.)
Französische Triple-Therapie	1–7	PPI (2× tgl.)
	1–7	Clarithromycin (250–500 mg, 2× tgl.)
	1–7	Amoxicillin (1.000 mg, 2× tgl.)

eine Resistenzbestimmung vorausgehen, sie kann aber auch empirisch erfolgen. Als zusätzliche Wirkstoffe werden **Levofloxacin, Moxifloxacin und Rifabutin** (ein Breitspektrumantibiotikum, das eigentlich zur Behandlung von Mykobakterien verwendet wird; ► Kap. 23.2.22.2) eingesetzt. Versagt auch die Zweitlinientherapie, so muss vor Beginn einer Drittlinientherapie eine Resistenzbestimmung erfolgen.

34.5.2.2 H. p.-negatives Ulkus

Wirkstoffe

Protonenpumpenhemmer · H_2-Antagonisten

Die Behandlung des H. p.-negativen Ulkus richtet sich zunächst nach der Ursache, die möglichst zu behandeln ist. Eine Senkung der Magensäuresekretion wird aber ebenfalls immer durchgeführt, mit Protonenpumpenhemmern als erste Wahl, alternativ H_2-Antagonisten (z. B. Ranitidin, ► Kap. 15.2.3). Bei chronischer NSAID-Einnahme ist Misoprostol (► Kap. 15.2.5) ebenfalls nur zweite Wahl nach einem PPI.

Lerntipp

Die Therapie des Ulkus ist ein IMPP-Renner. Meistens wird der Klassiker gefragt: Kombination aus PPI und zwei Antibiotika, deren Namen man parat haben sollte (Clarithromycin, Amoxicillin bzw. Metronidazol). Es wurde aber auch schon nach der antibiotischen Zweitlinientherapie gefragt bei Resistenz von Helicobacter gegen Clarithromycin. Deshalb sollten Sie sich auch Rifabutin beim H. p.-positivem Ulkus merken – denn das ist ein Wirkstoff, dem Sie sonst nicht so oft begegnen.

34.6 Refluxösophagitis

34.6.1 Definition und Ursachen

Die gastroösophageale Refluxkrankheit wird gern als GERD bezeichnet (gastroesophageal reflux disease). Ihr zugrunde liegt ein unphysiologischer Rückfluss von Magensäure in den Ösophagus. Es kommt zu unterschiedliche Manifestationsformen, wie der nichterosiven Refluxkrankheit, der erosiven Ösophagitis oder dem Barrett-Ösophagus. Die Prävalenz liegt bei ca. 10–20 %. Meist liegt eine Insuffizienz des unteren Ösophagussphinkters vor. Andere Ursachen können Schwangerschaft, Zustände nach Operationen im Ösophagus/Magen, Magenausgangsstenose oder Sklerodermie sein. Leitsymptom ist Sodbrennen.

34.6.2 Therapieprinzip

Wirkstoffe

Allgemeinmaßnahmen · Protonenpumpenhemmer

34.6.2.1 Allgemeinmaßnahmen

Neben Maßnahmen wie Gewichtsreduktion, Schlafen mit erhöhtem Oberkörper zielen die Allgemeinmaßnahmen darauf ab, Substanzen, die den Reflux fördern, zu meiden (Nikotin, Alkohol, Anticholinergika, Psychopharmaka, Kalziumkanalblocker, Nitrate, orale Kontrazeptiva, pfefferminzölhaltige Präparate).

34.6.2.2 Protonenpumpenhemmer

Die Pharmakotherapie ist einfach: Da bei der Refluxkrankheit die Magensäure den Ösophagus schädigt, ist das Ziel, die Magensäuresekretion zu hemmen. Je effektiver das geschieht, umso erfolgreicher die Therapie. Deshalb sind Protonenpumpenhemmer erste Wahl – sowohl für die Akut- als auch die Langzeittherapie.
Alle anderen Substanzen, H_2-Antagonisten und Antazida, sind den PPI deutlich unterlegen und werden für die Primär- oder Monotherapie nicht empfohlen. Der Nutzen von derzeit verfügbaren Prokinetika (Metoclopramid, Domperidon) ist nicht belegt und daher wird auch deren Einsatz nicht empfohlen. Neuere Prokinetika (Prucaloprid) sind ebenfalls nicht für die Behandlung der Refluxkrankheit zugelassen.

Lerntipp

Kurzes Kapitelchen – erstaunlich häufig gefragt. Aber lassen Sie sich beim „Kreuzen" nicht verwirren: In den älteren IMPP-Fragen wurde noch nach den anderen Wirkstoffen zur Behandlung der Refluxösophagitis gefragt (Metoclopramid, H_2-Antagonisten, Antazida) – das ist jedoch nicht mehr State of the Art. Heutzutage sind PPI das Beste und Einzige, was wirklich empfohlen wird, und das spiegelt sich auch in den aktuelleren Fragen wider.

34.7 Chronisch-entzündliche Darmerkrankungen

34.7.1 Definition

Morbus Crohn und Colitis ulcerosa sind die beiden wichtigsten chronisch-entzündlichen Darmerkrankungen. Charakteristisch für Morbus Crohn sind die diskontinuierliche Entzündung, die alle Schichten der Darmwand betrifft und überall im Gastrointestinaltrakt auftreten kann, und der Nachweis von Granulomen. Typisch für die Colitis ulcerosa ist die kontinuierliche Entzündung der kolorektalen Schleimhaut.
Beim Verlauf der Erkrankung werden unterschieden:

- Aktive Erkrankung (Schub) mit geringer, mäßiger oder hoher Aktivität.
- Remission.
- Rezidiv.
- Steroidrefraktärer oder steroidabhängiger Verlauf. Steroidrefraktär bedeutet, dass trotz systemischer Steroidtherapie eine aktive Erkrankung vorliegt. Steroidabhängig heißt, dass beim Reduzieren oder Absetzen der Glukokortikoide Symptome wieder auftreten.

34.7.2 Therapieprinzip

34.7.2.1 Morbus Crohn

Wirkstoffe

Budesonid · Prednisolon · 5-ASA (Mesalazin) · Sulfasalazin · Azathioprin · 6-Mercaptopurin · Methotrexat · Adalimumab · Infliximab

Eine kausale Therapie ist nicht möglich. Die Pharmakotherapie dient dazu, die Entzündungsaktivität zu verringern und die klinische Symptomatik zu verbessern mit dem Ziel, die Lebensqualität zu verbessern und einen Verlust der Darmfunktion zu verhindern. Wegen des sehr heterogenen Verlaufs ist die Therapie recht komplex. Zum besseren Lernen werden deshalb zunächst die Wirkstoffe kurz vorgestellt, die bei der Therapie des Morbus Crohn zum Einsatz kommen. Danach ist in ▸ Tab. 34.5 die Therapie in Abhängigkeit vom jeweiligen Verlauf aufgeführt.
Folgende Wirkstoffe werden beim Morbus Crohn zur Kontrolle der Entzündungsreaktion eingesetzt:

- **Budesonid:** lokal wirksames Glukokortikoid mit starker antiphlogistischer Wirkung (▸ Kap. 9.2). Es besteht quasi keine orale Bioverfügbarkeit aufgrund einer starken hepatischen Metabolisierung. Deshalb darf es bei eingeschränkter Leberfunktion nicht angewandt werden, da sonst systemisch wirksame Konzentrationen auftreten. Budesonid wird beim Morbus Crohn bei akutem Schub mit Ileozökalbefall mit geringer Entzündungsaktivität eingesetzt.

- **Systemische Glukokortikoide:** Prednisolon (▸ Kap. 9.2); systemische Glukokortikoide sind bei fast allen schwereren akuten Verläufen indiziert. Wegen der Nebenwirkungen sollen sie aber nicht langfristig zum Remissionserhalt angewandt werden. Dosierung bei hoher Krankheitsaktivität: 1 mg/kg/d; bei geringerer Aktivität reichen meist 40–60 mg Prednisolon. Unter einer Therapie mit Prednisolon muss eine Osteoporoseprophylaxe erfolgen (Vitamin D, Kalzium).
- **5-Aminosalicylsäure** (5-ASA, = Mesalazin): wirkt antiphlogistisch, u. a. durch Hemmung der Prostaglandin- und Leukotriensynthese. 5-ASA ist außerdem ein Radikalfänger reaktiver O_2-Verbindungen. 5-ASA wird zur **topischen Anwendung** (Suppositorien, Klysmen, Schäume) bei distalem Kolonbefall eingesetzt. Ein guter Wirkungsnachweis besteht jedoch für 5-ASA bei Morbus Crohn nicht – bedeutender ist es bei der Colitis ulcerosa.
- **Sulfasalazin:** Wird im Dickdarm bakteriell gespalten in die antiphlogistisch wirksame 5-Aminosalicylsäure und das Sulfonamid Sulfapyridin, das als Trägerprotein fungiert. Sulfasalazin wird bei einem Schub mit Kolonbefall bei leichter bis mittlerer Aktivität eingesetzt. In diesem Falle ist ein direkter Einsatz von 5-ASA nicht möglich, da 5-ASA bereits im Dünndarm resorbiert wird, die antiphlogistische Wirkung jedoch erst im Kolon erwünscht ist.
- **Immunsuppressiva:** Azathioprin und 6-Mercaptopurin (▸ Kap. 25.2.3.2) sind Purinanaloga. Sie haben einen steroideinsparenden Effekt und wirken remissionsinduzierend und -erhaltend bei einem insgesamt günstigen Nebenwirkungsprofil. Sie werden bei akuten Schüben zusätzlich eingesetzt, wenn systemische Glukokortikoide nicht ausreichend wirksam sind. Außerdem werden sie langfristig angewandt, wenn eine medikamentöse remissionserhaltende Therapie notwendig ist. Unter Azathioprin und 6-Mercaptopurin sind engmaschige Blutbildkontrollen notwendig wegen der Gefahr von Leukozytopenien und Lymphozytopenien.
- **Methotrexat:** ist ein Folsäureantagonist und wirkt in mittlerer Dosierung immunsuppressiv (▸ Kap. 25.2.3.3 und ▸ Kap. 24.6.1). Es wird meist parenteral (i. m., s. c.) bei Morbus Crohn eingesetzt, wenn die anderen Immunsuppressiva nicht wirken oder nicht verträglich sind. Üblicherweise wird am Tag nach der Methotrexatgabe Folsäure eingenommen, um die Nebenwirkungen gering zu halten. Ein relevanter Wirkungsverlust tritt dabei nicht auf.
- **Anti-TNF-α-Antikörper** (Infliximab, Adalimumab): sind Antikörper, die freies und membrangebundenes TNF-α binden und dadurch die proinflammatorische Wirkung des Zytokins verhindern (▸ Kap. 25.3.4 und ▸ Kap. 40.2.2.1). Die Antikörper wirken stark immunsuppressiv, sodass die Infektneigung steigt und auch eine Tbc reaktiviert werden kann (deshalb muss vor der Therapie eine Tuberkulose ausgeschlossen werden). Zugelassen sind die Antikörper zur Behandlung schwerer aktiver Schübe trotz Therapie mit Glukokortikoiden und anderen Immunsuppressiva oder bei Unverträglichkeit dieser Therapien. Infliximab kann außerdem bei aktiver Erkrankung mit Fistelbildung eingesetzt werden.

Lerntipp

Wenn man die Crohn-Medikamente zum Lernen maximal vereinfachen will, dann kann man sich vielleicht mit folgenden drei Punkten anfreunden:

- Alles mit **hoher Entzündungsaktivität und ausgedehnter Befall:** 1. systemische Glukokortikoide ± 2. Immunsuppressiva (Azathioprin, 6-Mercaptopurin) oder Methotrexat und 3. Anti-TNF-α-Antikörper (Adalimumab, Infliximab).
- Schritt 2 und 3 auch immer dann, wenn systemische Glukokortikoide versagen (z. B. steroidrefraktärer Verlauf) oder langfristig nicht gegeben werden sollen (z. B. Remissionserhalt) und ggf. auch bei Fisteln nach antibiotischer Therapie.
- Es verbleiben: Budesonid für leichte Schübe im Ileozökalbereich; Sulfasalazin bei leichtem Kolonbefall und 5-ASA als Suppositorium oder Klysma bei distalem Kolonbefall.

34.7.2.2 Colitis ulcerosa

Wirkstoffe

5-ASA (Mesalazin) · Sulfasalazin · Olsalazin · Budesonid · Prednisolon · Ciclosporin · Tacrolimus · Infliximab · Azathioprin · 6-Mercaptopurin · Methotrexat

Tab. 34.5 Therapie des Morbus Crohn in Abhängigkeit vom Verlauf der Erkrankung

Verlauf	Therapie
Akuter Schub (Ileozökalbefall)	**leichte Entzündungsaktivität:** Budesonid, ggf. zusätzlich symptomatische Therapie mit Analgetika (Paracetamol, Metamizol)
	mäßige Entzündungsaktivität: Budesonid oder systemische Glukokortikoide
	hohe Entzündungsaktivität: • systemische Glukokortikoide; bei unzureichender Wirkung *plus* • Immunsuppressiva (Azathioprin, 6-Mercaptopurin) oder Methotrexat • bei unzureichender Wirkung, Nebenwirkungen oder Kontraindikationen der anderen Therapien: Anti-TNF-α-Antikörper
Akuter Schub (Kolonbefall)	**leichte und mäßige Entzündungsaktivität:** • Sulfasalazin oder systemische Glukokortikoide • bei distalem Befall: lokale Therapie mit 5-ASA oder Budesonid als Suppositorien, Klysmen, Schäume
	hohe Entzündungsaktivität: • systemische Glukokortikoide; bei unzureichender Wirkung *plus* • Immunsuppressiva (Azathioprin, 6-Mercaptopurin) oder Methotrexat • bei unzureichender Wirkung, Nebenwirkungen oder Kontraindikationen der anderen Therapien: Anti-TNF-α-Antikörper
Akuter Schub (ausgedehnter Befall von Dünndarm, Ösophagus, Magen)	• systemische Glukokortikoide • frühzeitig ergänzt durch Immunsuppressiva (Azathioprin, 6-Mercaptopurin) oder bei Unverträglichkeit durch Methotrexat • Anti-TNF-α-Antikörper bei unzureichender Wirkung oder Kontraindikationen der anderen genannten Maßnahmen
Steroidrefraktärer Verlauf	• Immunsuppressiva (Azathioprin, 6-Mercaptopurin) oder bei deren Unverträglichkeit Methotrexat • ggf. zusätzlich Anti-TNF-α-Antikörper (Infliximab, Adalimumab)
Rezidiv nach steroidabhängigem Verlauf	• Systemische Glukokortikoide wirken zwar akut gegen die Krankheitssymptome, stellen jedoch kein vernünftiges Therapiekonzept dar, da nach Reduktion der Dosis vermutlich wieder Rezidive auftreten werden. Daher werden heute die Immunsuppressiva Azathioprin, 6-Mercaptopurin, alternativ Methotrexat, bevorzugt. • ggf. TNF-α-Antikörper (Infliximab, Adalimumab)
Remissionserhalt	Die Notwendigkeit eines medikamentösen Remissionserhalts ist abhängig vom Verlauf. Wenn nötig werden folgende Wirkstoffe eingesetzt: • Azathioprin, 6-Mercaptopurin; bei deren Wirkungslosigkeit: • Methotrexat oder Anti-TNF-α-Antikörper • keine Steroide zum Remissionserhalt
Fisteln	• Antibiotika: Metronidazol, Ciprofloxacin • ggf. in Kombination mit Immunsuppressiva (Azathioprin, 6-Mercaptopurin) oder Infliximab, da Fisteln immer auch ein Ausdruck einer aktiven Erkrankungsphase sind

Eine kausale Therapie ist nicht möglich. Auch bei der Colitis ulcerosa richtet sich die Therapie nach Ausmaß und Schwere der Erkrankung. Für die Art der Therapie ist die Lokalisation wichtig. Es wird deshalb unterschieden zwischen:

- Proktitis (nur Rektum befallen)
- Linksseitenkolitis (Befall bis zur linken Flexur)
- ausgedehnter Kolitis (über die linke Flexur hinaus bis zur Pankolitis).

Tab. 34.6 Therapie der Colitis ulcerosa in Abhängigkeit vom Verlauf der Erkrankung

Verlauf	Therapie
Proktitis	**leichte und mäßige Entzündungsaktivität:** • 5-ASA als Suppositorium • alternativ: Mesalazinschaum oder -einläufe • bei unzureichender Wirkung: + orale 5-ASA-freisetzende Präparate oder + topische Steroide (rektal; Budesonid) • bei unzureichender Wirkung: systemische Glukokortikoide
Linksseitenkolitis	**leichte und mäßige Entzündungsaktivität:** • 5-ASA rektal (als Einlauf oder Schäume) + 5-ASA-freisetzende Präparate oral • bei unzureichender Wirkung: systemische Glukokortikoide
Ausgedehnte Kolitis	**leichte und mäßige Entzündungsaktivität:** 5-ASA-freisetzende Präparate oral + Mesalazin rektal (Einlauf oder Schaum)
Schwere Kolitis, beliebige Lokalisation	**hohe Entzündungsaktivität; Lokalisation beliebig:** • systemische Glukokortikoide i. v. • zweite Wahl: Ciclosporin, Tacrolimus, Infliximab
Steroidrefraktärer Verlauf	Ciclosporin, Tacrolimus, Infliximab
Remissionserhalt	• 5-ASA-freisetzende Präparate • Azathioprin, 6-Mercaptopurin • keine Glukokortikoide

Ähnlich wie beim Morbus Crohn werden zunächst die Wirkstoffe aufgelistet, die zur Therapie der Colitis ulcerosa Anwendung finden. Danach gibt ▸ Tab. 34.6 einen Überblick über den stadiengerechten Einsatz der Wirkstoffe.

- **5-ASA:** wird entweder rektal als Suppositorium (bei Proktitis) oder Klysma (bei Linksseitenkolitis) eingesetzt oder oral bei ausgedehntem Befall (▸ Kap. 34.7.2.1).
- **5-ASA-freisetzende Präparate:** Sulfasalazin (▸ Kap. 34.7.2.1) und **Olsalazin** (im Dickdarm wird Olsalazin bakteriell in zwei Moleküle 5-ASA gespalten).
- **Glukokortikoide:** lokale Therapie mit z. B. Budesonid rektal; systemische Therapie mit Prednisolon; ▸ Kap. 34.7.2.1
- **Infliximab:** Anti-TNF-α-Antikörper, indiziert bei schwerem Verlauf und steroidrefraktärem Verlauf (Anmerkung: Adalimumab ist bei Colitis ulcerosa nicht zugelassen); ▸ Kap. 34.7.2.1
- **Azathioprin, 6-Mercaptopurin:** Immunsuppressiva zum Remissionserhalt (▸ Kap. 34.7.2.1)
- **Calcineurininhibitoren** (Ciclosporin, Tacrolimus) hemmen hauptsächlich die T-Zell-Funktion (▸ Kap. 25.2.2) und werden bei schweren Verläufen eingesetzt sowie bei steroidrefraktärem Verlauf. Sie sind ziemlich nebenwirkungsreich. So können unter Ciclosporin Diabetes mellitus und eine arterielle Hypertonie auftreten.
- **Methotrexat:** ist bei Colitis ulcerosa umstritten und dient allenfalls der Zweitlinientherapie nach Azathioprin, 6-Mercaptopurin.

Lerntipp

Wenn man die Colitis-ulcerosa-Medikamente zum Lernen maximal vereinfachen will, dann kann man sich vielleicht mit folgenden drei Punkten anfreunden:

- **Wenn möglich, topische Therapie mit 5-ASA** (rektal bei Proktitis, Linksseitenkolitis) oder 5-ASA-freisetzenden Präparaten (oral bei ausgedehntem Befall) bei leichter und mäßiger Entzündungsaktivität.
- Bei unzureichender Wirkung von 5-ASA oder bei hoher Entzündungsaktivität: systemische Glukokortikoide. Zweite Wahl sind Ciclosporin, Tacrolimus, Infliximab.
- Remissionserhalt mit 5-ASA-freisetzenden Präparaten, Azathioprin oder 6-Mercaptopurin. Keine Glukokortikoide dauerhaft.

Tab. 34.7 Vergleich der Therapien chronisch-entzündlicher Darmerkrankungen im akuten Schub und zum Remissionserhalt

	Morbus Crohn	Colitis ulcerosa
Akuter Schub		
Geringe/mäßige Aktivität	• Budesonid (Ileozökalbefall) • Sulfasalazin (Kolonbefall) • 5-ASA oder Budesonid (topisch bei distalem Befall) • Glukokortikoide systemisch bei unzureichender Wirkung	• 5-ASA topisch (Suppositorium bei Proktitis) • 5-ASA topisch (Klysma/Schaum bei Linksseitenkolitis) + orale 5-ASA-freisetzende Präparate • 5-ASA-freisetzende Präparate oral + Mesalazin rektal (Einlauf oder Schaum bei ausgedehnter Kolitis) • Glukokortikoide systemisch bei unzureichender Wirkung von 5-ASA
Hohe Aktivität	• Glukokortikoide systemisch, ggf. + • Azathioprin, 6-Mercaptopurin, Methotrexat • ggf. Anti-TNF-α-Antikörper	• Glukokortikoide systemisch • zweite Wahl: Ciclosporin, Tacrolimus, Infliximab
Fisteln	Antibiotika: Metronidazol, Ciprofloxacin und ggf. Kombination mit Immunsuppressiva (Azathioprin, 6-Mercaptopurin) oder Infliximab	
Remissionserhalt (keine Glukokortikoide zum Remissionserhalt)		
	• Azathioprin, 6-Mercaptopurin; bei Wirkungslosigkeit: • Methotrexat oder Anti-TNF-α-Antikörper.	• 5-ASA-freisetzende Präparate • Azathioprin, 6-Mercaptopurin

34.7.3 Zusammenfassung chronisch entzündlicher Darmerkrankungen

Lerntipp

Morbus Crohn wurde in der Vergangenheit häufiger gefragt als die Colitis ulcerosa – das kann sich aber natürlich auch mal umkehren. Außerdem wurden vom IMPP ziemlich genau die Therapiestufen abgefragt: also z. B. Medikation bei steroidrefraktärem Verlauf, Remissionserhalt, akutem Schub, ausgedehntem Befall etc.
Zum Vergleich sind noch einmal die wichtigsten Aspekte bei der Therapie des Morbus Crohn und der Colitis ulcerosa gegenübergestellt (▸ Tab. 34.7).

34.8 Gallenkolik

34.8.1 Definition

Bei der Gallenkolik treten kolikartige Schmerzen auf, verursacht durch Kontraktionen des Gallengangs um ein Passagehindernis – typischerweise einen Gallenstein.

34.8.2 Therapieprinzip

Wirkstoffe

Spasmolytika · Analgetika · (Antibiotika)

Zur symptomatischen Therapie der Gallenkolik erfolgt die Gabe eines Spasmolytikums mit einem Analgetikum. Als Spasmolytikum hat sich **N-Butylscopolamin** i. v. bewährt, das rasch den Muskeltonus durch die Blockade muskarinerger Rezeptoren senkt (▸ Kap. 2.3.4). Aber auch **Nitroglyzerin** sublingual kann zur Behandlung der Gallenkolik verwendet werden, denn es ist schnell wirksam. Nitroglyzerin bewirkt eine Relaxation der glatten Muskulatur über eine vermehrte Freisetzung von NO (▸ Kap. 4.6.2).

Zur Analgesie können peripher wirksame Substanzen ausreichend sein: **Diclofenac, Indometacin, Metamizol.** Diclofenac und Indometacin sind nichtsteroidale Antiphlogistika (► Kap. 16.3.3.3). Sie wirken nicht nur analgetisch, sondern können wahrscheinlich auch die Entwicklung einer akuten Cholezystitis aus einer Choledocholithiasis verhindern (antiphlogistische Wirkkomponente). Metamizol hat den Vorteil, gleichzeitig spasmolytisch zu wirken (► Kap. 16.3.3.2). Nachteil ist ein Blutdruckabfall bei schneller i. v.-Gabe und die Gefahr einer Agranulozytose. Bei starken Schmerzen müssen **Opioidanalgetika** eingesetzt werden. Bislang wurden Pethidin und Buprenorphin i. v. empfohlen (► Kap. 16.2.2).

Antibiotika werden **nur bei V. a. begleitende Gallenwegsinfektion** eingesetzt (Amoxicillin und Ampicillin in Kombination mit einem Penicillinasehemmer; alternativ: Cephalosporine oder Cotrimoxazol, bei Anaerobierinfekten Metronidazol). Die erfolgreichste Maßnahme zur Steinbeseitigung stellt aber die chirurgische Cholezystektomie dar. Medikamentös kann die Lithogenität der Gallensäure und damit die Bildung der Gallensteine vermindert werden durch Gabe von Gallensalzen. Die **Litholyse mit Ursodeoxycholsäure** kann in Einzelfällen bei symptomatischen Gallenblasensteinen ohne Komplikationen und mit seltenen Koliken durchgeführt werden. Geeignet dafür sind Patienten mit kleinen (≤ 5 mm) und nicht kalkhaltigen Steinen. Ursodeoxycholsäure ist selbst eine Gallensäure, die in geringen Mengen in der menschlichen Galle vorkommt. Therapeutisch angewandt bewirkt sie eine Verminderung der Cholesterinsättigung der Galle durch Hemmung der Resorption von Cholesterin im Darm und Hemmung der Sekretion von Cholesterin in die Galle. Durch die Dispersion von Cholesterin und Bildung von Flüssigkeitskristallen lösen sich die Cholesteringallensteine vermutlich langsam auf.

34.9 Pankreatitis

34.9.1 Definition und Ursachen

Typische Beschwerden mit gürtelförmigen Oberbauchschmerzen und Erbrechen zusammen mit einer Erhöhung der Laborwerte für Amylase oder Lipase führen zur Diagnose der akuten Pankreatitis. Bei der akuten Pankreatitis sind Gallenwegserkrankungen (Cholelithiasis) die häufigste Ursache.

Rezidivierende Entzündungsschübe des Pankreasparenchyms mit fibrotischem Bindegewebersatz sind Kennzeichen der chronischen Pankreatitis. Die Hauptursache der chronischen Pankreatitis ist der Alkoholmissbrauch. Die zweithäufigste Gruppe bilden die idiopathischen Pankreatitiden.

34.9.2 Therapieprinzip

Akute Schübe der chronischen Pankreatitis werden wie die akute Pankreatitis behandelt. In den letzten Jahren gab es einen großen Wandel bei den konservativen Behandlungsmethoden (z. B. Opioide erst verboten, dann erlaubt; Nahrungskarenz erst unbedingt notwendig, heute erscheint die enterale Ernährung der parenteralen überlegen zu sein).

34.9.2.1 Akute Pankreatitis bzw. akuter Schub

Wirkstoffe

Flüssigkeitssubstitution · Analgetika · ggf. Antibiotika

Für das Überleben der Patienten ist eine **ausreichende und schnelle Flüssigkeitssubstitution** notwendig. Verwendet werden kristalloide Lösungen. Empfohlen wird eine Volumenzufuhr von 5–10 ml/kg/h i. v.

Eine adäquate Analgesie ist für die Behandlung der meist starken viszeralen Schmerzen notwendig.

Cave

Früher galten **Opioidanalgetika** als kontraindiziert, da man der Meinung war, dass sie einen Spasmus der Duodenalpapille und dadurch zusätzlich eine Obstruktion für die Pankreassekretion verursachen. Erlaubt war allenfalls Pethidin, da es überwiegend zentrale Opioidrezeptoren stimuliert und daher weniger spasmogen im Gastrointestinaltrakt sein soll. Dieser spasmogene Effekt der Opioide gilt aber mittlerweile als obsolet bzw. klinisch nicht relevant. Deshalb darf man sehr wohl Opioidanalgetika für die Behandlung von Patienten mit einer Pankreatitis verwenden. Allerdings ist Tramadol ungünstig, da es stark emetogen ist.

Alternativ zu Opioiden kann aber auch eine thorakale Periduralanalgesie angewandt werden.
Eine generelle **antibiotische Therapie** wird nicht empfohlen. **Nur bei nekrotisierenden Verlaufsformen** sollen Antibiotika eingesetzt werden, dann aber frühzeitig. Verwendet werden Breitspektrumantibiotika wie Carbapeneme (Imipinem) und Fluorchinolone.

34.9.2.2 Chronische Pankreatitis

Wirkstoffe

Analgetika · ggf. Enzymsubstitution · ggf. Insulin

Bei der chronischen Pankreatitis sind Schmerzen das führende klinische Symptom. Auch hier ist eine **adäquate Schmerztherapie** notwendig. Empfohlen wird ein Vorgehen entsprechend dem WHO-Stufenschema (▸ Kap. 39.2) – und zwar in beide Richtungen: bei zunehmenden Beschwerden nach oben, bei abnehmenden Beschwerden auch wieder nach unten. Es wurden viele andere Maßnahmen probiert (Octreotid und Pankreasenzyme zur Senkung der Pankreassekretion, Antioxidanzien, Montelukast), die alle nicht überzeugend analgetisch wirken.
Pankreasenzyme sind aber notwendig zur Substitution einer exokrinen Pankreasinsuffizienz und werden bei Steatorrhö und Malabsorption eingesetzt. Bei einer endokrinen Pankreasinsuffizienz muss mit **Insulin** behandelt werden.

34.10 Zu guter Letzt

Klinischer Fall

1. Sie haben Ihren Patienten zur Magenspiegelung zum Gastroenterologen geschickt. Vor Kurzem war er längere Zeit im Ausland und hatte sich dort eine Amöbenruhr eingefangen. Er ist mit Metronidazol behandelt worden, die Durchfälle haben sich daraufhin gebessert. Die seit Längerem bestehenden Oberbauchschmerzen persistieren jedoch weiter, was Sie als Anlass für die Endoskopie sahen. Der Patient kommt nach der Untersuchung zurück zu Ihnen mit einem Formular, auf dem angekreuzt ist: „Eradikationstherapie empfohlen; ausführlicher Bericht folgt". Was fangen Sie damit an?
2. Bei einem Patienten mit Morbus Crohn wird die Entscheidung für eine medikamentöse Rezidivprophylaxe gefällt. Welches Medikament schlagen Sie vor? Womit könnte man das noch steigern, falls es darunter doch zu einem Rezidiv kommt?

Antworten:

1. Gemeint ist die Eradikation von Helicobacter pylori (und nicht des Patienten). Vermutlich gab es also einen H. p.-positiven Endoskopiebefund. Die Eradikation erfolgt normalerweise am besten nach dem italienischen Triple-Schema (PPI + Clarithromycin + Metronidazol, alles für 7 Tage). Allerdings hatte der Patient vor Kurzem erst Metronidazol und es ist recht wahrscheinlich, dass sich darunter eine Resistenz des H. p.-Erregers gegen Metronidazol entwickelt hat. Deshalb wäre in diesem Fall die französische Triple-Therapie zu empfehlen (PPI + Clarithromycin + Amoxicillin für 7 Tage).
2. Remissionserhalt z. B. mit Azathioprin. Steigerung: z. B. mit Infliximab/Adalimumab, also Anti-TNFα-Antikörpern.

35

Therapie von Schilddrüsenerkrankungen

35.1 Wegweiser ... 487

35.2 Euthyreote Struma ... 488
35.2.1 Definition und Komplikationen ... 488
35.2.2 Therapieprinzip ... 488

35.3 Hypothyreose ... 489
35.3.1 Definition ... 489
35.3.2 Therapieprinzip ... 489

35.4 Hyperthyreose ... 489
35.4.1 Definition ... 489
35.4.2 Therapieprinzip ... 489

35.5 KM-Prophylaxe ... 490

35.6 Thyreotoxische Krise ... 491
35.6.1 Definition und Ursachen ... 491
35.6.2 Symptome und Therapie ... 491

35.7 Zu guter Letzt ... 491

IMPP-Hits

Die Therapie von Schilddrüsenerkrankungen ist kein sonderlich häufig geprüftes Thema, insbesondere in den letzten Jahren stand es kaum auf der IMPP-Agenda. Geprüft wurden in etwa gleich häufig: Hypothyreose, Struma, Morbus Basedow; sehr selten: Kontrastmittelprophylaxe und thyreotoxische Krise.

35.1 Wegweiser

In diesem Kapitel wird die medikamentöse Therapie verschiedener Schilddrüsenerkrankungen dargestellt. Im Jodmangelgebiet Deutschland ist die euthyreote Struma (► Kap. 35.2) eine Volkskrankheit, denn bei 40 % der 45- bis 65-Jährigen liegen derartige Veränderungen vor und können bei jahrelangem Bestehen zu Komplikationen führen. Erwähnenswert ist daher auch, dass L-Thyroxin in Deutschland im Jahr 2010 das zweithäufigste ver-

Tab. 35.1 Wirkstoffe und Wirkmechanismus von Medikamenten zur Behandlung von Schilddrüsenerkrankungen

Wirkstoff	Wirkmechanismus	Kapitel
Jodid	ersetzt alimentären Jodmangel	► Kap. 12.2.3
L-Thyroxin	Schilddrüsenhormon: ersetzt endogenen Hormonmangel	► Kap. 12.2.2
Thiamazol, Carbimazol, PTU	Thyreostatika: Jodisationshemmung (Hemmung der Peroxidase) → Hormonsynthese ↓	► Kap. 12.3.3
Perchlorat	Thyreostatikum: Jodinationshemmung (Hemmung der Aufnahme von Jodid in Thyreozyten)	► Kap. 12.3.2
Propranolol	unselektiver β-Blocker gegen Tachykardie und Tremor bei Hyperthyreose	► Kap. 2.4.4.2

Tab. 35.1 Wirkstoffe und Wirkmechanismus von Medikamenten zur Behandlung von Schilddrüsenerkrankungen *(Forts.)*

Wirkstoff	Wirkmechanismus	Kapitel
Radiojod	Zerstörung von Schilddrüsengewebe durch die β-Strahlung von ^{131}J	▸ Kap. 12.3.6
Prednisolon	Glukokortikoid: hemmt Umwandlung von T_4 in T_3 (thyreotoxische Krise)	▸ Kap. 9.2
Lithium	vermindert die Hormonfreisetzung aus der Schilddrüse (thyreotoxische Krise bei Jodkontamination)	▸ Kap. 12.3.5

ordnete Medikament war (nach Ibuprofen) mit 16,7 Mio. Verordnungen. Insofern haben Sie ein wichtiges Kapitel vor sich – und zum Glück ist es zum Lernen ein recht einfaches Kapitel.

Neben der Behandlung der euthyreoten Struma, werden die Hypothyreose (▸ Kap. 35.3) und die Hyperthyreose (▸ Kap. 35.4) besprochen. Eine mögliche Komplikation der langjährigen euthyreoten Struma ist die Entwicklung einer Autonomie. Diese Patienten tragen ein erhöhtes Risiko, eine thyreotoxische Krise zu entwickeln, wenn sie eine Kontrastmitteluntersuchung erhalten. Immerhin, die Hälfte der Hyperthyreosen wird bei uns durch Kontrastmittel ausgelöst. Und Kontrastmitteluntersuchungen sind in Deutschland ein häufiges Ereignis, sodass sich im klinischen Alltag fachübergreifend häufig die Frage nach der Notwendigkeit und Anwendung der Kontrastmittelprophylaxe stellt. Diesem Thema widmet sich daher ▸ Kap. 35.5. Abschließend wird in ▸ Kap. 35.6 die Therapie der thyreotoxischen Krise vorgestellt.

Wie gewohnt finden Sie als Nächstes eine Übersicht (▸ Tab. 35.1) der Pharmaka, die bei der Therapie von Schilddrüsenerkrankungen eingesetzt werden.

35.2 Euthyreote Struma

35.2.1 Definition und Komplikationen

Bei der euthyreoten Struma liegt eine Schilddrüsenvergrößerung bei normaler thyreoidaler Stoffwechsellage vor. Es handelt sich dabei um die häufigste Schilddrüsenerkrankung mit endemischem Auftreten in Deutschland aufgrund des bei uns weit verbreiteten Jodmangels. Die Zugabe von Jodid zu Trinkwasser und Tierfutter würde die Inzidenz langfristig senken (wie in der Schweiz), wird bei uns jedoch nicht durchgeführt („Zwangsmedikation").

Die empfohlene Jodaufnahme beträgt ca. 200 µg/d. Liegt die Jodzufuhr dauerhaft darunter, besteht also ein chronischer Jodmangel, so kommt es zur Aktivierung von lokalen Wachstumsfaktoren, die das Wachstum von Thyreozyten stimulieren. Die Stoffwechsellage bleibt euthyreot. (Erst bei einem Abfall des Hormonspiegels wird vermehrt TSH freigesetzt, das ein weiteres Schilddrüsenwachstum bewirkt.)

Durch die Schilddrüsenvergrößerung können folgende Komplikationen auftreten:

- mechanische Komplikationen: Tracheomalazie, Stridor, Dysphagie
- Schilddrüsenautonomie: In lang bestehenden Jodmangelstrumen können sich Areale entwickeln, die TSH-unabhängig Schilddrüsenhormone produzieren und zu einer Hyperthyreose führen.

35.2.2 Therapieprinzip

Wirkstoffe

Jodid

Die beste Therapie ist ein Ausgleich des Jodmangels durch die **Substitution von Jodid** (▸ Kap. 12.2.3). Diese Therapie stellt damit die erste Wahl bei jungen Patienten dar. Begonnen wird mit 300–500 µg/d. Nach ca. 1 Jahr wird auf die Rezidivprophylaxe gewechselt mit 100–200 µg/d.

Cave

Bei **älteren Patienten,** bei denen sich **autonome Areale** in der lang bestehenden Struma gebildet haben können, kann durch Jodid eine **Hyperthyreose** ausgelöst werden. Bei diesen Patienten muss also vor Therapiebeginn eine Autonomie oder Malignität ausgeschlossen werden.

Die wichtigste Kontraindikation für Jodid stellen das Vorliegen einer Hyperthyreose und eine Schilddrüsenautonomie dar.
Früher hat man die euthyreote Struma gern mit der Kombination aus Jodid + L-Thyroxin behandelt. L-Thyroxin (▸ Kap. 12.2.2) vermindert die TSH-Freisetzung über ein negatives Feedback und senkt dadurch den Wachstumsstimulus auf die Schilddrüse. Aber: TSH stellt nicht den entscheidenden Wachstumsfaktor bei der euthyreoten Struma dar, sondern der Jodmangel selbst ist wachstumsfördernd. Durch L-Thyroxin kann die Schilddrüse weiter an Jod verarmen. Deshalb hat sich die Therapie der euthyreoten Struma zugunsten der **alleinigen Jodsubstitution** (s. o.) gewandelt, anstatt einer Kombination aus Jodid + L-Thyroxin.
Treten Komplikationen einer Struma auf, so besteht die Indikation zur operativen Therapie. Eine **Radiojodtherapie** (▸ Kap. 12.3.6) erfolgt bei Kontraindikationen gegen eine Operation oder bei einem Strumarezidiv. Nach einer Operation oder Radiojodtherapie muss eine medikamentöse **Rezidivprophylaxe mit Jodid und L-Thyroxin** erfolgen, um über den o. g. Regulationsmechanismus ein erneutes Strumawachstum zu vermeiden.

35.3 Hypothyreose

35.3.1 Definition

Die Hypothyreose ist eine Schilddrüsenunterfunktion und kann angeboren oder erworben sein, z. B. durch:

- Hashimoto-Thyreoiditis (am häufigsten)
- Z. n. Thyreoidektomie
- Z. n. thyreostatischer Therapie
- Insuffizienz des Hypophysenvorderlappens

Laborchemisch kommt es zur Erhöhung von TSH (außer natürlich bei der Hypophysenvorderlappeninsuffizienz, bei der TSH vermindert gebildet wird) und Erniedrigung der Schilddrüsenhormone. Bei der subklinischen Hypothyreose ist nur TSH erhöht, die Schilddrüsenhormone sind noch normal.

35.3.2 Therapieprinzip

Wirkstoffe

L-Thyroxin (T_4)

Das, was fehlt, wird ausgeglichen. Also wird mit L-Thyroxin behandelt. Wichtig ist unbedingt eine einschleichende Dosierung von 25–50 µg/d für 2–4 Wochen, erst dann erfolgt eine langsame Dosissteigerung, bis die optimale Dosierung erreicht ist, d. h. also das subjektive Wohlbefinden des Patienten eingetreten ist und der TSH-Wert normalisiert ist. Üblicherweise wird eine Erhaltungsdosis von ca. 100–150 µg/d zur Erlangung einer euthyreoten Stoffwechsellage benötigt.

35.4 Hyperthyreose

35.4.1 Definition

Die Hyperthyreose ist eine Schilddrüsenüberfunktion, am häufigsten durch Morbus Basedow und eine Schilddrüsenautonomie bedingt. Laborchemisch kommt es zu einem Abfall des TSH-Werts und Anstieg der Schilddrüsenhormone. Bei der latenten Hyperthyreose ist der TSH-Wert erniedrigt, die Schilddrüsenhormone sind noch im Normbereich.

35.4.2 Therapieprinzip

Wirkstoffe

Thyreostatika · β-Blocker · Radiojodtherapie · Operation

35.4.2.1 Morbus Basedow

Beim Morbus Basedow bestehen hyperthyreote Symptome (Tremor, Unruhe, Gewichtsverlust, Palpitationen) durch Dauerstimulation der Thyreozyten durch TSH-Rezeptor-Antikörper. Häufig tritt auch ein Exophthalmus auf.

Beim M. Basedow wird folgende Therapiestrategie angewandt:

1. **thyreostatische Therapie für ca. 1 Jahr.** Begleitend erfolgt ggf. eine symptomatische Therapie (meist initial notwendig).
2. **Beendigung der thyreostatischen Therapie** und Beobachtung, ob Euthyreose erhalten bleibt oder ein Rezidiv auftritt.
3. **bei Rezidiv: definitive Therapie** durch Operation oder Radiojodtherapie.

Merke

Auf keinen Fall einen Morbus Basedow lebenslang mit Thyreostatika behandeln.

Thyreostatische Therapie

Die **thyreostatische Therapie** wird mit den Jodisationshemmern Thiamazol, Carbimazol oder PTU (▸ Kap. 12.3.3) für **ca. 1 Jahr** durchgeführt.

Cave

Durch die Hemmung der Hormonproduktion fällt das negative Feedback auf die Hypophyse weg und es wird wieder mehr TSH freigesetzt, das das Schilddrüsenwachstum stimuliert. Therapeutische Folge:
- Thyreostatika niedrig dosieren → TSH im Normbereich (**bevorzugtes Vorgehen,** da weniger Nebenwirkungen).
- Thyreostatika höher dosieren + L-Thyroxin → negatives Feedback durch T_4 auf den Hypophysenvorderlappen bleibt erhalten und TSH bleibt somit erniedrigt. Eine Kombination mit L-Thyroxin sollte natürlich erst erfolgen, wenn sich die manifeste Hyperthyreose unter der thyreostatischen Therapie zurückgebildet hat.

Ein Exophthalmus kann sich unter einer thyreostatischen Therapie bei Morbus Basedow zurückbilden. In einzelnen Fällen kann es aber auch zu einer Verschlechterung der Orbitopathie kommen. Aktive Phasen der Orbitopathie werden mit Glukokortikoiden behandelt.

Bei allen genannten Thyreostatika können eine **Erhöhung der Leberwerte** und eine **Agranulozytose** als Nebenwirkungen auftreten. Entsprechende Laborkontrollen sind unter der Therapie durchzuführen.

Symptomatische Therapie

Eine symptomatische Therapie ist meist nur initial notwendig, bis sich die Hyperthyreose durch Thyreostatika zurückgebildet hat. Zur Unterdrückung der hyperthyreoten Beschwerden werden β-Blocker eingesetzt. Bevorzugt wird **Propranolol** (▸ Kap. 2.4.4.2), da es als unselektiver β-Blocker nicht nur über die kardialen β_1-Rezeptoren die Tachykardie verhindert, sondern auch über β_2-Rezeptoren gut gegen den Tremor wirkt. Außerdem hemmt es die Konversion von freiem T_4 zu freiem T_3 in der Peripherie.

Definitive Therapie

Ein Rezidiv nach Beendigung der thyreostatischen Therapie tritt bei ca. 50 % der Patienten auf. Das stellt dann die Indikation für eine Radiojodtherapie oder Operation dar.

Merke

Eine Schilddrüsenoperation oder Radiojodtherapie soll immer bei Euthyreose erfolgen, sonst droht die Gefahr einer thyreotoxischen Krise.

35.4.2.2 Schilddrüsenautonomie

Autonome Areale entwickeln sich bevorzugt in einer langjährig bestehenden Struma. Diese Areale setzen unabhängig von TSH Schilddrüsenhormone frei, sodass sich eine Hyperthyreose entwickelt. Die Therapiestrategie unterscheidet sich von der bei Morbus Basedow, denn eine definitive Therapie ist immer indiziert. Da aber eine Operation (und auch eine Radiojodtherapie) nur in der Euthyreose erfolgen darf, muss auch die Schilddrüsenautonomie zunächst thyreostatisch und ggf. auch symptomatisch behandelt werden (▸ Kap. 35.4.2.1).

35.5 KM-Prophylaxe

Eine Kontrastmittel(KM)-Untersuchung wird heutzutage sehr häufig durchgeführt. Durch das Kontrastmittel kommt es zu einer hohen Jodbelastung. Jod in hoher Dosierung kann Schilddrüsenfunktionsstörungen auslösen, und zwar sowohl eine Hypothyreose als auch eine Hyperthyreose.
- Die Hypothyreose tritt eher in gut jodversorgten Gebieten auf.
- In Jodmangelgebieten wie Deutschland hingegen mit einer höheren Rate an Schilddrüsenautonomien kann sich eine Hyperthyreose mit der Gefahr der thyreotoxischen Krise entwickeln. Neben diesen Patienten mit langjähriger Jodmangelstruma sind aber auch Patienten mit einem Morbus Basedow gefährdet.

Die Notwendigkeit für eine Prophylaxe vor Kontrastmittelexposition hängt vom Risiko ab, eine Hyperthyreose zu entwickeln. Man kann die Patienten dazu in vier Gruppen teilen. ▸ Tab. 35.2 fasst die Indikation und Durchführung der KM-Prophylaxe zusammen. Üblicherweise haben die Krankenhäuser bzw. radiologischen Praxen ihre eigenen Standards, wie und wann sie eine KM-Prophylaxe durchführen, die u. U. etwas vom untengenannten Schema abweichen können.

Die Prophylaxe wird üblicherweise mit dem Jodinationshemmer Perchlorat durchgeführt, der die Jodaufnahme in die Thyreozyten hemmt (▸ Kap. 12.3.2). Bei höherem Risiko wird Thiamazol hinzugenommen.

Tab. 35.2 Indikation und Durchführung der Kontrastmittel(KM)-Prophylaxe

Klinische Situation	KM-Prophylaxe
Patient < 60 Jahre, klinisch unauffällig bzgl. Schilddrüse, keine bekannte Schilddrüsenvorerkrankung	keine KM-Prophylaxe
Patient > 60 Jahre, TSH normal	keine KM-Prophylaxe
Latente Hyperthyreose, Knotenstruma, szintigrafisch dargestellte geringgradige Autonomie	**KM-Prophylaxe:** Beginn 2–4 h vor der KM-Exposition: • 3×20 Tropfen Perchlorat für 14 Tage • ggf. zusätzlich Thiamazol 20 mg/d bei hohem Risiko
Manifeste Hyperthyreose, latente Hyperthyreose mit szintigrafisch nachgewiesener hochgradiger Autonomie	KM-Exposition nur bei vitaler Indikation. Ansonsten erst Schilddrüsenerkrankung behandeln. Muss eine KM-Exposition erfolgen, werden folgende Maßnahmen ergriffen: Beginn 2–4 h vor der KM-Exposition: • 3×20 Tropfen Perchlorat für 14 Tage *plus* • Thiamazol 20–80 mg/d längerfristig und in Abhängigkeit von den Schilddrüsenwerten

Tab. 35.3 Symptome und Therapie der thyreotoxischen Krise

Symptome	Therapie
Fieber (bis 41 °C)	Eisbeutel, Wadenwickel
Tachykardie, Tremor	Propranolol i. v.
Diarrhö, Erbrechen → Exsikkose	Flüssigkeits-, Elektrolytinfusion
Grundumsatz ↑	ausreichende Kaloriengabe
T_3/T_4 ↑	• **Thiamazol** 160–240 mg/d i. v. • **Perchlorat** 4 × 20 Tropfen p. o. • **Glukokortikoide** (100–200 mg Prednisolon) i. v.: Hemmung der Umwandlung von T_4 in T_3 • Lithium: bei Jodkontamination • evtl. Plasmapherese

35.6 Thyreotoxische Krise

35.6.1 Definition und Ursachen

Die thyreotoxische Krise ist ein lebensbedrohliches Krankheitsbild, das eine sofortige intensivmedizinische Therapie erfordert. Eine thyreotoxische Krise kann spontan bei einer Hyperthyreose auftreten oder bei plötzlich hoher Jodaufnahme, z. B. durch Röntgenkontrastmittel bei langjährigen Strumapatienten oder bei einer Schilddrüsen-OP in hyperthyreoter Stoffwechsellage.

35.6.2 Symptome und Therapie

Die Therapie der thyreotoxischen Krise ist in ▸ Tab. 35.3 zusammengefasst. Die wichtigsten Maßnahmen sind: **Flüssigkeitssubstitution, Thyreostatika (Thiamazol, Perchlorat), Glukokortikoide und Propranolol.**

35.7 Zu guter Letzt

Klinischer Fall

1. In Ihrer Praxis sitzt ein junger Patient (tachykard, schweißig) mit der neuen Diagnose eines Morbus Basedow. Erklären Sie den Behandlungsplan.
2. Der Patient hat sich allerdings nicht an Ihren Behandlungsplan gehalten und die Tabletten nur gelegentlich eingenommen, wenn es mal wieder schlimmer war mit dem Herzrasen und bei Besserung wieder alles abgesetzt. Irgendwann kommt er völlig dehydriert, fiebrig, tachykard und desorientiert in Begleitung seiner Freundin wieder in die Praxis. Die Freundin berichtet, dass der Patient vor ein paar Tagen beim Radiologen in der Röhre lag, um den Bauch untersuchen zu lassen. Was machen Sie nun?

Antworten:

1. Einerseits symptomatische Therapie mit Propranolol (nur vorübergehend notwendig, bis die thyreostatische Therapie „gegriffen" hat) + für 12 Monate

thyreostatische Therapie mit Thiamazol zur Normalisierung der Schilddrüsenhormonwerte. Dann Auslassversuch. Mit 50-prozentiger Chance bleibt der Patient euthyreot. Bei erneuter Hyperthyreose dann OP oder Radiojodtherapie (nach medikamentös wieder eingestellter Euthyreose).

2. Diagnose der thyreotoxischen Krise bei Morbus Basedow und KM-Exposition. Einweisung ins Krankenhaus. Sofortiger Beginn mit i. v.-Elektrolytlösung, Thiamazol i. v., Perchlorat p. o., Propranolol i. v., Prednisolon i. v.

36 Therapie der Osteoporose

36.1 Wegweiser 493
36.2 Definition 494
36.3 Therapieprinzip 494
36.3.1 Basistherapie 494
36.3.2 Spezifische Therapie 495
36.4 Zu guter Letzt 496

IMPP-Hits

Die differenzialtherapeutische Anwendung der Osteoporosemittel war bislang kein Thema bei den IMPP-Prüfungsfragen. Wenn Sie die Grundlagen der Wirkstoffe kennen (▸ Kap. 12.4, ▸ Kap. 12.5) und sich abschließend dann noch dieses Kapitel durchlesen, sollten Sie auf alle Fälle gewappnet sein.

36.1 Wegweiser

Dieses kurze Kapitel beschäftigt sich mit der Therapie der Osteoporose. Die Osteoporosemittel wurden im Detail bereits in ▸ Kap. 12.4 und ▸ Kap. 12.5 vorgestellt und sind noch einmal in ▸ Tab. 36.1 zusammengefasst. Jetzt wird ihr Einsatz unter differenzialtherapeutischen Aspekten betrachtet.

Tab. 36.1 Osteoporosemittel mit Angabe ihres Wirkmechanismus und Verweis auf vorherige Kapitel

Wirkstoff	Wirkmechanismus	Kapitel
Kalzium	ersetzt alimentären Kalziummangel	▸ Kap. 12.5.1
Vitamin D_3	ersetzt endogenen Vitaminmangel	▸ Kap. 12.4.2.3
Bisphosphonate	hemmen Osteoklastenaktivität (antiresorptiv)	▸ Kap. 12.5.2
Parathormon, Teriparatid	stimulieren Osteoblasten (Knochenneubildung ↑) (osteoanabol)	▸ Kap. 12.4.2.1
Denosumab	Antikörper gegen RANK-Liganden: hemmt Osteoklastenaktivität (antiresorptiv)	▸ Kap. 12.5.4
Raloxifen, Bazedoxifen	selektive Estrogenrezeptormodulatoren: Estrogenrezeptoragonist im Knochen (antiresorptiv)	▸ Kap. 12.5.5
Strontiumranelat	imitiert die Wirkung von Kalzium: hemmt den Knochenabbau und stimuliert den Knochenaufbau (antiresorptiv + osteoanabol)	▸ Kap. 12.5.3
Kalzitonin	Hemmung der Osteoklasten (antiresorptiv)	▸ Kap. 12.4.2.2
Fluorid	Einlagerung in Knochen: Stimulation der Osteoblasten (osteoanabol)	▸ Kap. 12.5.7

Wenn man von Osteoporosetherapie spricht, so meint man meist die Osteoporose bei postmenopausalen Frauen, die eine Prävalenz von immerhin fast 20 % bei den 80-jährigen Frauen aufweist. Die meisten Medikamente sind bei postmenopausalen Frauen untersucht, weniger bei jüngeren Patientinnen oder bei Männern. Die Osteoporosetherapie unterlag zudem in den letzten Jahren einem starken Wandel – weg von den Estrogenen, die zwar sehr gut gegen die Osteoporose in der Postmenopause wirksam sind, aber viele und vor allem schwere Nebenwirkungen verursachen. Dafür hat man jetzt eine ganze Palette an anderen Wirkstoffen, die man einsetzen kann, keines davon ist jedoch „first-line" gegenüber den anderen.

36.2 Definition

Die Osteoporose ist eine systemische Skeletterkrankung, die durch eine niedrige Knochenmasse und eine mikroarchitektonische Verschlechterung des Knochengewebes mit der Neigung zu Frakturen charakterisiert ist. Sind Frakturen aufgetreten, liegt eine manifeste Osteoporose vor. Nach der WHO-Definition spricht man von einer Osteoporose, wenn in der **Knochendichtemessung** (DXA-Methode: Dual-X-Ray-Absorptiometrie) der T-Score um mehr als 2,5 Standardabweichungen nach unten abweicht (**T-Score < -2,5 SD**). Ein T-Score von –1 bis –2,5 wird als Osteopenie bezeichnet, ein Wert von > –1 ist normal. Dabei gibt der T-Score Abweichungen der Knochendichte eines Patienten zum statistischen Mittelwert von 30-jährigen gesunden Menschen an, die in diesem Lebensalter die höchste Knochendichte aufweisen. Der Z-Score hingegen gibt Abweichungen vom altersentsprechenden Mittelwert an.
Als Risikofaktoren für das Auftreten einer Osteoporose gelten:

- Alter, weibliches Geschlecht, Inaktivität/Immobilisation, positive Familienanamnese, Mangelernährung hinsichtlich Kalzium und Vitamin D, zierlicher Körperbau, Alkohol-, Nikotinabusus, Hyperthyreose
- Medikamente: **Heparin** und **Glukokortikoide**

36.3 Therapieprinzip

Ziele der Therapie sind eine Erhöhung der Knochenmasse bzw. ein Aufhalten des beschleunigten Knochenabbaus und die Reduktion osteoporotisch bedingter Frakturen. Man unterscheidet zwischen Basistherapie und spezifischer Therapie.

36.3.1 Basistherapie

Wirkstoffe

Körperliche Aktivität · Kalzium · Vitamin D_3

Die nichtpharmakologische Basistherapie dient dazu, Risikofaktoren für die Osteoporose und Frakturen zu vermeiden. Dazu gehört körperliche Aktivität, aber auch das Überprüfen von Medikamenten, die das Fraktur- und Osteoporoserisiko erhöhen. Weiterhin sollen Maßnahmen ergriffen werden, die das Sturzrisiko reduzieren.
In Bezug auf medikamentöse Maßnahmen stellt eine ausreichende Kalzium- und Vitamin-D-Versorgung die Grundlage jeglicher Osteoporosetherapie und -prophylaxe dar.

36.3.1.1 Kalzium- und Vitamin-D-Aufnahme zur Osteoporoseprophylaxe

Zur Prävention einer Osteoporose ist eine tägliche Kalziumzufuhr von 1.000 mg mit der Nahrung ausreichend. Mehr als 1.500 mg sollten es nicht sein, da dies wahrscheinlich sogar das Risiko für Nierensteine und kardiovaskuläre Erkrankungen erhöht. Beispielsweise enthält ¼ Liter Milch bereits 300 mg Kalzium. Daher ist eine medikamentöse Kalziumzufuhr nur notwendig, wenn die empfohlenen 1.000 mg mit der Nahrung nicht erreicht werden.
Ähnlich verhält es sich mit Vitamin D_3. Bei ausreichend Sonnenexposition synthetisiert der Körper genug Vitamin D_3. Empfohlen wird dafür aber (vom Dachverband Osteologie, 2009) eine 30-minütige tägliche Sonnenlichtexposition von Armen und Gesicht. Wer das nicht ermöglichen kann, dem wird die Supplementierung mit 800–2.000 IE Vitamin D_3 angeraten. (Anmerkung: Es gibt etwas abweichende Empfehlungen vom Dachverband Osteologie [2009] und der Deutschen Gesellschaft für Ernährung [2012], wie viel Sonne nun notwendig ist, um ausreichend Vitamin D_3 zu produzieren. Letztere empfehlen zwischen März und Oktober 5–25 min, je nach Hauttyp. Im Winter lebt man dann von den aufgefüllten Speichern im Fett- und Muskelgewebe.)

36.3.1.2 Kalzium- und Vitamin-D-Aufnahme zur Osteoporosetherapie

Besteht bereits eine Osteoporose, so wird – wie bei der Prophylaxe – eine Kalziumzufuhr von 1.000 mg pro Tag empfohlen. Eine Kalziumsupplementierung mit Tabletten soll nur erfolgen, wenn die

empfohlenen 1.000 mg mit der Nahrung nicht erreicht werden.
Vitamin D_3 soll mit 800–2.000 IE/d supplementiert werden. Eine Therapiekontrolle kann im Einzelfall erfolgen durch Bestimmung des 25-Hydroxy-Vitamin-D_3-Spiegels (Ziel: ≥ 50 nmol/l bzw. 20 ng/ml).

36.3.2 Spezifische Therapie

Wirkstoffe

Bisposphonate · Parathormon · Teriparatid · Denosumab · Raloxifen · Bazedoxifen · Strontiumranelat · (Estrogene · Kalzitonin · Fluorid)

36.3.2.1 Indikationen

Während die Basistherapie für alle Patienten mit Risikofaktoren für eine Osteoporose zur Prophylaxe bzw. bei nachgewiesener Osteoporose durchzuführen ist, ist das Stellen der Indikation für die spezifische Therapie ein komplexer Vorgang. Die derzeit aktuellste Leitlinie (2013) stammt aus den USA. Demnach besteht eine **Indikation bei:**

- Z. n. Hüft-/Wirbelkörperfraktur
- T-Score ≤ –2,5
- T-Score zwischen –1,0 und –2,5 und ein 10-Jahresrisiko für Hüftfraktur von ≥ 3 % oder für osteoporoseassoziierte Frakturen von ≥ 20 %

Erwähnt seien aber auch die Indikationen entsprechend der deutschen Leitlinie (2009): Wirbelkörperfraktur bei T-Wert ≤ –2,0, Unterschreiten bestimmter T-Werte in Abhängigkeit von Alter, Geschlecht und weiteren Risikofaktoren (das ist ziemlich komplex und kann aus Tabellen entnommen werden). Von Bedeutung ist auch die Indikation unter einer Glukokortikoid-Dauertherapie. Liegt die Prednisolondosis bei ≥ 7,5 mg/d, wird bereits ab einem T-Score von ≤ –1,5 mit der spezifischen Therapie begonnen.

36.3.2.2 Differenzialtherapeutische Überlegungen

Die meisten getesteten Pharmaka sind eigentlich nur bei postmenopausalen Frauen zugelassen. Zur Therapie der Osteoporose beim Mann haben die Bisphosphonate und Teriparatid eine Zulassung. Bei prämenopausalen Frauen ist die Anwendung off-label; a. e. werden Bisphosphonate und ggf. Parathormon eingesetzt.

Bisphosphonate sind sicherlich die **am besten untersuchten Medikamente** zur Osteoporosetherapie, sie erhöhen die Knochendichte und reduzieren das Frakturrisiko.
Dennoch besteht keine klare Empfehlung für die Bevorzugung des einen oder anderen Osteoporosemittels. Sie sind alle mehr oder weniger ähnlich effektiv. Die Auswahl hat also u. a. in Abhängigkeit von Nebenwirkungen und Zusatzwirkungen zu erfolgen. Eine Kombinationstherapie wird nicht empfohlen. Zurückhaltend sollte man mit Kalzitonin, Estrogenen und, wegen umstrittener Wirksamkeit, auch mit Fluorid sein.
Die Dauer der Therapie ist unklar. Erfahrungen bestehen meist selten über die 5-Jahres-Grenze hinaus. Während die frakturprotektiven Wirkungen der meisten Wirkstoffe nach dem Absetzen wieder nachlassen, haben Bisphosphonate eine sehr lange Wirkdauer und wirken noch Jahre, nachdem sie abgesetzt sind.
Somit hat man die Qual der Wahl, was man verordnen will.

Bisphosphonate (Alendronat, Ibandronat, Risedronat, Zoledronat)

Die Anwendung erfolgt oral (Alendronat, Ibandronat, Risedronat) oder i. v. (Zoledronat; 1× jährlich). Bisphosphonate haben eine sehr lange Wirkdauer, noch viele Jahre nach dem Absetzen.
Sie können als Nebenwirkung Kiefernekrosen verursachen (das ist zum Glück selten bei den niedrigeren Dosierungen der Osteoporosetherapie im Vergleich zu den höheren Dosierungen der Tumortherapie). Außerdem schädigen sie die Schleimhäute im Gastrointestinaltrakt (bis hin zu Ulzerationen). Die oralen Präparate müssen nüchtern in aufrechter Position mit viel Flüssigkeit eingenommen werden. Deshalb ist sogar die Unfähigkeit, 30 min stehen oder aufrecht sitzen zu können, eine Kontraindikation. Sie dürfen nicht bei Erkrankungen des Ösophagus/Magens eingesetzt werden, nicht bei fortgeschrittener Niereninsuffizienz und nicht bei Hypokalziämie.

Parathormon, Teriparatid

Die Anwendung erfolgt subkutan. Parathormon und seine aktive Sequenz (Teriparatid) werden üblicherweise nur für 2 Jahre angewandt (keine Erfahrungen darüber hinaus). Wenn sie dann abgesetzt werden, tritt allerdings wieder ein schneller Knochenverlust ein. Daher werden häufig Bisphosphonate als Folgetherapie eingesetzt. Zumindest im Tierversuch besteht für Teriparatid ein erhöhtes Osteosarkomrisiko – deshalb darf es nicht angewandt werden bei Patienten, die ein erhöhtes Risiko für Knochentumoren aufweisen (Morbus Paget, Z. n. Strahlentherapie des Skeletts, Knochenmetastasen). Weitere Kontraindikationen: Hyperkalzämie und Niereninsuffizienz.

Denosumab

Die Anwendung erfolgt subkutan. Denosumab kann Hypokalzämie und (selten) Kiefernekrosen verursachen. Hypokalzämie ist daher auch eine Kontraindikation.

Raloxifen, Bazedoxifen

Beide werden oral angewandt. Sie reduzieren nicht nur das Frakturrisiko, sondern als Estrogenrezeptormodulatoren auch das Brustkrebsrisiko. Allerdings treten vermehrt venöse Thrombosen und Hitzewallungen auf.

Strontiumranelat

Die Anwendung erfolgt oral. Es besteht ein etwas erhöhtes Risiko für venöse Thromboembolien.

Estrogene

Estrogene dienen bei postmenopausalen Frauen der Hormonersatztherapie, die Anwendung ist oral. Ihr Einsatz ist mit erheblichen Nebenwirkungen in der Langzeitanwendung, mit erhöhtem Risiko für Brust-, Endometriumkrebs, KHK, Schlaganfälle, Thrombosen, verbunden. Daher werden sie nur noch bei Kontraindikation gegen die anderen Osteoporosemittel eingesetzt. Bei nicht hysterektomierten Frauen dürfen sie nur in Kombination mit Gestagenen verwendet werden.

Kalzitonin

Die Anwendung erfolgt als Nasenspray, i. m. oder s. c. Kalzitonin verursacht eine Hypokalzämie und Flush. Es ist nur Reservemedikation.

Fluorid

Umstrittene Wirksamkeit, daher andere Präparate bevorzugen.

36.4 Zu guter Letzt

Klinischer Fall

Was verordnen Sie einer Patientin, bei der eine klare Indikation für eine spezifische Osteoporosetherapie vorliegt, die in der Vorgeschichte aber eine tiefe Beinvenenthrombose hatte? Auf welche Präparate verzichten Sie auf jeden Fall?

Antwort:

Geeignet sind: Bisphosphonate, Parathormon, Teriparatid, Denosumab. Ungeeignet sind (wegen der Gefahr, Thrombosen auszulösen): Estrogene, Raloxifen, Bazedoxifen, Strontiumranelat.

37 Therapie des Diabetes mellitus

37.1 Wegweiser ... 497

37.2 Diabetes mellitus Typ I ... 497
37.2.1 Diagnostik und Therapieziele ... 497
37.2.2 Therapieprinzip ... 499

37.3 Diabetes mellitus Typ II ... 501
37.3.1 Diagnostik und Therapieziele ... 501
37.3.2 Therapieprinzip ... 501

37.4 Gestationsdiabetes ... 503
37.4.1 Definition ... 503
37.4.2 Therapieprinzip ... 504

37.5 Akute Komplikationen ... 504
37.5.1 Hyperglykämie ... 504
37.5.2 Hypoglykämie ... 505

37.6 Zu guter Letzt ... 506

IMPP-Hits

Dies ist ein prüfungsrelevantes Kapitel. In absteigender Häufigkeit wurden vom IMPP Fragen zu folgenden Themen gestellt:

1. Typ-II-Diabetes: insbesondere Therapie der ersten Wahl
2. Insulintherapie (sowohl für Typ-I- als auch Typ-II-Diabetes)
3. Hyperglykämie und ketoazidotisches Koma
4. Hypoglykämie
5. Gestationsdiabetes

37.1 Wegweiser

Als Diabetes mellitus bezeichnet man Stoffwechselerkrankungen, die durch eine Hyperglykämie infolge eines relativen oder absoluten Insulinmangels gekennzeichnet sind. Die chronische Hyperglykämie führt zu Langzeitschäden, insbesondere an Augen, Nieren, Nerven und im kardiovaskulären System. Aus ätiologischer Sicht werden vier Kategorien unterschieden:

- **Typ I** (▸ Kap. 37.2): Es besteht ein absoluter Insulinmangel infolge einer Zerstörung der insulinproduzierenden B-Zellen im Pankreas, meist aufgrund eines Autoimmunprozesses.
- **Typ II** (▸ Kap. 37.3): Es besteht eine Insulinresistenz in Verbindung mit einem eher relativen als absoluten Insulinmangel
- andere spezifische Typen: z. B. Diabetes durch Endokrinopathien, medikamenteninduziert, Infektionen. Auf diese Erkrankungen wird nicht weiter eingegangen.
- **Gestationsdiabetes** (▸ Kap. 37.4)

Abschließend wird die Behandlung akuter Komplikationen (Hyperglykämie, Hypoglykämie) in ▸ Kap. 37.5 beschrieben.

Wie gewohnt finden Sie zunächst eine Übersicht über alle Wirkstoffe, die in diesem Kapitel verwendet werden (▸ Tab. 37.1).

37.2 Diabetes mellitus Typ I

37.2.1 Diagnostik und Therapieziele

Der Typ-I-Diabetes ist die häufigste Stoffwechselerkrankung im Kindesalter. 90 % der Diabetesfälle bei den unter 25-Jährigen gehören dem Typ I an. Die Diagnose wird meist rasch gestellt, wenn die klassischen Symptome auftreten (Polyurie, Polydipsie, Ketoazidose, Gewichtsverlust) und durch Bestimmung von Blutglukosewerten, HbA_{1c} und Feststellung von Autoantikörpern bestätigt.

Das Therapieziel ist das Vermeiden einer diabetesbedingten Minderung der Lebensqualität. Das bedeutet, dass schwere Stoffwechselentgleisungen

Tab. 37.1 Wirkstoffe, die bei der Behandlung des Diabetes mellitus angewandt werden mit dazugehörigem Wirkmechanismus und Verweis auf vorherige Kapitel. Außerdem wird angegeben, ob die Wirkstoffe als Nebenwirkung eine Hypoglykämie (+) oder eine Gewichtszunahme (+) auslösen können.

Klasse	Wirkstoffe	Wirkmechanismus	Hypoglykämierisiko	Gewichtszunahme	Kapitel
Insulin	• kurz wirksam: Normalinsulin, Insulin aspart, Insulin glulisin, Insulin lispro • Verzögerungsinsulin: NPH-Insulin, Insulin detemir, Insulin glargin	ersetzen endogenen Insulinmangel	+	+	► Kap. 11.2.2
Orale Antidiabetika	Metformin	u. a. Hemmung Glukosefreisetzung aus Leber, Verbesserung Glukoseaufnahme in Muskel	Ø	Ø	► Kap. 11.4.1
	Sulfonylharnstoffe (Glibenclamid, Glimepirid), -analoga	Steigerung der Insulinsekretion durch Hemmung des ATP-abhängigen K^+-Kanals	+	+	► Kap. 11.4.2
	Pioglitazon (Thiazolidindion)	Insulinsensitizer über PPARγ-Agonismus	Ø	+	► Kap. 11.4.3
	Acarbose (α-Glukosidasehemmer)	Verzögerung der Kohlenhydratresorption durch Hemmung der intestinalen α-Glukosidase	Ø	Ø	► Kap. 11.4.4
	DPP-4-Inhibitoren („Gliptine")	Steigerung der glukoseabhängigen Insulinsekretion durch Hemmung des Inkretinabbaus	Ø	Ø	► Kap. 11.5.2.2
	Dapagliflozin (SGLT-2-Inhibitor)	vermehrte renale Glukosausscheidung durch Hemmung von SGLT-2	Ø	Ø	► Kap. 11.6.2
Weitere Antidiabetika	GLP1-Rezeptoragonisten (Inkretinmimetikum)	Steigerung der glukoseabhängigen Insulinsekretion durch GLP1-Rezeptoragonismus	Ø	Ø	► Kap. 11.5.2.1
Glukagon		Erhöhung des Blutzuckerspiegels	Ø	Ø	► Kap. 11.3

(sowohl Hypo- als auch Hyperglykämie mit Ketoazidose und Coma diabeticum) und das Entwickeln von mikro- und makroangiopathischen Komplikationen verhindert werden sollen. Dementsprechend sollen für das jeweilige Kind/Erwachsenen mit Typ-I-Diabetes individualisierte Therapieziele formuliert werden. Als Richtwert gilt dennoch, den HbA_{1c}-Wert auf < 7,5 % (58 mmol/mol) zu halten, ohne dass schwere Hypoglykämien auftreten.

37.2.2 Therapieprinzip

Wirkstoffe

Intensivierte Insulintherapie (ggf. Sonderform: Insulinpumpentherapie): Humaninsulin · Insulinanaloga

Merke

Einzige medikamentöse Option beim Typ-I-Diabetes ist die Insulintherapie. Diese soll bei allen Typ-I-Diabetikern (also auch bei Kindern) als **intensivierte Insulintherapie** erfolgen. Die Insulintherapie **beginnt direkt mit der Diagnosestellung,** da sich die Stoffwechselsituation rapide verschlechtern kann. Verwendet werden Humaninsuline und Insulinanaloga (▸ Kap. 11.2.2).

Die intensivierte Therapie ermöglicht dem Patienten die individuelle Festlegung des Zeitpunkts und der Größe der Mahlzeit. Blutglukosekorrekturen und Insulindosierungen müssen eigenverantwortlich vom Patienten durchgeführt werden. Die Durchführung der intensivierten Insulintherapie setzt eine umfangreiche Schulung des Patienten (und ggf. von Angehörigen) voraus. Sie ermöglicht aber die bestmöglichste Stoffwechselkontrolle auch aus langfristiger Sicht.

Die intensivierte Insulintherapie kann unterteilt werden in:

- intensivierte konventionelle Insulintherapie
- Insulinpumpentherapie

Lerntipp

Neben der intensivierten Insulintherapie gibt es noch die konventionelle Insulintherapie, die allerdings für junge Typ-I-Diabetiker nur nachrangig in Betracht kommt, wenn z. B. die intensivierte Therapie nicht umsetzbar ist. Die konventionelle Insulintherapie findet aber häufig bei älteren Typ-II-Diabetikern Anwendung und wird deshalb in ▸ Kap. 37.3 erläutert.

Mit der intensivierten Insulintherapie wird die physiologische Insulinsekretion imitiert (▸ Kap. 11.2.1.1). Das **Basis-Bolus-Prinzip** bedeutet, dass das Insulin aufgeteilt wird in einen basalen Anteil, um den Ruheinsulinbedarf abzudecken, und einen prandialen Anteil als Bolus, um dem alimentären Glukoseanstieg entgegenzuwirken. Bei gewichtserhaltender Ernährung verteilen sich beide Anteile in etwa 1 : 1.

37.2.2.1 „Basisanteil" der intensivierten konventionellen Insulintherapie

Wirkstoffe

NPH-Insulin · Insulin detemir · Insulin glargin

Der **basale** Insulinspiegel wird durch ein **Verzögerungsinsulin** abgedeckt. Verwendet werden NPH-Insulin, Insulin detemir und Insulin glargin. **Insulin glargin hat die längste Wirkdauer von** > 24 h, es kann einmal täglich injiziert werden. NPH-Insulin und Insulin detemir müssen mehrmals täglich injiziert werden (2–4×/d bei NPH-Insulin und 1–2×/d bei Insulin detemir).

Ob die verwendete Dosis optimal ist, kann man am **Nüchternblutzucker** feststellen oder durch Auslassen von Mahlzeiten überprüfen. Nach der Ersteinstellung wird deshalb ein Fastentag eingelegt und der Blutzucker über 24 h regelmäßig gemessen. Ziel ist eine Konstanz der Blutglukosewerte im Fastenzustand. Während der normale Nüchternblutzucker bei 3,6–5,6 mmol/l (65–100 mg/dl) liegt, wird bei Typ-I-Diabetikern für eine gute Einstellung ein Wert von 5–8 mmol/l (90–145 mg/dl) akzeptiert.

37.2.2.2 „Bolusanteil" der intensivierten konventionellen Insulintherapie

Wirkstoffe

Normalinsulin · Insulin aspart · Insulin glulisin · Insulin lispro

Der **prandiale** Insulinspiegel wird als „Bolusinjektion" üblicherweise vor dem Essen durch **kurz wirksame Insuline** abgedeckt: Normalinsulin, Insulin aspart, glulisin oder lispro. Bei Kindern kann ggf. auch eine postprandiale Injektion erfolgen, da bei ihnen die Nahrungsaufnahme schlechter planbar ist.

Dosierung

Um die richtige Insulindosis für den Bolus festzulegen, muss der Patient folgende Aspekte berücksichtigen:

- Höhe des aktuellen Blutzuckerspiegels (**Blutzuckermessung vor der Mahlzeit** notwendig).
- Kohlenhydrateinheiten (KHE) der Mahlzeit: Es werden **1,0–1,5 IE Insulin für 1 KHE** benötigt, in Abhängigkeit von der Tageszeit (früh 1–2 IE/KHE, mittags 0,5–1 IE/KHE, abends 1–1,5 IE/KHE).

- Besonderheiten: geplante sportliche Aktivität, Fieber etc.

Außerdem muss berücksichtigt werden, dass bei **Normalinsulin** die Wirkung etwas verzögert eintritt (und länger anhält), sodass ein **Spritz-Ess-Abstand** von 15–30 min eingehalten werden muss. Die kurz wirksamen Insulinanaloga wirken schneller, sodass direkt nach der Injektion mit der Mahlzeit begonnen werden kann.

Praxistipp

Die Korrekturen im Tagesverlauf erfolgen nach der **„30-er-Regel" oder „40-er-Regel"** (gilt für Erwachsene): 1 IE Insulin (Normalinsulin oder kurz wirksames Analogon) senkt den Blutzucker um 30–40 mg/dl (ca. 2 mmol/l). Umgekehrt hebt 1 KHE (also 10 g Kohlenhydrate) den Blutzucker um 30–40 mg/dl (ca. 2 mmol/l).
Will man im Tagesverlauf, abgesehen von den prandialen Injektionen, den Blutzuckerspiegel anpassen, so darf man das frühestens 2–3 h nach der Injektion von kurz wirksamen Insulinanaloga und 4–6 h nach dem Normalinsulin machen. Frühere Injektionen haben ein hohes Hypoglykämierisiko.

Cave

Früher wurde in Broteinheiten (BE) gerechnet, heute in Kohlenhydrateinheiten (KHE). 1 KHE = 10 g Kohlenhydrate (im Unterschied zur Broteinheit wird dabei der Ballaststoffanteil herausgerechnet), 1 BE = 12 g Gesamtkohlenhydrate ≈ ½ Scheibe Brot. Durchschnittlich nimmt man mit der Nahrung 20 KHE/d auf.

Klinisches Beispiel einer intensivierten konventionellen Insulintherapie

Beispiel: 70 kg schwerer Patient mit Typ-I-Diabetes-mellitus:

- berechneter Insulinbedarf: ≈ 48 IE (0,67 IE/kg/d) (► Kap. 11.2.1.1)
- davon ca. 50 % basal (24 IE), der Rest als Bolus
- drei Hauptmahlzeiten

Tageszeit	Basal: 24 IE Insulin glargin	Bolus: 24 IE Insulin lispro	
Morgens	–	10 IE	in Abhängigkeit von der Tageszeit, der KHE der Mahlzeit, dem Blutzuckerwert und der geplanten körperlichen Aktivität
Mittags	–	8 IE	
Abends	–	6 IE	
Nachts	24 IE		

Verabreichung

Bekanntermaßen erfolgt die Insulintherapie durch subkutane Injektion (Ausnahme: akute Stoffwechselentgleisung: i. v.). Die Resorption des Insulins ist von der Injektionsstelle abhängig:

- Bauch: schnelle Resorption → kurz wirksames Insulin in Bauch spritzen
- Oberschenkel: langsame Resorption → Verzögerungsinsulin in Oberschenkel spritzen

Das Massieren der Injektionsstelle erhöht die Resorption und wird nicht generell empfohlen (zu große Schwankungen von Tag zu Tag, wenn nur manchmal massiert wird). Die Injektionsstellen sind regelmäßig zu wechseln, um Lipodystrophien zu vermeiden.

37.2.2.3 Sonderform: Insulinpumpentherapie

Wirkstoffe

Normalinsulin · Insulin aspart · Insulin glulisin · Insulin lispro

Aus pathophysiologischer Sicht erscheint die Insulinpumpentherapie die beste Option zur Imitation der physiologischen Insulinsekretion zu sein. Durch eine Pumpe wird Normalinsulin oder ein kurz wirksames Insulinanalogon kontinuierlich subkutan in die Bauchhaut infundiert (= **basaler Insulinspiegel**). Vor jeder Mahlzeit bestimmt der Patient den Blutzuckerspiegel und stellt dann über die Pumpe die **Bolusinjektion** ein (dasselbe Insulin wie zur Dauerinfusion).

Cave

Kein Verzögerungsinsulin bei der Insulinpumpentherapie!

Tatsächlich kann durch eine Insulinpumpentherapie der HbA_{1c}-Wert weiter gesenkt werden, sodass die wesentliche Indikation persistierend erhöhte HbA_{1c}-Werte trotz intensivierter Insulintherapie ist.
Ansonsten konnte (in den jedoch nur wenigen Studien) nicht eindeutig gezeigt werden, dass die Insulinpumpentherapie die Hypoglykämierate vermindert (wie es oft behauptet wird), die Lebensqualität verbessert, vorteilhaft bei Schwangeren oder bei Erwachsenen mit Dawn-Phänomen wäre. Bei Kindern und Jugendlichen mit Dawn-Phänomen

(▸ Kap. 11.2.2) kann hingegen eine Insulinpumpentherapie eingesetzt werden. Die Verordnung einer Insulinpumpentherapie muss jedoch wohl überlegt werden und setzt eine noch **intensivere Schulung** des Patienten voraus.

37.3 Diabetes mellitus Typ II

37.3.1 Diagnostik und Therapieziele

Der Typ-II-Diabetes-mellitus beruht auf einer genetisch bedingten, multifaktoriellen Krankheitsbereitschaft. Dabei stellt das Vorliegen des metabolischen Syndroms einen wesentlichen manifestationsfördernden Risikofaktor dar. Die Prävalenz liegt bei den Erwachsenen in Deutschland bei ca. 7–9 %. Die Erkrankung verläuft initial meist symptomarm. Die Diagnose Diabetes kann gestellt werden, wenn der Nüchternplasmaglukosewert (venös) ≥ 7,0 mmol/l (≥ 126 mg/dl) liegt oder der HbA_{1c}-Wert ≥ 48 mmol/l (≥ 6,5 %). Als Therapieziele zählen u. a. Erhalt oder Verbesserung der Lebensqualität, Verhindern von mikro- und makroangiopathischen Komplikationen, Reduktion von Morbidität und Mortalität. Auch beim Typ-2-Diabetiker werden heute individualisierte Therapieziele vereinbart. Das betrifft Lebensstil, Glukosestoffwechsel, Lipidwerte, Körpergewicht und Blutdruckwerte (▸ Tab. 37.2).

Tab. 37.2 Zielwerte/-korridore bestimmter Parameter bei Typ-II-Diabetikern

Parameter	Zielwert/Zielkorridor
HbA_{1c}	6,5–7,5 % (48–58 mmol/mol)
Nüchternblutzucker (venös)	5,6–6,9 mmol/l (100–125 mg/dl)
LDL-Cholesterin	< 2,6 mmol/l (< 100 mg/dl)*
Blutdruck	< 140/80 mmHg
Gewichtsabnahme	bei BMI 27–35 kg/m²: 5 %; bei BMI > 35 kg/m²: > 10 %

Nach der Nationalen Versorgungsleitlinie zur „Therapie des Typ-2-Diabetes", 2013.

* Die Leitlinie zur „Dyslipidämie" der Deutschen Gesellschaft für Kardiologie empfiehlt bei Typ-II-Diabetikern strengere LDL-Cholesterinwerte < 1,8 mmol/l (< 70 mg/dl).

37.3.2 Therapieprinzip

Wirkstoffe

Basistherapie · orale Antidiabetika · Insulin

Die Therapie erfolgt nach einem Stufenschema (▸ Abb. 37.1).

37.3.2.1 Stufe 1: Basistherapie

Die Basistherapie umfasst alle nichtmedikamentösen, lebensstilmodifizierenden Maßnahmen und soll auf jeder weiteren Stufe begleitend erfolgen. Dazu gehören neben Schulungen eine Ernährungstherapie, Steigerung der körperlichen Aktivität, Nichtrauchen, Einschränkung des Alkoholkonsums. Außerdem müssen begleitende Risikofaktoren mitbehandelt werden (z. B. Hypercholesterinämie, Hypertonus).

Greifen diese Maßnahmen innerhalb einer Zeitspanne von 3–6 Monaten nicht, wird auf die nächste Stufe übergegangen. Dies trifft natürlich nur auf Patienten mit kompensierter Stoffwechsellage zu. Bei Dekompensation muss direkt mit einer Pharmakotherapie begonnen werden.

37.3.2.2 Stufe 2: medikamentöse Monotherapie

Mittel der ersten Wahl ist zunächst eine Monotherapie mit Metformin (▸ Kap. 11.4.1). **Metformin** weist eine gute Wirksamkeit hinsichtlich der Stoffwechseleinstellung auf, reduziert das makrovaskuläre Risiko, fördert die Gewichtsabnahme und verursacht keine Hypoglykämien. Wichtigste Nebenwirkung ist das Auftreten einer **Laktatazidose,** weshalb alle Kontraindikationen unbedingt beachtet werden müssen: Herz-, Nieren-, Leberinsuffizienz, hohes Alter, Schwangerschaft, Alkoholismus, perioperativ, Exposition von jodhaltigem Kontrastmittel. Bei Unverträglichkeit oder Kontraindikation gegen Metformin kann eines der nachfolgend genannten Antidiabetika ausgewählt werden:

- **Sulfonylharnstoff/-analoga** (▸ Kap. 11.4.2) senken effektiv den Blutzuckerspiegel und HbA_{1c}-Wert. Einige Vertreter (z. B. Glibenclamid) verringern auch das mikrovaskuläre Risiko. Größte Gefahr unter einer Therapie mit Sulfonylharnstoffen ist das Auftreten einer Hypoglykämie. Außerdem kommt es häufiger zu Gewichtszunahmen. Über die Jahre nimmt die Wirksamkeit

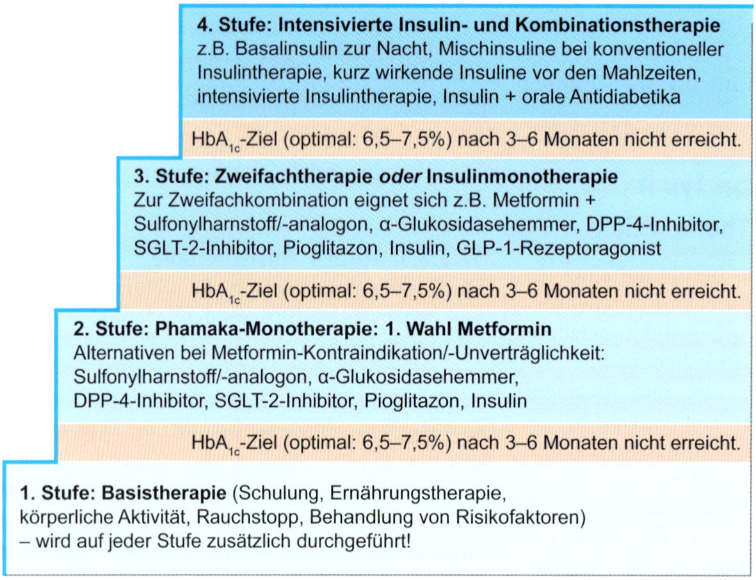

Abb. 37.1 Stufenplan zur medikamentösen Behandlung des Typ-II-Diabetes-mellitus. Modifiziert nach der Nationalen Versorgungsleitlinie zur „Therapie des Typ-II-Diabetes", 2013

der Sulfonylharnstoffe ab („Erschöpfung der B-Zellen").

- **α-Glukosidasehemmer** (► Kap. 11.4.4) haben eine schwache blutzuckersenkende Wirkung. Gehäuft treten gastrointestinale Beschwerden auf, was durch eine einschleichende Dosierung verhindert werden kann. α-Glukosidasehemmer verursachen keine Hypoglykämien.
- **DPP-4-Inhibitoren** (Gliptine; ► Kap. 11.5.2.2) sind relativ neue Wirkstoffe. Sie verursachen keine Hypoglykämien, da ihre Wirkung glukoseabhängig ist. Es besteht eine gesteigerte Infektneigung unter DPP-4-Inhibitoren.
- Der **SGLT-2-Inhibitor** (► Kap. 11.6.2) Dapagliflozin senkt effektiv den Blutzucker und fördert die Gewichtsabnahme und die Blutdrucksenkung. Eine Hypoglykämie tritt nicht auf. Aufgrund der gesteigerten renalen Glukoseausscheidung treten gehäuft urogenitale Infekte auf. Bei eingeschränkter Nierenfunktion und bei Anwendung von Schleifendiuretika darf es nicht eingenommen werden.
- **Pioglitazon** (► Kap. 11.4.3) ist eigentlich nur noch Reservemedikament, wenn andere Wirkstoffe nicht verwendet werden können. Es führt zwar zu einer guten Blutzucker- und HbA_{1c}-Senkung, allerdings ist die Therapie nebenwirkungsreich und die Wirksamkeit hinsichtlich klinischer Endpunkte unzureichend. Hypoglykämien treten nicht auf. Herz-, Leber- und Niereninsuffizienz sind Kontraindikationen.
- **Insulin** (meist Verzögerungsinsulin; ► Kap. 11.2.2) ist das effektivste Medikament zur Blutzuckersenkung, aber mit dem Risiko von Hypoglykämien behaftet. Die Indikation zur Insulintherapie bei Typ-II-Diabetes besteht, wenn trotz Basistherapie und oraler Antidiabetika das Therapieziel nicht erreicht wurde oder Kontraindikationen gegen orale Antidiabetika bestehen. Es wird immer mit der niedrigsten wirksamen Dosis begonnen und langsam gesteigert, bis das Therapieziel erreicht ist („go slow"). Ausführliches zu den Insulin-Therapieformen bei Typ-II-Diabetes: ► Kap. 37.3.2.4. Außerdem wird Insulin bei akuten Stoffwechselentgleisungen eingesetzt. Eine weitere Indikation für Insulin besteht bei Typ-II-Diabetikerinnen in der Schwangerschaft bzw. beim Gestationsdiabetes (► Kap. 37.4).

Wird nach 3–6 Monaten der angestrebte HbA_{1c}-Wert nicht erreicht, wird auf die nächste Stufe übergegangen.

37.3.2.3 Stufe 3: medikamentöse Zweifachtherapie oder Insulin-Monotherapie

Jetzt werden zwei unterschiedliche Antidiabetika miteinander kombiniert oder es wird eine alleinige Insulintherapie durchgeführt.

Tab. 37.3 Formen der Insulintherapie bei Typ-II-Diabetes

Art der Insulintherapie	Erklärung
Basal unterstützte orale Therapie	Basalinsulin (Verzögerungsinsulin) zur Nacht; orale Antidiabetika beibehalten
Konventionelle Insulintherapie	meist zwei Injektionen eines Mischinsulins mit individueller Anpassung (Blutzuckerselbstmessung meist 1–2× tgl); Nachteil: geringe Flexibilität; Mahlzeiten dürfen nicht ausgelassen werden
Supplementäre Insulintherapie	kurz wirkende Insuline zu den Mahlzeiten
Intensivierte konventionelle Insulintherapie	Basis-Bolus-Prinzip (▸ Kap. 37.2.2.1 und ▸ Kap. 37.2.2.2)
Basal unterstützte orale Therapie mit GLP1-Rezeptoragonist und ggf. mit Metformin	Verzögerungsinsulin zur Nacht, sonst GLP-1-Rezeptoragonist (beides wird subkutan angewandt) + ggf. orale Antidiabetika

Nach der Versorgungsleitlinie „Therapie des Typ-II-Diabetes" 2013

Im Prinzip sind sämtliche o. g. oralen Antidiabetika miteinander kombinierbar; meist wird Metformin als einer der beiden Kombinationspartner verwendet. Neben den in ▸ Kap. 37.3.2.2 genannten Antidiabetika stehen zusätzlich noch die **GLP1-Rezeptoragonisten** (▸ Kap. 11.5.2) zur Verfügung, die nur eine Zulassung für die Kombinationstherapie haben. Sie senken ebenfalls gut Blutzucker und HbA_{1c}-Wert. Ihre Wirksamkeit hinsichtlich klinischer Endpunkte ist bislang nicht belegt. Sie werden subkutan angewandt. Eine Hypoglykämie tritt nicht auf.

Die Kombinationstherapie ist insofern meist vorteilhaft, da die einzelnen Wirkstoffe niedriger dosiert werden können und weniger Nebenwirkungen auftreten:

- Die Kombination aus **Metformin + GLP1-Rezeptoragonist oder SGLT-2-Inhibitor** ist vorzugsweise bei adipösen Patienten und Neigung zu Hypoglykämien **günstig.**
- Für die Kombination aus **Metformin und Sulfonylharnstoff (Glibenclamid)** gibt es Hinweise auf eine **erhöhte kardiovaskuläre Mortalität.**

Nur in begründeten Ausnahmefällen kann auch eine orale Dreifachkombination erfolgen, dann sollten aber nur Substanzen ohne Hypoglykämierisiko kombiniert werden. Üblicherweise wird aber bei Versagen der Zweifachkombination nach 3–6 Monaten auf die 4. Stufe übergegangen.

37.3.2.4 Stufe 4: intensivierte Insulin- und Kombinationstherapie

Auf dieser Stufe wird entweder die Insulintherapie begonnen oder verstärkt. Bevorzugter Kombinationspartner von Insulin insbesondere bei adipösen Patienten ist Metformin. Andere Kombinationen sind Insulin + DDP4-Inhibitor oder + SGLT-2-Inhibitor oder + GLP-1-Rezeptoragonist.

Für die Insulintherapie werden fast nur noch Humaninsuline (Normalinsulin, NPH-Insulin) und Insulinanaloga (kurz, lang wirksam) verwendet. Zudem finden Mischinsuline Anwendung (fast ausschließlich bei der konventionellen Insulintherapie), die aus Normal- + NPH-Insulin bestehen oder aus kurz wirksamem Insulinanalogon + NPH-Insulin; d. h. also eine fertige Mischung aus kurz wirksamem Insulin + Verzögerungsinsulin.

Bei Typ-II-Diabetikern werden folgende Therapieformen angewandt (▸ Tab. 37.3).

Lerntipp

Achtung, IMPP-Stolperfalle: Es gibt die intensivierte konventionelle Insulintherapie (Form der intensivierten Insulintherapie; ▸ Kap. 37.2.2.1 und ▸ Kap. 37.2.2.2), die nach dem Basis-Bolus-Prinzip vorgeht. Und es gibt die konventionelle Insulintherapie (▸ Tab. 37.3), die Mischinsuline nach festem Schema injiziert, sodass die Nahrungsaufnahme sich diesem Schema anpassen muss.

37.4 Gestationsdiabetes

37.4.1 Definition

Ein Gestationsdiabetes zählt zu den häufigsten Schwangerschaftserkrankungen und beschreibt einen Diabetes oder eine Glukosetoleranzstörung, die erstmals in der Schwangerschaft aufgetreten sind. Die Stoffwechselstörung entwickelt sich typischerweise nach der 20. Schwangerschaftswoche.

Der Schwangerschaftsdiabetes wird anhand des Nüchternglukosewerts (≥ 5,1 mmol/l bzw. ≥ 92 mg/dl) und/oder dem **oralen Glukosetoleranztest** mit 75 g Glukose **in der 24.–28. Schwangerschaftswoche** (Blutglukosewert im venösen Plasma nach 1. Stunde > 10,0 mmol/l bzw. > 180 mg/dl und nach 2. Stunde > 8,5 mmol/l bzw. > 153 mg/dl) gestellt. Liegt der Nüchternglukosewert schon bei ≥ 7,0 mmol/l (≥ 126 mg/dl) besteht vermutlich bereits ein manifester Typ-I- oder Typ-II-Diabetes.

Der Gestationsdiabetes geht mit einem erhöhten maternalen und fetalen Risiko einher (Präeklampsie, Hydramnion, Frühgeburt, Makrosomie).

Abgesehen von dem sich neu entwickelten Diabetes gibt es natürlich auch Schwangere mit präexistentem Diabetes mellitus. Die Therapie während der Schwangerschaft ist dieselbe wie beim Gestationsdiabetes. Wichtig ist zudem, dass bereits präkonzeptionell eine optimale Stoffwechsellage vorliegt.

37.4.2 Therapieprinzip

Wirkstoffe

Normalinsulin · kurz wirksame Insulinanaloga · NPH-Insulin

Merke

In der **Schwangerschaft** muss die antidiabetische Therapie mit **Insulin** erfolgen, orale Antidiabetika und die subkutan applizierbaren GLP1-Rezeptoragonisten sind kontraindiziert.

Abgesehen davon ist eine konsequente Basistherapie wichtig (Ernährung, körperliche Aktivität).

Wegen des erhöhten Morbiditäts- und Mortalitätsrisikos für Mutter und Kind ist eine optimale Einstellung der Schwangeren unbedingt notwendig. Es wird die **intensivierte Insulintherapie** empfohlen, ggf. auch eine Insulinpumpentherapie. Bevorzugt werden Normalinsulin und NPH-Verzögerungsinsulin verwendet. Lang wirksame Insulinanaloga sollen nicht eingesetzt werden. Kurz wirksame Insulinanaloga können eingesetzt werden, wenn Normalinsulin nicht ausreichend wirksam ist.

Die Insulintherapie wird begonnen,

- wenn über die Hälfte der Blutzuckerwerte oberhalb des Zielbereichs liegen; Zielbereich für Nüchternwerte: 3,6–5,3 mmol/l (65–95 mg/dl), 2 h postprandial < 6,7 mmol/l (< 120 mg/dl) oder,
- wenn irgendein gemessener Nüchternwert ≥ 6,1 mmol/l (≥ 110 mg/dl) oder Nicht-Nüchternwert ≥ 9,0 mmol/l (≥ 162 mg/dl) liegt.

Die Zielwerte werden dann in Abhängigkeit vom fetalen Wachstum angepasst, wobei insbesondere der fetale Abdominalumfang berücksichtigt wird.

Die Insulindosis muss an die sich ändernde Insulinempfindlichkeit während der Schwangerschaft angepasst werden:

- **1./2. Trimenon:** Insulinsensitivität ↑ → Dosis reduzieren, sonst droht Hypoglykämie
- **2./3. Trimenon:** Insulinsensitivität ↓ → Dosis steigern, sonst droht Hyperglykämie
- **postpartal/Stillperiode:** Insulinsensitivität ↑ → Dosis reduzieren, sonst droht Hypoglykämie

37.5 Akute Komplikationen

37.5.1 Hyperglykämie

37.5.1.1 Ursachen

Durch mangelhafte Insulinzufuhr oder einen erhöhten Insulinbedarf können bei Diabetikern Hyperglykämien auftreten. Bei absolutem Insulinmangel entwickelt sich dabei bei Typ-I-Diabetikern typischerweise eine Ketoazidose. Bei Typ-II-Diabetikern ist meist noch genügend endogenes Insulin vorhanden, um Lipolyse und Ketogenese zu hemmen, nicht aber für den Glukosetransport in die Zellen, sodass diese Patienten typischweise stark hyperglykämisch (Blutzuckerwerte oft > 33,3 mmol/l bzw. > 600 mg/dl) und hyperosmolar sind.

37.5.1.2 Therapie

Wirkstoffe

Flüssigkeit i. v. · Normalinsulin i. v. · K^+-Substitution i. v.

Flüssigkeitssubstitution

Höchste Priorität bei der schweren Hyperglykämie hat der Ausgleich der intrazellulären Dehydratation, bevorzugt mit isotoner Kochsalzlösung (0,9 % NaCl). Initial 1 l in der ersten Stunde (bei Erwachsenen), dann nach zentralvenösen Druck. Beim hyperosmolaren Koma können bis zu 6 l/12 h notwendig sein.

Insulingabe

Die Senkung des Blutzuckers erfolgt mit **Normalinsulin i.v.** – langsam! Der Blutzucker darf nicht mehr als 100 mg/dl (5,6 mmol/l) pro Stunde gesenkt werden. Ein zu schnelles Senken des Blutzuckers birgt die Gefahr einer Hypoglykämie, einer Hypokaliämie und eines Hirnödems. Bereits die Flüssigkeitssubstitution senkt den Blutglukosespiegel.

Merke

1 IE Normalinsulin senkt den Blutzucker um ca. 30–40 mg/dl (ca. 2 mmol/l) bei einem Ausgangsblutzucker < 300 mg/dl (16,7 mmol/l).

Praxistipp

Initial kann ein Bolus von ca. 3–5 IE i.v. gegeben werden, dann ca. 3–6 IE/h kontinuierlich i.v., bis Blutzucker ≈ 200 mg/dl (11,1 mmol/l). Bei zu schnellem Senken des Blutzuckers oder bei Erreichen eines Blutzuckers von ca. 14 mmol/l (250 mg/dl) wird zusätzlich Glukose zur Infusion gegeben (5-prozentige Glukoselösung).

K^+-Substitution

Da Kalium gemeinsam mit Glukose in die Zelle gelangt, führt eine Insulininfusion zu einer verstärkten Kaliumaufnahme in die Zelle und zu einer Hypokaliämie. Deshalb muss mit Beginn der Insulininfusion Kalium substituiert werden.

Praxistipp

Bei K^+ < 4 mmol/l: zunächst 20 mmol/h KCl i.v. Laborwerte kontrollieren! Gefahr der Hyperkaliämie bei Niereninsuffizienz.

Azidoseausgleich

Die o.g. Maßnahmen dienen bereits dem Ausgleich einer (Keto-)Azidose. Die zusätzliche Gabe von Natriumbikarbonat wird nicht empfohlen, da es zum Auftreten einer paradoxen ZNS-Azidose und zum Auftreten/zur Verschlechterung eines Hirnödems führen kann. Lediglich bei schwerer Hyperkaliämie oder Azidose mit pH < 6,9 darf vorsichtig Bikarbonat angewandt werden.

37.5.2 Hypoglykämie

37.5.2.1 Ursachen

Die „Unterzuckerung" ist die häufigste Akutkomplikation bei Diabetikern. Ursachen sind u.a. eine Therapie mit Sulfonylharnstoffen oder Insulin, Alkohol in Kombination mit Antidiabetika, verstärkte Muskelarbeit, ausgelassene Mahlzeiten.

Cave

Lang anhaltende Sulfonylharnstoffe (Glibenclamid, Glimepirid) können zu prolongierten Hypoglykämien führen (bis zu 72 h), insbesondere bei gleichzeitig bestehender Niereninsuffizienz.

Typische Symptome einer Hypoglykämie sind: Unruhe, Heißhunger, Tremor, Kaltschweißigkeit, Tachykardie, hypertensive Krisen, Bewusstseinsstörungen und Verwirrtheit, Krämpfe.

37.5.2.2 Therapie

Wirkstoffe

Traubenzucker p.o. · Glukose i.v. · Glukagon i.m.

Leichte Hypoglykämie

Bei Hypoglykämien mit erhaltenem Bewusstsein ist die Therapie der Wahl 20 g Traubenzucker (reine Glukose) p.o..

Merke

10 g Traubenzucker (1 KHE) heben den Blutzucker um ca. 30–40 mg/dl (ca. 2 mmol/l).

Alternativ eignen sich auch traubenzuckerhaltiges Wasser, Fruchtsäfte und Cola.

Cave

Steht ein Patient unter einer Therapie mit Acarbose, so muss die Hypoglykämie unbedingt mit Traubenzucker behandelt werden und nicht mit anderen Zuckern, wie z.B. dem in Haushalten üblichen Rohrzucker (= Saccharose: Disaccharid aus Glukose + Fruktose), da durch die Hemmung der α-Glukosidase Disaccharide oder andere Polysaccharide nicht gespalten werden.

Schwere Hypoglykämie

Bei Bewusstlosigkeit muss der Glukosespiegel durch intravenöse Injektion von 50–100 ml 40-prozentige Glukose (Cave: Venenreizung) angehoben werden. Danach folgt eine Infusion mit **5-prozentiger Glukose i. v.** Angehörige können **im Notfall 1 mg Glukagon i. m.** spritzen. Glukagon steigert die Glykogenolyse und Glukoneogenese in der Leber und hemmt die Glykogensynthese und Glykolyse → Blutzuckerspiegel ↑. Glukagon wirkt aber nur, wenn die Glykogenreserven noch nicht aufgebraucht sind.

Cave

Sulfonylharnstoffinduzierte Hypoglykämien dürfen nicht mit Glukagon therapiert werden, denn Glukagon fördert bei noch funktionierenden B-Zellen die Freisetzung von Insulin mit der Gefahr der Verstärkung der Unterzuckerung.

37.6 Zu guter Letzt

Klinischer Fall

1. Der Notarzt bringt Ihnen einen älteren Patienten mit schwerer Hyperglykämie (Blutzucker am mobilen Messgerät nicht mehr angezeigt). Eine Infusion mit 0,9 % NaCl-Lösung läuft bereits tropfenweise. Was tun Sie?
2. Trotz mehrmonatiger Diät liegt der HbA_{1c}-Wert eines Ihrer adipösen Patienten bei 8,5 %. Metformin hat er bislang gut vertragen – es ist auch das einzige Antidiabetikum, das er einnimmt. Gegen Insulin ist er sehr ablehnend eingestellt. Was tun Sie jetzt?

Antworten:

1. Flüssigkeitssubstitution verstärken über großlumigen venösen Zugang. Dann Insulin i. v. und Kalium i. v. Engmaschige Kontrolle von Kalium und Blutzucker. Blutzucker nicht zu schnell senken.
2. Übergang zu Stufe 3: Kombination zweier oraler Antidiabetika, z. B. Metformin + Dapagliflozin (GLP1-Agonist). Beide fördern die Gewichtsabnahme und haben kein Hypoglykämiereisiko.

38

Therapie von Hyperlipoproteinämien und der Gicht

38.1	**Wegweiser**	507
38.2	**Hyperlipoproteinämien**	507
38.2.1	Einteilung	507
38.2.2	Therapieziel	508
38.2.3	Therapieprinzip	508
38.3	**Gicht**	510
38.3.1	Definition und Einteilung	510
38.3.2	Therapieziel	510
38.3.3	Akuter Gichtanfall	510
38.3.4	Langzeittherapie	511
38.4	**Zu guter Letzt**	512

IMPP-Hits

Für die IMPP-Prüfungen ein eher untergeordnetes Kapitel, da vom IMPP eher Fragen zur allgemeinen Pharmakologie von Lipid- und Harnsäuresenkern gestellt werden (bereits in ► Kap. 13 berücksichtigt). Wenn Sie Kapitel 13 gut gelernt haben, so sollte Ihnen das folgende Kapitel mit den dazugehörigen Fragen keine Probleme machen. Fragen zur Therapie der Hyperlipoproteinämie und der Gicht waren gleich häufig. Bei den Fragen zur Hyperlipoproteinämie wurden die Medikamente der ersten Wahl zur Behandlung erhöhter LDL-Werte und Triglyzeridwerte gefragt sowie nach der Kombinationstherapie, wenn Statine nicht ausreichend wirksam sind. Bei der Behandlung der Gicht wurde ausnahmslos der akute Gichtanfall abgefragt.

38.1 Wegweiser

In diesem Kapitel werden Ihnen die Pharmaka für die Behandlung von Hyperlipoproteinämien und der Hyperurikämie, die in ► Kap. 13 ausführlich beschrieben sind, noch einmal aus einer anderen Blickrichtung dargestellt. Bei der Hyperlipoproteinämie (► Kap. 38.2) liegt der Fokus auf der Anwendung der Fettsenker zur Senkung des kardiovaskulären Risikos – dem Haupteinsatzgebiet dieser Wirkstoffe. Die pharmakologische Behandlung seltener familiärer Fettstoffwechselstörungen wird hier nicht berücksichtigt. In ► Kap. 13 sind allerdings Wirkstoffe für diese Indikation bereits vorgestellt. In ► Kap. 38.3 wird Ihnen das Vorgehen bei der Behandlung der Gicht näher gebracht.

Wirkstoffe, die in diesem Kapitel zum Einsatz kommen, sind in ► Tab. 38.1 zusammengefasst.

38.2 Hyperlipoproteinämien

38.2.1 Einteilung

Entsprechend dem **Lipidprofil** können Hyperlipoproteinämien eingeteilt werden in:

- Hypercholesterinämie
- Hypertriglyzeridämie
- kombinierte Hyperlipidämie

Entsprechend der **Ursache** werden Hyperlipoproteinämien eingeteilt in:

- primäre Hyperlipoproteinämie
- sekundäre Hyperlipoproteinämie: hervorgerufen z. B. durch Diabetes mellitus, Hypothyreose,

Tab. 38.1 Pharmaka zur Senkung erhöhter Lipid- und Harnsäurewerte mit Angabe des Wirkmechanismus und Verweis auf vorangegangene Kapitel

Wirkstoffklasse und Wirkstoffe	Wirkmechanismus	Kapitel
Statine (z. B. Atorvastatin, Rosuvastatin)	HMG-CoA-Reduktasehemmer; erhöhen die Expression der LDL-Rezeptoren in der Leber: senken insbesondere LDL-Cholesterin	► Kap. 13.3.1
Ezetimib	Cholesterinresorptionshemmer: senkt insbesondere LDL-Cholesterin	► Kap. 13.3.2.1
Anionenaustauscher (Colestyramin, Colesevelam)	binden irreversibel Gallensäuren, sodass die Leber vermehrt Gallensäure aus Cholesterin bilden muss: senken insbesondere LDL-Cholesterin	► Kap. 13.3.3
Fibrate (z. B. Fenofibrat, Gemfibrozil)	PPARα-Agonisten; Beeinflussung der Expression von Genen des Fettstoffwechsels: senken insbesondere Triglyzeride	► Kap. 13.3.4
NSAID (Diclofenac, Ibuprofen, Indometacin)	unselektive COX-Hemmer: Analgetika und Antiphlogistika für den akuten Gichtanfall	► Kap. 16.3.3.3
Etoricoxib	selektiver COX-2-Hemmer: Analgetikum und Antiphlogistikum für den akuten Gichtanfall	► Kap. 16.3.3.5
Colchicin	Mitosehemmstoff: hemmt die Phagozytose von Uratkristallen	► Kap. 13.6.1
Prednisolon	Glukokortikoid: Antiphlogistikum	► Kap. 9.2.2
Allopurinol, Febuxostat	Urikostatika; Hemmung der Xanthinoxidase	► Kap. 13.5.1
Benzbromaron, Probenecid	Urikosurika; Erhöhung der renalen Harnsäureausscheidung	► Kap. 13.5.2
Natriumhydrogenkarbonat, Kalium-Natrium-Hydrogenzitrat	Alkalisierung des Urins: Verbesserung der Harnsäureausscheidung	

Alkoholismus, nephrotisches Syndrom, Cushing-Syndrom, Therapie mit Glukokortikoiden, Immunsuppressiva

Eine **Hypercholesterinämie** mit Vermehrung von LDL-Cholesterin im Plasma begünstigt das Entstehen atherosklerotischer Plaques und z. B. die Entwicklung einer KHK.

Ein genereller Zusammenhang zwischen **Hypertriglyzeridämie** und Atherosklerose ist nicht so eindeutig. Geht die Hypertriglyzeridämie mit erniedrigten HDL und erhöhten VLDL einher, können ebenfalls Gefäßschäden auftreten.

Extrem hohe Triglyzeridwerte (> 1.000 mg/dl; > 11,4 mmol/l) können zudem zu einer akuten Pankreatitis und Mikrozirkulationsstörungen führen.

38.2.2 Therapieziel

Ziel der lipidsenkenden Therapie ist die Reduktion des kardiovaskulären Risikos. Die Therapieziele richten sich dabei am Globalrisiko des Patienten aus. Entsprechend dem Globalrisiko wird ein Zielwert festgelegt. Bei der Beurteilung des Globalrisikos gehen folgende Risikofaktoren ein: Alter, Geschlecht, Rauchverhalten, Gesamtcholesterin, Blutdruck. Anhand dieser Risikofaktoren schätzt man das 10-Jahres-Risiko für eine tödliche kardiovaskuläre Erkrankung in Tabellen ab. Dieser Wert sowie das Vorliegen weiterer Erkrankungen oder Risikofaktoren führt dann zur Zuordnung in die Risikogruppen: sehr hoch, hoch, mittel, niedrig (► Tab. 38.2).

38.2.3 Therapieprinzip

Wirkstoffe

Lebensstilmodifikation · medikamentöse Therapie

Tab. 38.2 Einteilung des kardiovaskulären Gesamtrisikos in vier Risikogruppen mit Angabe der Ziel-LDL-Cholesterinwerte

Risikogruppe	Kriterien	Ziel-LDL-Cholesterin
Sehr hoch	10-Jahres-Score: ≥ 10 % sowie KHK, Z. n. Schlaganfall, pAVK, Typ-II-Diabetika, Typ-I-Diabetiker mit Endorganschäden	< 1,8 mmol/l (< 70 mg/dl)
Hoch	10-Jahres-Score: ≥ 5 % und < 10 % sowie familiäre Dyslipidämie, Hypertonie	< 2,5 mmol/l (< 100 mg/dl)
Mittel	10-Jahres-Score: ≥ 1 % und < 5 % sowie Adipositas, positive Familienanamnese für vorzeitige KHK	< 3 mmol/l (< 115 mg/dl)
Niedrig	10-Jahres-Score: < 1 %	

38.2.3.1 Lebensstilmodifikation

Basis jeder fettsenkenden Therapie und Behandlung kardiovaskulärer Risikofaktoren ist eine Modifikation des Lebensstils mit gesunder Ernährungsweise, körperlicher Aktivität, Eliminierung anderer Risikofaktoren (Rauchstopp, Blutdrucktherapie etc.).

Bei Erhöhung von LDL-Cholesterin ist eine kaloriengerechte Ernährung und **Reduktion der Cholesterinzufuhr** besonders wirksam. Bei einer Hypertriglyzeridämie steht die **Alkoholkarenz** im Vordergrund.

Bei einem erhöhten Gesamtrisiko (Score ≥ 5 %) und bei LDL-Cholesterinwerten oberhalb der Zielwerte trotz dreimonatiger Basistherapie ist zusätzlich eine medikamentöse Therapie notwendig.

38.2.3.2 Medikamentöse Therapie

Wirkstoffe

Statine · Ezetimib · Anionenaustauscher · Fibrate

Mittel der ersten Wahl zum Erreichen der Ziel-LDL-Cholesterinwerte sind **Statine** (HMG-CoA-Reduktasehemmer, ▸ Kap. 13.3.1). Sie sind die am stärksten wirksamen Fettsenker in Bezug auf den LDL-Cholesterinspiegel. Die einzelnen Wirkstoffe unterscheiden sich jedoch im Ausmaß der Cholesterinsenkung. Am stärksten wirksam sind **Rosuvastatin und Atorvastatin.** Um das therapeutische Ziel zu erreichen, wird bis zur höchsten empfohlenen Dosis bzw. tolerablen Dosis gesteigert. Bei unzureichender Wirkung erfolgt eine Kombination mit dem Cholesterinabsorptionshemmer **Ezetimib** (▸ Kap. 13.3.2) oder einem **Anionenaustauscher** (Colestyramin, Colesevelam; ▸ Kap. 13.3.3). Beide Wirkstoffklassen dienen auch als Alternative, wenn Statine nicht verträglich sind.

Auch eine Hypertriglyzeridämie (Triglyzeride > 2,3 mmol/l bzw. > 200 mg/dl) wird bei hohem und sehr hohem Gesamtrisiko behandelt. Am wirksamsten zum **Senken der Triglyzeride** sind **Fibrate** (▸ Kap. 13.3.4). Wenn möglich, sollte eine Kombination von Fibraten mit Statinen vermieden werden, da dann das Risiko für eine Rhabdomyolyse deutlich erhöht ist. Das trifft insbesondere für das Fibrat Gemfibrozil zu.

Praxistipp

Vor Beginn einer lipidsenkenden Therapie sind folgende Laborwerte zu bestimmen: Lipidstatus, Leberenzyme (ALT), Muskelenzym (CK). Für den Verlauf werden Lipidwerte und Leberenzyme 8 Wochen nach Therapiebeginn bzw. nach Dosisänderung kontrolliert.

Bislang wurde bei unzureichender Wirkung der o. g. Therapien oder zur Erhöhung von HDL-Cholesterin die Einnahme von Nikotinsäure empfohlen. Allerdings ist Nikotinsäure schlecht verträglich und wurde vom Markt genommen.

Merke

Zusammenfassung: **Therapie der ersten Wahl:**
- Hypercholesterinämie: Statine
- Hypertriglyzeridämie: Fibrate
- gemischte Dyslipidämie: Statine, ggf. + Fibrate (aber nicht Gemfibrozil)

Bei einer Therapie mit Statinen und Fibraten sind zahlreiche Medikamenteninteraktionen möglich, die bereits ausführlich in ▸ Kap. 13.3.1 und ▸ Kap. 13.3.4 erläutert wurden.

38.3 Gicht

38.3.1 Definition und Einteilung

Als Gicht bezeichnet man eine in akuten Schüben oder primär chronisch verlaufende Stoffwechselstörung mit Hyperurikämie (Harnsäure > 6,4 mg/dl = 380 µmol/l). Die Hyperurikämie kann unterteilt werden in eine primäre (genetische) und sekundäre Form.
Ursachen der primären Hyperurikämie sind:
- gestörte renale Harnsäureausscheidung
- gesteigerte Harnsäuresynthese bei Enzymopathien.

Ursachen der sekundären Hyperurikämie sind:
- vermehrte Anhäufung von Purinbasen durch Zytolyse bei Leukämien, Polycythaemia vera oder unter einer Zytostatikatherapie
- verminderte Ausscheidung von Harnsäure durch Diuretika, Laktat- und Ketoazidose.

Ein **Gichtanfall** entsteht, wenn die Löslichkeitsgrenze der Harnsäure überschritten ist. Trigger ist meist ein übermäßiger Anstieg der Serum-Harnsäure durch Nahrungs- und Alkoholexzesse. Dann kommt es zur Ausfällung von Uratkristallen, die von Granulozyten phagozytiert werden und eine Entzündungsreaktion auslösen, insbesondere in bradytrophen Geweben, wie z. B. im Knorpel. Die Folge ist eine plötzlich, meist nachts auftretende stark schmerzhafte Monarthritis, meist als Podagra. Der Anfall heilt spontan aus, jedoch erst nach Tagen bis Wochen.

38.3.2 Therapieziel

Therapieziel beim akuten Gichtanfall ist eine rasche Schmerzlinderung und Entzündungshemmung. Längerfristig sollen durch eine konsequente Harnsäuresenkung weitere Gichtanfälle verhindert und einer Gelenkzerstörung vorgebeugt werden. Um dies zu erreichen, sollten bei Patienten mit rezidivierenden Gichtanfällen Serum-Harnsäurewerte möglichst unter 360 µmol/l (6,0 mg/dl) vorliegen.

38.3.3 Akuter Gichtanfall

Wirkstoffe

NSAID (Diclofenac, Ibuprofen, Indometacin) · Coxibe (Etoricoxib) · Colchicin · Glukokortikoide (Prednisolon)

Neben Allgemeinmaßnahmen wie Ruhigstellung, Hochlagerung und Kühlung des betroffenen Gelenks werden zur Analgesie und Entzündungshemmung als **erste Wahl nichtsteroidale Antiphlogistika** (▸ Kap. 16.3.3.3) eingesetzt. Ausgenutzt wird dabei der entzündungshemmende und analgetische Effekt dieser Substanzen. NSAID wirken sehr gut bei einem akuten Gichtanfall, jedoch sind meist hohe Dosierungen notwendig. Üblicherweise finden **Diclofenac** (bis 250 mg/d), **Ibuprofen** (bis 2.400 mg/d) und **Indometacin** (bis 150 mg/d) Anwendung. Phenylbutazon hat zwar auch eine gute Wirkung beim Gichtanfall, allerdings viele Nebenwirkungen, sodass es nur noch in Ausnahmefällen benutzt wird. NSAID dürfen nur bei normaler Nierenfunktion eingesetzt werden (Nebenwirkung: Nierenschädigung).

Cave

ASS ist zwar auch ein NSAID, aber es darf nicht beim Gichtanfall angewandt werden. ASS bewirkt eine Harnsäureretention durch Konkurrenz um den Säuresekretionstransporter!

Von den selektiven COX-2-Hemmern hat **Etoricoxib** die Zulassung zur Behandlung des akuten Gichtanfalls (▸ Kap. 16.3.3.5). Bei positiver Anamnese für gastrointestinale Ulzera oder Blutung in der Vorgeschichte sollen bei NSAID und Etoricoxib Protonenpumpeninhibitoren mit verordnet werden.
Alternativ zu den NSAID kann bei normaler Nierenfunktion **Colchicin** eingesetzt werden (▸ Kap. 13.6.1). Es wirkt spezifisch in der Reaktionskette des akuten Gichtanfalls, hat aber keine analgetische Wirkung und verursacht häufig Nebenwirkungen, insbesondere Diarrhö und Übelkeit. Mit Colchicin kann man bei 80 % der Patienten innerhalb eines Tages die Symptomatik beherrschen. Auch Colchicin darf nicht bei einer Niereninsuffizienz eingesetzt werden.

Tab. 38.3 Differenzialtherapeutische Überlegungen bei Anwendung von Pharmaka bei der Behandlung des akuten Gichtanfalls

Pharmakon zur Therapie des Gichtanfalls	Bemerkung
NSAID/Eterocoxib	nicht: bei Ulkus, gastrointestinaler Blutung, NSAID-induziertem Asthma, Nierenfunktionsstörungen
Colchicin	nicht: bei Nieren- und Leberfunktionsstörungen. Verursacht häufig Nebenwirkungen (Diarrhö).
Glukokortikoide	In der Akuttherapie sind Nebenwirkungen kontrollierbar (z. B. Verschlechterung einer diabetischen Stoffwechsellage). Nicht geeignet für Langzeittherapie.

Bei Kontraindikation gegen NSAID und Colchicin (z. B. Niereninsuffizienz) oder protrahiertem Gichtanfall, der sich durch NSAID oder Colchicin nicht ausreichend behandeln lässt, werden **Glukokortikoide** (20–40 mg Prednisolon/d) eingesetzt (▸ Kap. 9.2.2). Sie wirken nicht analgetisch und müssen deshalb ggf. mit Analgetika kombiniert werden.
Überlegungen zur differenzialtherapeutischen Anwendung der Pharmaka bei der Akuttherapie sind in ▸ Tab. 38.3 zusammengefasst.

38.3.4 Langzeittherapie

Wirkstoffe

Lebensstilmodifikation · Allopurinol · Benzbromaron · Probenecid · Harnalkalisierung

Nach einem Gichtanfall sollten alle Patienten Allgemeinmaßnahmen zur Senkung des Harnsäurespiegels umsetzen. Im Wesentlichen bedeutet das eine Reduktion von purinreicher Kost und des Alkoholkonsums sowie eine ausreichende Hydrierung. Diese Maßnahmen schaffen es allerdings meist nicht, den Harnsäurespiegel um mehr als 15 % zu senken.
Eine medikamentöse Langzeittherapie ist daher empfohlen, wenn ein **zweiter Gichtanfall** (trotz Allgemeinmaßnahmen) **innerhalb eines Jahres** auftritt und bei Komplikationen wie Uratnephropathie und Gelenkdestruktion.

Merke

Auf keinen Fall die Langzeittherapie während eines akuten Gichtanfalls beginnen, da diese Therapie das Risiko für zusätzlich Gichtanfälle erhöht. Am besten im Anfall die Antiphlogistika verordnen und 2–3 Wochen später den Harnsäurewert kontrollieren und das weitere Prozedere planen.

Mittel der Wahl in Deutschland ist **Allopurinol** (▸ Kap. 13.5.1). Es wird langsam hoch titriert. Übliche Dosierungen sind 100–300 mg/d. Allopurinol darf auch bei eingeschränkter Nierenfunktion eingesetzt werden – aber dann unbedingt in reduzierter Dosis, da sonst der Metabolit Oxipurinol kumuliert und zum gefährlichen Hypersensitivitätssyndrom (in 20 % letal) führen kann. Auf zahlreiche Medikamenteninteraktionen ist zu achten (▸ Kap. 13.5.1).
Seit Kurzem steht mit **Febuxostat** eine Alternative zu Allopurinol für die Langzeittherapie zur Verfügung, das ebenfalls die Xanthinoxidase hemmt und die Harnsäurebildung sogar effektiver als Allopurinol reduziert (▸ Kap. 13.5.1).
Bei Allopurinolunverträglichkeit oder ungenügender Wirksamkeit können die Urikosurika **Benzbromaron und Probenecid** verwendet werden (▸ Kap. 13.5.2). Hinsichtlich der Effektivität bei der Harnsäuresenkung sind die Urikosurika sogar dem Allopurinol überlegen (Benzbromaron > Probenecid > Allopurinol). Sie dürfen aber nur bei normaler Nierenfunktion und unter Kontrolle der Leberwerte eingesetzt werden.
Zur Nierensteinprophylaxe unter Urikosurika und zur zusätzlichen Verbesserung der Harnsäureausscheidung wird bei niedrigem Urin-pH-Wert eine Harnalkalisierung mit **Natriumhydrogenkarbonat** oder **Kalium-Natrium-Hydrogenzitrat** durchgeführt, mit dem Ziel, den Urin-pH auf 6,5–7,0 einzustellen. Bei diesem pH-Wert wird das Auftreten von Uratsteinen vermindert, da Harnsäure besonders im sauren pH-Bereich ausfällt.
Die Therapie mit einem der harnsäuresenkenden Medikamente ist meist über viele Jahre oder sogar lebenslang notwendig. Tritt unter einer harnsäuresenkenden Therapie ein Gichtanfall auf, so soll die

Tab. 38.4 Differenzialtherapeutische Aspekte bei der Anwendung von harnsäuresenkenden Wirkstoffen

Therapeutika	Bemerkung
Allopurinol (Urikostatika)	Dosisreduktion bei Niereninsuffizienz; Medikamenteninteraktionen (z. B. mit Azathioprin und 6-Mercaptopurin, ▸ Kap. 13.5.1); selten Hypersensitivitätsreaktionen (mit fatalem Ausgang möglich); im Vergleich zu anderen Wirkstoffen geringer wirksam auf den Harnsäurespiegel
Benzbromaron, Probenecid (Urikosurika)	keine Anwendung bei eingeschränkter Nierenfunktion; Lebertoxizität; Benzbromaron besonders gut wirksam auf Harnsäurespiegel
Harnalkalisierung	häufige Messung des Urin-pH-Wertes notwendig

Medikation (meist Allopurinol) nicht gestoppt werden.

▸ Tab. 38.4 zeigt noch einmal differenzialtherapeutische Aspekte, die beim Verordnen der harnsäuresenkenden Medikation berücksichtigt werden müssen.

38.4 Zu guter Letzt

Klinischer Fall

1. Sie haben einen Patienten mit erhöhten LDL-Cholesterinwerten, der nach Beurteilung der Risikofaktoren zur Hochrisikogruppe gehört. Trotz einer bereits sechsmonatigen Therapie mit Atorvastatin und „gesunder Lebensführung" ist der Ziel-LDL-Cholesterinwert von < 2,5 mmol/l (< 100 mg/dl) nicht erreicht. Was tun Sie als Nächstes?
2. Ein schmerzgeplagter Patient mit geschwollenem und gerötetem Großzehengelenk kommt zu Ihnen in die Praxis. Sie diagnostizieren den ersten Gichtanfall bei dem Mann. Wie behandeln Sie ihn? Was müssen Sie berücksichtigen, wenn der Patient gleichzeitig eine Niereninsuffizienz hat?

Anworten:

1. Kombination mit einem Anionenaustauscher (z. B. Colestyramin, Colesevelam) oder Ezetimib.
2. Analgesie und Antiinflammation mit NSAID: Diclofenac, Ibuprofen oder Indometacin. Bei Niereninsuffizienz sind NSAID (und auch Colchicin) kontraindiziert. Dann gibt man Glukokortikoide, ggf. zusätzlich ein Analgetikum (z. B. Metamizol).

39 Praktische Schmerztherapie

39.1	**Wegweiser**	513
39.2	**Tumorschmerzen**	515
39.3	**Migräne**	516
39.3.1	Definition	516
39.3.2	Therapieprinzip	516
39.4	**Clusterkopfschmerz**	518
39.4.1	Definition	518
39.4.2	Therapieprinzip	518
39.5	**Trigeminusneuralgie**	519
39.5.1	Definition	519
39.5.2	Therapieprinzip	519
39.6	**Analgetikakopfschmerz**	519
39.7	**Weitere Schmerzformen**	519
39.8	**Zu guter Letzt**	520

IMPP-Hits

Die Anwendung der Schmerzmittel ist ein prüfungs- und praxisrelevantes Kapitel. In absteigender Häufigkeit wurden vom IMPP Fragen zu folgenden Themenkomplexen gestellt:

1. Migräne
2. WHO-Stufenplan (Tumorschmerzen)
3. sonstige Schmerzformen (zusammengefasst in ► Kap. 39.7): hierbei am häufigsten Gelenkschmerzen, Polytrauma, viszerale Schmerzen, neuropathische Schmerzen, Spannungskopfschmerzen
4. Trigeminusneuralgie (ausschließlich nach Carbamazepin als Mittel der ersten Wahl gefragt)
5. Übergebrauch von Analgetika (Analgetikakopfschmerzen; ausschließlich nach Analgetikaentzug als Therapie der Wahl gefragt).

39.1 Wegweiser

In diesem Kapitel wird die Behandlung einzelner Schmerzformen vorgestellt. Besonders wichtig ist die adäquate analgetische Behandlung von Tumorschmerzen (► Kap. 39.2). Einerseits kommen Tumorpatienten in fast allen Fachrichtungen vor, sodass die richtige Analgesie immer ein wichtiges Thema ist. Andererseits kann der WHO-Stufenplan auch für andere Schmerzformen angewandt werden und ist somit für den klinischen Alltag sehr nützlich. In den nachfolgenden Kapiteln wird dann die Therapie verschiedener Kopfschmerzformen erläutert (Migräne, ► Kap. 39.3; Clusterkopfschmerz ► Kap. 39.4; Trigeminusneuralgie ► Kap. 39.5). Bei übermäßigem Gebrauch von Schmerzmitteln können sich bei Kopfschmerzpatienten chronische Kopfschmerzen entwickeln, deren Therapie in ► Kap. 39.6 erläutert ist. Die Therapie des Spannungskopfschmerzes wird gemeinsam mit anderen Schmerzarten kurz in ► Tab. 39.2 in ► Kap. 39.7 erläutert.

Nachfolgend sind alle Wirkstoffe aufgelistet, die bei der Schmerztherapie eingesetzt werden (► Tab. 39.1). Dabei können Sie erkennen, dass für die Schmerztherapie nicht nur Analgetika verwendet werden, sondern ein breites Spektrum an Wirkstoffen zur Behandlung verschiedener Schmerzformen eingesetzt wird.

Tab. 39.1 Substanzklassen und Wirkstoffe, die zur Behandlung verschiedener Schmerzformen eingesetzt werden

Schmerzform	Substanzklasse (Wirkstoffe)	Kapitel
Tumorschmerz	Nicht-Opioidanalgetika (z. B. Metamizol, Ibuprofen)	► Kap. 16.3.3
	Opioidanalgetika (z. B. Codein, Morphin, Buprenorphin)	► Kap. 16.2.2
Adjuvanzien	Antidepressiva (z. B. Amitriptylin)	► Kap. 20.2
	Neuroleptika	► Kap. 19.3
	Glukokortikoide	► Kap. 9.2.2
	Kalzitonin, Bisphosphonate	► Kap. 12.4.2, ► Kap. 12.5.2
	Carbamazepin	► Kap. 21.3.5.1
	Benzodiazepine	► Kap. 18.2
Kopfschmerz (Migräne, Clusterkopfschmerz, Trigeminusneuralgie, Spannungskopfschmerz)	Triptane (z. B. Sumatriptan, Zolmitriptan)	► Kap. 10.3.3.3
	Mutterkornalkaloide (Ergotamintartrat, Dihydroergotamin)	► Kap. 10.3.3.4
	NSAID (z. B. ASS, Ibuprofen, Naproxen), Paracetamol	► Kap. 16.3.3.3
	Antiemetika (z. B. Metoclopramid)	► Kap. 15.3.4
	β-Blocker (Metoprolol, Propranolol)	► Kap. 2.4.4.2
	Kalziumkanalblocker (Flunarizin, Verapamil)	► Kap. 4.3.2, ► Kap. 39.3.2.2
	Antikonvulsiva (Topiramat, Valproat, Carbamazepin, Phenytoin, Lamotrigin, Gabapentin)	► Kap. 21.3
	Antidepressiva (Amitriptylin)	► Kap. 20.2
	Lokalanästhetika (Lidocain)	► Kap. 17.3
	Glukokortikoide	► Kap. 9.2.2
	Lithium	► Kap. 19.5
	$GABA_B$-Rezeptorantagonist (Baclofen)	► Kap. 17.4.3
Sonstige Schmerzformen	Zusätzlich zu o. g. Wirkstoffen kommen noch in Betracht:	
	N-Butylscopolamin	► Kap. 2.3.4
	Coxibe (Celecoxib, Etoricoxib)	► Kap. 16.3.3.5
	selektiver neuronaler Kaliumkanalöffner; Nicht-Opioidanalgetikum (Flupirtin)	► Kap. 16.3.4.1
	Narkotikum mit analgetischer Wirkung (Ketamin)	► Kap. 17.2.3.4

Es handelt sich um eine reine Auflistung der Substanzen, zugeordnet zu einer Hauptschmerzform. Jedoch eignen sich z. B. bei den Kopfschmerzmitteln nicht alle Wirkstoffe für jede Kopfschmerzart.

39.2 Tumorschmerzen

Die Therapie von Tumorschmerzen erfolgt individuell nach dem WHO-Stufenplan (▶ Abb. 39.1). Diesem Schema zufolge wird die analgetische Therapie an der Intensität der Tumorschmerzen ausgerichtet.

Praxistipp

Auch wenn das WHO-Stufenschema zur Behandlung von Tumorschmerzen entwickelt wurde, kann man sich im klinischen Alltag auch zur Behandlung anderer Schmerzzustände daran orientieren.

Der Stufenplan besteht aus drei Stufen, beginnend mit Nicht-Opioidanalgetika (1. Stufe) über schwache Opioidanalgetika (2. Stufe) bis hin zu starken Opioidanalgetika (3. Stufe). In ▶ Tab. 39.2 sind Vertreter der Wirkstoffe für jede Stufe aufgelistet.

Schwache Opioidanalgetika sind alle Wirkstoffe, die analgetisch schwächer als Morphin sind. Zu den starken Opioidanalgetika zählen Morphin und alle anderen Opioidanalgetika mit gleicher oder stärkerer analgetischer Wirksamkeit (▶ Tab. 39.2 und ▶ Tab. 16.2). Auf jeder Stufe können Adjuvanzien hinzugenommen werden.

Adjuvanzien sind Substanzen in der Schmerztherapie, die selbst keine Analgetika sind, jedoch die Wirkung von Analgetika verstärken oder modulierende Effekte bei der Schmerzverarbeitung bewirken. Dazu zählen:

- Antidepressiva (z. B. Amitriptylin)
- Neuroleptika
- Glukokortikoide
- Kalzitonin, Bisphosphonate: bei Knochenschmerzen
- Carbamazepin
- Benzodiazepine

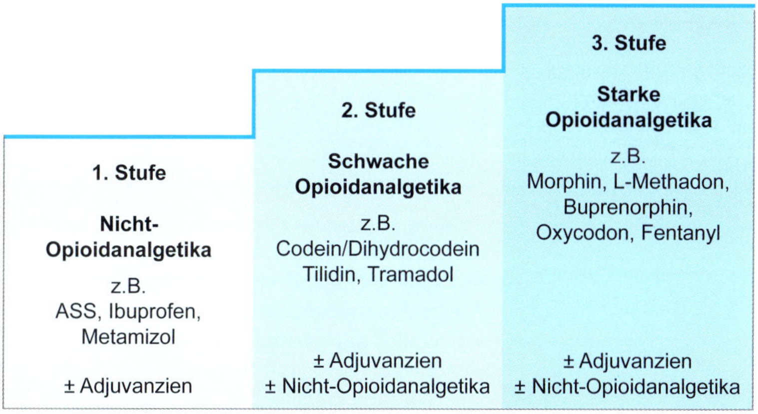

Abb. 39.1 WHO-Stufenplan zur Behandlung von Tumorschmerzen. Schwache Opioidanalgetika sind jene oral wirksamen Substanzen mit einer schwächeren analgetischen Wirkung als Morphin. Zu den starken Opioidanalgetika zählen Morphin und alle anderen mit gleicher oder stärkerer Wirkung.

Tab. 39.2 Vertreter von Nicht-Opioidanalgetika und schwachen bzw. starken Opioidanalgetika, die im WHO-Stufenplan Anwendung finden

Nicht-Opioidanalgetika (1. Stufe)	Schwache Opioidanalgetika (2. Stufe)	Starke Opioidanalgetika (3. Stufe)
• Paracetamol • ASS • Ibuprofen • Metamizol	• Codein • Dihydrocodein • Tramadol • Tilidin • Tapentadol	• Morphin ret. • L-Methadon • Oxycodon • Hydromorphon • Buprenorphin (transdermal) • Fentanyl (transdermal)
Alle Wirkstoffe können oral eingenommen werden, außer bei Angabe von „(transdermal)“: dann Anwendung als Pflaster.		

Ab Stufe 2 können außerdem Nicht-Opioidanalgetika mit Opioidanalgetika kombiniert werden.

Merke

Allerdings werden keine Opioidanalgetika miteinander kombiniert, da sie in der Kombination ihre Wirkung abschwächen können (▶ Kap. 16.2.2). Bei unzureichender Wirkung eines schwach wirksamen Opioidanalgetikums muss auf ein stärker wirksames gewechselt werden.

Therapieziel ist das Erreichen eines möglichst schmerzfreien Zustands. Deshalb soll die Anwendung von Opioidanalgetika nicht zu lange hinausgezögert werden. Das Abhängigkeitspotenzial bei Schmerzpatienten ist gering, insbesondere, wenn die Analgetikagabe nach einem festen Schema erfolgt und eine kontinuierliche Beschwerdefreiheit erreicht wird. Eine adäquate Schmerztherapie verbessert die Lebensqualität des schwer kranken Patienten.

Lerntipp

Der Stufenplan wird vom IMPP gern geprüft in Form von Fällen, bei denen ein Wirkstoff der ersten oder zweiten Stufe nicht ausreichend wirksam ist und Sie nach einer Optimierung gefragt werden. Also z. B. Hinzunahme von Adjuvanzien (da wird genau nachgefragt, was dazugehört) oder Nennen von Wirkstoffen der nächsthöheren Stufe.

39.3 Migräne

39.3.1 Definition

Migräne ist eine der häufigsten Kopfschmerzformen. Sie tritt attackenweise auf, typischerweise als halbseitiger, mehrere Stunden anhaltender Kopfschmerz, evtl. einhergehend mit Aura und Erbrechen.

39.3.2 Therapieprinzip

Bei der Therapie unterscheiden wir die Akuttherapie des Migräneanfalls und die Langzeitprophylaxe.

39.3.2.1 Migräneanfall

Wirkstoffe

- erste Wahl: Triptane ± Metoclopramid
- zweite Wahl: NSAID · weitere Analgetika (z. B. Paracetamol) · Ergotamintartrat · Dihydroergotamin ± Metoclopramid

Triptane

Triptane sind 5-$HT_{1B/1D}$-Rezeptoragonisten (▶ Kap. 10.3.3.3) und die **erste Wahl bei mittelschweren und schweren Migräneanfällen.** Maximaldosis und Dosierungsintervall müssen beachtet werden, da bei Überdosierung die Wirksamkeit nicht zunimmt, jedoch aufgrund der vasokonstriktorischen Effekte ein Angina-pectoris-Anfall oder ein Herzinfarkt ausgelöst werden kann. Bei wiederkehrenden Schmerzen (sog. Wiederkehrkopfschmerz) dürfen sie daher frühestens 6 Stunden nach Ersteinnahme erneut angewandt werden. Der Wiederkehrkopfschmerz tritt bei Triptanen häufiger auf (ca. 15–40 % der Patienten), als bei anderen Wirkstoffen.

Praxistipp

Triptane sind spezifische Migränemittel, die (fast) nur zur Behandlung des akuten Migräneanfalls verwendet werden (ansonsten werden sie noch beim Clusterkopfschmerz eingesetzt). Allerdings eignet sich ihre Wirksamkeit nicht zur Diagnosestellung der Migräne, denn sie können bei Migräne auch unwirksam sein.

Triptane können als Film- oder Schmelztablette p. o. eingenommen werden, manche Präparate haben eine nasale, subkutane oder rektale (als Suppositorien) Anwendungsmöglichkeit. Am schnellsten wirkt subkutanes **Sumatriptan** (10 min). Bei oraler Anwendung dauert es mindestens 30 min, bis Triptane ihre Wirkung entfalten. Sie können zu jedem Zeitpunkt während einer Migräneattacke verwendet werden, wirken aber am besten bei frühzeitiger Einnahme. Allerdings sollen sie nicht während, sondern erst nach einer Aura eingenommen werden, weil sie während der Aura wahrscheinlich nicht wirksam sind und eher zerebrale Nebenwirkungen verursachen.
Sie sind bei der Monotherapie besser wirksam als NSAID, Analgetika oder Ergotamin. Bei der Kombination mit einem NSAID wird die Wirkung der Triptane verstärkt. Gut untersucht ist dabei die **Kombination Sumatriptan + Naproxen.**
Kontraindikationen für eine Triptantherapie sind: KHK, Hypertonie, pAVK, Schlaganfall, Morbus Raynaud, schwere Leber- und Niereninsuffizienz. Sie dürfen nicht mit Ergotaminderivaten kombi-

niert werden. Von den verschiedenen Präparaten (Sumatriptan, Zolmitriptan, Naratriptan, Rizatriptan, Almotriptan, Eletriptan, Frovatriptan) sind Naratriptan und Almotriptan sogar als OTC (Over-The-Counter; d. h. rezeptfrei) erhältlich.

Antiemetika

Übelkeit und Erbrechen gehören zu den typischen Begleiterscheinungen bei einer Migräneattacke. Dies kann effektiv durch **Metoclopramid** oder **Domperidon** (▸ Kap. 15.3.4) behandelt werden. Metoclopramid scheint zudem bei i. v.-Gabe eine geringe eigenständige analgetische Wirkung bei Migräne zu besitzen. Zudem fördern sie als Prokinetika die Resorption von oral angewandten Triptanen oder Analgetika.

Mutterkornalkaloide

Ergotamintartrat (▸ Kap. 10.3.3.4) ist ein Mutterkornalkaloid und wirkt als 5-$HT_{1B/1C/1D}$-Agonist. Vor der Verfügbarkeit von Triptanen war Ergotamintartrat weit verbreitet zur Behandlung des Migräneanfalls. Es hat eine stark schwankende Bioverfügbarkeit, ein ungünstiges Nebenwirkungsprofil und eine schlechtere Wirksamkeit als Triptane. Deshalb stellt es heutzutage nur noch ein **Reservemedikament** dar. Es gelten die gleichen Kontraindikationen wie bei den Triptanen.

Dihydroergotamin (▸ Kap. 10.3.3.4) ist ebenfalls ein Mutterkornalkaloid mit einer besseren Verträglichkeit als Ergotamintartrat. Es bewirkt über einen α-Agonismus eine Vasokonstriktion insbes. der Venen. Intravenös oder als Nasenspray kann Dihydroergotamin zur Behandlung des therapierefraktären Migräneanfalls eingesetzt werden. In Deutschland steht es jedoch in diesen Applikationsformen nicht zur Verfügung.

Analgetika

Analgetika, insbesondere **NSAID** (▸ Kap. 16.3.3.3) haben eine gute Wirksamkeit, wenn sie frühzeitig bei einem Migräneanfall eingenommen werden. Wird dieser Zeitpunkt verpasst, helfen dann meist nur die o. g. Triptane.

> **Praxistipp**
>
> 1 Tasse Kaffee + Aspirin® + Paracetamol: der „Migräne-Cocktail".

Obwohl üblicherweise für die Schmerztherapie die Kombination verschiedener Analgetika und Koffein wegen des erhöhten Risikos für Übergebrauch nicht sinnvoll ist, wird bei der Migräne zur Akuttherapie die Kombination aus:

- ASS (250–265 mg) +
- Paracetamol (200–265 mg) +
- Koffein (50–65 mg)

wegen Überlegenheit gegenüber einer Monotherapie empfohlen.

Ansonsten sind bei der Monotherapie höhere Dosierungen notwendig:

- **erste Wahl: ASS** 1.000 mg (p. o. oder i. v.), **Ibuprofen** 200–600 mg, **Naproxen** 500–825 mg
- **zweite Wahl: Paracetamol** 1.000 mg, Metamizol 1.000 mg, Diclofenac 50–100 mg, Celecoxib 400 mg. In der Schwangerschaft stellt Paracetamol das Mittel der Wahl bei der Behandlung eines Migräneanfalls dar.

> **Merke**
>
> Opioidanalgetika sollen bei Migräne nicht eingesetzt werden.

Von der Akuttherapie, die vom Patienten meist selbst durchgeführt wird, muss die **Notfalltherapie** abgegrenzt werden. In diesem Fall hat die orale (subkutane, rektale oder nasale) Therapie nicht funktioniert, sodass der Patient einen Arzt ruft oder in einer Notfallambulanz vorstellig wird. In diesem Falle werden dann schnell wirksame, parenterale Wirkstoffe benötigt.

> **Merke**
>
> Die **Notfalltherapie des Migräneanfalls** umfasst:
>
> - erste Wahl: ASS 1.000 mg i. v. ± Metoclopramid i. v.
> - zweite Wahl: Sumatriptan 6 mg s. c. ± Metoclopramid i. v.
>
> Therapie des **Status migraenosus** (= Symptomdauer > 72 h trotz Therapie):
>
> - 50–100 mg Prednisolon oder
> - 10 mg Dexamethason

39.3.2.2 Langzeitprophylaxe

> **Wirkstoffe**
>
> - erste Wahl: Metoprolol · Propranolol · Flunarizin · Topiramat · Valproat
> - zweite Wahl: Amitriptylin · Naproxen · ASS

Indikation

Bei häufigen oder lang anhaltenden Migräneattacken (> 3 Migräneattacken/Monat oder > 72 h) bzw. Migräneattacken mit ausgeprägten Beschwerden oder anhaltenden neurologischen Ausfällen sollte eine Migräneprophylaxe begonnen werden.

Medikamente der ersten Wahl

Medikamente der ersten Wahl sind die beiden β-Blocker **Metoprolol und Propranolol** (▶ Kap. 2.4.3.2), der Kalziumkanalblocker **Flunarizin** und die Antikonvulsiva **Topiramat** (▶ Kap. 21.3.4.2) und **Valproinsäure** (▶ Kap. 21.3.5.5).

Für die Migräneprophylaxe werden die Substanzen einschleichend und oft niedriger als in ihrer Originalindikation dosiert.

Die genannten β-Blocker sind wirkungsvolle Substanzen für die Migräneprophylaxe (Wirkmechanismus unklar). **Flunarizin** ist der einzige Kalziumkanalblocker, der für die Migräneprophylaxe geeignet ist. Er wirkt auch an Dopamin-, Serotonin- und Histaminrezeptoren. Ansonsten wirkt er auf Gefäßmuskelzellen wie die anderen Kalziumkanalblocker relaxierend und hebt somit eine Vasokonstriktion auf. Wie er genau seine prophylaktische Migränewirkung entfaltet, ist unklar; ebenso seine vestibuläre Wirkung (Flunarizin kann bei vestibulärem Schwindel eingesetzt werden). Kontraindikationen: Depression, Morbus Parkinson und Epilepsie.

Cave

Andere Kalziumkanalblocker (z. B. Nifedipin, Verapamil) wirken nicht bei Migräne.

Die Antikonvulsiva **Topiramat und Valproat** sind ebenfalls prophylaktisch wirksam. Topiramat wirkt auch bei chronischer Migräne mit oder ohne Übergebrauch von Schmerz- und Migränemitteln.

Medikamente der zweiten Wahl

Die Medikamente der zweiten Wahl sind das trizyklische Antidepressivum **Amitriptylin** (▶ Kap. 20.2.2) und die NSAID **Naproxen und ASS** (▶ Kap. 16.3.3.3). In den USA ist Amitriptylin sogar Mittel der ersten Wahl, bei uns wird es eher dann eingesetzt, wenn begleitend eine Depression oder andere Schmerzen bestehen. Bei den NSAID stellen die gastrointestinalen Nebenwirkungen und die Nierenschädigung ein Problem für die Langzeittherapie dar.

Nicht mehr explizit für die Migräneprophylaxe empfohlen wird Dihydroergotamin. Ein weiteres Mutterkornalkaloid, das prophylaktisch wirksam ist, ist Methysergid (▶ Kap. 10.3.3.4), das jedoch wegen der Nebenwirkungen (Lungen-, Retroperitonealfibrose) in Deutschland nicht mehr verwendet wird.

Lerntipp

Achtung, IMPP-Stolperfalle: Achten Sie genau auf die Wortwahl, wenn nach der Migräne gefragt wird. Entweder geht es um die Prophylaxe (Langzeittherapie) oder Therapie des akuten Anfalls. Und denken Sie an das Alphabet: *P*rophylaxe mit *P*ropranolol und Meto*p*rolol – aber nicht Therapie! *T*herapie mit *T*riptanen, aber nicht Prophylaxe.

39.4 Clusterkopfschmerz

39.4.1 Definition

Der Clusterkopfschmerz ist ein anfallsartiger, äußerst intensiver halbseitiger Kopfschmerz von kurzer (15–30 min) Dauer, begleitet von Tränenfluss, rotem Auge und Nasensekretion ipsilateral zur Seite der Kopfschmerzen.

39.4.2 Therapieprinzip

Es wird zwischen der Therapie einer Einzelattacke (Akuttherapie) und der Prophylaxe unterschieden.

39.4.2.1 Akuttherapie

Wirkstoffe

- erste Wahl: O_2-Inhalation · Sumatriptan s. c. · Zolmitriptan nasal
- zweite Wahl: intranasal Lidocain · Sumatriptan nasal · Zolmitriptan p. o.

Die Inhalation von reinem (100 %) Sauerstoff wirkt nur bei einem Teil der Patienten, beendet bei diesen aber den Anfall innerhalb von 2 min. Jeder Patient sollte daher diese Therapie ausprobiert haben. Gleiches gilt übrigens für die nasale Applikation von Lidocain, einem Lokalanästhetikum (▶ Kap. 17.3), das nur einem Teil der Patienten hilft.

Ansonsten sind die 5-$HT_{1B/1D}$-Rezeptoragonisten Sumatriptan (s. c.) und Zolmitriptan (nasal) Mittel der Wahl.

39.4.2.2 Langzeitprophylaxe

Wirkstoffe

- erste Wahl: Verapamil · Glukokortikoide
- zweite Wahl: Lithium · Topiramat · Valproat

Mittel der Wahl bei der Langzeittherapie ist der Kalziumkanalblocker **Verapamil** (▸ Kap. 4.3.2) in relativ hoher Dosis (EKG-Kontrollen!). Glukokortikoide (▸ Kap. 9.2.2) werden häufig additiv und überbrückend eingesetzt. Verwendet wird meist Prednisolon mit 1 mg/kg KG für 2–5 Tage. Mittel der zweiten Wahl: Lithium (enge therapeutische Breite; ▸ Kap. 19.5), Topiramat oder Valproat.

39.5 Trigeminusneuralgie

39.5.1 Definition

Bei der Trigeminusneuralgie handelt es sich um einen schneidend scharfen, äußerst heftigen halbseitigen Kopfschmerz, der sehr häufig auftritt (bis zu 100×/d) und von kurzer Dauer ist (Sekunden bis < 2 min).

39.5.2 Therapieprinzip

Wirkstoffe

- erste Wahl: Carbamazepin
- zweite Wahl: Phenytoin · Baclofen · Lamotrigin · Gabapentin

Aufgrund der kurzen Attackendauer dient jede Therapie der Prophylaxe.

Carbamazepin (▸ Kap. 21.3.5.1) ist **Mittel der ersten Wahl.** Wegen der Enzymautoinduktion muss die Dosis in den ersten Wochen erhöht werden. Initial sprechen immerhin 90 % der Patienten auf die Therapie an; im Langzeitverlauf 50 %. Als Nebenwirkungen können u. a. zerebelläre Störungen und Müdigkeit auftreten. Carbamazepin ist das einzige explizit für die Trigeminustherapie zugelassene Medikament.

Phenytoin (▸ Kap. 21.3.5.4) ist daher bei der Langzeittherapie auch nur zweite Wahl. Es ist i. v. anwendbar, sodass es schnell aufgesättigt werden kann und zur schnellen Schmerzfreiheit führt.

Weitere Medikamente der zweiten Wahl für die Langzeittherapie sind der $GABA_B$-Rezeptorantagonist Baclofen (▸ Kap. 17.4.3) sowie die Antiepileptika Lamotrigin (▸ Kap. 21.3.5.3) und Gabapentin (▸ Kap. 21.3.6.1).

Wenn die medikamentöse Therapie erfolglos oder nicht tolerabel ist, ist eine neurochirurgische Therapie indiziert, z. B. duch Injektion von Glyzerin ins Ganglion trigeminale (Glyzerinrhizolyse).

39.6 Analgetikakopfschmerz

Durch Übergebrauch von Analgetika und Migränemitteln kann sich ein chronischer Kopfschmerz (mehr als 15 Tage/Monat) entwickeln. Zu den Medikamenten, die diese chronischen Kopfschmerzen auslösen können, zählen: Nicht-Opioidanalgetika, Ergotamin, Triptane, Opioidanalgetika, Benzodiazepine, Barbiturate.

Cave

Auch wenn Medikamente übermäßig gebraucht werden, entwickelt sich keine Abhängigkeit, außer bei Opioidanalgetika, Benzodiazepinen und Barbituraten. Insofern unterscheidet sich auch die Therapie, je nachdem, welche Substanz übermäßig eingenommen wurde.

Typischerweise entwickeln nur Patienten mit Kopfschmerzen (insbes. Migräne, Spannungskopfschmerzen) bei Medikamentenübergebrauch chronische Kopfschmerzen, nicht „kopfschmerzfreie" Patienten, die regelmäßig Schmerzmittel wegen anderer Beschwerden einnehmen (z. B. Rückenschmerzen).

Der Medikamentenentzug ist Therapie der Wahl. Bei Nicht-Opioidanalgetika, Ergotamin und Triptanen erfolgt er abrupt, bei Opioiden, Benzodiazepinen und Barbituraten ausschleichend. „Entzugssymptome" wie Übelkeit und Erbrechen werden mit Metoclopramid oder Domperidon behandelt. Bei Entzugskopfschmerzen werden Ibuprofen, ASS oder Prednison eingesetzt. Gleichzeitig wird die Prophylaxe der zugrunde liegenden Kopfschmerzform begonnen (z. B. β-Blocker bei Migräne).

39.7 Weitere Schmerzformen

Die Therapie weiterer Schmerzformen wurde in ▸ Tab. 39.3 zusammengefasst.

39.8 Zu guter Letzt

Klinischer Fall

1. Ein Patient hat bislang immer erfolgreich ASS und Paracetamol zur Behandlung seiner Migräneanfälle verwendet. Nun sagt ihm der Lungenfacharzt, dass er wegen seines Asthmas kein ASS mehr einnehmen soll. Beim letzten Migräneanfall hat er daher nur Paracetamol verwendet, musste dann aber sogar in die Notfallambulanz, da die Beschwerden nicht besser wurden. Dort hatte man ihm etwas gespritzt, was gut wirksam war. Er möchte von Ihnen jetzt eine Umstellung der Migränemedikation haben.
2. Ein Tumorpatient mit Knochenmetastasen kommt zu Ihnen, da er mit seiner Schmerzmedikation nicht mehr klar kommt. Er bekommt Metamizoltropfen, Tramadol ret. jeweils in Höchstdosis und Doxepin. Was schlagen Sie vor?

Antworten:

1. Vermutlich hat er Sumatriptan s.c. erhalten. Zur Therapie des Migräneanfalls sind Triptane erste Wahl, daher sollte er eines verordnet bekommen, z. B. Sumatriptan als Nasenspray. Zudem muss man über eine Migräneprophylaxe sprechen, um die wiederholten Migräneanfälle zu verhindern. Wegen seines Asthmas sind β-Blocker absolut kontraindiziert. Daher könnte man Flunarizin empfehlen; alternativ Topiramat oder Valproat.
2. Der Patient befindet sich auf der WHO-Stufe 2 mit einem Nicht-Opioidanalgetikum, einem schwachen Opioidanalgetikum und einem Adjuvanz. Man sollte auf die Stufe 3 übergehen, also Tramadol absetzen und z. B. ein Fentanylpflaster anordnen. Bei Knochenschmerzen wirken zudem Kalzitonin oder Bisphosphonate gut, weshalb man das Adjuvanz Doxepin durch einen der beiden ersetzen könnte.

Tab. 39.3 Therapie weiterer Schmerzformen

Schmerzform	Therapie
Leichte Schmerzen Beispiele: Spannungskopfschmerzen, Zahnschmerzen	• **Paracetamol:** sehr gut verträglich • **ASS:** günstig bei entzündlicher Komponente, aber gastrointestinale Nebenwirkungen • **Ibuprofen:** günstig bei begleitender entzündlicher Komponente, als Ibuprofen-Lysinat rascher Wirkungseintritt, bessere gastrointestinale Verträglichkeit als ASS • **bei Kindern: Paracetamol** oder Ibuprofen-Saft bevorzugen, keine Anwendung von ASS bei Virusinfekten wegen Reye-Syndrom • Prophylaxe von chronischen Spannungskopfschmerzen: Amitriptylin
Schmerzen des Bewegungsapparats Beispiel: Arthritis, aktivierte Arthrose	• **klassische NSAID:** Ibuprofen oder Diclofenac • **selektive COX-2-Hemmer:** Celecoxib, Etoricoxib: nur kurzfristig, viele Kontraindikationen (Herz-, Leber-, Niereninsuffizienz, KHK, aktives Ulkus) • **Flupirtin, Tetrazepam** bei Muskelverspannungen • **Lokalanästhetika:** Bupivacain zur Leitungsanästhesie • **Opioidanalgetika:** Tilidin/Naloxon, Tramadol, Morphin
Viszerale Spasmen	• **Metamizol:** Agranulozytose als unerwünschte Wirkung • **Spasmolytikum** (z. B. N-Butylscopolamin) **+ starkes Analgetikum** (z. B. Pethidin)
Schmerzen beim Herzinfarkt und bei akutem Lungenödem	**Morphin:** Angst und Schmerzen bewirken eine Sympathikusaktivierung, die sich ungünstig auf den Verlauf eines Herzinfarkts auswirkt
Starke Schmerzen Beispiel: nach Unfall, Verbrennung	• **Opioidanalgetika** • **Ketamin:** Anästhetikum mit starker analgetischer Wirkung. (► Kap. 17.2.3.4). Vorteilhaft, wenn Blutdruckabfall unbedingt vermieden werden soll (z. B. Schock bei Polytrauma).
Neuropathische Schmerzen	**Gabapentin, Carbamazepin, trizyklisches Antidepressivum** (z. B. Amitriptylin)

40

Therapie rheumatischer Erkrankungen

40.1 Wegweiser ... 521
40.2 Rheumatoide Arthritis ... 522
40.2.1 Definition ... 522
40.2.2 Therapieprinzip ... 522
40.3 Weitere rheumatische Erkrankungen ... 525
40.4 Zu guter Letzt ... 526

IMPP-Hits

Dieses Kapitel beinhaltet bei der Beschreibung der Basistherapeutika nochmals einen „allgemeinen" Pharmakologieaspekt. Und dazu wurden vom IMPP besonders häufig Fragen gestellt:

1. Basistherapeutika (Immunsuppressiva, die bereits im ► Kap. 25 enthalten sind, wurden nicht berücksichtigt): > 50 % der Fragen
2. Therapie der rheumatoiden Arthritis
3. Therapie des Morbus Wegener
4. Therapie der Polymyalgia rheumatica mit Arteriitis temporalis
5. selten: Dermatomyositis, systemischer Lupus erythematodes

40.1 Wegweiser

In diesem Kapitel wird die Therapie rheumatischer Erkrankungen erläutert. Der Fokus liegt dabei eindeutig auf der medikamentösen Therapie der rheumatoiden Arthritis (► Kap. 40.2). Alle für die Therapie infrage kommenden Basistherapeutika sind mit Wirkmechanismus in ► Kap. 40.2.2.1 kurz beschrieben. Ein Teil dieser Wirkstoffe wurde bereits in vorigen Kapiteln behandelt. Andere Wirkstoffe, die ihren Einsatz (fast) nur bei der rheumatoiden Arthritis haben, werden hier erstmalig erläutert. In ► Kap. 40.3 ist die Therapie weiterer rheumatischer Erkrankungen in ► Tab. 40.2 aufgelistet.

Tab. 40.1 Wirkstoffklassen, die bei der Therapie von rheumatischen Erkrankungen zum Einsatz kommen

Wirkstoffgruppe	Wirkstoffe	Kapitel
Basistherapeutika	ausführlich erläutert in	► Kap. 40.2.2.1
Immunsuppressiva	Cyclophosphamid, Azathioprin, Ciclosporin	► Kap. 25.2.3, ► Kap. 25.2.2
Glukokortikoide	z. B. Prednisolon	► Kap. 9.2.2
NSAID	z. B. Diclofenac, Ibuprofen, Naproxen, ASS	► Kap. 16.3.3.3, ► Kap. 16.3.3.4
Analgetika	Paracetamol, Opioidanalgetika	► Kap. 16.3.3.1, ► Kap. 16.2
Co-trimoxazol	Antibiotikum	► Kap. 23.2.18

40.2 Rheumatoide Arthritis

40.2.1 Definition

Bei der rheumatoiden Arthritis handelt es sich um eine chronisch-entzündliche systemische Autoimmunerkrankung mit destruktiver Arthritis und extraartikulären Manifestationen.

40.2.2 Therapieprinzip

Abgesehen von physikalischen Maßnahmen (Krankengymnastik, Elektro-, Kälte-, Wärmetherapie), die die Grundlage zum Erhalt der Gelenkmobilität darstellen, spielt die Pharmakotherapie eine große Rolle. Man unterscheidet zwischen den Basistherapeutika für die langfristige Therapie, die nachweislich eine Gelenkdestruktion aufhalten können, und der medikamentösen symptomatischen Therapie bei akuten Beschwerden.

40.2.2.1 Basistherapeutika

Wirkstoffe

Basistherapeutika (DMARD):
- **klassische DMARDs:** Methotrexat · Leflunomid · Sulfasalazin · Chloroquin · Hydroxychloroquin · Goldpräparate
- **neuartige DMARDs (Biologika):** Adalimumab · Certolizumab · Golimumab · Infliximab · Etanercept · Abatazept · Tocilizumab · Anakinra

Sobald die Diagnose einer rheumatoiden Arthritis gestellt wurde, wird die Therapie mit einem Basistherapeutikum eingeleitet. Diese Basistherapeutika tragen den Namen Disease-modifying anti-rheumatic Drug (DMARD). Durch einen frühzeitigen Beginn mit einem DMARD kann zügig eine Remission oder zumindest eine sehr niedrige Krankheitsaktivität erreicht werden. Eine Verzögerung hingegen geht mit einem schlechteren Langzeitverlauf einher.

Cave

Einmal destruierte Gelenke können nicht wiederhergestellt werden, nur die Progredienz kann aufgehalten werden! Die Gelenkdestruktion schreitet in den ersten Krankheitsmonaten am schnellsten voran und lässt sich in diesem Zeitraum am stärksten durch Basistherapeutika hemmen.

Das primäre Therapieziel ist die Remission und dadurch eine Gelenkprotektion. Ist eine Remission nicht realistisch erreichbar, so muss zumindest eine sehr niedrige Krankheitsaktivität angestrebt werden. Das Behandlungsziel soll innerhalb von 3 Monaten, aber spätestens nach 6 Monaten erreicht sein.
Bei den DMARDs unterscheiden wir zwischen den klassischen und den neuartigen DMARDs. Letzteres sind die Biologika. Sie modulieren die immunologischen und inflammatorischen Prozesse.

Merke

Unter den Biologika ist die Infektneigung erhöht, mit der Gefahr der Reaktivierung einer Tbc oder Hepatitis. Deshalb müssen vor Therapiebeginn diese Erkrankungen ausgeschlossen werden.

Zunächst werden alle Basistherapeutika, die bei der Therapie der rheumatoiden Arthritis angewandt werden können, mit Wirkmechanismus und wichtigen Nebenwirkungen beschrieben. Danach wird der Therapiealgorithmus erläutert (► Kap. 40.2.2.2).

Methotrexat

Methotrexat wirkt als **Folsäureantagonist** durch kompetitive Hemmung der Dihydrofolatreduktase (im Detail: ► Kap. 25.2.3.3, ► Kap. 24.6.1). Zu den Nebenwirkungen zählen: Nephro- und Hepatotoxizität, Panzytopenie, gastrointestinale Ulzerationen, Diarrhö, Haarausfall. Um die Rate an Nebenwirkungen zu vermindern, erfolgt die wöchentliche Gabe von Folsäure – am Tag nach der Methotrexateinnahme. Cave: Sollte eine symptomatische Therapie der rheumatoiden Arthritis mit einem NSAID erfolgen (► Kap. 40.2.2.3), so wird dadurch die tubuläre Sekretion von Methotrexat reduziert und der Methotrexatspiegel steigt an!

Leflunomid

Leflunomid **hemmt die De-Novo-Pyrimidinsynthese.** Besonders betroffen sind aktive Zellen, die auf eine De-novo-Synthese der Pyrimidine angewiesen sind (weniger aktive Zellen gewinnen die Pyrimidine per „Recycling“). Dadurch wird die DNA- und RNA-Synthese überwiegend in aktivierten T-Lymphozyten gehemmt, die eine wichtige Rolle bei der rheumatoiden Arthritis spielen. An Nebenwirkungen können auftreten: Diarrhö, Allergie, Blutdruckanstieg, Leberschädigung, Agranulozytose (engmaschige Labor- und Blutdruckkontrollen notwendig).

Sulfasalazin

Der genaue Wirkmechanismus von Sulfasalazin ist unklar. Wahrscheinlich handelt es sich um eine Kombination aus antibakteriellen, immunsuppressiven und antiphlogistischen Wirkungen. Sulfasalazin ist eigentlich ein Sulfonamidantibiotikum. 10 % werden im Dünndarm resorbiert, 90 % im Dickdarm werden bakteriell in 5-Aminosalicylsäure (= 5-ASA; aktiver Metabolit) und Sulfapyridin gespalten und resorbiert (20 % von 5-ASA, 60 % von Sulfapyridin). Zu den relativ häufigen Nebenwirkungen zählen gastrointestinale Beschwerden, allergische Reaktionen bis hin zum Lyell-Syndrom, Kreuzallergie mit anderen Sulfonamidderivaten, wie Sulfonylharnstoffen und Thiaziddiuretika, Phototoxizität (Sonnenlicht meiden), Nephro-, Hepato-, Neuro-, Hämatotoxizität.

Chloroquin/Hydroxychloroquin

Auch bei diesen Substanzen ist der genaue Wirkmechanismus unklar; wahrscheinlich beeinflussen sie den Bindegewebestoffwechsel. Eigentlich handelt es sich bei den Wirkstoffen um Antimalariamittel (▸ Kap. 23.5.3). Bei langfristiger Anwendung können Hornhauttrübung, irreversible Retinopathie (regelmäßige Augenarztkontrollen), Neuro-, und Kardiomyopathie auftreten.

TNF-α-Inhibitoren

Wirkstoffe

- Anti-TNF-α-Antikörper: Adalimumab · Certolizumab · Golimumab · Infliximab
- TNF-α-Rezeptorantagonist: Etanercept

TNF-α (▸ Kap. 25.3.4) ist ein dominantes Zytokin, das die Entzündungsreaktion bei der rheumatoiden Arthritis in Gang setzt und aufrechterhält. Adalimumab, Certolizumab, Golimumab und Infliximab sind Antikörper, die freies und membrangebundenes TNF-α binden und dadurch die proinflammatorische Wirkung des Zytokins verhindern. Etanercept hemmt kompetitiv die Bindung von TNF-α an seinen Rezeptor und inhibiert dadurch die biologische Aktivität des Zytokins. Wichtigste Nebenwirkungen sind erhöhte Infektionsneigung und allergische Reaktionen. Diskutiert wird, ob sich möglicherweise gehäuft Malignome unter dieser Therapie entwickeln, da TNF-α bei der Abwehr von Tumorzellen eine Rolle spielt.

Abatacept

Abatacept **hemmt die T-Zell-Aktivierung** durch Unterbrechung eines kostimulatorischen Signals. Abatacept ist wie Belatacept (▸ Kap. 25.2.7, ▸ Abb. 25.1) ein Fusionsprotein bestehend aus dem Fc-Fragment von humanem IgG und der extrazellulären Domäne von CTLA-4. Es weist denselben Wirkmechanismus wie Belatacept auf, wird allerdings nicht bei der Transplantatabstoßung, sondern der rheumatoiden Arthritis in Kombination mit Methotrexat verwendet. Auch unter dieser Therapie ist die Infektionsneigung erhöht. Ob gehäuft Malignome auftreten, ist bislang unklar.

Tocilizumab

Tocalizumab ist ein **Antikörper gegen den Interleukin-6-Rezeptor.** Interleukin 6 (IL-6) fördert die Entzündung im Gelenk und ist bei der Gelenkdestruktion von Bedeutung. Tocilizumab verhindert die Wirkung von IL-6 über seinen Rezeptor und greift somit in den Entzündungsprozess der rheumatoiden Arthritis ein. Unter der Therapie steigt die Infektionsneigung, und Infusionsreaktionen können auftreten.

Anakinra

Anakinra ist ein **Interleukin-1-Rezeptor-Antagonist.** Interleukin 1 (IL-1) ist ein zentrales proinflammatorisches Zytokin, das als Mediator vieler zellulärer Antworten dient. Anakinra hemmt kompetitiv die Bindung von Interleukin-1α und -1β an den Interleukin-1-Typ-I-Rezeptor. Es ist aber geringer wirksam als andere Biologika und daher nur **zweitrangiges Biologikum.** Nebenwirkungen sind erhöhte Infektionsneigung und Neutropenie. Anakinra darf nicht mit TNF-α-blockierenden Substanzen kombiniert werden.

Goldsalze (z. B. Auranofin)

Die früher gelegentlich eingesetzten Goldsalze werden heute zunehmend von verträglicheren Substanzen abgelöst. Der Wirkmechanismus ist nicht ganz klar, vermutlich stören Goldsalze die Leukozytenmigration in den Entzündungsherd. Die Wirkung tritt sehr langsam ein. Nebenwirkungen: Dermatitis, Stomatitis, Nephro-, Hepatotoxizität, Leuko-, Thrombozytopenie.

Rituximab

Rituxmab ist ein **Antikörper gegen das CD20-Protein** auf B-Zellen. Die Bindung des Antikörpers an CD20 führt zur komplementvermittelten Lyse und Depletion von B-Zellen. Es stellt bei der rheumatoiden Arthritis ein Reservemedikament dar. Weitere Details: ▶ Kap. 24.13.

D-Penicillamin

D-Penicillamin soll bei der Therapie der rheumatoiden Arthritis wegen ungünstigem Nutzen-Risiko-Verhältnis nicht mehr eingesetzt werden. Bei Sklerodermie ist es jedoch noch im Einsatz und deshalb hier aufgelistet.

D-Penicillamin bewirkt eine Spaltung von Rheumafaktoren und unterdrückt die Bindegewebebildung. Die Substanz verursacht häufige und schwerwiegende Nebenwirkungen mit Dermatitis, Stomatitis, Nephro-, Hepatotoxizität, Leuko-, Thrombozytopenie, medikamentösem Lupus erythematodes.

Lerntipp

Basistherapeutika wurden ziemlich häufig vom IMPP abgefragt, gerade auch in den letzten Prüfungen. Von den TNF-α-Inhibitoren waren meist Etanercept und Adalimumab von Interesse mit Wirkmechanismus und Nebenwirkungen (insbes. Infektneigung und Tbc-Reaktivierung). Ansonsten wurde häufig Methotrexat mit Nebenwirkungen gefragt (Leberwerterhöhung, Haarausfall; Gabe von Folsäure, um Nebenwirkungen gering zu halten).

40.2.2.2 Therapiealgorithmus

Die Therapie der rheumatoiden Arthritis verläuft im Prinzip nach einem Stufenschema (▶ Abb. 40.1).

1. Stufe: Monotherapie mit klassischem DMARD

Merke

Mittel der ersten Wahl ist Methotrexat. Es ist gut wirksam und weist das beste Nutzen-Risiko-Verhältnis auf, sodass es die Basis jeder Therapie darstellt. Zunächst wird mit einer Monotherapie begonnen.

Nur in Ausnahmefällen bei ungünstiger Prognose erfolgt bereits von Beginn an die Kombination von Methotrexat mit TNF-α-Inhibitoren.

Weitere Medikamente der ersten Wahl als **Alternative**, wenn Methotrexat kontraindiziert oder unverträglich ist, sind **Leflunomid oder Sulfasalazin.** Parenterale Goldpräparate sind zweite Wahl. Chloroquin und Hydroxychloroquin sind für die Monotherapie nur bei milden Formen der rheumatoiden Arthritis geeignet.

In der akuten Phase erfolgt eine Kombination mit Glukokortikoiden, initial höher dosiert mit 60 mg Prednisolon, dann zügig reduziert auf < 10 mg/d, bis die Wirkung der DMARDs eintritt.

Glukokortikoide werden wegen der Nebenwirkungen aber nicht zur langfristigen Therapie einge-

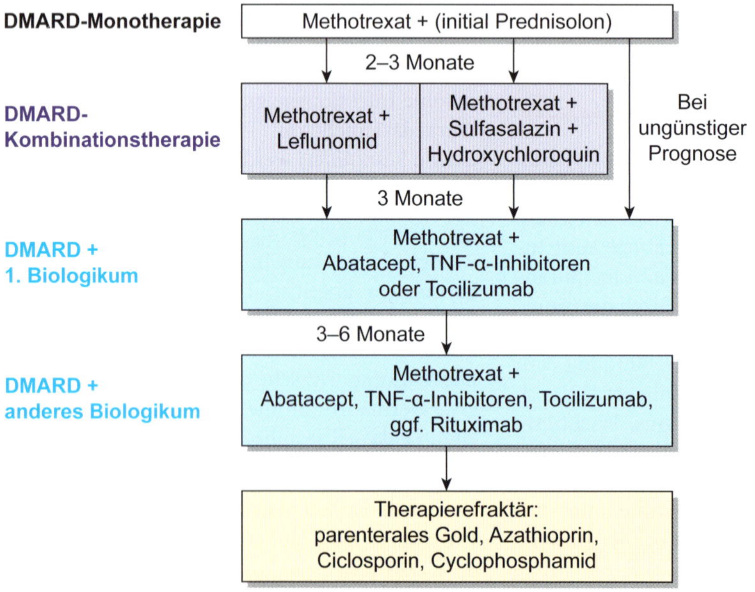

Abb. 40.1 Therapiealgorithmus der rheumatoiden Arthritis. Es wird nur die Standardtherapie dargestellt. Bezüglich Alternativpräparate wird auf den Text verwiesen (modifiziert nach der S1-Leitlinie zur Medikamentösen Therapie der rheumatoiden Arthritis der Deutschen Gesellschaft für Rheumatologie, 2012).

setzt. Bei Anwendung von Glukokortikoiden > 3 Monate mit ≥ 7,5 mg Prednisolonäquivalent muss eine Osteoporoseprophylaxe erfolgen.

2. Stufe: Kombinationstherapie der klassischen DMARDs

Ist die Monotherapie trotz Optimierung von Methotrexat in maximaler Dosierung und vorübergehender Glukokortikoidtherapie nicht ausreichend wirksam, erfolgt die Kombinationstherapie **zweier klassischer DMARDs mit Methotrexat als „Basis"**. Bewährt haben sich folgende Kombinationen:

- Methotrexat + Leflunomid
- Methotrexat + Hydroxychloroquin + Sulfasalazin (sog. O'Dell-Schema)
- als Alternative: Methotrexat + Ciclosporin

Bei ungünstigen Prognosefaktoren wird direkt auf die Kombination mit einem Biologikum eingestellt.

3. Stufe: klassisches DMARD + Biologikum

Bei unzureichender Wirkung zweier DMARDs der 2. Stufe (oder bei schlechter Prognose direkt nach Stufe 1) wird ein DMARD mit einem Biologikum kombiniert, üblicherweise mit **Methotrexat als „Basis-DMARD"**. Als **Biologika** kommen **Abatacept, ein TNF-α-Inhibitor oder Tocilizumab** infrage. Falls Methotrexat nicht eingesetzt werden kann, wird international Leflunomid als Ersatz empfohlen (in Deutschland ist man derzeit aus „wirtschaftlichen" Gründen diesbezüglich zurückhaltend). Alternativ ist Tocilizumab das einzige Biologikum, das in der Monotherapie (auf der 3. Stufe) ähnlich wirksam ist wie in Kombination mit Methotrexat. Möglich ist als zweite Wahl auch die Kombination aus Anakinra und Methotrexat (geringere Wirksamkeit als andere Biologika).

4. Stufe: klassisches DMARD + anderes Biologikum

Nach unzureichender Wirkung oder wegen Nebenwirkungen wird im nächsten Schritt **Methotrexat mit einem anderen Biologikum** kombiniert. Es können wieder **TNF-α-Inhibitoren, Abatacept, Tocilizumab** oder der CD20-Antikörper **Rituximab** (▸ Kap. 24.13) eingesetzt.

5. Stufe: therapierefraktär: weitere DMARDs und immunmodulierende Substanzen

Bei therapierefraktärem Verlauf können folgende Wirkstoffe eingesetzt werden: Azathioprin, Ciclosporin, Cyclophosphamid, parenterale Goldpräparate.

Remission

Hat man über 6–12 Monate eine Remission erreicht, so kann schrittweise in folgender Reihenfolge die Pharmakotherapie reduziert werden:

1. Glukokortikoide ausschleichen,
2. Biologika langsam reduzieren und beenden,
3. DMARD langsam reduzieren, ggf. beenden: Rezidivrisiko ist dann aber erhöht. Bei erneutem Rezidiv kann wieder mit dem DMARD begonnen werden, was man zuvor beendet hatte.

40.2.2.3 Medikamentöse symptomatische Therapie

Üblicherweise werden NSAID (Diclofenac, Ibuprofen, Naproxen) oder Coxibe (Celecoxib, Etoricoxib) wegen der analgetischen und antiphlogistischen Wirkung in akuten Phasen der Erkrankung eingesetzt. Sie wirken zwar akut, beeinflussen jedoch nicht langfristig den Krankheitsverlauf. Wegen vieler Nebenwirkungen sind sie nicht für die Langzeittherapie geeignet. Zum Magenschutz bei Patienten mit Risikofaktoren für ein Ulkus können **Protonenpumpenhemmer,** alternativ **H_2-Blocker** oder **Misoprostol** (allerdings schlecht verträglich) gegeben werden (▸ Kap. 15.2). Die Kombination mit Glukokortikoiden birgt ein besonders hohes Ulkusrisiko.

In Ausnahmefällen kann für die Analgesie auch Paracetamol eingesetzt werden. Opioidanalgetika sollten gemieden werden (Mittel letzter Wahl).

40.3 Weitere rheumatische Erkrankungen

Die Therapie weiterer rheumatischer Erkrankungen ist in ▸ Tab. 40.2 wiedergegeben.

Tab. 40.2 Therapie verschiedener rheumatischer Erkrankungen		
Erkrankung	**Definition**	**Therapie**
Akutes rheumatisches Fieber	postinfektiöse Zweiterkrankung nach Infektion mit β-hämolysierenden Streptokokken der Gruppe A	Penicillin, ASS, Glukokortikoide (► Kap. 41.5)
Seronegative Spondylarthritis	Arthritis, Spondylitis, Iritis bei: Morbus Bechterew, Reiter-Syndrom, Psoriasis, chronisch-entzündlichen Darmerkrankungen	NSAID, Glukokortikoide, bei Psoriasisarthritis auch Methotrexat, Sulfasalazin, Biologika
Systemischer Lupus erythematodes	generalisierte Kollagenose mit Ablagerung von Immunkomplexen und Ausbildung einer Vaskulitis in multiplen Organen	• leichter Verlauf: Hydroxychloroquin, NSAID • schwerer Verlauf: Glukokortikoide, Cyclophosphamid
Dermatomyositis	Kollagenose mit entzündlicher Infiltration von Haut und Muskulatur, z. T. tumorassoziiert	Glukokortikoide, ggf. Azathioprin, Methotrexat, Cyclophosphamid, Immunglobuline, evtl. Tumorentfernung
Sklerodermie	Kollagenose mit Fibrosierung von Haut und inneren Organen	geringe therapeutische Möglichkeiten: Glukokortikoide, D-Penicillamin, Cyclophosphamid
Sjögren-Syndrom	Kollagenose mit entzündlicher Infiltration der Tränen- und Speicheldrüsen	künstlicher Tränen- und Speichelersatz, NSAID, Glukokortikoide
Polymyalgia rheumatica mit Arteriitis temporalis Horton	Riesenzellarteriitis vor allem in Ästen der A. carotis, hohe BSG	sofort Glukokortikoide (rasche und gute Wirkung), sonst droht Erblindungsgefahr
Panarteriitis nodosa	Arteriitis der kleinen und mittleren Arterien in multiplen Organen	Glukokortikoide, Cyclophosphamid
Granulomatöse Polyangiitis (früher Morbus Wegener)	Vaskulitis mit ulzerierenden Granulomen, insbesondere im Respirationstrakt, mit Nierenbeteiligung	• lokal begrenztes Initialstadium: Co-trimoxazol, Glukokortikoide • Akutphase generalisiert: Glukokortikoide, Cyclophosphamid • Erhaltungstherapie: ggf. Umstellung auf Methotrexat, Azathioprin

40.4 Zu guter Letzt

Klinischer Fall

1. Ihr Patient wird seit 5 Monaten mit Methotrexat (maximal empfohlene Dosis) und in niedriger Dosierung mit Prednisolon behandelt. Weiterhin nimmt er Vitamin D ein und immer noch relativ häufig Celecoxib (verordnet für den Bedarf). Trotzdem ist er nicht beschwerdefrei. Was schlagen Sie zur Optimierung vor?
2. An welche typischen Kontrollen (Laborwerte, klinische Untersuchungen) denken Sie, wenn Sie im Medikamentenplan eines Patienten folgende Wirkstoffe finden: Hydroxychloroquin, Methotrexat, Etanercept?

Antworten:

1. Man sollte auf die nächste Stufe übergehen, d. h. zwei klassische DMARDs kombinieren. Ein Beispiel wäre Methotrexat + Leflunomid.
2. Hydroxychloroquin: jährliche Augenuntersuchung, Methotrexat: Labor (Leber-, Nieren-, Blutbildwerte; Nebenwirkungen können reduziert werden durch zeitlich versetzte Gabe von Folsäure), Etanercept: Ausschluss einer Tuberkulose vor Therapie.

41 Antimikrobielle Therapie

41.1 Wegweiser ... 528

41.2 Pneumonie ... 528
41.2.1 Erregerspektrum ... 528
41.2.2 Therapieprinzip ... 528

41.3 Infektiöse Gastroenteritis ... 531
41.3.1 Erregerspektrum ... 531
41.3.2 Therapieprinzip ... 531

41.4 Darmdekontamination ... 533

41.5 Akutes rheumatisches Fieber ... 533
41.5.1 Definition und Erreger ... 533
41.5.2 Therapieprinzip ... 533

41.6 Endokarditis ... 534
41.6.1 Erregerspektrum ... 534
41.6.2 Akuttherapie ... 534
41.6.3 Endokarditisprophylaxe ... 534

41.7 Sepsis ... 535

41.8 Tuberkulose ... 535
41.8.1 Erreger und Vorkommen ... 535
41.8.2 Therapieprinzip ... 536

41.9 Malaria ... 537
41.9.1 Erreger und Vorkommen ... 537
41.9.2 Therapieprinzip ... 537
41.9.3 Therapie der verschiedenen Malariaformen ... 537
41.9.4 Malariatherapie in der Schwangerschaft ... 537
41.9.5 Malariaprophylaxe und Stand-by-Medikation ... 537

41.10 Weitere durch Protozoen hervorgerufene Erkrankungen ... 539

41.11 HIV-Infektion ... 539
41.11.1 Erreger und Vorkommen ... 539
41.11.2 Therapieziel ... 540
41.11.3 Antiretrovirale Therapie (ART) ... 540
41.11.4 Therapie einiger opportunistischer Infektionen ... 541
41.11.5 Postexpositionsprophylaxe ... 542

41.12 Weitere Infektionskrankheiten ... 543

41.13 Zu guter Letzt ... 544

IMPP-Hits

Von den Kapiteln des klinischen Teils wurden zur antimikrobiellen Therapie mit Abstand die meisten Fragen gestellt. In absteigender Häufigkeit waren das Fragen zu:

1. Therapie der Pneumonie
2. Tuberkulosetherapie
3. Therapie von Harnwegsinfektionen inkl. Urethritis
4. jeweils gleich häufig: Therapie von Meningitis, Borreliose, Endokarditis
5. jeweils gleich häufig: Therapie gastrointestinaler Infekte, der Streptokokkenangina und von Erkrankungen durch Protozoen (außer Malaria)
6. Malariatherapie
7. Therapie der HIV-Infektion
8. selten: Gonorrhö, Sepsis

41.1 Wegweiser

So komplex wie die Antiinfektiva in ▸ Kap. 23, so ist auch die antimikrobielle Therapie. Es ist natürlich ein sehr heterogenes Stoffgebiet, mit dem man später als Arzt kaum umfänglich zu tun haben wird. Für bestimmte Erkrankungen gibt es ausgewiesene Spezialisten, die die Therapie einleiten oder steuern sollten, so z.B. bei den Tropenerkrankungen oder der HIV-Infektion. Nichtsdestotrotz muss man die Grundzüge der Therapie kennen, und dieses Wissen wird auch in den Prüfungen häufig abgefragt.

Zunächst lernen Sie die Behandlung der Pneumonie (▸ Kap. 41.2). In den nächsten beiden Kapiteln werden verschiedene infektiöse Darmerkrankungen (▸ Kap. 41.3) und die Durchführung der Darmdekontamination (▸ Kap. 41.4) erläutert. Die antibiotische Behandlung einer weiteren gastrointestinalen Erkrankung, des H.p.-positiven Ulkus, wurde bereits im ▸ Kap. 34.5.2.1 vorgestellt und wird an dieser Stelle nicht erneut besprochen. Es folgt die Behandlung des akuten rheumatischen Fiebers (▸ Kap. 41.5) und der Endokarditis (▸ Kap. 41.6). In ▸ Kap. 41.7 werden kurz die antibiotischen Optionen bei Sepsis vorgestellt. Dann folgen ziemlich spezielle infektiöse Erkrankungen: die Therapie der Tuberkulose (▸ Kap. 41.8), die häufig bei den Prüfungen gefragt wird, und die Therapie der Malaria (▸ Kap. 41.9), bislang ein seltenes Prüfungsthema. Der Vollständigkeit halber werden in ▸ Kap. 41.10 weitere Erkrankungen, die durch Protozoen hervorgerufen werden, kurz zusammengefasst. Schließlich folgt die Therapie der HIV-Infektion (▸ Kap. 41.11), die erstaunlicherweise vom IMPP bislang sehr selten geprüft wurde. Am Ende dieses langen Kapitels werden weitere Infektionskrankheiten in ▸ Tab. 41.14 zusammengefasst, darin finden sich aber nicht minder wichtige Erkrankungen wie z.B. die Meningitis oder die Borreliose.

Wegen der Vielzahl der in diesem Kapitel vorkommenden Wirkstoffen, wird nicht wie üblich, eine zusammenfassende Tabelle an den Anfang gestellt, sondern diese sind, wenn es didaktisch sinnvoll erschien, thematisch begrenzt in den meisten Unterkapiteln eingefügt.

41.2 Pneumonie

41.2.1 Erregerspektrum

Die Pneumonie kann in verschiedene Formen eingeteilt werden, woraus sich unterschiedliche therapeutische Konsequenzen ergeben. Man unterscheidet die ambulante Pneumonie von der **nosokomial** erworbenen Pneumonie, die per definitionem **frühestens 48 h nach Krankenhausaufnahme** auftritt. Das Erregerspektrum bei den beiden Formen ist unterschiedlich (▸ Tab. 41.1). Für das Erregerspektrum und somit für die Therapie sind außerdem noch die Aspirationspneumonie und die Pneumonie bei Immunsuppression, insbesondere bei HIV von Bedeutung.

Tab. 41.1 Erregerspektrum der Pneumonie

Pneumonie	Erregerspektrum
Ambulant erworben	S. pneumoniae (Pneumokokken) (40–50 %), H. influenzae, M. pneumoniae, Enterobacteriaceae, Viren (RS-, Adeno-, Influenzaviren), Legionellen, S. aureus, C. pneumoniae
Nosokomial erworben	Enterobacteriaceae (E. coli, Klebsiella, Enterobacter), H. influenzae, S. aureus, S. pneumoniae außerdem multiresistente Erreger: MRSA, ESBL-bildende Enterobacteriaceae, Pseudomonas aeruginosa, Acinetobacter, Stenotrophomonas maltophilia
Aspiration	Anaerobier
HIV	Pneumocystis jirovecii, Mykobakterien, Pilze, Viren

41.2.2 Therapieprinzip

41.2.2.1 Ambulant erworbene Pneumonie

Die Therapie der ambulant erworbenen Pneumonie erfolgt meist empirisch. Die Wahl des Antibiotikums richtet sich jedoch nach dem Schweregrad der Pneumonie und nach begleitenden Risikofaktoren. Daher erfolgt eine weitere Einteilung in leicht-, mittel-, schwergradige Pneumonie. Die leichtgradige Form kann ambulant behandelt werden, die mittelgradige Pneumonie führt üblicherweise zur Krankenhauseinweisung und Behandlung auf Normalstation. Patienten mit schwerer Pneumonie werden intensiver überwacht. Des Weiteren ist für die Therapie entscheidend, ob Risikofaktoren für resistente Erreger vorliegen könnten (▸ Tab. 41.2).

Unter Berücksichtigung all dieser Faktoren erfolgt dann die antibiotische Therapie, wie sie in ▸ Tab. 41.3 angegeben ist.

Tab. 41.2 Erregerspektrum in Abhängigkeit von bestimmten anamnestischen Angaben	
Anamnestische Angabe	**Rechnen mit**
Allgemeine Antibiotikavortherapie in letzten 3 Monaten	Resistenzen gegen β-Lactam-Antibiotika, Makrolide, Fluorchinolone
Vortherapie mit Fluorchinolonen	MRSA
Vortherapie mit Cephalosporinen	ESBL-bildende gramnegative Erreger
Reiseanamnese	Legionellen möglich
Patient aus Pflegeheim oder bereits hospitalisiert	resistente Enterobacteriaceae und S. aureus, Aspirationspneumonie
Chronische Lungenerkrankung	H. influenzae, S. aureus, Pseudomonas aeruginosa
Steroidvortherapie	Pseudomonas aeruginosa, Legionella spp.

Merke

Die Therapie der Wahl bei der **unkomplizierten erworbenen Pneumonie** ohne Risikofaktoren ist **Amoxicillin.** Bei Allergie: Makrolide, Doxycyclin.

Lerntipp

Das IMPP fragt gern nach der Therapie der Wahl bei einer Pneumonie mit einem bestimmten Erreger. Dazu muss man natürlich erst einmal den Erreger kennen, wobei die Erregerdiagnostik bei der ambulant erworbenen Pneumonie nicht unbedingt Standard ist. Wie dem auch sei, wenn man ihn kennt, weil z. B. das IMPP den Erreger verrät, dann kann man auch auf die drei absoluten IMPP-Pneumonie-Lieblingskeime antworten: Legionellen-, Mykoplasmen- oder Chlamydienpneumonie – Therapie der Wahl mit Fluorchinolon oder Makrolid oder Doxycyclin.

41.2.2.2 Nosokomial erworbene Pneumonie

Auch bei der nosokomial erworbenen Pneumonie wird unterschieden, ob Risikofaktoren für das Auftreten multiresistenter Erreger bestehen. Zu diesen Risikofaktoren zählen u. a. antibiotische Vorbehandlung, Hospitalisierung > 4 Tage (sog. late-onset), invasive Beatmung > 4–6 Tage, strukturelle Lungenerkrankung.

Die empirische Therapie richtet sich wiederum nach der Möglichkeit des Vorliegens multiresistenter Erreger (► Tab. 41.4).

41.2.2.3 Weitere Pneumonieformen

Bei einer Aspiration muss mit dem Auftreten von Enterobacteriaceae und Anaerobiern gerechnet werden. Meist wird folgende antibiotische Therapie durchgeführt:

Tab. 41.3 Therapie der ambulant erworbenen Pneumonie	
Schweregrad der Pneumonie	**Therapie**
Leichtgradige ambulant erworbene Pneumonie ohne Risikofaktoren	**erste Wahl: Amoxicillin** **Alternativen:** • Makrolidantibiotika (z. B. Clarithromycin) • Doxycyclin Problem: Rate an makrolidresistenten Pneumokokken in Deutschland: 15 % Therapiedauer: 5–7 Tage
Leichtgradige ambulant erworbene Pneumonie mit Risikofaktoren (Antibiotikavortherapie, chronisch internistische oder neurologische Begleiterkrankung, Herkunft aus Pflegeheim)	**erste Wahl:** • **Amoxicillin + β-Lactamase-Inhibitor (Clavulansäure)** • bei V. a. Infektion mit Mykoplasmen, Legionellen, Chlamydien: zusätzlich Makrolidantibiotikum **Alternativen:** • Fluorchinolone (Levofloxacin, Moxifloxacin); Problem: Fluorchinolone haben ein sehr breites Wirkungsspektrum → Gefahr der Resistenzentwicklung. Außerdem mehr Nebenwirkungen. • **Ciprofloxacin nicht zur Monotherapie** der Pneumonie verwenden: Es ist **nicht ausreichend wirksam gegen Pneumokokken.**

Tab. 41.3 Therapie der ambulant erworbenen Pneumonie *(Forts.)*

Schweregrad der Pneumonie	Therapie
Mittelschwere ambulant erworbene Pneumonie mit Hospitalisierung	**erste Wahl:** • Amoxicillin/Clavulansäure *oder* Sultamicillin *oder* Ampicillin/Sulbactam jeweils ± Makrolid *oder* • Cephalosporin der Gruppe 2/3 (Cefuroxim, Ceftriaxon) ± Makrolid **Alternativen:** • Fluorchinolone (Levofloxacin, Moxifloxacin) *oder* • Ertapenem ± Makrolid Therapie initial i. v.; Oralisierung nach 2–3 Tagen
Schwere ambulant erworbene Pneumonie mit Aufnahme auf Intensiv- oder Intermediärstation	• Piperacillin/Tazobactam, Ceftriaxon, Cefotaxim, Ertapenem jeweils + Makrolid *oder* • Fluorchinolon (Levofloxacin, Moxifloxacin) Therapiedauer: 8–10 Tage
Bei Risiko für Pseudomonasinfektion: schwere strukturelle Lungenerkrankung (z. B. COPD) mit Antibiotikavortherapie oder Hospitalisierung jeweils in letzten 3 Monaten, bekannte Kolonisation mit P. aeruginosa, Bronchiektasen, Mukoviszidose	• Piperacillin/Tazobactam, Cefepim, Imipenem *oder* Meropenem *jeweils* • + Fluorchinolon (Levofloxacin, Ciprofloxacin) *oder* • + Aminoglykosid (Amikacin, Gentamicin, Tobramicin) + Makrolid Therapiedauer: 8–15 Tage

Tab. 41.4 Therapie der nosokomial erworbenen Pneumonie

Nosokomial erworbene Pneumonie	Therapie
Ohne Risikofaktor für multiresistente Erreger	• Aminopenicillin mit β-Lactamase-Inhibitor (Amoxicillin/Clavulansäure oder Ampicillin/Sulbactam) *oder* • Cephalosporin Gruppe 3a (Ceftriaxon oder Cefotaxim) *oder* • Carbapenem (Ertapenem) *oder* • Fluorchinolon (Levofloxacin, Moxifloxacin)
Mit Risikofaktor für multiresistente Erreger	• pseudomonaswirksames β-Lactam-Antibiotikum **(Piperacillin/Tazobactam, Cefepim, Ceftazidim, Imipinem/Cilastin, Meropenem, Doripenem)** *plus* • **Fluorchinolon** (Ciprofloxacin, Levofloxacin) *oder plus* • Aminoglykosid (Amikacin, Gentamicin, Tobramycin) *oder plus* • Glykopeptid (Vancomycin) oder Oxazolidinon (Linezolid) bei MRSA-Verdacht

- Cephalosporin (Cefotaxim, Ceftriaxon) + Clindamycin
- Moxifloxacin
- Carbapenem (Ertapenem).

Die Behandlung der Pneumocystis-jirovecii-Pneumonie bei HIV-Infektion wird in ▸ Kap. 41.11.4.1 besprochen.

41.2.2.4 Differenzialtherapeutische Überlegungen

Bei der Anwendung einiger Antibiotika sollten folgende Dinge berücksichtigt werden (▸ Tab. 41.5).

Tab. 41.5 Differenzialtherapeutische Aspekte bei Anwendung einiger Antibiotika zur Behandlung der Pneumonie

Wirkstoff	Besonderheit
Imipenem	senkt Krampfschwelle
Makrolide	• hemmen CYP3A4, viele Interaktionsmöglichkeiten: Konzentration (und Toxizitität) anderer Wirkstoffe steigt: z. B. Ciclosporin, Cumarine, Digitoxin, Lovastatin, Simvastatin, Theophyllin • Verlängerung der QT-Zeit (keine Kombination mit anderen QT-Zeit-verlängernden Wirkstoffen, insbes. nicht mit dem Antihistaminikum Terfenadin)
Clindamycin	neuromuskulär blockierende Eigenschaften, keine Anwendung bei Myasthenie und Morbus Parkinson; verstärkt die Wirkung nichtdepolarisierender Muskelrelaxanzien
Doxycyclin	• keine gleichzeitig Einnahme von aluminium-, kalzium-, magnesium-, eisenhaltigen Substanzen (auch nicht Milch) • Photosensibilisierung (Sonnenlicht meiden) • keine Anwendung in Schwangerschaft, Stillzeit, bei Kindern bis 8 Jahre
Fluorchinolone	• nicht bei Epilepsie • keine gleichzeitige Einnahme von Antazida und Metallionen (Fe^{2+}) wegen verminderter Resorption der Fluorchinolone • keine Anwendung in Schwangerschaft, Stillzeit, bei Kindern
Linezolid	• gleichzeitige Einnahme tyraminhaltiger Nahrung vermeiden • Blutbildkontrollen notwendig • verstärkt die Wirkung von MAO-Hemmern und Sympathomimetika

41.3 Infektiöse Gastroenteritis

41.3.1 Erregerspektrum

Akute Gastroenteritiden können durch Viren, Bakterien und Parasiten, aber auch durch bakterielle Toxine hervorgerufen werden. Bis zu 40 % der akuten infektiösen Gastroenteritiden sind viral bedingt. Meistens treten sie bei Kindern auf. Die Übertragung erfolgt häufig durch Kontakt mit kontaminierten Lebensmitteln, Wasser, Gegenständen. Das Erregerspektrum umfasst bei den Viren u. a. Rota-, Adeno-, Noroviren; bei den Bakterien u. a. Salmonellen, Shigellen, Campylobacter, Yersinien, E. coli, Vibrio cholerae; bei den Parasiten Amöben, Lamblien.

41.3.2 Therapieprinzip

In den meisten Fällen ist die Erkrankung bei ansonsten gesunden Erwachsenen selbstlimitierend und bedarf keiner spezifischen Therapie. Wichtigste therapeutische Maßnahme ist der **Flüssigkeits-** und **Elektrolytersatz.** Dafür kann die WHO-Rehydratationslösung oder eine entsprechend modifizierte Lösung verwendet werden (▸ Kap. 34.3.2.1).

Praxistipp

Rehydratationssalze sind als Pulver oder Tabletten für die Reiseapotheke verfügbar. Alternativ kann für die „Selbstmedikation" auf 1 l Trinkwasser 1 Teelöffel Salz und 10 Teelöffel Zucker gegeben und etwas Fruchtsaft hinzugefügt werden. Oder man trinkt gesüßten Tee und isst Salzstangen dazu.

41.3.2.1 Reisediarrhö

Reisedurchfall tritt bei fast jedem zweiten Tropenreisenden auf. Abgesehen von dem bereits erwähnten Flüssigkeits- und Elektrolytersatz sind bei gesunden Erwachsenen und unkompliziertem Verlauf keine weiteren Maßnahmen notwendig. Allerdings ist auf Reisen das Abwarten der Selbstheilung häufig nicht möglich, wenn man z. B. gerade auf langer Reise mit Bus oder Flugzeug ist, sodass man bei unkomplizierten Durchfällen die Durchfallintensität und -häufigkeit mit Loperamid bremsen kann.

Cave

Loperamid verbessert zwar den Durchfall, allerdings wird dadurch auch die Ausscheidung der Erreger gehemmt. Deshalb darf es nur bei unkompliziertem Durchfall eingesetzt werden und nicht, wenn der Stuhl blutig ist oder eine fiebrige Infektion besteht.

Auch die antibiotische Therapie ist üblicherweise nicht notwendig, außer bei blutigem Durchfall oder begleitendem Fieber. Falls in entlegenen Gegenden kein Arzt erreichbar ist, sollte die Reiseapotheke für diese Fälle ein Antibiotikum parat haben, das möglichst viele der infrage kommenden Erreger abdeckt. Bewährt haben sich Fluorchinolone (Eindosistherapie oder max. über 3 Tage). Insofern kann man sich als „Stand-by-Medikation" für den Urlaub **Ciprofloxacin + Loperamid** einpacken.

41.3.2.2 Amöbiasis

Die Amöbiasis ist in den Tropen und Subtropen eine endemische Erkrankung und wird durch Entamoeba histolytica ausgelöst. Insofern gehört Deutschland nun nicht gerade zum Ausbreitungsgebiet. Warum auch immer dieser kleine Parasit vom IMPP so gern abgefragt wird – vielleicht weil die IMPP-Mitarbeiter zwischen den Frühjahrs- und Herbstexamen so viel Zeit für Fernreisen haben. Auf alle Fälle wird diesem „Interesse" Rechnung getragen, indem der Amöbiasis ein eigenes kleines Kapitel gewidmet wird.

Die Erkrankung kann als intestinale (Amöbenruhr) und extraintestinale Form (überwiegend als Amöbenabszess der Leber) auftreten. Der **intestinale Befall** führt zu blutigen Durchfällen und Tenesmen und wird mit **Paromomycin** oder **Diloxanidfuroat** behandelt, die **invasive Form** mit **Metronidazol.** Da Metronidazol gegen die Erreger im Darmlumen nicht ausreichend wirksam ist, muss im Anschluss an eine Metronidazoltherapie auch immer mit Paromomycin oder Diloxanidfuroat nachbehandelt werden.

- Paromomycin ist ein Aminoglykosidantibiotikum (► Kap. 23.2.7), das gegen Entamoeba histolytica wirksam ist. Es wird nicht resorbiert und wirkt daher nur lokal.
- Diloxanidfuroat ist ein Antiprotozoenmittel, das nur auf Amöbenerreger im Darm wirkt (sog. Trophozoiten). Es wird zwar auch resorbiert und dann renal ausgeschieden, für die Wirkung gegen die Trophozoiten ist jedoch nur der im Darm verbleibende Anteil verantwortlich.

Lerntipp

Diloxanidfuroat steht übrigens auf Liste der unentbehrlichen Medikamente der WHO (wie in diesem Zusammenhang auch Paromomycin und Metronidazol), die in ihrer 17. Auflage aus dem Jahr 2011 insgesamt 365 Wirkstoffe inkl. Impfstoffe umfasst. Das muss auch der Grund sein, warum das IMPP es abgefragt hat, denn in den üblichen deutschen Standardpharmakologiebüchern ist es nicht zu finden, ebenso nicht in den deutschen Apotheken (wen wundert's bei der bei uns eher seltenen Erkrankung). In den Leitlinien wird es nur als zweite Wahl nach Paromomycin aufgeführt, da es bei der Elimination des Erregers dem Aminoglykosid unterlegen ist.

41.3.2.3 Weitere infektiöse Gastroenteritiden

Die Therapie weiterer infektiöser Gastroenteritiden ist in ► Tab. 41.6 zusammengefasst.

Tab. 41.6 Therapie der infektiösen Gastroenteritis in Abhängigkeit vom Erreger. AZ = Allgemeinzustand

Gastroenteritis-erreger	Therapie
Salmonellen-Gastroenteritis	nur bei schlechtem AZ, hohem Alter, Säuglingen: Ampicillin; Alternative bei Erwachsenen: Co-trimoxazol, Fluorchinolone
Shigellen	Co-trimoxazol, Ampicillin, Fluorchinolone
Campylobacter	nur bei schlechtem AZ: Makrolidantibiotika
Yersinien	nur bei schlechtem AZ: Co-trimoxazol
Lamblien	Metronidazol
Typhus	Ampicillin; alternativ: Chloramphenicol, Co-trimoxazol, Fluorchinolone
Cholera	Tetrazykline, Co-trimoxazol
Pseudomembranöse Enterokolitis (antibiotikaassoziiert, ► Kap. 23.2.1.4)	Metronidazol, Vancomycin, Fidaxomicin

41.4 Darmdekontamination

Die Darmdekontamination dient der Reinigung des Darms zur Vorbereitung für **Darmoperationen** oder prophylaktisch bei **polytraumatisierten Patienten.** Bei einer bestehenden **Leberzirrhose** kann durch eine Darmdekontamination eine Reduktion der bakteriellen Synthese von Ammoniak erreicht werden.
Meist wird eine Kombination eingesetzt, bestehend aus:

- **Polymyxin:** Polypeptidantibiotikum gegen gramnegative Keime (▸ Kap. 23.2.5)
- **Tobramycin oder Neomycin:** Aminoglykosid gegen grampositive und gramnegative Keime (▸ Kap. 23.2.7)
- **Amphotericin B:** Antimykotikum mit breitem Wirkungsspektrum gegen verschiedene Pilzarten (▸ Kap. 23.3.5)

Die verwendeten Substanzen werden **intestinal nicht resorbiert,** sodass sie nur lokal im Darm ohne systemische Nebenwirkungen wirksam werden.

41.5 Akutes rheumatisches Fieber

41.5.1 Definition und Erreger

Das rheumatische Fieber ist eine **postinfektiöse** Zweiterkrankung nach Infektion mit **β-hämolysierenden Streptokokken** der Gruppe A, z. B. nach einer Tonsillitis. Folgekrankheiten sind:

- Endokarditis (Gefahr von **Herzklappenfehlern,** die sich nach 10–20 Jahren entwickeln können, insbes. bei häufigen Rezidiven)
- Myo- und Perikarditis
- Polyarthritis
- Chorea minor
- Erythema anulare
- subkutane Knötchen

41.5.2 Therapieprinzip

Man kann die Behandlung des akuten rheumatischen Fiebers in drei Etappen einteilen:

1. Primärprävention
2. Akuttherapie
3. Sekundärprävention (Rezidivprophylaxe)

41.5.2.1 Primärprävention

Die beste Maßnahme ist natürlich, das Auftreten des akuten rheumatischen Fiebers zu verhindern. Deshalb werden Streptokokkeninfekte des Pharynx, also die Streptokokkenangina bzw. Angina tonsillaris, antibiotisch behandelt. **Erste Wahl ist Penicillin.** Üblicherweise wird bei uns oral anwendbares Penicillin V für 10 Tage verwendet. Besonders effektiv (bei uns aber unüblich) ist die intramuskuläre Injektion von Benzylpenicillin mit einer einmaligen Injektion, da es dann keine Complianceprobleme mehr gibt. Bei Penicillinallergie wird **alternativ Erythromycin** eingesetzt (oral; 10 Tage). Beide genannten Antibiotika sind übrigens auch in der Schwangerschaft einsetzbar.

41.5.2.2 Akuttherapie

Zunächst muss natürlich die auslösende Ursache beseitigt werden. Es wird daher **antibiotisch** mit **Penicillin** behandelt; alternativ: Cephalosporine, Makrolidantibiotika.
Die weitere Therapie ist im Wesentlichen daran ausgerichtet, ob eine Karditis besteht oder nicht.

- Bestehen Gelenkschmerzen und Fieber ohne Herzbeteiligung, erfolgt eine **antiinflammatorische** und **analgetische** Therapie mit **ASS.**
- Bei Herzbeteiligung werden häufig **Glukokortikoide** eingesetzt, obwohl die Effektivität dieser Therapie (wie auch anderer Therapieformen mit Immunglobulinen) nicht ausreichend nachgewiesen werden konnte.

Eine Herzinsuffizienz wird mit üblichen Maßnahmen behandelt (▸ Kap. 27.3). Die Chorea ist meist selbstlimitierend und bedarf keiner Therapie.

41.5.2.3 Rezidivprophylaxe

Patienten mit rheumatischen Fieber und Herzbeteiligung haben ein hohes Rezidivrisiko, dass beim nächsten Streptokokkeninfekt erneut eine Karditis auftritt. Aus diesem Grund wird eine Prophylaxe mit **Benzathin-Penicillin** i. m. alle 3 Wochen durchgeführt. Die Therapiedauer richtet sich nach Ausprägung des akuten rheumatischen Fiebers:

- keine Herzbeteiligung: 5 Jahre bzw. bis zum Alter von 18 Jahren
- milde Herzbeteiligung: 10 Jahre bzw. bis zum Alter von 25 Jahren
- schwere Herzbeteiligung und Klappen-OP: lebenslang.

Wenn die Therapie mit Benzathin-Penicillin beendet wurde, muss lebenslang bei bestimmten Eingriffen (z. B. beim Zahnarzt) eine **periinterventionelle** Endokarditisprophylaxe durchgeführt werden (▸ Kap. 41.6.3).

41.6 Endokarditis

41.6.1 Erregerspektrum

Bei der Entzündung von Herzklappen spielen folgende Erreger eine wichtige Rolle:

- **akut:** Staphylokokken, Enterokokken, Pilze
- **subakut** (Endocarditis lenta): Streptokokken der Viridansgruppe aus der Mundhöhle

Im Rahmen einer Bakteriämie siedeln sich die Bakterien bevorzugt an bereits vorgeschädigten Herzklappen, z. B. infolge eines rheumatischen Fiebers, an und führen zur Klappendestruktion.

41.6.2 Akuttherapie

Die Therapie kann unterschieden werden in eine initiale empirische antibiotische Behandlung ohne Kenntnis des Erregers und in die spezifische Therapie, nachdem die Erreger nachgewiesen wurden (► Tab. 41.7). Es handelt sich um eine mehrwöchige Therapie, bei der (fast ausschließlich) Kombinationen folgender Antibiotika erfolgen:

- β-Lactam-Antibiotika: Penicllin G, Ampicillin/Sulbactam, Flucloxacillin (► Kap. 23.2.2.1)
- Aminoglykosid: Gentamicin (► Kap. 23.2.7)
- Glykopeptide: Vancomycin (► Kap. 23.2.3)
- Fluorchinolone: Ciprofloxacin (► Kap. 23.2.15)
- Rifampicin (► Kap. 23.2.22.2)
- Antimykotika: Amphotericin B (► Kap. 23.3.5), Azolderivate (► Kap. 23.3.2)

Tab. 41.7 Therapie der Endokarditis

Erreger	Therapie
Unbekannter Erreger (empirische Therapie)	• **Nativklappe: Ampicillin/Sulbactam + Gentamicin** (jeweils 4–6 Wochen); alternativ Vancomycin + Gentamicin + Ciprofloxacin (jeweils 4–6 Wochen) • **Kunstklappe: Vancomycin + Gentamicin + Rifampicin**
Streptokokken	• **Penicillin G + Gentamicin** über 2 Wochen oder • **Penicillin G allein** über 4 Wochen (alternativ: Ceftriaxon allein; 4 Wochen) • Penicillinunverträglichkeit: Vancomycin über 4 Wochen
Staphylokokken	• **Flucloxacillin** (4–6 Wochen) + **Gentamicin** (3–5 Tage) • MRSA: Vancomycin + Gentamicin • Herzklappenprothese: Flucloxacillin (oder Vancomycin) + Gentamicin + Rifampicin
Enterokokken	• **Ampicillin + Gentamicin** für 4–6 Wochen • alternativ: Vancomycin + Gentamicin
Pilze	• Amphotericin B + Azolderivate

41.6.3 Endokarditisprophylaxe

41.6.3.1 Indikation

Besteht ein erhöhtes Endokarditisrisiko, so erfolgt in Situationen, die mit einer erhöhten Bakteriämie einhergehen, eine prophylaktische Antibiotikagabe.

Ein **erhöhtes Endokarditisrisiko** besteht bei:

- **Patienten mit künstlicher Herzklappe** (mechanisch, biologisch) oder mit rekonstruierter Herzklappe unter Verwendung von alloprothetischem Material
- **Z. n. Endokarditis**
- bestimmten Formen von **angeborenen Herzfehlern:** unkorrigierte zyanotische Herzfehler oder residuelle Defekte, palliative Shunts oder Conduits; 6 Monate nach Korrektur-OP eines Vitiums unter Verwendung von prothetischem Material; persistierende residuelle Defekte bei chirurgisch oder interventionell eingebrachtem prothetischen Material.

Besteht o. g. erhöhtes Endokarditisrisiko, so wird die Antibiotikaprophylaxe **bei folgenden invasiven Eingriffen** durchgeführt:

- zahnärztliche Eingriffe mit Perforation der oralen Mukosa, Manipulation der Gingiva oder der periapikalen Zahnregion
- Eingriffe an infiziertem Gewebe

41.6.3.2 Durchführung

30–60 min vor dem zahnärztlichen Eingriff wird einmalig **Amoxicillin 2 g p. o.** gegeben (oder Ampicillin 2 g i. v.). **Bei Penicillinallergie** verwendet man **Clindamycin 600 mg p. o.** oder i. v.

Bei Eingriffen in infiziertem Gewebe kann das verwendete Antibiotikum davon abweichen, um die lokalen Erreger besser zu erfassen.

41.7 Sepsis

An dieser Stelle soll nur auf die antibiotische Therapie der Sepsis eingegangen werden. Eine antibiotische Therapie muss nach Abnahme von Blutkulturen innerhalb einer Stunde nach Diagnosestellung der Sepsis begonnen werden. Die ausgewählte Therapie muss alle 48–72 h reevaluiert werden, um ggf. die Antibiotika anzupassen.
Initial wird eine **Breitspektrumtherapie** begonnen, die sich an vermutetem Fokus, Risikoprofil des Patienten und lokaler Resistenzsituation ausrichtet. Es handelt sich häufig um eine Kombinationstherapie, die ggf. ein pseudomonaswirksames Antibiotikum beinhalten sollte: **Ceftazidim, Carbapenem, Piperacillin/Tazobactam, Gyrasehemmer.**
Im Rahmen der Deeskalationsstrategie wird dann auf ein spezifisch für den nachgewiesenen Erreger wirksames Antibiotikum übergegangen.

Praxistipp

Häufig wird eine teure und umfangreiche Erregerdiagnostik betrieben, ohne dass aber Konsequenzen bei der Therapie daraus gezogen werden. Wenn Sie einen Erreger gefunden haben, dann reduzieren Sie das Breitspektrumantibiotikum auf eine für den Erreger wirksame Substanz. Ziel dieser Deeskalationstherapie ist, das Auftreten von Resistenzen, die Toxizität und die Kosten zu vermindern.

Eine Therapiedauer von 7–10 Tage ist meist ausreichend.

41.8 Tuberkulose

41.8.1 Erreger und Vorkommen

Die Tuberkulose wird durch Mycobacterium tuberculosis ausgelöst, ein aerobes, langsam wachsendes stäbchenförmiges Bakterium, das aufgrund seiner Eigenschaften bei der Färbung als „säurefestes Stäbchen" beschrieben wird. Die Tuberkulose ist weltweit verbreitet und gehört neben HIV/AIDS und Malaria zu den häufigsten Infektionskrankheiten, wobei auf Europa nur ca. 5 % aller weltweiten Neuerkrankungen entfallen, allerdings mit einem deutlichen Ost-West-Gefälle.

Tab. 41.8 Ursachen und Therapie der Sepsis (Anmerkung: mit Cephalosporin ist eines der 3. Gruppe gemeint). Die Therapie kann sich im Individualfall von den hier genannten gängigen Empfehlungen deutlich unterscheiden.

Sepsisursache	Erreger	Therapie
Ohne Herdnachweis	unbekannt	Cephalosporin + Aminoglykosid; Carbapenem, Piperacillin/Tazobactam
Venenkathetersepsis	Staphylokokken	Cephalosporin + Vancomycin oder Aminoglykosid bei MRSA: Vancomycin, Linezolid
Urosepsis	E. coli, Proteus, Pseudomonas, Enterobacter	Ciprofloxacin, Levofloxacin, Cephalosporin, Carbapenem, Aminoglykosid + β-Lactam-Antibiotikum
Wundinfektionssepsis	Staphylokokken, Streptokokken, evtl. Anaerobier	Cephalosporin, evtl. + Clindamycin
pulmonale Sepsis	Pneumokokken, Staphylokokken, Klebsiellen, Pseudomonas	Cephalosporin oder Carbapenem + Levofloxacin
abdominale Sepsis	Enterobakterien, anaerobe Keime	Cephalosporin + Metronidazol Carbapenem
Puerperalsepsis	aerob-anaerobe Mischinfektion	Cephalosporin + Metronidazol/Clindamycin Carbapenem

41.8.2 Therapieprinzip

Wirkstoffe

- **Standardmedikamente (p.o.): INH · Rifampicin · Pyrazinamid · Ethambutol**
- Zweitrangmedikamente (i.v.): injizierbare Wirkstoffe · Fluorchinolone · orale bakteriostatische Substanzen · weitere Antibiotika

Anmerkung: Die WHO zählt Streptomycin mittlerweile zu den Zweitrangmedikamenten (vom Robert-Koch-Institut wird es noch als First-Line-Therapie aufgelistet). Grund für die Einteilung als Zweitrangmedikation durch die WHO ist, dass Streptomycin nicht oral anwendbar ist und in vielen Ländern bei der Behandlung der unkomplizierten Tuberkulose nicht mehr eingesetzt wird.
Die Therapie der Tuberkulose ist eine **mehrmonatige Kombinationstherapie.** Dafür gibt es zwei Gründe:

1. Die Erreger kommen in unterschiedlichen Entwicklungsstufen und unterschiedlichen Lokalisationen vor, sodass verschiedene Medikamente mit unterschiedlichen Wirkmechanismen und Wirkorten notwendig sind, um eine **Persistenz** der Erreger zu **vermeiden.**
2. Durch die Kombinationstherapie wird eine **Selektion** und **Entwicklung resistenter Keime vermieden,** da es immer Erreger bei der Tuberkulose gibt, die natürlicherweise resistent gegen ein bestimmtes Medikament sind und unter einer Monotherapie damit selektioniert würden.

41.8.2.1 Standardtherapie

Wirkstoffe

- **Initialphase** (2 Monate): **INH + Rifampicin + Pyrazinamid + Ethambutol**
- **Stabilisierungsphase** (4 Monate): **INH + Rifampicin**

Die Standardtherapie bei Erwachsenen ist eine sechsmonatige Therapie. In der Initialphase werden die vier Standardmedikamente (INH, Rifampicin, Pyrazinamid, Ethambutol) für 2 Monate eingenommen, gefolgt von einer Stabilisierungsphase mit INH und Rifampicin. Bei Bestehen einer tuberkulösen Meningitis wird Streptomycin statt Ethambutol in der Initialphase eingesetzt.

Cave

- bei Niereninsuffizienz: Dosisreduktion von Ethambutol und Streptomycin
- bei Leberinsuffizienz: Dosisreduktion von Pyrazinamid und Rifampicin

Voraussetzung für eine erfolgreiche Therapie ist natürlich eine gute Verträglichkeit der Medikamente, keine Resistenzen und eine gute Compliance des Patienten.
Bei Rezidiven wird intensiver, d. h. z. B. für mindestens 8 Monate, behandelt und am besten nach einer Austestung auf mögliche Resistenzen zumindest gegen die Standardmedikamente, um das Vorliegen multiresistenter Tuberkulosebakterien (► Kap. 41.8.2.3) auszuschließen.

41.8.2.2 Tbc bei HIV-positiven Patienten

Bei HIV-Patienten, bei denen eine Tuberkulose neu festgestellt wird, erfolgt eine Therapie nach dem gleichen Schema, also mindestens 2 Monate Vierfach- und 4 Monate Zweifachtherapie. Eine generelle Empfehlung für eine längere Therapie gibt es mittlerweile nicht mehr von der WHO.
Außerdem erhalten alle HIV-positiven Tuberkulosepatienten eine **Prophylaxe mit Co-trimoxazol,** und zwar während und meist auch über die Tbc-Therapie hinaus. Co-trimoxazol wird eigentlich zur Prophylaxe von Pneumocystis jirovecii verwendet, hat aber vermutlich auch Einfluss auf andere bakterielle Infektionen bei immungeschwächten HIV-positiven Tuberkulosepatienten.
HIV-Patienten, die bislang noch keine antiretrovirale Therapie hatten, sollen – nachdem die Standardtherapie für die Tuberkulose eingeleitet wurde – noch innerhalb der ersten 8 Wochen auch mit der antiretroviralen Therapie beginnen. Diese Therapie ist insofern wichtig, da dadurch die Rezidivrate der Tbc um 50 % vermindert wird.

41.8.2.3 Multiresistente Tuberkulose

Problematisch ist die zunehmende Zahl an multiresistenten Tuberkulosen, bei denen eine Resistenz gegen mindestens eines der beiden Erstlinienmedikamente Isoniazid oder Rifampicin besteht. Bei der Behandlung der multiresistenten Tuberkulose wird nach Austestung aller verfügbaren Medikamente folgende Strategie angewandt:

Mindestens vier wirksame Substanzen werden eingesetzt (häufig sogar 5–7 Wirkstoffe) in folgender Kombination:

- **ein effektives Standardmedikament** +
- **ein injizierbarer** Wirkstoff (**Aminoglykoside:** Streptomycin, Amikacin, Kanamycin oder Polypeptidantibiotikum: Capreomycin) +
- **ein Fluorchinolon** (Levofloxacin, Moxifloxacin, Ofloxacin) +
- **eine orale bakteriostatische Substanz** (z. B. Paraaminosalicylsäure, Ethionamid)
- Gegebenenfalls gibt es noch **weitere Antibiotika,** die eingesetzt werden können (z. B. Clarithromycin, Imipenem, Linezolid).

41.9 Malaria

41.9.1 Erreger und Vorkommen

Malaria ist eine Erkrankung der Tropen und Subtropen. 90 % der Fälle treten in Afrika auf. In Deutschland werden ca. 500 Malariaerkrankte pro Jahr gemeldet, meist Reisende aus Afrika (insbes. Westafrika und Kenia) und Indien und meist mit P. falciparum infiziert. Die Infektion tritt üblicherweise durch einen Stich der weiblichen Anophelesmücke auf. Theoretisch ist bei uns auch eine Übertragung durch infizierte Spritzen oder Kanülen (Drogenabhängige), durch Nadelstichverletzungen, durch Bluttransfusion sowie diaplazentar von der Mutter auf das Ungeborene möglich.

41.9.2 Therapieprinzip

Wenn man vom Einsatz der Antimalariamittel spricht, muss man unterscheiden, ob diese prophylaktisch (also bei geplanten Reisen in Malariagebiete) oder therapeutisch (also beim Eintreten einer Malariaerkrankung) angewandt werden sollen. Die ► Tab. 41.9 gibt einen Überblick über die bei uns verwendeten Antimalariamittel sowie deren Anwendbarkeit bei Prophylaxe oder Therapie.

41.9.3 Therapie der verschiedenen Malariaformen

Die Therapie der Malaria richtet sich nach der Form (M. tertiana, quartana, tropica) und bei der M. tropica nach dem Verlauf (unkompliziert, kompliziert; ► Tab. 41.10). Die Plasmodium-knowlesi-Infektion wird wie die M. tropica behandelt. Weiterhin therapieentscheidend ist das Infektionsgebiet wegen möglicher Resistenzen.

41.9.4 Malariatherapie in der Schwangerschaft

- M. tertiana und M. quartana: Chloroquin ohne Nachbehandlung mit Primaquin
- unkomplizierte M. tropica bei Chloroquinresistenz: 1. Trimester Chinin + Clindamycin, 2. und 3. Trimester Mefloquin
- komplizierte M. tropica: Chinin + Clindamycin

Kontraindiziert sind während der Schwangerschaft Atovaquon/Proguanil, Artemether/Lumefantrin, Primaquin, Doxycyclin und während der Stillzeit Primaquin und Doxycyclin.

41.9.5 Malariaprophylaxe und Stand-by-Medikation

Die Malariaprophylaxe setzt sich zusammen aus Expositionspropyhlaxe (Vermeiden von Insektenstichen) und medikamentöser Prophylaxe. Die medikamentöse Prophylaxe kann noch einmal unterschieden werden in:

- Malariaprophylaxe und
- Stand-by-Therapie.

Tab. 41.9 Antimalariamittel zur Prophylaxe und/oder Therapie

Antimalariamittel	Prophylaxe	Therapie
Artemether/Lumefantrin	Ø	+
Atovaquon/Proguanil	+	+
Chloroquin	+	+
Doxycyclin[1]	+	Ø
Mefloquin	+	+
Dihydroartemisinin/ Piperaquin	Ø	+

[1] Doxycyclin ist in der Monotherapie nicht für die Therapie der Malaria geeignet, nur in Kombination. Bei der Prophylaxe ist es gut wirksam und verträglich und daher von der WHO und der Deutschen Gesellschaft für Tropenmedizin empfohlen, aber formal dafür nicht zugelassen (Anwendung ist off-label). Nicht aufgeführt sind Chinin und Primaquin, da sie nur sehr eingeschränkte Indikationen zur Therapie haben (► Tab. 41.10).

Tab. 41.10 Therapie der Malaria

Malariaform	Therapie
M. quartana	Chloroquin
M. tertiana	• Chloroquin + Primaquin • bei Chloroquinresistenz: Artemether/Lumefantrin oder Atovaquon/Proguanil oder Mefloquin, jeweils + Primaquin Chloroquinresistenzen treten in Ozeanien, Brasilien und Peru auf. **Primaquin wird bei der Rezidivprophylaxe verwendet, um Hypnozoiten in der Leber zu eradizieren.**
Unkomplizierte M. tropica	• Chloroquin • bei Chloroquinresistenz: Artemether/Lumefantrin oder Atovaquon/Proguanil oder Mefloquin oder Dihydroartemisinin/Piperaquin Chloroquinresistenz: fast überall, außer Mittelamerika inkl. Haiti und Dominikanische Republik Mefloquinresistenz: in Südostasien (z. B. Thailand, Vietnam). Dann eine der anderen angegebenen Therapien verwenden.
Komplizierte M. tropica	Chinin mit Doxycyclin oder Clindamycin

Nach der Leitlinie zur „Diagnostik und Therapie der Malaria" der Deutschen Gesellschaft für Tropenmedizin, 2011.

Die Anwendung der verschiedenen Medikamente ist dann wiederum abhängig vom Reiseziel und der dortigen Resistenzlage.

41.9.5.1 Malariaprophylaxe

Wirkstoffe

Mefloquin · Atovaquon/Proguanil · Doxycyclin

Merke

Die medikamentöse Malariaprophylaxe erfolgt nur bei Reisen in Hochrisikogebiete (Afrika und wenige Gebiete in Ozeanien und Südamerika).

Für Ihre Reiseplanungen nach dem Examen: zu den Hochrisikogebieten zählen im Detail: Afrika südlich der Sahara, Indonesien östlich von Bali, Papua-Neuguinea, Salomonen, Französisch-Guayana, Guyana, Surinam.

Die Malariaprophylaxe beginnt bereits vor der Reise mit einem der dafür geeigneten Wirkstoffe:

- **Mefloquin** wird 1–3 Wochen vor der Reise begonnen und bis 4 Wochen danach eingenommen. Bei psychiatrischen und neurologischen Vorerkrankungen ist es kontraindiziert. Aber auch sonst können Albträume, Angstzustände, Depressionen, Verwirrungszustände auftreten.
- **Atovaquon/Proguanil** wird erst 1–2 Tage vor der Abreise begonnen (bis 7 Tage danach) und eignet sich daher gut bei Last-minute-Reisen oder Kurzzeitreisen.
- **Doxycyclin** ist bei der Prophylaxe eine gute Alternative zu Mefloquin oder Atovaquon/Proguanil, darf aber nicht bei Schwangeren oder Kindern unter 8 Jahre verwendet werden. Außerdem wirkt es photosensibilisierend, sodass Sonneneinstrahlung vermieden werden sollte (das dürfte die Sonnenanbeter, die sich eigentlich in den Tropen an den Strand unter eine Palme legen wollen, nun endgültig auf die Palme bringen). Es wird 1–2 Tage vor bis 4 Wochen nach der Reise eingenommen, hat aber in Deutschland keine Zulassung, trotz guter Wirksamkeit und Empfehlung von der Deutschen Gesellschaft für Tropenmedizin.
- Chloroquin kann zwar auch für die Prophylaxe verwendet werden, aber nur in Gebieten ohne Chloroquinresistenz. Und darin liegt das Problem, denn in Mittelamerika, dem einzigen Gebiet ohne Chloroquinresistenz, braucht man gar keine Prophylaxe, da es kein Hochrisikogebiet ist.

Tab. 41.11 Therapie einiger durch Protozoen hervorgerufenen Erkrankungen

Erkrankung	Erreger	Therapie
Schlafkrankheit	Trypanosoma gambiense, rhodesiense	Suramin, Pentamidin, Nifurtimox
Chagas-Krankheit	Trypanosoma cruzi	Nifurtimox
Leishmaniose (Kala-Azar, Orientbeule, Espundia)	Leishmania donovani, tropica, brasiliensis	Antimonpräparate (Stiboglukonat-Natrium), Pentamidin, Amphotericin B (▸ Kap. 23.3.5)
Trichomoniasis	Trichomonas vaginalis	Metronidazol (▸ Kap. 23.2.19)
Lambliasis (Giardiasis)	Giardia lamblia	Metronidazol (▸ Kap. 23.2.19)
Toxoplasmose	Toxoplasma gondii	Pyrimethamin, Sulfonamide (▸ Kap. 23.2.16, ▸ Kap. 23.2.17)
Die Therapie der Malaria und Amöbiasis ist ausführlich in ▸ Kap. 41.9 und ▸ Kap. 41.3.2.2 erläutert.		

41.9.5.2 Stand-by-Medikation

Merke

In Gebieten mit niedrigem und mittlerem Malariarisiko wird eine Stand-by-Medikation mitgenommen, die bei malariaverdächtigen Symptomen und nicht erreichbarer ärztlicher Hilfe eingenommen wird. Es erfolgt keine medikamentöse Prophylaxe!

Die **Stand-by-Medikation** ist eine Notfallmedikation zur Selbstbehandlung für Gebiete mit niedrigem oder mittlerem Malariarisiko. Nach jeder, auch erfolgreichen Selbstbehandlung, soll aber eine ärztliche Kontrolle erfolgen.
Je nach Reiseziel und Resistenzlage wird empfohlen:

- Chloroquin: nur in Gebieten ohne Chloroquinresistenz wie Mittelamerika.
- Atovaquon/Proguanil oder Artemether/Lumefantrin: überall sonst mit niedrigem und mittlerem Malariarisiko: also vor allem Südamerika, Asien.
- Mefloquin ist wegen der Nebenwirkungen und besseren Alternativen nicht mehr erste Wahl als Stand-by-Medikation.

Schwangeren Frauen sollte von Reisen in Malariagebiete abgeraten werden, da eine Malaria für Mutter und Kind ein hohes Risiko bedeutet. Die Anwendung von Malariamitteln ist auch nicht ganz unproblematisch. Am ehesten kann Mefloquin für die Prophylaxe und Stand-by-Medikation verwendet werden; die Anwendung ist off-label.

41.10 Weitere durch Protozoen hervorgerufene Erkrankungen

Die Therapie einiger weiterer Erkrankungen, die durch Protozoen hervorgerufen werden, sei der Vollständigkeit wegen stichpunktartig aufgeführt (▸ Tab. 41.11). Die genauen Wirkmechanismen aller dieser Wirkstoffe zu erläutern, geht über den Rahmen dieses Buches hinaus.

41.11 HIV-Infektion

41.11.1 Erreger und Vorkommen

Das erworbene Immundefektsyndrom wird durch das Retrovirus HIV verursacht. Zwei Virustypen sind bekannt HIV-1 und -2. Bei uns liegen fast ausschließlich HIV-1-Infektionen vor. Lediglich in Westafrika kommt HIV-2 vor. Daher bezieht sich alles nachfolgende, insbesondere auch die Therapie, auf HIV-1.
Die Viren persistieren lebenslang im Körper und führen ohne Behandlung der HIV-Infektion meist nach 8–10 Jahren zum Auftreten AIDS-definierender Erkrankungen (opportunistischer Infektionen) aufgrund einer Zerstörung von Immunzellen. In Deutschland gibt es ca. 70.000 Infizierte mit jährlich ca. 3.000 Neuinfektionen. Weltweit liegt die Zahl der Infizierten bei über 30 Mio. mit fast 2 Mio. Todesfällen jährlich.

41.11.2 Therapieziel

Eine **Heilung** ist durch die derzeitige antiretrovirale Therapie **nicht möglich.** Nach einer gewissen Zeit bilden sich gegen die Medikamente **Resistenzen** aus. Daher ergeben sich als Therapieziele:
- eine Hemmung der Virusreplikation
- eine Verzögerung der Krankheitsprogression
- Rückbildung HIV-bedingter Symptome
- eine Verbesserung des Immunstatus.

41.11.3 Antiretrovirale Therapie (ART)

Wirkstoffe

- **nukleosidische Reverse-Transkriptase-Inhibitoren (NRTI):** Didanosin · Emtricitabin · Lamivudin · Zidovudin
- **nukleotidischer Reverse-Transkriptase-Inhibitor (NtRTI):** Tenofovir
- **nichtnukleosidische Reverse-Transkriptase-Inhibitoren (NNRTI):** Efavirenz · Nevirapin
- **Integraseinhibitor (INI):** Raltegravir
- **Proteaseinhibitoren (PI):** Atazanavir · Darunavir · Lopinavir · Saquinavir (· Ritonavir)
- **Fusionsinhibitor:** Enfuvirtid
- **Korezeptorantagonist:** Maraviroc

Die Therapie erfolgt **lebenslang** durch antiretrovirale Wirkstoffe (▸ Kap. 23.4.6). Die Pharmaka werden nur bei der **Kombinationstherapie** (und nicht der Monotherapie) eingesetzt mit dem Ziel, eine Resistenzentwicklung zu verzögern und eine optimale Wirkung zu erzielen.

41.11.3.1 Indikation

Es gibt zwei uneingeschränkte Behandlungsindikationen:
1. **symptomatische Patienten** (CDC-Stadium B und C)
2. **CD4-Zellzahl < 350/µl,** auch wenn die Patienten asymptomatisch sind. Die antiretrovirale Therapie (ART) sollte bei diesen Patienten so schnell wie möglich begonnen werden, da das Morbiditäts- und Mortalitätsrisiko erhöht ist.

Bei asymptomatischen Patienten mit Auftreten von Zusatzkriterien wie hoher Viruslast kann auch bei höherer Zellzahl eine Therapie indiziert sein.
Bei asymptomatischen Patienten ist die Entscheidung für einen Therapiebeginn manchmal schwierig. Einerseits wirkt ein früher Therapiebeginn der zunehmenden Immunschwäche entgegen. Außerdem ist neben der Immunschwäche bei einer HIV-Infektion auch eine gewisse Immunaktivierung (anderer Zellen) vorhanden, die vermutlich Ursache des erhöhten kardiovaskulären Risikos bei HIV-Patienten ist. Zudem wird durch eine Therapie die Infektiosität gesenkt, was für den Betroffenen und sein Umfeld von Bedeutung ist. Andererseits läutet man mit dem Therapiebeginn eine lebenslange Medikamenteneinnahme ein, die psychisch belastend sein kann und mit Nebenwirkungen behaftet ist. Fast immer sind initial gastrointestinale Beschwerden vorhanden. Im Langzeitverlauf können dann Störungen des Fett- und Kohlenhydratstoffwechsels, der Leber- und Nierenfunktion und neurologische Schäden auftreten.

41.11.3.2 Primärtherapie

Merke

Die Primärtherapie ist immer eine Kombination bestehend aus drei Wirkstoffen:
- zwei NRTI + ein NNRTI *oder*
- zwei NRTI + ein PI/geboostert *oder*
- zwei NRTI + ein INI

Bei den Proteaseinhibitoren erfolgt immer gleichzeitig die Gabe von Ritonavir zur Boosterung (abgekürzt durch ein kleines r nach dem Proteaseinhibitor, z. B. Lopinavir/r), sodass „formal" bei der Kombination von zwei NRTI + ein PI/r vier Wirkstoffe eingenommen werden, wobei aber Ritonavir niedrig dosiert und damit antiretroviral nicht wirksam ist (▸ Kap. 23.4.6.4).
Eine Mono- oder Dualtherapie wird nicht empfohlen, da sich schneller Resistenzen bilden bzw. die Effektivität geringer ist.
Nach einer drei- bis viermonatigen Therapie bzw. spätestens nach 6 Monaten, sollte sich der Therapieerfolg eingestellt haben, d. h. die Plasmavirämie unter die Nachweisgrenze von 50 HIV-RNA-Kopien pro ml abgesunken sein.
In ▸ Tab. 41.12 sind die empfohlenen Wirkstoffe zu jeder Wirkstoffklasse angegeben.

Praxistipp

Muss, aus welchem Grund auch immer, eine ART unterbrochen werden, so werden alle antiretroviralen Wirkstoffe

Tab. 41.12 Antiretrovirale Primärtherapie

Kombinationspartner 1		Kombinationspartner 2
Zwei NRTI/NtRTI: • Tenofovir + Emtricitabin • Abacavir* + Lamivudin • Alternativ: Tenofovir + Lamivudin	+	• **ein NNRTI** (Efavirenz, Nevirapin, Rilpivirin) oder • **ein Proteaseinhibitor/geboostert** (Atazanavir/r, Danuravir/r, Lopinavir/r, Fosamprenavir/r; alternativ Saquinavir/r) oder • **ein Integraseinhibitor** (Raltegravir)

* Abacavir darf nur bei Patienten eingesetzt werden, die für das Histokompatibilitätsantigen HLA-B*5701 negativ sind, da sonst eine lebensbedrohliche Hypersensitivitätsreaktion auftreten kann.

gleichzeitig abgesetzt, außer, es besteht eine Therapie mit einem NNRTI. Diese haben eine lange Halbwertszeit, sodass bei gleichzeitigem Absetzen die Gefahr für eine Resistenzentwicklung besteht. Deshalb wird entweder zuerst der NNRTI abgesetzt und der Rest 2 Wochen später oder der NNRTI durch einen PI ausgetauscht und nach 2 Wochen die Therapie abgesetzt.

Bei HIV-Infizierten besteht nicht selten eine Koinfektion mit Hepatitis B. Einige Wirkstoffe der **antiretroviralen** Therapie haben **auch Anti-Hepatitis-B-Virusaktivität.** Dazu zählen: **Tenofovir, Lamivudin, Emtricitabin.** Die beiden erstgenannten Wirkstoffe sind auch für die Therapie der Hepatitis B zugelassen. Das hat folgende Konsequenzen:

- Bei Vorliegen beider Infektionen werden diese Wirkstoffe für die Primärtherapie bevorzugt.
- Beim Absetzen dieser Wirkstoffe muss mit einer schweren Exazerbation der Hepatitis B gerechnet werden.

41.11.3.3 Therapieversagen

Die Ursachen für ein Therapieversagen sind vielfältig. Neben Complianceproblemen können u.a. Resistenzen oder Wechselwirkungen verantwortlich sein. Die Folgetherapie richtet sich deshalb nach der Primärtherapie und der möglichen Ursache des Therapieversagens (z.B. Resistenzen). Es gibt eine Vielzahl von empfohlenen Kombinationstherapien für die erste und weitere Folgetherapien. Maraviroc als Entry-Inhibitor kann z.B. in der ersten Folgetherapie mit an Bord kommen, Enfuvirtid hingegen wird meist erst bei späteren Folgetherapien eingesetzt.

41.11.3.4 HIV-Infektion in der Schwangerschaft

Bei Schwangeren sind eine antiretrovirale Therapie und eine Sectio zur Senkung des Risikos der Mutter-Kind-Übertragung notwendig (Transmissionsrisiko ohne Therapie 40%, mit Therapie 1–2%). Besteht bei der Schwangeren ohnehin eine **ART-Indikation,** so führt man eine Kombinationstherapie durch mit:

- zwei NRTI/NtRTI + einem PI/r
- zwei NRTI/NtRTI + einem NNRTI

Efavirenz als NNRTI darf nicht eingesetzt werden. Die besten Erfahrungen bestehen für: Zidovudin (NRTI) + Lamivudin (NRTI) + Lopinavir/r (PI/r). Besteht **keine ART-Indikation,** so wird ab der 28. SSW eine **Transmissionsprophylaxe** durchgeführt mit üblicherweise zwei NRTI/NtRTI + einem PI/r. Beim Neugeborenen erfolgt dann noch eine Postexpositionsprophylaxe mit Zidovudin, ggf. + Lamivudin für einige Wochen.

41.11.4 Therapie einiger opportunistischer Infektionen

41.11.4.1 Pneumocystis-jirovecii-Pneumonie

Die Pneumocystis-jirovecii-Pneumonie (früher Pneumocystis-carinii-Pneumonie genannt) ist die häufigste opportunistische Infektion und macht 70 % der primären AIDS-Manifestationen aus. Sie tritt meist auf, wenn die CD4-Zellzahl < 250/µl ist. **Therapie der ersten Wahl ist Co-trimoxazol.**

Die Akuttherapie erfolgt über 21 Tage. Dafür muss Co-trimoxazol in sehr hoher Dosierung eingesetzt werden, die Anwendung erfolgt meist i.v. und ist reich an Nebenwirkungen (Myelo-, Nephro-, Hepatotoxizität, Arzneimittelexanthem, Drug fever). Außerdem kann es zu Beginn der Therapie zu einer Verschlechterung der respiratorischen Situation kommen, sodass häufig in den ersten 10 Tagen begleitend Prednisolon gegeben wird.

Mögliche Alternativtherapien (weniger wirksam):

- Pentamidin (Nebenwirkungen: Hypoglykämie, Hypotonie, QT-Zeit-Verlängerung, nephrotoxisch)

- Atovaquon
- Trimethoprim + Dapson
- Clindamycin + Primaquin

Bei durchgemachter PjP oder bei einer CD4-Zellzahl < 200/µl erfolgt eine Prophylaxe mit Co-trimoxazol (in niedrigerer Dosierung). Als Alternative kann Pentamidin inhaliert werden.

41.11.4.2 Weitere opportunistische Infektionen

Die Therapie einiger weiterer opportunistischer Erkrankungen ist in ► Tab. 41.13 zusammengefasst.

41.11.5 Postexpositionsprophylaxe

Das Infektionsrisiko nach einer Nadelstichverletzung mit einer Hohlnadel liegt für Hepatitis B bei bis zu 30 %, für Hepatitis C bei < 1 % und für HIV bei 0,3–1,5 %

41.11.5.1 Allgemeinmaßnahmen

Umgehend muss die Verletzung gespült werden (bei HIV: antiseptische Spülung mit PVP-Jod/Alkohol empfohlen) und die Blutung durch Druck auf das umliegende Gewebe gesteigert werden.
Der Infektionsstatus des Indexpatienten (und des Exponierten) muss untersucht werden (HBsAg, Anti-HCV, Anti-HIV, ggf. weitergehende Tests).

41.11.5.2 Hepatitis B

Da gerade für Berufstätige im medizinischen Bereich mit einem Risiko für eine Nadelstichverletzung die Möglichkeit für eine aktive Immunisierung besteht, ist das Prozedere abhängig vom Immunisierungsstatus. Eine **Postexpositionsprophylaxe ist nicht notwendig:**

- bei erfolgreicher Immunisierung in letzten 10 Jahren oder
- bei einem Anti-HBs-Titer > 100 IE/l oder
- wenn innerhalb der letzten 3 Jahre ein ausreichender Schutz festgestellt wurde.

Eine **einmalige Boosterung** (nur aktive Immunisierung) erfolgt bei einem aktuellen Anti-HBs-Titer von 10–100 IE/l und wenn die letzte Impfung > 10 Jahre her ist. Eine **simultane passive Immunisierung** (spezifisches Hepatitis-B-Immunglobulin) + aktive Immunisierung innerhalb von 48 h erfolgt bei:

- Nicht-Immunisierten
- Impf-Nonrespondern
- aktuellem Anti-HBs-Titer < 10 IE/l

Tab. 41.13 Therapie einiger opportunistischer Infektion bei HIV-Infektion

Erkrankung	Therapie
Toxoplasmose	erste Wahl: Pyrimethamin + Sulfonamid Primärprophylaxe mit Co-trimoxazol
Kandidainfektion	Amphotericin B, Fluconazol
HSV-Infektion	Aciclovir
CMV-Infektion	Ganciclovir, Foscarnet, Cidofovir, Valganciclovir

41.11.5.3 Hepatitis C

Eine aktive Immunisierung ist nicht möglich. Eine Postexpositionsprophylaxe mit Interferon, Ribavirin oder Immunglobulin ist ohne Nutzen. Die betroffene Person wird direkt nach der Verletzung, nach 2–4, 12 und 24 Wochen auf eine Hepatitis C hin untersucht. Bei positivem Befund: sofortige Interferontherapie.

41.11.5.4 HIV

Die Postexpositionsprophylaxe erfolgt mit zwei NRTI + einem PI/r (alternativ: zwei NRTI + einem NNRTI oder drei NRTI). Indikationen:

- perkutane Nadelstichverletzung nach Kontakt mit einer Körperflüssigkeit mit hoher Viruskonzentration
- tiefe Schnittverletzungen
- oberflächlichen Verletzung, z. B. mit einer chirurgischen Nadel (insbes., wenn Indexpatient AIDS oder eine hohe HI-Viruskonzentration hat)
- ggf. Kontakt von Schleimhaut oder geschädigter Haut mit Körperflüssigkeiten mit hoher Viruskonzentration

Eine Postexpositionsprophylaxe ist nicht notwendig bei: perkutanem Kontakt, Haut- oder Schleimhautkontakt mit anderen Körperflüssigkeiten als Blut (z. B. Urin, Speichel) oder Kontakt von intakter Haut mit Blut (auch bei hoher Viruskonzentration)
Man beginnt die Prophylaxe bei Nachweis (HIV-Schnelltest) oder hoher Wahrscheinlichkeit für eine HIV-Infektion der Indexperson und zwar sofort (innerhalb der ersten 2 h [max. 24 h]). Liegt die Exposition über 72 h zurück, wird die Prophylaxe nicht mehr empfohlen.
Die Postexpositionsprophylaxe wird für mindestens 4 Wochen durchgeführt.

41.12 Weitere Infektionskrankheiten

Die Therapie weiterer wichtiger Infektionskrankheiten wurde in ▸ Tab. 41.14 zusammengefasst.

Tab. 41.14 Therapie weiterer wichtiger Infektionskrankheiten. Die Therapie kann sich im Individualfall von den hier genannten gängigen Empfehlungen deutlich unterscheiden.

Erkrankung	Antibiotische Therapie
Anaerobier-Infektion (Actinomyces, Bacteroides, Clostridium, Fusobakterien)	wirksame Antibiotika: Carbapeneme, das Cephalosporin Cefoxitin, Metronidazol, Clindamycin
Bakterielle Meningitis	• bei unbekanntem Erreger: Initialtherapie mit Cephalosporin (Gruppe 3: z. B. Ceftriaxon) + Ampicillin i. v. (wegen Listerien) • bei Erregernachweis mit Pneumokokken, Meningokokken: Penicillin G oder Cephalosporin (Gruppe 3) • bei Erregernachweis von Listerien: Ampicillin + Aminoglykosid (Cephalosporine sind unwirksam auf Listerien) • Umgebungsprophylaxe bei Meningokokken-Meningitis: Rifampicin für 2 Tage
Borreliose (Borrelia burgdorferi; Spirochäte)	• Frühphase (Erythema migrans): Doxycyclin (Erwachsene), Amoxicillin (Kinder) • Spätphase (Komplikationen wie Karditis, Arthritis): Cephalosporin (z. B. Ceftriaxon), Penicillin G Der Einsatz von Antibiotika in der Frühphase (Erythema migrans) kann Spätkomplikationen wie Karditis verhindern.
Bronchitis	• akut (viral): keine Antibiotika, nur bei bakterieller Superinfektion • chronisch (Pneumokokken, H. influenzae): Amoxicillin (+ Penicillinasehemmer), alternativ: Makrolidantibiotikum
Brucellose (Brucella abortus und melitensis)	Rifampicin + Doxycyclin
Diphtherie (Corynebacterium diphtheriae)	• Penicillin G i. v. + Antitoxin • alternativ: Erythromycin + Antitoxin
Eitrige Tonsillitis (Streptokokkenangina) (A-Streptokokken)	• Oralpenicillin: Penicillin V • alternativ: Makrolidantibiotikum Antibiotika zum Vermeiden einer postinfektiösen Zweiterkrankung (Endokarditis, Glomerulonephritis)
Gonorrhö (Gonokokken)	• Cephalosporin i. m. oder Depot-Penicillin i. m. • alternativ: Spectinomycin, Tetrazykline
Harnwegsinfekt (E. coli, andere Enterobakterien)	• Co-trimoxazol, Amoxicillin, Fosfomycin, Nitrofurantoin • in der Schwangerschaft: Amoxicillin • Pyelonephritis: Co-trimoxazol oder Gyrasehemmer
Leptospirose, Morbus Weil (Leptospira; Spirochäte)	• Penicillin G • alternativ: Doxycyclin, Ampicillin
Legionärskrankheit (Legionellen)	Makrolidantibiotikum oder Gyrasehemmer
MRSA-Infektion – systemisch	wirksam: Vancomycin, Teicoplanin, Linezolid, Tigecyclin, Daptomycin, Ceftarolin

Tab. 41.14 Therapie weiterer wichtiger Infektionskrankheiten. Die Therapie kann sich im Individualfall von den hier genannten gängigen Empfehlungen deutlich unterscheiden. *(Forts.)*

Erkrankung	Antibiotische Therapie
Osteomyelitis (S. aureus, Streptokokken, Salmonellen, Pseudomonas; bei Säuglingen auch Gonokokken)	• penicillinasefestes Penicillin oder Clindamycin • bei chronischem Verlauf: Gyrasehemmer oder Cephalosporin
Otitis media (u. a. Pneumokokken, Haemophilus influenzae)	• Oral-Cephalosporine (Cefixim, Cefpodoxim, Cefuroxim) oder Amoxicillin/Clavulansäure für 7–10 Tage • bei Komplikationen (Mastoiditis, Meningitis) parenterale Therapie mit Ceftriaxon, Cefotaxim, Imipenem
Pertussis (Bordetella pertussis)	• Erythromycin, • alternativ: Co-trimoxazol, Amoxicillin
pseudomembranöse Enterokolitis (Clostridium difficile)	Vancomycin, Metronidazol oder Fidaxomicin
Pseudomonasinfektion – systemisch	wirksame Antibiotika: Ceftazidim, Carbapeneme, Breitspektrumpenicilline (Piperacillin/Tazobactam), Aminoglykoside und Gyrasehemmer
Sinusitis (u. a. Pneumokokken, Haemophilus influenzae)	• Cefuroxim, Cefotiam, Ceftriaxon • bei Erwachsenen auch Moxifloxacin, Levofloxacin • initial meist parenterale Therapie, dann oralisieren; Therapie meist für 2–3 Wochen
Syphilis (Treponema pallidum)	• Depot-Penicillin i. m. oder Doxycyclin • bei Neurosyphilis: Penicillin G i. v.
Urethritis	• Chlamydien, Mykoplasmen: Doxycyclin, alternativ: Makrolidantibiotikum, Gyrasehemmer • Trichomonaden: Metronidazol • Gonokokken: Penicillin G i. m. oder Cephalosporin

41.13 Zu guter Letzt

Klinischer Fall

1. Nennen Sie das Standardregime zur Primärtherapie von Tuberkulose, HIV-Infektion, M. tertiana bei Urlaubern aus Brasilien und komplizierter M. tropica.
2. Eine junge Familie kommt in die Hausarztpraxis nach ihrem Österreichurlaub, wobei sowohl die Mutter als auch die 5-jährige Tochter ein typisches Erythema migrans aufweisen. Wie behandeln Sie die beiden?

Antworten:

1. Tbc: 2 Monate: INH + Rifampicin + Pyrizinamid + Ethambutol gefolgt von 4 Monaten INH + Rifampicin; HIV-Infektion: 2 NRTI/NtRTI + 1 NNRTI oder 1 PI/r oder 1 INI (Bsp.: Tenofovir + Emtricitabin + Evafirenz als NNRTI); M. tertiana mit Möglichkeit der Chloroquinresistenz: Artemether/Lumefantrin oder Atovaquon/Proguanil oder Mefloquin, jeweils + Primaquin; komplizierte M. tropica: Chinin + Doxycyclin oder Clindamycin.
2. Therapie der Wahl bei Erwachsenen ist Doxycyclin, das aber bei Kindern kontraindiziert ist. Daher erhält die Tochter Amoxicillin.

42 Therapie neurologischer Erkrankungen

42.1	**Wegweiser**	545
42.2	**Epilepsie**	546
42.2.1	Definition und Einteilung	546
42.2.2	Therapieprinzip	546
42.3	**Idiopathisches Parkinson-Syndrom**	549
42.3.1	Definition	549
42.3.2	Therapieprinzip	551
42.4	**Restless-Legs-Syndrom**	555
42.4.1	Definition	555
42.4.2	Therapieprinzip	555
42.4.3	Verbotene Medikamente bei Restless-Legs-Syndrom	555
42.5	**Myasthenia gravis**	555
42.5.1	Definition	555
42.5.2	Therapieprinzip	555
42.5.3	Verbotene Medikamente bei Myasthenia gravis	556
42.6	**Spastik**	556
42.7	**Multiple Sklerose (MS)**	557
42.7.1	Definition	557
42.7.2	Therapieprinzip	557
42.8	**Zu guter Letzt**	558

IMPP-Hits

Fragen wurden vom IMPP zu den beiden Themengebieten Epilepsie und Parkinson-Syndrom gleich häufig gestellt. Restless-Legs-Syndrom und Mysthenia gravis wurden zwar deutlich seltener gefragt, allerdings standen sie gerade in den letzten Jahren mehr „auf der Agenda". Gleiches gilt für die Therapie der Multiplen Sklerose: „hochaktuell" aber besonders selten.

42.1 Wegweiser

In diesem Kapitel werden wichtige neurologische Erkrankungen behandelt. Die ersten beiden Kapitel widmen sich der Pharmakotherapie der Epilepsie (► Kap. 42.2) und des idiopathischen Parkinson-Syndroms (üblicherweise als Morbus Parkinson bezeichnet, ► Kap. 42.3). Die Wirkstoffe wurden bereits ausführlich in ► Kap. 21 (Antikonvulsiva) und ► Kap. 22 (Antiparkinsonmittel) besprochen. Anstelle der üblichen Wirkstofftabelle zu Beginn dieses Kapitels wurden aus didaktischen Gründen die Antiepileptika im Kapitel Epilepsie in ► Tab. 42.1 und die Antiparkinsonmittel im Kapitel idiopathisches Parkinson-Syndrom in ► Tab. 42.3 zusammengefasst. Schließlich wird in ► Kap. 42.4 kurz die Therapie des Restless-Legs-Syndrom vorgestellt, da es nicht nur eine der häufigsten neurologischen Erkrankungen (Prävalenz 3–10 % der kaukasischen Bevölkerung), sondern auch durchaus prüfungsrelevant ist. In ► Kap. 42.5 wird die Pharmakotherapie der Myasthenia gravis dargestellt. Myasthenie ist zwar ein seltenes Krankheitsbild, wurde aber in den letzten Jahren häufiger geprüft. Medikamente für eine antispastische Therapie werden in ► Kap. 42.6 kurz aufgeführt. Abschließend werden die Grundlagen der Therapie bei der Multiplen Sklerose im ► Kap. 42.7 zusammengefasst.

42.2 Epilepsie

42.2.1 Definition und Einteilung

Es handelt sich um eine paroxysmale Funktionsstörung des Gehirns durch spontane exzessive Entladungen von Neuronen. Die Anfälle (iktaler Zustand) dauern meist nicht länger als 2 min und sind häufig gefolgt von einem postiktalen Zustand mit bis zu 24 h anhaltenden neurologischen Störungen.

Von der Anfallsform werden unterschieden:

- **Fokale (partielle) Anfälle** sind lokalisationsbezogen, entstehen also in definierten Regionen des Gehirns. Ein fokaler Anfall kann sich ausbreiten und sich somit zu einem **sekundär generalisierten (fokal eingeleiteten) Anfall** ausbilden. Man unterscheidet:
  - **komplexe fokale Anfälle:** mit Bewusstseinsstörungen.
  - **einfach fokale Anfälle** (Jackson-Anfall): ohne Bewusstseinsstörungen.
- **Primär generalisierte Anfälle** betreffen von Anfang an die Hirnrinde beider Großhirnhemisphären. Dennoch können sie sich sehr unterschiedlich präsentieren: als **Absencen** (Pyknolepsie) mit wenigen Sekunden dauernden Aussetzern, über Abläufe mit Zuckungen einer Extremität **(myoklonische Epilepsie)** bis hin zu komplexeren Bewegungs- und Bewusstseinsphänomenen und zu den klassischen tonisch-klonischen Anfällen **(Grand-mal-Epilepsie).**

42.2.2 Therapieprinzip

Praxistipp

„*Ein* Anfall ist *kein* Anfall."
Dieser Leitspruch trifft im Prinzip immer noch zu und bedeutet, dass die medikamentöse Therapie üblicherweise nach dem zweiten Anfall eingeleitet wird. Nichts ist ohne Ausnahme: bei erhöhter Epileptogenität kann bereits nach dem ersten Anfall eine antiepileptische Therapie erfolgen.

42.2.2.1 Antikonvulsiva

In ► Tab. 42.1 sind gängige Antikonvulsiva aufgelistet mit kurzer Angabe ihres Wirkmechanismus und Zuordnung zur Therapie von fokalen Anfällen oder generalisierten Anfällen.

Die Auswahl des am besten geeigneten Medikaments zur Ersttherapie ist oft schwierig. Neben der Wirksamkeit muss die Verträglichkeit berücksichtigt werden. Aus diesem Grund sollten Wirkstoffe, die zu einer deutlichen Enzyminduktion führen, möglichst vermieden werden.

Merke

Enzyminduktoren sind **Carbamazepin, Phenytoin und Phenobarbital** und für die Dauertherapie aus folgenden Gründen problematisch:

- Entwicklung einer **Anämie** durch gesteigerten Folsäuremetabolismus
- Entwicklung einer **Osteomalazie** durch gesteigerten Vitamin-D-Abbau
- Potenzial für viele **Medikamenteninteraktionen:** z. B. beschleunigter Abbau von Cumarinen, Digitoxin, Theophyllin, Kontrazeptiva mit entsprechend verminderter Wirksamkeit dieser Wirkstoffe und Verkürzung der eigenen Halbwertszeit (insbes. bei Carbamazepin)

Die Therapie beginnt als Monotherapie mit dem Medikament der ersten Wahl. Ist sie nicht erfolgreich, wird auf eine zweite antiepileptische Substanz umgesetzt. Erst danach erfolgt eine Kombinationstherapie. Nach Versagen zweier Antikonvulsiva – einzeln oder in Kombination – sollte bei fokalen Anfällen die Möglichkeit der Epilepsiechirurgie erwogen werden.

42.2.2.2 Generalisierte Epilepsie

Wirkstoffe

Grand-mal-Anfall:

- erste Wahl: Valproat
- zweite Wahl: Topiramat · Lamotrigin

Absence-Epilepsie:

- erste Wahl: Ethosuximid
- zweite Wahl: Valproat

Zur Ersttherapie von **Grand-mal-Anfällen** bei idiopathischer generalisierter Epilepsie sind Valproat und Topiramat ähnlich gut wirksam. Allerdings ist Valproat besser verträglich. Lamotrigin ist zwar gut verträglich, aber im Vergleich zu den anderen beiden Wirkstoffen nicht ganz so gut wirksam. Daher ergibt sich die Empfehlung, Valproat

Tab. 42.1 Antikonvulsiva mit Angabe ihres Wirkmechanismus und Indikation für die Behandlung fokaler Anfälle und/oder generalisierter Anfälle (jeweils durch „+" symbolisiert)

Wirkstoff		Wirkmechanismus und Besonderheit	fokale Anfälle	generalisierte Anfälle
I	Carbamazepin	Hemmung spannungsabhängiger Na^+-Kanäle; **Cave: hohes Interaktionspotenzial**	+	–
	Gabapentin	GABA-Synthese ↑, Hemmung spannungsabhängiger Ca^{2+}-Kanäle	+	–
	Lamotrigin	Hemmung spannungsabhängiger Na^+-Kanäle; **erste Wahl bei fokalen Anfällen**	+	+
	Levetiracetam	Hemmung von Ca^{2+}-Kanälen, GABA- und Glycinfreisetzung ↑; **erste Wahl bei fokalen Anfällen**	+	+
	Oxcarbazepin	Hemmung spannungsabhängiger Na^+-Kanäle	+	–
	Phenobarbital	Aktivierung des $GABA_A$-Rezeptors; **Cave: hohes Interaktionspotenzial**	+	+
	Phenytoin	Hemmung spannungsabhängiger Na^+-Kanäle; **Cave: hohes Interaktionspotenzial; Anwendung i. v. möglich**	+	–
	Topiramat	Antagonist am AMPA-Rezeptor, Hemmung spannungsabhängiger Na^+-Kanäle, Aktivierung des $GABA_A$-Rezeptors	+	+
	Valproat	Hemmung des GABA-Abbaus, Hemmung spannungsabhängiger Na^+-Kanäle; **erste Wahl bei generalisierten Anfällen**	+	+
	Zonisamid	Hemmung spannungsabhängiger Na^+-, Ca^{2+}-Kanäle, Modulation der GABA-Wirkung, Carboanhydrasehemmer	+	–
II	Clobazam	Aktivierung des $GABA_A$-Rezeptors	+	+
	Clonazepam	Aktivierung des $GABA_A$-Rezeptors	+	+
	Lorazepam	Aktivierung des $GABA_A$-Rezeptors	Akuttherapie	
III	Ethosuximid	Hemmung spannungsabhängiger Ca^{2+}-Kanäle	Monotherapie: nur Absencen	
	Felbamat	hemmt u. a. Glycinbindung an NMDA-Rezeptor	Monotherapie: nur LGS	
	Rufinamid	Hemmung spannungsabhängiger Na^+-Kanäle	Monotherapie: nur LGS	
	Sultiam	Carboanhydrasehemmer	Rolando-Epilepsie	

Gruppe I: nur Substanzen, die für die Monotherapie geeignet sind und derzeit häufig eingesetzt werden. Gruppe II: Benzodiazepine, die eher bei der Akuttherapie eingesetzt werden. Gruppe III: Auswahl einiger Antiepileptika mit ganz speziellen Indikationen. Nicht aufgeführt sind Wirkstoffe, die ausschließlich add-on verwendet werden dürfen. Modifiziert nach der S1-Leitlinie „Erster epileptischer Anfall und Epilepsien im Erwachsenenalter" der Deutschen Gesellschaft für Neurologie, 2012.

als Mittel der ersten Wahl einzusetzen. Topiramat und Lamotrigin sind für die zweite Wahl reserviert. Bei der **Absence-Epilepsie** des Schulalters sind Ethosuximid und Valproat gleich gut wirksam. Ethosuximid ist jedoch besser verträglich und daher mittlerweile Mittel der ersten Wahl.

Lerntipp

Vom IMPP wurde noch Valproat als Mittel der ersten Wahl bei Absencen abgefragt – die Fragen dazu sind allerdings schon etwas älter.

Die Therapie weiterer Epilepsieformen ist in ► Tab. 42.2 zusammengefasst.

42.2.2.3 Fokale Epilepsie

Wirkstoffe

- erste Wahl: Lamotrigin · gleichwertig: Levetiracetam
- zweite Wahl: Carbamazepin

Zur Ersttherapie der fokalen Epilepsie sind prinzipiell alle Wirkstoffe der ► Tab. 42.1 in der Gruppe I gleich gut wirksam (außer Gabapentin). Daher wird für die Therapie das Medikament mit der besten Verträglichkeit bevorzugt. **Lamotrigin** stellt deshalb das Mittel der ersten Wahl dar. Levetiracetam ist dem Lamotrigin gleichwertig. Carbamazepin hat aufgrund der o. g. Einschränkungen wegen der Enzyminduktion nur eine nachrangige Bedeutung.

42.2.2.4 Status epilepticus

Wirkstoffe

- erste Wahl: Lorazepam i. v. · Diazepam rektal · Midazolam oder Lorazepam intranasal oder bukkal
- zweite Wahl: Phenytoin i. v. · Valproat i. v. · Levetiracetam i. v. · Phenobarbital i. v.

Der Status epilepticus ist einer der häufigsten neurologischen Notfälle, der mit einer erheblichen Mortalität und Morbidität einhergeht. Es handelt sich um einen prolongierten epileptischen Anfall oder um mindestens zwei nacheinander folgende Anfälle, ohne dass der Patient zwischenzeitlich den normalen neurologischen Zustand erreicht hat. Meist wird von einem Status gesprochen, wenn der Anfall länger als 5 min anhält. Da dann die spontane Terminierung gering ist, soll spätestens nach 5 min die Pharmakotherapie beginnen.
Mittel der ersten Wahl ist die intravenöse Gabe von **Lorazepam.** Alternativ kann **Clonazepam** eingesetzt werden; es hat eine längere Wirkdauer als Lorazepam. Für die Laientherapie wird ebenfalls der Einsatz eines Benzodiazepins empfohlen:

- intranasale oder bukkale Gabe von Midazolam oder Lorazepam
- rektale Gabe von Diazepam

Bei Unwirksamkeit der Benzodiazepine werden andere intravenös verfügbare Antiepileptika eingesetzt. Zunächst wird **Phenytoin** versucht. Alternativ oder bei Unwirksamkeit stehen Valproat, Levetiracetam (formal für Status nicht zugelassen) und Phenobarbital (Cave: Intubationsbereitschaft) zur Verfügung.
Bei refraktärem Status auf die o. g. Therapie sollte der Patient spätestens nach 60 min intubiert und narkotisiert werden mit einem der nachfolgend genannten Anästhetika: Thiopental, Midazolam, Propofol.

42.2.2.5 Weitere Epilepsieformen

In ► Tab. 42.2 ist die Therapie der bereits beschriebenen Epilepsieformen sowie weiterer Epilepsieformen aufgelistet.

Lerntipp

Als Faustregel kann man sich merken: Valproat ist bei den meisten Epilepsieformen (noch) Mittel der ersten Wahl. Aber nichts ist ohne Ausnahme:

- fokale Epilepsie: Lamotrigin, Levetiracetam, zweite Wahl Carbamazepin
- Absencen: Seit Kurzem hat Ethosuximid wegen besserer Verträglichkeit Valproat als Mittel der ersten Wahl abgelöst.
- BNS-Krämpfe: Benzodiazepin
- Status: Benzodiazepin

42.2.2.6 Besonderheiten

Kontrazeption und Schwangerschaft

Enzyminduzierende Antiepileptika vermindern die Wirksamkeit der Pille. Andererseits kann die Pille durch ihren enzyminduzierenden Effekt auch die Wirksamkeit einiger Antiepileptika vermindern, z. B. von Lamotrigin.
Antiepileptika haben einen teratogenen Effekt. Dies trifft insbesondere auf höhere Dosierungen von Valproat zu. Das ist insofern problematisch, da Valproat bei vielen generalisierten Epilepsien unverzichtbar ist. Zudem scheint Valproat zu kognitiven Einschränkungen beim Nachwuchs zu führen.

Tab. 42.2 Zusammenfassung: Therapie verschiedener Epilepsieformen

Epilepsieform	Unterform	Therapie
Generalisierte Epilepsie	Grand-mal-Epilepsie	**Valproat** (Lamotrigin, Topiramat)
	West-Syndrom: Blitz-Nick-Salaam (BNS)-Anfälle	**Benzodiazepine,** ACTH, Glukokortikoide
	benigne myoklonische Epilepsie	**Valproat** (Ethosuximid, Barbiturate)
	Absencen (Pyknolepsie)	**Ethosuximid** (Valproat)
	juvenile myoklonische Epilepsie (Impulsiv-Petit-mal)	**Valproat** (Phenobarbital)
Fokale Epilepsie		**Lamotrigin,** Levetiracetam (Carbamazepin)
Status epilepticus		**Lorazepam i. v.,** Diazepam rektal, Midazolam oder Lorazepam intranasal oder bukkal (Phenytoin, Valproat, Levetiracetam, Phenobarbital i. v.)

Therapie der ersten Wahl in Fett markiert; Therapie der zweiten Wahl in Klammern.

Deshalb sollte, wenn möglich, die Valproatdosierung unter 1.000 mg/Tag in retardierter Form liegen. Zudem können sich in der Schwangerschaft wegen Veränderungen der Eiweißbindung und Enzyminduktion die Medikamentenspiegel verändern, sodass u. U. eine Anpassung erfolgen muss. Wegen der Enzyminduktion führt Carbamazepin zum Folsäuremangel, was in der Schwangerschaft das Risiko für Neuralrohrdefekte (z. B. Spina bifida) erhöht.

Generika

Bei den Antiepileptika ist das Umstellen von einem Originalpräparat auf ein Generikum aus reinen Kostengründen kritisch zu sehen. Es kann zwischen verschiedenen Präparaten trotz desselben Wirkstoffs erhebliche Schwankungen in der Bioverfügbarkeit und damit auch im therapeutischen Spiegel geben, was insbesondere bei Patienten, die seit Jahren anfallsfrei sind (Fremd-, Eigengefährdung, Fahrtauglichkeit) erhebliche Konsequenzen haben kann. Man kann natürlich gleich zu Beginn einen Patienten auf ein Generikum einstellen, wenn es verfügbar ist. Ein Wechsel – insbesondere bei anfallsfreien Patienten – sollte vermieden werden.

Therapieende

Klare Empfehlungen zur Beendigung einer antikonvulsiven Therapie gibt es nicht, da die Ursache der Epilepsie in den meisten Fällen nicht behoben ist und somit nach Absetzen ein Rezidiv droht. Es muss also mit dem Patienten individuell entschieden werden, ob die Therapie langfristig (d. h. lebenslang) fortgeführt wird.

Lerntipp

Bezüglich der Epilepsien fragt das IMPP ganz oft nach der Therapie der Wahl bei verschiedenen Epilepsieformen (80 % aller Fragen waren darauf ausgerichtet).

42.3 Idiopathisches Parkinson-Syndrom

42.3.1 Definition

Die Parkinson-Krankheit wird korrekterweise als idiopathisches Parkinson-Syndrom bezeichnet. Parkinson-Syndrome sind charakterisiert durch die Kardinalsymptome: Tremor (Ruhetremor), Rigor, Akinese (hypokinetisch-hypertones Syndrom). Ursache des idiopathischen Parkinson-Syndroms ist die Degeneration dopaminerger inhibitorischer Neurone der Substantia nigra. Dadurch überwiegt die Wirkung der exzitatorischen cholinergen Neurone des Striatums. Neben dem idiopathischen Parkinson-Syndrom (häufigste Form), gibt es weitere Formen, u. a. medikamenteninduziert.

Zu den **Medikamenten, die ein Parkinson-Syndrom hervorrufen können,** zählen:

- klassische Neuroleptika, Antiemetika (z. B. Metoclopramid), Reserpin
- Lithium
- Kalziumantagonisten (Flunarizin)
- Valproat

Um das Parkinson-Syndrom und die Ansätze der Therapie zu verstehen, muss man die Interaktion der Stammganglien kennen. Zunächst sei noch einmal erwähnt, dass der wichtigste exzitatorische Neurotransmitter Glutamat ist, der an NMDA-Rezeptoren bindet. Außerdem wirkt Acetylcholin stimulierend im Striatum. Die wichtigsten inhibitorischen Transmitter sind GABA und Dopamin.

Die Stammganglien regulieren sich gegenseitig über exzitatorische und inhibitorische Neurone (► Abb. 42.1):

- Der **Kortex** aktiviert das Striatum; Transmitter ist Glutamat.
- Das **Striatum** hemmt das Pallidum; Transmitter ist GABA. Im Striatum liegen **exzitatorische cholinerge Interneurone,** die die Aktivität des efferenten (inhibitorischen) Neurons vom Striatum steigern und somit die Hemmung zum Pallidum verstärken.
- **Dopamin** von der nigrostriatalen Bahn bindet an D_2-Rezeptoren und hemmt die Aktivität dieser Interneurone und die efferente Bahn, sodass die Hemmung zum Pallidum vermindert wird.
- Die **Substantia nigra** produziert **Dopamin,** das über die nigrostriatale Bahn zum Striatum gelangt und die striatale Aktivität mindert. Der **Dopaminabbau** erfolgt **durch MAO-B** und **COMT** (► Abb. 22.1).
- Das **Pallidum** hemmt den Thalamus und den Nucleus subthalamicus; Transmitter ist GABA.
- Der **Thalamus** aktiviert den Kortex; Transmitter ist Glutamat.
- Der **Nucleus subthalamicus** aktiviert die Substantia nigra und das Pallidum; Transmitter ist Glutamat.

Beim idiopathischen Parkinson-Syndrom mit Untergang der dopaminergen Neuronen in der Substantia nigra kommt es zu folgenden Veränderungen:

- Dopamin ↓ und Acetylcholin im Striatum ↑ → Striatumaktivität ↑ (Muskeltonus ↑) → Pallidumaktivität ↓ (Kinese ↓): hypokinetisch-hypertones Syndrom

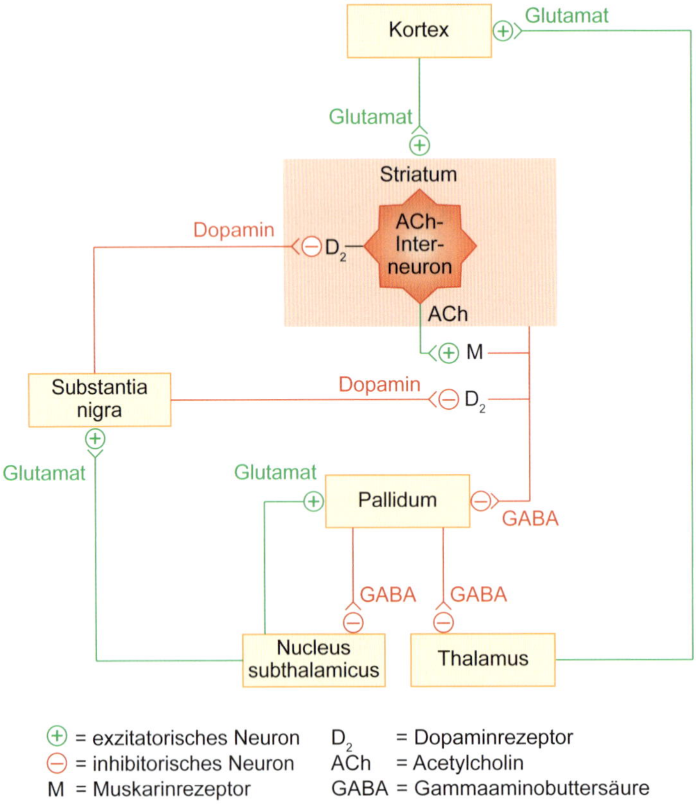

Abb. 42.1 Interaktion der Stammganglien (stark vereinfachte schematische Darstellung)

- **Minussymptome:** Akinese (überwiegend durch den Dopaminmangel)
- **Plussymptome:** Rigor, Tremor (überwiegend durch die hohe Acetylcholinkonzentration)

42.3.2 Therapieprinzip

Die medikamentöse Therapie des idiopathischen Parkinson-Syndroms ist eine symptomatische Behandlung von motorischen, autonomen, kognitiven, kommunikativen und psychiatrischen Symptomen der Erkrankung.
Die Pharmakotherapie zielt darauf ab, die zentrale Dopaminkonzentration zu erhöhen, die Dopaminwirkung zu imitieren bzw. die striatale Aktivität zu vermindern.

42.3.2.1 Antiparkinsonmittel

Wirkstoffe

- **Erhöhung der zentralen Dopaminkonzentration:** L-Dopa · MAO-B-Hemmer · COMT-Hemmer
- **Stimulation von D_2-Rezeptoren:** D_2-Agonisten
- **Hemmung der striatalen cholinergen Aktivität:** Muskarinrezeptorantagonisten
- **Hemmung striataler NMDA-Rezeptoren:** Amantadin

Die Wirkstoffklassen mit ihren Wirkstoffen sind in ▸ Tab. 42.3 zusammengefasst.

L-Dopa

L-Dopa weist die beste Wirksamkeit bei der Pharmakotherapie des idiopathischen Parkinson-Syndroms auf. Es muss immer mit **Decarboxylasehemmern** kombiniert werden, die den peripheren Abbau von L-Dopa inhibieren. Dadurch werden die zentralen Wirkungen verstärkt und die peripheren unerwünschten Wirkungen vermindert. L-Dopa kann in allen Phasen der Erkrankung eingesetzt werden.

Cave

Nach einer mehrjährigen Therapie kommt es bei vielen Patienten zu **Wirkungsfluktuationen** von L-Dopa und zum Auftreten von **Langzeitkomplikationen** (Dyskinesien); ▸ Kap. 42.2.3.3 und ▸ Kap. 42.2.3.4.

An Nebenwirkungen kommt es zur orthostatischen Hypotonie, Übelkeit, Erbrechen, **Tagesmüdigkeit, Psychose (Halluzinationen) und Impulskontrollstörungen.**

D_2-Agonisten

D_2-Agonisten haben in der Monotherapie einen etwas geringeren therapeutischen Effekt als L-Dopa, führen aber seltener zu motorischen Spätkom-

Tab. 42.3 Antiparkinsonmittel

Wirkstoffklasse und Vertreter	Wirkmechanismus	Kapitel
L-Dopa	ersetzt zentralen Dopaminmangel	▸ Kap. 22.2
Decarboxylasehemmer Benserazid, Carbidopa	hemmen peripheren Abbau von L-Dopa (nur und immer in Kombination mit L-Dopa)	▸ Kap. 22.2
D_2-Agonisten Ergot-Derivate: Bromocriptin, Cabergolin, Lisurid, Pergolid Non-Ergot-Derivate: Pramipexol, Ropinirol, Rotigotin, Apomorphin	stimulieren zentrale D_2-Rezeptoren	▸ Kap. 22.4
COMT-Hemmer Entacapon, Tolcapon	hemmen peripheren Abbau von L-Dopa (nur und immer in Kombination mit L-Dopa)	▸ Kap. 22.3
MAO-B-Hemmer Selegilin, Rasagilin	hemmen zentralen Abbau von Dopamin	▸ Kap. 22.5
Muskarinrezeptorantagonisten Biperiden, Trihexiphenidyl	hemmen striatale Aktivität	▸ Kap. 22.7
NMDA-Antagonisten Amantadin, Budipin	hemmen striatale Aktivität	▸ Kap. 22.6

plikationen. Bei einer Kombination mit L-Dopa kann die L-Dopa-Dosis häufig reduziert werden („L-Dopa-Spareffekt"). Es gibt Ergot- und Non-Ergot-Derivate, je nachdem, ob es sich von der Herkunft her um Mutterkornalkaloide handelt. Da unter Mutterkornalkaloiden (insbes. bei Cabergolin und Pergolid) häufiger Herzklappenfibrosen auftreten, sollen diese nicht mehr verwendet werden. Non-Ergot-Präparate (Pramipexol, Ropinirol, Rotigotin, Apomorphin) sind daher zu bevorzugen.

Die Nebenwirkungen sind wie bei L-Dopa, außer weniger Dyskinesien, allerdings mehr Impulskontrollstörungen (Spiel-, Esssucht, Hypersexualität, Kaufsucht). Bei den Ergot-Derivaten muss an die Fibrosen (Raynaud-Phänomene, Lungen-, Retroperitoneal-, Herzklappenfibrose) gedacht werden.

COMT-Hemmer

COMT-Hemmer inhibieren den peripheren L-Dopa-Abbau und erhöhen somit die zentrale Verfügbarkeit von L-Dopa. Vom Wirkprinzip her ist ihr Einsatz nur in Kombination mit L-Dopa (+ Decarboxylasehemmern) sinnvoll. Von den beiden verfügbaren Wirkstoffen ist Entacapon die erste Wahl, da es besser verträglich ist (Tolcapon ist hepatotoxisch; Leberwertkontrollen!). Sie werden bei motorischen Wirkungsfluktuationen unter einer L-Dopa-Therapie eingesetzt. Es besteht aber keine Indikation, COMT-Hemmer gleich bei der L-Dopa-Ersteinstellung oder bei stabil mit L-Dopa behandelten Patienten einzusetzen. Als Nebenwirkung werden die unerwünschten Wirkungen von L-Dopa verstärkt. Ansonsten noch Diarrhö, Dunkelfärbung des Urins und Hepatotoxizität (Tolcapan).

MAO-B-Hemmer

MAO-B-Hemmer vermindern den Abbau von Dopamin und sind bei leichter Symptomatik für die Monotherapie oder die Kombination mit L-Dopa geeignet. Nach 1–2 Jahren einer Monotherapie kommt es üblicherweise zur Wirkungsabschwächung, sodass sie spätestens dann mit L-Dopa kombiniert werden („L-Dopa-Spareffekt").

NMDA-Angatonisten

Amantadin reduziert die striatale Aktivität über einen NMDA-Rezeptorantagonismus. Es wird parenteral angewandt. Amantadin kann als Monotherapie bei leichter Symptomatik oder in Kombination mit L-Dopa (es wirkt gut auf L-Dopa bedingte Dyskinesien) eingesetzt werden. Hauptsächlich wird es aber bei der akinetischen Krise eingesetzt. Wichtig ist, zu berücksichtigen, dass es bei Niereninsuffizienz kumuliert. Budipin ist ebenfalls ein NMDA-Rezeptorantagonist und zusätzlich ein zentral wirksamer Muskarinrezeptorantagonist. Es ist gut auf den Tremor wirksam. Budipin kann jedoch zu QT-Zeit-Verlängerung und damit gefährlichen Herzrhythmusstörungen führen.

Anticholinergika

Muskarinrezeptorantagonisten (Biperiden, Trihexiphenidyl) sind die ältesten Parkinson-Medikamente und wirken gut auf den Ruhetremor. Allerdings verursachen sie aufgrund ihrer anticholinergen Effekte viele Nebenwirkungen (Mundtrockenheit, Obstipation, Akkommodationsstörung, Mydriasis, Tachykardie, kognitive Leistung ↓, Harnverhalt), sodass sie nur zweite Wahl sind, wenn der Ruhetremor nicht durch die dopaminerge Standardtherapie behandelbar ist. Davon abgesehen stellen sie die Mittel der Wahl beim neuroleptikainduzierten Parkinson-Syndrom dar. Abschließend ist das Wirkungsspektrum der Parkinson-Mittel zusammengefasst (▸ Tab. 42.4)

Lerntipp

Beliebte IMPP-Frage: was gut und was nicht gut gegen die Minussymptomatik hilft. Der Blick auf ▸ Tab. 42.4 verrät es: Muskarinrezeptorantagonisten (z. B. Biperiden)

Tab. 42.4 Wirkungsspektrum verschiedener Antiparkinsonmittel
++++ = starker Effekt, + = geringer Effekt

Substanz	Akinese Minus-symptom	Rigor Plus-symptom	Tremor Plus-symptom
L-Dopa, D_2-Agonist	++++	++	+
MAO-B-Hemmer	+++	++	+
Amantadin	+++	++	+
Muskarinrezeptorantagonist	(+)	++	++

sind nicht für die Behandlung von Minussymptomen geeignet. L-Dopa und D_2-Agonisten hingegen sehr gut. Andererseits kann man mit Biperiden Rigor und Tremor behandeln.

42.3.2.2 Praktische Therapie

Heutzutage gilt, die Therapie **frühzeitig** – also mit Diagnosestellung – effizient und gut verträglich zu beginnen. Ein späterer Behandlungsbeginn zögert das Auftreten von Behandlungskomplikationen nicht hinaus.

Für die Therapieeinleitung stehen folgende Wirkstoffklassen zur Verfügung (als Monotherapie):

- L-Dopa (+ Decarboxylasehemmer)
- D_2-Agonisten
- MAO-B-Hemmer

Die drei Wirkstoffklassen für die Ersteinstellung sind hinsichtlich Wirkprofil und Nebenwirkungen in ▸ Tab. 42.5 verglichen.

D_2-Agonisten haben im Vergleich zu L-Dopa den Vorteil, dass sie weniger häufig und weniger schwer motorische Spätkomplikationen im Verlauf verursachen. Gleichzeitig haben sie aber den Nachteil eines ungünstigeren Nebenwirkungsprofils – insbesondere bei älteren und multimorbiden Patienten. Daher ergibt sich eine altersabhängige unterschiedliche Therapieempfehlung.

Tab. 42.5 Vergleich der Antiparkinsonmittel für die Ersteinstellung

	L-Dopa	D_2-Agonisten	MAO-B-Hemmer
Wirkstärke	+++	++	+
Wirkungseintritt	+++	++	+
Nebenwirkungsrisiko	+	++	+
Risiko motorische Komplikationen	++	+	–
Neuropsychiatrische Komplikationen	+	++	–
Einfache Titration und Dosierung	+	++	+++

+++ sehr gut geeignet, ++ gut geeignet, + mäßig gut geeignet, – nicht geeignet/unvorteilhaft.
Aus der S2-Leitlinie „Parkinson-Syndrome“: Diagnostik und Therapie der Deutschen Gesellschaft für Neurologie, 2012.

Merke

Therapie bei Patienten < 70 Jahre (biologisches Alter) ohne wesentliche Komorbidität:

- **erste Wahl:** Monotherapie mit einem **D_2-Agonisten** (Non-Ergot-Derivat)
- **alternativ** bei milder Symptomatik: Monotherapie mit **MAO-B-Hemmer**
- **Erhaltungstherapie:** Fortführung der Therapie mit dem Dopamin-Agonisten, meist für mehrere Jahre erfolgreich. Bei Wirkungsverlust: Kombination mit L-Dopa (in möglichst niedriger Dosierung).

Therapie bei Patienten > 70 Jahre (biologisches Alter) oder multimorbiden Patienten jeder Altersgruppe:

- **erste Wahl:** Monotherapie mit **L-Dopa**
- **alternativ** bei milder Symptomatik: Monotherapie mit **MAO-B-Hemmer**
- **Erhaltungstherapie:** L-Dopa, solange keine Wirkungsfluktuationen auftreten

Praxistipp

Bei allen Antiparkinsonmitteln gilt: **niemals abruptes Absetzen,** sonst droht das Auftreten einer **akinetischen Krise** nach 1–2 Tagen.

42.3.2.3 Wirkungsfluktuationen

Es gibt sehr unterschiedliche Formen von Wirkungsfluktuationen:

- Die **End-of-dose-Akinese** ist die häufigste und im Verlauf am frühesten auftretende Wirkungsfluktuation mit Nachlassen der Medikamentenwirkung ca. 4–6 h nach Einnahme.
- Als **On-Off-Phänomen** bezeichnet man einen sehr raschen Wirkungsverlust (mit oder ohne Zusammenhang mit der Medikamenteneinnahme). Die Beweglichkeit kann ebenso schnell wieder einsetzen.

Bei der **End-of-dose-Akinese** (Hypokinese) wird therapeutisch versucht, möglichst gleichbleibende Dopaminspiegel zu erreichen durch:

- Aufteilen der Tagesdosis auf viele Einzeldosen, Retardpräparate verwenden

- Medikamenteneinnahme 60 min vor dem Essen (bessere Resorption) und proteinärmere Kost (Konkurrenz um den Aminosäurecarrier)
- Kombination mit D_2-Agonisten, Selegilin oder COMT-Hemmer

Das **On-Off-Phänomen** (Hypokinese) wird wie die End-of-dose-Akinese behandelt, ggf. kommt Apomorphin s. c. noch zum Einsatz.

42.3.2.4 Dyskinesie

Man unterscheidet:

- **On-Dyskinesien:** meist choreatisch und nicht schmerzhaft
- **Off-Dyskinesien:** meist als schmerzhafte Dystonien

Es handelt sich bei beiden um hyperkinetische Störungen. Die Therapie ist jedoch unterschiedlich.

Bei der **On-Dyskinesie** wird versucht, die **dopaminerge Stimulation zu vermindern,** was jedoch die Gefahr der Akinese mit sich bringt, die die Patienten nicht so gut tolerieren. Unbehandelt kann aber die Dyskinesie progredient zunehmen, sodass therapeutisch versucht werden sollte, die Symptomatik zu bessern durch: Dosisreduktion von L-Dopa und zusätzliche Gabe von D_2-Agonisten, Amantadin oder eines COMT-Hemmers; ggf. Absetzen von MAO-B-Hemmern.

Bei der **Dystonie** (Off-Dyskinesie) hingegen wird therapeutisch die **dopaminerge Stimulation gesteigert** und zusätzlich zu L-Dopa kommen D_2-Agonisten, Amantadin, COMT-Hemmer, Muskarinrezeptorantagonisten oder Apomorphin s. c. zum Einsatz.

42.3.2.5 Tremor

Zunächst erfolgt die dopaminerge Basistherapie mit L-Dopa bzw. D_2-Agonisten, bis die Symptome Akinese und Rigor ausreichend gebessert sind. Wenn dann noch ein therapiebedürftiger Tremor besteht, werden folgende Therapiemaßnahmen empfohlen:

Ruhetremor:

- Muskarinrezeptorantagonisten (Cave: Nebenwirkungen insbesondere bei älteren Patienten)
- NMDA-Antagonisten (Budipin; Cave: QT-Zeit-Verlängerung), β-Blocker (Propranolol), ggf. trizyklische Antidepressiva (bei gleichzeitiger Depression)
- bei Therapieresistenz: Clozapin (Cave: Agranulozytose)

Ruhe- und Haltetremor: β-Blocker (Propranolol), Primidon (Neuroleptikum)

42.3.2.6 Akinetische Krise

Die akinetische Krise ist eine seltene, aber potenziell tödliche Komplikation. Es handelt sich um eine akute Verschlechterung der Motorik mit oft intermittierend fehlendem Ansprechen auf die Antiparkinsonmedikation. Auslöser können sein: Einnahmefehler oder gestörte Resorption der Parkinsonmittel, Einnahme von Neuroleptika, Dehydrierung, Infekte, Operationen. Symptome sind: Fieber, Tachykardie, Rigor, Akinese, Bewusstseinsminderung.

Merke

Therapie der akinetischen Krise:

- symptomatisch: intensivmedizinische Betreuung und u. a. Flüssigkeits-, Elektrolytausgleich, Fiebersenkung
- Durchbrechung der Akinese: Amantadin i. v., Apomorphin s. c.

42.3.2.7 Verbotene Medikamente bei Parkinson-Syndrom

Merke

Nachfolgend genannte Medikamente dürfen bei Morbus Parkinson nicht angewandt werden, da sie extrapyramidal-motorische Störungen auslösen bzw. verstärken.

- Antiemetikum **Metoclopramid:** zentraler und peripherer D_2-Rezeptorantagonist. Als Antiemetikum darf Domperidon bei Morbus Parkinson gegeben werden (wirkt nur an peripheren D_2-Rezeptoren, ► Kap. 15.3.4).
- **Reserpin, α-Methyldopa:** Antisympathotonika (► Kap. 2.4.5)
- **klassische Neuroleptika** wie Haloperidol: zentrale D_2-Rezeptorantagonisten (► Kap. 19.3).

Cave

Das Auftreten von Psychosen ist eine mögliche Nebenwirkung der dopaminergen Antiparkinsontherapie. Als Neuroleptikum darf bei Parkinson-Patienten **Clozapin** verwendet werden (► Kap. 19.4.1).

Lerntipp

Was prüfte das IMPP bislang zum idiopathischen Parkinson-Syndrom? Es gab Fälle, in denen nach der Therapie der Wahl in Abhängigkeit vom Alter des Patienten gefragt wurde. Häufiger allerdings wurden die motorischen Komplikationen einer dopaminergen Therapie gefragt (Fluktuationen, Dyskinesien), nach der Behandlung von Minus- und Plussymptomen, nach der Behandlung von Psychosen (Clozapin) und den Medikamenten, die ein Parkinson-Syndrom auslösen können.

42.4 Restless-Legs-Syndrom

42.4.1 Definition

Das Restless-Legs-Syndrom ist eine der häufigsten neurologischen Erkrankungen und charakterisiert durch einen qualvollen Bewegungsdrang der Beine (seltener der Arme), der in Ruhesituationen, insbesondere abends und nachts, auftritt und durch Bewegung gebessert wird.

42.4.2 Therapieprinzip

Wirkstoffe

- erste Wahl: L-Dopa mit Benserazid · Pramipexol · Ropinirol · Rotigotin
- zweite Wahl: Opioidanalgetika (Oxycodon, Tramadol) · Antikonvulsiva (Pregabalin, Gabapentin)

In Deutschland sind **L-Dopa (mit Benserazid)** und die Non-Ergot-D_2-Agonisten **Pramipexol, Ropinirol und Rotigotin** zur Behandlung des Restless-Legs-Syndroms zugelassen.

Die Medikamente der zweiten Wahl haben formal keine Zulassung für diese Indikation. Die wichtigste Nebenwirkung unter der dopaminergen Therapie, insbesondere bei L-Dopa, ist die sog. Augmentation. Darunter versteht man die Zunahme der Symptome, Ausweitung (z. B. auch auf die Arme). Behandelt wird dieser Zustand durch Änderung der Dosierung bzw. Verteilung der Dosen oder sogar Absetzen der Substanz. Außerdem kann es bei einigen Patienten unter der Therapie zu Suchtverhalten (z. B. Verschwendungs-, Ess-, Spielsucht, Hypersexualität) kommen.

42.4.3 Verbotene Medikamente bei Restless-Legs-Syndrom

Folgende Medikamente können ein Restless-Legs-Syndrom verursachen bzw. verstärken und sollten daher bei entsprechenden Patienten, wenn möglich, gemieden werden: Neuroleptika, Antidepressiva, Lithium, Koffein, L-Thyroxin, Östrogene.

Lerntipp

Zum Restless-Legs-Syndrom fragte das IMPP bislang nur nach der Therapie der Wahl – allerdings genau nach den Namen der D_2-Agonisten. Sie sollten also alle Wirkstoffe dieser Wirkstoffklasse parat haben.

42.5 Myasthenia gravis

42.5.1 Definition

Die Myasthenia gravis ist eine seltene Autoimmunkrankheit, bei der Autoantikörper gegen nikotinerge Acetylcholinrezeptoren der motorischen Endplatte gebildet werden. In der Folge kann Acetylcholin nicht an seinen Rezeptor binden und die Rezeptoren werden abgebaut, sodass die Muskeln schnell ermüden. Häufig manifestiert sich die Erkrankung an den äußeren Augenmuskeln (→ Ptosis, Doppelbilder), im Extremfall kann jedoch auch die Schluck- und Atemmuskulatur (→ Beatmungspflichtigkeit) betroffen sein. Die myasthene Krise ist eine lebensbedrohliche Exazerbation mit respiratorischer Insuffizienz und Aspiration. Auslöser sind meist Infekte oder Einnahmefehler der Medikation.

42.5.2 Therapieprinzip

Wirkstoffe

Acetylcholinesterasehemmer · Glukokortikoide · Immunsuppressiva · Plasmaaustauschbehandlung · Thymektomie

Acetylcholinesterasehemmer (▸ Kap. 2.3.2) stellen die wichtigste symptomatische Basismaßnahme dar. **Pyridostigmin** ist das **Mittel der Wahl für die orale Langzeittherapie;** alternativ kann Neostigmin eingesetzt werden (bei uns jedoch nicht oral verfügbar). Bei Überdosierung kann es zu cholinergen Symptomen kommen (Miosis, AV-Block,

Harndrang, Hypersalivation, Schwitzen, Bronchokonstriktion, abdominale Krämpfe).
Ebenfalls Bestandteil der Basistherapie ist die **Immunsuppression.** Wegen der guten Wirksamkeit werden üblicherweise **Glukokortikoide** (▸ Kap. 9.2.2) eingesetzt und häufig mit einem anderen Immunsuppressivum kombiniert (z. B. Azathioprin, ▸ Kap. 25.2.3.2), um die Glukokortikoiddosis für die langfristige Therapie möglichst gering zu halten (bei langfristiger Gabe die Osteoporoseprophylaxe nicht vergessen).

Cave

In der Frühphase der Glukokortikoidtherapie (meist innerhalb der ersten Woche) können sich die myasthenen Beschwerden passager verschlechtern! Gegebenenfalls muss daher die Therapie unter stationären Bedingungen erfolgen.

Wenn diese Immunsuppression nicht ausreichend ist, kann die Immunsuppression eskaliert werden durch: Ciclosporin (▸ Kap. 25.2.2.1), Mycophenolatmofetil (▸ Kap. 25.2.), Cyclophosphamid (▸ Kap. 24.3.1), Methotrexat (▸ Kap. 25.2.3.3), Tacrolimus (▸ Kap. 25.2.2.2), Rituximab (▸ Kap. 24.13). Die immunsuppressive Therapie ist meist lebenslang notwendig.
Außerdem wird bei vielen Patienten eine Thymektomie durchgeführt. Bei der myasthenen Krise werden die Autoantikörper durch Plasmapherese oder Immunadsorption entfernt und/oder mit Immunglobulinen i. v. behandelt.

42.5.3 Verbotene Medikamente bei Myasthenia gravis

Eine ganze Anzahl an Medikamenten kann zu einer Verschlechterung der Myasthenie führen und sollte, wenn möglich, gemieden werden. Kritisch sind insbesondere Medikamente, die Ionenkanäle oder die Acetylcholinesterase beeinflussen und muskelrelaxierend wirken. Unter anderem gehören folgende Wirkstoffklassen dazu:

- **Muskelrelaxanzien (erhöhte Empfindlichkeit auf Curarepräparate; Suxamethonium soll gar nicht eingesetzt werden, da die Wirkung nicht antagonisierbar ist,** ▸ Kap. 17.4.2)
- **β-Blocker** (alle Vertreter, z. B. Propranolol, Timolol; auch bei Anwendung als Augentropfen)
- Antikonvulsiva (**Benzodiazepine,** Carbamazepin)
- Analgetika (Flupirtin, Opioidanalgetika)
- Antiarrhythmika (Chinidin, Ajmalin, Procainamid)
- Antibiotika (Aminoglykoside, Makrolide, Lincomycine, Fluorchinolone, Tetrazykline, Penicilline in hoher Dosierung)
- Antidepressiva (Amitriptylin)
- Kalziumkanalblocker (Verapamil, Diltiazem, Nifedipin & Co.)
- Botulinustoxin, Lithium, Magnesium, Statine

Lerntipp

Bezüglich der Myasthenia gravis fragte das IMPP hauptsächlich nach den Medikamenten, die man bei der Erkrankung nicht geben sollte, aber auch nach der Therapie (Basistherapie mit Pyridostigmin, Glukokortikoid, Azathioprin) und deren Nebenwirkungen.

42.6 Spastik

Spastik ist ein häufiges Phänomen nach Schädigungen des zentralen Nervensystems. Die Ursachen sind daher vielfältig. Im Vordergrund der

Tab. 42.6 Antispastische Wirkstoffe

Wirkstoff	Wirkmechanismus
Baclofen	zentrales Muskelrelaxans, Agonist am $GABA_B$-Rezeptor (▸ Kap. 17.4.3)
Tizanidin	zentraler α_2-Agonist
Tetrazepam	Benzodiazepin, Agonist am $GABA_A$-Rezeptor (▸ Kap. 18.3.1)
Dantrolen	peripher wirksames Muskelrelaxans, Hemmung der Kalziumfreisetzung aus dem sarkoplasmatischem Retikulum (▸ Kap. 17.4.3)
Tolperison	zentral wirksamer Natriumkanalblocker (ähnliche Wirkung wie Lokalanästhetika)
Tetrahydrocannabinol + Cannabidiol	Cannabinoide (▸ Kap. 16.3.4.3)
Botulinustoxin A	lokale Injektion; verhindert die Ausschüttung von Acetylcholin in den synaptischen Spalt → schlaffe Paralyse des Skelettmuskels

Therapie stehen Physiotherapie, Ergotherapie und physikalische Maßnahmen. Antispastische Medikamente sind in ▸ Tab. 42.6 aufgelistet. Alle, bis auf Botulinustoxin A, eignen sich zur oralen Therapie.

- Die lokale Botulinustoxin-A-Therapie ist gut geeignet für die Behandlung fokaler, multifokaler oder segmentaler Verteilung der Spastik.
- Die orale antispastische Therapie hingegen ist bei generalisierter Spastizität von immobilen Patienten zur Verminderung der Spasmen und Pflegeerleichterung indiziert.
- Bei schwerer generalisierter Spastik kann Baclofen mittels Pumpen intrathekal infundiert werden.

Nachteil der zentral wirksamen antispastischen Medikamente ist die sedierende und muskelrelaxierende Wirkung, sodass ihre Anwendung bei mobilen Patienten limitiert ist.

42.7 Multiple Sklerose (MS)

42.7.1 Definition

Die Multiple Sklerose ist eine immunvermittelte chronisch-entzündliche Erkrankung, die zu Demyelinisierung und axonalem Schaden führt.

42.7.2 Therapieprinzip

Wirkstoffe

- akuter Schub: Glukokortikoidstoßtherapie
- Basistherapie: Interferon β · Glatirameracetat
- Eskalationstherapie: Mitoxantron · Natalizumab · Fingolimod

Der akute Schub wird mit hoch dosierten Glukokortikoiden, meist Methylprednisolon i. v. über 3–5 Tage behandelt. Bei unzureichender Wirkung werden die Therapiedauer und/oder die Dosis erhöht. Als Therapieeskalation kann dann noch die Plasmapherese bzw. Immunadsorption erfolgen.

Die Basistherapie erfolgt mit **Interferon β** (▸ Kap. 25.3.1) oder Glatirameracetat. Diese immunmodulierende Therapie wird frühzeitig eingeleitet, wenn die Diagnose einer schubförmig verlaufenden MS oder einer ersten klinischen Episode mit hohem Risiko, eine klinisch gesicherte MS zu entwickeln, gestellt wird.

Typische Nebenwirkungen der Interferone sind **grippeähnliche Symptome** (Fieber, Schüttelfrost, Myalgie), weshalb eine einschleichende Dosierung und eine prophylaktische Gabe von Paracetamol oder Ibuprofen erfolgen. Die Substanzen müssen parenteral angewandt werden.

Glatirameracetat ist ein Immunmodulator, der aus einem Gemisch der vier wichtigsten Aminosäuren (L-Glutamat, L-Alanin, L-Tyrosin, L-Lysin) des basischen Myelinproteins besteht. Der genaue Wirkmechanismus ist unklar, es greift aber in die Immunprozesse ein, die für die Pathogenese der MS verantwortlich gemacht werden. Unter anderem scheint es die Zahl der T-Suppressorzellen zu erhöhen, die die Entzündung im ZNS unterdrücken können. Der Wirkungseintritt ist verzögert (frühestens 3 Monate nach Therapiebeginn).

Eine Therapieeskalation kann bei bestimmten Formen der MS mit folgenden Substanzen erfolgen:

- **Mitoxantron:** bewirkt eine Interkalierung der DNA und DNA-Einzel- und Doppelstrangbrüche. Bei der MS kommt es in der Folge zu einer verminderten Antikörperbildung durch B-Lymphozyten und Abnahme der Myelin-Zerstörung durch Makrophagen. Mitoxantron ist **kardiotoxisch** und erhöht das Risiko für eine Herzinsuffizienz.
- **Natalizumab:** ist ein Antikörper gegen leukozytäre Oberflächenantigene (und zwar gegen das Alpha-4-Integrin), sodass Immunzellen nicht mehr die Blut-Hirn-Schranke überwinden und somit im ZNS nicht mehr am Entzündungsprozess teilnehmen können. Es besteht ein erhöhtes Risiko für Infekte und die Entwicklung einer progressiven multifokalen Leukoenzephalopathie.
- **Fingolimod:** unterdrückt den Austritt aktivierter T-Lymphozyten aus dem Lymphknoten in die Blutbahn. Die Therapie ist nebenwirkungsreich (Lymphopenie, Sehstörungen [Makulaödem], Bradykardie).

Neben dieser immunmodifizierenden Therapie erfolgt eine symptomatische Therapie je nach Symptomen:

- Spastik: z. B. Baclofen, Tetrahydrocannabinol + Cannabidiol, Botulinustoxin A
- neuropathische Schmerzen: Amitriptylin, Gabapentin
- Blasenfunktionsstörung: Anticholinergika (z. B. Oxybutynin)
- Gehstörung: Fampridin (neuronaler Kalziumkanalblocker, der die Aktionspotenzialbildung in demyelinisierten Axonen verbessern soll; kann die Gehfähigkeit verbessern)

42.8 Zu guter Letzt

Klinischer Fall

1. Ein 58-jähriger Patient mit neu festgestelltem Morbus Parkinson soll von Ihnen medikamentös behandelt werden. Was verordnen Sie?
2. Nennen Sie das Mittel der Wahl für folgende Erkrankungen: Absencen, fokale Anfälle bei Metastasen, Restless-Legs-Syndrom, Grand-mal-Status, Myasthenia gravis, juvenile myoklonische Epilepsie, Rigor und Tremor unter einer Neuroleptikatherapie, Basistherapie der Multiplen Sklerose bei schubförmigem Verlauf.

Antworten:

1. Therapie der Wahl sind D_2-Agonisten (z. B. Ropinirol).
2. Absencen – Ethosuximid, fokale Anfälle bei Metastasen – Lamotrigin, Restless-Legs-Syndrom – L-Dopa, D_2-Agonisten, Grand-mal-Status – Lorazepam i. v., Myasthenia gravis – Pyridostigmin + Prednisolon + Azathioprin, juvenile myoklonische Epilepsie – Valproat, Rigor und Tremor unter einer Neuroleptikatherapie – Biperiden, Basistherapie der Multiplen Sklerose bei schubförmigem Verlauf – Interferon β, Glatirameracetat.

43 Therapie psychiatrischer Erkrankungen

43.1	**Wegweiser**	559
43.2	**Unipolare Depression**	561
43.2.1	Definition	561
43.2.2	Therapieprinzip	561
43.2.3	Sonderform: bipolare Depression	562
43.3	**Schizophrenie und Manie**	563
43.3.1	Definition	563
43.3.2	Therapieprinzip: Schizophrenie	563
43.3.3	Therapieprinzip: Manie	563
43.4	**Demenz**	564
43.4.1	Definition und Einteilung	564
43.4.2	Therapieprinzip	564
43.5	**Schlafstörungen**	565
43.6	**Sonstige neuropsychiatrische Erkrankungen**	565
43.7	**Zu guter Letzt**	566

IMPP-Hits

Die Themen, die das IMPP aus diesem Kapitel interessierte, kann man im Prinzip in drei Klassen packen, die in absteigender Häufigkeit gefragt wurden:

1. Manie, Schizophrenie, Depression (60 % aller Fragen)
2. Schlaf-, Angst-, Zwangsstörungen, Demenz (37 % aller Fragen)
3. Tic-Störungen, Autismus (zwar selten, aber dafür ziemlich aktuell gefragt)

43.1 Wegweiser

Die Pharmakotherapie psychiatrischer Erkrankungen ist ein häufiges Thema bei den IMPP-Prüfungen. In diesem Falle spiegelt es aber auch die „reale Welt" wieder. So zählen z. B. Depressionen zu den häufigsten, aber hinsichtlich ihrer individuellen und gesellschaftlichen Bedeutung meist unterschätzten Erkrankungen. In ▸ Kap. 43.2 wird deshalb gleich die Therapie der unipolaren Depression ausführlich beschrieben. Ebenfalls in diesem Kapitel ist aus didaktischen Gründen die Pharmakotherapie der bipolaren Depression (▸ Kap. 43.2.3) eingeordnet – auch wenn diese Erkrankung von der unipolaren Depression abgegrenzt werden muss. Das ▸ Kap. 43.3 beschäftigt sich mit der medikamentösen Behandlung von Schizophrenie und Manie. Die nächsten Kapitel stellen kurz die Behandlung der Demenz vor (▸ Kap. 43.4) sowie die differenzialtherapeutischen Aspekte bei der Behandlung von Schlafstörungen (▸ Kap. 43.5). Was sonst noch das IMPP häufiger oder selten wissen wollte, ist in ▸ Kap. 43.6 untergebracht. Wie gewohnt, kommt zunächst eine Tabelle (▸ Tab. 43.1), aus der alle in diesem Kapitel erwähnten Wirkstoffe bzw. Wirkstoffklassen ersichtlich sind.

Tab. 43.1 Auswahl einiger Wirkstoffe, die zur Behandlung psychiatrischer Erkrankungen, angewandt werden und die in diesem Kapitel vorkommen

	Wirkstoffklasse	Vertreter	Kapitel
Antidepressiva	trizyklische Antidepressiva	z. B. Amitriptylin, Doxepin, Clomipramin	► Kap. 20.2.2
	selektive Serotonin-Re-uptake-Inhibitoren (SSRI)	z. B. Citalopram, Fluoxetin, Fluvoxamin, Paroxetin	► Kap. 20.2.3
	selektive Serotonin-/Noradrenalin-Re-uptake-Hemmer	Venlafaxin, Duloxetin	► Kap. 20.2.5
	selektiver Noradrenalin-Re-uptake-Hemmer	Reboxetin	► Kap. 20.2.5
	Monoaminoxidase(MAO)-Hemmer	Moclobemid, Tranylcypromin	► Kap. 20.2.4
	α_2-Antagonisten	Mianserin, Mirtazapin	► Kap. 20.2.5
	sonstige: Lithiumsalze, Johanniskraut		► Kap. 19.5, ► Kap. 20.2.5
Neuroleptika	klassische	z. B. Promethazin, Melperon, Pipamperon, Fluphenazin, Haloperidol, Pimozid	► Kap. 19.3
	atypische	Clozapin, Risperidon, Ziprasidon, Olanzapin, Quetiapin, Amisulprid, Sulpirid	► Kap. 19.4
Stimmungs-stabilisatoren	Antikonvulsiva	Carbamazepin, Valproat, Lamotrigin	► Kap. 21.3.5
	Lithiumsalze		► Kap. 19.5
	atypische Neuroleptika	s. o.	
Antidementiva	zentral wirksame Acetylcholinesterasehemmer	Galantamin, Donepezil, Rivastigmin	► Kap. 20.3.1
	NMDA-Rezeptorantagonisten	Memantin	► Kap. 20.3.2
Schlafmittel	Benzodiazepine	z. B. Triazolam, Temazepam	► Kap. 18.3.1
	Benzodiazepinanaloga	Zolpidem, Zopiclon, Zaleplon	► Kap. 18.3.2
	Antihistaminika	Doxylamin, Diphenhydramin, Promethazin	► Kap. 18.3.3
	Antidepressiva	Doxepin	► Kap. 18.3.4
	Neuroleptika	z. B. Haloperidol, Melperon	► Kap. 18.3.5
	pflanzliche Hypnotika	z. B. Melisse, Baldrian, Hopfen, Kava-Kava	► Kap. 18.3.6
	sonstige: Chloralhydrat, Melatonin		► Kap. 18.3.9, ► Kap. 18.3.11
Sonstige	β-Blocker		► Kap. 2.4.4.2
	Buspiron	zentraler 5-HT_{1A}-Agonist	► Kap. 10.3.3.1
	Tiaprid	Dopaminrezeptorantagonist	► Kap. 22.8.2
	Sonstige: Modafinil, Methylphenidat (► Kap. 2.4.3.2), Natrium-Oxybat		

43.2 Unipolare Depression

43.2.1 Definition

Eine Depression ist eine affektive Störung, gekennzeichnet durch depressive Verstimmung, gehemmtes Denken, psychomotorische Hemmung, Vitalstörungen, Suizidgedanken, depressive Wahnvorstellungen. Man spricht von einem unipolaren Verlauf, wenn es nur depressive Phasen gibt. Bei bipolaren Verläufen kommen depressive und manische Phasen vor.

43.2.2 Therapieprinzip

Es gibt vier Behandlungsstrategien bei der Therapie der unipolaren Depression:

- aktiv-abwartende Begleitung („watchful waiting"): nur bei leichten Verläufen, wenn man davon ausgeht, dass sich die depressive Phase ohne Therapie zurückbildet
- Psychotherapie
- Pharmakotherapie
- Kombinationstherapie

Zudem kann die Therapie eingeteilt werden in:

- Akuttherapie
- Erhaltungtherapie
- Rezidivprophylaxe.

43.2.2.1 Akuttherapie

Eine Pharmakotherapie mit **Antidepressiva:**

- erfolgt bei einer **schweren depressiven Episode in Kombination mit einer Psychotherapie.**
- **kann erfolgen bei einer mittelschweren Episode;** ansonsten Psychotherapie.
- sollte **nicht generell bei einer leichten depressiven Episode** erfolgen, da Antidepressiva bei leichten Verläufen nicht besser wirksam sind als Placebo. Der Einsatz von Antidepressiva beschränkt sich dann auf Patienten, die explizit eine medikamentöse Therapie wünschen bzw. in der Vergangenheit damit gute Erfolge hatten.

Lerntipp

Als Faustregel gilt: Eine medikamentöse antidepressive Therapie wird bei mittelgradiger und schwerer depressiver Episode durchgeführt.

Alle zugelassenen Antidepressiva besitzen in etwa die gleiche Wirksamkeit, unterscheiden sich jedoch erheblich hinsichtlich der Nebenwirkungen. Die Dosierung erfolgt immer **einschleichend.** Die Akuttherapie ist üblicherweise eine Monotherapie über 4 (–6) Wochen. Kommt es in diesem Zeitraum zum Ansprechen, so wird mit der Erhaltungstherapie fortgefahren (▸ Kap. 43.2.2.3). Ansonsten werden Maßnahmen zur Optimierung der Therapie ergriffen (▸ Kap. 43.2.2.2).

Die Auswahl des Präparats für die Akuttherapie richtet sich im Wesentlichen am Nebenwirkungsprofil aus. Die beiden großen Antidepressivagruppen sind trizyklische Antidepressiva und SSRI. Die wenigsten Nebenwirkungen haben **SSRI, Venlafaxin oder Mirtazapin,** sie werden daher gegenüber den trizyklischen Antidepressiva oft bevorzugt.

- Unter **SSRI** muss aber beachtet werden, dass ein **Serotonin-Syndrom** auftreten kann (▸ Kap. 20.2.4). Sie wirken antriebssteigernd, sodass die Suizidgefahr zunehmen kann, ebenso kommt es zu motorischer Unruhe.
- Werden **trizyklische Antidepressiva** ausgewählt, so ist an **anticholinerge Nebenwirkungen** zu denken. Keine Anwendung bei Herzkrankheiten, Engwinkelglaukom, Prostatahypertrophie, intestinalen Stenosen und Obstipation, kognitiven Störungen (z. B. Alzheimer-Demenz), Krampfleiden.
- Bei leichten depressiven Episoden kann ein Therapieversuch mit Johanniskraut erfolgen. Cave: unerwünschte Wirkungen sind Fotosensibilisierung und Medikamenteninteraktion durch Hemmung von Cytochrom P450.
- Bei **ängstlich-agitierten Patienten** antriebshemmende Antidepressiva verwenden (z. B. Amitriptylin, Doxepin, Mirtazapin), evtl. Kombination mit einem Benzodiazepin.
- Bei **gehemmten Depressionen** antriebsneutrale, evtl. antriebssteigernde Substanzen verwenden (z. B. Reboxetin, SSRI, MAO-Hemmer). Eventuell vorübergehende Kombination mit einem Benzodiazepin, da die antidepressive Wirkung verzögert eintritt, der antriebssteigernde Effekt aber früher (evtl. Suizidgefahr).
- Bei **wahnhafter Depression** zusätzlich Neuroleptika (z. B. Amisulprid) einsetzen.
- Bei Komorbidität mit **Zwangsstörungen:** SSRI oder Clomipramin.
- Bei Depression bei **Alzheimer-Demenz:** SSRI.

- Bei der Behandlung der **akuten Suizidalität** werden keine Antidepressiva verwendet (außer bei die Behandlung der Depression). Die Akutbehandlung erfolgt meist mit einem **Benzodiazepin** (möglichst < 14 Tage). Die **Rezidivprophylaxe** erfolgt mit **Lithium.**

43.2.2.2 Therapieversagen

Die antidepressive Wirkung sollte innerhalb von 3–4 Wochen eingetreten sein. Ist das nicht der Fall und die Kooperation des Patienten ist gut, so können folgende Maßnahmen ergriffen werden:

- Dosissteigerung (nur bei trizyklischen Antidepressiva und Venlafaxin)
- Augmentation
- Switching

Als Augmentation bezeichnet man eine Verstärkung der antidepressiven Wirkung eines gegebenen Antidepressivums durch Hinzunahme einer weiteren Substanz, die selbst kein Antidepressivum ist. Üblicherweise wird dafür Lithium verwendet, daher spricht man auch von einer **Lithiumaugmentation.** Wenn ein Patient innerhalb von 4–6 Wochen auf Lithium angesprochen hat, so soll er das für mindestens 6 Monate fortführen.

Alternativ kann auch eine andere Substanz, bevorzugt aus einer anderen Wirkstoffklasse, verwendet werden (= **Switching**). Das erste Antidepressivum muss dann langsam ausgeschlichen werden, das neue Antidepressivum wird langsam eindosiert. Switching ist allerdings nicht die Methode der Wahl bei Therapieversagen.

> **Merke**
>
> Wegen der Gefahr eines serotonergen Syndroms muss beim Wechsel von SSRI, Venlafaxin/Duloxetin und Clomipramin auf einen MAO-Hemmer (insbes. auf Tranylcypromin) ein Sicherheitsabstand von 2 Wochen, bei Fluoxetin von 5 Wochen eingehalten werden. Umgekehrt soll eine Behandlungspause von 2 Wochen erfolgen.

Die Kombination von zwei verschiedenen Antidepressiva sollte ebenfalls zurückhaltend erfolgen. Für die Kombination werden empfohlen: Mianserin oder Mirtazapin + SSRI oder trizyklisches Antidepressivum.

43.2.2.3 Erhaltungstherapie

Antidepressiva sollen mindestens 4–9 Monate über die Remission einer depressiven Episode hinaus eingenommen werden, weil sich hierdurch das Risiko eines Rückfalls erheblich vermindern lässt. In dieser Erhaltungsphase sollten die gleiche Dosierung und das gleiche Medikament, das in der Akutphase erfolgreich war, fortgeführt werden.

43.2.2.4 Rezidivprophylaxe

Eine Rezidivprophylaxe ist nicht bei allen Patienten notwendig. Üblicherweise erfolgt sie bei zwei oder mehr depressiven Episoden. Dann sollte das Antidepressivum mindestens 2 Jahre in gleicher Dosierung wie in der Akutphase eingenommen werden. Bei suizidgefährdeten Patienten wird eine Rezidivprophylaxe mit Lithium durchgeführt.

43.2.2.5 Beendigung der Therapie

> **Merke**
>
> Niemals abruptes Absetzen!

Antidepressiva werden langsam ausgeschlichen, üblicherweise über einen Zeitraum von 4 Wochen.

43.2.3 Sonderform: bipolare Depression

Die bipolare Depression, also depressive Episoden im Rahmen einer bipolaren Erkrankung, kann nicht mit der unipolaren Depression gleichgesetzt werden. Es gibt nur sehr wenige Studiendaten über eine effektive Therapie der bipolaren Depression. Daher sind die Empfehlungen sehr zurückhaltend. Für die Behandlung bipolarer Depressionen werden Pharmaka aus den Substanzklassen der Antidepressiva, Stimmungsstabilisierer und atypischen Neuroleptika eingesetzt.

Das Problem bei einer antidepressiven Therapie bei bipolarer Erkrankung ist die Gefahr, dadurch eine Manie oder einen affektiven Mischzustand hervorzurufen und auch die Episodenfrequenz zu beschleunigen. Am ehesten ist die Therapie mit **Fluoxetin, Paroxetin (SSRI) und Bupropion** (selektiver Noradrenalin-Dopamin-Re-uptake-Hemmer) geeignet, da darunter anscheinend kein erhöhtes Risiko besteht, eine Manie zu induzieren. Nicht verwendet werden sollten trizyklische Antidepressiva und Venlafaxin. Empfehlungen für eine Kombinationstherapie mit Antidepressiva gibt es nicht. Von den Stimmungsstabilisierern und atypischen Neuroleptika sind für die Akutbehandlung **Carbamazepin, Lamotrigin, Olanzapin und Quetiapin** für die Monotherapie geeignet. Ungeeignet für die Akut-Monotherapie sind Lithium und Valproat.

Lerntipp

Es ist schon erstaunlich, dass das IMPP auf einem so vagen Feld Fragen zu Akuttherapie der Depression bei bipolaren Störungen stellt. Die abgefragte Therapie – nämlich die Kombination aus Citalopram mit Valproat – spiegelt sich so zumindest nicht in den aktuellen Empfehlungen vom Mai 2012 wieder.

43.3 Schizophrenie und Manie

43.3.1 Definition

Die **Schizophrenie** ist eine endogene Psychose, die durch ein Nebeneinander von gesunden und veränderten Erlebnis- und Verhaltensweisen charakterisiert ist:

- **Plussymptome:** Halluzination, Wahn, Erregtheit
- **Minussymptome** (Negativsymptome): Antriebsverlust, Aktivitätslosigkeit, Sprachverarmung

Die **Manie** ist eine endogene Psychose mit Steigerung des Antriebs, Denkstörungen (Ideenflucht), heiterer bis gereizter Stimmung.

43.3.2 Therapieprinzip: Schizophrenie

43.3.2.1 Akuttherapie

Bei schizophrener Ersterkrankung erfolgt eine **frühestmögliche antipsychotische Therapie mit atypischen Neuroleptika** (erste Wahl), z. B. Amisulprid, **Olanzapin.**

- Atypische Neuroleptika sind genauso gut wirksam auf Positivsymptome, besser wirksam auf Negativsymptome und haben weniger EPM-Störungen (extrapyramidal-motorische Störungen) als klassische Neuroleptika.
- Ausnahme: Clozapin ist kein Medikament der ersten Wahl wegen der Gefahr der Agranulozytose.

Merke

Ausnahme von der Ausnahme: Psychosen bei Parkinson-Patienten werden gleich mit Clozapin behandelt (▸ Kap. 42.3.2.7).

Bei **starker Agitation, Angst, Schlafstörungen** wird vorübergehend mit Benzodiazepinen kombiniert. Bei **paranoid-halluzinatorischer Psychose** verwendet man Haloperidol statt des atypischen Neuroleptikums. Bei **therapieresistenter Schizophrenie** wird Clozapin eingesetzt.
Neuroleptika werden (wenn möglich) langsam eindosiert zur Vermeidung von **Frühdyskinesien.** Die Anwendung erfolgt in möglichst niedriger Dosierung. Die Ersttherapie ist eine Monotherapie. Antipsychotika sollen nicht miteinander kombiniert werden. Eine prophylaktische Gabe von **Antiparkinson-Mitteln** zum Vermeiden von EPM-Störungen wird nicht durchgeführt, da sie das Auftreten von Spätdyskinesien fördern können.
Wurde mit einem klassischen Neuroleptikum begonnen, so wird bei Wirkungsverlust, bei Negativsymptomatik oder starken EPM-Störungen auf ein atypisches Neuroleptikum umgesetzt.

43.3.2.2 Rezidivprophylaxe

Nach jeder begonnenen Akuttherapie einer schizophrenen Psychose wird eine Rezidivprophylaxe durchgeführt. Üblicherweise wird das Neuroleptikum verwendet, mit dem die Remission erreicht wurde. Daher sind wieder atypische Neuroleptika erste Wahl. Bei Einnahmeproblemen kann ein Depotpräparat verwendet werden, mit dem akut ein Erfolg zu verzeichnen war. Ein Depotpräparat gibt es bei den atypischen Neuroleptika nur für Risperidon. Die Dauer der Rezidivprophylaxe richtet sich nach der Art der akuten Phase:

- **Erstmanifestation:** 12 Monate
- **nach dem ersten Rezidiv:** 2–5 Jahre
- **nach jedem weiteren Rezidiv:** lebenslang

Bei Therapieende dürfen Neuroleptika **nie abrupt abgesetzt** werden, sondern müssen über mehrere Wochen ausgeschlichen werden, da sonst gehäuft **Rezidive** auftreten.

43.3.3 Therapieprinzip: Manie

Eine akute Manie muss therapiert werden, da die Patienten durch Größenideen, Selbstüberschätzung und fehlende Krankheitseinsicht eine Selbst- oder Fremdgefährdung hervorrufen können.

43.3.3.1 Akuttherapie

Mittlerweile gibt es eine Vielzahl an Wirkstoffen, die zur Therapie der Manie eingesetzt werden kön-

nen. Die Akuttherapie beginnt als Monotherapie mit einem der nachfolgend genannten Wirkstoffe:
- **Carbamazepin** (Antikonvulsivum, Stimmungsstabilisator)
- **Valproat** (Antikonvulsivum, Stimmungsstabilisator): bevorzugt bei der **dysphorischen Manie** und bei Patienten mit mehr als vier manischen Episoden/Jahr **(Rapid cycling)** eingesetzt.
- **Lithium** (Stimmungsstabilisator): enge therapeutische Breite
- **Risperidon** (atypisches Neuroleptikum)
- Haloperidol (klassisches Neuroleptikum): bei akuter Psychose
- Olanzapin (atypisches Neuroleptikum)
- Quetiapin (atypisches Neuroleptikum)
- Ziprasidon (atypisches Neuroleptikum)

Die Wirkung setzt häufig erst nach ein paar Tagen ein, weshalb vorübergehend eine Kombination mit einem **Adjuvans (Benzodiazepin)** erfolgt.
Ist diese Monotherapie nicht ausreichend, wird kombiniert. Empfohlene Kombinationen sind:
- Valproat + Olanzapin
- Valproat + Risperidon
- Lithium + Olanzapin
- Lithium + Risperidon

43.3.3.2 Rezidivprophylaxe

Nach Remission der akuten manischen Symptomatik erfolgt eine **Erhaltungstherapie** für mindestens 6 Monate:
- erste Wahl: **Lithium**
- zweite Wahl: Lamotrigin
- dritte Wahl: **Valproat, Carbamazepin,** Olanzapin, Risperidon

Daran schließt sich meist eine mehrjährige **Rezidivprophylaxe** an:
- erste Wahl: **Lithium**
- zweite Wahl: **Valproat, Carbamazepin.**

Lerntipp

Die Phasenprophylaxe (Rezidiv-, Langzeitprophylaxe) mit Lithium als erste Wahl und Carbamazepin als zweite Wahl ist ein gern gefragtes Prüfungsthema.

43.4 Demenz

43.4.1 Definition und Einteilung

Die Demenz ist ein Syndrom als Folge einer meist chronischen oder fortschreitenden Krankheit des Gehirns mit Störung vieler höherer kortikaler Funktionen, einschließlich Gedächtnis, Denken, Orientierung, Auffassung, Rechnen, Lernfähigkeit, Sprache, Sprechen und Urteilsvermögen im Sinne der Fähigkeit zur Entscheidung. Das Bewusstsein ist nicht eingeschränkt. Die Demenz wird eingeteilt in:
- Alzheimer-Demenz
- vaskuläre Demenz
- gemischte Demenz
- frontotemporale Demenz
- Demenz bei primärem Parkinson-Syndrom
- Demenz mit Lewy-Körperchen

43.4.2 Therapieprinzip

Die Therapie umfasst psychosoziale Interventionen und die antidementive Pharmakotherapie.
Antidementiva (▸ Kap. 20.3) sind nur für die Behandlung der Alzheimer-Demenz und Demenz beim Parkinson-Syndrom zugelassen. Die gemischte Demenz wird als das gleichzeitige Vorliegen einer Alzheimer- und vaskulären Demenz betrachtet. Folglich wird sie wie die Alzheimer-Demenz behandelt. Die Anwendung von Antidementiva bei den anderen Demenzformen ist off-label. Es wird daher an dieser Stelle nur auf die Alzheimer-Demenz und Demenz bei primärem Parkinson-Syndrom eingegangen.

Wirkstoffe

- **leichte bis mittelschwere Alzheimer-Demenz:** Galantamin · Donepezil · Rivastigmin
- **mittelschwere bis schwere Alzheimer-Demenz:** Memantin
- **Demenz bei Parkinson-Syndrom:** Rivastigmin

Zur Behandlung der Demenz werden **zentral wirksame Acetylcholinesterasehemmer** (Galantamin, Donepezil, Rivastigmin; ▸ Kap. 20.3.1) und **NMDA-Rezeptorantagonisten** (Memantin; ▸ Kap. 20.3.2) eingesetzt. Acetylcholinesterasehemmer erhöhen zentral die Acetylcholinkonzentration im synaptischen Spalt. Da bei der Alzheimer-Demenz u. a. ein Untergang cholinerger Neurone stattfindet, können die Acetylcholinesterasehemmer den Mangel an Acetylcholin bis zu einem gewissen Ausmaß kompensieren. NMDA-Rezeptorantagonisten heben die exzitatorische Wirkung von Glutamat am NMDA-Rezeptor und die damit verbundene Neurotoxizität auf.

Beide Substanzklassen können die kognitiven Leistungen leicht verbessern. Es gibt jedoch keine überzeugenden Daten, dass diese Wirkstoffe die Progression der Erkrankung günstig beeinflussen. Die drei Acetylcholinesterasehemmer sind für die Behandlung der leichten bis mittelschweren Alzheimer-Demenz zugelassen. Rivastigmin ist auch für die Behandlung der leichten bis mittelschweren Demenz beim Parkinson-Syndrom indiziert. Memantin wird bei der mittelschweren bis schweren Alzheimer-Demenz verwendet.
An Nebenwirkungen treten unter Acetylcholinesterasehemmern gastrointestinale Beschwerden, Bradykardie und Synkopen auf. Memantin verursacht Schwindel, Kopfschmerzen, Blutdruckanstieg, Obstipation und Schläfrigkeit.

43.5 Schlafstörungen

Eine medikamentöse Therapie von Schlafstörungen sollte immer nur **vorübergehend** erfolgen, da die zugrunde liegende Ursache nicht behoben wird. Bei vielen Schlafmitteln (▸ Kap. 18.3) entwickelt sich eine **Toleranz** (insbes. bei Antihistaminika, pflanzlichen Präparaten und Chloralhydrat). Bei einigen Substanzen kann eine **Abhängigkeit** (Benzodiazepine, Benzodiazepinanaloga, Chloralhydrat) entstehen (▸ Tab. 18.3). Eine **Verbesserung der Schlafhygiene** ist wichtiger Bestandteil der nichtmedikamentösen Therapie.

- Ein bewährtes, sicher nebenwirkungsfreies „Schlafmittel" ist Lesen im Bett.
- Gern angewandt, jedoch eher ein gefährliches Schlafmittel bei Daueranwendung ist **Alkohol.**
- **Pflanzliche Hypnotika** haben keine gute Wirkung, jedoch lohnt sich ein Versuch bei Schlafstörungen mit geringem Leidensdruck, da kaum Nebenwirkungen auftreten.
- Wenn **Schlafmittel** nur **kurzfristig** angewandt werden, z. B. vor Prüfungssituationen, sollten kurz wirksame Schlafmittel verwendet werden. Sie wirken gut bei Einschlafstörungen, die meist durch den psychischen Stress bedingt sind, Hangover wird vermieden: z. B. **kurz wirksame Antihistaminika** (Doxylamin), **Benzodiazepine** (Triazolam), **Zolpidem** oder **Zaleplon.**
- Bei **depressiven Patienten** mit Durchschlafstörungen hingegen werden länger wirksame Präparate wie **Temazepam, Zopiclon oder ein sedierendes Antidepressivum (Doxepin)** eingesetzt.
- Die schlaffördernde Wirkung von **Melatonin** kann bei Patienten **über 55 Jahren** ausprobiert werden.
- Bei **Patienten mit hirnorganischen Erkrankungen** und bei älteren Patienten können **Neuroleptika** (Melperon) oder **Chloralhydrat** angewandt werden, da bei diesen Substanzen keine paradoxen Reaktionen auftreten. Als Nebenwirkungen treten bei Neuroleptika extrapyramidal-motorische Störungen auf, weshalb sie **nicht bei Morbus Parkinson** verwendet werden dürfen. Chloralhydrat hat ein ausgeprägtes Abhängigkeitspotenzial.
- Bei **Abhängigen** völlig ungeeignet sind: Chloralhydrat, Benzodiazepine, Clomethiazol. Aufgrund des fehlenden Abhängigkeitspotenzials eignen sich **Antidepressiva** und **Neuroleptika.**
- Bei Begleiterkrankungen **(Herzrhythmusstörungen, Prostatahyperplasie, Glaukom)** dürfen **keine** Substanzen mit anticholinergen Wirkungen wie **Antihistaminika, trizyklische Antidepressiva, Neuroleptika** verwendet werden.
- Bei Herzrhythmusstörungen sind Benzodiazepine möglich, aber **kein** Chloralhydrat verwenden.
- Bei **Suizidgefahr** keine Antidepressiva, da sie den Antrieb steigern können. **Benzodiazepine** wirken dämpfend und sind daher geeignet.
- Keine Schlafmittel bei Schwangeren, COPD und Schlafapnoesyndrom anwenden.

43.6 Sonstige neuropsychiatrische Erkrankungen

In aller Kürze sollen zum Abschluss des Kapitels die pharmakologischen Möglichkeiten zur Behandlung weiterer neuropsychiatrischer Erkrankungen aufgelistet werden (▸ Tab. 43.2), da sie immer wieder auch Thema bei der schriftlichen Prüfung sind.

Tab. 43.2 Pharmakotherapie weiterer neuropsychiatrischer Erkrankungen

Erkrankung	Therapie
Tic-Störungen (z. B. Tourette-Syndrom)	**erste Wahl: Tiaprid** (▸ Kap. 22.8.2) zweite Wahl: Risperidon, Sulpirid (▸ Kap. 19.4.3, ▸ Kap. 19.4.7) dritte Wahl: Haloperidol, Pimozid (▸ Kap. 19.3.3, ▸ Kap. 19.3.4)

Tab. 43.2 Pharmakotherapie weiterer neuropsychiatrischer Erkrankungen *(Forts.)*

Erkrankung	Therapie
Autismus	begleitende Pharmakotherapie; an Symptomen ausgerichtet: • **Aggressivität: atypische Neuroleptika (z. B. Risperidon)** • Impulsivität, Ritualisierung: SSRI • Stimmungsschwankungen: Stimmungsstabilisierer • Anfallsleiden: Antiepileptika
Zwangsstörungen	**SSRI (z. B. Fluvoxamin, Paroxetin)**
Panikstörung	**SSRI (z. B. Citalopram), akut: Benzodiazepine**
Spezifische Phobien	β-Blocker (z. B. Prüfungsangst), Benzodiazepine (z. B. Flugangst)
Agoraphobie	SSRI (z. B. Citalopram), Imipramin (und andere trizyklische Antidepressiva), irreversible MAO-Inhibitoren, Benzodiazepine
Generalisierte Angststörung	trizyklische Antidepressiva, SSRI, Benzodiazepine, Buspiron, Neuroleptika
Narkolepsie	• **Modafinil** zur Behandlung der Tagesmüdigkeit (zentral wirksames Sympathomimetikum) • Methylphenidat (► Kap. 2.4.3.2) als Alternative zu Modafinil (Methylphenidat unterliegt der Betäubungsmittelverordnung) • Natrium-Oxybat (= Gamma-Hydroxybuttersäure) zur Therapie der Kataplexie und Tagesmüdigkeit (unterliegt ebenfalls der Betäubungsmittelverordnung) • Clomipramin und andere Antidepressiva zur Behandlung der Kataplexie

Fett markierte Wirkstoffe wurden vom IMPP geprüft.

43.7 Zu guter Letzt

Klinischer Fall

1. Bei einem Patienten wird erstmalig eine mittelschwere depressive Episode bei Alzheimer-Demenz diagnostiziert. Die Tochter des Patienten möchte über den Umfang der medikamentösen Therapiemöglichkeiten informiert werden.
2. Was verstehen Sie unter einer Lithiumaugmentation?

Antworten:

1. Zunächst Akuttherapie mit einem Antidepressivum (optimalerweise einem SSRI), die nach 3–4 Wochen erfolgreich sein sollte. Dann schließt sich eine Erhaltungstherapie mit dem gleichen Medikament (wenn es verträglich und erfolgreich war) für 4–9 Monate an. Ob eine Rezidivprophylaxe notwendig ist, muss im Verlauf entschieden werden.
2. Als Augmentation bezeichnet man eine Verstärkung der antidepressiven Wirkung eines gegebenen Antidepressivums durch Hinzunahme einer weiteren Substanz, die selbst kein Antidepressivum ist. Üblicherweise wird dafür Lithium verwendet, daher spricht man auch von einer Lithiumaugmentation.

44 Therapie von Haut- und Augenerkrankungen

44.1	**Wegweiser**	567
44.2	**Dermatologische Erkrankungen**	567
44.2.1	Topische Glukokortikoide	567
44.2.2	Psoriasis vulgaris	568
44.2.3	Akne	571
44.2.4	Atopisches Ekzem (Neurodermitis)	572
44.2.5	Rosazea	573
44.2.6	Pharmaka mit fotosensibilisierender Wirkung	574
44.3	**Ophthalmologische Erkrankungen**	574
44.3.1	Glaukom	574
44.3.2	Pharmaka mit Wirkungen/Nebenwirkungen am Auge	576
44.4	**Zu guter Letzt**	576

IMPP-Hits

In absteigender Häufigkeit wurden vom IMPP Fragen zu folgenden Themen gestellt:

1. Glaukom
2. Psoriasis
3. Akne
4. Neurodermitis
5. Rosazea

44.1 Wegweiser

In diesem Kapitel wird die Pharmakotherapie einiger Haut- (► Kap. 44.2) und Augenerkrankungen (► Kap. 44.3) besprochen. Bei den Hautkrankheiten werden Psoriasis (► Kap. 44.2.2), Akne (► Kap. 44.2.3), Neurodermitis (► Kap. 44.2.4) und Rosazea (► Kap. 44.2.5) vorgestellt. Bei den Augenerkrankungen wurde die Pharmakotherapie des Glaukoms ausgewählt (► Kap. 44.3.1).

Einen Teil der Wirkstoffe haben Sie bereits im allgemeinen Teil dieses Buches gelernt. Darüber hinaus finden sich in diesem Kapitel aber auch neue Wirkstoffe, die nur bei dermatologischen Erkrankungen Einsatz finden. Aus diesem Grund wurde auf die sonst übliche Tabelle zu Beginn des Kapitels mit Übersicht über alle Pharmaka und entsprechenden Verweisen verzichtet.

44.2 Dermatologische Erkrankungen

44.2.1 Topische Glukokortikoide

Bei vielen dermatologischen Erkrankungen werden topische Glukokortikoide eingesetzt, also direkt auf die Haut aufgetragen. Entsprechend ihrer Wirkstärke werden sie in vier Klassen eingeteilt (► Tab. 44.1). Die Wirkstärke ist allerdings nicht nur von der Potenz abhängig, sondern z. B. auch von der Art der Applikation (höchste Wirksamkeit bei Okklusionsverbänden), dem Zustand der Haut, der Penetration des Wirkstoffs und der pharmazeutischen Zubereitung (besser bei lipophiler Grundlage) etc.

Darüber hinaus liegt bei den verschiedenen Wirkstoffen ein unterschiedliches Nutzen-Risiko-Verhältnis vor, je nachdem, ob die Wirkstoffe mehr oder weniger Nebenwirkungen verursachen, insbesondere systemischer Art. Ein besonders gutes Nutzen-Risiko-Verhältnis besteht u. a. bei Prednicarbat, Mometasonfuroat und Methylprednisolonaceponat.

44.2.2 Psoriasis vulgaris

44.2.2.1 Definition

Die Psoriasis ist eine der häufigsten chronisch-entzündlichen Erkrankungen der Haut mit der häufigsten Manifestationsform als Psoriasis vulgaris mit erythematosquamösen Plaques. Vom Verlauf her wird zwischen leichter, mittelschwerer und schwerer Psoriasis unterschieden.

Tab. 44.1 Potenz lokal anwendbarer Glukokortikoide

Klasse	Potenz	Wirkstoff für lokale Therapie
I	schwach	z. B. Hydrocortison
II	mittelstark	z. B. Clobetasonbutyrat, Flumetasonpivalat, Triamcinolonacetonid
III	stark	z. B. Mometasonfuroat, Betamethasondipropionat, Prednicarbat, Methylprednisolonaceponat
IV	sehr stark	z. B. Clobetasolpropionat

Die Zuordnung der Wirkstoffe zu den einzelnen Gruppen ist in der Literatur nicht ganz einheitlich.

44.2.2.2 Therapieprinzip

Hinsichtlich der Pharmakotherapie wird unterschieden zwischen (► Abb. 44.1):

- Basistherapie,
- topischer Therapie und
- systemischer Therapie.

Die **Basistherapie** wird bei allen Schweregraden durchgeführt und umfasst die Anwendung von wirkstofffreien Salben und Salben mit **Harnstoff oder Salicylsäure.** Sie dienen dem Ablösen von Schuppen und der Erweichung von Hornmaterial (Keratolyse).

Bei der **leichten und mittelschweren Psoriasis vulgaris** erfolgt eine **Induktionstherapie mit topischen Antipsoriatika** für 10–16 Wochen.

Bei **mittelschweren bis schweren Verlaufsformen** werden zusätzlich **systemisch wirksame Pharmaka** eingesetzt.

Nach Abheilen oder zumindest deutlicher Reduktion der Hauterscheinungen kann eine Erhaltungstherapie durchgeführt werden.

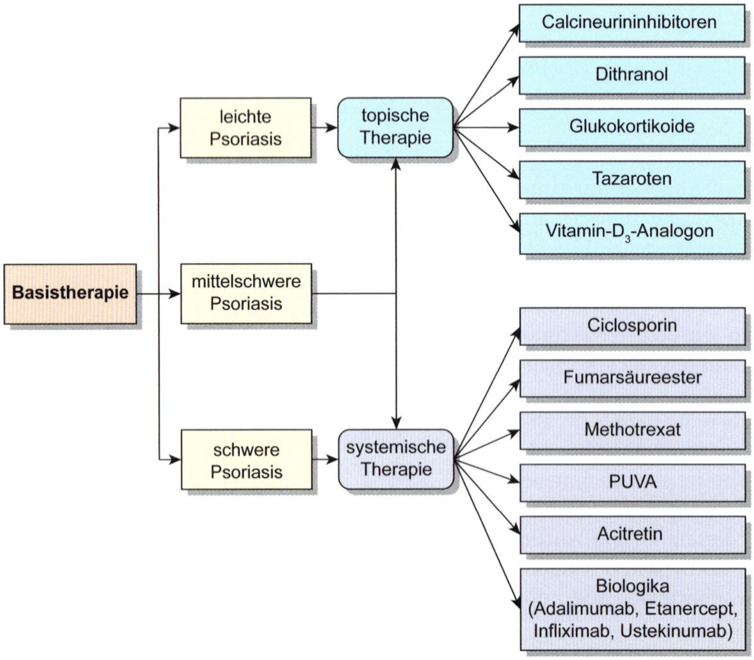

Abb. 44.1 Pharmakotherapie der Psoriasis vulgaris. Modifiziert nach der S3-Leitlinie zur „Therapie der Psoriasis vulgaris" Update 2011. Anmerkung: Bei der systemischen Therapie erfolgt zusätzlich auch eine topische Therapie.

Topische Therapie

Wirkstoffe

Calcineurininhibitoren · Dithranol · Glukokortikoide · Tazaroten · Vitamin-D_3-Analoga

Calcineurininhibitoren

Für die lokale Therapie können die Calcineurininhibitoren **Tacrolimus** (▸ Kap. 25.2.2.2) und **Pimecrolimus** (▸ Kap. 25.2.2.3) eingesetzt werden, jedoch ist die Anwendung beider Substanzen off-label, da sie für die topische Therapie nur die Zulassung für die Neurodermitis haben. Sie haben in etwa die Wirksamkeit eines Klasse-II-Glukokortikoids, jedoch ohne die atrophogenen Wirkungen. Deshalb können sie bei der Behandlung der Psoriasis vulgaris in bestimmten Lokalisationen (Gesicht, Intertrigines, Genitoanalbereich) eingesetzt werden, wo Glukokortikoide möglichst gemieden werden sollten.

Dithranol

Dithranol ist ein synthetisches Teerderivat, das die Zellproliferation von Entzündungszellen und die Proliferation von Keratinozyten unterdrückt. Da es stark hautirritierend ist und verfärbende Wirkung hat, ist die Anwendung von Dithranol im ambulanten Bereich deutlich zurückgegangen. Bevorzugt wird es bei stationären Patienten zur Induktionstherapie der leichten und mittelschweren Psoriasis vulgaris eingesetzt. Systemische Nebenwirkungen treten nicht auf.

Glukokortikoide

Glukokortikoide (▸ Kap. 9.2.2) hemmen die Entzündungsreaktion und sind immunsuppressiv. Bei der Behandlung der leichten und mittelschweren Psoriasis vulgaris werden Glukokortikoide der Klasse III (Betamethasondipropionat, Mometasonfuroat), ggf. auch der Klasse IV (Clobetasolpropionat) zur Induktionstherapie topisch angewandt. Bei zeitlich begrenzter Anwendung sind keine schweren systemischen Nebenwirkungen zu erwarten. Lokal treten bei langfristiger Therapie Hautatrophien und Teleangiektasien auf.

Tazaroten

Tazaroten ist ein potentes Retinoid, das nach lokaler Applikation in der Haut durch Esterasen zum aktiven Wirkstoff, der Tazarotensäure, metabolisiert wird. Diese bindet an nukleäre Retinsäurerezeptoren und beeinflusst darüber die epidermale Proliferation und Differenzierung. Tazaroten bewirkt lokale Hautirritationen, was allerdings durch Kombination mit topischen Glukokortikoiden gut kontrolliert werden kann. Übermäßige UV-Einstrahlung auf die Haut sollte vermieden werden. Die Anwendung bei der leichten bis mittelschweren Psoriasis ist allerdings dadurch limitiert, dass Tazaroten in Deutschland derzeit nicht verfügbar ist.

Vitamin-D_3-Analoga

Vitamin-D_3-Analoga binden an nukleäre Rezeptoren und beeinflussen die Expression verschiedener Gene. Dadurch unterdrücken sie die Produktion proentzündlicher Zytokine, wie z. B. Interleukin 8, die bei der Entzündungsreaktion der Psoriasis von Bedeutung sind und fördern die Bildung antiinflammatorischer Zytokine, wie Interleukin 4 und 10. Außerdem wird die Keratinozytenproliferation gehemmt. An Präparaten für die lokale Therapie stehen Calcipotriol, Tacalcitol und Kalzitriol zur Verfügung. An Nebenwirkungen treten vor allem lokale Reizreaktionen auf. Sie werden zur Induktionstherapie bei leichten und mittelschweren Verläufen angewandt, insbesondere auch in Kombination mit Glukokortikoiden.

Auswahl des geeigneten Pharmakons zur topischen Therapie

Eine eindeutige Empfehlung zur Therapie der ersten Wahl gibt es nicht. Man richtet sich vielmehr nach der Wirksamkeit und Verträglichkeit der Wirkstoffe sowie den Präferenzen des Patienten. In ▸ Tab. 44.2 sind diese Aspekte für die einzelnen Wirkstoffe der topischen Monotherapie gegenüber gestellt.

Systemische Therapie

Wirkstoffe

Biologika · Ciclosporin · Fumarsäureester · Methotrexat · Psoralen · Acitretin

Biologika

Als Biologika werden die **TNF-α-Inhibitoren** (▸ Kap. 40.2.2.1) **Adalimumab, Etanercept und Infliximab** eingesetzt. Adalimumab und Infliximab sind bei der Induktionstherapie der Psoriasis sehr gut wirksame Medikamente und eignen sich auch für die Langzeitbehandlung. Das Infekti-

Tab. 44.2 Vergleich der Pharmaka für die topische Monotherapie

Therapie	Wirksamkeit	Verträglichkeit/Sicherheit bei Induktionstherapie	Verträglichkeit/Sicherheit bei Erhaltungstherapie	Praktikabilität für Patienten
Calcineurininhibitor	++	++	nicht indiziert	++
Dithranol	+++	++	nicht indiziert	–
Glukokortikoide (Klasse III, IV)	++++	+++	+	++
Tazaroten	++	++	++	–
Vitamin-D_3-Analoga	+++	+++	+++	++

Die Symbole Minus und Plus dienen der graduellen Beurteilung von „schlecht" (–) bis „sehr gut" (++++).
Aus der S3-Leitlinie zur „Therapie der Psoriasis vulgaris" Update 2011.

onsrisiko unter einer Therapie mit TNF-α-Inhibitoren ist erhöht. Insbesondere müssen daher vor der Therapie akute Infektionen und eine Tbc ausgeschlossen werden. Patientinnen dürfen nicht schwanger sein. Während der Therapie müssen die Leberwerte und das Differenzialblutbild regelmäßig kontrolliert werden. Angewandt werden die Wirkstoffe bei mittelschweren bis schweren Verläufen, vor allem, wenn andere Maßnahmen nicht erfolgreich waren.

Ein weiteres Biologikum ist der Antikörper **Ustekinumab,** der **gegen Interleukin 12 und 23** gerichtet ist. Beide Zytokine wirken an Immunfunktionen mit: IL-12 stimuliert natürliche Killerzellen und vermittelt die Differenzierung von T-Helferzellen (Th1). IL-23 induziert den T-Helfer-17-Pfad. Der Th1- und Th17-Pfad scheinen eine zentrale Rolle bei der Pathologie der Psoriasis zu spielen. Ustekinumab ist sehr effektiv bei der Behandlung der Psoriasis und wird bei mittelschweren bis schweren Verläufen eingesetzt, besonders, wenn andere Maßnahmen nicht erfolgreich waren. Bezüglich der Infektneigung gilt Gleiches wie bei den TNF-α-Inhibitoren.

Ciclosporin

Ciclosporin (▶ Kap. 25.2.2.1) ist ein Calcineurininhibitor für die systemische Therapie vor allem besonders schwerer therapieresistenter Verlaufsformen. Die Therapie ist allerdings nebenwirkungsreich (u. a. nephrotoxisch, Blutdruckanstieg). Unter einer Therapie müssen kontrolliert werden: Blutdruck, Fettwerte, Elektrolyte, Leber-, Nierenwerte, Blutbild.

Fumarsäureester

Fumarsäure wird als Gemisch verschiedener Ester bei der oralen Therapie eingesetzt. Im Körper wird es zum aktiven Wirkstoff Methylhydrogenfumarat umgewandelt. Die Substanz interagiert mit dem intrazellulären Redox-Gleichgewicht und bewirkt eine Erhöhung des reduzierten Glutathions. Das Redox-Gleichgewicht reguliert u. a. die Translokation des Transkriptionsfaktors NF-κB in den Zellkern, der die Transkription von entzündungsfördernden Genen (TNF-α, Interleukin 8) fördert. Fumarsäureester erzielen somit einen stark antientzündlichen Effekt. An Nebenwirkungen treten häufig gastrointestinale Beschwerden und Flush auf. Fumarsäureester eignen sich für die Induktionstherapie der mittelschweren bis schweren Psoriasis und auch für die Langzeittherapie.

Methotrexat

Methotrexat ist ein Folsäureantagonist (▶ Kap. 24.6.1, ▶ Kap. 25.2.3.3) und übt antiproliferative und immunmodulierende Wirkungen bei der Psoriasis aus. Methotrexat führt häufig zu Haarausfall, Müdigkeit, Panzytopenie, ist hepatotoxisch und nephrotoxisch und kumuliert bei Niereninsuffizienz. Durch Gabe von Folsäure oder Folinsäure sind die Nebenwirkungen geringer ausgeprägt.

Psoralene

Psoralene werden nach systemischer oder lokaler Applikation in Kombination mit UVA-Strahlen bei der sog. PUVA-Therapie der Psoriasis eingesetzt. Es handelt sich um pflanzliche Substanzen, die unter Lichteinfluss mit Pyrimidinbasen der DNA reagieren und antimitotische Effekte besitzen. Da-

Tab. 44.3 Vergleich der Pharmaka für die systemische Monotherapie

Therapie	Wirksamkeit	Verträglichkeit/Sicherheit bei Induktionstherapie	Verträglichkeit/Sicherheit bei Erhaltungstherapie	Praktikabilität für Patienten
Adalimumab	+++	++	++	+++
Ciclosporin	++ bis +++	+	+	+++
Fumarate	++	+	+++	++
Infliximab	+++ bis ++++	+	++	+++
Methotrexat	+ bis ++	+	++	++
Acitretin	+	+	+	+
PUVA	+++ bis ++++	+ bis ++	nicht indiziert	–
Ustekinumab	+++	++	++	+++

Die Symbole Minus und Plus dienen der graduellen Beurteilung von „schlecht" (–) bis „sehr gut" (++++).
Aus der S3-Leitlinie zur „Therapie der Psoriasis vulgaris" Update 2011.

durch hemmen sie u. a. die Proliferation von Keratinozyten und Lymphozyten. Angewandt wird die Therapie vor allem bei großflächiger Erkrankung bei der Induktionsbehandlung.

Acitretin

Acitretin ist ein Retinoid für die systemische Therapie. Es verursacht aber in höheren Dosierungen häufig Nebenwirkungen (insbes. der Haut und Schleimhaut) und ist anderen Therapien hinsichtlich der Wirksamkeit unterlegen, sodass es heutzutage nicht mehr bei der Monotherapie angewandt werden soll.

Auswahl des geeigneten Pharmakons zur systemischen Therapie

Eine eindeutige Empfehlung zur Therapie der ersten Wahl gibt es auch hier nicht. Nebenwirkungsreiche Therapien werden natürlich möglichst zurückgestellt, sodass heutzutage die Biologika eine größere Rolle bei der Therapie der mittelschweren und schweren Psoriasis spielen. In ▸ Tab. 44.3 sind diese Aspekte für die einzelnen Wirkstoffe der systemischen Monotherapie gegenüber gestellt.

44.2.2.3 Pharmaka als Trigger einer Psoriasis

Merke

β-Blocker, Lithium und Antimalariamittel können eine Psoriasis triggern bzw. zur Exazerbation führen!

44.2.3 Akne

44.2.3.1 Definition

Akne ist die häufigste dermatologische Erkrankung und tritt bei Jugendlichen in der Pubertät auf. Danach bildet sich die Akne meist spontan zurück, bei einigen Patienten mit erheblicher Narbenbildung; bei 10 % persistiert die Akne über das 25. Lebensjahr hinaus.

Es handelt sich um eine Erkrankung der Talgdrüsenfollikel, die multifaktoriell bedingt ist (genetisch, Androgene, Hautlipide, Neuropeptide). Am Krankheitsprozess sind auch Bakterien (Propionibacterium acnes) beteiligt.

44.2.3.2 Aknemittel

Wirkstoffe

Benzoylperoxid · Retinoide · Azelainsäure · Antibiotika · Antiandrogene

Benzoylperoxid

Benzoylperoxid führt zur Bildung von freien Radikalen und darüber hinaus zur Verminderung der Propionibakterien. Weiterhin ist es antiinflammatorisch und komedolytisch. Es kann als Basistherapeutikum und für die Erhaltungstherapie dauerhaft angewandt werden und mit anderen Wirkstoffen kombiniert werden.

Retinoide

Retinoide können topisch oder systemisch angewandt werden. Die topischen Retinoide (Adapalen, Isotretinoin, Tretinoin) dienen der Basistherapie. Sie wirken komedolytisch, antikomedogen, antiinflammatorisch, nur gering antimikrobiell. Isotretinoin kann auch systemisch angewandt werden. Üblicherweise kommt es nach 3–4 Wochen Therapie vorübergehend zu einer Verschlechterung der Aknesymptome, die danach aber wieder besser wird.

Systemische Retinoide sind schlecht verträglich und können mukokutane Nebenwirkungen (Xerose, Cheilitis), Konjunktivis, Fotosensibilität, Arthralgien, Myalgien, Hyperostosis, vorzeitigen Epiphysenschluss bei Jugendlichen, Depressionen und eine Erhöhung der Lipidwerte und Transaminasen hervorrufen.

Praxistipp

Retinoide sind teratogen; unter einer Therapie muss eine effektive Kontrazeption erfolgen, bereits 1 Monat vor Beginn der Therapie, während der Therapie und bis 1 Monat nach der Therapie mit mindestens einer, besser noch zwei Methoden der Empfängnisverhütung.

Wegen der vielen Nebenwirkungen wird systemisches Isotretinoin nur bei schweren Verlaufsformen, wenn andere Therapien keinen Erfolg zeigten, eingesetzt. Die Anwendungsdauer ist auf 6 Monate beschränkt.

Azelainsäure

Azelainsäure wirkt komedolytisch, antikomedogen, antiinflammatorisch, antimikrobiell. Die Anwendung erfolgt topisch entweder als Mono- oder Kombinationstherapie.

Antibiotika

Antibiotika wirken bei Akne durch Verminderung der Kolonisation der Talgdrüsenfollikel durch Propionibakterien. Sie werden bevorzugt bei der systemischen Therapie eingesetzt, allerdings nicht als Monotherapie, sondern nur in Kombination mit anderen topischen Wirkstoffen. Für die systemische Therapie ist Doxycyclin erste Wahl. Bei topischer Anwendung werden Erythromycin und Clindamycin eingesetzt.

Antiandrogene

Antiandrogene (Cyproteronacetat, Dienogest, Drospirenon) können bei Frauen mit mittelschwerer Akne in Kombination mit Ethinylestradiol eingesetzt werden.

Sonstiges

Die Anwendung topischer Glukokortikoide wird bei der Akne übrigens nicht empfohlen. Ihre systemische Anwendung erfolgt nur bei sehr schweren Verläufen.

44.2.4 Atopisches Ekzem (Neurodermitis)

44.2.4.1 Definition

Das atopische Ekzem ist eine entzündliche, pruriginöse, chronisch verlaufende Hauterkrankung, die sehr häufig auftritt (20 % der Kinder, 1–3 % der Erwachsenen). Es stellt häufig den Beginn bei der Entwicklung anderer atopischer Erkrankungen wie Rhinitis oder Asthma dar.

44.2.4.2 Therapieprinzip

Wirkstoffe

Glukokortikoide · Calcineurininhibitoren

Die Therapie erfolgt nach einem Stufenplan (► Abb. 44.2). Die Grundlage bildet die Basistherapie zur Hydratation der Haut mit harnstoffhaltigen Topika. Sobald leichte Ekzeme und Juckreiz auftreten, werden **lokale Glukokortikoide** (Klasse I–II) oder **topische Calcineurininhibitoren** (Tacrolimus, Pimecrolimus) eingesetzt. Diese können auch bei Kindern ab dem 3. Lebensjahr verwendet werden. Die Langzeiterfahrungen für Calcineurininhibitoren sind noch gering, daher werden sie erst verwendet, wenn Glukokortikoide nicht einsetzbar sind oder zu lokalen Nebenwirkungen führen (insbes. im Bereich von Gesicht, Intertriginosa, Genitalbereich). Sie gelten aber als gut verträglich.

Glukokortikoide und Calcineurininhibitoren wirken nicht nur antientzündlich, sondern auch schnell gegen Juckreiz. Daher stehen alle anderen Maßnahmen zur Juckreiztherapie im Hintergrund. Auch die bekannten Antihistaminika zeigen bei der Neurodermitis allenfalls eine geringe Wirkung. Sie müssen systemisch angewandt werden. Gleiches gilt für die systemische Anwendung von Antibiotika, die nur eingesetzt werden, wenn die Haut klinisch infiziert erscheint. Lokal werden Antibiotika nicht angewandt wegen des Risikos der Resistenzentwicklung und lokaler Hautreaktionen. Bei

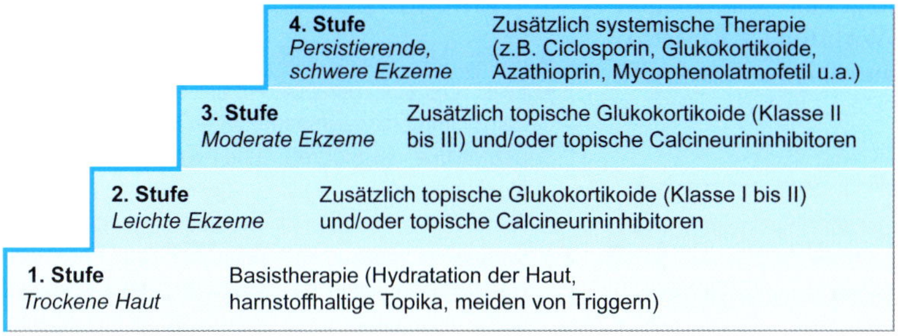

Abb. 44.2 Pharmakotherapie der Neurodermitis. Modifiziert nach der AWMF-Leitlinie zur „Neurodermitis", 2008

der Neurodermitis findet sich häufig eine Kolonisation mit Staphylokokken auf der Haut. Topische Glukokortikoide bzw. Calcineurininhibitoren senken effektiv diese Kolonisierung und sind daher ausreichend.
Bei mittelgradigen Ekzemen wechselt man auf stärker wirksame topische Glukokortikoide (Klasse II–III). Bei schwerem Verlauf wird auf eine systemische Therapie zunächst mit Ciclosporin oder Glukokortikoiden gewechselt. Wenn das nicht wirksam oder kontraindiziert ist, bietet sich die Möglichkeit, andere immunmodulierende bzw. immunsuppressive Wirkstoffe einzusetzen, meist off-label (Azathioprin, Mycophenolatmofetil, Methotrexat).

Lerntipp

Bei der Therapie der Neurodermitis muss man sich zum Glück nicht viel merken: **Glukokortikoide und Calcineurininhibitoren** wirken antientzündlich und vor allem auch sehr gut gegen Juckreiz. Deshalb sind sie die Pharmaka der Wahl. Bei leichten Verläufen in topischer Form, bei schweren Verläufen in systemischer Anwendung. Erst wenn das nicht hilft, werden weitere immunmodulierende Substanzen eingesetzt.

44.2.5 Rosazea

44.2.5.1 Definition

Rosazea ist eine häufige, chronisch, schubhaft verlaufende entzündliche Hauterkrankung des Erwachsenenalters, die bevorzugt das Gesicht betrifft. Gekennzeichnet ist die Dermatose u. a. durch Erytheme, Teleangiektasien, Papeln, Papulopusteln, Bindegewebe- und Talgdrüsenhyperplasie. Man unterscheidet drei Schweregrade:

- Schweregrad I: Rosacea erythematosa-teleangiectatica
- Schweregrad II: Rosacea papulopustulosa
- Schweregrad III: glandulär-hyperplastische Rosazea

44.2.5.2 Therapieprinzip

Wirkstoffe

- Schweregrad I und II: topische Therapie: Metronidazol · Azelainsäure
- Schweregrad III: systemische Therapie: Doxycyclin · Isotretinoin

Topische Therapie

Lokal appliziertes **Metronidazol** (▸ Kap. 23.2.19) ist das am häufigsten eingesetzte Medikament bei Rosazea. Der Wirkmechanismus dieses Antibiotikums bei Rosazea ist nicht völlig geklärt. Vermutlich ist es eine Kombination aus antiinflammatorischer und immunsuppressiver Wirkung. Metronidazol eignet sich auch für die Erhaltungstherapie. **Azelainsäure** wirkt antiinflammatorisch und normalisiert die Keratinisierung. Es ist auf Pusteln und Papeln mindestens genauso, wenn nicht sogar besser wirksam als Metronidazol.

Systemische Therapie

Für die systemische Therapie hat sich niedrig dosiertes **Doxycyclin** bewährt. Alternativ können Makrolidantibiotika eingesetzt werden oder Metronidazol systemisch. **Isotretinoin** als systemisch wirksames Retinoid ist ebenfalls bei schweren Verläufen gut wirksam. Es darf aber nicht mit Tetrazyklinen kombiniert und wegen der teratogenen Wirkung nicht bei schwangeren Patientinnen eingesetzt werden. Zu den übrigen vielen Nebenwirkungen von Isotretinoin: ▸ Kap. 44.2.3.2.

Bei schweren Verläufen erfolgt eine Kombination topischer und systemischer Wirkstoffe, z. B. Metronidazol lokal oder Azelainsäure lokal + Doxycyclin oral.

Cave

Glukokortikoide verschlechtern die Erkrankung und können zur sog. Steroidrosazea führen. Deshalb werden bei Rosazea keine Glukokortikoide angewandt (Ausnahme: Rosacea fulminans).

44.2.6 Pharmaka mit fotosensibilisierender Wirkung

Zum Abschluss des „Hautkapitels" noch einmal ein „Querdenker".

Praxistipp

Bei der Verordnung folgender Wirkstoffe sollte man dem Patienten raten, Sonnenlicht zu meiden:
Amiodaron, Phenothiazine, Johanniskraut, Tetrazykline, Sulfonamide, Furosemid, Retinoide.

44.3 Ophthalmologische Erkrankungen

44.3.1 Glaukom

44.3.1.1 Definition

Glaukome sind Erkrankungen des Auges, die mit einer Schädigung des N. opticus (Optikusneuropathie) einhergehen und zu Gesichtsfeldausfällen führen. Häufig (aber nicht immer) besteht ein erhöhter Augeninnendruck. Bei den primären Glaukomformen unterscheidet man das Offenwinkel- und das Winkelblockglaukom.

44.3.1.2 Antiglaukomatöse Wirkstoffe

In ► Tab. 44.4 sind die Wirkstoffe, die zur Glaukomtherapie eingesetzt werden, aufgelistet.

Lerntipp

Achtung, IMPP-Stolperfalle:

- Es ist aber auch paradox: Für die Therapie des Glaukoms nimmt man Sympathomimetika aber auch Sympatholytika (β-Blocker) und Antisympathotonika (α_2-Agonisten).
- Außerdem nimmt man für die Glaukomtherapie Parasympathomimetika. Aber definitiv **keine Parasympatholytika,** denn die verursachen eine Mydriasis und können daher einen Glaukomanfall provozieren.

44.3.1.3 Therapieprinzip

Beim Offenwinkelglaukom ist die Pharmakotherapie die Therapie der Wahl. Dabei zielen die Pharmaka (► Tab. 44.4) auf eine Senkung des Augeninnendrucks ab, um eine weitere Schädigung des Sehnervs zu verhindern. Die Therapie beginnt üblicherweise als Monotherapie.
Noch gelten die β-Blocker als Mittel der ersten Wahl. Allerdings werden sie von den Prostaglandinanaloga zunehmend abgelöst, da diese Wirkstoffgruppe eine sehr gute Wirksamkeit, Anwendbarkeit und Verträglichkeit aufweist. Prinzipiell sind alle Wirkstoffe der ► Tab. 44.4 geeignet, außer Osmotika, die der Akuttherapie dienen. Reicht eine Monotherapie nicht aus, können auch verschiedene Wirkstoffe miteinander kombiniert werden.

Merke

Beim akuten Glaukomanfall (akutes Winkelblockglaukom) werden folgende Strategien angewandt (unter Berücksichtigung möglicher Kontraindikationen):

- **Pupillenverengung:** direktes Parasympathomimetikum lokal (Pilocarpin)
- **Verminderung der Kammerwasserproduktion:** Carboanhydrasehemmer i. v. oder p. o. (Acetazolamid), β-Blocker lokal (Timolol), α_2-Agonist lokal (Clonidin)
- **Dehydrierung des Glaskörpers:** Osmodiuretikum i. v. (Mannitol).

Tab. 44.4 Wirkstoffe zur Glaukomtherapie

Wirkstoffklasse und Wirkstoffe	Vertreter	Wirkung	Nebenwirkung
β-Blocker ► Kap. 2.4.4.2	z. B. Betaxolol, Pindolol, Timolol	senken den intraokulären Druck durch Verminderung der Kammerwasserproduktion	Bronchokonstriktion, Bradykardie
Direkte Sympathomimetika ► Kap. 2.4.1	z. B. Dipivefrin (= Adrenalinester), Adrenalin	vermindern die Kammerwasserproduktion und erhöhen den Kammerwasserabfluss	Tachykardie, RR ↑
Antisympathotonika (α_2-Agonisten) ► Kap. 2.4.5	z. B. Clonidin	wirkt als α_2-Agonist und vermindert die Kammerwasserproduktion	Mundtrockenheit, Müdigkeit, RR ↓
Carboanhydrasehemmer ► Kap. 7.3	z. B. Acetazolamid, Dorzolamid	vermindern die Kammerwasserproduktion	bei systemischer Anwendung: Hypokaliämie und metabolische Azidose
Parasympathomimetika ► Kap. 2.3.2	• direkt: z. B. Pilocarpin, Carbachol • indirekt: z. B. Physostigmin	verbessern den transtrabekulären Abfluss und verengen die Pupille entweder als Muskarinrezeptoragonisten (direkte Wirkstoffe) oder als Acetylcholinesterasehemmer (indirekte Wirkstoffe)	Darmkrämpfe, Bronchokonstriktion, Miosis, Akkommodationsstörung, Bradykardie
Prostaglandindanaloga ► Kap. 10.4.3	z. B. Latanoprost	verbessern den uveoskleralen Abfluss	konjunktivale Hyperämie, vermehrte Irispigmentierung, Dyspnoe, Asthma
Osmotika ► Kap. 7.2	z. B. Mannitol, Glyzerin	entziehen als Osmodiuretika dem Auge Wasser	Volumenbelastung intravasal

Tab. 44.5 Pharmaka, die am Auge Wirkungen bzw. Nebenwirkungen verursachen

Wirkstoff/-klasse	Wirkung am Auge
Amiodaron	Keratopathie (genauer Vortexkeratopathie, Cornea verticillata: wirbelartige Ablagerungen im Hornhautepithel)
Anticholinergika	Akkommodationsschwäche
β-Blocker	Senkung des Augeninnendrucks
Ethambutol	Optikusneuropathie (im fortgeschrittenen Stadium irreversibel)
Digitalisglykoside	Farbsehstörung
Glukokortiokoide	Katarakt (typisch: hintere Schalentrübung), Erhöhung des Augendrucks, erhöhte Infektionsgefahr
Hydroxychloroquin, Chloroquin	Cornea verticillata, toxische Makulopathie, generalisierte Netzhautdystrophie (im fortgeschrittenen Stadium irreversibel)
Vigabatrin	irreversible Gesichtsfeldeinschränkung

44.3.2 Pharmaka mit Wirkungen/ Nebenwirkungen am Auge

Und auch beim Auge gibt's einen „Querdenker“ (▸ Tab. 44.5).

44.4 Zu guter Letzt

Klinischer Fall

1. Beschreiben Sie die Therapie des akuten Glaukomanfalls.
2. Welche Medikamente sollten gemieden werden, wenn ein Patient eine Psoriasis hat?

Antworten:

1. **Pupillenverengung** (Pilocarpin), **Verminderung der Kammerwasserproduktion,** Carboanhydrasehemmer i. v. oder p. o. (Acetazolamid), β-Blocker lokal (Timolol), α_2-Agonist lokal (Clonidin), **Dehydrierung des Glaskörpers:** Osmodiuretikum i. v. (Mannitol).
2. β-Blocker, Lithium und Antimalariamittel.

45 Klinischer Einsatz von Pharmaka in Gynäkologie, Urologie und Anästhesie

45.1	**Wegweiser**	577
45.2	**Pharmakotherapie in der Gynäkologie**	578
45.2.1	Hormonale Kontrazeption	578
45.2.2	Uteruswirksame Medikamente	580
45.3	**Urologische Erkrankungen**	581
45.3.1	Benigne Prostatahyperplasie	581
45.3.2	Harninkontinenz	581
45.4	**Klinische Anästhesie**	582
45.4.1	Prämedikation	582
45.4.2	Balancierte Anästhesie	582
45.4.3	Totale intravenöse Anästhesie (TIVA)	582
45.4.4	Neuroleptanalgesie	583
45.5	**Zu guter Letzt**	583

IMPP-Hits

Aus diesem Kapitel wurden vom IMPP am häufigsten Fragen zur hormonalen Kontrazeption gestellt. Auf Platz zwei liegt die Anästhesie.

45.1 Wegweiser

In diesem Kapitel wird der klinische Einsatz von Medikamenten in der Gynäkologie, Urologie und Anästhesie vorgestellt. Für das Fach Gynäkologie wurden die hormonale Kontrazeption (► Kap. 45.2.1) und uteruswirksame Wirkstoffe (► Kap. 45.2.2) ausgewählt. An dieser Stelle sei erwähnt, dass die Anwendung bzw. Nicht-Anwendbarkeit bestimmter Pharmaka in der Schwangerschaft und Stillzeit in diesem Buch nicht umfassend berücksichtigt wurde, da dieses Thema den Rahmen des Buches gesprengt hätte. Bei einigen Wirkstoffen wurde erwähnt, dass ihre Anwendung in der Schwangerschaft kontraindiziert ist oder dass diese Wirkstoffe explizit erlaubt sind. Jedoch bedeutet das nicht, dass die anderen Substanzen, bei denen keine Informationen zur Schwangerschaft oder Stillzeit gegeben wurden, zur Therapie in der Schwangerschaft geeignet sind. Gerade in der Schwangerschaft ist eine gute Abwägung von Nutzen und Risiko wichtig. Für weitergehende Information muss jedoch auf andere Literatur verwiesen werden; so gibt z. B. die Rote Liste Informationen zur Anwendbarkeit der einzelnen Wirkstoffe in der Schwangerschaft oder Stillzeit.

Bei den urologischen Erkrankungen wurde die medikamentöse Therapie der benignen Prostatahyperplasie (► Kap. 45.2.1) und der Harninkontinenz (► Kap. 45.3.2) ausgewählt.

Im Kapitel „Klinische Anästhesie" (► Kap. 45.4) liegt der Fokus auf der Durchführung der Intubati onsnarkose (► Kap. 45.4.2), der die Prämedikation vorausgeht (► Kap. 45.4.1). Zwei weitere Verfahren, die totale intravenöse Anästhesie (► Kap. 45.4.3) und die Neuroleptanalgesie werden abschließend kurz vorgestellt (► Kap. 45.4.4).

45.2 Pharmakotherapie in der Gynäkologie

45.2.1 Hormonale Kontrazeption

Wirkstoffe

Als Wirkstoffe werden verwendet:
- **Estrogenkomponente:** meist Ethinylestradiol oder Mestranol (möglichst < 50 µg)
- **Gestagenkomponente:** unterschiedliche Gestagene, z. B. Norethisteron, Norgestrel
- **antiandrogenes Gestagen:** Cyproteronacetat, Dienogest, Drospirenon: Anwendung bei Akne oder Hirsutismus.

Angewandt zur Kontrazeption werden:
- Kombinationspräparate aus **Estrogen + Gestagen:** Einphasenpräparate · Zweiphasenpräparate · Mehrstufenpräparate
- nur **Gestagene:** Minipille · Depotpräparate · postkoitale Kontrazeption

Wirkmechanismus

Hormonelle Kontrazeptiva **unterdrücken** die **LH- und FSH-Freisetzung** über ein negatives Feedback auf die Hypophyse; sie wirken antigonadotrop. Dadurch wird wiederum die Ovulation unterdrückt. Dieser Effekt ist besonders stark bei Kombinationspräparaten ausgeprägt.

Merke

Die **kontrazeptive Wirkung** ist hauptsächlich durch **Unterdrückung der Ovulation** bedingt (Estrogen- und Gestageneffekt). Weitere Effekte sind:
- Zykluskontrolle (Estrogeneffekt)
- Viskositätssteigerung des Zervixsekrets: **Verhinderung der Spermienaszension** (Gestageneffekt)
- frühe Transformation und Atrophie des Endometriums: **Verhinderung der Nidation,** falls doch eine Ovulation stattfand (Gestageneffekt)
- Tubenmotilität ↓

Gemessen wird die Wirksamkeit anhand des **Pearl-Index:** Zahl der ungewollten Schwangerschaften, wenn 100 Frauen die kontrazeptive Methode 1 Jahr anwenden.

Einphasenpräparate

Das sind die **klassischen Kombinationspräparate.** Sie werden auch als **Mikropille** bezeichnet. Es besteht eine fixe Kombination aus einem Estrogen (► Kap. 9.4.1.2) und einem Gestagen (► Kap. 9.4.2.2) für 21 d, danach 7 d Pause zur Induktion einer Entzugsblutung (► Abb. 45.1). Im Prinzip können bei der Langzykluskontrazeption auch mehrere 21-Tage-Zyklen hintereinander eingenommen werden, bevor ein hormonfreies Intervall erfolgt.

Jede Tagesdosis hat dieselbe Konzentration an Estrogen und Gestagen. Zur kontrazeptiven Wirkung ist ein sehr geringer Estrogengehalt ausreichend

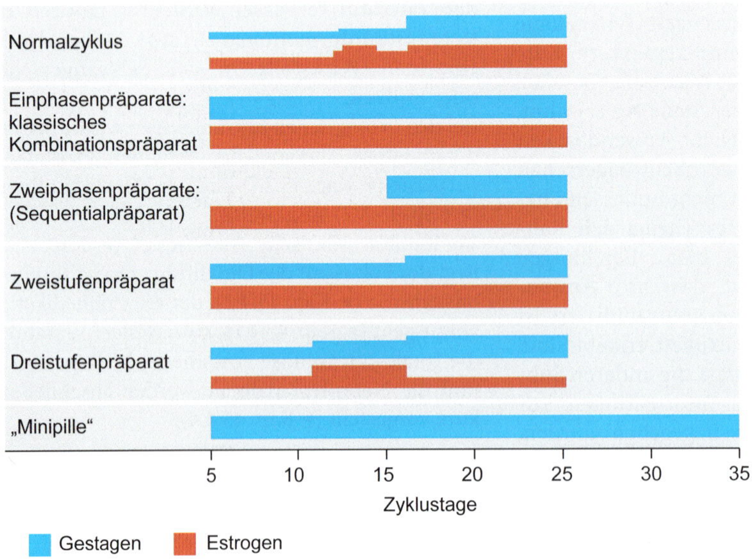

Abb. 45.1 Präparatetypen der oralen Kontrazeptiva

(meist 20–30 µg), sodass weniger Nebenwirkungen auftreten. Die Einphasenpräparate haben die beste kontrazeptive Wirkung unter allen konzeptionsverhütenden Maßnahmen (Pearl-Index < 0,1). Mittlerweile gibt es auch ein Kombinationspräparat als transdermales Pflaster (Ethinylestradiol + Gestagenpräparat), das für 3 Wochen jeweils einmal pro Woche gewechselt wird, gefolgt von 1 Woche Pause (Pearl-Index 0,7). Ebenso gibt es intravaginal zu tragende hormonfreisetzende Ringe, die ebenfalls alle 7 Tage gewechselt werden mit einem hormonfreien Intervall nach 3 Wochen (Pearl-Index 0,7).

Zweiphasen- und Mehrstufenpräparate

Bei diesen Präparaten erfolgt eine zunehmende Anpassung der Estrogen- und Gestagenkomponente an die normale Hormonsekretion während des Zyklus (▸ Abb. 45.1).

- **Zweiphasenpräparate** (Sequentialpräparate):
  - 1. Phase: nur Estrogen
  - 2. Phase: Estrogen + Gestagen
- **Zweistufenpräparate:**
  - 1. Phase: Estrogen + Gestagen
  - 2. Phase: Estrogen + mehr Gestagen
- **Dreistufenpräparate:**
  - 1. Phase: wenig Estrogen + Gestagen
  - 2. Phase: mehr Estrogen + mehr Gestagen
  - 3. Phase: wenig Estrogen + mehr Gestagen

Die Mehrstufenpräparate besitzen eine vergleichbare Wirkung zu den klassischen Einstufenpräparaten (Pearl-Index < 0,1). Lediglich die Zweiphasenpräparate haben aufgrund der fehlenden Gestagenkomponente in der ersten Zyklusphase eine etwas geringere Zuverlässigkeit (Pearl-Index 0,2–1,4) und benötigen eine höhere Estrogendosierung (mindestens 50 µg).

Minipille

Präparate, die nur aus einem **niedrig dosierten Gestagen** bestehen, nennt man Minipille (▸ Abb. 45.1). Die kontrazeptive Wirkung wird durch **Erhöhung der Viskosität des Zervixschleims** erreicht, ist aber schwächer als bei der Mikropille (die Ovulation wird nicht zuverlässig gehemmt). Der Pearl-Index liegt bei 0,4–4,0, d. h., das Schwangerschaftsrisiko ist unter dieser Kontrazeption höher. Zudem ist **streng auf die Einnahme zur gleichen Tageszeit** zu achten, da bei nur geringen Abweichungen (> 2 h) der Empfängnisschutz nicht mehr gewährleistet ist. Es treten zudem häufiger **Durchbruchs- und Schmierblutungen** auf. Die Minipille wird immer dann angewandt, wenn Kontraindikation gegen Estrogene bestehen.

Lerntipp

Nicht verwechseln:
- Mikropille: fixe Kombination aus Estrogen + Gestagen für 21 d; niedrigster Pearl-Index.
- Minipille: nur niedrig dosiertes Gestagen; Pearl-Index etwas höher.

Depotpräparate

Die **intramuskuläre** Anwendung von **Gestagenen** bietet eine gute kontrazeptive Wirkung für 2–3 Monate (Pearl-Index 0,5). Nachteil ist jedoch ein unregelmäßiger Zyklus mit häufigen **Durchbruchsblutungen, Schmierblutungen,** evtl. auch **Amenorrhö,** die bis zu einem Jahr anhalten kann und eine Konzeption nach Absetzen erst einmal unmöglich macht. Abgesehen von der i. m.-Anwendung gibt es auch gestagenhaltige subkutane Implantate, die über 3 Jahre wirken. Die gestagenhaltigen Depotpräparate werden bei Kontraindikation gegen Estrogene angewandt.

Postkoitale Kontrazeption

Bei ungeschütztem Geschlechtsverkehr dient die **„Pille danach"** bestehend aus **hoch dosiertem Gestagen** (2 Tabl. à 750 µg Levonorgestrel) der „Notfallkontrazeption". Beide Tabletten sollten möglichst innerhalb von 12 h und nicht später als 72 h nach dem Koitus eingenommen werden. So angewandt können 85 % der zu erwartenden Schwangerschaften verhindert werden.

Der genaue Wirkmechanismus ist immer noch unklar. Vermutet wird eine Hemmung von Ovulation und Fertilisation sowie Beeinträchtigung der Implantation ins Endometrium. Wegen der hohen Hormondosis kann es zu Übelkeit, Erbrechen, Verspätung der Regelblutung kommen.

Merke

Heutzutage stehen zwei verschiedene Wirkstoffklassen für die Notfallkontrazeption zur Verfügung:
- hoch dosiertes Gestagen (Levonorgestrel): anzuwenden ≤ 72 h nach Koitus
- selektiver Progesteronrezeptormodulator (Ulipristalacetat; ▸ Kap. 9.4.2.4): anzuwenden ≤ 120 h nach Koitus

Tab. 45.1 Prostaglandine und Mutterkornalkaloide als uteruswirksame Medikamente

	Prostaglandine (PG)	Mutterkornalkaloide
Wirkstoff	**PGE_2- und $F_{2\alpha}$-Derivate** (z. B. Gemeprost, Dinoprost)	**Methylergometrin**
Wirkung	Am Uterus bewirken Prostaglandine **Kontraktionen** und **Öffnung des Muttermundes.**	**Uteruskontraktionen** werden über **α-Agonismus** bewirkt.
Indikationen	**Geburtseinleitung, Zervixreifung, Abortauslösung,** Blasenmole, Uterusatonie	nur in der **Nachgeburtsperiode** oder im **Wochenbett** bei **nicht stillenden Frauen** (sonst Gefahr von schweren Nebenwirkungen beim Kind): bei verzögerter Plazentablösung, Uterusatonie, postpartaler Blutung, Störungen der Uterusrückbildung im Wochenbett, Blutung nach Abort
Unerwünschte Wirkungen	Übelkeit, Erbrechen, Diarrhö, Kopfschmerzen, Asthmaanfall, epileptischer Anfall	Übelkeit, Erbrechen, Vasospasmen, Herzrhythmusstörungen

Unerwünschte Wirkungen

Kontrazeptiva erhöhen das Risiko für **Thromboembolien** und kardiovaskuläre Ereignisse **(Schlaganfall, Myokardinfarkt)** insbesondere bei Alter > 30 Jahre, Raucherinnen, Adipositas.

Cave

Je niedriger die Dosis der Estrogene, umso geringer das Risiko → bevorzugter Einsatz von Präparaten mit einem geringen Estrogenanteil (< 50 µg)!
Dies sollte allerdings nicht zu der Annahme verleiten, dass das Thromboembolierisiko allein durch die Estrogene bedingt ist. Auch Gestagene haben diese Nebenwirkung!
Insofern können Sie sich merken, dass *alle* hormonellen Kontrazeptiva das thromboembolische Risiko erhöhen.

Hinsichtlich des Tumorrisikos kann ein protektiver Effekt bei **Endometrium-** und **Ovarialkarzinom** verzeichnet werden, also ein vermindertes Risiko unter Kontrazeptiva! Bezüglich des Brustkrebsrisikos wurde lange kontrovers diskutiert, da Metaanalysen ein leicht erhöhtes Risiko durch Kontrazeptiva ergaben. Eine große Fall-Kontroll-Studie (Women's Contraceptive and Reproductive Experiences Study) aus dem Jahr 2002 zeigte kein erhöhtes Brustkrebsrisiko unter oralen Kontrazeptiva, sodass man nach derzeitigem Wissenstand davon ausgeht, dass das Brustkrebsrisiko durch Kontrazeptiva nicht erhöht wird.

Ein Zusammenhang besteht aber zwischen Kontrazeptiva und dem Auftreten von Leberzelladenomen. Außerdem führen Kontrazeptiva zu Gewichtszunahme und Ödemen.

Kontraindikationen

Kontrazeptiva sollen nicht angewandt werden bei:

- Brustkrebs, Endometriumkarzinom
- Leberinsuffizienz
- Thrombophilie, Z. n. Thromboembolie
- Hypertonie

45.2.2 Uteruswirksame Medikamente

Wirkstoffe

Oxytocin · Carbetocin · Atosiban · Gemeprost · Dinoprost · Methylergometrin · Fenoterol · Mg^{2+}-Sulfat

- Als physiologischer Wirkstoff ist das Hypophysenhinterlappenhormon **Oxytocin** am Uterus wirksam und führt zur Kontraktion der glatten Muskulatur des Uterus (► Kap. 8.3.3). Es wird bei Wehenschwäche, zur **Geburtseinleitung** bei vorzeitigem Blasensprung, zur Austreibung der Nachgeburt und bei **Uterusatonie** eingesetzt. Die Wirkung auf die glatte Muskulatur der Milchdrüse wird bei Stillproblemen ausgenutzt.
- Die gleiche Wirkung wie Oxytocin erzielt der Oxytocinagonist **Carbetocin** (► Kap. 8.3.3). Er hat aber nur die Zulassung für die Behandlung der Uterusatonie nach einem Kaiserschnitt.

Tab. 45.2 Substanzen zur Hemmung und Auslösung von Wehen

Wehenhemmung (Tokolyse)	Wehenverstärkung/ -auslösung
• β_2-Mimetika (z. B. Fenoterol, ▸ Kap. 2.4.2.3) • Oxytocinrezeptorantagonist (Atosiban) • Mg^{2+}-Sulfat • Gestagene (Progesteron)	• Oxytocin • Prostaglandin (z. B. Gemeprost, Dinoprost) • Methylergometrin (nur postpartal)

- Den entgegengesetzten Effekt hat der Oxytocinrezeptorantagonist **Atosiban** (▸ Kap. 8.3.3.2). Dementsprechend wird er **bei drohender Frühgeburt** eingesetzt.

Weitere uteruswirksame Substanzen sind **Prostaglandine** (▸ Kap. 10.4.3) und **Mutterkornalkaloide** (▸ Kap. 10.3.3.4). Sie sind in ▸ Tab. 45.1 zusammengefasst.

Abgesehen von den genannten Wirkstoffen gibt es aber noch weitere Pharmaka, die Einfluss auf die Wehentätigkeit haben. Einen Überblick über Wirkstoffe zur Wehenhemmung und -auslösung bietet ▸ Tab. 45.2.

45.3 Urologische Erkrankungen

45.3.1 Benigne Prostatahyperplasie

Wirkstoffe

α-Blocker · 5α-Reduktasehemmer

Insofern keine Operationsindikation besteht, kann der intraprostatische Muskeltonus bzw. das Prostatavolumen medikamentös durch **α-Blocker** und **5α-Reduktasehemmer** vermindert werden.

Bei den α-Blockern (▸ Kap. 2.4.4.1) werden selektive α_1-Blocker verwendet; bevorzugt jene, die den Subtyp α_{1A} blockieren, der insbesondere in Prostata und Urethra vorkommt. Dadurch sind die systemischen Nebenwirkungen geringer. α_1-Blocker wirken rasch symptomatisch und hemmen evtl. in geringem Maße auch die Progression der Erkrankung. Das Volumen der Prostata wird aber nicht verkleinert. Folgende Wirkstoffe kommen infrage:

- α_1-Blocker: **Doxazosin, Terazosin**
- α_{1A}-Blocker: **Alfuzosin, Tamsulosin**

Wichtig ist, zu berücksichtigen, dass bei Kombination mit Antihypertensiva die blutdrucksenkende Wirkung verstärkt wird.

5α-Reduktasehemmer (▸ Kap. 9.4.3.4) führen zu einer Abnahme des Prostatavolumens und Besserung der Symptomatik. Verwendet werden **Finasterid** und **Dutasterid.**

45.3.2 Harninkontinenz

45.3.2.1 Definition und Einteilung

Als Harninkontinenz bezeichnet man den unwillkürlichen Harnabgang. Man unterscheidet die Stressinkontinenz (= Belastungsinkontinenz) und die Dranginkontinenz. Bei der Stressinkontinenz liegt eine Schwäche der Beckenbodenmuskulatur vor (meist bei Frauen infolge von Schwangerschaft), weshalb es in „Stress"-Situationen (Husten, Niesen) zum Abgang von Urin kommt. Bei der Draninkontinenz tritt eine nicht unterdrückbare Detrusoraktivität auf, häufig z. B. bei neurologischen Erkrankungen wie Multipler Sklerose.

45.3.2.2 Therapieprinzip

Stressinkontinenz

Wirkstoffe

Duloxetin · lokale Estrogene

Abgesehen von Beckenbodentraining und operativen Maßnahmen kann pharmakologisch die Stressinkontinenz bei Frauen mit Duloxetin behandelt werden. **Duloxetin** ist eigentlich ein Antidepressivum (▸ Kap. 20.2.5) und hemmt die Wiederaufnahme von Noradrenalin und Serotonin. Über das sakrale Rückenmark bewirkt es wahrscheinlich einen stärkeren Verschluss der Harnröhre unter Belastung. Es wird bei der Behandlung von Frauen mit mittelschwerer bis schwerer Belastungsinkontinenz eingesetzt und verbessert die Symptomatik, kann allerdings nicht die Inkontinenz heilen. Die Nebenwirkungsrate ist recht hoch (u. a. Mundtrockenheit, Obstipation, Müdigkeit).

Systemisch angewandte Estrogene verschlechtern interessanterweise eine Harninkontinenz bei Frauen; hingegen kann **intravaginal appliziertes Estrogen** bei postmenopausalen Frauen eine Harninkontinenz verbessern oder sogar heilen.

Dranginkontinenz

Wirkstoffe

Oxybutynin · Trospiumchlorid · Propiverin

Erste Wahl bei der Dranginkontinenz sind Anticholinergika. Sie senken den parasympathomimetisch bedingten Detrusortonus und wirken sozusagen als neurotrope Spasmolytika. Bislang wurde meist **Oxybutynin** verwendet, das jedoch häufiger als andere Substanzen dieser Wirkstoffklasse starke anticholinerge Nebenwirkungen hervorruft, insbesondere Mundtrockenheit. Heute werden daher andere Anticholinergika eingesetzt, wie z. B. **Trospiumchlorid.**

Neben den neurotropen Spasmolytika gibt es auch muskulotrope Spasmolytika, die auf die glatte Muskulatur der Harnblase einwirken. Dazu zählt **Propiverin,** das den Kalziumeinstrom hemmt und den intrazellulären Kalziumspiegel in der glatten Muskelzelle moduliert. Es wirkt zudem als Anticholinergikum, weshalb es korrekterweise ein neurotrop-muskulotropes Spasmolytikum ist.

45.4 Klinische Anästhesie

45.4.1 Prämedikation

Die Prämedikation hat folgende Ziele: Anxiolyse, Sedierung (bei Erhalt der Schutzreflexe), Amnesie, Analgesie, Hemmung der Speichel- und Bronchialsekretion, Aspirationsprophylaxe, Erleichterung der Narkoseeinleitung und Vermeiden postoperativer Übelkeit und Erbrechen.

Zur Anxiolyse und Sedierung werden üblicherweise Benzodiazepine gegeben, am besten bereits am Tag vor dem Eingriff. Anticholinergika zur Senkung der Speichelsekretion werden heutzutage nicht mehr routinemäßig eingesetzt und stammen noch aus der Zeit der Ethernarkose, die einen starken Speichelfluss hervorrief. Die modernen Inhalationsnarkotika haben nicht diese Wirkung. Wenn anticholinerge Wirkungen notwendig sind, dann wird Atropin akut (also z. B. während der OP) angewandt. Zum Aspirationsschutz können Wirkstoffe, die den pH-Wert anheben (z. B. Protonenpumpenhemmer) oder Prokinetika (z. B. Metoclopramid) verabreicht werden. Bei stärkeren Schmerzen können Opioide (bereits im Rahmen der Prämedikation) verwendet werden.

45.4.2 Balancierte Anästhesie

Die balancierte Anästhesie ist heutzutage das Standardverfahren der Intubationsnarkose. Es umfasst die Kombination aus:

1. **Opioidanalgetikum:** Fentanyl, Alfentanil, Sufentanil, Remifentanil
2. **Inhalationsnarkotikum:** Lachgas und/oder Desfluran, Sevofluran, Isofluran
3. **Nichtdepolarisierendes Muskelrelaxans:** eine Muskelrelaxation ist für die Intubation immer, für die Operation meist notwendig
4. **Einleitungshypnotikum:** Propofol, Thiopental, Etomidat

Vor der Narkoseeinleitung wird der Patient ausreichend mit Sauerstoff versorgt **(Präoxygenierung).** Gegebenenfalls erfolgt noch eine Sedierung (Benzodiazepin) und Analgesie (Opioidanalgetikum). Die Narkose wird immer intravenös eingeleitet mit rasch wirkenden Substanzen wie **Propofol** (Ausnahme: Narkoseeinleitung bei Kindern kann direkt mit Inhalationsnarkotika erfolgen), alternativ Thiopental und bei Risikopatienten mit Etomidat.

Wird für die Erleichterung der Intubation mit Suxamethonium relaxiert, muss zum Vermeiden von Muskelfaszikulationen eine Präcurarisierung mit nichtdepolarisierenden Muskelrelaxanzien, z. B. mit Pancuronium, erfolgen. Alternative für die Muskelrelaxation bei der Intubation ist Rocuronium.

Ist der Patient ausreichend präoxygeniert, injiziert man also das **Injektionsnarkotikum** und **Muskelrelaxans.** Als Nächstes wird intubiert und die Beatmung begonnen mit einem Gemisch verschiedener **Inhalationsnarkotika** (z. B. ca. 70 Vol.-% N_2O, ca. 1–1,2 Vol.-% Isofluran) mit O_2 (ca. 30 Vol.-%) zur Aufrechterhaltung der Narkose. Je nach Bedarf muss ein **Opioidanalgetikum** gegeben werden. Wenn das Aufrechterhalten der Relaxation für die Operation notwendig ist, wird z. B. Pancuronium gegeben. Zum **Ausleiten** der Narkose werden die Narkosegase abgestellt und auf 100 % O_2 gewechselt. Kommt es zu Spontanatmung, wird extubiert. Bei Überhang von Muskelrelaxanzien gibt man Neostigmin + Atropin (Decurarisierung).

45.4.3 Totale intravenöse Anästhesie (TIVA)

Man kann natürlich auch eine Narkose komplett ohne Inhalationsnarkotika durchführen. Dann dient Propofol der Narkoseeinleitung und -aufrechterhaltung. Neben Propofol wird bei der Einleitung ein **starkes Analgetikum** (z. B. Remifentanil) und ein nichtdepolarisierendes **Muskelrelaxans** (Mivacurium) verabreicht. Die totale intravenöse Anästhesie wird gern bei kurzen (ambulanten) Operationen zur **Kurznarkose** durchgeführt.

45.4.4 Neuroleptanalgesie

Durch die Anwendung eines **Neuroleptikums** (Droperidol) und eines **starken Analgetikums** (Fentanyl) kann ein Zustand der ausgeprägten Neurolepsie mit Analgesie erreicht werden. Der Patient ist sediert, angstfrei, psychisch indifferent und analgesiert. Er ist aber erweckbar und bei entsprechenden Aufforderungen kooperativ. Die Spontanatmung ist erhalten, der Patient wird nicht intubiert. Die Neuroleptanalgesie findet aber kaum noch Anwendung, ggf. noch bei **kleineren Eingriffe, z. B. Endoskopien.**
Häufiger wird eine modifizierte Form der Neuroleptanalgesie zur Analgosedierung von Patienten auf Intensivstationen verwendet: Benzodiazepin + Opioidanalgetikum.

45.5 Zu guter Letzt

Klinischer Fall

1. Nennen Sie die Medikamente, die Sie sich zur Durchführung einer Intubationsnarkose aufziehen.
2. Eine junge Patientin wünscht die Verordnung einer Antibabypille. Sie ist gesund, findet aber ihre mäßig ausgeprägte Akne störend, die mit Cremes lokal behandelt wird. Was verordnen Sie?

Antworten:

1. Propofol, Suxamethonium, Pancuronium, Opioidanalgetikum, Midazolam. Zumindest griffbereit müssen auch die Antidote sein: Neostigmin, Atropin, Naloxon, Flumazenil (bei Midazolam).
2. Wenn man sich für die klassische Mikropille entscheidet, also eine fixe Kombination aus Estrogen + Gestagen, kann man als Gestagenkomponente ein Gestagen mit antiandrogener Wirkung verordnen (Cyproteronacetat, Dienogest, Drospirenon).

46 Therapie von Vergiftungen

46.1	**Wegweiser**	586
46.2	**Allgemeine Aspekte**	586
46.2.1	Aufrechterhaltung der Vitalfunktion	586
46.2.2	Verhinderung weiterer Giftresorption	586
46.2.3	Beschleunigung der Giftelimination	587
46.2.4	Antidot-Therapie	587
46.3	**Vergiftung mit Schwermetallen**	588
46.3.1	Bleivergiftung	588
46.3.2	Quecksilbervergiftung	588
46.3.3	Thalliumvergiftung	589
46.3.4	Arsenvergiftung	589
46.4	**Vergiftung mit Gasen**	590
46.4.1	Cyanidvergiftung	590
46.4.2	Kohlenmonoxidvergiftung	590
46.4.3	Reizgasvergiftung	591
46.5	**Vergiftung mit organischen Lösungsmitteln**	591
46.6	**Vergiftung mit Met-Hb-Bildnern**	591
46.7	**Alkoholvergiftung**	592
46.7.1	Ethanolvergiftung	592
46.7.2	Methanolvergiftung	592
46.8	**Insektengifte und anaphylaktische Reaktion**	593
46.9	**Pilzvergiftung**	593
46.9.1	Knollenblätterpilz	593
46.9.2	Fliegenpilz	594
46.9.3	Aflatoxine	594
46.10	**Vergiftung mit bakteriellen Toxinen**	594
46.10.1	Botulismus	594
46.10.2	Tetanus	595
46.10.3	Diphtherie	595
46.11	**Dioxin**	595
46.12	**Zu guter Letzt**	595

IMPP-Hits

Dieses Kapitel darf bei der Prüfungsvorbereitung nicht missachtet werden. Von der Häufigkeit der Fragen liegt es in einer Liga mit vielen anderen Kapiteln des speziellen Teils, z. B. Therapie des Diabetes, neurologischer oder psychiatrischer Erkrankungen. In absteigender Häufigkeit wurden Fragen zu folgenden Themenkomplexen gestellt:

1. Vergiftungen mit Gasen (am häufigsten CO, dann Blausäure)
2. Vergiftungen mit Schwermetallen (am häufigsten Blei und Quecksilber)
3. in etwa gleich häufig Fragen zu Vergiftungen mit Methanol/Ethanol, Pilzen, Dioxin, Met-Hb-Bildnern, Botulinustoxin und zu allergischen Reaktionen bei Insektenstichen.

Anmerkung: Intoxikationen mit Medikamenten wurde nicht hier, sondern in jedem betreffenden Kapitel beim jeweiligen Wirkstoff bereits berücksichtigt.

46.1 Wegweiser

In diesem Kapitel werden verschiedene Intoxikationen vorgestellt. Zunächst werden allgemeine Maßnahmen erläutert, die bei Intoxikationen prinzipiell erfolgen sollen (▶ Kap. 46.2) und dann werden systematisch Vergiftungen mit Schwermetallen (▶ Kap. 46.3), Gasen (▶ Kap. 46.4), organischen Lösungsmitteln (▶ Kap. 46.5), Met-Hb-Bildnern (▶ Kap. 46.6), Alkohol (▶ Kap. 46.7), Insektengiften mit allergischer Reaktion (▶ Kap. 46.8), Pilzen (▶ Kap. 46.9), bakteriellen Toxinen (▶ Kap. 46.10) und schließlich Dioxin (▶ Kap. 46.11) vorgestellt.

46.2 Allgemeine Aspekte

Ganz allgemein müssen bei einer Vergiftung folgende Maßnahmen ergriffen werden:
- Aufrechterhaltung der Vitalfunktion
- Verhinderung weiterer Giftresorption
- Beschleunigung der Giftelimination
- Antidot-Therapie

46.2.1 Aufrechterhaltung der Vitalfunktion

Es handelt sich um eine **symptomatisch orientierte** Therapie: z. B. Volumensubstitution, Katecholamingabe, Beatmung, Azidosetherapie.

46.2.2 Verhinderung weiterer Giftresorption

Eine weitere Giftresorption kann verhindert werden durch:
- induziertes Erbrechen
- Magenspülung
- Resorptionshemmung

46.2.2.1 Induziertes Erbrechen

Wirkstoffe

Sirup ipecacuanha

Mit **Sirup ipecacuanha** (Brechwurzel: enthält das Alkaloid **Emetin**) wird das Brechzentrum stimuliert und Erbrechen ausgelöst. Die Wirkung tritt nach ca. 20 min ein. Sirup ipecacuanha ist **Mittel der ersten Wahl.** Es können jedoch kardiotoxische Nebenwirkungen auftreten.

Nicht mehr empfohlen werden Apomorphin und Kochsalzlösungen.
- Apomorphin wirkt als D_2-Agonist emetisch. An Nebenwirkungen kann es jedoch zu Atemdepression (Therapie: Naloxon), Blutdruckabfall (Therapie: Norfenefrin = α-Mimetikum) kommen. Eine ganz andere Indikation für Apomorphin ist der Morbus Parkinson, wo die emetische Wirkung durch gleichzeitig Gabe von Domperidon unterdrückt wird (▶ Kap. 22.4.2). Wegen der beschriebenen Nebenwirkungen ist Apomorphin bei Kindern kontraindiziert, bei Erwachsenen ist es auch nicht Mittel der Wahl (sondern Sirup ipecacuanha).
- NaCl-Lösung ist wegen der hohen Na^+-Resorption obsolet.

Merke

Erbrechen darf **nicht** ausgelöst werden bei:
- **Bewusstlosigkeit** → Aspirationsgefahr
- Intoxikation mit **Schaumbildnern** → Aspirations- und Erstickungsgefahr
- Intoxikation mit **Lösungsmitteln** → schwere pulmonale Schädigung bei Aspiration
- Intoxikation mit **Säuren** und **Laugen** → erneute Schädigung des Ösophagus beim Erbrechen (besser: Giftverdünnung durch Trinken von Wasser!)

46.2.2.2 Magenspülung

Eine Magenspülung zur Giftelimination ist innerhalb der ersten Stunde nach Gifteinnahme sinnvoll. Verwendet wird **lauwarmes Wasser** über die Magensonde, bis die Spülflüssigkeit klar ist. Im Anschluss daran werden **Aktivkohle** und ein **Laxans** (Na_2SO_4) gegeben.

Merke

Eine Magenspülung darf **nicht** durchgeführt werden bei:
- Schock
- Krämpfen
- fortgeschrittener Säure- oder Laugenvergiftung (Perforationsgefahr)
- Bewusstlosigkeit: Wegen Aspirationsgefahr muss Patient vorher intubiert werden.

46.2.2.3 Resorptionshemmung

Die Aufnahme des Gifts aus dem Gastrointestinaltrakt kann vermindert/verhindert werden durch:

- **Adsorption mit Aktivkohle:** Aktivkohle wird nicht resorbiert, bindet aber viele Stoffe → **universell** bei Vergiftungen einsetzbar und **Mittel der ersten Wahl.**
- **Silikone** (sab simplex®) = **Entschäumer** bei Intoxikation mit Schaumbildnern (Waschmittel)
- **Paraffinum:** bei Intoxikation mit **fettlöslichen Substanzen** (Benzin, Petroleum)
- **Säurevergiftung:** Verminderung der Säurewirkung durch Neutralisation mit **Antazida** oder **Milch**
- **Laugenvergiftungen:** Verminderung der Laugenwirkung durch Neutralisation mit **Zitronensaft.**

46.2.3 Beschleunigung der Giftelimination

Die Giftelimination kann erreicht werden durch:
- Diurese
- Unterbrechung des enterohepatischen Kreislaufs
- Hämoperfusion
- Hämodialyse

Eine **forcierte Diurese** wird mit Mannitol oder Furosemid durchgeführt. Bei Intoxikationen mit Barbituraten oder Salicylaten führt man eine **alkalische Diurese** mit $NaHCO_3$ durch. Für die **Unterbrechung des enterohepatischen Kreislaufs** eignen sich **Aktivkohle** oder **Colestyramin,** z. B. bei Intoxikation mit Digitoxin oder Cumarinen. Eine **Hämoperfusion** ist z. B. bei Intoxikation mit Barbituraten und bestimmten Pilzgiften sinnvoll. Eine **Hämodialyse** hilft z. B. bei Intoxikationen mit Ethanol oder Methanol.

46.2.4 Antidot-Therapie

In ▸ Tab. 46.1 sind wichtige Gifte und ihre dazugehörigen Antidote aufgeführt.

Tab. 46.1 Antidot-Therapie bei verschiedenen Vergiftungen

Intoxikation	Antidot	Kapitel
Phosphorsäureester (E 605)	Atropin, Oxime	▸ Kap. 2.3.3
Atropin	Physostigmin	▸ Kap. 2.3.5
Antihistaminika	Physostigmin	▸ Kap. 10.2.2
Benzodiazepine	Flumazenil	▸ Kap. 18.2
Opiate	Naloxon, Naltrexon Ausnahme Buprenorphin: Antidot = Doxapram	▸ Kap. 16.2.3
Paracetamol	Methionin, Cysteamin, N-Acetyl-Cystein	▸ Kap. 16.3.3.1
Cumarine	Vitamin K, Faktorengabe	▸ Kap. 6.4
Heparin	Protamin	▸ Kap. 6.5
Herzglykoside	K^+-Gabe, Atropin (bei Bradykardie), Lidocain (bei ventrikulärer Tachykardie), Digitalis-Antitoxin (bei schwerer Intoxikation)	▸ Kap. 5.6.1
Eisen	Deferoxamin	▸ Kap. 32.2.2.2
Curarederivate	Neostigmin + Atropin	▸ Kap. 17.4.1
Maligne Hyperthermie	Dantrolen	▸ Kap. 17.4.2
Muskarinrezeptorantagonisten	Physostigmin, Carbachol	▸ Kap. 2.3.4
Neuroleptika	Biperiden	▸ Kap. 19.3.5

Tab. 46.1 Antidot-Therapie bei verschiedenen Vergiftungen *(Forts.)*

Intoxikation	Antidot	Kap.
Trizyklische Antidepressiva	Physostigmin	► Kap. 20.2.2
Thallium	Eisen-III-Hexacyanoferrat (= Berliner Blau)	► Kap. 46.3.3
Pb	Na_2-Ca-EDTA, D-Penicillamin	► Kap. 46.3.1
Au, Hg, Cu	D-Penicillamin	–
As, Hg, Au	DMPS, Dimercaprol	► Kap. 46.3.4
Cyanid	Natriumthiosulfat, Met-Hb-Bildner (DMAP), Vitamin B_{12}	► Kap. 46.4.1
Met-Hb-Bildner	Redoxfarbstoffe (Methylenblau)	► Kap. 46.6
Methanol	Ethanol	► Kap. 46.7.2

46.3 Vergiftung mit Schwermetallen

46.3.1 Bleivergiftung

Früher war der Einsatz von Blei in der Farben-, Glas- und Akkumulatorenindustrie oder als Antiklopfmittel (Tetraethylblei) im Benzin sehr häufig. Aufgrund der Toxizität wird es immer seltener verwendet, Bleivergiftungen treten dementsprechend nicht mehr so häufig auf.

Aufnahme

- **anorganisches Blei:** inhalative Aufnahme über Dämpfe und Stäube
- **organisches Blei** (Tetraethylblei): perkutane Aufnahme
- geringe intestinale Resorption

Symptome

Merke

Typisch für eine Bleivergiftung ist die Trias: **Darmkoliken, Anämie, Fallhand** (Lähmung des N. radialis).

Bei der **Anämie** handelt es sich um eine hypochrome Anämie mit basophil getüpfelten Erythrozyten. Die Hb-Synthese wird an verschiedenen Stellen gehemmt. So bewirkt Blei eine Inhibition der δ-Aminolävulinsäuredehydratase (δ-ALAD). Dadurch wird vermehrt δ-ALA renal ausgeschieden und kann zum Nachweis für eine Bleiintoxikation verwendet werden. Die Patienten erscheinen mit einer graublassen Hautfarbe mit Verfärbungen der Zahnfleischränder (sog. Bleisaum).

Neben der Trias treten bei organischen Verbindungen zentrale Schäden auf. Es kommt zur **Enzephalopathia saturnina,** die durch eine gesteigerte Erregbarkeit, Krämpfe, Halluzinationen und Koma gekennzeichnet ist.

Kinetik

Nach der Resorption bindet Blei im Blut an Erythrozyten. Es wird langfristig im Knochen und in den Zähnen im Austausch mit Ca^{2+} gespeichert. Was nicht gespeichert wird, wird renal und biliär ausgeschieden. Lipophiles organisches Blei reichert sich im ZNS und in der Nebenniere an.

Antidot-Therapie

Wirkstoffe

Na_2-Ca-EDTA · DMPS

Merke

Als Antidote stehen bei einer Bleivergiftung zur Verfügung:
- **Na_2-Ca-EDTA i.v.:** Blei verdrängt Ca^{2+} aus dem Komplex und wird dann renal ausgeschieden.
- alternativ: **DMPS** (Dimercaptopropansulfonsäure): bildet mit Schwermetallionen Chelatkomplexe, die dann renal ausgeschieden werden.

46.3.2 Quecksilbervergiftung

Quecksilber reagiert mit Sulfhydrylgruppen von Proteinen und inhibiert Enzyme.

Aufnahme

- **flüssiges Hg** (z. B. aus Thermometern): bei Hautkontakt lokal ätzend, intestinal kaum resorbiert
- **Hg-Dämpfe** (z. B. bei der Amalgamherstellung): inhalative Aufnahme, gute pulmonale Resorption
- **anorganisches Hg** (z. B. in Industrieabwässern → Verseuchung der Nahrungskette): orale Aufnahme, gute intestinale Resorption
- **organisches Hg** (z. B. in Desinfektionsmitteln): Resorption über die Haut und intestinal, Anreicherung im ZNS

Symptome

Merke

- Bei einer **akuten** Vergiftung treten folgende Symptome auf: **Stomatitis, Gastroenteritis, Anurie, Urämie, Kolitis.** Lokal treten **starke Verätzungen** bei anorganischen Quecksilbersalzen auf.
- Die **chronische** Vergiftung führt zu **Stomatitis, Tremor, gesteigertem Speichelfluss, psychischen Veränderungen (Erethismus mercurialis), Sprachstörung (Psellismus mercurialis).**

Antidot-Therapie

Wirkstoffe

Dimercaprol · DMPS

Merke

Als Antidote stehen zur Verfügung: **Dimercaprol** oder **DMPS.** Sie binden Hg^{2+}, anschließend erfolgt ihre renale Ausscheidung.

46.3.3 Thalliumvergiftung

Thallium kam in **Ratten-** und **Mäusegift** vor, ist aber heute verboten. Thalliumvergiftungen treten daher heute eher bei beruflicher Exposition auf, z.B. beim Arbeiten mit Thalliumverbindungen (z. B. Halbleitern, Photozellen).

Aufnahme

- **oral** über vergiftete Speisen
- geruchlose und geschmacklose Substanz

Symptome

Merke

Die Symptome treten in typischer Reihenfolge und mit einer gewissen Latenz ein:

- **2.–3. Tag:** Obstipation, Gastroenteritis, Erbrechen, Diarrhö
- **nach 10 Tagen:** Polyneuropathie, Parästhesie, Hyperästhesie
- **ab 13. Tag:** Haarausfall, Ausfall der lateralen Augenbrauen
- **3.–4. Monat:** Lunulastreifen der Fingernägel (weiße Querstreifung)
- weiterhin: Leber- und Nierenschädigung, Sehstörungen

Kinetik

Intestinal aufgenommenes Thallium wird gut resorbiert und reichert sich in Haaren, Nieren, Knochen, Leber an. Die Elimination erfolgt renal und enteral.

Antidot-Therapie

Wirkstoffe

Eisen-III-Hexacyanoferrat

Merke

Als Antidot steht **Eisen-III-Hexacyanoferrat** (= Berliner Blau) zur Verfügung. Es wird oral gegeben. Allerdings wird Eisen-III-Hexacyanoferrat selbst nicht resorbiert, sondern führt zum Ionenaustausch im Darm, sodass Thallium gebunden und über den Darm ausgeschieden wird. Das Antidot wird fortlaufend oral gegeben, bis Thallium eliminiert ist. Die klassischen Chelatbildner (DMPS) sind übrigens wirkungslos.

46.3.4 Arsenvergiftung

Symptome

Arsenverbindungen kommen heutzutage kaum noch vor. Arsen lagert sich an Sulfhydrylgruppen von Proteinen, z. B. an das Keratin der Haut. Bei einer **akuten** Vergiftung kommt es zu Blutdruckabfall, Durst, Übelkeit, Erbrechen, Gastroenteritis mit schweren Wasser- und Elektrolytverlusten. Bei der **chronischen** Vergiftung treten insbesondere

Hautveränderungen auf mit Hyperkeratosen, Hautpigmentierung (Melanose) sowie Entzündungen der Schleimhäute der oberen Luftwege und Augen. Arsen ist kanzerogen.

Therapie

Die Therapie erfolgt analog zur Vergiftung mit Quecksilber mit **Dimercaprol** oder **DMPS** (► Kap. 46.3.2).

46.4 Vergiftung mit Gasen

46.4.1 Cyanidvergiftung

Cyanid führt zu einer **Sauerstoffverwertungsstörung:** Cyanid bindet an Fe^{3+} und **blockiert** dadurch **Cytochromoxidasen der Atmungskette.** Es kommt damit zur sog. inneren Erstickung. Charakteristisch ist übrigens der Bittermandelgeruch in der Ausatemluft, der allerdings anlagebedingt nicht von jedem wahrgenommen werden kann.

Lerntipp

Fürs IMPP machen wir einen kleinen Geruchs-Exkurs durch die Küche:
- Bittermandel – Intoxikation mit Cyanid
- Knoblauch – Intoxikation mit Alkylphosphaten (E605)
- faule Eier – Intoxikation mit H_2S

Aufnahme

- **inhalativ:** HCN-Dämpfe: Tod innerhalb von Sekunden
- **orale** Aufnahme von Blausäuresalzen in der Metallindustrie oder von cyanidhaltigen Pflanzenteilen (z. B. Bittermandeln): Tod innerhalb von Minuten

Symptome

Merke

Es treten folgende typische Symptome einer Cyanidvergiftung auf:
- Hyperpnoe
- Rotfärbung der Haut (O_2 wird nicht verbraucht)
- Übelkeit
- Krämpfe
- Tod durch Atemstillstand

Antidot-Therapie

Wirkstoffe

Natriumthiosulfat · Met-Hb-Bildner · Vitamin B_{12}

Cyanid wird im Körper durch das Enzym **Rhodanese** mit Schwefel zum weniger toxischen **Rhodanid** in der Leber umgewandelt. Limitierender Faktor ist jedoch die begrenzte Verfügbarkeit von Schwefel.
Ein Therapieansatz besteht deshalb in der Gabe von Schwefel. Als Schwefeldonator wirkt **Natriumthiosulfat i. v.,** das somit die (endogene) enzymatische Cyanidentgiftung fördert.
Ein weiteres Prinzip besteht darin, Cyanid an Fe^{3+} zu binden. Dafür werden **Met-Hb-Bildner** (DMAP) eingesetzt, die die Bildung von Fe^{3+} im Hb bewirken, an das dann Cyanid bindet. In der Folge werden auch Cyanidionen von den Cytochromoxidasen entfernt.
Ein drittes Prinzip besteht in der Gabe von **Vitamin B_{12} i. v.** Vitamin B_{12} bindet Cyanid und fördert somit die Eliminierung aus dem Kreislauf.

46.4.2 Kohlenmonoxidvergiftung

Kohlenmonoxid führt zur **Sauerstoffbindungsstörung.** CO wird mit 300-mal **höherer Affinität an Fe^{2+} im Hb** gebunden als O_2, sodass die Bindung und Freisetzung von O_2 im Hb gehemmt wird. Es kommt zur Linksverschiebung der Sauerstoffbindungskurve.
Kohlenmonoxid ist farblos, geruchlos und geschmacklos (keine Warnwirkung).

Aufnahme

Die Aufnahme erfolgt **inhalativ,** z. B. durch Autoabgase in geschlossener Garage. Der Verlauf hängt vom Atemminutenvolumen des Patienten ab.

Symptome

Die Symptome sind abhängig vom HbCO-Gehalt des Blutes (► Tab. 46.2).

Therapie

Die CO-haltige Umgebung muss sofort verlassen werden. Der Intoxikierte wird **mit 100 % O_2** am besten unter Druck oder mit Carbogen (95 % O_2 mit 5 % CO_2 zum Atemantrieb) beatmet. Die Azidose wird mit **$NaHCO_3$** korrigiert.

Tab. 46.2 Symptome bei einer Kohlenmonoxidvergiftung

HbCO-Gehalt	Symptome
ab 5 %	erste Symptome wie Visusverminderung
10–20 %	Kopfschmerz, Herzfrequenz ↑
30–40 %	Bewusstlosigkeit, rosarote Haut (keine Zyanose)
> 60 %	Krämpfe, Atemlähmung, Exitus letalis

Merke

Ein spezifisches Antidot für die Kohlenmonoxidvergiftung ist nicht verfügbar.

Praxistipp

Bei der Anwendung konventioneller Pulsoxymeter werden aufgrund des hellroten CO-Hämoglobins falsch hohe Messwerte angezeigt.

46.4.3 Reizgasvergiftung

Symptome

Die Wirkung der Reizgase ist abhängig von ihrer Lipophilie. Je lipophiler, desto tiefer gelangen sie in das Bronchialsystem.

- **geringe Lipophilie** (z. B. NH_3, Formaldehyd): Wirkung in Pharynx, Larynx, Trachea; Komplikation: Glottiskrampf
- **mittlere Lipophilie** (z. B. SO_2, Cl_2): Wirkung in Bronchien; Komplikation: Bronchospasmus
- **starke Lipophilie** (z. B. Ozon, Nitrosegase, Phosgen): Wirkung in Alveolen und Kapillaren; Komplikation: Lungenödem nach einer Latenz von 12–24 h

Therapie des toxischen Lungenödems

Es werden allgemeine Maßnahmen ergriffen wie O_2-Gabe, Oberkörper hochlagern, Antibiotikum etc. Außerdem werden sofort **Glukokortikoide** inhalativ und i. v. verabreicht und die Diurese durch **Furosemid** oder Mannit eingeleitet.

46.5 Vergiftung mit organischen Lösungsmitteln

Nennenswert sind Vergiftungen mit Benzol, Benzin und halogenierten Kohlenwasserstoffen.

Symptome

Die organischen Lösungsmittel führen bei akuten Vergiftungen zu Rauschzuständen und bei höherer Dosis zu Narkose und Koma. Bei **halogenierten Kohlenwasserstoffen** treten zusätzlich Herzrhythmusstörungen auf, da sie gegenüber Katecholaminen sensibilisierend wirken. Außerdem sind sie akut hepato- und nephrotoxisch durch die Bildung giftiger Metaboliten über Cytochrom P450.

Chronische Vergiftungen führen bei:

- **Benzol** zu aplastischer Anämie, Leukämie
- **Benzin** zu neuropsychologischen Schäden
- **halogenierten Kohlenwasserstoffen,** z. B. Vinylchlorid, zum Hämangiosarkom der Leber.

Therapie

Ein Antidot ist nicht verfügbar. Es können daher nur unspezifische Maßnahmen angewandt werden:

- **Paraffin** zur Resorptionshemmung
- Evtl. **Cimetidin** zur Hemmung von Cytochrom P450. Dadurch wird die Metabolisierung zu giftigen Produkten verhindert.
- Keine Magenspülung! Gefahr der Aspiration mit Ausbildung einer schweren Pneumonie.

46.6 Vergiftung mit Met-Hb-Bildnern

Zu den Met-Hb-Bildnern zählen u. a. Nitrate, Nitrite, Chlorate, Perchlorate, Anilin, Phenacetin, Sulfonamide, Redoxfarbstoffe, DMAP. Sie **oxidieren Fe^{2+} zu Fe^{3+}** im Hb. Dieses sog. Met-Hb kann O_2 nicht mehr transportieren und es kommt zur **Hypoxie.**

Met-Hb-Bildner für besondere „Momente“:

- DMAP (Dimethylaminophenol) wird als Met-Hb-Bildner therapeutisch bei Cyanidvergiftungen genutzt (▸ Kap. 46.3).
- Redoxfarbstoffe (Methylenblau, Thionin) werden „paradoxerweise“ zur Therapie von Met-Hb-Vergiftungen verwendet (siehe Antidot-Therapie).

Symptome

Die Symptome hängen vom Ausmaß der Met-Hb-Bildung ab:

- **10–20 %** Met-Hb: Hypoxie (Zyanose), Blut bräunlich gefärbt
- > **60 %** Met-Hb: Exitus letalis

Die spontane Rückbildungrate im Körper beträgt 10 % Met-Hb/h über die **Met-Hb-Reduktase.** Limitierender Schritt ist jedoch die Bereitstellung von $NADPH_2$ über die **Glukose-6-Phosphat-Dehydrogenase** (G-6-P-DH). Somit besteht ein erhöhtes Risiko für die Met-Hb-Bildung bei G-6-P-DH-Mangel (hereditär) und Met-Hb-Reduktasemangel (Neugeborene).

Antidot-Therapie

Wirkstoffe

Redoxfarbstoffe (Methylenblau, Toluidinblau)

Merke

Als Antidote werden **Redoxfarbstoffe** eingesetzt, die selber Met-Hb-Bildner sind.
Redoxfarbstoffe können eine Met-Hb-Bildung induzieren, beschleunigen aber auch eine Reduktion von Fe^{3+} zu Fe^{2+}. Es stellt sich ein **Redoxgleichgewicht bei 8 % Met-Hb** ein, das asymptomatisch ist. Dadurch kann eine akute Vergiftung mit einem Met-Hb-Gehalt von > 20 % therapiert werden.

46.7 Alkoholvergiftung

46.7.1 Ethanolvergiftung

Praxistipp

Mal was Praktisches für den Alltag. Die Berechnung der Alkoholblutkonzentration erfolgt nach der **Widmark-Formel:**

Blutkonzentration (‰) =
aufgenommenes Ethanol (g)/KG (kg) × V_D)

V_D ist dabei der Verteilungskoeffizient, der abhängig vom Fettanteil ist: Männer = 0,68, Frauen = 0,56.
Die Menge an aufgenommenen Ethanol errechnen Sie ganz einfach aus dem Volumen, das konsumiert wurde und dem Prozentsatz des alkoholischen Getränks mal der spezifischen Dichte Alkohol von 0,8 g/ml.

Symptome

Alkoholintoxikation führt zur psychomotorischen Erregung, Verminderung des Reaktionsvermögens, Enthemmung und Gleichgewichtsstörung. Ab ca. 2 ‰ tritt eine narkotisierende Wirkung mit Bewusstseinsstörung, Lähmungserscheinungen, Amnesie und Koma auf. Die tödliche Grenzkonzentration liegt bei 4–5 ‰.

Kinetik

Ethanol wird quasi vollständig resorbiert und verteilt sich im Gesamtkörperwasser. Die Metabolisierung erfolgt:

- zu 90 % über die **Alkoholdehydrogenase** zum Acetaldehyd und dann über die Aldehyddehydrogenase weiter zum Acetat,
- zu ca. 5 % über **Cytochrom-P450-abhängige Monooxygenasen** zum Acetat (mikrosomales Ethanol oxidierendes System = MEOS), induzierbar durch chronischen Abusus,
- zu einem geringen Anteil über die Katalase.

Die **Elimination** entspricht einer Kinetik 0. Ordnung mit 0,15 ‰/h, unabhängig von der Ausgangskonzentration (► Kap. 1.2.5.2).

Therapie

Ein Antidot ist nicht verfügbar. Allgemeinmaßnahmen: Magenspülung, Beatmung, Aufrechterhalten der Körpertemperatur, Hämodialyse.

Merke

Die Wernicke-Enzephalopathie hat übrigens nichts mit einer akuten Alkoholvergiftung zu tun, sondern ist die Folge einer Hypovitaminose (Vitamin B_1) bei chronischem Alkoholabusus. Therapie: Thiaminsubstitution

46.7.2 Methanolvergiftung

Eine Vergiftung mit Methanol erfolgt entweder in suizidaler Absicht (Lacke, Reinigungsmittel) oder, wie auch immer wieder in der Presse zu lesen ist, durch Verunreinigungen in selbstgebrannten Obstschnäpsen.

Symptome

Merke

Die Symptome treten in typischer Abfolge ein:
- **narkotische Phase** mit lang anhaltendem Rausch
- Ausbildung einer **metabolischen Azidose** ab dem 2. Tag
- reversible, dann irreversible **Sehstörung** ab dem 3. Tag
- Tod durch **Stoffwechselentgleisung** und **Atemlähmung**

Kinetik

Methanol wird unter Beteiligung der Alkohol- und Aldehyddehydrogenase (also dieselben Enzyme wie beim Ethanol) zu Formaldehyd und dann zur Ameisensäure metabolisiert. Ameisensäure hat eine lange Halbwertszeit und wird nur langsam zu CO_2 und H_2O unter Beteiligung von Tetrahydrofolsäure entgiftet. Die Schäden entstehen hauptsächlich durch die Ameisensäure, die nur sehr langsam abgebaut und eliminiert wird und zu einer schweren metabolischen Azidose führt.

Antidot-Therapie

Wirkstoffe

Ethanol · Fomepizol

Paradoxerweise wird **Ethanol** zur Behandlung der Methanolvergiftung eingesetzt. Es besteht unter der Ethanoltherapie ein Zielwert von 1‰. Ethanol besitzt eine neunmal höhere Affinität zur Alkoholdehydrogenase als Methanol. Dadurch wird die Metabolisierung von Methanol zur toxischen Ameisensäure verhindert.

Fomepizol ist ein kompetitiver Antagonist der Alkoholdehydrogenase, das besser steuerbar ist als Ethanol und eine höhere Affinität zum Enzym besitzt. In Deutschland ist es nicht zur Therapie der Methanolvergiftung zugelassen, sondern nur bei einer Ethylenglykolvergiftung. Aus Ethylenglykol werden wie bei Methanol toxische Metaboliten über die Alkoholdehydrogenase gebildet.

Unspezifische Maßnahmen sind die Behandlung der Azidose mit **$NaHCO_3$** und die Gabe von **Folsäure** zur Beschleunigung der Entgiftung der Ameisensäure. Schließlich kann durch die Hämodialyse eine Elimination von Methanol erreicht werden.

46.8 Insektengifte und anaphylaktische Reaktion

Zu den in Wespen, Bienen und Hornissen vorkommenden Toxinen zählen:

- biogene Amine (z. B. Histamin)
- Polypeptide
- Enzyme (z. B. Phospholipasen)

Sie wirken **gewebedestruierend** und lösen **Entzündungs-** und **Schmerzreaktionen** aus.

Merke

Die Toxine wirken beim Menschen normalerweise nicht letal. Todesfälle können aber bei allergischen Reaktionen mit anaphylaktischem Schock auftreten.

Symptome

Lokal kommt es zu Schwellung, Quaddelbildung, Rötung, Juckreiz und Schmerz. Bei bestehender Sensibilisierung kann ein **anaphylaktischer Schock** mit folgenden Symptomen auftreten:

- Juckreiz, Urtikaria, Schwindel
- RR-Abfall, Tachykardie
- Bronchokonstriktion
- Atem- und Kreislaufstillstand

Therapie

Für die **lokale** Therapie eignen sich Kühlung und die Applikation eines wirkstoffhaltigen Gels mit einem H_1-Antagonisten oder einem Glukokortikoid. Der **anaphylaktische Schock** muss intensivmedizinisch versorgt werden:

- Volumen i. v.
- Adrenalin i. v. (sofort wirksam)
- Glukokortikoide i. v. (verzögerte Wirkung)
- H_1-Antagonisten
- **langfristig:** Hyposensibilisierung nach anaphylaktischen Reaktionen

46.9 Pilzvergiftung

Zu den giftigen Pilzarten in unseren Regionen gehören der Knollenblätterpilz, der Fliegenpilz und die Aflatoxine.

46.9.1 Knollenblätterpilz

90 % der tödlichen Pilzvergiftungen in Mitteleuropa sind auf den Knollenblätterpilz zurückzuführen. Knollenblätterpilze können beim Sammeln leicht mit Champignons verwechselt werden. Sie enthalten das Toxin **Amanitin,** das die DNA-abhängige RNA-Polymerase hemmt und somit die Nukleinsäure- und Proteinsynthese stört.

Symptome

Typisch ist der zweiphasige Verlauf der Symptome. Zunächst besteht für die ersten 12 h Beschwerdefreiheit. Dann treten **gastrointestinale Symptome** mit Erbrechen und Diarrhö auf, die sich nach 2 d wieder bessern. Im weiteren Verlauf kommt es aber dann zur **Lebernekrose** (Leberzerfallkoma) und zum **akuten Nierenversagen.**

Antidot-Therapie

Wirkstoffe

Penicillin · Silibinin

Die Therapie gestaltet sich deshalb schwierig, da die Beschwerden erst mit einer Latenz auftreten – die Antidote aber frühzeitig gegeben werden müssen, um effektiv sein zu können. **Silibinin** hemmt die Giftaufnahme in die Leber und wirkt daher nur, bevor das Leberversagen eingesetzt hat. Der Wirkmechanismus von **Penicillin** ist unklar.

46.9.2 Fliegenpilz

Vergiftungen durch den Fliegenpilz sind selten. Er wird gelegentlich aber als Rauschdroge eingenommen. Der Fliegenpilz enthält das Toxin **Isoxazol,** das wie ein GABA-Agonist wirkt.

Symptome

Circa 1 h nach Ingestion entwickelt sich eine Psychose, die mehrere Tage anhalten kann, aber sehr selten zu Todesfällen führt. Die Psychose ähnelt dem Alkoholrausch mit Ataxie, Erregungszuständen, optischen und akustischen Halluzinationen, Sedation, Koma. Außerdem treten anticholinerge Symptome auf.

Antidot-Therapie

Wirkstoffe

Physostigmin · Neuroleptika

Bei anticholinergen Symptomen gibt man Physostigmin. Bei starken Erregungszuständen Neuroleptika. Eine echte spezifische Therapie ist aber nicht verfügbar.

46.9.3 Aflatoxine

Aflatoxine werden von Schimmelpilzen wie **Aspergillus flavus** gebildet. Sie verursachen keine akuten Intoxikationen. Allerdings ist eine erhöhte Zufuhr von Aflatoxinen durch Bildung von **Epoxiden** im Organismus **kanzerogen** und kann ggf. zu **Leberzellkarzinomen** führen.

Eine spezifische Therapie ist nicht bekannt. Es sollten aber keine verschimmelten Lebensmittel verzehrt werden.

46.10 Vergiftung mit bakteriellen Toxinen

46.10.1 Botulismus

Botulinustoxin wird unter anaeroben Bedingungen, z. B. in kontaminierten Bohnendosen, von dem Bakterium **Clostridium botulinum** gebildet. Das Botulinustoxin ist das stärkste bakterielle Gift überhaupt. Es **hemmt** die **Acetylcholinfreisetzung** aus den Nervenendigungen an der motorischen Endplatte und verursacht so **schlaffe Paresen.** Der Tod tritt innerhalb weniger Tage ein.

Symptome

Die Symptome treten in typischer Reihenfolge auf:

1. Diplopie
2. Schlucklähmung
3. Sprechstörungen
4. Mundtrockenheit
5. Obstipation und Miktionsstörung
6. Atemlähmung

Antidot-Therapie

Wirkstoffe

Botulismus-Antitoxin · Neostigmin

Die Therapie besteht in der sofortigen i. v.-Gabe von **Botulismus-Antitoxin.** Es bindet noch frei zirkulierendes Toxin. Gegebenenfalls können auch Acetylcholinesterasehemmer (z. B. Neostigmin) eingesetzt werden, die den Abbau von noch freigesetztem Acetylcholin verhindern.

Therapeutische Anwendung

Die lokale Injektion von Botulinustoxin A bewirkt eine lokale schlaffe Paralyse des Skelettmuskels ohne systemische Nebenwirkungen. Die Wirkung hält ungefähr ein Vierteljahr an. Nutzen kann man den Effekt bei Dystonien wie Blepharospasmus (Lidkrampf), Torticollis spasmodicus, hemifazialen Spasmen, Schreibkrampf oder hyperkinetischen Störungen. Eine besondere Domäne für Botox ist auch die Faltenbehandlung.

46.10.2 Tetanus

Tetanustoxin wird vom Bakterium **Clostridium tetani** produziert, das z. B. im Erdboden vorkommt. Nach **Verletzungen** gelangen die Bakterien in den menschlichen Organismus und bilden unter anaeroben Bedingungen das **Neurotoxin.** Das Toxin gelangt via **axonalen retrograden** Transport ins **ZNS,** wo es die **Freisetzung** des inhibitorischen Neurotransmitters **Glycin** aus Interneuronen **hemmt.** Durch den Wegfall der inhibitorischen Funktion der Interneurone steigert sich die Aktivität der Motoneurone. Es kommt zur **Spastik** durch einen erhöhten Muskeltonus und zu **tonisch-klonischen Krämpfen.**

Symptome

Die Symptome sind wiederum ganz charakteristisch für Tetanus:

- **Risus sardonicus** (verzerrtes Lachen durch Krampf der Gesichtsmuskulatur)
- **Trismus** (Kiefersperre durch Krampf der Kaumuskulatur)
- **Opisthotonus** (Rückwärtsbeugung des Kopfes und Überstrecken des Rumpfes)
- Atemlähmung
- keine neurologischen Symptome

Antidot-Therapie

Wirkstoffe

Antitoxin · Muskelrelaxanzien · Penicillin

Als spezifische Maßnahme wird **intravenös** sofort **Antitoxin** gegeben, das aber nur das noch nicht neuronal aufgenomme Toxin binden kann. Alle anderen Maßnahmen sind daher an der Symptomatik ausgerichtet mit **Muskelrelaxation** (Curarederivate, Benzodiazepine) und **Beatmung.** Damit keine weitere Erregervermehrung stattfindet, wird antibiotisch mit **Penicillin** behandelt und die **Wunde chirurgisch saniert.** Eine simultane **aktive Immunisierung** dient dem Aufbau einer körpereigenen Immunität. Die Tetanuserkrankung selber hinterlässt keine Immunität.

46.10.3 Diphtherie

Corynebacterium diphtheriae verursacht eine **lokale Infektion** und kann durch die Bildung eines **Toxins systemische Auswirkungen** haben. Das Toxin **hemmt** die **Proteinsynthese** und ruft somit den Zelltod hervor.

Symptome

Lokal verursacht das Toxin eine Angina mit Bildung von Pseudomembranen auf den Tonsillen und Erstickungsanfällen bei Krupp (Kehlkopfbeteiligung). **Systemisch** sind das Auftreten einer Myokarditis mit hoher Letalität, Polyneuropathie mit Lähmung des Gaumensegels und akutes Nierenversagen gefürchtet.

Antidot-Therapie

Wirkstoffe

Diphtherie-Antitoxin · Penicillin

Als einzige spezifische Maßnahme erfolgt die sofortige intravenöse Gabe von **Diphtherie-Antitoxin,** das noch frei zirkulierendes Toxin binden kann. Penicillin wird eingesetzt, um die weitere Erregervermehrung und damit Toxinproduktion zu hemmen. Ansonsten können nur symptomatische Maßnahmen angewandt werden: **Beatmung, Tracheotomie** bei Krupp.

46.11 Dioxin

Dioxin gehört zu den potentesten künstlich hergestellten Giftstoffen. Bekannt wurde es durch die Umweltkatastrophe in Seveso in der Nähe von Mailand im Jahr 1976. Die toxische Wirkung beruht auf einem rezeptorvermittelten Prozess. Dioxin steigert die DNA-Transkription und Proteinbiosynthese.

Zu den Symptomen zählen Chlorakne, Übelkeit und Erbrechen, diffuse Nervenschäden, Störungen des Fettstoffwechsels und der Leberfunktion. Dioxin ist außerdem ein Kanzerogen.

46.12 Zu guter Letzt

Lerntipp

Zum Abschluss dieses Kapitels und dieses Lehrbuches sind noch einmal wichtige Vergiftungssyndrome infolge Medikamentenintoxikationen zusammengefasst. Es ist nach über 500 Seiten Lernerei u. U. wieder etwas durcheinandergeraten, auf welche Medikamentenintoxikation nun große Pupillen oder starkes Schwitzen hinweisen. Zum gedanklichen Wiedererwecken können Sie daher ▸ Tab. 46.3 zur Lernkontrolle verwenden, indem Sie die rechte Spalte abdecken und Symptome sowie Therapie zum linksgenannten Vergiftungssyndrom gedanklich ergänzen.

Klinischer Fall

1. Ein Patient hatte sich in suizidaler Absicht bei laufendem Motor seines Autos in seine Garage eingeschlossen. Er ist bewusstlos und atmet spontan, als Sie als Notarzt kommen. Die Feuerwehr hat den Mann bereits aus der Gefahrenzone gebracht. Was tun Sie nun?
2. Nennen Sie das Antidot für folgende Vergiftungen: 1 – Atropin, 2 – Thallium, 3 – Cyanid, 4 – Met-Hb-Bildner, 5 – Methanol, 6 – Knollenblätterpilz!

Antworten:

1. 100 % Sauerstoff über fest angezogene Gesichtsmaske, ggf. Intubation. Am besten Verlegung zur Sauerstoffüberdruckbeatmung in Klinik mit Druckkammer. Azidosetherapie mit Natriumhydrogencarbonat.
2. 1 – Physostigmin, 2 – Eisen-III-Hexacyanoferrat, 3 – Natriumthiosulfat, Met-Hb-Bildner (DMAP), Vitamin B_{12}, 4 – Redoxfarbstoffe (Methylenblau), 5 – Ethanol, Fomepizol, 6 – Penicillin, Silibinin

Tab. 46.3 Wichtige Vergiftungssyndrome

Vergiftungssyndrome	Symptome, Besonderheit, Antidot
Anticholinerges Syndrom durch: Tollkirschen, Bilsenkraut, Stechapfelsamen, Fliegenpilz, Antihistaminika, trizyklische Antidepressiva, Atropin, Scopolamin, Neuroleptika (▶ Kap. 2.3.5)	• Mundtrockenheit, trockene, rote Haut, Fieber, Exsikkose, Mydriasis, Tachykardie, Harnverhalt, Obstipation, Halluzination, Erregungszustände, Krämpfe • wichtigste Differenzialdiagnose: sympathomimetisches Syndrom (dort aber Schweißneigung, kein Harnverhalt, keine Obstipation) • Antidot: Physostigmin
Cholinerges Syndrom: Alkylphosphatvergiftung (Phosphorsäureester, E605) (▶ Kap. 2.3.3)	• Erbrechen, Diarrhö, Miosis, Salivation, Schwitzen, Dyspnoe, Hypotonie, Bradykardie, Muskellähmung, Sprachstörung, Verwirrtheit, Krämpfe • Antidot: Atropin, Oxime (Pralidoxim, Obidoxim)
Sympathomimetisches Syndrom: Vergiftung mit Theophyllin, Amphetaminen, Coffein, Kokain (▶ Kap. 2.4.3.2)	• Hypertonie, Tachykardie, Fieber, Schwitzen, Tremor, Mundtrockenheit, Krämpfe • Therapie: symptomatisch; kein Antidot
Narkotisches Syndrom durch Opioidintoxikation (▶ Kap. 16.2.3)	• Miosis (stecknadelkopfgroße Pupillen), Atemdepression, Koma, Zyanose, Hypothermie, Bradykardie, Hypotonie • Antidot: Naloxon i. v.; bei Buprenorphin: Doxapram • Cave: Ein narkotisches Syndrom mit Hypoventilation, Koma und Hypotonie kann auch durch Narkotika, Ethanol und Sedativa auftreten; dann jedoch nicht mit o. g. Miosis; die Therapie ist auch verschieden.
Malignes neuroleptisches Syndrom: Intoxikation mit klassischen Neuroleptika (▶ Kap. 19.3.5)	• Rigor, Stupor, Fieber, Schwitzen, Tachykardie, Koma, CK-Anstieg, Rhabdomyolyse • Antidot: Dantrolen, Bromocriptin, Amantadin
Serotonerges Syndrom: durch Kombination serotonerger Wirkstoffe wie SSRI und MAO-Hemmer (▶ Kap. 20.2.4)	• schwere Erregung, Bewusstseinsstörung, Fieber, gesteigerter Muskeltonus, Myoklonien, Krämpfe • wichtigste Differenzialdiagnose: malignes neuroleptisches Syndrom • Therapie: symptomatisch (z. B. Benzodiazepine), Antidot: Cyproheptadin

Register

Symbole
1, 25-Dihydroxycholekalziferol 173
4S-Studie[Sa] 183
5-Aminosalicylsäure, M. Crohn 480
5-ASA 151
- Colitis ulcerosa 480
- M. Crohn 479
5-Fluorouracil 365
5-FU 365
5-HT 146
5-HT-Agonisten 146, 215, 217
5-HT-Antagonisten 149, 212, 217
- Antiemetika 211
5-HT-Rezeptoren 146
5-Hydroxytryptamin 146
5-Lipoxygenaseinhibitoren 201
5α-Dihydrotestosteron 137
5α-Reduktasehemmer 138
- Prostatahyperplasie 581
6-Mercaptopurin 365, 379
- Colitis ulcerosa 480
- M. Crohn 479
6-Thioguanin 365
11β-Hydroxysteroid-Dehydrogenase 130
$α_1$-Blocker 38
$α_2$-Blocker 38
α-Blocker 37
- Prostatahyperplasie 581
α-Glukosidasehemmer 161, 502
α-Methyldopa 42, 43, 396
α-Methyl-Noradrenalin 42
α-Mimetika 33
$β_2$-Mimetika
- Asthmatherapie 196, 464
- Hyperkaliämie 452
β-Blocker 39
- Antianginosa 420
- Antiarrhythmika 75
- Blutdrucktherapie 392
- Herzinsuffizienz 406
- Hyperthyreose 490
- KHK 417
- Sinustachykardie 440
- ventrikuläre Tachykardie 445
- Vorhofflimmern 442
β-Endorphin 221
β-Lactam-Antibiotika 312
β-Lactamase-Inhibitoren 316
β-Lactamasen 313
β-Methyldigoxin 78
β-Mimetika 34
β-Sitosterin 186
γ-Aminobuttersäure 286

A
Abarelix 118
Abatazept, rheumatoide Arthritis 522
Abciximab 92
- STEMI 415
Abirateronacetat 139, 370
Absence-Epilepsie 546
absolute Arrhythmie 442
absolute Risikoreduktion 10
Acarbose 161
ACAT-2 181
ACE 46
Acebutolol 39
ACE-Hemmer 47
- Blutdrucktherapie 392
- Herzinsuffizienz 405
- KHK 417
Acetazolamid 107
- Glaukom 575
Acetylcholin 17, 23, 24
Acetylcholin-Abbau 21
Acetylcholinesterase 21
Acetylcholinesterasehemmer 23, 25, 31, 283, 564
- Myasthenie 555
Acetylcholin-Wiederaufbau 22
Acetylierung 12
Acetylsalicylsäure 89, 234
Aciclovir 341
Acitretin, Psoriasis 571
Aclidiniumbromid 197
- COPD 469
ACTH 126, 221
Actinomycin 367
Acyl-Coenzym-A-Cholesterol-Acyltransferase Typ 2 181
Adalimumab 384
- M. Crohn 479
- Psoriasis 569
- rheumatoide Arthritis 522
Adefovir 342
Adenin 358
Adenosin 82, 358
- supraventrikuläre Tachykardie 441
Adenosinmonophosphat 189
ADH 121
Adjuvanzien, Schmerztherapie 515
ADP 86
ADP-Rezeptorantagonist, STEMI 415
ADP-Rezeptorantagonisten 90
- KHK 417
Adrenalin 29, 30, 411
Adrenalinumkehr 32
Adrenokortikotropes Hormon 126
Adrenozeptoragonisten 30
Adrenozeptorantagonisten 37
Adrenozeptoren 30
Affinität 10
Aflatoxine 594
afterload 404
Agomelatin 281
Agonist 10
Agoraphobie 566
AIDS 539
- opportunistische Infektionen 541
Ajmalin 73
- WPW-Syndrom 442
Akathisie 268
akinetische Krise 554
Akne 571
aktivierter Faktor VIIa 104
aktiviertes Protein C 101
akute Herzinsuffizienz, Therapieprinzip 409
akutes Koronarsyndrom 414
akutes rheumatisches Fieber 533
Albendazol 351
Albumin 451
Alcuronium 250
Aldesleukin 383
Aldosteron 111, 130
Aldosteronrezeptorantagonist 111
- Aszites 449
- Herzinsuffizienz 407
- KHK 417
Alemtuzumab 371
Alendronat 177, 495
Alfentanil 227
Alfuzosin 37, 38
- Prostatahyperplasie 581
Aliskiren 51, 409
Alkalose 455
Alkohol 262
Alkoholvergiftung 592
alkylierende Zytostatika 361
Alkylphosphate 25, 587
Alkylphosphatvergiftung 26
allergische Rhinitis 466
Allgemeinanästhetika 239
Allopurinol 190, 511
All-trans-Retinsäure 368

Allylamine 337
Alprostadil 100, 151
- pAVK 436
Alteplase 102
- Schlaganfall 434
- STEMI 416
Altinsulin 155
Aluminium-Magnesium-Hydroxid-Sulfathydrat 209
Aluminiumphosphat 208
Aluminium-Saccharose-Sulfat 209
Amantadin 302, 341, 552
Ambrisentan 68, 400
Ambroxol, COPD 470
Amezinium 37, 401
Amikacin 320
Amilorid 112
Aminoglutethimid 136
Aminoglykoside 320
Aminopenicilline 313, 315
Amiodaron 75
- Kardioversion 443
- ventrikuläre Tachykardie 445
- Vorhofflimmern 444
- WPW-Syndrom 442
Amisulprid 272, 563
Amitriptylin 277
- Migräneprophylaxe 517
Amlodipin 58
Amöbiasis 532
Amorolfin 338
Amoxicillin 313, 315
- Ulkustherapie 477
AMP 189
AMPA-Rezeptoren 286, 289
Amphetamine 35, 36
Amphotericin B 338
Ampicillin 313, 315
Amsacrin 367
Anabolika 139
Anaerobier 308
Anaerobier-Infektion 543
Anakinra, rheumatoide Arthritis 522
Analgesie 513
Analgetika 219, 515
Analgetikakopfschmerz 231, 519
Anämie 457
anaphylaktischer Schock 593
Anästhesie 582
Anästhetika 239
Anastrazol 136
Androgen-Biosynthese-Inhibitor 139
Androgene 137
Androgenrezeptorantagonisten 138
Angina pectoris 413
- instabile 419
angioneurotisches Ödem 49
Angiotensin 46
Angiotensin-Converting-Enzym 46
Angiotensin-Escape-Phänomen 50
Angiotensin-II-Rezeptor-antagonisten 50
- Blutdrucktherapie 392
- Herzinsuffizienz 406
- KHK 417
Angiotensinogen 46
Angststörung 566
Anidulafungin 338
Anionenaustauscher 186, 509
Antabussyndrom 329
Antagonist 11
Antazida 208
Anthelmintika 351
Anthrachinone 215, 366
- Obstipation 474
Anthrazykline 366
Antiallergika 144
Antianginosa 420, 422
Antiarrhythmika 71
Antibiotika 306, 308
- Akne 572
- eingeschränkte Anwendung 312
- Einteilung 307
- Gallenkolik 484
- Kombination 308
- Resistenz 310
- Therapiegrundsätze 311
- Wirkungsspektrum 334
anticholinerge Symptome 28, 145
Anticholinergika 197, 268
- Asthmatherapie 464
- Parkinson-Therapie 303
Antidementiva 283
Antidepressiva 275
- Intoxikation 587
- MAO-Hemmer 279
- Schlafmittel 261
- SSRI 278
- trizyklische 277
Antidiabetika, orale 157
Antidiarrhoika 216
antidiuretisches Hormon 121
Antidot-Therapie 587
Antiemetika 149, 210
- Nebenwirkungen 476
Antiepileptika 285
Antifibrinolytika 103
Antihistaminika 144, 211, 260
- allergische Rhinitis 467
- Kinetose 476
Antihistaminika-Vergiftung 587
Antihypertensiva 390
- Differenzialtherapie 392
- erste Wahl 392
- Kombinationstherapie 393
- Nebenwirkungen 397
- Schlaganfall 434
Antikoagulation
- pAVK 435
- Schlaganfall 434
- Vorhofflimmern 432
Antikonvulsiva 285, 546
- Indikationen 294
Antikörper 385
- Tumortherapie 371
Antileukotriene, Asthmatherapie 465
Antilymphozytenglobulin 381
Antimalariamittel 348
Antimetaboliten 364
antimikrobielle Therapie 527
Antimykotika 334
- Einteilung 335
Antiparkinsonmittel 297
Antiphlogistika 220, 230
Antiprotozoenmittel 347
Antipsychotika 265
Antipyretika 230
antiretrovirale Therapie 540
Antisympathotonika 42
Antithrombin 87, 94
antithrombotische Therapie 426
Antituberkulotika 330
Antrieb 277
Aortenaneurysma, Blutdrucktherapie 398
Aortendissektion 395
Apixaban 98
- Thromboseprophylaxe 429
- Vorhofflimmern 433
Apolipoprotein B100 (ApoB100) 189
Apomorphin 213, 302, 552, 586
Applikation 4
Aprepitant 212
Aprotinin 103
Aquaretika 105
Arachidonsäuremetabolismus 150
area under the curve 7
Argatroban 97
- HIT Typ 2 436
Aromatase 131
Aromataseinhibitoren 136
ARR 10
Arsenvergiftung 589
ART 540
Artemether 348, 351, 537

arterielle Hypertonie 389
arterielle Hypotonie 401
Arteriitis temporalis Horton 526
Arzneiformen 14
Arzneimittelstudien 13
Arzneimittelzulassung 13
Asparaginase 368
Asphyxie 240
ASS 89, 151, 232, 234
- KHK 417
- Migräne 517
- Migräneprophylaxe 517
- STEMI 415
Asthma bronchiale 461
- Bedarfsmedikation 463
- Controller 465
- kontraindizierte Medikamente 466
- Reliever 463
Asthmaanfall 466
Aszites 449
AT_1-Rezeptorantagonisten 50
- Blutdrucktherapie 392
AT_1-Rezeptoren 47
AT_2-Rezeptoren 47
Atazanavir 346
Atemwegserkrankungen 461
Atenolol 39
Atomoxetin 35, 37
atopisches Ekzem 572
Atorvastatin 183, 509
Atosiban 121, 581, 581
Atovaquon 348, 537
Atracurium 250
Atropin 26
- Antiarrhythmikum 82
- Sinusbradykardie 444
Atropinvergiftung 28, 587
atypische Neuroleptika 270
AUC 7
Augenerkrankungen 574
Ausscheidung 7
aut idem 15
aut simile 15
Autismus 566
autokrin 115
AV-Block 444
- Blutdrucktherapie 397
AV-Knoten-Reentry-Tachykardie 441
Azathioprin 379
- Colitis ulcerosa 480
- M. Crohn 479
Azelainsäure 572, 573
Azelastin 144
Azidose 455
Azithromycin 321
Azolderivate 336
Aztreonam 318

B

Bacitracin 319
Baclofen 253, 286
- Spastik 557
- Trigeminusneuralgie 519
bakterielle Meningitis 543
Bakterien 306
- Einteilung 307
Bakteriengruppen 307
bakteriostatisch 308
bakterizid 308
Baldrian 261
Barbiturate 257, 263, 287
- Antiepileptika 287
Bartter-Syndrom 232
Basiliximab 381, 384
Basis-Bolus-Prinzip 499
Basistherapeutika, rheumatoide Arthritis 522
Bazedoxifen 178, 496
Beclomethason 126
- Asthma bronchiale 199, 465
Belatacept 381
Belegzellen 206
Belimumab 384
Belladonna 27
Bendamustin 361
benigne Prostatahyperplasie 398, 581
Benperidol 269
Benserazid 299
Benzbromaron 191, 511
Benzodiazepin-Analoga 260
Benzodiazepine 255, 268
- Anästhesie 247
- Antiepileptika 288
- Intoxikation 587
- Muskelrelaxanzien 253
- Schlafmittel 260
- STEMI 415
Benzodiazepinintoxikation 258
Benzothiazine 59
Benzoylperoxid 571
Benzylpenicillin 313
Berliner Blau 589
Betamethason 126
Betäubungsmittel-Rezept 15
Betäubungsmittel-Verordnung 229
Betaxolol, Glaukom 575
Bevacizumab 371
Bezafibrat 187
BfArM 13
Biguanide 157
Bioäquivalenztest 14
Biologika
- Psoriasis 569
- rheumatoide Arthritis 522
Biotransformation 6
Bioverfügbarkeit 7
Biperiden 26, 268, 303, 552
bipolare Depression 562
Bisacodyl 215
- Obstipation 474
Bisoprolol 39
- Sinustachykardie 441
Bisphosphonate 177, 495
Bittersalz 214
Bivalirudin 97
- STEMI 416
Bleivergiftung 588
Bleomycin 367
Blutaktivatoren 88
Blutdrucktherapie 389
Blut-Gas-Verteilungskoeffizient 241
Blutgerinnung 87
blutstillende Medikamente 103
Boceprevir 343
Boosterung, HIV-Therapie 346
Borreliose 543
Bortezomib 369
Bosentan 68, 400
Botulinusneurotoxine 23
Botulinustoxin A, Spastik 557
Botulismus 594
Bradykardie, Blutdrucktherapie 397
Bradykinin 48
Breitspektrumpenicilline 313, 315
Bridging 93, 432
Brivudin 341
Bromhexin, COPD 470
Bromocriptin 119, 148, 300
Bronchitis 543
Bronchodilatatoren 196, 469
Brotizolam 255
Brucellose 543
BtM-Rezept 15
Budesonid 126
- Asthma bronchiale 199, 465
- Colitis ulcerosa 480
- M. Crohn 479
Budipin 302
Bundesinstitut für Arzneimittel und Medizinprodukte 13
Bupivacain 248
Buprenorphin 226
Bupropion 281, 562
Buscopan® 26
Buserelin 117
Buspiron 147

Busulfan 362
Butyrophenone 269

C

Ca^{2+}-Antagonisten 58
- Antiarrhythmika 77
Cabazitaxel 363
Cabergolin 119, 300, 552
Calcineurin 377
Calcineurininhibitoren 377
- Neurodermitis 572
- Psoriasis 569
Calcipotriol, Psoriasis 569
Calmodulin 56
Candesartan 50
Cannabidiol 237, 556
Cannabinoide 237
Capecitabin 365
Captopril 47, 405
Carbachol 23, 24
- Glaukom 575
Carbamazepin 290, 548
- bipolare Depression 562
- Manie 564
- Trigeminusneuralgie 519
Carbapeneme 317
Carbetocin 121, 580
Carbidopa 299
Carbimazol 170, 490
Carboanhydrase 287
Carboanhydrasehemmer 107, 287, 293
Carboplatin 362
Carmustin 362
Carvedilol 37, 38, 39, 40
Caspofungin 338
CAST-Studie 75
CBD 237, 556
CBG 129
CDAD 311
Cefaclor 316
Cefalexin 316
Cefazolin 316
Cefepim 316
Cefixim 316
Cefotaxim 316
Cefpodoxim 316
Ceftarolin 316
Ceftazidim 316
Ceftriaxon 316
Cefuroxim 316
Celecoxib 235, 409
Celiprolol 39
Cephalosporine 316
Cerivastatin 185
Certolizumab 384
- rheumatoide Arthritis 522
Certoparin 94
Cetirizin 144
Cetuximab 371
CFTR-Potentiator 202
Chagas 539
Chelatbildner 589
chemische Kastration 117
Chemotherapie 359
Chinidin 73
Chinin 348
Chinolone 326
Chloralhydrat 262, 565
Chlorambucil 361
Chloramphenicol 325
Chlordiazepoxid 256
Chlorhexidin 351
Chloroquin 348, 537
- rheumatoide Arthritis 522
Chlorpromazin 268
Chlorprothixen 269
Chlortalidon 109
Cholekalziferol 173
Cholelithiasis 483
Cholera 532
Cholesterinresorptionshemmer 186
Cholesterol 125
Cholin-Acetyltransferase 22
cholinerge Neurone 18
cholinerge Symptome 26
cholinerge Synapse 21
cholinerge Wirkungen 23, 28
Cholinesterasemangel 252
Chromosom 358
chronisch-entzündliche Darmerkrankungen 479
- Therapievergleich 483
chronische Bronchitis 467
chronische Herzinsuffizienz 404
Chylomikronen 181
Ciclesonid, Asthma bronchiale 199, 465
Ciclosporin 377
- Colitis ulcerosa 480
- Psoriasis 570
Cilostazol 100
- pAVK 436
Cimetidin 146, 208
Cinacalcet 179, 454
Ciprofloxacin 326, 400
Cisaprid 216
Cisatracurium 250
Cisplatin 362
Citalopram 278
Cladribin 365
Clarithromycin 321
- Ulkustherapie 477
Clavulansäure 316
Clearance 8
Clemastin 144
Clenbuterol 34
Clindamycin 322
- Akne 572
Clobazam 256
Clomethiazol 262
Clomifen 134, 135
Clomipramin 277
Clonazepam 256, 548
Clonidin 42, 228, 395
- Glaukom 575
Clopidogrel 90
- STEMI 415
Clostridium difficile 544
Clostridium-botulinum-Toxin 253
Clotrimazol 336
Clozapin 270, 554
- Parkinson 299
Clusterkopfschmerz 518
CMV-Infektion 542
Codein 224
Colchicin 192, 362, 510
Colesevelam 186, 509
Colestipol 186
Colestyramin 186, 509
Colitis ulcerosa 480
COMT 30
COMT-Hemmer 299, 300, 552
Conn-Syndrom 111, 113
COPD 398, 467
- akute Exazerbation 470
Corticotropin-Releasing-Hormon 126
Cotrimazin 328
Co-trimoxazol 328
Coumadin® 92
COX 150
COX-1 89, 232
COX-2 232
COX-2-Hemmer 150, 235
Coxibe 151, 235
- KHK 423
Cremes 15
CRH 126
Cromoglicinsäure 200
- allergische Rhinitis 467
Cromone 200
Crystal 36
CSE-Hemmer 183
CSF 383
Cumarinderivate 92
Cumarine, Intoxikation 587
Curare-Intoxikation 587
Cushing-Schwelle 128
Cyanidvergiftung 588, 590

Cyanocobalamin 459
Cyclooxygenase 89, 150, 229, 232
Cyclooxygenasehemmer 88
- selektive 150, 235
Cyclophosphamid 378
Cyclosporin A 377
CYP17 139
CYP2C9 184
CYP2D6-Polymorphismus 12
CYP3A4 6, 12, 184, 290
Cyproheptadin 149
Cyproteronacetat 136, 138, 140, 370, 578
- Akne 572
Cysteamin 231
Cysteinyl-Leukotrien-1-Rezeptor-antagonisten 201
Cytidin 358
Cytochrom P450 6
Cytochrom-Isoformen 6
Cytosin 358
Cytosinarabinosid 365

D

D_2-Agonisten 300, 551
D_2-Rezeptorantagonist 217
Dabigatran 98
- Thromboseprophylaxe 429
- Vorhofflimmern 433
Dacarbazin 362
Dalteparin 94
Danaparoid 101
- HIT Typ 2 436
- Thromboseprophylaxe 429
Dantrolen 253, 268, 274, 5
Dapagliflozin 163, 502
Daptomycin 319
Darbepoetin, Anämie 459
Darbepoetin alfa 383
Darmdekontamination 533
Darunavir 346
Daunorubicin 366
Dawn-Phänomen 156
D-Dimere 88
DDP-4-Hemmer 162
Decarboxylasehemmer 299, 551
Decurarisierung 251
Deferasirox 458
Deferipron 458
Demenz 564
Denosumab 178, 496
Depotneuroleptika 269
Depotpenicillin 315
Depression 561
Derivate β-Acetyldoxin 78
dermatologische Erkrankungen 567
Dermatomyositis 526
Dermatophyten 335
Desferoxamin 458
Desfluran 240, 243
Desinfektionsmittel 351
Desmopressin 103, 121
- Diabetes insipidus 450
Desoxyribonukleinsäure 358
Dexamethason 126
Dexamfetamin 35, 36
Dexmedetomidin 263
Dexrazoxan 366
Dextran 451
DHT 137
Diabetes insipidus 450
Diabetes mellitus 497
- Blutdrucktherapie 397
- Typ I 497
- Typ II 501
Diaminopyrimidine 328
Diarrhö 227, 474
Diazepam 256, 548
- Anästhesie 247
Diazoxid 61
Dichlordiethylsulfid 361
Dichlorvos 25
Diclofenac 232, 409
- Gicht 510
Didanosin 345
Dienogest 136, 578
- Akne 572
Dienoprost 151
Diethylether 240
Differenzierungsinduktoren 368
Diffusion 4
Digitalisglykoside 78
- Herzinsuffizienz 408
- Intoxikation 587
- Vorhofflimmern 442
Digitalisintoxikation 82, 587
Digitoxin 78
Digoxin 78
Dihydralazin 62, 395, 396
Dihydroartemisinin 348, 537
Dihydrocodein 224
Dihydroergotamin 148, 401, 517
Dihydrofolatreduktase 364, 379
Dihydropyridine 58
Diloxanidfuroat 532
Diltiazem 59, 409
- Antiarrhythmikum 77
Dimenhydrinat 144, 211
- Kinetose 476
Dimercaprol 589
Dinoprost 580
Dioxin 595
Dipeptidyl-Peptidase-4 161
Diphenhydramin 144, 211, 260
- Kinetose 476
Diphtherie 543, 595
Dipivefrin, Glaukom 575
Dipyridamol 101
direkte Faktor-Xa-Inhibitoren 97
direkte Thrombininhibitoren 97
Disopyramid 73
dissoziative Anästhesie 246
Distickstoffmonoxid 242
Distigmin 25
Dithranol, Psoriasis 569
Diuretika 105
- akute Herzinsuffizienz 410
- Aszites 449
- forcierte Diurese 449
- Herzinsuffizienz 407
- Hirnödem 450
- kaliumsparende 110
- Lungenödem 449
- osmotische 106
- Übersicht 112
DMARD, rheumatoide Arthritis 522
DMPS 588, 589
DNA 358
DNA-Gyrasen 307
DNA-Polymeraseinhibitoren 343
DNA-Polymerasen 307, 359
Dobutamin 411
Docetaxel 363
Docusat-Natrium 214
Domperidon 211, 218, 476
- Erbrechen 476
Donepezil 23, 25, 283
- Demenz 564
Dopadecarboxylase 29
Dopamin 30, 119, 411
Dopaminhypothese 266
Dopaminrezeptor 119, 266
Dopaminrezeptoragonisten 119, 300, 551
Dopaminrezeptorantagonisten 211, 266, 267
Doppelblindstudie 13
Doppelhelixstruktur 358
Doripenem 317
Dorzolamid 107
- Glaukom 575
Dosierungsintervall 9
Doxapram 226, 228
Doxazosin 37, 409
- Prostatahyperplasie 581
Doxepin 261, 277, 565
Doxorubicin 366
Doxycyclin 323, 348, 537
- Akne 572

Doxylamin 144, 211, 260, 565
- Kinetose 476
DPP-4 161
DPP-4-Inhibitoren 502
Dragees 14
Dronabinol 238
Dronedaron 75, 409
- Vorhofflimmern 443
Droperidol 211
Drospirenon 136, 578
- Akne 572
Drotrecogin-α 101
Drug monitoring 8
duale Thrombozytenfunktionshemmung 90, 415
Duloxetin 281
- Inkontinenz 581
Dutasterid, Prostatahyperplasie 581
Dynorphin 221
Dyskinesien 554

E

E605 25
EC_{50} 10
Echinocandine 338
Ecstasy 36
Eculizumab 384
ED_{50} 10
Edrophonium 23, 25
Efavirenz 345
Effektivdosis 10
Eikosanoide 150
Einphasenpräparate 578
Eisen 457
Eisen-III-Hexacyanoferrat 589
Eisenmangelanämie 457
Eisenüberladung 458
Eisenvergiftung 587
Eklampsie 395
Elektrolytlösung 451
Elimination 6
- renale 7
Eliminationskinetik 8
Eltrombopag 383
EMA 13
Emesis 210, 476
- zytostatikainduzierte 360, 476
Emetika 213
Emtricitabin 345
Enalapril 47, 405
End-of-Dose-Akinese 300, 553
Endokarditis 534
Endokarditisprophylaxe 534
endokrin 115
Endorphine 221
Endothelin-1 67
Endothelinrezeptorantagonisten 67, 68
- pulmonale Hypertonie 400
Endozytose 5
Enfluran 240
Enfuvirtid 346
Enkephalin 221
Enkephalinasehemmstoff 217
Enoxacin 326
Enoxaparin 94
- STEMI 416
Enoximon 68, 411
Entacapon 300, 552
Entecavir 342
Enterokokkenlücke 316
Entry-Inhibitor 346
Enzymexpression 12
Ephedrin 35, 37
Epilepsie 546
- medikamentös induzierte 295
Epinephrin 30
Epirubicin 366
Eplerenon 111, 407
EPM-Störungen 268
EPO 383
Epoetin 383
- Anämie 459
Epoprostenol 400
Eptacog α 104
Eptifibatid 92
- STEMI 415
Eradikation 478
Erbrechen 476
- induziertes 586
Ergosterolsynthese 336
Ergotamine 147
Ergotamintartrat 517
Ergot-Derivate 300, 552
Ergotismus 148
Erhaltungsdosis 8
Erlotinib 369
Ertapenem 317
Erythromycin 218, 321
- Akne 572
Erythtropoetin 459, 383
Erythrozytenkonzentrate 451
ESBL-Bildner 311
Esketamin 246
Eslicarbazepinacetat 292
Esmolol 39
Esomeprazol 206
Estradiol 131
Estriol 131
Estrogene 131
- Osteoporose 496
- Osteoporoseprophylaxe 179
Estrogenrezeptorantagonisten 135
Estrogenrezeptormodulatoren 134
Estron 131
Etanercept
- Psoriasis 569
- rheumatoide Arthritis 522
ETA-Rezeptor 67
ETB-Rezeptoren 67
Ethambutol 332, 536
Ethanol 593
Ethanolvergiftung 592
Ether 242
Ethinylestradiol 131, 578
Ethosuximid 292, 546
Etidronat 177
Etilefrin 33, 401
Etomidat 246
Etoposid 363
Etoricoxib 235
- Gicht 510
European Medicines Agency 13
euthyreote Struma 488
Everolimus 380
Exenatide 161
Exzitation 240
Ezetimib 186, 509

F

Faktor IIa 94
Faktorenkonzentrate 104
Faktor-VIII-Konzentrat 104
Faktor-IX-Konzentrat 104
Faktor Xa 94
Faktor-Xa-Inhibitoren 98
Famciclovir 341
Famotidin 208
Favismus 12
Febuxostat 190, 511
Felbamat 289
Felodipin 58
Felypressin 121
Fenofibrat 187
Fenoterol 34, 580
- Asthma bronchiale 196
- Asthmatherapie 463
- COPD 468
Fentanyl 227
Fettsäuren 181
Fettsenker 183
Fibrate 187, 509
Fibrinolyse 88
- STEMI 416
Fibrinolytika 102
- Lungenembolie 429
Fidaxomicin 330
Filgastrim 383
Filmtabletten 14

Finasterid 138
- Prostatahyperplasie 581
Fingolimod 557
First-Pass-Effekt 8
Flecainid 73, 409
- Kardioversion 443
- KHK 423
Fliegenpilzvergiftung 594
Floppy infant 258
Flucloxacillin 313, 315
Fluconazol 336
Flucytosin 339
Fludarabin 365
Fludrokortison 130
Flumazenil 257, 259
Flunarizin, Migräneprophylaxe 517
Flunisolid 126
Flunitrazepam 256, 260
- Anästhesie 247
Fluorchinolone 326, 400
Fluorid 179, 496
Fluoxetin 278, 562
Flupentixoldecanoat 269
Fluphenazin 269
Flupirtin 236
Flurazepam 256
Fluspirilen 269
Flutamid 138, 370
Fluticason, Asthma bronchiale 199, 465
Fluvastatin 183
Fluvoxamin 278
Folinsäure 364, 366
follikelstimulierendes Hormon 120
Folsäure 459
Folsäureantagonisten 379, 487
Fomepizol 593
Fondaparinux 94
- Lungenembolie 429
- Thromboseprophylaxe 428
forcierte Diurese 106, 108, 449
Formoterol 34, 196
- Asthmatherapie 463, 465
- COPD 469
Fosaprepitant 212
Foscarnet 341
Fosfomycin 318
Fosinopril 47
Fresh-frozen-Plasma 451
Frühdyskinesie 268
FSH 120
Fulvestrant 135
Fumarsäureester, Psoriasis 570
Furosemid 108, 395
- Hyperkalzämie 453
- Lungenödem 449
Fusidinsäure 325
Fusionsinhibitor 346

G
G0-Phase 359
G1-Phase 359
G2-Phase 359
G6PDH 12
GABA 256, 286
Gabapentin 292
- Trigeminusneuralgie 519
Galantamin 283
- Demenz 564
Gallenkolik 483
Gallensäuren 182
Gallopamil 59
- Antiarrhythmikum 77
Gammaaminobuttersäure 256
Ganciclovir 341
Ganirelix 118
Gasintoxikationen 590
Gastroenteritis 531
G-CSF 383
Gefäßtonus 55
gefäßwirksame Pharmaka 55
Gefitinib 369
Gelatine 451
Gemcitabin 365
Gemeprost 151, 580
Gemfibrozil 187, 509
Gene 359
Generikum 14
Genexpression 307
Gentamicin 320
GERD 478
Gerinnung 87
Gerinnungskontrolle 95
Gerinnungssystem 85
Gesamtkörpermasse 5
Gesamtkörperwasser 5
Gestagene 136, 578, 581
Gestationshypertonie 395
Gestose 395
Gewebeaktivatoren 88
Gewebeplasminogenaktivator 88
Gewohnung 11
GH 120
Giardiasis 539
Gicht 398, 510
- akuter Anfall 510
Giftung 6
Gingivahyperplasie 291
GIP 161
Glatirameracetat 557
Glaubersalz 214
Glaukomtherapie 41, 25, 106, 574
Gleitmittel 214
Glibenclamid 158, 164, 501
Glimepirid 158, 164
Glinide 158
Gliptine 162
Glitazone 160
GLP-1 161
GLP1-Rezeptoragonisten 161, 503
Glukagon 157, 506
Glukokortikoide 126
- Asthma bronchiale 465
- Asthmatherapie 199
- Clusterkopfschmerz 519
- Gicht 511
- Immunsuppression 377
- inhalative 199
- Neurodermitis 572
- Psoriasis 569
- Stoßtherapie 557
- thyreotoxische Krise 491
- topische 567
Glukose 154
Glukose-6-Phosphat-Dehydrogenase 12
Glukose-6-Phosphat-Dehydrogenasemangel 231
Glutamat 286
Glutathion 12
Glycin 286
Glycylcycline 323
Glykopeptidantibiotika 318
Glykoprotein IIb/IIIa 87
Glyzerin 575
Glyzerol 214
Glyzeroltrinitrat 63
- KHK 421
GM-CSF 383
GMP 189
GnRH 117
GnRH-Rezeptoragonisten 117
GnRH-Rezeptorantagonisten 118
Goldpräparate, rheumatoide Arthritis 522
Golimumab 384
- rheumatoide Arthritis 522
Gonadotropine 120
Gonadotropin-Releasing-Hormon 117
Gonorrhö 543
Goserelin 117
GPIIb/IIIa-Inhibitor, STEMI 415
GPIIb/IIIa-Inhibitoren 92
GPIIb/IIIa-Rezeptor 89
G-Protein 57
G-Protein-gekoppelte Rezeptoren 21
gramnegativ 307
grampositiv 307

Grand-mal-Anfall 546
Granisetron 149, 212
Granulozyten-CSF 383
Granulozyten-Makrophagen-CSF 383
Grapefruitsaft 6
Grey-Syndrom 325
Griseofulvin 339
Growth-Hormon 120
GTN 63
Guanethidin 42, 43
Guanin 358
Guanosin 358
Guanosinmonophosphat 189
Guanylatzyklase 63
Guar 161
Gyrasehemmer 326
G-Zellen 206

H

H^+-/K^+-ATPase 206
H_1-Rezeptorantagonisten 144, 211
H_2-Rezeptorantagonisten 146, 208
Halbwertszeit 8
halogenierte Kohlenwasserstoffe 591
Haloperidol 261, 269, 564
Haloperidoldecanoat 269
Halothan 240, 242
Haltetremor 554
Hämosiderose 458
Hämostase 86
Hang-over 257
Harnalkalisierung, Gicht 511
Harninkontinenz 581
Harnsäure 189
Harnstoff, Psoriasistherapie 568
Harnwegsinfekt 543
Hautkrankheiten 567
HDL 182
Helicasen 359
Helicobacter pylori 478
HELLP-Syndrom 395
Heparin, Antidot 587
Heparine 94
heparininduzierte Thrombozytopenie 97, 436
Hepatitis, Postexpositionsprophylaxe 542
Hepatitisvirus-Infektionen 342
Heroin 223
- Entzug 225
Herpesvirus-Infektionen 341
Herxheimer-Reaktion 325
Herzinsuffizienz 403
- Blutdrucktherapie 397
- kontraindizierte Medikamente 409
- Therapieprinzip 404
Herzrhythmusstörungen 439
- supraventrikuläre 440
- ventrikuläre 444
HES 451
Heuschnupfen 466
HG-PRT 190
High-Density-Lipoprotein 182
Hirnödem 106, 108, 450
Hirudine 97
Histamin 143
Histaminliberatoren 143
Histaminrezeptorantagonisten 144
Histaminrezeptoren 144
Histidin 143
Histone 358
HIT 97, 436
HIV, Postexpositionsprophylaxe 542
HIV-Infektion 539
HMG-CoA-Reduktase 182
HMG-CoA-Reduktase-Hemmer 183, 509
- KHK 417
Hofmann-Eliminierung 249, 250
Homöopathikum 14
Hopfen 261
hormonale Kontrazeption 578
Hormonantagonisten 370
Hormone 115
- hypophysäre 119
- hypothalamische 117
- Tumortherapie 370
Hormontherapie 133
HSV-Infektion 542
Humanalbuminlösungen 451
Humaninsulin 154
Hydralazin 62
Hydrochlorothiazid 109
Hydrokortison 126
Hydromorphon 226
Hydroxocobalamin 459
Hydroxycarbamid 368
Hydroxychloroquin, rheumatoide Arthritis 522
Hydroxyethylstärke 451
Hydroxyharnstoff 368
Hypercholesterinämie 507
Hyperglykämie 504
Hyperkaliämie 452
Hyperkalzämie 453
Hyperkalziurie 110
Hyperlipoproteinämie 398, 507
Hyperphosphatämie 453
hypertensiver Notfall 393
hypertensives Lungenödem 395
Hyperthyreose 489
Hyperthyreosis factitia 169
Hypertonie 389
- Definition 390
- Differenzialtherapie 397
- portale 400
- pulmonale 399
- resistente 393
- Schwangerschaft 395
Hypertriglyzeridämie 507
Hypnotika 255, 259, 263
Hypoglykämie 505
Hypokaliämie 451
Hypokalzämie 453
Hypophysenhormone 119
Hypothalamus 115
Hypothalamushormone 117
Hypothyreose 489
Hypotonie 401
hypovolämischer Schock 450
Hypoxanthin-Guanin-Phosphoribosyltransferase 190

I

Ibandronat 495
Ibuprofen 232
- Migräne 517
Idarubicin 366
IDL 182
IGF-1 120
Iloprost 151, 400
Imatinib 369
Imipenem 317
Imipramin 277
immunmodulierende Zytokine 382
Immunsuppressiva 375
Immunsystem 375
inadäquate ADH-Sekretion 454
Indacaterol 196
Indinavir 346
individualisierte Arzneimitteltherapie 13
Indometacin 232
- Gicht 510
induziertes Erbrechen 586
Infiltrationsanästhesie 247
Infliximab 384
- Colitis ulcerosa 480
- M. Crohn 479
- Psoriasis 569
- rheumatoide Arthritis 522
Influenzainfektionen 341

INH 330, 536
Inhalationsnarkotika 240
inhalative Glukokortikoide 199
INI 345, 540
Injektionsnarkotika 244
Inkontinenz 581
Inkretine 161
Inkretinmimetika 161
Inodilatatoren 68
– akute Herzinsuffizienz 411
inotrope Substanzen, akute Herzinsuffizienz 411
INR-Wert 93
Insektengifte 593
Insektizide 26
Insulin 154, 499, 502
– Hyperkaliämie 452
Insulin aspart 154
Insulin detemir 154
Insulin glargin 154
Insulin glulisin 154
Insulin lispro 154
Insulinanaloga 156
Insulin-Like-Growth-Faktor 1 120
Insulinpumpentherapie 500
Insulinsensitizer 160
Insulintherapie 499
– Diabetes mellitus Typ I 499
– Diabetes mellitus Typ II 503
– Schwangerschaft 503
Integraseinhibitor 345
Integrin 87
intensivierte Insulintherapie 499
Interferon β 557
Interferone 382
Interleukin 2 376
Interleukin-2-Rezeptor-Antikörper 381
Interleukine 383
Intermediärinsulin 156
Intermediate-Density-Lipoprotein 182
Intoxikationen 585
intravenöse Anästhesie 582
intrinsische Aktivität 10
Intubationsnarkose 582
Ionenkanäle 286
Ionisationsgrad 4
Ipilimumab 384
Ipratropium 26
– Asthmatherapie 464
– COPD 468
Ipratropiumbromid 197
Irinotecan 363
ischämischer Schlaganfall 395, 433
ISDN 63, 64
ISMN 63, 64
Isofluran 240, 243
Isoniazid 330
Isonicotinsäurehydrazid 330
Isoprenalin 34
Isosorbiddinitrat 63, 410
Isosorbidmononitrat 63
Itraconazol 336
Ivabradin 78, 83
– Antianginosa 422
– Herzinsuffizienz 408
– KHK 422
– Sinustachykardie 440
Ivacaftor 202

J

Jodid 171, 488
Jodination 168
Jodinationshemmer 170
Jodisation 168
Jodisationshemmer 170
Johanniskraut 281

K

K^+-Kanalöffner 61
– selektiver neuronaler 236
Kala-Azar 539
Kaliumcanrenoat 111
Kaliumkanalblocker 75
Kaliumkanäle 287, 293
Kaliumkanalöffner 61, 293
Kalium-Natrium-Hydrogenzitrat, Harnalkalisierung 511
kaliumsparende Diuretika 110
Kallidin 48
Kalzimimetika 179
kalziotrope Hormone 172
Kalzitonin 173, 175, 496
Kalzitriol 173
– Psoriasis 569
Kalzium 56, 176
– Osteoporose 494
Kalziumacetat 454
Kalziumantagonisten 58
Kalziumglukonat, Hyperkaliämie 452
Kalziumkanal 57
Kalziumkanalblocker 58, 292
– Antianginosa 421
– Antiarrhythmika 77
– Blutdrucktherapie 392
– Herzinsuffizienz 408
– KHK 421
– pulmonale Hypertonie 400
Kalziumkanäle 287, 292
Kammerflimmern 445
Kanamycin 320
Kandidainfektion 542
Kapseln 14
Kardioprotektion 48
Kardioversion 443
Kastration, chemische 117
Katecholamine 29
– Rezeptoren 30
Katecholamin-O-Methyltransferase-Hemmer 300
Kationenaustauscher, Hyperkaliämie 452
Kava-Kava 261
Keratolyse 568
Ketamin 246
Ketoconazol 336
Ketotifen 144
KHK 413
– Blutdrucktherapie 397
– kontraindizierte Medikamente 422
– stabile 419
Kinasehemmstoffe 369
Kinetik
– 0. Ordnung 9, 235
– 1. Ordnung 8, 235
– wiederholte Gabe 9
Kinetose 476
Kininase II 48
Klasse-I-Antiarrhythmika 72
Klasse-II-Antiarrhythmika 75
Klasse-III-Antiarrhythmika 75
Klasse-IV-Antiarrhythmika 77
klassische Neuroleptika 267
Klimakterium 133
Klistier 15
Knollenblätterpilzvergiftung 593
Kohlenmonoxidvergiftung 590
Kokain 248
Kokken 307
koloniestimulierende Faktoren 383
Kombinationsnarkotika 240
Kompartment 5
Konjugation 6
konjugierte Estrogene 131
Kontrastmittel-Prophylaxe 490
Korezeptorantagonist 347
koronare Herzkrankheit 413
Koronarsyndrom, akutes 414
Kortisol 126
Kortison 126
Kostimulationsblocker 381
Krampfschwellensenker 295
Kreuzresistenz 310

L

LAAC 198
- COPD 469
LABA 196
- Asthmatherapie 465
- COPD 469
Lachgas 240, 242
Lacosamid 290
Laktatazidose 501
Laktulose 214
- Obstipation 474
Lambliasis 539
Lamivudin 342, 345
Lamotrigin 291, 546, 548
- bipolare Depression 562
- Trigeminusneuralgie 519
Langsam-Metabolisierer 12
Lanthankarbonat 454
Latanoprost 151
- Glaukom 575
Laxanzien 213
- antiresorptive 215
- Obstipation 474
- osmotische 214
- salinische 214
- sekretagoge 215
Laxanzienabusus 473
LD50 10
LDL 182
L-Dopa 298, 551
- Restless-Legs-Syndrom 555
L-Dopa-Langzeitsyndrom 299
Leberzirrhose 449
Leflunomid, rheumatoide Arthritis 522
Legionärskrankheit 543
Legionellose 543
Leinsamen 214
Leishmaniose 539
Lenogastrim 383
Lepirudin 97
- HIT Typ 2 436
Leptospirose 543
Letaldosis50 10
Letrozol 136
Levetiracetam 293, 548
Levodopa 298
Levofloxacin 326
- Ulkustherapie 478
Levomepromazin 268
Levomethadon 226
Levonorgestrel 136
Levosimendan 68, 411
Levothyroxin 168
LH 120
Lidocain 73, 248
- KHK 423
- ventrikuläre Tachykardie 445
Linaclotid, Obstipation 474
Lincosamide 322
Linezolid 324
Liothyronin 168
Lipidsenker 183
Lipidtheorie 240
Lipopeptide 319
Lipoproteinlipase 181
Lipoproteinstoffwechsel 181
Liraglutid 161
Lisinopril 47, 405
Lisurid 300
Lithium 273, 564
- Clusterkopfschmerz 519
- Hyperthyreose 172
Lithiumaugmentation 562
Lithiumintoxikation 274
Litholyse 484
Lixisenatid 161
L-Methadon 226
Lokalanästhetika 247
Lomitapid 188
Lomustin 362
Long-QT-Syndrom 445
Loperamid 216, 217, 227
- Diarrhö 475
Lopinavir 346
Loratadin 144
Lorazepam 548
Lormetazepam 256, 260
Losartan 50
Lösung 15
Lösungsmittelintoxikation 591
Lovastatin 183
Low-Density-Lipoprotein 182
LPL 181
LSD 148
L-Thyroxin 169
- Hypothyreose 489
L-Tryptophan 262
L-Typ-Kalziumkanal 57
Lubiproston, Obstipation 474
Lubrikanzien 214
Lumefantrin 348, 537
Lungenembolie 429
- Akuttherapie 429
- Sekundärprophylaxe 430
Lungenödem 108, 395, 449
- toxisches 591
Lupus erythematodes 526
luteinisierendes Hormon 120
Lyse 102

M

M. Basedow 489
M. Crohn 479
M. Weil 543
MAC 241
Macrogol, Obstipation 474
Magaldrat 209
Magensäurebildung 206
Magenspülung 586
Magnesium, ventrikuläre Tachykardie 445
Magnesiumcarbonat 208
Magnesiumhydroxid 208
Magnesiumsulfat 215
Makrolidantibiotika 321
Makrophagen-CSF 383
Malaria 347, 537
Malariaerreger 347
Malariaprophylaxe 537
maligne Hyperthermie 12, 253, 587
malignes neuroleptisches Syndrom 268
Manie 563
Mannitol 106, 409
- Glaukom 575
- Hirnödem 450
MAO 30, 146
MAO-B-Hemmer 302, 552
MAO-Hemmer 279
Maprotilin 281
Maraviroc 347
Marcumar® 92
Marfan-Syndrom, Blutdrucktherapie 398
Mastzellen 206
Mastzellstabilisatoren 200
MBK 310
M-CSF 383
Mebendazol 351
Medikamentenübergebrauchskopfschmerz 519
medikamentöse Kardioversion 443
medikamentöses Parkinson-Syndrom 549
Mefloquin 348, 537
Mehrstufenpräparate 578
Melatonin 262, 565
Melisse 261
Melperon 261, 269
Melphalan 361
Memantin 283
- Demenz 564
Meningitis 543
Meningokokken-Meningitis 543
Mepivacain 248
Meropenem 317
Mesalazin 151
- Colitis ulcerosa 480
- M. Crohn 479
Mesna 361, 362
mesolimbische Bahn 119
Mestranol 131, 578

metabolisches Syndrom, Blutdrucktherapie 397
Metabolismus 6
Metamizol 231
Metformin 157, 409, 501
Methanolvergiftung 588, 592
Met-Hb-Bildner 590
Met-Hb-Bildner-Vergiftung 588, 591
Methionin 231
Methotrexat 364, 379
- Colitis ulcerosa 480
- M. Crohn 479
- Psoriasis 570
- rheumatoide Arthritis 522
Methylamphetamin 36
Methylenblau 591
Methylergometrin 148, 580
Methylnaltrexon, Obstipation 474
Methylnaltrexoniumbromid 216, 228
Methylphenidat 35, 36
Methylprednisolon 126
Methysergid 148, 149
Metoclopramid 149, 211, 217
- Erbrechen 476
Metoprolol 39, 396
- Migräneprophylaxe 517
- Sinustachykardie 441
Metronidazol 329
- Ulkustherapie 477
Mezlocillin 313, 315
Mg^{2+}-Sulfat 580, 581
MHC-Moleküle 376
MHK 310
Mianserin 281
Midazolam 255, 548
- Anästhesie 247
Midodrin 33
Mifepriston 137
Miglitol 161
Migräne 516
- Langzeitprophylaxe 517
Mikrobiologie 306
Mikropille 578
mikrosomales Triglyzerid-Transferprotein 188
Milrinon 68, 411
Mineralokortikoide 130
Mineralokortikoidrezeptoren 111
minimale bakterizide Konzentration 310
minimale Hemmkonzentration 310
Minipille 579
Minocyclin 323
Minoxidil 61
Minussymptome 551
Mipomersen 189
Mirtazapin 281, 561
Misoprostol 151, 209
- Ulkustherapie 478
Mitomycin 367
Mitose 358
Mitosehemmer 362
Mitoxantron 367, 557
Mivacurium 250
MLKK 56
Moclobemid 279
Molekularbiologie 358
Molsidomin 65
- Antianginosa 421
- KHK 421
Mometason, Asthma bronchiale 199, 465
Monoaminooxidase 35, 146
Monobactame 318
Monooxygenasen 6
Montelukast 151, 201
- Asthmatherapie 465
mood stabilizers 272
Morbus Parkinson 549
- kontraindizierte Medikamente 554
Morphin 222, 224
Morpholin-Derivate 338
Motoneuron 18
Moxifloxacin 326
- Ulkustherapie 478
Moxonidin 42
M-Phase 359
mRNA 359
MRSA 311
MRSA-Infektion 543
MS 557
mTOR 369
MTP 188
MTP-Inhibitoren 188
Mukopharmaka 470
multiple Sklerose 557
multiresistente Erreger 311
muskarinerge Rezeptoren 18
Muskarinrezeptoragonisten 23, 24
Muskarinrezeptorantagonist 26, 211, 268
- Kinetose 476
- Parkinson-Therapie 303, 552
- Ulkustherapie 210
Muskarinrezeptoren 21
Muskelrelaxanzien 249
- depolarisierende 251
- nichtdepolarisierende 249
Muskelzelle 56
Mutterkornalkaloide 147, 301, 581
Myasthenia gravis 555
Mycophenolatmofetil 380
Mydriatikum 27
myokardiale Dysfunktion 404
Myosin-Leichtkettenkinase 56

N

N_2O 240, 242
Na^+-/K^+-ATPase 78, 440
Na_2-Ca-EDTA 588
N-Acetylcystein 231
- COPD 470
N-Acetyltransferase 12
Nachlast 404
Nadir 360
Nadolol 39
Nadroparin 94
Naftidrofuryl 101
- pAVK 436
Nalbuphin 225
Naloxon 225
- Obstipation 474
Naltrexon 227
Naproxen 232, 516
- Migräneprophylaxe 517
Naratriptan 147
Narkose 582
Narkosestadien 240
Narkotika
- Inhalations- 240
- Injektions- 244
Nasentropfen 467
Natalizumab 384, 557
Nateglinid 158, 164
Natriumbikarbonat, Hyperkaliämie 452
Natriumhydrogencarbonat, Harnalkalisierung 511
Natriumkanalblocker 72, 290
Natriumkanäle 286
Natriumpicosulfat 215
- Obstipation 474
Natriumpolystyrol-Sulfonat 452
Natriumsulfat 215
Natriumthiosulfat 590
N-Butylscopolamin 26
- Diarrhö 476
- Gallenkolik 483
Nebennierenmark 18
Nebivolol 39
Nefopam 237
Neomycin 320
Neostigmin 25, 594
Nephronblockade 114, 449
Nephropathie, Blutdrucktherapie 397
Nephroprotektion 48

Nervenfasern 247
Nervensystem, vegetatives 17
neue orale Antikoagulanzien 98
Neuraminidasehemmer 341
Neurodermitis 572
Neuroleptanalgesie 583
Neuroleptika 265, 563
- atypische 270
- Intoxikation 270, 587
- klassische 267
- Schlafmittel 261
neurologische Erkrankungen 545
Neurotransmitter 286
Neuzulassung von Arzneimitteln 13
Nevirapin 345
nichtnukleosidische Reverse-Transkriptase-Inhibitoren 345
Nicht-Opioidanalgetika 229, 238
nichtsteroidale Antiphlogistika 219, 232
- Gicht 510
Niclosamid 351
niedermolekulares Heparin 94
- Lungenembolie 429
- Thromboseprophylaxe 428
- Vorhofflimmern 432
Niemann-Pick-C1-like-1-Protein 181
Nifedipin 58, 395, 396
- KHK 423
nigrostriatale Bahn 119
nikotinerge Rezeptoren 17
Nikotinrezeptoren 19
Nikotinsäure 188
Nimodipin 58
Nitrate 63
- Antianginosa 420
Nitratpause 65, 421
Nitrattoleranz 64
Nitrazepam 256, 260
Nitrendipin 58
Nitrofurantoin 329
Nitroglyzerin 395, 396, 410
- Gallenkolik 483
Nitroprussidnatrium 65, 395, 396, 410
Nitroseharnstoffe 362
Nitrostigmin 25
Nitrovasodilatatoren 62
NK1-Rezeptor-Antagonist 211, 212
NMDA-Antagonisten 302
NMDA-Rezeptor 286, 289
NMDA-Rezeptorantagonisten 283
- Demenz 564
NMH 94
- Thromboseprophylaxe 428
NNH 10, 94
NNRTI 345, 540
NNT 10
NOAK 99
Noctu 15
NO-Donatoren 62
Non-Ergot-Derivate 300, 552
Nootropika 283
Noradrenalin 18, 29, 30, 411
Norepinephrin 30
Norethisteron 136, 578
Norfloxacin 326
Norgestrel 578
Normalinsulin 154, 155, 499
Nortriptylin 277
Nozeboeffekte 14
NPC1L1 181, 186
NPH-Insulin 154, 499
NRTI 345, 540
NSAID 151, 232
- KHK 423
NSAR 232
NSTEMI 418
NtRTI 345, 540
Nukleoside 358
nukleosidische Reverse-Transkriptase-Inhibitoren 345
Nukleotide 358
nukleotidische Reverse-Transkriptase-Inhibitoren 345
Number Needed to Harm 10
Number Needed to Treat 10
NYHA-Klassen 404
Nystatin 338

O

Oberflächenanästhesie 247
Obidoxim 26
Obstipation 473
obstruktive Atemwegserkrankung, Blutdrucktherapie 398
Octreotid 118, 400
Odansetron 149, 212
Ödemausschwemmung 407
Ödeme 447
- Hirnödem 106
- Lungenödem 108
Ofloxacin 326
Olanzapin 270, 563, 564
- bipolare Depression 562
Olsalazin 482
- Colitis ulcerosa 480
Omalizumab 201
- Asthmatherapie 466
Omeprazol 206
On-Off-Phänomen 300, 553
ophthalmologische Erkrankungen 574
Opioid, STEMI 415
Opioidanalgetika 220, 515
Opioidentzugssyndrom 228
Opioidintoxikation 228, 587
Opioidrezeptoragonist 217
Opioidrezeptorantagonisten 216, 222
Opioidrezeptoren 220, 221
orale Antidiabetika 157
orale Antikoagulanzien, Thromboseprophylaxe 428
orale Rehydratationslösung 475
Oralpenicillin 315
Orciprenalin 34
- Antiarrhythmikum 82
- Sinusbradykardie 444
Orientbeule 539
Orphan Drug 14
Oseltamivir 341
osmotische Diuretika 106
Osteomyelitis 543
Osteoporose 493
- Blutdrucktherapie 398
Östrogene, *s.* Estrogene
Oxacillin 313, 315
Oxaliplatin 362
Oxazepam 256
Oxazolidinone 324
Oxcarbazepin 290, 292
Oxime 26
Oxipurinol 191
Oxybutynin 26
- Inkontinenz 582
Oxycodon 226
Oxymetazolin 33
- allergische Rhinitis 467
Oxytocin 121, 580
Oxytocinrezeptorantagonist 121

P

P2Y1_2-Rezeptor 89
Paclitaxel 363
PAH 399
Palivizumab 384
Palonosetron 212
p-Aminomethylbenzoesäure 103
Panarteriitis nodosa 526
Pancuronium 250
Panikstörung 566
Pankreashormone 153
Pankreatitis 484
Pantoprazol 206

Paracetamol 6, 230
- Intoxikation 587
- Migräne 517
Paracetamolintoxikation 231
Paraffinöl 214
parakrin 115
Paraoxon 25
Parasympathikus 17
- Angriffspunkte 23
- parasympathisches Nervensystem 18
- Rezeptoren 19
- Wirkungen 18
Parasympatholytika 26, 268
- Asthmatherapie 197
- Parkinson-Therapie 303, 552
Parasympathomimetika 23
Parathion 25
Parathormon 172, 175, 495
Parecoxib 235
Parkinson, Psychose 563
Parkinsonoid 268
Parkinson-Therapie 549
Paromomycin 320, 532
Paroxetin 278, 562
paroxysmale supraventrikuläre Tachykardie 441
partielle Thromboplastinzeit 95
Passionsblume 261
Pasten 15
Paul-Ehrlich-Institut 13
pAVK 435
- Blutdrucktherapie 397
PBP 313
PDE4 202
PDE4-Hemmer 202
Pearl-Index 578
Pegfilgastrim 383
Peginterferone 382
Pegvisomant 120
Penicillin G 315
Penicillin V 315
penicillinasefeste Penicilline 315
Penicillinasestabilität 314
penicillinbindende Proteine 313
Penicilline 313
Pentazocin 225
Pentobarbital 245
Pentoxifyllin 100
Perampanel 289
Perchlorat 170
- Kontrastmittel-Prophylaxe 490
Pergolid 300, 552
periphere arterielle Verschlusskrankheit 435
perniziöse Anämie 458
Peroxidase 170
Perphenazin 268
Persistenz 310
Pertussis 544
Pethidin 224
Pflaster 15
Pfortadersystem 115
Phäochromozytom, Blutdrucktherapie 397
Pharmakodynamik 10
Pharmakogenetik 11
Pharmakokinetik 4
Phase-I-Reaktion 6
Phase-II-Reaktion 6
Phenacetin-Niere 231
Phenobarbital 287
Phenothiazine 211, 268
Phenoxybenzamin 37
Phenoxymethylpenicillin 313, 315
Phenprocoumon 92
- Lungenembolie 430
Phenylalkylamine 59
Phenylbutazon 232
Phenylephrin 33
Phenytoin 73, 548
- Antiepileptikum 291
- Trigeminusneuralgie 519
Phobien 566
Phosphatbinder 454
Phosphodiesterase-4-Inhibitor 202
Phosphodiesterase-5-Inhibitoren 66
- pulmonale Hypertonie 400
Phospholipase C 57
Phosphorsäureester 26, 587
photosensibilisierende Medikamente 574
Physostigmin 28, 278, 575
PI 540
Pilocarpin 23, 24
- Glaukom 575
Pilze 334
Pilzvergiftungen 593
Pimecrolimus 378
- Neurodermitis 572
- Psoriasis 569
Pimozid 269
Pindolol 39
- Glaukom 575
Pioglitazon 160, 409, 502
Pipamperon 269
Piperacillin 313, 315
Piperaquin 348, 537
Pirenzepin 26, 210
Piretanid 108
Pirfenidon 203
Piritramid 225
Piroxicam 232
Pitavastatin 183
Plasmaeiweißbindung 6
Plasmaexpander 451
Plasmareninaktivität 47
plasmatische Gerinnung 87
Plasmin 88
Plasminogen 88
Plasminogenaktivatoren 102
Plasmodien 347, 537
Platinkomplexe 361
Plazebo 14
Plummerung 171
Plussymptome 551
Pneumocystis-jirovecii-Pneumonie 541
Pneumonie 528
- ambulant erworbene 528
- nosokomiale 529
Polyethylenglykole 214, 474
Polymyalgia rheumatica 526
Polymyxin 319
Polypeptidantibiotika 319
portale Hypertonie 400
Posaconazol 336
postantibiotischer Effekt 311
Postexpositionsprophylaxe 542
postkoitale Kontrazeption 579
Potenz 10
Potenzieren 14
PPARα 187
PPARα-Agonisten 187
PPARγ-Agonisten 160, 187
PPI 207
PPSB 104
Präcurarisierung 252
Präeklampsie 395
Prajmalin 73
Pralidoxim 26
Prämedikation 582
Pramipexol 300, 552
- Restless-Legs-Syndrom 555
Prasugrel 90
- STEMI 415
Pravastatin 183
Praziquantel 351
Prazosin 37, 39
Prednisolon 126
- Asthma bronchiale 199, 465
- Asthmaanfall 466
- Colitis ulcerosa 480
- M. Crohn 479
Prednisolonäquivalent 128
Prednison 126
Pregabalin 293
preload 404
Prilocain 248
Primaquin 348

Primidon 287
Prinzmetal-Angina 422
Privinismus 467
Probenecid 191, 511
Procain 248
Procainamid 73
Procarbazin 362
Prodrug 6
Progesteron 136, 581
Progesteronrezeptorantagonist 137
Progesteronrezeptormodulator 137
Proguanil 348, 537
Prokinetika 215, 217
Promethazin 144, 211, 260, 268
– Kinetose 476
Propafenon 73
– Kardioversion 443
Propiverin, Inkontinenz 582
Propofol 245
Propranolol 39
– Migräneprophylaxe 517
– Sinustachykardie 441
Propylthiouracil 170
Prostaglandin E2 229
Prostaglandinderivate 151
– Ulkustherapie 209
Prostaglandine 229, 581
Prostaglandinsynthesehemmer 150, 232
Prostanoide, pulmonale Hypertonie 400
Prostazyklin 89
Prostazyklinderivate 151
Protamin 96, 416
Proteaseinhibitoren 343, 346
Proteasominhibitor 369
Protein C 88
Protein S 88
Prothrombinkomplex 104
Protonenpumpe 206
Protonenpumpenhemmer 206
– Refluxösophagitis 479
– Ulkustherapie 477
PRPP-Synthetase 190
Prucaloprid 149, 215
– Obstipation 474
Pseudocholinesterase 21
pseudomembranöse Enterokolitis 322, 532, 544
Pseudomonasinfektion 544
Psoralene, Psoriasis 570
Psoriasis vulgaris 568
psychiatrische Erkrankungen 559
PTH 172
PTT 95
PTU 170, 490
Puder 14
pulmonale Hypertonie 399
Purinanaloga 365
Purinbasen 189, 358
PUVA-Therapie 570
Pyrantel 351
Pyrazinamid 332, 536
Pyridostigmin 25
– Myasthenie 555
Pyrimethamin 328, 348
Pyrimidinanaloga 365
Pyrimidinbasen 358
Pyrvinium 351

Q

QT-Zeit 445
Quadrupel-Therapie 478
Quecksilbervergiftung 588
Quellmittel 214
Quetiapin 272, 564
– bipolare Depression 562
Quick-Wert 93
Quinagolid 119

R

RAAS 45
RABA 196
– Asthmaanfall 466
– Asthmatherapie 463
– COPD 468
Racecadotril 217
– Diarrhö 475
Radiojodtherapie 172
Raloxifen 134, 178, 496
Raltegravir 345
Ramelton 263
Ramipril 47, 405
Ranitidin 146, 208
RANK-Ligand 178
Ranolazin 84
– Antianginosa 422
– KHK 422
Rapamycin 380
Rasagilin 302
Rasburicase 192
Raucherentwöhnung 281
Rebound-Effekt 11, 42
Reboxetin 281
Red-man-Syndrom 318
Redoxfarbstoffe 591
Reduktasehemmer 138
Refluxösophagitis 478
Regionalanästhesie 247
Reisediarrhö 531, 532
Reizgasvergiftung 591
Reizhusten 49, 398
rekombinanter tPA 102
Remifentanil 227
Remnants 182
Remodeling 50
renale Anämie 459
Renin 46
Renin-Angiotensin-Aldosteron-System 45
Renin-Inhibitor 51
Repaglinid 158
Reperfusionstherapie, STEMI 416
Replikation 307, 358
Reproterol 34
Rescue-Therapie 364
Reserpin 42, 43
resistente Hypertonie 393
Resistenz 310
Resonium 452
Resorption 4
Resorptionshemmung 586
Restless-Legs-Syndrom 555
Reteplase 102
– STEMI 416
Retinoide 572
Retinsäuresyndrom 368
Re-uptake 29
Reverse-Transkriptase-Inhibitoren 345
Reye-Syndrom 235
Rezeptieren 15
Rezeptoren
– muskarinerge 18
– nikotinerge 17
rheumatische Erkrankungen 521
rheumatisches Fieber 526, 533
rheumatoide Arthritis 522
– Therapiealgorithmus 524
Ribavirin 343
Ribonukleinsäure 358
Ribose-5-Phosphat 189
Ribosomen 320
Riesenzellarteriitis 526
Rifabutin 331
– Ulkustherapie 478
Rifampicin 331, 536
Rilpivirin 345
Ringer-Laktat 451
Risedronat 177, 495
Risperidon 149, 271
– Manie 564
Ritonavir 346
Rituximab 371
Rivaroxaban 98
– Lungenembolie 431
– Thromboseprophylaxe 429
– Vorhofflimmern 433
Rivastigmin 25, 283
– Demenz 564
Rizatriptan 147

Rizinusöl 215
RNA 358
RNA-Polymerasen 307
Rocuronium 250
Roflumilast 202
Ropinirol 300, 552
- Restless-Legs-Syndrom 555
Ropivacain 248
Rosazea 573
Rosiglitazon 160
Rosuvastatin 183, 509
Rotigotin 300, 552
- Restless-Legs-Syndrom 555
Roxithromycin 321
Rp 15
rtPA, Schlaganfall 434
RU 486 137
Rufinamid 292
Ruhetremor 554

S

SAAC 198
- COPD 468
SABA 196
Salben 15
Salbutamol 34
- Asthma bronchiale 196
- Asthmatherapie 463
- COPD 468
Salicylsäure 235
- Psoriasistherapie 568
Salmeterol 34, 196
- Asthmatherapie 465
- COPD 469
Salmonellose 532
Saluretika 105
Saquinavir 346
Sartane 50
Sättigungsdosis 8
saure Nicht-Opioidanalgetika 232
Säuresekretionshemmer 206
Saxagliptin 162
Schilddrüsenautonomie 490
Schilddrüsenerkrankungen 487
Schilddrüsenhormone 168
Schilddrüsentherapeutika 168
Schimmelpilze 335
Schizophrenie 266, 563
Schlafkrankheit 539
Schlafmittel 259, 263
Schlafstörungen 565
Schlaganfall 395
- Sekundärprophylaxe 434
Schleifendiuretika 108
- Ödeme 448
Schmerztherapie 513
Schnellgewöhnung 11
Schnell-Metabolisierer 12
Schock
- anaphylaktischer 593
- hypovolämischer 450
Schüttelmixtur 15
Schwangerschaftserbrechen 476
Schwermetallvergiftungen 588
Scopolamin 26, 211
- Kinetose 476
Selegilin 302
selektive Estrogenrezeptormodulatoren 134, 178
selektive Serotonin-Re-uptake-Hemmer 278
selektiver Progesteronrezeptormodulator 137
Sepsis 535
sequenzielle Nephronblockade 114, 407, 449
SERM 134, 178
serotonerge Arzneistoffe 280
serotonerges Syndrom 279
Serotonin 146
Serotoninrezeptoragonisten 146
Serotoninrezeptorantagonisten 149
- Antiemetika 211
Sertralin 278
Setrone 149, 212
Sevelamer 454
Sevofluran 240, 243
Sexualhormone 131
SGLT-2 163
SGLT-2-Inhibitoren 163, 502
Shigellose 532
SIADH 454
Sick-Sinus-Syndrom 444
Sildenafil 66, 400
- KHK 423
Simvastatin 183
Sinusbradykardie 444
Sinustachykardie 440
Sirolimus 380
Sirup 15
Sirup ipecacuanha 213, 586
Sitagliptin 162, 163, 164
Sitosterin 186
Sjögren-Syndrom 526
Sklerodermie 526
SLE 526
Sodbrennen 479
Somatomedin C 120
Somatostatin 118
somatotropes Hormon 120
Somatotropin 120
Somogyi-Effekt 156
Sorbit 214
- Obstipation 474
Sorbitol 106
Sotalol 39, 40, 75
- Vorhofflimmern 443
Spasmen, gastrointestinale 225
Spasmolytikum 476
Spastik 556
Spätdyskinesie 268
Speed 36
S-Phase 359
Spindelapparat 358
Spindelgift 362
Spiramycin 321
Spirochäten 308
Spironolacton 111, 407
Spitzenumkehrtachykardie 445
Spondylarthritis 526
SSRI 278, 561
Stäbchen 307
stabile KHK 419
Statine 183, 509
- KHK 417
- Schlaganfall 434
Status epilepticus 548
STEMI 414
- Antikoagulation 415
- Sekundärprophylaxe 417
Steroidhormone 125
Steroltransporter 186
STH 120
Stickstofflost-Derivate 361
Stickstoffmonoxidsystem 63
Stigmine 23
Stimmung 276
Stimmungsstabilisatoren 272
Streptokinase 88, 102
- STEMI 416
Streptokokkenangina 543
Streptomycin 320, 332
Strontiumranelat 177, 496
Substanz P 48
Succinylbicholin 251
Succinylcholin 251
Sucralfat 209
Sufentanil 227
Sulbactam 315, 316
Sulfadiazin 327
Sulfadoxin 327
Sulfamethoxazol 327
Sulfasalazin
- Colitis ulcerosa 480
- M. Crohn 479
- rheumatoide Arthritis 522
Sulfonamid, Kombination mit Diaminopyrimidin 328
Sulfonamide 327

Sulfonylharnstoffe 158, 501
Sulpirid 272
Sultamicillin 313, 315
Sultiam 293
Sumatriptan 147, 516
- Clusterkopfschmerz 518
- KHK 423
Sunitinib 369
supraventrikuläre Herzrhythmusstörungen 440
Suxamethonium 251
Switching 562
Sympathikus 17
- Wirkungen 18
sympathisches Nervensystem 29
Sympatholytika 37
Sympathomimetika
- direkte 30
- indirekte 35
sympathomimetisches Syndrom 28, 36
Synergist 10
Syphilis 544

T

T_3 168
T_4 489
Tacalcitol, Psoriasis 569
Tachyarrhythmie, Blutdrucktherapie 397
Tachykardie
- Blutdrucktherapie 397
- supraventrikuläre 440
- ventrikuläre 444
Tachykardie-Bradykardie-Syndrom 444
Tachyphylaxie 11, 36
Tacrin 283
Tacrolimus 378
- Colitis ulcerosa 480
- Neurodermitis 572
- Psoriasis 569
Tadalafil 66, 400
Tamoxifen 134
Tamsulosin 37, 38, 39
- Prostatahyperplasie 581
Tapentadol 225
Taxane 363
Tazaroten, Psoriasis 569
Tazobactam 316
TBG 168
Tegafur 365
Tegaserod 216
Teicoplanin 318
Telaprevir 343
Telbivudin 342
Telithromycin 321
Temazepam 256, 260, 565
Temozolomid 362
Temsirolimus 369
Tenecteplase 102
- STEMI 416
Tenofovir 342, 345
Tensilon®-Test 25
Terazosin, Prostatahyperplasie 581
Terbinafin 337
Terbutalin 34
- Asthma bronchiale 196
- Asthmatherapie 463
- COPD 468
Terfenadin 144
Teriparatid 175, 495
Terlipressin 121, 400
Testosteron 137
Tetanustoxin 595
Tetrabenazin 303
Tetracain 248
Tetrahydrocannabinol 237, 556
Tetrazepam 556
Tetrazykline 323
Thalidomid 263, 368
Thalliumvergiftung 588, 589
THC 237
Theophyllin 198
- Asthmatherapie 465, 466
- COPD 469
therapeutische Breite 10
Thiamazol 170, 490
- Kontrastmittel-Prophylaxe 490
Thiaziddiuretika 109
- Blutdrucktherapie 392
- Diabetes insipidus 450
- Herzinsuffizienz 449
- Ödeme 448
Thiazolidindione 160
Thionin 591
Thiopental 244
Thioxanthene 269
Thrombin 87
Thrombininhibitoren 97
Thromboembolie 427
Thrombolyse 102, 416, 426
Thromboplastinzeit 93
Thrombopoetin 383
Thromboseprophylaxe 427
Thromboserisiko 427
Thrombosetherapie 429
Thromboxan A_2 87, 89
Thrombozytenaktivierung 86
Thrombozytenfunktionshemmer 88
- Schlaganfall 434
Thrombozytenfunktionshemmung, duale 90
Thymidin 358
Thymin 358
Thyreoglobulin 168
Thyreostatika 170
thyreostatische Therapie 490
thyreotoxische Krise 491
thyreoxinbindendes Globulin 168
Tiagabin 289
Tiaprid 303
Tibolon 134
Ticagrelor 90
- STEMI 415
Ticlopidin 90
Tic-Störungen 565
tiefe Venenthrombose 429
Tigecyclin 323
Tilidin 224
Timolol 39
- Glaukom 575
Tinktur 15
Tinzaparin 94
Tiotropium 26
Tiotropiumbromid 197
- COPD 469
Tirofiban 92
- STEMI 415
TIVA 245, 582
Tizanidin 556
TNF 384
Tobramycin 320
Tocilizumab 384
- rheumatoide Arthritis 522
Tokolyse 581
Tolbutamid 158, 164
Tolcapon 300, 552
Toleranz 11, 240, 257
Tolperison 556
Toluidinblau 592
Tolvaptan 122, 454
Tonsillitis 543
Topiramat 289, 546
- Clusterkopfschmerz 519
- Migräneprophylaxe 517
Topoisomeraseinhibitoren 363
Topoisomerasen 307, 358
Topotecan 363
Torasemid 108
TOR-Inhibitoren 380
Torsade-de-Pointes-Tachykardie 445
totale intravenöse Anästhesie 245
Tourette-Syndrom 565
toxisches Lungenödem 591
Toxoplasmose 539, 542
tPA 88, 102
TPO 383
Tramadol 224

Trandolapril 405
Tranexamsäure 103
transdermale therapeutische Systeme 15
Transkription 307, 359
Translation 307, 359
Transpeptidase 312
Transport
- aktiver 4
- vesikulärer 5
Tranylcypromin 279
Trastuzumab 371
Trazodon 278
Tremor 554
Tretinoin 368
Triamcinolon 126
Triamteren 112
Triazolam 255, 260, 565
Trichomoniasis 539
Trigeminusneuralgie 519
Trihexiphenidyl 303, 552
Trijodthyronin 168
Trimethoprim 328
Trimipramin 277
Triple-Therapie 477
Triptane 147, 516
TRIS 455
trizyklische Antidepressiva 277, 561
tRNA 359
Troglitazon 160
Trometamol 455
Tropicamid 26
Tropisetron 149
Trospiumchlorid, Inkontinenz 582
TSH 168
TTS 15
Tuberkulose 535
tubero-infundibuläres System 119
Tubocurarin 250
Tumornekrosefaktoren 384
Tumorschmerzen 515
Tumorsignalwege 369
TVT 429
Typhus 532
Tyramin 35, 36
tyraminfreie Diät 279
Tyrosinhydroxylase 29
Tyrothricin 319

U
UFH 94, 428
ULABA 196
Ulipristalacetat 137
Ulkustherapie 206, 477
unfraktioniertes Heparin 94, 428
- Lungenembolie 429
- STEMI 416
- Vorhofflimmern 432
Uracil 358
Urapidil 37, 38, 147, 395, 396
Urat 189
Urethritis 544
Uridin 358
Urikolytikum 192
Urikostatika 190
Urikosurika 191, 511
Urokinase 88, 102
Ursodeoxycholsäure, Gallensteine 484
Ustekinumab 384
- Psoriasis 570
uteruswirksame Medikamente 580

V
Valaciclovir 341
Valproat 291, 546
- bipolare Depression 563
- Clusterkopfschmerz 519
- Manie 564
- Migräneprophylaxe 517
Valproinsäure 291
Valsartan 50
Vancomycin 318
Vardenafil 66
vasoaktive Substanzen, pAVK 436
Vasodilatatoren, akute Herzinsuffizienz 410
Vasopressinrezeptoragonisten 121
Vasopressinrezeptor-Antagonist 454
Vasopressinrezeptorantagonisten 122
vasopressive Substanzen, akute Herzinsuffizienz 411
Vecuronium 249
vegetatives Nervensystem 17
Vemurafenib 369
Venlafaxin 281, 561
venöse Thromboembolie 427
ventrikuläre Herzrhythmusstörungen 444
ventrikuläre Tachykardie 444
Verapamil 59, 396, 409
- Antiarrhythmikum 77
- Clusterkopfschmerz 519
- Sinustachykardie 440
- Vorhofflimmern 442
Vergiftungen 586
- Antidot-Therapie 587
- beschleunigte Elimination 587
- Resorptionshemmung 586
Vernakalant 83
Verteilungsräume 5
Verteilungsvolumen 8
Very-Low-Density-Lipoprotein 182
Verzögerungsinsuline 156
Vesikel 5
Vigabatrin 289
Vildagliptin 162, 163, 164
Vinblastin 363
Vinca-Alkaloide 363
Vincristin 363
Vinorelbin 363
Vioxx 236
Virustatika 339
Vitamin B_{12} 459, 590
Vitamin D 176, 179, 180
Vitamin D_3 173
- Osteoporose 494
Vitamin K 103
Vitamin-D_3-Analoga, Psoriasis 569
Vitamin-K-Antagonist
- Lungenembolie 430
- Vorhofflimmern 432
Vitamin-K-Antagonisten 92
VLDL 182
Von-Willebrand-Faktor 86
Vorhofflimmern 442
- Antikoagulation 432
- Frequenzkontrolle 443
- Rhythmisierung 443
Voriconazol 336
Vorlast 404
VRE 311
VTE 427

W
Wachstumshormon 120
Wachstumshormonantagonisten 120
Warfarin 92
- Lungenembolie 430
Wearing-off-Akinese 300
Wegener- Granulomatose 526
Wehenhemmung 581
Wehenverstärkung 581
Weizenkleie 214
WHO-Lösung 475
WHO-Stufenplan 515
Widmark-Formel 592
Wismutsalze, Ulkustherapie 478
Wolff-Chaikoff-Effekt 171
WOS-Studie 183
WPW-Syndrom 442
Wurminfektionen 351

X

Xanthinderivate 198
Xanthinoxidase 190, 365, 379
Xipamid 109
Xylometazolin 33
– allergische Rhinitis 467

Y

Yersionose 532
Yohimbin 37, 38, 39

Z

Zaleplon 260, 565
Zanamivir 341
Zellteilung 358
Zellwand 306
Zellzyklus 359
Ziconotid 237
Zidovudin 345
Zileuton 151, 201
Ziprasidon 272, 564
Zoledronat 177, 495
Zolmitriptan 147
– Clusterkopfschmerz 518
Zolpidem 565, 260
Zonisamid 292
Zopiclon 260, 565
Zwangsstörungen 566
Zweiphasenpräparate 578
Zytostatika
– Angriffspunkte 359
– Immunsuppression 378
Zytostatische Antibiotika 366